Arterielle Hypertonie

Pathophysiologie

– Klinik und Modellexperiment –

Arterielle Hypertonie

Pathophysiologie
— Klinik und Modellexperiment —

Band 1

Herausgegeben von:

Rudolf Baumann
Harald Dutz
Stefan Nitschkoff

Autoren:

H. Baumann
R. Baumann
W. Förster
U. Gnüchtel
W. Hartrodt
K. Hecht
T. Hecht
H. Heine
L. Heinemann
D. Kiprov
Ch. Kreher
J. Kunz
I. P. Ljowschina
D. Matthias
V. Moritz
St. Nitschkoff
M. Poppei
P. Singer
D. Wallrabe

Redaktion:

H. D. Faulhaber — G. Linß — St. Nitschkoff

Mit 225 Abbildungen und 32 Tabellen

AKADEMIE-VERLAG · BERLIN
1981

Erschienen im Akademie-Verlag, DDR-1080 Berlin, Leipziger Straße 3–4
Lektor: Christiane Grunow

Lizenznummer: 202 · 100/491/80
Gesamtherstellung: VEB Druckhaus „Maxim Gorki", 7400 Altenburg
Bestellnummer: 762 626 2 (6512/1) · LSV 2115
Printed in GDR
DDR 160,– M (für Band 1 und Band 2)

Vorwort

Internationale und epidemiologische Untersuchungen aus unserem Arbeitskreis sowie verschiedene Aktionen der WHO haben die eminente Bedeutung der arteriellen Hypertonie als eine der häufigsten und hinsichtlich ihrer Komplikationen und Mortalitätsrate schwersten Erkrankungen aufgedeckt.

Die Hypertonie (unter der die sogen. essentielle Hypertonie mit 90% eindeutig an der Spitze liegt) befällt etwa 17—20% der Bevölkerung, vorwiegend in hochindustrialisierten Ländern, im Alter zwischen 15 und 55 Jahren. Sie ist als häufigster Risikofaktor für die ischämische Herzerkrankung, die Linksherzinsuffizienz, die Arteriosklerose, Apoplexie und die Niereninsuffizienz anzusehen.

Die hohe gesundheitspolitische Relevanz dieser Erkrankung wird darüber hinaus aus folgenden Fakten ersichtlich:

Man kann die Hypertonie mit begründeter Wahrscheinlichkeit als eine der Hauptursachen für die Entstehung der jährlich (bei 2% der Bevölkerung) registrierten akuten Herzinfarkte und der Schlaganfälle (etwa 1,8% der Bevölkerung) ansehen.

Dem größten Teil der Hochdruckkranken ist ihr Leiden unbekannt. Das trifft nach unseren Untersuchungen für fast 50% der betroffenen Bevölkerung zu. 45—50% der von den Ärzten erfaßten Hypertoniker wiederum werden nicht oder unzureichend therapiert.

Diese wenigen Daten mögen genügen, um auf die Notwendigkeit einer konsequenten Verbesserung der primären und sekundären Prävention hinzuweisen.

So war es das Anliegen der Herausgeber dieser zweibändigen Monographie, Klinikern, Kardiologen, praktizierenden Ärzten und Epidemiologen, Biochemikern und Pharmakologen eine, dem jüngsten Stand des Wissens entsprechende Übersicht zu neuen Ergebnissen und offenen Problemen der Grundlagenforschung — also der Pathophysiologie des ätiologischen und pathogenetischen Mechanismus der Hypertonie, ferner zur Diagnostik und Therapie (einschließlich der primären und sekundären Prävention) sowie zu gutachterlichen Fragen zu geben.

Die in dem vorliegenden Buch enthaltenen Kapitel über die Pathophysiologie (vorzugsweise Band 1) beinhalten neuste Erkenntnisse tierexperimenteller und klinischer Grundlagenforschung unserer Arbeitskreise. Sie stützen sich insbesondere auf die zerebroviszerale Kreislaufforschung mit Darlegung zahlreicher Aspekte der Regulationspathologie der essentiellen Hypertonie und auf die renale Hochdruckforschung.

Das relativ große Autorenkollektiv, das an diesem Werk beteiligt war, gibt verständlicherweise Veranlassung zu einigen unterschiedlichen wissenschaftlichen Auffassungen. Die Herausgeber sind aber der Meinung, daß besonders diese Tatsache zum kritischen Durchdenken der zahlreichen, noch offenen Probleme anregt. Das trifft nicht zuletzt für Abhandlungen auf dem Gebiet der Grundlagenforschung zu.

Wir haben den Autoren eine gewisse Freizügigkeit in der formalen Gestaltung ihrer Beiträge gewährt, um ihre Originalität nicht zu beeinträchtigen, zumal es sich in unserem Werk nicht um ein Lehrbuch handelt. Dieser Umstand findet auch im Literaturindex seinen Niederschlag, der, je nach Sachgebiet und eigenem Standpunkt z. B. bei theoretisch-experimentellen Arbeiten teils einem Handbuchcharakter Rechnung trägt, dem in einigen mehr praktisch orientierten Kapiteln jedoch weniger Bedeutung beigemessen wird.

Wir glauben, mit dieser Monographie eine umfassende Übersicht über die derzeitigen Probleme der arteriellen Hypertonie und ihre Bekämpfungsstrategie zu geben.

Da die „essentielle" Hypertonie und ihre Komplikationen, insbesondere die ischämische Herzerkrankung und der Herzinfarkt sowie die mit der Hypertonie schon im Frühstadium vergesellschafteten Kohlenhydrat- und Lipidstoffwechselstörungen international die Morbiditäts- und Mortalitätsstatistik vorrangig bestimmen, hoffen wir, allen mit der Prophylaxe und Therapie der Hypertonie konfrontierten Ärzten eine dem aktuellen Wissensstand entsprechende, brauchbare Hilfe für ihre Arbeit vermittelt zu haben.

Wir möchten an dieser Stelle der verantwortlichen Lektorin des Akademie-Verlages, Frau Christiane Grunow, für ihre hervorragende redaktionelle Tätigkeit sowie dem Akademie-Verlag Berlin für die gute Zusammenarbeit danken.

Im Namen der Herausgeber,

Rudolf Baumann

Berlin, November 1979

Inhalt

Physiologische Grundlagen der Kreislaufregulation

von St. Nitschkoff

Zum Kreislaufsystem gehören das Herz und die peripheren Gefäße, wobei wir bei unseren Betrachtungen den Akzent auf die Peripherie legen. Die Funktion des Kreislaufes ist es, jede Zelle des Organismus mit Nährstoffen und Wärme zu versorgen und Stoffwechselprodukte (z. B. Kohlenoxide und Wasser) und Wärme von jeder Zelle abzuführen. Die Blutmenge, die zu jeder Zelle gelangt, muß deren aktuellen speziellen Bedürfnissen angepaßt sein und dadurch dem dazugehörigen Organ eine optimale Funktion gewährleisten.

Die erste Niederschrift über Kreislauf und Atmung stammt von Hippokrates und seiner Schule in Alexandrien (4. Jahrhundert vor unserer Zeitrechnung), welche bis Ärasistratos (100 Jahre nach der Zeitrechnung) noch galt und annahm, daß in den Arterien Luft zirkuliert („Pneuma"). Erst 100 Jahre später konnte Galenus anhand von Sektionen eine nur teilweise richtige Hypothese des Herz-Kreislaufsystems aufstellen, die noch bis ins Mittelalter gültig war. Die Reinigung des Blutes als einer der vier Kardinalsäfte des Körpers „passierte die Poren der Ventrikelwand", was erst Andreas Veser um 1540 widerlegte. Der „Entdecker und Begründer" der experimentellen Kreislaufphysiologie ist William Harvey [52], der den Kreislauf als geschlossenes System beschrieb und seine Funktion fast richtig interpretierte, dargestellt in seinem epochemachenden Buch „Movement of the heart in blood animals an anatomical essay" 1628. In Harveys Testament liest man: „Experimentell sollte man die Geheimnisse der Natur erforschen und studieren". Es folgten über 200 Jahre zahlreiche Studien über Funktion und Struktur des Herz-Kreislaufsystems. 1874—1889 beschäftigte sich Pavlov [104] mit Fragen des Herz-Kreislaufsystems und insbesondere dessen Innervation einschließlich der zentrifugalen Nerven des Herzens und der Regulation des Blutdruckes. 1866 beschrieb E. Cyon [21] im Ludwigs-Labor in Leipzig den zentrifugalen Nerv. depressor aortae sowie die chronotrope Wirkung auf die Herztätigkeit. Um diese Zeit konnten Setschenov und Suslova [110] durch Reizung des Thalamus das Herz des Frosches zum Still-

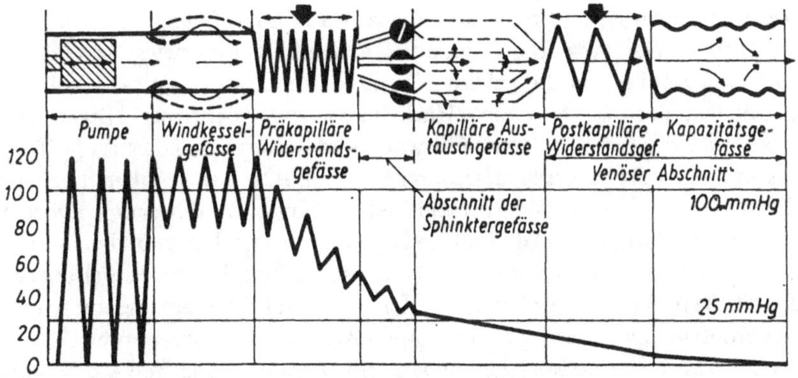

Abb. 1. Schema der verschiedenen reihengeschalteten Abschnitte des Blutkreislaufs und der Blutdruckabfall in diesen Abschnitten nach Folkow

stand bringen. DOGEL [24] erreichte einen reflektorischen Herzstillstand beim Kaninchen durch Reizung der Nasenschleimhaut und OVSJANIKOV [102] entdeckte 1871 das Vasomotorenzentrum in der Medulla oblongata. Zu dieser Zeit begann durch diese Erkenntnisse überall eine intensive Forschung über die zentrale Steuerung des Herz-Kreislaufsystems. Man erkannte, daß phylogenetisch, wenn es auch zu einer Zentralisation des Kreislaufes beim Säugetier kommt, die peripheren Gefäße ihre phylogenetische Automation nicht ganz verlieren.

Funktionell kann das kardio-vaskuläre System in parallel geschalteten Kreisläufen dargestellt werden (FOLKOW, NEIL [29]). Jeder dieser Kreisläufe besteht aus strukturell und funktionell verschiedenen reihengeschalteten Abschnitten.

Abbildung 1 veranschaulicht nach FOLKOW die verschiedenen reihengeschalteten Abschnitte des Blutkreislaufes.

Die Verteilung des Blutvolumens im Gefäßsystem soll annähernd die Tabelle 1 nach WIEDENEN darstellen.

Tabelle 1

Niederdrucksystem		arterielles System	
Post-kap. Venolen	4,3%	Arteriolen	1,4%
Venolen	33,7%	Kl. Arterien	3,8%
Kl. Venen	25,0%	Arterien	10,1%
Venen	21,4%	(Kapillaren)	0,4%
	84,4%		15,7%

Die einzeln hintereinander geschalteten Kreislaufabschnitte können folgendermaßen charakterisiert werden:

1. Die Aorta als Windkessel wirkt ausgleichend und gewährt einen gleichmäßigen Strom.
2. Die präkapillaren Widerstandsgefäße haben den größten Anteil an dem Gefäßwiderstand. Die Gewebsdurchblutung wird durch Schwankungen ihres Radius bestimmt. Die Kreislaufregulation ist so eingerichtet, daß das Druckgefälle (pressure head) ziemlich konstant gehalten wird (FOLKOW [30]). Die präkapillaren Widerstandsgefäße sind sowohl nerval gesteuert, als auch durch lokale Reaktion reguliert.
3. Die präkapillaren Sphinktergefäße bestimmen die Zahl der Kapillaren, die durchströmt werden müssen, und regulieren die Austauschoberfläche bzw. die sogenannte mittlere Diffusionsdistanz. Die Regulation vollzieht sich vorwiegend lokal.
4. Die Austauschgefäße sind die echten Kapillaren und nehmen eine Schlüsselstellung im kardiovaskulären System ein. Hier findet der wichtigste Nitrationsvorgang statt, und zwar die Diffusion bzw. Filtration und Absorption (LANDIS [77]). Die treibende Kraft ist die Konzentrationsdifferenz bzw. die Osmose, reguliert auch durch den kolloidosmotischen Druck. Die Filtration ist die Kraft, die durch eine hydrostatische Druckdifferenz bestimmt wird, und zwar den intravasalen und den interstitiellen Druck. Kapillar- und Filtrationsdruck lassen sich genau bestimmen (FOLKOW, NEIL, GAUER [29, 34]). Letzten Endes sind Herz und Gefäßsystem bestrebt, einen ausgeglichenen, dem Bedarf angepaßten Kapillardurchfluß zu gewähren.
5. Die postkapillaren Widerstandsgefäße sind nur zum geringen Teil am Gesamtwiderstand beteiligt. Das Verhältnis zwischen prä- und postkapillarem Widerstand ist ein wesentlicher Faktor für die Bestimmung des Kapillardruckes und damit für die

Regulierung der Flüssigkeitsverteilung zwischen intra- und extravasalem Raum. Die Summe des präkapillaren und postkapillaren Widerstandes bestimmt den Durchfluß, und eine Veränderung ihres Verhältnisses beeinflußt die Blutvolumenregulation.

6. Die Kapazitätsgefäße beinhalten den venösen Anteil des Kreislaufes. Diese beeinflussen die Füllung des Herzens und damit das Minutenvolumen, ohne daß dabei der gesamte Gefäßwiderstand verändert zu sein braucht. Da diese Größen dem Blutkreislauf als ganzes dienen, verlangt ihre Speicherfunktion eine übergeordnete zentralnervöse Regulation.
7. Die Shuntgefäße finden sich in allen Geweben, und unter Umgehung der Austauschgefäße haben sie besondere Funktionen, wie z. B. die atriovenösen Anastomosen der Haut, die für die Temperaturregulation von Bedeutung sind und übergeordnet noch durch das Nervensystem gesteuert werden.

Selbstverständlich überdecken sich hier einige der beschriebenen Funktionen. Das Lumen der Gefäße und ihre Schwankungen können auch überall Speicherfunktionen übernehmen.

Abbildung 2 zeigt nach Faulhaber Strömungsgeschwindigkeit und Blutdruck in den 4 bestimmten hintereinander- oder reihengeschalteten Kreislaufabschnitten.

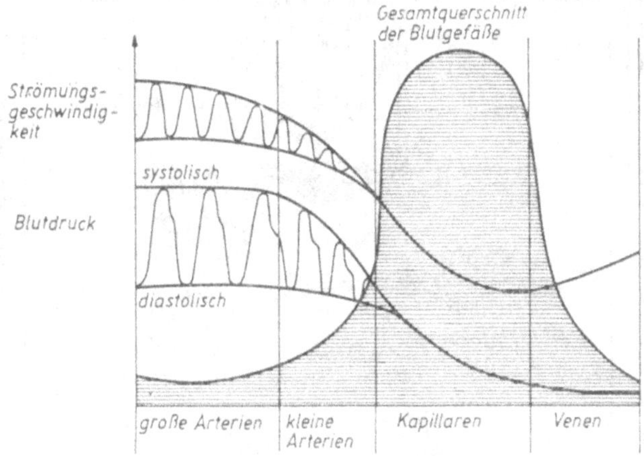

Abb. 2. Verhalten des Blutdrucks in den verschiedenen Gefäßabschnitten des Kreislaufes aus Faulhaber: Der hohe Blutdruck, 1977, S. 13

Neben diesen funktionell reihengeschalteten Abschnitten sei auf die verschiedenen parallel geschalteten Kreisläufe hingewiesen. Hier sind die Verhältnisse oft organspezifisch und von entgegengesetzten Dimensionen. Organe, die für den Gesamtorganismus von Bedeutung sind, haben große Durchflußmengen, wie z. B. die Haut (150—200 ml/min) oder die Nieren (400 ml/min). Der Blutdurchfluß der Speicheldrüse beträgt 600—700 ml/min, der der Darmschleimhaut 400 bis 500 ml/min. So sind diese Kreisläufe für spezifische Zwecke überdimensioniert im Vergleich zu den Stoffwechselbedürfnissen der Gewebe (Folkow et al. [28]).

Es gibt Kreisläufe, die in dieser Beziehung klein angelegt sind, so z. B. den der Skelettmuskulatur, die 40—50% der Körpermasse ausmacht und deren maximaler Blutfluß nur 50—70 ml/min erreicht. Bei physischer Belastung wird dies kompensiert durch das erhöhte Minutenvolumen des Herzens, das bis 35 l erreichen kann. Außerdem verfügt der Muskel über die Fähigkeit zu einem anaeroben Stoffwechsel.

In Abbildung 3 sehen wir ein Schema der parallel geschalteten Kreisläufe. Die sogenannten „Kontrollstellen" sind mit x gekennzeichnet. Hier kann durch Kontraktion der glatten Muskelfasern der Gefäßwand die Durchblutungsstärke des Gefäßbeetes reguliert werden. Diese adaptive Regulation gewährleisten im allgemeinen die Arteriolen (Burton [18]).

Einen Anhalt für den Durchblutungsbedarf der verschiedenen Organe und Gewebe erhält man durch die Bestimmung des O_2-Verbrauches. Der Sauerstoffverbrauch korreliert linear zum Herzminutenvolumen und beträgt normalerweise 4 ± 0,5 Vol.-%. Der

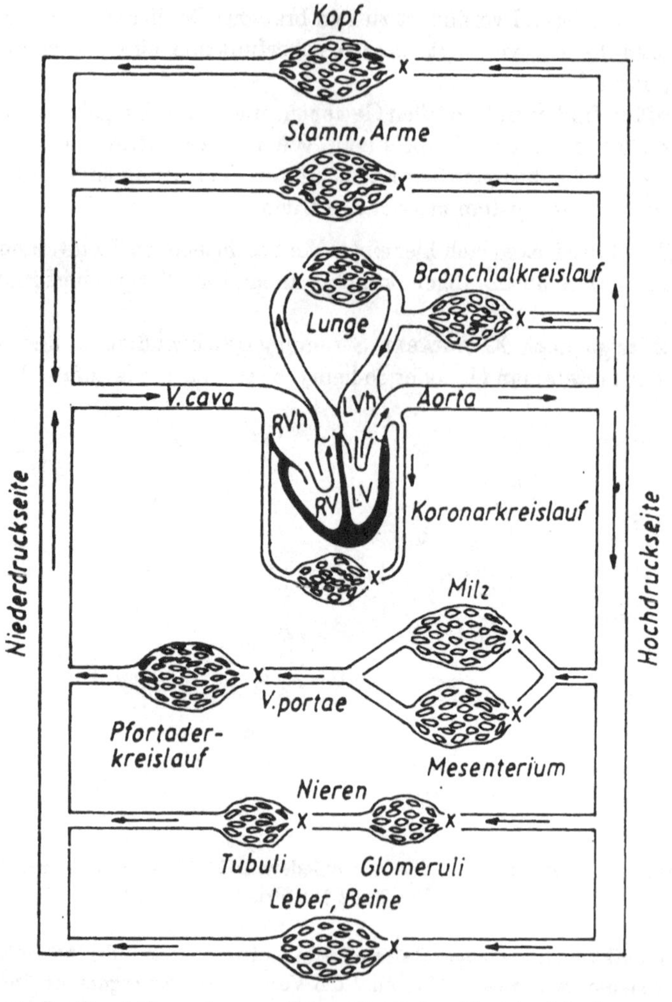

Abb. 3. Schematische Darstellung der parallel geschalteten Kreislaufabschnitte, durch die das Blut von der Aorta bis zur V. cava fließt. RVh = rechter Vorhof, LVh = linker Vorhof, RV = rechter Ventrikel, LV = linker Ventrikel (Aus Green, H. D.: Circulation: Physical principles. In Glasser, O. (ed.): Medical Physics. Vol. 1, p. 210. The Year Book Publishers, Chicago 1949)

O_2-Verbrauch ist eine Funktion der Arbeitsform und Leistung. Wie bekannt, werden nur 25–30% der Sauerstoffmenge, die mit dem arteriellen Blut zu den Geweben gelangt, von diesem verbraucht, also hat das venöse Blut noch ca. 75% des O_2-Gehaltes des arteriellen Blutes.

100 ml Blut transportieren ca. 20 ml O_2. Wenn das Herzminutenvolumen 5000 ml beträgt, dann sind in dieser Blutmenge 1000 ml O_2 enthalten, wovon 25% (= 250 ml) verbraucht werden (Burton, Gauer [18, 34]). Dieser Zusammenhang läßt sich durch

die sogenannte „Extraktionsgleichung" darstellen:

$$\frac{\text{arterieller } O_2 - \text{venöser } O_2}{\text{arterieller } O_2} \times 100$$

Die Extraktionsgleichung ist in verschiedenen Organen unterschiedlich, und es ist wenig bekannt, wieviel Sauerstoff aus dem arteriellen Blut jeweils entnommen wird. Die O_2-Aufnahme ist z. B. im Muskel höher als in der Niere. Der Sauerstoffverbrauch ist in den einzelnen Organen abhängig vom arteriellen Blutangebot, d. h. vom Blutfluß in ml/min.

Tabelle 2 zeigt die Verteilung des Herzzeitvolumens in verschiedenen Organen (parallel geschaltete Kreisläufe) sowie den Sauerstoffverbrauch und den Blutfluß. Die Werte schwanken je nach Methode und Autor (Gauer, Burton, Folkow, Neil [34, 18, 29]).

Tabelle 2

Organ	Blutvolumen in %	O_2-Verbrauch in %	Blutfluß in ml/min
Gehirn	12–15	10–12	750–800
Herz	5–8	10–12	250–280
Niere	22–25	10–13	1200–1500
Leber u. Intestinaltractus	16–22	14–20	1400–1600
Muskel	12–15	30–42	1000–1200
Haut	3–8	4–6	180–200
Skelett u. übrige Organe	10–15	8–10	700–850

Tabelle 3 stellt die Blutverteilung im Lungen- und Körperkreislauf nach Bazet bei einem Gesamtblutvolumen von 5,2 l dar. Davon ist eine „unbestimmte Menge" von 550 ml wahrscheinlich als Depotblut in der Leber und Milz anzunehmen. Das Blutvolumen beträgt im Herzen ca. 250 ml.

Tabelle 3

Lungenkreislauf	Volumen ml	Körperkreislauf	Volumen ml
Pulmonalarterien	400	Aorta	100
Lungenkapillaren	60	Körperarteriolen	450
Venolen	140	Körperkapillaren	300
Pulmonalvenen	700	Venolen	200
		Körpervenen	2050
	1300		3100
Herz	250 ml		

Abbildung 4 zeigt schematisch die normalen Blutvolumina und ihre extreme Verschiebung bei verschiedenen Herz-Kreislaufsyndromen nach Knipping, Bolz, Valentin und Venrad [34].

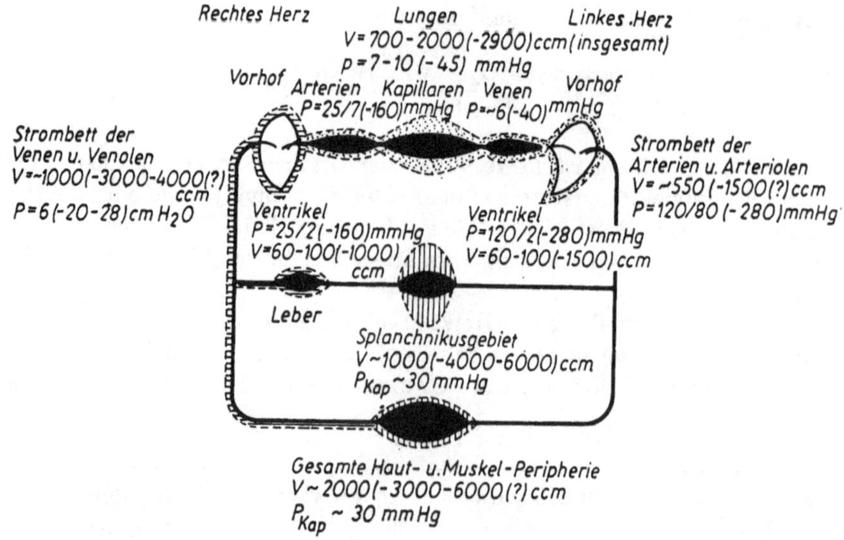

Abb. 4. Schematische Darstellung der normalen Blutvolumina und ihrer extremen Verschiebungen bei den einzelnen Versagenszuständen von Herz und Kreislauf (Linksinsuffizienz = punktiert; Rechtsinsuffizienz = waagerecht gestrichelt; Kollaps = senkrecht gestrichelt). Zusätzlich sind die normalen Druckwerte und die heute bekannten Höchstwerte aufgeführt. — Übersichtsbild in Anlehnung an die Darstellung von KNIPPING, BOLT, VALENTIN und VENRATH.

Biophysikalische Größen des Herz-Kreislaufsystems

Das Herz als Pumpe liefert die nötige Energie für den Kreislauf als ein hydromechanisches System. Die funktionelle Anatomie des Herzens bestimmt den Bau seiner Vorhof- und Ventrikelmuskulatur. Die einzelnen Herzteile haben ihre Bewegungsmuster bzw. Aktionsphasen.

Tabelle 4 zeigt die Aktionsphasen des linken Ventrikels nach GREGG [45] bei einer Herzfrequenz von 70/min.

Die Übersetzung der Muskelfaser in Druck erfolgt nach dem LAPLACEschen Gesetz. Faserspannung und Faserverkürzung bewirken die Kontraktion des Ventrikels. Das Herzminutenvolumen wird errechnet aus dem Schlagvolumen × Frequenz und beträgt

Tabelle 4

1—2	Isometrische Kontraktion:	0,06 sec	(re. 0,02)
2—4	Austreibungsperiode:	0,21 sec	
	Ventrikel-Systole:	0,27 sec	
3—4	Protodiastole:	0,02 sec	
4—5	Isometrische Erschlaffung:	0,05 „	(re. 0,02)
5—6	Rasche Füllungsperiode:	0,16 „	
6—5	Diastole:	0,23 „	
7—1	Vorhofsystole:	0,10 „	
	Ventrikel-Diastole:	0,56 sec	

5—7 l in der Minute, was schon 1928 HARVEY [52] errechnete. Das Herzminutenvolumen (HMV) korreliert mit dem Körpergewicht, Körperoberfläche und dem Sauerstoffverbrauch. Aus dem Quotienten Sauerstoffverbrauch/Herzfrequenz resultiert der sogenannte O_2-Puls.

Voraussetzung für die Bewältigung einer großen Schlagarbeit ist die Vergrößerung der enddiastolischen Füllung. Nach den STARLINGschen Gesetzen trifft das für das isolierte Herz-Lungen-Präparat zu. In Wirklichkeit läuft die Regulation der Schlagarbeit viel komplizierter ab und wird z. B. durch den venösen Rückstrom mitbestimmt.

Die Leistung des Herzenz resultiert nach GAUER *aus*

1. diastolischer Phasenlänge
2. Kontraktilität oder Inotropie
3. Druck in der Aorta
4. Systolendauer

Das Herz wirft im Liegen ein größeres Schlagvolumen aus als im Stehen. Das enddiastolische Volumen ist im Liegen größer. Der Ventrikelquerschnitt ändert sich bei der Kontraktion des Myokards und verändert bei der Entleerung sein Volumen:

diastolisches Volumen 150 ml, endsystolisches Volumen 75 ml.

Bei vollständiger Entleerung des Ventrikels beim konstanten Schlagvolumen beträgt das diastolische Volumen 75 ml, das endsystolische 0. Die Dauer der Diastole für die Füllung der Ventrikel ist relativ unwichtig, weil mit jeder Systole der größere Teil des Schlagvolumens der nächsten Systole bereits von den gefüllten Vorhöfen angesaugt wird — „Ventilebene-Mechanismus". Eine Zunahme des Minutenvolumens erfolgt nicht allein durch eine Erhöhung der Herzfrequenz, sondern wird auch von anderen Größen, wie Herzkraft, Erschlaffungsgeschwindigkeit (GAUER [34]), mitgesteuert. Bei einer künstlichen Frequenzsteigerung verringert sich das Schlagvolumen. Eine Transformation durch Kontraktion des Myokards beruht auf spezifischen Grundeigenschaften der Herzmuskelfasern, die hier nicht näher behandelt werden können. Das normale „Herzminutenvolumen" korreliert, wie bereits erwähnt, mit dem Körpergewicht: HMV (bei 70 kg) mit 100 ml/kg entspricht etwa einem Zehntel des Körpergewichtes, der Cardiac-Index und seine Korrelation zur Körperoberfläche = 3,5 l/m² bei einer Oberfläche von 1,75 m². Der Sauerstoffverbrauch des Herzens beträgt 8—10 ml/min/100 g, wobei bei Frauen dieser etwas höher liegt als bei altersentsprechenden Männern. Der maximale O_2-Verbrauch des Myokards liegt mit 30—35 ml/min/100 g. Unter metabolischer Reserve versteht man das Verhältnis zwischen Ruhe und maximalem O_2-Verbrauch des Myokards, sie beträgt 1 : 3—1 : 4, liegt also niedriger als die Koronarreserve (TAUBERT [123]). Herzarbeit = P · V, V = Schlagvolumen, P = Druck in g/cm². 1 mm Hg = 133,2 dyn · cm⁻², also P = 1,33 · Pm (g/cm²), Herzarbeit = 1,33 · Pm · SV (g · cm). Herzleistung: = 1,33 · Pm · SV · Fr (g · cm/min) Herzleistung beträgt pro Min. 9,1 mKp,

$$\text{der Herzleistungsquotient} = \frac{\text{Herzleistung bei Belastung}}{\text{Herzleistung in Ruhe}}.$$

Der Aktionsvorgang des Herzens ist verbunden mit einem Substratverbrauch von Glukose, Lactat, freien Fettsäuren, Pyruvat, Beta-Hydrooxybutyrat, Azetacetat.

1 mol Glucose = 6 mol C_2

O_2-Äquivalente: 1 mol Lactat = 13 mol O_2
1 Val FFS = 23 mol O_2

unter Berücksichtigung der verschiedenen Funktionsphasen (Systole, Diastole).

Druckgrößen in den einzelnen Herzteilen:

rechter Vorhof 5 mm Hg, rechter Ventrikel 22—5 mm Hg, Pulmonalarterie 22—10, linker Vorhof 8, linker Ventrikel 120—8, Aorta 120—80 mm Hg.

Die Volumenleistung des Herzens beträgt nach LANDIS und PAPPENHEIMER [77]: Herzzeitvolumen: 8400 l/24h, Diffusionsaustausch: 80000 l/24h, 20000 g Glukose (400 g Verbrauch), Filtration: Fluß 20 l, Protein 80–200 g, Glukose 20 g, Absorption: 16–18 l, Lymphfluß 2–4 l.

Koronarkreislauf:

Unter Ruhebedingungen beträgt die Koronardurchblutung 70–90 ml/min/100 g Myokard, was schon 1949 BING [9] errechnete. Die Durchblutung der linken Koronararterie bzw. des linken Ventrikelmyokards ist höher als die des rechten Ventrikels (LICHTLEN et al. [79]). Unter maximaler Koronarfiltration steigt die Koronardurchblutung bis auf ca. 400 ml/min/100 g und sogar noch höher an. Der Koronarwiderstand beträgt in Ruhe ca. 1,0 mm Hg/ml/min/100 g und fällt bei maximaler Weitstellung der Koronargefäße auf ca. 0,20 mm Hg/ml/min/100 g. Das bedeutet, daß das Herz eine Koronarreserve von 1 : 5 bzw. +400% hat. Koronarreserve ist das Verhältnis zwischen Koronarwiderstand in Ruhe und unter maximaler Koronarfiltration (BALTAX et al. [6]). Die Güte der Koronardurchblutung wird charakterisiert durch den Quotienten von O_2-Angebot und O_2-Verbrauch und ist für das normale Herz 1,6–2.

Die funktionelle Anatomie und Biophysik des peripheren Gefäßsystems resultiert aus Kenntnissen über Zahl, Länge und Querschnitt der wichtigsten Gefäßarten und erlaubt eine Ermittlung von Volumen und Oberfläche dieses Systems.

Abbildung 5 zeigt nach BURTON [18] den Bau der Gefäße. Ihre Struktur hat bestimmte funktionelle Aufgaben, meist verbunden mit Lumenverschiebungen. Die Arteriolen können sich durch eine kräftige Kontraktion ihrer Wandmuskulatur vollständig verschließen. Die Endothelzellen können durch Vorspringen in das Lumen den Fluß regulieren.

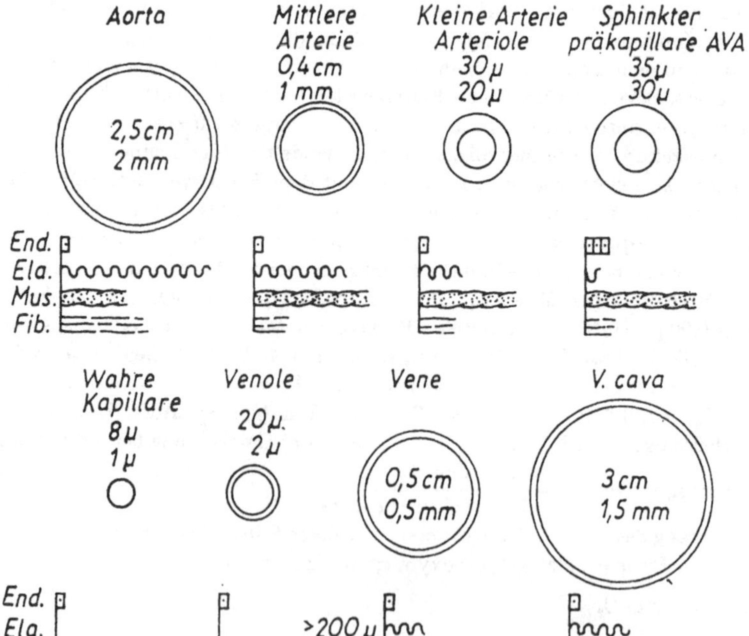

Abb. 5. Durchmesser, Wanddicke und Zusammensetzung der verschiedenen Blutgefäße. Die Zahlen unter den Gefäßbezeichnungen geben den Durchmesser der Lumina an, darunter ist die Wanddicke angegeben. End.: Endothelzellen. Ela.: Elastische Fasern, Mus.: glatte Muskelfasern, Fib.: kollagene Fasern (Aus BURTON, C. A.: Relation of structure to function of the tissues of the wall of blood vessels. Physiol. Rev. 34: 619–642 (1944)

Offensichtlich können die Endothelzellen durch ihre Funktion auch dickwandige Gefäße fast völlig verschließen. Gewebskulturen zeigen, daß Gefäßneubildungen möglich sind und Endothelzellen an der Gefäßwand lang wandern können und die Eigenschaft haben, sich dauernd zu teilen (BURTON [18]).

Die Umsetzung von Gefäßinnendruck in Wandspannung nach LAPLACE ist determiniert durch die Geometrie des Gefäßes. Der daraus resultierende Volumenelastizitätsquotient E' zeigt an, wieviel zusätzliches Volumen in einem bestimmten Gefäßabschnitt aufgenommen werden kann. Dies kann gemessen werden an dem damit verbundenen Druckanstieg

$$\frac{E' = \Delta p}{\Delta V} \, (\text{dyn} \cdot \text{cm}^{-5})$$

E' ist der Volumenelastizitätskoeffizient eines elastischen Volumens,
V der Kehrwert der Volumenelastizität ist die Weitbarkeit der Gefäße. Die Gesamtweitbarkeit stellt die algebraische Summe der einzelnen Weitbarkeiten dar (GAUER [34]).

$$\frac{1}{E' \, \text{total}} = \frac{1}{E_1'} + \frac{1}{E_2'} + \frac{1}{E_3'} \cdots$$

Der Begriff Gefäßtonus ist schwer zu definieren, läßt sich jedoch erfassen. Durch den elektrischen Aktivitätsquotienten wird das Ruhemembranpotential mit Hilfe von Mikroelektroden gemessen. In der glatten Gefäßmuskulatur schwankt er rhythmisch mit wechselnden Gefäßamplituden und hat einen Mittelwert von —40 mV (GOLENHOFEN, von LOH [42]).

Der Volumenelastizitätsmodul ($\varkappa$) gibt das Elastizitätsverhalten der Volumenarbeit wider.

$$\varkappa = \frac{\Delta p}{\Delta V} = E' x V \, (\text{dyn} \times \text{cm}^{-2}).$$

Der Volumenelastizitätsmodul hat eine direkte Beziehung zur Fortpflanzungsgeschwindigkeit (c) der Pulswelle. Das hämodynamische Prinzip des arteriellen Systems besteht darin, daß der intravasale Druck im wesentlichen durch die Pumpleistung des Herzens zustande kommt und den Widerstand, der das Herzzeitvolumen zu überwinden hat. Dies ist mit einem Energieaufwand verbunden. Das Stromzeitvolumen bzw. die Stromstärke (I) (cm^3/sec), der Druck p ($\text{dyn} \times \text{cm}^{-2}$) und der Widerstand W sind durch das OHMsche Gesetz verknüpft.

$$I = \frac{p}{W}, \; W = \frac{p}{I} = \frac{\text{dyn}}{\text{cm}^2} \times \frac{\text{sec}}{\text{cm}^3} = \text{dyn} \times \text{sec} \times \text{cm}^{-5}.$$

$$\text{Die Strömung} = \frac{\text{Druckdifferenz}}{\text{Widerstand}} \, \frac{(Q = \Delta p)}{R}.$$

Das Strömungsvolumen/Zeit (Q) ist also abhängig von der treibenden Kraft (Δp), d. h. vom Druckabfall im Kreislaufsystem (z. B. von der Arterie zur Vene) und dem Widerstand (R) gegen die Strömung in dem entsprechenden Abschnitt des Kreislaufes. Die Regulation beruht auf 2 Prinzipien:

a) Veränderung des treibenden Druckes
b) Veränderung des Strömungswiderstandes in den hintereinander oder parallel geschalteten Kreisläufen.

Die absolute Volumendehnbarkeit ist

$$\frac{\text{Volumenzunahme } \Delta V}{\text{Druckzunahme } \Delta p} \qquad \text{Pulsdruck} = \frac{\text{Schlagvolumen}}{\text{Dehnbarkeit der Arterien}}.$$

Nach dem Gesetz von LAPLACE wird durch die Spannung in den Wänden verschiedener Gefäße mit unterschiedlichen Radien der aktuelle Blutdruck geregelt. Wenn der Gewebsdruck vernachlässigt wird, entspricht der Blutdruck dem sogenannten „transmuralen“ Druck. Die gesamte Wandspannung ergibt sich aus dem Produkt Radius und Druck.

Tabelle 5 zeigt nach BURTON [18] die verschiedenen Gefäßabschnitte und den für diese charakteristischen Mitteldruck, inneren Druck, Radius und Wandspannung. Den Widerstand, der zusammen mit dem Herzzeitvolumen die Höhe des Blutdruckes bestimmt, nennt man totalen peripheren Widerstand.

Tabelle 5

Gefäßart	Mittlerer Druck (mm Hg)	innerer Druck (dyn/cm²)	Radius (*R*)	Wand-spannung (*T*) (dyn/cm)	Gehalt an elastischem Gewebe
Aorta und große Arterien	100	13×10^4	1,3 cm oder weniger	170000	2 sehr elastische Schichten
Kleine Arterien	90	12×10^4	0,5 cm	60000	Viel elastisches Gewebe, aber mehr Muskulatur
Arteriolen	60	8×10^4	0,15 mm—62 μ	1200—500	Nur dünne elastische Intima
Kapillaren	30	4×10^4	4 μ	16	Keins
Venolen	20	$2{,}6 \times 10^4$	10 μ	26	Keins (nur die größten Venolen besitzen elastisches Gewebe)
Venen	15	2×10^4	200 μ	400	Elastische Fasern treten wieder auf
V. cava	10	$1{,}3 \times 10^4$	1,6 cm	21000	Sehr elastisch, elastische Fasern relativ dick

Bei hintereinander geschalteten Widerständen erhält man den daraus resultierenden Widerstand *Wr* als die Summe der Teilwiderstände

$$Wr = W_1 + W_2 + W_3 \cdots$$

Bei Parallelwiderständen addieren sich die Leitfähigkeiten (KIRCHHOFF-Gesetz). Man kann danach die Leitfähigkeit *L* als Kehrwert des Widerstandes einsetzen.

$$L = \frac{1}{W} \quad \text{und} \quad I = p \times L \quad Lr = L_1 + L_2 + L_3 \quad \text{oder} \quad \frac{1}{Wr} = \frac{1}{W_1} + \frac{1}{W_2} + \frac{1}{W_3}.$$

Tabelle 6 zeigt die parallel geschalteten Kreisläufe mit den Teilströmungswiderständen und Verteilung des Herzzeitvolumens (nach GAUER [34]). Das Gesamtvolumen der Arteriolen ist noch kleiner als dieses der Kapillaren. Die Vasomotorik der Arteriolen hat Einfluß auf den peripheren Widerstand, deshalb bezeichnet man sie als Widerstandsgefäße im Gegensatz zu den kapazitiven Gefäßen. Entscheidend ist dabei die Vergrößerung des Gesamtquerschnittes für den Stoffaustausch, d. h. für die Vergrößerung der Oberfläche der Kapillaren im Verhältnis zu ihrem Volumen. Die Kapillaroberfläche beträgt 1600 cm^3. Wenn man diese Zahl durch den Querschnitt der Einzelkapillaren dividiert, erhält man eine Gesamtzahl der Kapillaren von 2100000000 (GAUER, FOLKOW, NEIL [34, 29]). Die Viskosität des Blutes spielt eine wichtige Rolle bei den

Tabelle 6

	HMV %	V cm^3/min	W dyn — sec — cm^{-5}
Lunge	100	5000	—
Coronarsystem	5	250	32000
Gehirn	15	750	10600
Nieren	25	1250	6400
Eingeweide	30	1500	5300
Muskel u. Haut	25	1250	6400

Strömungsprozessen (NEWTONsche Viskositätsformen). Der Axialstrom hat die größte Geschwindigkeit — „laminare Strömung". Für engere Röhren (z. B. Arteriolen und Kapillaren) wächst der Widerstand umgekehrt proportional dem Quadrat des Querschnittes (der 4. Potenz des Radius) und verhält sich direkt proportional zur inneren Reibung (Viskosität) η der Flüssigkeit, also $R = \frac{\eta \times L}{Q_2} \times$ Konstante oder $Vt = \Delta p \times \frac{q^2}{L} \times$ Konstante (HAGEN-POISEUILLEsches Gesetz) oder die Stromstärke I errechnet für das ganze Rohrsystem: $I = \Delta p \cdot \frac{\pi}{8} \cdot \frac{1}{\eta} \cdot \frac{r^4}{L}$. Der Faktor $\frac{1}{\eta}$ ist der Viskositätsfaktor. Nach der Formel ist die Stromstärke eine lineare Funktion des Druckes. Der Druck (von der arteriellen zur venösen Seite) und die transmuralen Drucke, die die lichte Weite und damit den Widerstand der Gefäße bestimmen, sind völlig unabhängig voneinander (BURTON [18]). Die Weite der Blutgefäßlumina wird außerdem vom Vasomotorentonus (Kontraktion der glatten Muskulatur) und vom transmuralen Druck in jedem einzelnen Gefäßabschnitt bestimmt. Änderungen der Körperlage haben Auswirkungen auf den transmuralen Druck mit gleichzeitiger Verschiebung des Blutvolumens. Die Druck-Stromstärke-Beziehung verläuft nicht linear, sondern konvex mit der Druckachse, d. h., daß die Stromstärke mit zunehmendem Druck beträchtlich zunimmt (GAUER [34]). Fällt der Druck unter den kritischen Wert, so hört die Strömung auf. Der mittlere Druck (Pm) ist nicht gleich dem arithmetischen Mittel aus systolischem und diastolischem Druck. Beim normalen zentralen Puls ist der wahre mittlere Druck $Pm = \frac{Ps + 2 \times Pd}{3}$.

Die Viskosität des Blutes variiert je nach Temperatur, Zusammensetzung des Blutes, Hämatokritwert und Strömungsgeschwindigkeit. Die Widerstandsgefäße können auch peripher ihr Lumen variieren durch eine passive Dehnung mit reaktiver Kontraktion (BAYLISS-Effekt). Eine der wichtigsten Funktionen des arteriellen Systems ist das Windkesselphänomen, welches eine kontinuierliche Strömung gewährleistet, wobei ein Teil des geförderten Volumens gespeichert wird. Bau und Funktion des Windkesselsystems sind altersabhängig.

Unter einem arteriollen Druck von 100 mm Hg ergibt sich eine Kapazität der Aorta von 170 ml und eine Totalkapazität des gesamten arteriellen Systems von 850 ml, das sind ca. 15% des geschätzten Volumens (GAUER [34]). Die Pulswellengeschwindigkeit (Pwg) ist ein einfaches Mittel, um die Gefäßwandelastizität zu beurteilen (z. B. Berechnung der Pulswellengeschwindigkeit, Aorta/Arteria femoralis) als Abstand der Meßstelle Δ = Verspätung, das ist die Pwg $c\ 1/\Delta t \times$ cm $\times\ sec^{-1}$. Die Pwg ist also der Quotient zwischen Elastizitätsmodul und Dichte des Blutes. Die Dichte des Blutes läßt sich ermitteln durch das spezifische Gewicht 1 cm^3/Beschleunigung (981 cm/sec). Die Pwg in der Aorta beträgt ca. 4 m/sec, in den peripheren Arterien 7—12 m/sec und nimmt im höheren Alter zu.

Tabelle 7 zeigt nach MALL [34] die Geschwindigkeit des Blutes in verschiedenen Gefäßabschnitten. Der Puls ist mechanisch bestimmt durch die Blutdruckamplitude, den Pulsdruck, das Schlagvolumen und die Dehnbarkeit (D) der Arterien, woraus sich auch das Schlagvolumen berechnen läßt.
Absolute Pulsvolumendehnbarkeit — VD = Volumenzunahme (ΔV).

Tabelle 7

	Geschwindigkeit des Blutes in cm/sec
A. mes.	16,8
Mittlerer Ast	5,8
Arteriolen	0,28
Capillaren	0,05
Mittlere Venen	1,4
V. mes.	4,2

Druckzunahme (Δp). — Die prozentuale Errechnung von D ergibt die relative Volumendehnbarkeit. HAMILTON [34] gibt folgende Faustregel: 1 mm Hg Pulsdruck entspricht 1 ml Schlagvolumenindex (= Schlagvolumen dividiert durch die Körperoberfläche).

Das Niederdrucksystem ist von Bedeutung bei dem sogenannten „statischen" Blutdruck. Die Änderung der Drucke im arteriellen und venösen System ist eine Funktion der Volumenelastizität dieser Kreislaufabschnitte. Der arterielle Druck steigt so lange, bis sich ein Gleichgewicht zwischen Blutzustrom und Blutabstrom im arteriellen System eingestellt hat. Das Füllungspotential des Herzenz spielt dabei eine nicht unwesentliche Rolle.

Abbildung 6 zeigt nach MALL [34] das diametrale Verhalten von Venendruck und Durchströmung bei konstantem Arteriendruck.

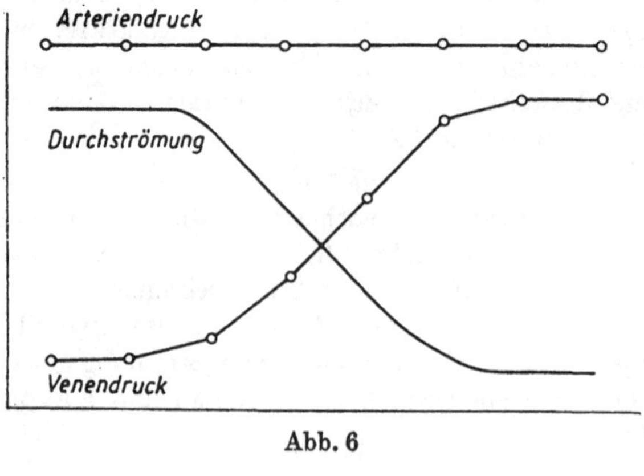

Abb. 6

Nach GAUER [34] enthält das venöse System ca. 84,4% des Blutvolumens. Die kapazitiven Gefäße enthalten 3000–3400 ml und zeigen eine Elastizität von 7 dyn $\times$ cm^{-5}, dagegen das arterielle System nur 900 ml mit einer Elastizität von 1000 dyn $\times$ cm^{-5}. Die eigentliche Aufgabe des Kreislaufes vollzieht sich in der Strombahn oder Mikrozirkulation. Sie ist abhängig von metabolischen Prozessen und kann als eine geregelte Größe betrachtet werden. Allerdings läuft dieser Prozeß in verschiedenen Organen unterschiedlich ab.

Tabelle 8 zeigt nach ZWEIFACH [141] die Beziehung zwischen Aufbau und Funktion der Mikrozirkulation einschließlich ihrer Steuerung. Die Kreislaufprozesse sind mit

Tabelle 8

	Durchmesser in μ	Wanddicke in μ	Steuerung	
			neurogen	humoral
Kleine Arterie	20–25	5–6	+++	+
Arteriole	18–20	3–4	++	+
Metaarteriole	15	2	+	++
Präkapillare Sphinkter	10–12	2	0	+++
Kapillare	8–10	1	0	+++
Venole	20–30	4–5	0	+
Kleine Vene	30–50	6–8	+	+

einem Energieumsatz gekoppelt. Die treibende Kraft, die eine Strömung bewirkt, ist die Differenz „der gesamten Energie" in einer Flüssigkeit zwischen zwei beliebigen Punkten (BURTON [18]). *Die Gesamtenergie je* 1 cm³ *Flüssigkeit setzt sich aus folgenden Teilenergien zusammen:*

1. Druck P als potentielle Energie,
2. Schwerkraftbedingte potentielle Energie (Schweredruck),
3. Staudruck der strömenden Flüssigkeit = kinetische Energie.

Der statische Flüssigkeitsdruck resultiert aus 1 + 2. Es muß eine Druckarbeit geleistet werden, um die Flüssigkeiten zu bewegen: Arbeit = Druck $\times$ Volumen der bewegten Flüssigkeit (nach BURTON [18]).

Die Umwandlung von Druckenergie in eine kinetische Energie und umgekehrt ereignet sich im Gefäßbett überall dort, wo sich der Gesamtquerschnitt ändert. Der Druck im Bereich einer Gefäßstenose z. B. nimmt besonders stark ab. 1/3 Abnahme des normalen Querschnittes eines Gefäßes (z. B. bei der Arteriosklerose) führt zu einer 9fachen Erhöhung der Blutströmungsgeschwindigkeit. Nach BURTON ist die Definition des mechanischen Wirkungsgrades der Quotient aus verrichteter mechanischer Arbeit und dem gesamten Energieumsatz. Der Aufwand für die Erhaltungswärme ist viel größer als der für die mechanische Arbeit. Die Energiemenge, die dem Kreislauf durch das Herz zugeführt wird, kann an der mechanischen Arbeit des Herzens gemessen werden. Diese läßt sich berechnen aus dem Produkt von Ventrikeldruck und Schlagvolumen. Diese biophysikalischen Gesetzmäßigkeiten des Herz-Kreislaufsystems sollen zum Verständnis der Funktion und Aufgaben dieses Systems beitragen.

Regelmechanismen der Blutdruckhomöostase einschließlich biokybernetischer Aspekte

In der Kreislaufphysiologie erkannten schon 1868 CYON und LUDWIG [21] den geschlossenen Regelkreis des Blutdruckes. Der Funktionskreis, der auf sich zurückwirkt (WAGNER [133]), beinhaltet Regelstrecke, Regler, Regelgröße, Stellgröße, Fühler und Führungsgröße. Dieser Regelkreis hat die Aufgabe, auf dem Wege der Afferenz zum Zentrum die Differenz zwischen Ist- und Sollwert auszugleichen (HOLST, MITTELSTAEDT und WIENER [61, 139]).

Abbildung 7 zeigt das technische Schema eines Regelkreises (OPPELT [101]), das wir bei der Blutdruckregelung verfolgen und ausbauen wollen: *X* ist die gemessene Regelgröße, *W* die Führungsgröße, d. h. der Angriffspunkt der Sollwertverstellung. *Xw* ist die Eingangsgröße.

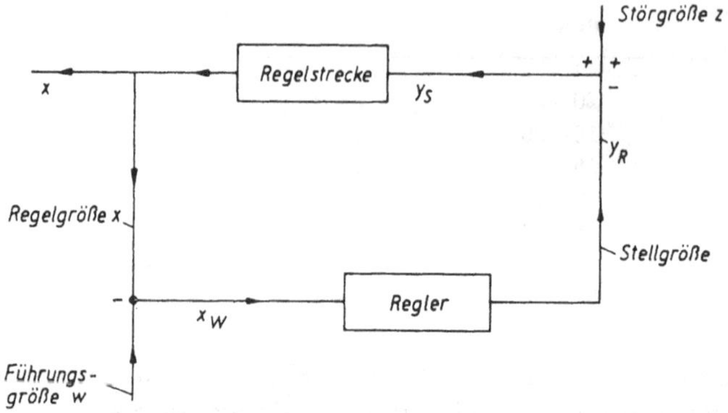

Abb. 7

Eine Regelabweichung tritt nur dann ein, wenn Führungsgröße und Regelgröße ungleich sind, d. h., wenn $Xw = X - W$ nicht gleich Null ist. Die Eingangsgröße *Ys* setzt sich aus der Stellgröße *Yr* und der Störgröße *Z* zusammen. $Ys = Z - Yr$, d. h. bei einer Regelwirkung dürfen sich Stellgröße und Störgröße nicht gegenseitig aufheben (OPPELT, SCHUBERT [101, 118]). Die Verarbeitung der Eingangsgröße kann sich in 3 Arten vollziehen. Man unterscheidet P-Regler (Proportionalregler), d. h., die Ausgangsgröße ist in ihrem Zeitverhalten proportional zur Eingangsgröße; I-Regler (Integralregler), wobei eine zeitliche Integration des Eingangswertes ermittelt wird und D-Regler (Differentialregler), bei denen die Eingangsgröße differenziert werden kann, d. h. nur auf Änderungen mit der Zeit beantwortet wird (DRISCHEL [25]). Dies kann man in 3 Formeln ausdrücken:

$$\text{P-Regler: } Y(t) = r_0 X X w(t)$$
$$\text{D-Regler: } Y(t) = r = 1 X X w(t)\,\mathrm{d}t$$
$$\text{I-Regler: } Y(t) = r_1 \cdot X w(t)$$

Die Regelkreise bestehen aus linearen Gliedern. Der Kreis vereint jedoch Glieder verschiedener Funktionen, die man addieren und als eine allgemeine Gleichung aus den 3 oben erwähnten Möglichkeiten formulieren kann (SCHUBERT [118]): $Y(t) = r_1 X w(t)\,dt + r_0 \cdot X w(t) + r_1 x w(t)$.

Das technische Modell läßt sich annähernd folgendermaßen auf die einzelnen Kreislaufregulatoren übertragen: ZNS = Sollwertstelle, bulbäre Vasomotorenzentren = Meßwert, spinale Ganglien = Verstärker, Sinus caroticus und andere Rezeptoren = Fühler, glatte Muskulatur = Stellmotor (hier wird auch die Ausgangsgröße gemessen), Arteriensystem = Regel- bzw. Meßstrecke mit der Eingangsgröße. In der Kreislaufphysiologie gibt es 3 Formen der Informationsleitung, die humorale, die neurale und die gemischte humoral-neurale. In Abbildung 8 ist ein Schema der Blutdruckregelung als gemischte humoral-neurale Informationsverarbeitung nach KEIDEL [65) wiedergegeben. Die humorale Signalleitung hat einen geringen Schaltaufwand und ist träge. Sie endet in einem biochemischen Vorgang und ist noch abhängig von den Kreislaufzeiten. So dauert z. B. ein Blutdruckanstieg nach Adrenalin und Noradrenalin 9 bis 12 s,

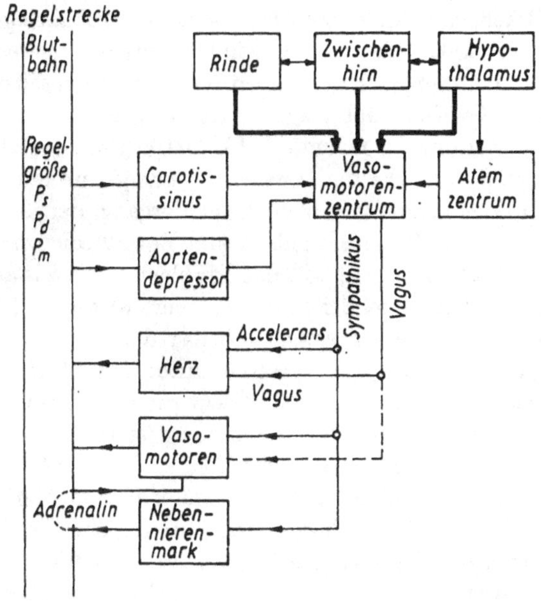

Abb. 8. Schema der Blutdruckregelung. Es bedeuten: p_s = systolischer, p_d = diastolischer und p_m = mittlerer arterieller Blutdruck. Entnommen aus: KEIDEL, W. D.: Grenzen der Übertragbarkeit der Regelungslehre auf biologische Probleme. – Naturwissenschaften 48, 264ff. (1961)

der Effekt der Keimdrüsenhormone 5–18 Tage. Andererseits spielen sich die Informationsübertragungen neuraler Natur in einem Bereich von tausendstel Sekunden ab. Deshalb sehen wir im Nervismus bei allen Anpassungsvorgängen einen primären Regulator. Diese nervalen Informationsimpulse spielen sich in einem Bereich von 1/1000 sec ab und werden im Nervensystem durch spezifische Gewebsstrukturen als Kodierung, Leitung und Dekodierung (Rezeptoren, Nervenfasern, Synapsen) übermittelt (KEIDEL [65]).

In der Kreislaufphysiologie wird die Verarbeitung einer Eingangsgröße selten in reiner Form angetroffen. Der Regler hat keine direkte Einflußnahme auf die Regelgröße. Dies vollzieht sich über die Stellgröße, wobei jedoch die Impulse verstärkt werden müssen. In der Regelstrecke fließen nicht nur Informationen vom Stellglied zum Fühler, sondern auch eine Energiestrecke, deren Regelung den Effekt des ganzen Regelkreises garantiert. Ein Stellglied kann in mehrere Regelkreise eingebaut sein. Um die Regelgröße zu verändern, wird zusätzlich Energie in Arbeit umgesetzt, nach WAGNER [133]: „Alle Systeme biologischer Regler haben die Tendenz, einen infolge der Störung erhöhten Energieumsatz im lebenden System wieder auf ein Minimum zurückzuführen". Eintretende Veränderungen endogener und exogener Natur sind die sogenannten Störgrößen oder Störfaktoren, die eine Voraussetzung sind, um den Regelkreis überhaupt funktionsfähig zu erhalten, wie WAGNER 1955 geistreich zusammenfaßte: „Leben heißt, fortgesetzt gestört werden". Im komplizierten Regelmechanismus des Kreislaufes gibt es Veränderungen, die nicht durch Störgrößen bedingt sind, sondern durch die sogenannten Führungsgrößen. Im Gegensatz zu technischen Modellen ist der Angriffspunkt dieser Führungsgrößen im lebenden Organismus nicht immer festzulegen. Wenn es in der kybernetischen Technik Regelung und Steuerung, also zwei Wirkungsmöglichkeiten gibt, so haben wir in der Biologie (Pathophysiologie) noch eine dritte, sehr komplizierte Form, den circulus vitiosus.

Die Blutdruckregelung ist also eine gemischte neural-humorale Informationsverarbeitung. Die Güte eines Reglers hängt von einem möglichst guten Einstellen des neuen Wertes ab, die Regelfläche muß klein sein. Das Verlassen der Ruhelage und die Rückkehr zu dieser, genannt Regelzeit, müssen kurz sein. Die Steuerung und Regelung im Organismus sind funktionell-dynamische Größen, und ein technisches Schema läßt sich nur teilweise auf den Kreislauf übertragen, erlaubt jedoch eine gewisse einheitliche kausale Betrachtung (SCHUBERT, OPPELT [118, 101]). Unstete Regler können keine kontinuierliche Stellgröße unterhalten, was entscheidend für die Regelgüte ist. Das Steuerungsprogramm ist ein kortiko-subkortikaler Vorgang, der in viszerale (efferente) Impulse umgesetzt wird. Bei Willensimpulsen und Bewußtseinsvorgängen dominieren die kortikalen Areale. SCHÄFER [113] will das Problem der Kreislaufregelung von der klinischen Sicht durch Psyche und Stress determiniert wissen und bejaht indirekt die Dominanz kortiko-viszeraler Mechanismen, wobei er der Peripherie besondere Bedeutung beilegt. Ein geschlossener Funktionskreis unter Berücksichtigung der höheren Nerventätigkeit wurde auch von ANOCHIN [3] auf die bedingten Reflexe übertragen. Von besonderer Wichtigkeit für unsere Betrachtung ist es, daß Beeinflussungen und Störungen jeden Teil des Regelkreises betreffen können. Für die Berechnung ist wichtig, daß die Glieder des Regelkreises linear arbeiten, was jedoch bei der Kreislaufregulation nicht immer zutrifft. So läßt sich auch der Frequenzgang der Regelkreise nicht immer bestimmen. Die Zentren des Regelkreises liegen stets im ZNS, und zwar vorwiegend in den vegetativen Arealen.

Allerdings müssen wir unterscheiden: Vasomotorenzentren 1. Ordnung, d. h. die primären bulbären Kreislaufzentren der Medulla oblongata sowie ihre afferente und efferente Beziehung zu dem Zwischenhirn und Kortex. Die Zentren 2. Ordnung sind die Ganglien des Grenzstranges, die als Umschaltstellen angesehen werden und deren Unterbrechung den Blutdruck senkt. Schließlich sind die Zentren 3. Ordnung, die Axonreflexe, verbunden mit Gewebshormonen und Stoffwechselprodukten, die lokal die Durchblutung regulieren, ohne einen direkten Einfluß auf die Blutdruckhöhe zu besitzen.

Jede Änderung der Regelgröße ruft durch Rückkopplungsmechanismen (feed back) gegenregulatorische Maßnahmen hervor, die meistens über das Vasomotorenzentrum laufen und die Regelgröße verändern. Es ist möglich, entsprechen den aktuellen Anforderungen die Betriebsgröße bzw. den Sollwert innerhalb gewisser Grenzen zu verändern und zu halten. Diesen Mechanismus hat WAGNER 1942 als „Sollwertsteller“ bezeichnet. Die Güte eines Reglers hängt außerdem von der Laufzeit ab, d. h. vom Augenblick der Änderung der Regelgröße bis zum Wirksamwerden der Gegenschaltung. Bei der Regulierung des Blutdrucks ist die Laufzeit abhängig von der Kontraktionsfähigkeit der glatten Muskulatur der Gefäße in bestimmten Provinzen, vom Empfindlichkeitsgrad der verschiedenen Rezeptoren, von der Länge der afferenten und efferenten Bahnen sowie von der Zeitdauer der Umschaltung der Reize im Vasomotorenzentrum bzw. den kortikalen und subkortikalen kreislaufaktiven Arealen. Die Dauer der Kontraktion bzw. Dilatation der Arteriolen bestimmt die Schwingungsfähigkeit des gesamten Systems.

Umweltbedingte Stressfaktoren, die auch bei der Adaptation des Kreislaufs eine wesentliche Rolle spielen, lassen sich in unserer Betrachtung schlecht oder kaum erfassen. Es kommt noch dazu, daß emotionelle Erlebnisse oder Stressverarbeitung bzw.

bewußte Handlungen (Erlebnis, Antrieb, Handeln) individuellen Schwankungen unterworfen sind. Wir dürfen nicht außer acht lassen, daß die Frage der Homöostase des Blutdruckes problematisch ist und wir nur dann von einer solchen sprechen können, wenn wir diese in eine exakte Beziehung mit einem genau meßbaren Parameter zu innerer und äußerer aktueller Situation bringen können. „Der wirkliche Sollwert des Blutdrucks ist nicht bekannt", sagt mit Recht MECHELKE [83]. Der sogenannte konstante Wert, den es absolut genommen nicht gibt, ist eine funktionell-dynamisch variable Größe, die um einen bestimmten Wert pendelt. Somit haben wir an und für sich verschiedene Sollwerte unter verschiedenen adaptiven oder rhythmischen Vorgängen. Andere Schwierigkeiten ergeben sich aus der Tatsache, daß Regelgrößen zugleich Informationen sein können und die Regelstrecke auch als Steuerkörper aufgefaßt werden kann sowie eine Regelung in der Regelstrecke auch auf entfernte Teile wirkt, die nicht mehr zu dieser Regelstrecke gehören. Sie müssen allerdings zwischen Stellglied und Fühler liegen. Die Regelgröße im Kreislauf kann auch ohne Einbeziehung von Stellgliedern verändert werden.

Durch die rhythmische Aktion des Herzens werden pulsatorische Blutdruckschwankungen ausgelöst, die zur Peripherie mehr weggedämpft werden, und so bleibt die sogenannte Grundschwingung übrig (Blutdruckwellen 1. Ordnung). Die respiratorische Übertragung auf die Blutdruckwellen sind die Wellen 2. Ordnung, sie sind jedoch regelmäßigen Schwankungen unterworfen. Wahrscheinlich zentral bedingt sind die Blutdruckwellen 3. Ordnung (TRAUBE-HERING-MEYER = THM-Wellen). Langsame Schwankungen von 0,5—2 min Periodendauer sind die sogenannten Minutenrhythmen des Blutdruckes, die schon BARCROFT [7, 8] beschrieben hat. So müssen wir nach GOLENHOFEN [41] auch Tages-, Monats- und Jahresrhythmik des Blutdruckes berücksichtigen, die einer neurovegetativen und humoralen Steuerung unterworfen sind. Die Rhythmen sind zentral koordiniert mit einer bestimmten, der Situation angepaßten Phasenzuordnung und einer Puls-Atem-Kopplung (HILDEBRANDT [58, 59]).

Die Dehnungsrezeptoren, z. B. im linken Vorhof, die Koppelung des Kreislaufs mit der Harnsekretion zeigen, daß eine Größe, in unserem Beispiel die Blutmenge, durch viele Regelglieder gesichert und gesteuert wird. Störgröße und Führungsgröße beinhalten in der Kreislaufphysiologie verschiedene Möglichkeiten.

In unserem Körper gibt es kein Organ und erst recht keine selbständige Funktion, die für sich allein betrachtet werden können.

Beim Herzminutenvolumen sehen wir auch einen komplizierten Mechanismus für sich, der eine bestimmte zirkulierende Blutmenge gewährleistet, dem Füllungsvolumen angepaßt ist und eine Konstanz der Blutdepotverschiebung bei der Regelung der Gesamtblutmenge darstellt. Schlag- und Minutenvolumen sowie Schlagfrequenz des Herzens sind wichtige hämodynamische Größen bei der Homöostase des Blutdrucks. Die großzügige Anpassungsfähigkeit im Organismus zeigt sich z. B. in dem sehr weiten Stellbereich des Minutenvolumens, das proportional dem Sauerstoffbedarf ist. Dieser schwankt zwischen 3 und 43 l bei einem Sauerstofftransport bzw. -bedarf von 250 cm^3 bis 2,5 l (FRANKE, KEIDEL [33, 65]).

Die Latenz der Regulierung des Herzminutenvolumens (HMV) ist wesentlich kürzer als die des Blutdrucks. Bei Karotissinusreizen setzt die Frequenzänderung früher ein als die Reaktion des Blutdrucks. Dies spricht für zwei verschiedene Regelkreise mit verschiedenen Laufzeiten. Durch Training kann der Regelbereich wesentlich erweitert werden. So konnte REINDELL [109] bei Sportlern vorübergehende Blutdrucksteigerungen bis 265 mm Hg feststellen.

Die Blutdruckschwankungen zeigen auch Schwingungen um den Sollwert. WAGNER [133] hat 1942 in den THM-Wellen auf die Dauer der Laufzeit im Regelsystem Hinweise gefunden. Die THM-Wellen sind eine Folge der normalen Regelschwankungen bei der Stabilisierung des Blutdrucks durch das Meßwerk, d. h. das Vasomotorenzentrum. Die Frequenz dieser Wellen beträgt etwa 5/min. Eine halbe Welle entspricht der Laufzeit des Reglers, die demnach etwa 6 sec beträgt. Diese relativ lange Dauer der Laufzeit im Bereich der Selbstregulation im Kreislauf erklärt die Entstehung mancher Störungen, die DITTMAR u. MECHELKE [23] insbesondere für orthostatische Blutdruckschwankungen bei Lagewechsel analysiert haben.

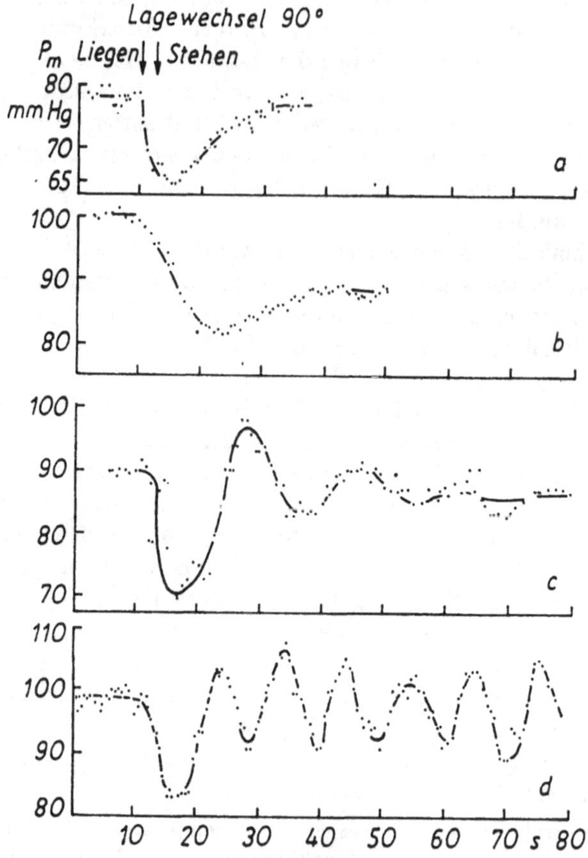

Abb. 9. Einschwingungsformen des Blutdruckes nach MECHELKE

a) stabile Regelung
b) statisch labile Regelung
c) gedämpfte Regelung
d) dynamisch labile Blutdruckregelung

Abbildung 9 zeigt nach MECHELKE Beispiele der Einschwingungsformen des Blutdrucks nach schnellem Lagewechsel:

a) stabile Regelung bei aperiodisch gedämpftem Einschwingvorgang,
b) Abweichung des Haltewertes statisch labiler Druckregelung mit aperiodisch gedämpftem Einschwingvorgang,
c) periodisch gedämpfter Einschwingvorgang mit dynamischer Stabilitätsgrenze,
d) laufende Schwingungen.

Die verschiedenen Kreislaufrhythmen vom Herzrhythmus bis zum 1-Minuten-Rhythmus zeigen, daß sich mit zunehmender Periodendauer der Schwerpunkt der Manifestation vom zentralen Kreislauf (Herz, arterielles Hochdruck- und venöses Niederdrucksystem) immer mehr zur Peripherie hin (Endstrombahnen des großen Kreislaufs) verlagert (Golenhofen [40]). Die atemsynchronen rhythmischen Erscheinungen im Kreislauf sowie der 10-s-Rhythmus (Blutdruckwellen 3. Ordnung) liegen zwischen den beiden Extremen (Golenhofen, Hildebrandt [40, 59]). So ändert z. B. der Blutdruck seinen Augenblickswert, ja sogar gleichzeitig mit verschiedenen Frequenzen die Blutdruckwellen 1., 2. und 3. Ordnung. Die Größenordnung dieser Perioden schwankt von Sekunden bis Minuten. Hildebrandt [59] wies durch Analyse der bevorzugten Frequenzen nach, daß die Kurzwellen typisch für die Signalrhythmik des ZNS sind, die Mittelwellen charakteristisch für Puls und Atmung und die langen Wellen (z. B. der 24-Stunden-Rhythmus, Ordnungsrhythmus) einer steuernden Funktion bei Verarbeitung von Umweltreizen unterworfen sind.

Die verschiedenen Frequenzlagen sind also charakteristisch für verschiedene funktionelle Systeme im Organismus, und zwar nach einem ganz bestimmten Ordnungsprinzip bzw. relativer Koordination. Wir finden in dem Kreislaufrhythmus feste und gleitende Koordinationen, gegenseitige Überlagerung sowie Phasenbeeinflussung der Rhythmen. Nicht nur die Pressorezeptoren, sondern auch rhythmische Eigentätigkeit der Vasomotorenzentren sowie Irradiation anderer Zentren auf die Vasomotoren (z. B. Atemzentrum) regulieren den Kreislauf bzw. den Blutdruck. Im Organismus findet eine ständige gegenseitige Beeinflussung verschiedener Regelkreise statt. Dabei kann dasselbe Stellglied in zwei Regelkreise eingeschlossen sein, wie z. B. das Herz in den Blutstrom wie auch in die Blutvolumenregelung.

Eine genauere Beobachtung biologischer Rhythmenregelung zeigt, daß sich Augenblickswerte nahezu aller geregelten Größen fortlaufend ändern. Diese Änderungen haben meistens eine periodische Form. Dabei müssen wir unterscheiden:

1. endogen selbst erregte Schwingungen
2. exogen angestoßene Schwingungen, die nach jedem Anstoß gedämpft anklingen
3. exogen von äußeren Schwingungen fortlaufend angestoßene fremd erregte Schwingungen

Bei diesen Regelvorgängen werden bestimmte Typen unterschieden:

1. stetiger Regler mit unterkritischer Dämpfung
2. stetiger Regler mit negativer Dämpfung
3. unstetiger Regler
4. Optimumregler
5. Regler mit adaptierendem bzw. ermüdendem Sollwert (Aschoff und Wever [4])

Langfristige Umstellung und Adaptation.
Positive Adaptation ist Stabilisierung beim Training,
negative Adaptation eine Labilisierung beim Übertraining.

Biologische Systeme haben die Eigenschaft, bei längerem Nichtgebrauch zu atrophieren. Dadurch verlieren sie ihre Fähigkeit der Adaptation. Selbst ein isoliertes Gefäß hat seine Eigenrhythmik, wie Golenhofen [41] nachweisen konnte und es als ein phylogenetisches Relikt auffaßt. Erregbarkeit, Reizbildung, Erregungsleitung und autonome Anpassung konnte auch Monnier [87] an der isolierten Arterie nachweisen.

Wo liegt die normale Homöostase des Minutenvolumens bei der obengenannten großen Schwankungsbreite? Sicherlich dort, wo bei einer bestimmten Situation zur bestimmten Zeit die notwendige Blutmenge herangeführt wird, die auch vollkommen für einen normalen metabolischen Energieprozeß ausreichend ist. Die Augenblickswerte aller geregelten Größen verändern sich fortlaufend. Auch um die Haltelage des Regelkreises der Blutdruckregelung finden dauernd Pendelbewegungen statt. Soweit sie regelmäßig verlaufen, können wir sie als periodische Vorgänge bezeichnen (Aschoff und Wever [4]). Biologische Systeme haben die Eigenschaft, bei längerem Nichtgebrauch an ihrer Funktionsgüte einzubüßen. Verschiedene Koordinationsformen dynamischer Vorgänge im Organismus hat Holst [61] in der Tierreihe besonders an den Flossenrhythmen des Medullafisches untersucht. Er hat die Koordination verschiedener Systeme mit verschiedenen Frequenzen als Phänomen einer zentralnervösen Steuerung aufgefaßt und dieses als „relative Koordination“ bezeichnet.

Franke [33] (Abb. 10) *hat die Vielzahl der Mechanismen bei der Blutdruckhomöostase in folgende Regelsysteme eingeteilt:*

1. Die Regelung der Blutversorgung der einzelnen Organe (Blutfülle und Stromstärke),
2. Die Abstromregelung des Blutdrucks durch Vasomotoren,
3. die Zustromregelung des Blutdruckes durch das Herz:
   a) Gleichgewichtszustände (Starlingsche Gesetze),
   b) Regelung der Herzfrequenz,
   c) Regelung der Kontraktionsgröße (Herzkraft),
   d) Regelung der Herzfüllung,
4. Regelung der zirkulierenden Blutmenge,
5. Regelung der Gesamtblutmenge.

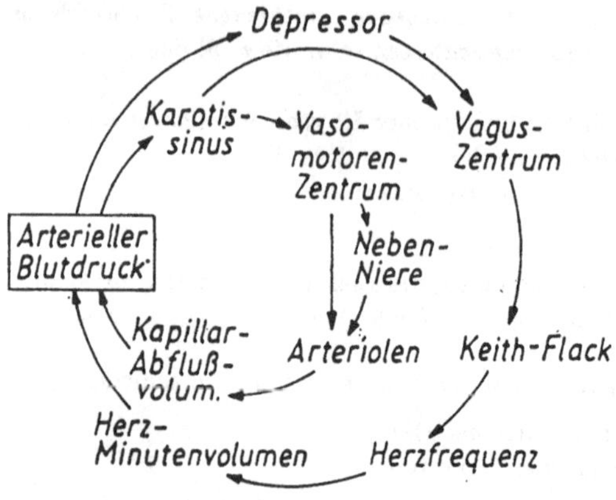

Abb. 10. Regelsysteme der Blutdruckhomöostase nach Franke

Wenn diese Einteilung unter dem Aspekt vorwiegend hämodynamischer Faktoren entstanden ist, so sei darauf hingewiesen, daß diese einzelnen Funktionskreise auch primär neurohumoral gesteuert werden.

Man findet sehr oft Synchronizität von Atem- und Kreislaufrhythmen. Abbildung 11 zeigt nach Koepchen [70] die komplizierte Wechselbeziehung hämodynamischer und mechanischer Faktoren, efferenter und afferenter nervaler Verbindungen, chemischer Faktoren und gekoppelter neurohumoraler und kardiovaskulärer Funktionskreise, die die Homöostase des Blutdrucks regulieren.

Wir schließen uns den Anschauungen Koepchens [70] an, daß, wenn wir auch die Kreislaufsteuerung den kybernetischen Gesetzen unterwerfen wollen, „wir bis heute keinen Ansatz besitzen, der es ermöglicht, die von der Regeltheorie bisher ermittelten mathematischen Hilfsmittel für eine zutreffende quantitative Voraussage von Vorgängen in der Kreislaufregulation nutzbar zu machen“.

Die Gefäßreflexe, Axonreflexe, ihre Beziehung zu den Vasomotorenzentren sowie örtlich gebildete Stoffwechselprodukte sind ein weiterer Regelmechanismus bei Einstellung des peripheren Widerstands (Atzler und Schäfer [5, 112]). Nutritive Reflexe nach Hess, Erholung und Tätigkeit von Muskulatur, Darm und Drüsen, sind ein subtiles Wechselspiel zwischen Gefäßerweiterung und Gefäßverengung in verschiedenen Provinzen.

Guyton und Coleman [46] haben über den vermaschten Regelkreis der Blutdruckregulation und unter Berücksichtigung von Kurzzeit- und Langzeitregulatoren eine

Systemanalyse des Kreislaufes und Blutdruckes erarbeitet und haben dabei neue Erkenntnisse zu diesem Problem erbracht. Ihre Konzeption klärt die Regulation des Blutdruckes über das extrazelluläre Volumen sowie die determinierte Variabilität des Nervensystems und Endokriniums auf die Regulation des arteriellen Blutdruckes und

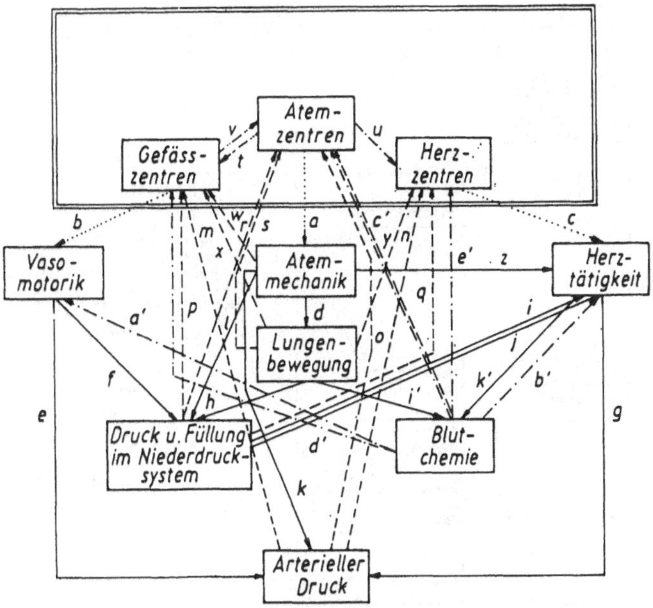

Abb. 11. Schematische Darstellung der bisher bekannten mechanischen, nervösen und chemischen Koppelungsmöglichkeiten zwischen Kreislauf und Atmung

...... efferente nervöse Verbindungen; – – – afferente nervöse Verbindungen; —— mechanische Wirkungen; –·–·– chemische Wirkungen; –··–··– Intrazentrale Wirkungen nach KOEPCHEN

des Blutvolumens. Eine Simulation kardiovaskulärer Mechanismen haben KOLBERT und WOLF [73] durch Analog- und Digitalauswertung ihrer Daten und Einsatz von Computern nach bestimmten Programmen sinnvoll und für eine vielseitige Anwendung beschrieben.

Die homöostatische Blutdruckregulation stellt ein Rückkopplungssystem im Sinne eines negativen feed backs dar. Es ist einleuchtend, daß die Selbstregulation des Blutdruckes manche Merkmale eines technischen Reglers besitzt. Allerdings kennt der Konstrukteur in der Technik sein Ziel und Anliegen. Bei biologischen Prozessen kennen wir in den wenigsten Fällen Ziel und Absicht biologischer Systeme. Kreislauf- bzw. Blutdruckphänomene und ihre Entgleisungen lassen sich teilweise als Sollwertverstellungen betrachten. Das Charakteristische der biologischen Selbstregulation ist ihre Verknüpfung mit anderen Regulationsmechanismen des Organismus. Solche funktionellen Kopplungen bezeichnet man als „Vermaschung“. Die kybernetische Betrachtung der Kreislaufregulation hat ihren didaktischen Wert und nur dann einen echten Sinn, wenn sie Zusammenhänge aufdeckt und quantifizierbare Größen zu ermitteln erlaubt. Erst dann ist eine mathematische Modellierung möglich. Es darf nicht außer acht gelassen werden, daß eine große Zahl von Einzelgliedern bei der Blutdruckregulation nicht linear funktionieren, also mathematisch schwer darstellbar sind. Außerdem sei darauf hingewiesen, daß es individuelle Schwankungen gibt, adaptive Prozesse und schließlich ein wechselndes Verhalten der biologischen Vorgänge je nach dem jeweiligen aktuellen Funktionszustand. Bevor wir die kybernetischen Aspekte der Blutdruckregulation verlassen und uns einzelnen wichtigen peripheren und zentralen Mechanismen der Herz-Kreislauf-Regulation zuwenden, sei auf die Abbildung 12 hingewiesen, die den

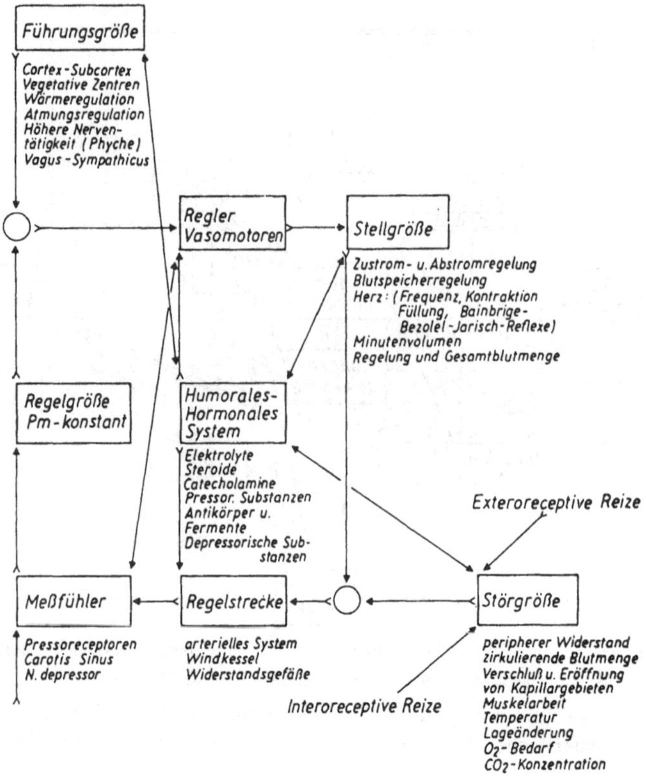

Abb. 12. Vermaschter Regelkreis der Blutdruckregulation nach Nitschkoff

vermaschten Regelkreis der Blutdruckregulation unter Berücksichtigung vieler Faktoren zum Inhalt hat.

Auch dieses kompliziert anmutende Schema ist zur Kompliziertheit des Problems als simplifiziert anzusehen. Für die Praxis bleibt wichtig, daß der Blutdruck als geregelte Größe über die Regelgüte des Herz-Kreislaufsystems aussagekräftig ist. Neben endogenen und exogenen Faktoren sei darauf hingewiesen, daß der Blutdruck nach Geschlecht und

Tabelle 9

Altersanpassung von Puls und Blutdruck (nach Wezler)

Alter	RR (Frauen)	RR (Männer)	Pulsfrequenz
10–20	115/75	118/75	90–60
20–30	116/78	120/76	60–65
30–40	125/80	124/80	65–68
40–50	140/88	127/82	68–72
50–60	155/90	135/85	72–80
60–70	160/92	145/87	80–84
70–80	175/95	155/89	84–85

Alter für die jeweilige Lebensphase einen annähernd konstanten Wert und als ein „Erfordernishochdruck für das Alter adäquate funktionelle Aufgaben hat (Tab. 9).

Abbildung 13 und 14 zeigen den arteriellen systolischen und diastolischen Blutdruck nach Alter und Geschlecht, von verschiedenen Autoren angegeben. Es ist zu

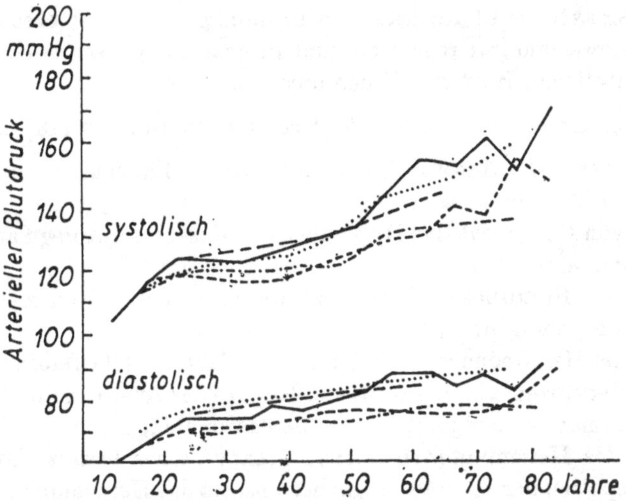

Abb. 13. Die Mittelwerte des Blutdruckes beim männlichen Geschlecht in verschiedenen Lebensaltern.

—— HAMILTON, PICKERING, ROBERTS und SOWRY (1954); ········ WETHERBY (1932); — — — MASTER, DUBLIN, MARKS (1950); ---- ROBINSON, BRUCER (1939); -·-·- SALLER (1927/28); [nach HAMILTON, PICKERING, ROBERTS u. SOWRY (1954)]

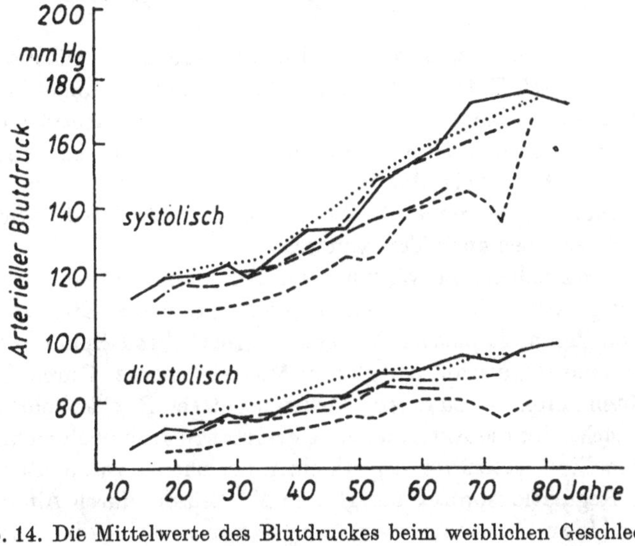

Abb. 14. Die Mittelwerte des Blutdruckes beim weiblichen Geschlecht in verschiedenen Lebensaltern.

—— HAMILTON, PICKERING, ROBERTS und SOWRY (1954); ········ WETHERBY (1932); — — — MASTER, DUBLIN, MARKS (1950); ----- ROBINSON, BRUCER (1939); -·-·- SALLER (1927/28); [nach HAMILTON, PICKERING, ROBERTS u. SOWRY (1954)] entnehmen, daß Ökologie sowie Homogenität sowie Inhomogenität der Population bei diesen Werten ebenfalls eine Rolle spielen.

Der Blutdruck hat eine gewisse Konstanz und ist die Voraussetzung für eine ausreichende Organdurchblutung und einen optimalen kapillaren Filtrationsdruck. Der Blutdruck ist eine geregelte Größe, die durch ein Meßsystem, die Barorezeptoren kontrolliert wird. Der aktuelle Blutdruckwert wird ständig im Vasomotorenzentrum signalisiert, das alle Abweichungen registriert und in eine kompensatorische Reaktion mit Wirkung von Arteriolen, Herz und Venen umsetzt.

Folgende wichtige Größen im Blutkreislauf seien nach BURTON [18] *zusammengefaßt:*

1. Homöostase des PO_2: Autoregulation der Nieren, Lungen, Koronarien, reaktive Hyperämie der Muskeln u. a.
2. Homöostase von PCO_2: reaktive Hyperämie der Muskeln, Autoregulation der Gehirndurchblutung u. a.
3. Homöostase des Blutdruckes: Pressorezeptoren, myogene Reflexe, negative oder positive Rückkopplungen?
4. Homöostase der Herzfrequenz, nerval/humorale Faktoren (BAMBRIDGE-Reflexe) (?)
5. Homöostase der Stromstärke, des Blutes: Reflexe der Arteriolen und Venen, Venendruckmechanismen, Autoregulation der Nierendurchblutungen
6. Homöostase des Herzminutenvolumens: STARLINGsches Gesetz: BEZOLD-JARISCH-Reflexe, Rezeptoren der Vorhöfe. Möglicherweise ist das Herzvolumen ein Instrument bei der Homöostase anderer Kreislaufgrößen, um diese konstant zu halten.

Die übergeordnete Regulation ist der aktuelle Sollwert des Blutdruckes und seine Verstellung über kortikale und subkortikale kreislaufrelevante Hirnarealc, gekoppelt mit ihren zentrifugalen und zentripedalen (cerebro-viszeralen) Wechselmechanismen.

Humorale Faktoren der Kreislaufregulation

Die ersten kreislaufaktiven Substanzen, die gleichzeitig als Transmitter auf die Neuronen wirken, sind der Vagusstoff Acetylcholin und die Sympathikomimetika Adrenalin und Noradrenalin (näheres siehe Kapitel Katecholamine). Das Acetylcholin bewirkt im Kreislauf eine Tachykardie, Arteriolenerweiterung und Blutdrucksenkung (HAUSCHILD [53]). Die wichtigsten Katecholamine bzw. Sympathikomimetica sind die um die Jahrhundertwende bekannt gewordenen Stoffe Adrenalin und Noradrenalin. Im Nervensystem sind die Substanzen auch Transmitter.

Tabelle 10 veranschaulicht die Wirkung von Adrenalin und Noradrenalin, die über das autonome vegetative Nervensystem typische periphere Effekte aufweisen. Die lokale Regulation der präkapillaren Widerstandsgefäße und Sphinkter zeigt eine beträchtliche autonome Regulation der glatten Muskelelemente. Durch die Bildung von Gewebsmetaboliten kommt es zu einem starken negativen Rückkopplungsmechanismus (negatives feed back), der die Aktivität der Gefäßmuskulatur noch mehr erhöhen kann. Die Gewebsmetaboliten haben vorwiegend einen peripheren vasodilatatorischen Effekt oder greifen im Regulationsprozeß der glatten Muskelzelle durch Alteration der Membranverhältnisse bis zur Umsetzung von Generator-in Aktionspotentiale.

Zu Gewebsmetaboliten gehören CO_2, Kalium, Calcium, Adenosinverbindungen, Bradykinin, Histamin u. a.

Histamin und Histamin-ähnliche Substanzen verursachen indirekt eine Vasodilatation im Skelettmuskel bei gleichzeitiger Stimulation der Barorezeptoren. Es kommt dabei auch zur Abnahme des Bradykinins im Speichel. Die vasodilatatorische Wirkung des Histamins kann potenziert werden durch eine sympathische Stimulation. Die Hypoxie ist ein wichtiger Reiz für die lokale Kreislaufregulation. Ebenso wesentlich ist die CO_2-Konzentration des Blutes sowie die schon früh bekannte Milchsäure. Diese Substanzen haben Beziehungen zum Pyruvatstoffwechsel innerhalb des Krebszyklus. Bei dem Blutfluß spielt auch der pH-Wert eine Rolle sowie die Verschiebungen von Kalium- und Natriumionen und Adenosinnukleotiden.

Tabelle 10

Wirkung von Adrenalin und Noradrenalin

System	Adrenalinwirkung	Noradrenalinwirkung
Herzfrequenz	Tachykardie	Bradykardie
Blutdruck	leichter Anstieg	starker Anstieg
Blutdruckmechanismus	Minutenvolumenhochdruck	Widerstandshochdruck
Hautgefäße	Konstriktion	Konstriktion
Muskelgefäße	Dilatation	Konstriktion
Zentralnervensystem	Erregung	kein Effekt
Stoffwechsel (GU)	starker Anstieg	kaum Anstieg
Blutzucker	starker Anstieg	kaum Anstieg
Leukozyten	starker Anstieg	kaum Effekt
Schweißdrüsen	Anregung	Anregung
Pupillen	Erweiterung	kaum Erweiterung
Rektaltemperatur	Anstieg	kein Effekt

Das Serotonin hat sowohl auf die Thrombozyten eine Wirkung wie auch auf das Nervensystem. Intravenöse Infusionen von Serotonin senken den Blutdruck und vermindern den Blutfluß, wobei diese Effekte bei einer intraarteriellen Applikation ausgeprägter vonstatten gehen. Möglicherweise hat das Serotonin lokal einen hyperämiesenkenden Effekt. Acetylcholin ist nicht nur ein Vasodilatator, sondern beeinflußt stimulierend den Ablauf der Biochemie der Gefäße. Eine entgegengesetzte Wirkung im Sinne von ergotropen und trophotropen Mechanismen besitzen Adrenalin und Noradrenalin. Bradykinin ist ein wichtiger Vasodilatator und wird besonders bei Hyperämie freigesetzt. Vasopressin, Renin und Angiotensin haben einen vorwiegend vasokonstriktorischen Effekt. Die lokale Kreislaufregulation hat meistens eine Rückwirkung auf das Gesamtkreislaufsystem. Das Musterbeispiel dafür ist die Niere, die mit ihrem Renin-Angiotensin-System einmal ihre Autoregulation betreibt, darüber hinaus aber auch den Systemblutdruck erheblich steigern und alterieren kann (THURAU [126]). Nach STEGEMANN [121] verfügt auch die Skelettmuskulatur über einen ähnlichen Mechanismus. Sie kann sich bei physischer Belastung über die Muskelrezeptoren, Pulsfrequenzen und Herzzeitvolumen erhöhen.

Über die Regulation des Renin-Angiotensin-Aldosterons (RAAS) wird in einem gesonderten Kapitel ausführlich berichtet. Es sei noch einmal auf die Kontrolle der Reninsekretion über Baro- und Chemorezeptoren sowie das vegetative Nervensystem und die Wirkung von Angiotensin auf die Freisetzung und Wirkung von Noradrenalin (KLAUS [68]) hingewiesen.

Abbildung 15 zeigt schematisch die Wirkung der Katecholamine auf die Reninsekretion über die betastimulierenden und alphainhibierenden Rezeptoren. Der Funktionskreis schließt sich mit der Produktion von Angiotensin und Stimulierung der Katecholaminsekretion über das autonome Nervensystem (VALLOTON, GORDON u. KÜCHEL et al., CAPPONI [130, 43, 19]).

Es bestehen diametrale Kreislaufeffekte einmal über das System Renin-Angiotensin und zum anderen Kallikrein, Bradykinin, Prostaglandine. Während das erstere über

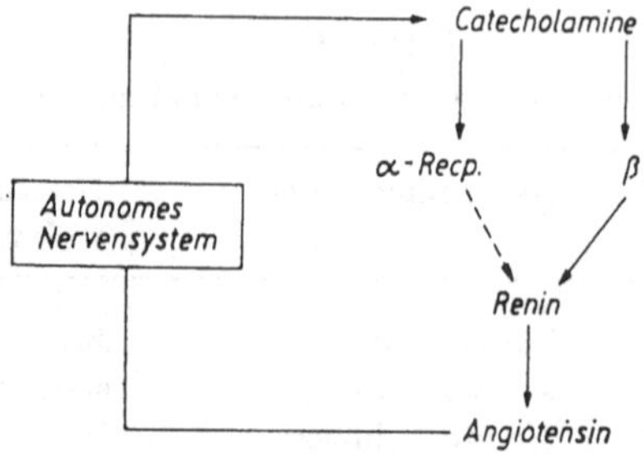

Abb. 15

Angiotensin II, Aldosteron und Natriumretention zu einer Vasokonstriktion führt, bewirkt das andere über Kallikrein, Bradykinin, Prostaglandine eine Vasodilatation und Natriuresis (ITSKOVITZ, MCGIFF [62], LEE [78]).

Abbildung 16 zeigt schematisch die Verknüpfung der Systeme Renin, Angiotensin, Aldosteron einerseits und zum anderen Kallikrein, Bradykinin, Prostaglandine (VALLOTON [130]). Im ZNS hemmt Prostaglandin die Bildung von Dopamin und Noradrenalin für die adrenergischen Neuronen (HEIDLAND et al., BRODY et al. [55, 13]).

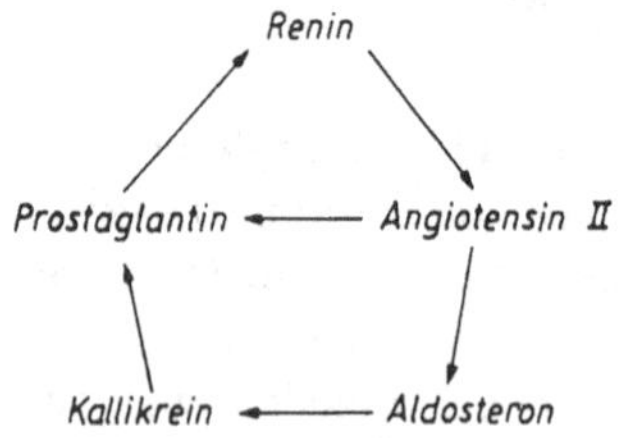

Abb. 16

Die Herz- und Gefäßkontraktion haben ihre biochemische Grundlage, metabolische Prozesse, die pharmakologisch beeinflußt werden können. Wichtig ist die ATPase-Aktivität und ihre Abhängigkeit vom Calcium (PREISS et al. [107]). Die Rolle der Adenylcyclase und des cyclischen AMP beim Gefäßtonus wurde von ANDERSSON [2] nachgewiesen. So fanden HEIDLAND und SCHMIDT [55] erhöhte Werte für das cyclische AMP im Speichel von Hypertonikern mit normaler oder erhöhter Renin-Aktivität im Serum. Über Veränderungen bzw. Zunahme von Plasma adenosine 3′,5′-cyclic monophosphate bei Hypertonikern berichten GENEST, HAMET et al., WESEMANN und ZILLIKEN [36, 51, 137] und über Beziehungen zwischen Serotonin-Rezeptor und Neuraminsäurestoffwechsel.

Nucleotide, vor allem CTP, cyclisches 3′5′-AMP und N-Acetyl-D-mannosamin, ein Vorstoff der Neuraminsäure im Verlaufe der Biosynthese erhöhen die 5-Hydroxytryptamin-Kontraktion. Das Serotonin hat eine schmerzfördernde Wirkung; das Bradykinin verursacht nur dann Schmerzen, wenn Serotonin anwesend ist (SIENTERI [111]). Detaillierte Angaben über Angiotensinwirkung werden in einem gesonderten Kapitel behandelt. Neuere Arbeiten weisen darauf hin, daß hinsichtlich der Stimulation der Aldosteronproduktion Angiotensin III eine geringere Aktivität als Angiotensin II hat. Es ist unwahrscheinlich, daß Angiotensin III die aktive Form von Angiotensin II darstellt.

Genest [36] (Hypertoniekongreß Paris Juni 1978) berichtet über die Bedeutung eines Tonin-Angiotensin-II-Systems. Tonin wird aus der Submaxillardrüse der Ratte und menschlichem Plasma gewonnen. Dieses Enzym hat ein Molekulargewicht von 28700 und soll eine direkte Angiotensin II-Bildung aus dem Angiotensinogen bewirken.

Die Angiotensin II-Inhibitoren spielen in der Klinik sowohl bei der Diagnostik wie auch bei der Therapie der Hypertonie eine zunehmende Rolle (Brunner, Gavras [17]). Die Frage der körpereigenen Inhibitoren sowie ihre Wirkung auf die Kreislaufregulation ist nicht ganz geklärt. Es sei darauf hingewiesen, daß die humoralen Faktoren zentripedal eine Modulation der ZNS-Mechanismen verursachen können.

Das Vasopressin ist ein vasokonstriktorisches Hormon, das die Veränderungen der Osmolarität und des Wasserhaushaltes beeinflußt. Ein Ansteigen der Vasopressinkonzentration kann durch eine Dehnung des linken Vorhofes bewirkt werden. Bei einer Hypotension nimmt der vasopressorische Spiegel im Plasma signifikant zu. Das Vasopressin verstärkt die Angiotensinwirkung im zentralen pressorischen Effekt. Außerdem kontrahiert es vorwiegend die Gefäße der Skelettmuskeln, des Splanchnicus und der Koronargefäße, dagegen reagieren die Hautgefäße minimal auf Vasopressin. Kleine Dosen vergrößern den konstriktorischen Effekt von Noradrenalin (Hoffmann et al., Schmid et al. [60, 115]).

Die wichtigsten kreislaufaktiven Gewebshormone werden in der Niere gebildet. Ihre Mechanismen auf die Kreislaufregulation sind von Weber und Mann [135] ausgezeichnet dargestellt. Hingewiesen sei auch auf die Bedeutung von Esteroproteinasen bei der Kreislaufregulation und insbeondere der Pathophysiologie des Hochdruckes (Haberland [47]).

Es ist interessant, daß die Niere als Langzeitregulator sowohl pressorische als auch depressorische Gewebshormone produziert. Offensichtlich ist durch ihre intakte Funktion ein gewisses Gleichgewicht zwischen diesen notwendig. Während das Renin-Angiotensin-System viele extrarenale wie auch lokale und intrarenale Angriffspunkte hat, haben das renale Prostaglandinsystem und Kallikrein-Renin-System offensichtlich eine direkte Wirkung auf die Niere. In der Regulation des Elektrolyten- und Wasserhaushaltes sowie des Blutdruckes stehen diese renalen Systeme in Rückkopplung mit den sympathischen Nervensystemen, Aldosteron und den antidiuretischen Hormonen. Auf das in der Niere lokalisierte Hormonsystem des Erythropoetins, dessen Produktion auch von dem intrarenalen Gleichgewicht abhängig ist, wollen wir hier nicht eingehen. Aktivität und Funktion des Renin-Angiotensin-Systems werden in dieser Monografie mehrmals eingehend behandelt. Die aktiven Substanzen sind das Oktapeptidhormon Angiotensin II und das Hectapeptid Angiotensin III. Die Lokalisation von Renin liegt ausschließlich im juxtalglomerulären Apparat. In der Niere wird lokal auch Angiotensin II gebildet, das auf die efferenten und afferenten Arteriolen eine Wirkung hat. Betont sei noch einmal der Effekt einer Konstriktion der Widerstandsgefäße durch Angiotensin II und III sowie die stimulierende Wirkung auf die Aldosteronproduktion, ADH-Freisetzung und Erregung des Durstzentrums. Zu den renalen Gewebshormonen, die zum Renin-Angiotensin-System eine antagonistische Wirkung ausüben und die auch eine direkte Beeinflussung des Gefäßwiderstandes sowie der renalen Salz- und Wasserausscheidung haben, gehören die Prostaglandine und das Kallikrein-Kinin-System.

Tabelle 11 veranschaulicht nach WEBER und MANN [135] die Größenordnung der drei Systeme der Gewebshormone in der Niere (Nierenrinde und Nierenmark).

Tabelle 11

Größenordnung prozentualer Verteilung einzelner Komponenten des Renin-Angiotensin-, Prostaglandin- und Kallikrein-Kinin-Systems in der Niere

	Renin	Converting Enzym △ Kininase II	Kallikrein	PG-Synthese	PGE_2-9-Ketoreduktase	PG-Abbau	Syntheseverhältnis $PGE_2 : PGF_{2\alpha}$
Nierenrinde	100	90	95	10–20	80–90	95	1 : 1
Nierenmark	0	10	5	80–90	10–20	5	3 : 1

Abbildung 17 zeigt nach WEBER und MANN [135] die Steuerungsmechanismen der Reninsekretion, die biologische Wirkung von Angiotensin II und Rückkopplungsmechanismen des Gesamtsystems.

Zum Prostaglandinsystem siehe das entsprechende Kapitel. Es sei darauf hingewiesen, daß die Niere ein sehr aktives Prostaglandinsystem hat, und zwar sowohl im Mark als auch in der Rinde (BOHMANN, LARSSON [10]).

Neuerlich sind Enzyme beschrieben worden, die aus dem primären PGE_2 und $PGF_{2\alpha}$ prostaglandinähnliche Verbindungen der Thromboxane bzw. der Prostaglandine bilden (HAMBERG et al., MONCADA et al. [50, 88]). Diese Substanzen spielen bei dem Gerinnungsprozeß eine wichtige Rolle und haben auch starke vasoaktive Eigenschaften: Thromboxon (TxA_2) wirkt vasokonstriktorisch und Prostacyclin (PGI_2) wirkt vasodilatatorisch. Beide Substanzen sind sowohl im Nierenmark als auch in der Nierenrinde vorzufinden. Das PGE_2 führt bei intraarterieller Applikation zu einer Gefäßdilatation, während $PGF_{2\alpha}$ einen vasokonstriktorischen Effekt hat, und zwar besonders im venösen System. Neben den Gefäßeffekten hemmt PGE_2 die pressorische Wirkung von Angiotensin II und Noradrenalin, bremst die Neurotransmission, stimuliert den Natriumtransport in den Zellmembranen und hemmt die ADH-Wirkung im diatalen Tubulus. Das $PGE_{2\alpha}$ hat eine ausgeprägte Wirkung auf die Vasokonstriktion, offensichtlich über die pressorischen Substanzen Angiotensin II und Noradrenalin an den glatten Gefäßmuskelzellen. Eine verstärkte Prostaglandinsynthese ist durch einen niedrigen Blutdruck und renalen Salz- und Wasserverlust gekennzeichnet. Abbildung18 zeigt die Wirkung der Prostaglandine nach WEBER und MANN [135].

Man unterscheidet zwei Kallikrein-Kinin-Systeme, die sich in ihrer Lokalisation und Funktion voneinander abheben. Das eine ist das Plasma-Kallikrein als ein Proenzym, das aus dem Substrat Kininogen das Nonapeptid Bradykinin freisetzt. Das Plasma-Kallikrein ist ein wesentliches System bei der Aktivierung des Gerinnungs- und Fibrinolysesystems (WEBER, LARSSON, SCHERER [136]). Das Organkallikrein von niedrigem Molekulargewicht kommt in der Speicheldrüse, Pankreas, Darm und Niere vor. Diese Organkallikreine setzen Kallidin frei, welches biologisch und pharmakologisch dem Bradykinin gleicht. Die biologische Wirkung der Kinine sind: Erregung der glatten Muskulatur, arterielle Vasodilatation mit Blutdruckabfall, venöse Vasokonstriktion, Permeabilitätssteigerung, Bronchospasmus, Einfluß von Transportmechanismen, Katecholaminfreisetzung und Vermehrung der Diurese und Natriurese (WEBER und MANN [135]). Das Kallikrein wird hauptsächlich in der Nierenrinde vorgefunden. Die Niere enthält besonders hohe Kinaseaktivitäten, z. B. Kinase II ist identisch mit dem

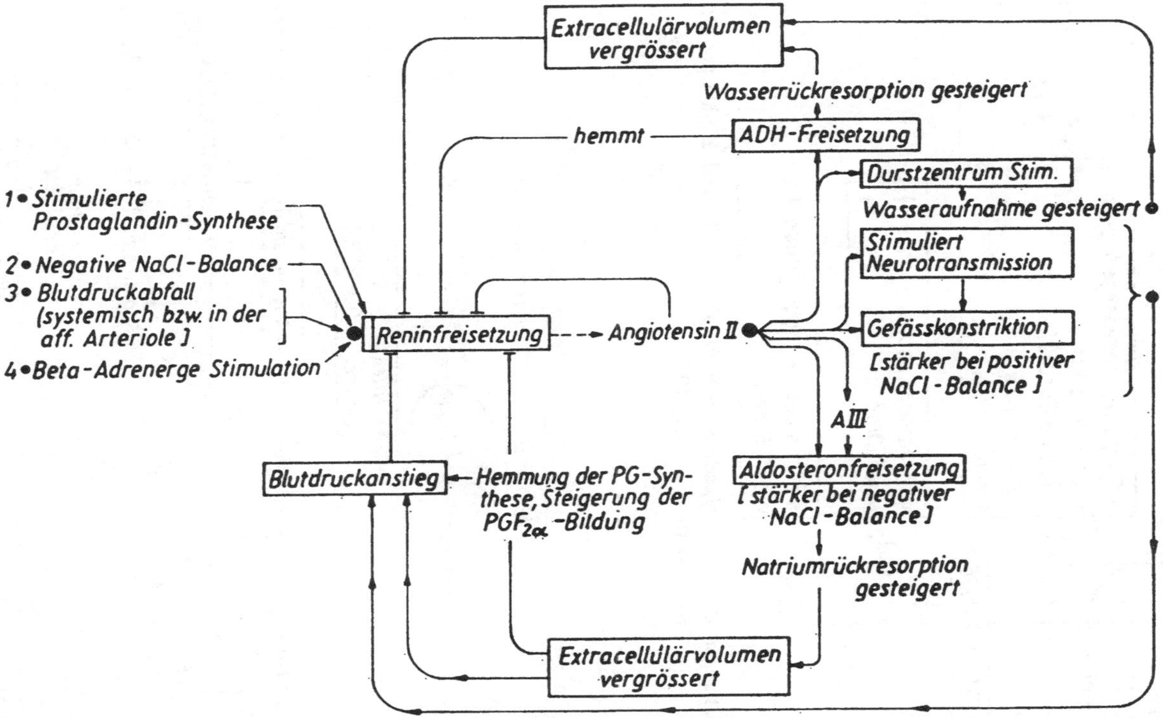

Abb. 17. Stimulatoren der Reninsekretion, biologische Wirkungen von Angiotensin II und Rückkopplungsmechanismen zur Hemmung der Reninfreisetzung.
Aus Weber, P. C., und K. Mann: Der Internist 18, 529—537 (1977)

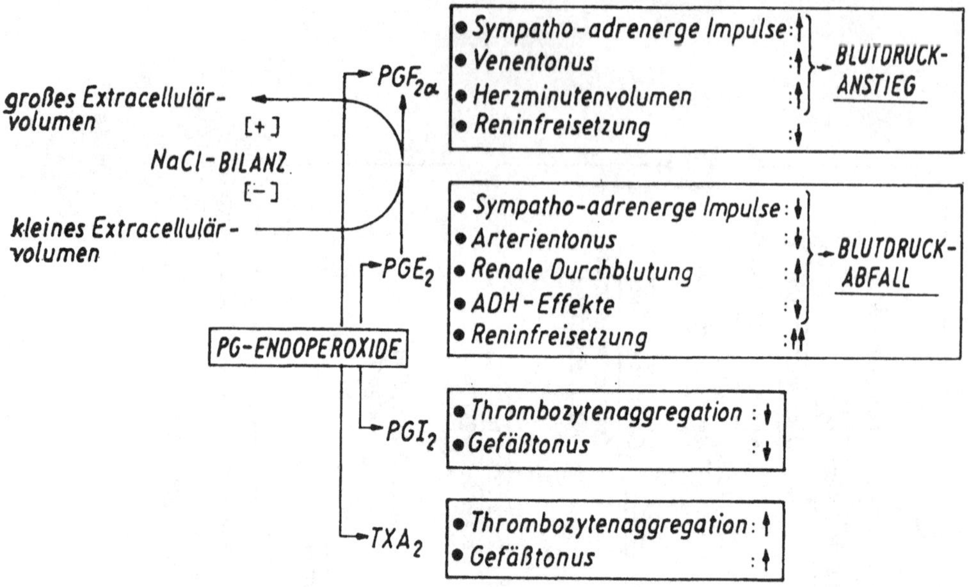

Abb. 18. Biologische Wirkungen der Prostaglandine nach WEBER, P. C., und K. MANN: Der Internist 18, 529—537 (1977)

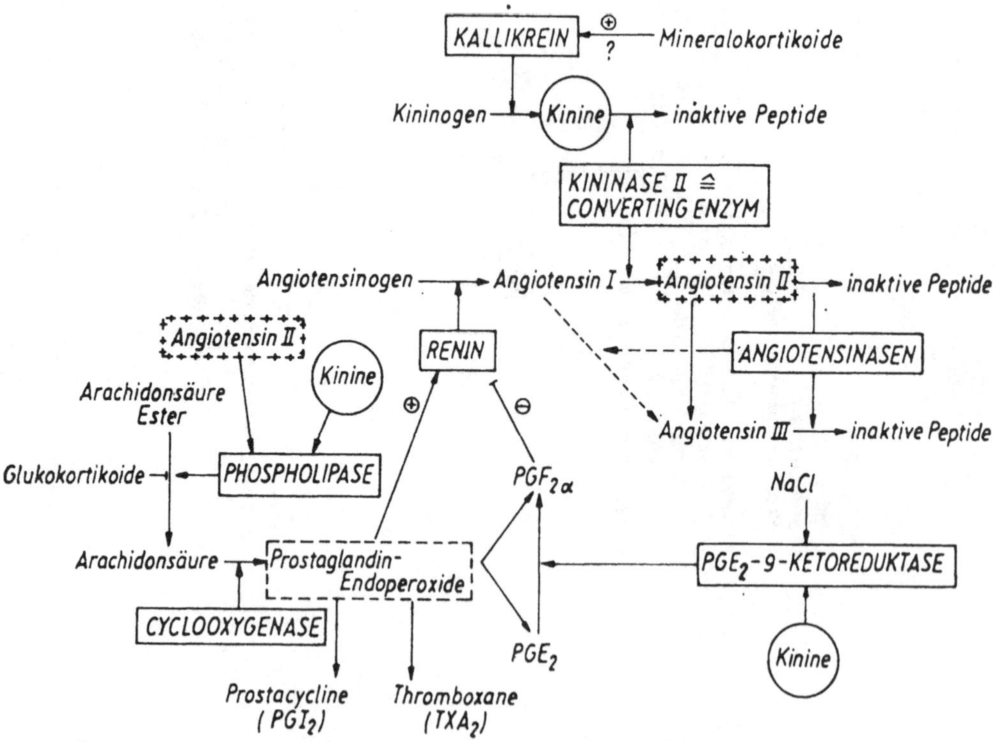

Abb. 19. Interaktion der Komponenten des Renin-Angiotensin-, Kallikrein-Kinin- und Prostaglandin-Systems in der Niere nach WEBER und MANN

Convertingenzym des Renin-Angiotensin-Systems. Man findet es in hoher Konzentration in den Plasmamembranen der proxymalen Tubuluszellen (McGiff et al. [37, 38]). Charakteristische Eigenschaften der Kinine sind die Vasodilatation von Arteriolen und Präkapillaren sowie die Konstriktion der Venolen verbunden mit einer Permeabilitätssteigerung. Die natriuretische und diuretische Wirkung der Kinine geht offensichtlich über die Prostaglandine (Nasjletti et al. [90]). Wechselwirkungen zwischen dem renalen Kallikrein-Kinin-System, dem renalen Prostaglandinsystem und dem Renin-Angiotensin-System gelten heute als gesichert. In neueren Untersuchungen wurde eine Prostaglandinsynthese auch in der Gefäßwand nachgewiesen (McGiff [37]). Abbildung 19 zeigt nach Weber und Mann die Wechselwirkung zwischen den 3 Systemen.

Aus den kurz gefaßten Ausführungen der renalen Gewebshormone resultieren Überlegungen für die Pathogenese einer Reihe von Erkrankungen. Dies ist teilweise durch klinische und experimentelle Forschungen belegt. Es handelt sich dabei um solche Krankheitssyndrome, die eine gestörte Salz-Wasser-Bilanz, eine Störung im regionalen oder Gesamtgefäßwiderstand beinhalten. Daraus resultiert meist ein erhöhter oder erniedrigter Blutdruck.

Zur zentralnervalen Kontrolle des peripheren Kreislaufes beschränken wird uns auf einige wesentliche Mechanismen, sonst ist Näheres aus dem Kapitel II „Regulationsmechanismen in der Ätiologie und Pathogenese der essentiellen arteriellen Hypertonie" R. u. H. Baumann zu entnehmen.

Die reflektorische regionale Zirkulation in physiologischen und pathophysiologischen Zuständen wird gewährleistet:

1. durch die adrenerge Innervation der Rezeptoren in den Gefäßen
2. durch die regionale Regulation neurohumoraler Stimuli
3. die direkte oder indirekte Steuerung des ZNS

Ein solcher Zustand ist z. B. der Stress, der den Blutfluß hauptsächlich in der Skelettmuskulatur erhöht, die Herzrate anhebt und zu einer Zunahme der Myokardkontraktilität führt. Außerdem findet ein Anstieg des Venentonus mit einer aktiven Venenkonstriktion sowohl der Splanchnicusvenen als auch dieser in den aktiven Muskeln statt. Das Schlagvolumen und der Sauerstoffbedarf des Myokards sind erhöht (Vatner et al. [131, 132], Abboud et al. [1]).

Die Kreislaufgefäße haben 5 differenzierte Funktionen:

1. Die Verteilung des Herzzeitvolumens „cardiac afterload"
2. der Widerstand der Arteriolen mit dem optimalen Blutfluß
3. die präkapilaren Sphinkter
4. die venöse Regulation mit dem postkapillaren Widerstand bzw. kapillare Filtration und intravaskuläre Volumina
5. Regulation der Venenweite mit Beeinflussung der „cardiac filling pressure" und „cardiac output".

Die selektive Kontrolle des ZNS bezieht sich auf eine Aktivation des kardiopulmonalen und arteriellen Baroreflexes, z. B. während einer Hämorrhagie mit einer selektiven Zunahme des venösen Tonus, der Splanchnicusvenen und Gefäßwiderstände im Splanchnicus.

Kontrolle des ZNS der Zirkulation:

1. Medulläre Zentren und efferente Bahnen
2. afferente neurogene Stimuli

3. zentrale Integration der Reflexe
4. Modulation durch die neurale Kontrolle der humoralen Faktoren.

Die Gewebsdurchblutung wird durch kardiale und vaskuläre Reflexe unter einer neurohumoralen Kontrolle gewährleistet. Diese kann durch lokal-metabolische Faktoren durch das ZNS modifiziert werden. Im Endeffekt vollziehen sich Regulationen und Gegenregulationen durch das autonome sympathische und parasympathische System.

Dabei müssen wir 2 Grundmechanismen unterscheiden:

1. die kurzzeitige „Momentregulation“ durch das Vasomotorenzentrum und die peripheren mit einer Verarbeitung von efferenten Impulsen, die als multiple inpouts integriert werden,
2. die selektive efferente Innervation mit spezifischen vaskulären Effekten als pressorische und depressorische Reflexe mit einer Modifikation des Blutflusses bzw. der Gewebsdurchblutung.

Eine wesentliche periphere Regulation ist die sympathische Vasokonstriktion.

Die Fasern werden hauptsächlich den Geweben zugeteilt. Durch Reizung des Sympathikus und seiner vasokonstriktorischen Fasern kann das Verhältnis des präkapillaren zum postkapillaren Widerstand erhöht werden. Außerdem steigt der Gesamtwiderstand an, und es wird Depotblut im Kapazitätssektor mobilisiert (Mellander [84]). Man unterscheidet 2 Typen der glatten Gefäßmuskulatur, die sogenannten Multiunit, welche aus vielen funktionellen Einheiten bestehen und den sogenannten viszeralen Typ (Bozler [11]). Der erste Typ wird ausschließlich von exzitatorischen Nervenfasern reguliert, der zweite Typ hat eine autonome Aktivität und leitet die Erregung von Zelle zu Zelle. Es ist von Bedeutung, daß die kleinen Arterien die vasokonstriktorischen Nervenfasern nur mit den oberflächlichen Schichten der Media in Verbindung stehen, während in anderen Gefäßabschnitten alle glatten Muskeln in allen Schichten der Wandung mit Nerven versorgt sind. Die nicht innervierten Muskelschichten der Gefäße vom viszeralen Typ spielen offensichtlich bei der lokalen Regulation eine besondere Rolle. Von gering autonomer Tätigkeit sind die Depotgefäße. Sie unterliegen einer Regulation durch vasokonstriktorische Fasern. Manche Gewebe sind mit spezifisch vasodilatatorischen Nervenfasern ausgestattet wie die Muskeln, die nur bei Alarmreaktionen eingesetzt werden, mit cholinergen sympathischen Fasern bzw. parasympathischen, um einen erhöhten Blutzufluß zu gewährleisten (Folkow, Mellander [28, 84]). Die reflexogene Steuerung des Gefäßwiderstandes arbeitet optimal für die Blutverteilung und Blutdruckhomöostase und ist wichtig für die Kontrolle des Flußvolumens und des Strömungswiderstandes. Die reflexbedingten Veränderungen im Verhältnis des präkapillaren zum postkapillaren Widerstand gewähren die Flüssigkeitsverteilung zwischen intra- und extrazellulären Räumen auf einem aktuellen Niveau zu halten (Öberg et al. [98, 99]). Bei Belastungen physischer Art spielen die vasodilatatorischen Metaboliten eine dominierende Rolle. Diese vasodilatatorischen Faktoren haben vorwiegend einen Einfluß, im Abschnitt der präkapillaren Sphinktergefäße und präkapillaren Widerstandsgefäße, während die nervöse Regulierung sich mehr im Abschnitt der postkapillaren Gefäße abspielt. Viele zentralnervöse Regulierungsmechanismen sind noch unbekannt.

Es findet immer eine Durchblutungsanpassung bei verändertem Organstoffwechsel statt, der durch den sympathischen konstriktorischen Tonus, durch dilatatorische Innervation und Regulation des Basistonus der Gefäßmuskulatur reguliert wird. Es besteht ein Zusammenhang zwischen nervöser Konstriktion und metabolischer Dilatation der Gefäße. Zusammenfassend läßt sich sagen, daß bei der Anpassung des kardiovaskulären Systems die Steigerung der Gesamtkreislaufleistung durch Erhöhung des Herzminutenvolumens durch nervale Vorgänge bestimmt ist, die örtliche Mehrdurchblutung dagegen von lokalen Faktoren beherrscht wird. Eine Koordination der regulatorischen Mechanismen entsteht durch eine zentrale Steuerung, die mitreguliert wird durch die Rückmeldung aus der Peripherie. Histamin ist ein indirekter Mediator einer neurogenen vasodilatatorischen Reaktion (Brody [13]).

Die Kreislaufsteuerung steht auch im Dienste der Temperaturregulation, auf die wir hier nicht eingehen wollen. Die spezifischen Kreislaufreflexe bestehen aus afferenten Innervationen des Kreislaufes, z. B. durch sensorische Nervenendsysteme im Endokard. Dazu gehören auch die afferenten Nerven am Carotissinus. Die Vorhofrezeptoren sind Prototypen der Rezeptoren im Niederdrucksystem. Es gibt reflektorische Wirkungen der efferenten Kreislaufinnervation. Dazu gehören der BEZOLD-JARISCH-Reflex, der SCHWIEGKsche Entlastungsreflex aus dem Lungen-Kreislauf, der BANDBRIDGE-Reflex als vasosensible Zonen des arteriellen und des Niederdrucksystems sowie der GAUER-HENRY-Reflex, der vom linken Vorhof ausgeht und über mehrere Effektoren zu einer Steigerung der Diurese führt (GAUER, KOEPCHEN [34, 70]).

Die aktive Konstriktion und Dilatation der Gefäße vollzieht sich über die Alpha- und Betarezeptoren. Alpharezeptoren mit vasokonstriktorischer Reaktion finden sich in den renalen Gefäßen, Haut, Splanchnicus, in den Skelettmuskel-Arteriolen sowie in den Haut- und Splanchnicusvenen. Alpharezeptoren in den Koronar- und Cerebralarterien sind spärlich. Beta-1-Rezeptoren haben eine positive inotrope und trophotrope Wirkung auf das Myokard und keine vaskulären Effekte (McRAVEN et al. [108]).

Beta-2-Rezeptoren sind vasodilatatorische Überträger, reagieren z. B. auf Isoproterenol und Noradrenalin. Das Noradrenalin aktiviert die Beta-2-Rezeptoren nur nach Alpharezeptorenblockade. Das Propanolol blockiert Beta-1- und Beta-2-Rezeptoren. Die Arteriolen enthalten Alphakonstriktor- und Betadilatator-Rezeptoren. Die Venen haben vorwiegend Alphakonstriktorrezeptoren. Es scheint, daß Beta-Dilatator-Rezeptoren hier fehlen (ECKSTEIN et al. [26]). Applikation von Isoproterenol führt zu einer Hypotension und einer reflektorischen Konstriktion auf die kapazitiven Gefäße. Diese Venenkonstriktion ist eine indirekte neurogene als Resultat einer Aktivation der Alpharezeptoren.

Neue Befunde zur Regelung der noradrenergen Erregungsübertragung messen den präsynaptischen Faktoren mit Noradrenalin eine besondere Rolle zu (STARKE, STARKE [119, 120]).

Die Impulsfrequenz und die Proimpuls-Freisetzung von Noradrenalin bestimmen den noradrenergen input zu den postsynaptischen Zellen (STARKE [119]). Das präganglionäre Neurotransmitter Acetylcholin hat auf die präganglionäre Nervenleitung exzitatorische oder inhibitorische Effekte (HAEFELY u. GREENGARD et al. [48, 44]).

Die Zellmembran ist an zwei entscheidenden Stellen mit Rezeptoren ausgestattet: am Ort der Erregungsaufnahme und am Ort der Erregungswiedergabe. Neben der hemmenden Wirkung des Acetylcholins auf die Freisetzung von Noradrenalin/Impuls vermindert es wahrscheinlich auch den Einstrom von Calcium (MUSCHOLL [89]). Das Angiotensin II steigert die Proimpulsfreisetzung von Noradrenalin, Dopamin vermindert diese (STARKE, ENERO und LANGER [119, 27]). Hemmend wirken auch die Prostaglandine (HEDQUIST [54]). Das Noradrenalin kann über die Alpharezeptoren hemmend wirken, über die Betarezeptoren stimulierend. Das Prostaglandin spielt offensichtlich bei den synaptischen Rückkopplungsmechanismen eine Rolle (STARKE [119]). Die präsynaptischen Alpha- und Betarezeptoren sprechen offensichtlich auf unterschiedliche Noradrenalinkonzentrationen an. Nicht nur in Geweben mit Betatyp postsynaptischen Rezeptoren, sondern auch in solchen vom Alphatyp lassen sich durch Alpha-Rezeptor-Agonisten die Erregungsübertragungen hemmen (STARKE [119]). Die Arterien enthalten sympathische Nerven mit präsynaptischen Alpharezeptoren. Die glatte Muskulatur besitzt postsynaptische Alpharezeptoren, deren Aktivierung zu einer Vasokonstriktion führt (STARKE [119]). Wo es Alpharezeptor-Agonisten gibt, existieren nach neueren Arbeiten auch Antagonisten mit vorwiegend postsynaptischer und andere mit vorwiegend präsynaptischer Wirkung des Noradrenalins. Die präsynaptischen Alpharezeptoren sind für die antihypertensive Therapie von besonderer Bedeutung. Offensichtlich besitzt auch der Nucl. tractus solitarii noradrenogene Neuronen als Relaisstationen der Carotissinusnerven (STARKE [120]). Bei einer Erregung und Impulszunahme der Carotissinusnerven wird durch die Intraneurone der Vagustonus erhöht; andererseits modifizieren hemmende Interneurone die Impulsfrequenz der bulbospinalen noradrenergen Dosen und somit wird der Sympathikustonus vermindert. Das Noradrenalin erhöht den Vagotonus durch Erregung der Alpharezeptoren und vermindert den Sympathikustonus. Dieser Vorgang im Nucl. tractus solitarii findet damit eine neurobiochemische Interpretation der Blutdrucksenkung über den Carotissinus (STARKE [120]).

Wesentliche reflektorische Effektormechanismen sind die Barorezeptoren im Gefäßsystem, insbesondere der Nerv des Sinus caroticus (Sinusnerven) und der Aortennerv.

Abbildung 20 zeigt den Sinus caroticus beim Menschen nach DE CASTRO [20]. Der 1924 von HERING [57] beschriebene Carotissinusreflex funktioniert gekoppelt auch mit Chemorezeptoren. Die Abhängigkeit vom Carotissinusdruck und arteriellem Druck am Carotissinuspräparat ist nach KOCH und HERING [69, 57] als ein klassisches Modell eingegangen. Das Verhalten dieses Reflexes ist

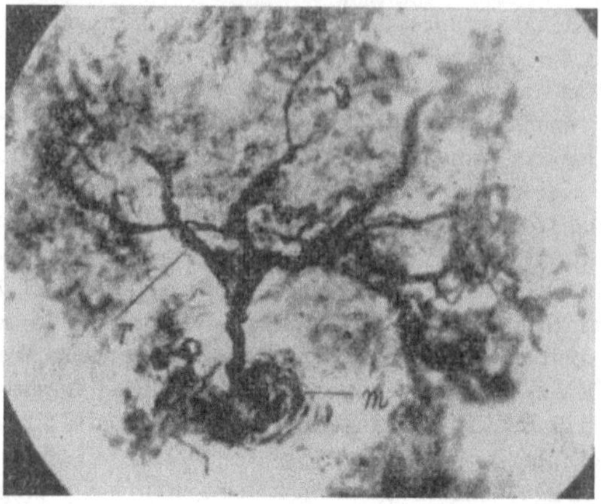

Abb. 20. 2/3 nat. Größe. Mensch. Sinus caroticus. Formalin. BIELSCHOWSKY-Methode. 450mal vergr. Mikrophotographie. Mächtiges, neuro-vegetatives Rezeptorenfeld des Sinusnerven in der tiefen Adventitia mit ungemein großen terminalen Netzwerken. M = Aufblick auf den breiten Markmantel, den der Achsenzylinder soeben verlassen hat. T = scharf eingestelltes Terminalretikulum, das sich allenthalben befindet, durch verschiedene Ebenen ziehend und mit den Fibroblasten in engstem protoplastischem Zusammenhang stehend

nicht nur auf die „Differentialquotienten-Empfindlichkeit" der Rezeptoren zurückzuführen, sondern auch auf Eigenschaften der zentralen Gefäßübertragung. Beim Menschen läßt sich der transmurale Druck im Carotissinus erhöhen oder vermindern und so eine der Blutdruckcharakteristik analoge Kennlinie für die Blutdruck-Herzfrequenz-Effekte gewinnen, d. h., daß das System beim Menschen primär Gegenregulationen gegen Blutdruckabfall auslösen muß, dagegen nur in geringem Ausmaß solche gegen Blutdruckanstiege (THRON et al. [125]). Die Bedeutung der Pressorezeptoren bei dem Hochdruck wird immer wieder diskutiert, da es im Tierversuch bei weitgehender Ausschaltung der pressorezeptorischen Afferenzen zu einem chronischen Hochdruck kommt, in den meisten Fällen jedoch nur im Wachzustand — „Entzügelungshochdruck". Ein Modell zu der essentiellen Hypertonie aus den vorliegenden Analogien läßt sich nicht ableiten. Bei verschiedenen Hypertoniemodellen arbeiten die Pressorezeptoren auf einem verschobenen Niveau. Da sie auch in diesem Bereich dann dem Abfall des Blutdruckes entgegenwirken, tragen sie dazu bei, den erhöhten Blutdruck zu fixieren (KEZDI, McCUBBIN [67, 22]). In der letzten Zeit hat man über den Baroreflex therapeutisch durch Implantation von Elektroden (Baropacing) nach ZERBST et al. [140] versucht, Herzfrequenz und Blutdruckniveau zu beeinflussen. Die Pressorezeptoren sind also Kurz-Zeit-Regulatoren, um Abweichungen des Blutes nach beiden Richtungen entgegenzuwirken, wie z. B. bei orthostatischen Regulationen. Es gibt Beziehungen der Pressorezeptoren zur Nierenfunktion, zur Atmung, zum Muskeltonus, Innervation der Muskelspindeln und zum EEG. Bei wachen Tieren können durch Dehnung des Carotissinus Inaktivität und Schlaf erzeugt werden. Eine Sonderstellung für eine langfristige Beeinflussung des Blutdruckes nimmt die Niere ein mit ihrem Renin-Angiotensin-Mechanismus, der in anderen Kapiteln näher behandelt wird (THRON [125]).

Eine chronische Hypertension führt zur Abnahme der Funktion der Barorezeptoren, infolge struktureller Veränderungen der Aorta und der Carotisgefäße. Möglicherweise ist dieser „Resetting“ eine Ursache für die Erhaltung der Hypertension. Eine Zunahme der Afferenzaktivierung führt zu einer Abnahme des peripheren Widerstandes der Herzfrequenz und der Myokardkontraktion. Dies ist verbunden mit einer Abnahme der sympathischen Innervation und Zunahme der parasympathischen Innervation über die vagal-efferenten Bahnen des Herzens. Die sympathischen efferenten Bahnen führen zu einer vasokonstriktorischen Tachykardiezunahme des „cardiac output“. Das ist nicht der einzige Wirkungsmechanismus der Barorezeptoren.

Abbildung 21 ist nach BURTON [18] eine schematische Darstellung der Leistungsbahnen und Regulationsmechanismen über den Carotissinus- und Aortenreflex.

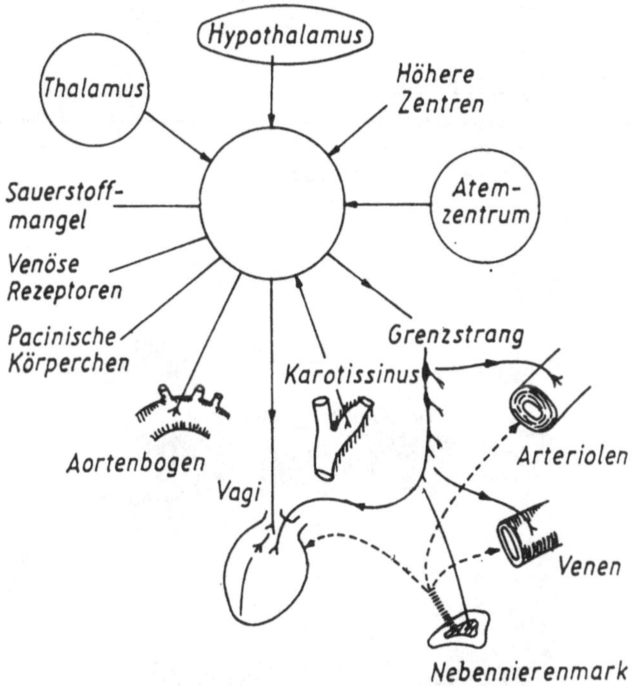

Abb. 21. Schematische Darstellung der Leitungsbahnen des Karotissinus-Aortenreflexes

Abbildung 22 veranschaulicht nach SCHER [114] die Wirkung der Herz-Kreislaufhämodynamik und Regulation des Blutdruckes durch den Carotis- und Aortenreflex.

Eine Elektrolytenverteilung im perfundierten Carotissinuspräparat führt ebenfalls zu einer veränderten Reaktivität des arteriellen Systems (WALLRABE, GNÜCHTEL [134]).

KOCH [69] konnte die Zusammenhänge zwischen ZNS und Carotissinus schon 1931 durch einen eindrucksvollen Versuch im Verhalten eines nicht narkotisierten Hundes zeigen. Über ein Carotissinuspräparat konnte er durch Erhöhung des endosinualen Druckes auf 200 mm Hg ein schlafähnliches Verhalten des Tieres erreichen. Abbildung 23 zeigt Einschlafen des Hundes durch Erhöhung des endosinualen Druckes nach KOCH.

In der kardiovaskulären Regulation gibt es außer Carotis- und Aortenreflex noch viele bekannte und teilweise unbekannte Mechanorezeptoren und Chemorezeptoren. Auf einige wichtige Rezeptoren sei noch hingewiesen:

Ventrikuläre und koronare Rezeptoren:

Bei Reizung der vagalen efferenten C-Fasern des Herzens kommt es zu einer Verlangsamung der Herzrate und Vasodilatation mit einem Abfall des Blutdruckes (ÖBERG u. THOREN, ÖBERG u.

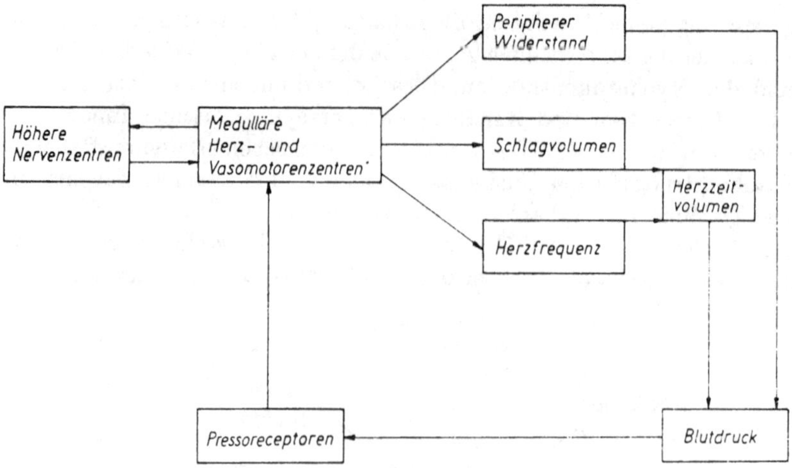

Abb. 22

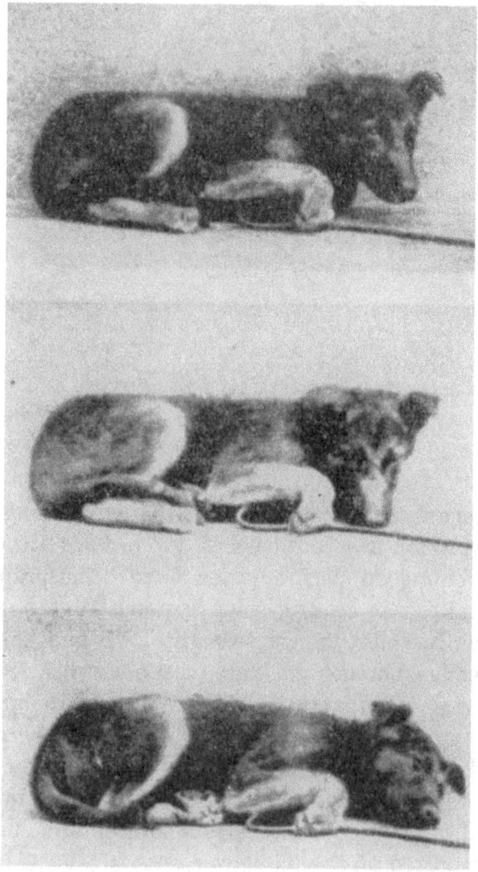

Abb. 23. Einschlafen des Hundes durch Erhöhung des endosinualen Druckes nach Koch

WHITE [98, 99]). Die kardiozirkulatorische Hemmung wird auch durch den BEZOLD-JARISCH-Reflex hervorgerufen und ist wahrscheinlich, ausgehend von den Koronarien, ein chemorezeptorischer Reflex. Man kann ihn durch eine intracoronare Injektion mit Nikotin auslösen. Diese ist verbunden mit einer Vasodilatation, ist also ein inhibitorischer koronarer Reflex und wird möglicherweise durch den O_2- und CO_2-Gehalt im Blut und den pH-Wert bestimmt. Bei Injektion von Serotonin in die linke Koronararterie kommt es zu einer kardiogenen Hypertension, bei Injektion in den distalen Teil der Koronararterie zu einem hypotensiven BEZOLD-JARISCH-Reflex. Möglicherweise spielt dieser Mechanismus bei Angina pectoris eine Rolle (JAMES, ISOBE, URTHALER [63]). Eine Stimulation der C-Fasern im Sinne eines koronaren hypotensiven Chemoreflexes führt zu einer kardiozirkulären Hemmung. Bei pathologischen Zuständen wie bei Unterbindung von Koronarien und Infarkten in Experiment und Klinik kommt es über diesen Reflex zu einer Bradykardie und Hypotension. Eine Dehnung des linken Ventrikels und Stenose der Aorta hat eine Aktivation der Rezeptoren, verbunden mit einer reflektorischen Vasokonstriktion, insbesondere der Extremitäten, zur Folge.

Pulmonale Rezeptoren:

In den juxtapulmonalen Kapillaren liegen die sogenannten („Typ-J")-Rezeptoren, die bei einer Überlastung des Pulmonalkreislaufes und Zunahme des interstitiellen Volumendruckes als Ursache eines tachykardischen Reflexes und Dyspnoe angesehen werden. Eine Aktivierung bronchopulmonaler Rezeptorendehnung hat eine hemmende Wirkung auf die Vasomotorenzentren, verbunden mit einer reflektorischen Vasodilatation (PAINTAL [103]).

Chemorezeptoren:

In den Carotiden und in der Aorta mit seiner Sensibilität auf Abnahme des O_2-Druckes und Zunahme des CO_2-Druckes sowie Abnahme des pH-Wertes. Die Rezeptoren lassen sich aktivieren durch Nikotin und Cyanide und provozieren durch Hyperventilation. Dies führt zu einer veränderten Verteilung des Blutflusses, insbesondere der cerebralen und Koronarzirkulation. Bei CO_2-Abnahme kommt es zu einer reflektorischen Vasokonstriktion insbesondere der Skelettmuskulatur mit einer Aktivierung der sympathischen efferenten Fasern und einer Bradykardie durch eine Aktivation der parasympathischen efferenten Wege des Herzens.

Aktivation der Chemorezeptoren in den Carotiden führt zu einer Abnahme des cardiac output und der Herzmuskelkontraktion, dagegen eine Reizung der Aorten-Chemorezeptoren zu einer Zunahme des cardiac output (SCHRAMM et al., STERN und RAPPAPORT [116, 117, 122]). Bei Reizung der Chemorezeptoren mit Nikotin der linken Arteria carotis ist eine Dilatation der Koronarien, Abnahme des Sauerstoffdruckes im coronaren Sinus, Zunahme des Systemblutdruckes, Zunahme des Druckes im linken Ventrikel, Zunahme von dp zu dt (LF) und Abnahme der Herzraten zu beobachten. Eine Hyperkapnie führt zu einer reflektorischen Vasodilatation der Hirngefäße verbunden mit einer Aktivation der Chemorezeptoren. Eine Stimulation der Chemorezeptoren führt zu einer Vasodilatation des Skelettmuskels. Es kommt zu einer selektiven Aktivation der efferenten sympathischen Bahnen des Herzens unter Kontrolle des ZNS.

Somatische Afferenzen:

Diese erhöhen reflektorisch den cardiac output und führen zu einer Umverteilung des Blutes in den aktiven Muskeln. Die Tachykardie hemmt den barorezeptorischen Reflex.

Baro-Chemorezeptorische Wechselwirkung:

Diese läuft über den Nucleus solitarius. Die Projektion der Barorezeptoren in den paramedianen retikulären Kernen stellt einen Puffer bei einer pressorischen Antwort stimulierter Chemorezeptoren dar. Die Wechselwirkung zwischen Chemo- und Barorezeptorenreflexen, die die Entstehung einer Hypertension bzw. die vasokonstriktorische hemmen, zeigt außerdem einen puffernden Effekt auf die Stimulation der Chemorezeptoren. Der Nucleus fastigii hat eine hemmende Wirkung auf die barorezeptorischen Bahnen über den paramedianen retikulären Kern. Die cerebellare Stimulation hat eine gewisse Unterdrückung auf die defensive Reaktion bei einer hypothalamischen Stimulation (LISANDER et al., GEBBER et al. [80, 35]).

Cardiopulmonale Barorezeptoren und cardiopulmonale Chemorezeptoren (Wechselwirkung):

Die physiologische Rolle der efferenten Hemmer ist mit einer Zunahme der efferenten sympathischen Aktivierung und einer Zunahme der Reninsekretion verbunden.

Der Carotissinusreflex unter dem Einfluß der kardiopulmonalen Regulation führt zu einer signifikanten Abnahme des Gefäßwiderstandes im Splanchnicus und einer Abnahme desselben in den Extremitäten. Die physiologische Rolle der kardiopulmonalen inhibitorischen Afferenzen führt durch ihre Vagusausschaltung zu einer Zunahme der renalen sympathischen efferenten Aktivität und Reninproduktion. Die kardiopulmonalen efferenten Impulse stehen in einer Wechselwirkung zu der Sensibilität der Barorezeptoren. Eine Unterbindung der kardiopulmonalen Efferenzaktivität induziert einen sympathischen Reflex bei einer Carotidenhypotension oder bei Stimulation der Chemorezeptoren. Eine schnelle Infusion von Salzlösung hebt den Blutdruck an und vermindert die arterielle barorezeptorische Sensitivität. Dies ist verbunden mit einer Tachykardie und Volumenänderungen mit Erhöhung des Blutdruckes (Koike et al., Vatner et al. [71, 132]).

Die sympathisch-vasokonstriktorische Reaktion hemmt die vasodilatatorischen Metaboliten. Es kommen noch dazu die Mechanorezeptoren und Chemorezeptoren in den Arterien. Es besteht eine reflektorische Wechselwirkung zwischen zentralem Venendruck und Aktivierung des kardiopulmonalen Reflexes. Eine Wechselwirkung gibt es auch in der Skelettmuskulatur und Splanchnicus-Zirkulation.

Thermoregulatorische Reflexe:

Bei Untertemperatur Vasokonstriktion des Skelettmuskels, der Nieren und des Splanchnicus, bei 40° Zunahme des output mit einer Reduktion im Splanchnicus, Niere und Muskeln des Blutflusses. Das ZNS schafft eine Verbindung zwischen den termalen Rezeptoren und kardiopulmonalen oder Carotisbarorezeptoren und moduliert über sympathische Afferenzen die Blutverteilung (Heistad et al. [56]).

Elektrische Stimulation der kardialen vagal afferenten Fasern aktiviert die folgenden medullären sympathischen Reflexe. Es kommt zu einer Tachykardie und Vasokonstriktion in der Niere und den Muskeln. Eine Vorhofdehnung ist der Banbridge-Reflex mit Tachykardie und renaler Vasodilatation. Die Vorhofrezeptoren modulieren die humoralen Faktoren. Die linke Vorhofdehnung setzt den Vasopressinspiegel herab. Die Dehnung des rechten Vorhofes hemmt die Reninproduktion (Johnson et al., Brennan et al. [64, 12]).

Auf die zentrale Steuerung der Kreislaufregulation wird im nächsten Kapitel näher eingegangen: vasomotorische Zentren der Medulla oblongata, hinterer und vorderer Hypothalamus, limbisches System, Formatio reticularis u. a.

Die efferenten neuralen Stimuli beeinflussen die medullären Neuronen und stehen mit dem Hypothalamus und Cerebellum in Verbindung. Sie haben primär eine inhibitorische Wirkung auf das kardiovaskuläre System, auch auf die arteriellen und kardiolen Barorezeptoren.

Experimente mit defensiven Reaktionen bei hypothalamischen Reizungen führen zu einer aktiven Vasodilatation der Skelettmuskulatur über die sympathischen vasodilatatorischen cholinergen Bahnen. Diese beginnen beim frontalen Kortex und führen über den Hypothalamus zu der ventralen Medulla. Sie innervieren vorwiegend den Widerstand der Arteriolen und der Gefäße (Uvnäs, Schramm et al., Schramm et al. [128, 116, 117]). Eine aktive Vasodilatation kommt auch während eines emotionalen Stresses. Ein aktiver Vasodilatator-Reflex kommt beim Menschen nach einer adrenergen Blockade vor.

Wichtig ist der Hypothalamic input, der auch emotional beeinflußbar ist. Es kommt zu einer Hypertension durch eine längere Stimulation der hinteren hypothalamischen Strukturen verbunden mit einer sympathischen Bahnung (Folkow et al., Bronk et al. [31, 15]). Die hypothalamische Stimulation führt zu einer Konstriktion der Resistenzgefäße in der Haut, den Bauchorganen und Nieren mit gleichzeitiger Dilatation und Durchblutung der Skelettmuskulatur. Dieser Effekt der Blutumverteilung mit erhöhter Perfusion der Skelettmuskulatur ist ein „flight or flith“ und Defensivreaktion. Bei der Erhöhung des Blutdruckes und cardiac output kommt es unter Aktivation des Hypothalamus zu einer Unterbindung der Barorezeptoren bzw. Herzhemmung. Es ist interessant, daß diese hypothalamische Stimulation die erhöhte Reninbildung in der Niere unterdrückt. Solange die defensive Reaktion anhält, kommt es zu einer Vasodilatation der Skelettmuskulatur, wahrscheinlich über die sympathischen cholinergischen Wege oder Bahnen. Das Gleiche wurde auch bei emotionalem Stress festgestellt, wobei nach neueren Arbeiten die hypothalamische Stimulation die erhöhte Reninbildung in der Niere unterdrückt. Solange die defensive Reaktion anhält, kommt es zu einer Vasodilatation der Skelettmuskulatur, wahrscheinlich über die sympathischen cholinergischen Wege oder Bahnen.

Der Hypothalamus also spielt eine Hauptrolle bei der neurogenen Regulation des Kreislaufes, bei der labilen Hypertension: der erhöhte cardiac output, der erhöhte Blutdruck, der die Vasodilatation des Skelettmuskels und eine renale Vasokonstriktion charakterisieren.

Die hypothalamische Antwort:

Eine Ausschaltung des vorderen Hypothalamus führt schlagartig zu einer arteriellen Hypertension bei Ratten mit der Ausschüttung von Katecholaminen. Gleichzeitg kommt es zu einer Insulinausschüttung mit einem vorübergehenden Effekt von Hypoglykämie (Nathan et al., Pereda et al. [91, 105]).

Cerebellare Kontrolle:

Eine Stimulation des Nucl. fastigi führt zu einer Erhöhung des pressorischen Effektes. Dieser Effekt läßt sich durch eine Unterbindung der Fasern zwischen fastigobulbärem Trakt oder dem paramedianen retikulären Kern der Medulla eliminieren. Die Stimulation des Nucl. fastigi ist verbunden mit einem arteriellen barorezeptorischen Reflex mit Vasokonstriktion und Tachykardie. Diese Regulation geht nicht nur über die kardiopulmonalen Barorezeptorenreflexe, sondern ist auch verknüpft über die afferenten Impulse des vestibulären Apparates bei der Gesamtreaktion (Miura et al., Lisander [86, 80]).

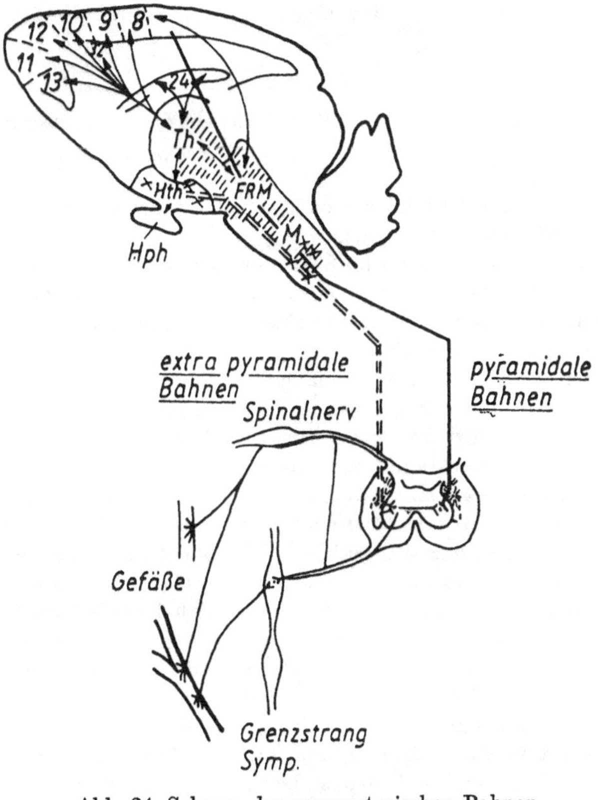

Abb. 24. Schema der vasomotorischen Bahnen

Abbildung 24 zeigt die vasomotorischen Bahnen und die Verbindung von kortikalen und subkortikalen Zentren bis zu den peripheren Gefäßen.

In der Abbildung 24 ist schematisch die Bedeutung der Formatio reticularis als Relaisstation bei der Herz-Kreislauf-Regulation und die Verbindung kreislaufaktiver und emotionsrelevanter Hirnstrukturen in der Verschränkung mit den Pressorezeptoren bei der Blutdruckregulation dargestellt.

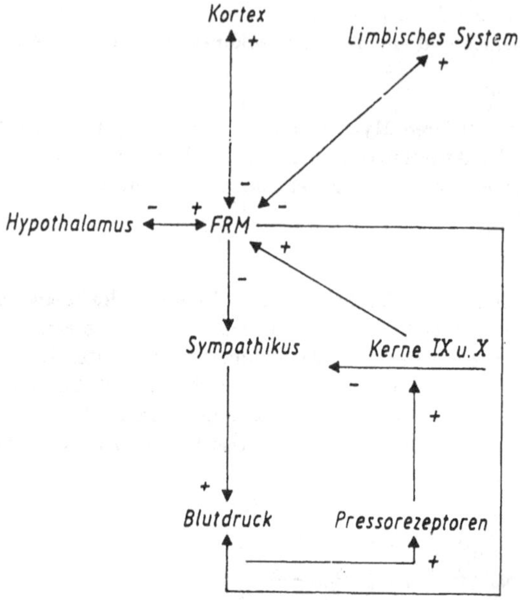

Abb. 25. Einfluß mesenzephaler Strukturen auf die Blutdruckregulation

Die reflektorische Regulation der Hämodynamik ist in der Monografie von M. M. Powschitkow, Kiew 1975 [106], eingehend behandelt worden.

Eine Abnahme des Perfusionsdruckes im Sinus caroticus führt zur Zunahme des arteriellen Druckes, zur Abnahme des Herzrhythmus, Zunahme des Gesamtwiderstandes, der output ist nicht wesentlich verändert. Nach Betarezeptorenblockade nimmt der Blutdruck und das Herzzeitvolumen sowie der Herzrhythmus ab.

Unter Betablockern kommt es zu einer Abnahme des Perfusionsdruckes im Carotissinus und zur Abnahme des Schlagvolumens. Eine Zunahme des Perfusionsdruckes im Sinus caroticus führt zur Abnahme des arteriellen Druckes, des peripheren Widerstandes und des Herzrhythmus. Eine Zunahme des Perfusionsdruckes im Carotissinus führt zu einer Zunahme des Flusses in die linke Koronararterie. Eine Elektrostimulation des Nucleus vestibularis spinalis führt zu einer vorübergehenden Zunahme des arteriellen Druckes und in 30% der Fälle zu einer Abnahme der Herzfrequenz, in 30% einer Zunahme. Der periphere Widerstand war in den meisten Fällen erhöht. Eine Reizung der Medulla oblongata mit Acetylcholin führt zu einer Zunahme des Minutenvolumens, Zunahme des peripheren Widerstandes. Es wurde gezeigt, daß die reflektorischen Reaktionen des arteriellen Blutdruckes bei einer Stabilisation des venösen Angebots abnehmen. Die Herzreflexe zeigen einen großen Effekt auf den Tonus der peripheren Gefäße. Es kommt so zu einer sinnvollen Kombination von intra- und extrakardialen regulierenden Reflexen (Öberg, Tkatschenko [100, 127]). Tkatschenko konnte diese funktionelle Wechselwirkung zwischen Herzreflexen und Peripherie untersuchen durch Reizung von Epikard, Chemoreflexen, Dehnung der verschiedenen Herzkammern bei kurz anhaltender Ischämie des Myokards. Somit konnte er eine regionale Reaktion der Resistenzgefäße, des venösen Angebots und anderer hämodynamischer

Größen feststellen. Der Autor nimmt an, daß die Herzreflexe eine wesentliche Rolle haben bei der Autoregulation des Kreislaufes.

Eine Analyse des Tonus der peripheren Gefäße und ihre humorale Autoregulation behandelt die Monografie von G. P. Konradi [74]. Zwei Hauptfaktoren sind entscheidend bei der Gefäßregulation bzw. die daraus resultierenden Mechanismen des arteriellen Gesamtwiderstandes, einmal die Mikrozirkulation der parallel geschalteten Kreisläufe und zum zweiten die Regulation des gesamten Gefäßtonus im Organismus (Konradi [74]). Elektrostimulation oder Mikroapplikation von Acetylcholin der motorischen Vaguskerne führen zu einer depressorischen Reaktion mit Abnahme des Schlagvolumens sowie einer Abnahme der Herzfrequenz — zentrale hämodynamische Steuerung. Diese Strukturen sind verbunden mit dem Carotissinus- und Aortennerv einschließlich des Nervus ambigus (Nikolaewna [93]). Krump et al. [76] fanden Änderungen der hirnelektrischen Aktivität bei Patienten mit dynamisch-labiler Blutdruckregelung. Es besteht eine positive Korrelation zwischen dem Vorkommen hirnelektrischer Störungen und einer konstant über längere Zeit nachweisbaren dynamischen Labilität des Blutdrucksystems.

Für die Regulation des arteriellen Blutdruckes bzw. Faktoren, die sein Niveau und seine Dynamik bestimmen, spielen folgende Mechanismen eine entscheidende Rolle:

1. Herzschlagvolumen, abhängig vom Einstrom des Blutes in den linken Ventrikel aus dem linken Vorhof und damit indirekt vom venösen Rückstrom, von der Herzfrequenz, von der diastolischen Dehnung und Kontraktionskraft des linken Ventrikels und vom Auswurfwiderstand. Je größer das Schlagvolumen, um so höher der systolische Blutdruck.
2. Herzzeitvolumen (Schlagvolumen des linken Ventrikels × Herzfrequenz/min) normal 4—5 l, je größer das Herzzeitvolumen, um so höher der arterielle Druck bei Änderungen des Herzzeitvolumens mit Verschiebungen des systolischen und diastolischen Druckes in Abhängigkeit von der jeweiligen Frequenz und dem peripheren Widerstand.
3. Elastizität der großen Gefäße: je geringer die Elastizität, um so höher der systolische Blutdruck.
4. Gesamter arterieller Strömungswiderstand: Es ist umgekehrt proportional dem Gefäßwiderstand — 4. Potenz des Gefäßradius, d. h. geringe Änderungen der Gefäße haben große Widerstandsänderungen zur Folge. Für die Höhe des Widerstandes ist die Weite der Arteriolen entscheidend, da diese infolge ihrer großen Zahl einen Hauptanteil des arteriellen Querschnittes ausmachen und dadurch ihre kräftig entwickelte glatte Muskulatur zu den größten Weiteveränderungen im Verhältnis zum Lumen führt.
   Der Kehrbereich ist gleich der Summe der Kehrwerte der Teilwiderstände der Organkreisläufe. Der Anteil, den die Teilwiderstände im gesamten arteriellen Widerstand haben, wird bestimmt durch
   a) Anteil der Masse der einzelnen Organe an der Gesamtkörpermasse sowie Art und Form ihrer Gefäßversorgung,
   b) ihre Reaktion auf allgemeine vasokonstriktorische und vasodilatatorische Reize neurogener und humoraler Art. Die einzelnen Teilkreisläufe reagieren quantitativ und qualitativ verschieden.
   c) lokale Faktoren, die die Gefäßweite bestimmen bei Stoffwechselproduktion oder Kontraktion der glatten Gefäßmuskulatur infolge gesteigerten Gefäßinnendruckes (Bayliss-Index).
5. Die Barorezeptoren, die Dehnungsrezeptoren sind und nicht nur auf die absolute Höhe des Druckes, sondern auch auf Druckänderungen reagieren und direkte Beziehungen zu Vasomotorenzentren haben. Die Beziehungen der Barorezeptoren

zur Medulla oblongate übertragen die empfangenen Impulse und werden umgeschaltet auf afferente, teils sympathische, teils parasympathische Fasern, die das Herz, das arterielle und venöse Gefäßsystem sowie endokrine Drüsen versorgen. Die Vasomotorenzentren werden nicht nur von den Barorezeptoren beeinflußt, sondern modifiziert auch von Chemorezeptoren, Änderungen des Blut-pH, der CO_2 und O_2-Spannung im Blut sowie durch Einflüsse der Atmung und Impulse von höheren Hirnregionen (Hypothalamus, limbisches System, Kortex). Neben der schnelleren Anpassung im Sinne einer Notfallsituation gibt es langsamer ablaufende Blutdruck-homöostatische Regelungsvorgänge. Diese werden reguliert durch endokrine und renale Funktionsmechanismen. Die renale Natrium- und Wasserausscheidung ist ein wichtiger Faktor für die Langzeitregulation des Blutdruckes.

„Das Gehirn kann Gesetze für das Blut aussinnen, aber eine hitzige Natur springt über eine kalte Vorschrift hinweg" (William Shakespeare, Der Kaufmann von Venedig, 1. Akt).

Literatur

1. Abboud, F. M., D. D. Heistad, A. L. Mark and Ph. G. Schmid: Progress in cardiovascular Diseases, Vol. XVIII, No. 5, (1976), 371–403
2. Andersson, R. G. G.: Ergebnisse der experimentellen Medizin **22** (1976), 79–84.
3. Anochin, P.: Probleme der zentralen und peripheren physiologischen Nerventätigkeit, Gorki 1935.
4. Aschoff, J. und R. Wever: Biologische Rhythmenregelung, in: Probleme der zentralnervösen Regulation. Bad Oeynhausener Gespräche V, 27./28. Oktober 61 (Hrsg.) L. Delius, H. P. Koepchen, E. Witzleb, Springer-Verlag Berlin—Göttingen—Heidelberg 1962, S. 1–15.
5. Atzler, E.: Handbuch der normalen und pathologischen Physiologie. II. Sektion: Blutzirkulation, Springer-Verlag 1927
6. Baltax, H. A., Formanek, G., M. Loken and K. Amplatz: Invest. Radiol. **4** (1969), 317–322
7. Barcroft, H. O., and G. Edholm: J. Physiol. **104** (1945), 161
8. Barcroft, J., and Y. Nisimaru: J. Physiol. **74** (1932), 311–320
9. Bing, R. J., M. M. Hammondk J. C. Handelsman, S. R. Powers, F. C. Spencer, J. E. Eckenhoff, W. T. Goodale, H. J. Hafkenschid and S. S. Kety: Am. Heart. J. **38** (1949), 1–24.
10. Bohman, S. O., and C. Larson: Acta physiol. scand. **94** (1975), 244
11. Bozler, E.: Experientia (Basel) **4** (1948), 213
12. Brennan, L. A., jr., R. C. Malvin and K. E. Jochim: Am. J. Physiol. **221** (1971), 273
13. Brody, M. J.: Fed. Proc. **25** (1966), 1583
14. Brody, M. I., and P. J. Kadowitz: Fed. Proc. **33** (1974), 48
15. Bronk, D. W., R. F. Pitts, M. G. Larrabee: Proc. Assoc. Res. Nerv. Ment. Dis. **20** (1940), 323
16. Bronk, D. W., and G. Stella: Afferent impulses in carotid sinus nerve. J. cell. comp. Physiol. **1** (1932), 113
17. Brunner, H. R., and H. Gavras: Schweiz. Med. Wschr. **106** (1976), 1791–1798
18. Burton, A. C.: Physiologie und Biophysik des Kreislaufs. F. K. Schattauer Verlag, Stuttgart—New York 1969
19. Capponi, A., and M. B. Valloton: Circ. Res. **39** (1976)
20. de Castro, F.: Lab. Invest. biol. Univ. Madrid **25** (1928), 331
21. Cyon, E. v. und C. Ludwig: Ber. Verh. sächs. Akad. Wiss. **18** (1868), 307
22. McCubbin, J. W., J. H. Green and I. H. Page: Circ. Res. **4** (1956), 205
23. Dittmar, H. A., K. Mechelke und E. Nusser: In: siehe Aschoff, J., u. R. Wever (4) S. 63–68

24. Dogel, I. M.: In: Markossjan, A. A.: Die Untersuchungen I. P. Pawlows auf dem Gebiete des Blutkreislaufs und der Verdauung. VEB Verlag Volk und Gesundheit, Berlin 1955
25. Drischel, H.: Nova Acta Leopoldina **28** (1969), 170–189.
26. Eckstein, J. W., M. G. Wendling and F. M. Abboud: J. Clin. Invest. **44** (1965), 1151
27. Enero, M. A., and S. Z. Langer: Arch. Pharmacol. **289** (1975), 179
28. Folkow, B. et al.: Circ. Res. **32/33** (1973), 1–2
29. Folkow, B., and E. Neil: Circulation. Oxford University Press London, Toronto 1971
30. Folkow, B.: Verh. dtsch. Ges. Kreisl.-Forsch. **25** (1959), 84–96
31. Folkow, B., and E. H. Rubinskin: Acta Physiol. Scand. **68** (1966), 48
32. Folkow, B., O. Lundgren and I. Wallentin: Acta physiol. scand. **57** (1963), 270
33. Franke, O. F.: Physiologie des ZNS vom Standpunkt der Regelungslehre. Verlag Urban & Schwarzenberg, München 1960
34. Gauer, O. H., K. Kramer und R. Jung: Physiologie des Menschen Bd. 3: Herz und Kreislauf (Hrsg.) W. Trautwein, O. H. Gauer, H. P. Koepchen, Urban & Schwarzenberg, München–Berlin–Wien 1972
35. Gebber, G. L., T. G. Taylor and L. C. Weaver: Am. J. Physiol. **224** (1973), 470.
36. Genest, G.: Canad. med. Assoc. J. LP Journal de l'Association Médicale Canadiane 84/8, (1961), 403–419.
37. McGiff, J. C., K. U. Malik and N. A. Terragno: Fed. Proc. **35** (1976), 2382.
38. McGiff, J. C., and H. D. Itskovitz: Circ. Res. **33** (1973), 479.
39. Golenhofen, K.: Physikalische Analyse des Hochdrucksystems. In: Arterielle Hypertonie. Pathogenese – Klinik – Therapie. Hrsg. R. Heintz, H. Losse, G.-Thieme-Verlag Stuttgart 1969
40. Golenhofen, K.: Physiologie des menschlichen Muskelkreislaufes. Marb. Sitzungsber. 83/84 (1962), 167–254
41. Golenhofen, K.: Zur Rhythmik der Blutgefäße. In: Probleme der zentralnervösen Regulation. Bad Oeynhausener Gespräche V. Springer-Verlag 1962.
42. Golenhofen, K. und D. v. Loh: Pflügers Arch. ges. Physiol. **319** (1970), 82.
43. Gordon, R. D., O. Küchel, G. W. Liddle and D. P. Island: J. clin. Invest. **46** (1967), 599
44. Greengard, P., and J. W. Kebabian: Fed. Proc. **33** (1974), 1059.
45. Gregg, D. E.: Symp. on the Coronary circulation and Energetic of the Myokardium, Milan 1966, Karger-Verlag Basel/New York 1967
46. Guyton, A. C., T. G. Coleman, K. W. Scheel, R. D. Manning and. R. A. Davis: Am. Med. **52** (1972), 584
47. Haberland, G. L.: Med. Welt, **28** (1977), 369–373
48. Haefely, W.: In: Blaschko, H., E. Muscholl (Hrsg.) Catecholamines. Handbuch der experimentellen Pharmakologie XXXIII, Berlin–Heidelberg–New York: Springer 1972, 661
49. Haeusler, G.: Arch. Pharmacol. **286** (1974), 97.
50. Hamberg, M., J. Svensson and B. Samuelson: Proc. nat. Acad. Sci. (Wash.) **72** (1975), 2994
51. Hamet, P., O. Kuchel, J. Fraysse and J. Genest: CMA Journal **17** (1974), 323–328
52. Harvey, W.: Movement of the heart and blood animals an anatomical Essay, Oxford 1628
53. Hauschild, G.: Pharmakologie und Grundlagen der Toxikologie. G. Thieme Leipzig 1973, S. 853–856
54. Hedqvist, P., in: Ramwell, P. W. (Hrsg.): The Prostaglandins. Vol. 1, New York–London: Plenum Press 1973, 101
55. Heidland u. Schmidt: zit. b. Wollheim E., in: Deutsche Liga zur Bekämpfung des hohen Blutdruckes. Vorträge anläßlich der Mitgliederversammlung am 26. November 1975 in Bonn
56. Heistad D. D., F. M. Abboud, A. L. Mark: J. Appl. Physiol. **35** (1973), 581
57. Hering, H. E.: Die Karotissinusreflexe auf Herz und Gefäße. Th. Steinkopff, Dresden u. Leipzig, 1927
58. Hildebrandt, G.: Verh. dtsch. Ges. inn. Med. **73** (1967), 921–941

59. Hildebrandt, G.: Zur Frage der rhythmischen Funktionsordnung beim Menschen. In: Probleme der zentralnervösen Regulation. Bad Oeynhausener Gespräche V. Springer-Verlag 1962
60. Hoffmann, W. E., and M. I. Phillips: Physiologist **18** (1975), 251
61. Holst, E. v. u. H. Mittelstaedt: Naturwissenschaften **37** (1950), 464
62. Itskovitz, H. D., and J. C. McGiff: Circ. Res. **34/35** (1974), 1–65
63. James, T. N., J. H. Isobe, and F. Urthaler: Circulation **52** (1975), 179
64. Johnson, J. A., W. W. Moore und W. E. Segar: Am. J. Physiol. **217** (1969), 210
65. Keidel, W. D.: Naturwissenschaften **48** (1961), 264
66. Kendrick, E., B. Oberg and G. Wennergren: Acta Physiol. Scand. **85** (1972), 464
67. Kezdi, P.: In: Kezdi, P. (Hrsg.): Baroreceptors and hypertension Pergamon Press, Oxford 1967
68. Klaus, D.: Dtsch. med. Wschr. **92**, 2128–2133
69. Koch, E.: Die reflektorische Selbststeuerung des Kreislaufes. Th. Steinkopff, Dresden und Leipzig 1931
70. Koepchen, H. P.: Kreislaufregulation. In: Gauer, O. H., K. Kramer, R. Jung (Hrsg.): Physiologie des Menschen, Band 3: Herz und Kreislauf: Trautwein, W., O. H. Gauer, H. P. Koepchen, Urban & Schwarzenberg, München–Berlin–Wien 1972, 327
71. Koike, H., A. L. Mark and D. D. Heistad: Circ. Res. **37** (1975), 422
72. Kolatat, R., G. Ascanio, R. J. Tallarida et al.: Am. J. Physiol. **213** (1967), 71
73. Kolbert, D. E., and P. I. Wolf: Proceedings SES XIII, 229–232
74. Konradi, G. P.: Regulation des Gefäßtonus (russ.). Nauka Leningrad 1973
75. Korsukewitz, J., J. Wagner, K.-H. Dittberner und E. Zerbst: Klin. Wschr. **51** (1973), 506–510
76. Krump, J. E., K. Mechelke, W. Gerardy und H. Kuhn: Dt. Arch. klin. Med. **203** (1956), 559–598
77. Landis, E. M., and J. R. Pappenheimer: Handbook of Physiology. Section 2: Circulation II: (1963), 961
78. Lee, J. B.: Recent. Progr. Hormone Res. **30** (1974). 481.
79. Lichtlen, P., T. Moccetti und J. Halter: Minerva Medica. Turin 1972, 309–320
80. Lisander, B., and J. Martner: Acta Physiol. Scand. **83** (1971), 505.
81. Margolius, H. S., D. Horwitz and K. G. Geller: Circ. Res. **35** (1974), 812
82. Mark, A. L., F. M. Abboud, D. D. Heistad et al.: Am. J. Physiol. **227** (1974), 178
83. Mechelke, K.: Formen und Bedeutung der Blutdruckregelung bei vegetativen Kreislaufstörungen. In: Probleme der zentralnervösen Regulation. Bad Oeynhausener Gespräche V. Springer-Verlag 1962
84. Mellander, S.: Acta physiol. scand. **50**, Suppl. (1960), 176
85. Millo, I. H.: Lancet **2** (1972), 203
86. Miura, M., and D. J. Reis: Am. J. Physiol. **219** (1970), 1330
87. Monnier, M.: Helv. physiol. pharmacol. Acta **2** (1944), 533–539
88. Moncada, S., R. Gryglewski, S. Bunting and J. R. Vane: Nature **263** (1976), 663
89. Muscholl, E., in: Proc. 5th Int. Congr. Pharmacology. Vol. 4, Karger, Basel 1973, 440
90. Nasjletti, A., and J. Colina-Chourio: Fed. Proc. **35** (1976), 189
91. Nathan, M. A., and D. J. Reis: Circ. Res. **37** (1975), 226
92. Nielsen, K. C., C. H. Owman and B. Sporrong: Brain Res. **27** (1971), 25
93. Nikolaevna, L.: Über die Bedeutung von bulbären Zentren bei reflektorischen hämodynamischen Reaktionen über den Carotissinus. Autoreferat Kiev 1973
94. Nitschkoff, St.: Dtsch. Ges. wesen **27** (1972), 1537–1540
95. Nitschkoff, St.: Dtsch. Ges.wesen **21** (1966), 193–199
96. Nitschkoff, St.: Dtsch. Ges.wesen **21** (1966), 775
97. Nustad, K., K. Vaaje and J. V. Pierce: Brit. J. Pharmacol. **53** (1975), 229
98. Öberg, B., and P. Thorén: Acta physiol. scand. **87** (1973), 121
99. Öberg, B., and S. White: Acta physiol. scand. **80** (1970), 383
100. Öberg, B.: Acta physiol. scand. **62**, Suppl. (1964), 229

101. Oppelt, W.: Kleines Handbuch technischer Regelvorgänge. Weinheim 1956
102. Ovsjannikov, A.: In: Markossjan (Hrsg.) Die Untersuchungen I. P. Pavlovs auf dem Gebiet des Blutkreislaufes und der Verdauung, VEB Verlag Volk und Gesundheit, Berlin 1955
103. Paintal, A. S.: J. Physiol. **203** (1969), 511
104. Pavlov, I. P.: in K. M. Bykov u. I. I. Kurzin (Hrsg.): Kortiko-viszerale Pathologie, VEB Verlag Volk und Gesundheit, Berlin 1966
105. Pereda, S., J. W. Eckstein and F. M. Abboud: Am. J. Physiol. **202** (1962), 249.
106. Powschitkov, M. M.: Die reflektorische Regulation der Hämodynamik (russ.), Verlag Naukova Dumka, Kiew 1975
107. Preiss, R., E. Busse und H. Banaschak: Ergebnisse der experimentellen Medizin **22** (1976), 43–54
108. Mc Raven, D. R., and S. L. Mark: J. clin. Invest. **50** (1971), 773
109. Reindell, H., E. Schildge, H. Klepzig und W. Kirchhoff: Kreislaufregulation, eine physiologische, pathophysiologische und klinische Studie, Thieme-Verlag Stuttgart 1955
110. Setschenov, J. M. und Suslova, K.: In Markossjan, A. A.: Die Untersuchungen I. P. Pawlows auf dem Gebiet des Blutkreislaufs und der Verdauung. VEB Verlag Volk und Gesundheit, Berlin 1955
111. Sientieri, F., M. Fancivlacci, G. Franchi and P. L. del Bianco: Life Sci. **4** (1965), 369
112. Schaefer, H.: Münchn. Med. Wschr. **99** (1957), 107–110
113. Schäfer, H.: Münchn. Med. Wschr. **3**, 69–74; **4**, 107–110 (1957)
114. Scher, A. M.: Circulation **56** (1977), 521–527
115. Schmid, P. G., F. M. Abboud, M. G. Wendling et al.: Am. J. Physiol. **227** (1974), 998
116. Schramm, L. P., and K. E. Bignall: Am. J. Physiol. **221** (1971), 754
117. Schramm, L. P., C. R. Honig and K. E. Bignall: Am. J. Physiol. **221** (1971), 768
118. Schubert, E.: Dtsch. Ges.wesen **17** (1962), 19–31
119. Starke, K.: Klin. Wschr. **50** (1972), 1069
120. Starke, K., T. Endo und H. D. Taube: Arch. Pharmacol. **291** (1975), 55
121. Stegemann, J.: Pflüg. Arch. ges. Physiol. **276** (1963), 481–524
122. Stern, S., and E. Rappaport: Circ. Res. **20** (1967), 214
123. Taubert, M.: Klin. Wschr. **53** (1975), 691–707
124. Thorén, P.: Acta Physiol. Scand. **85** (1972), 455
125. Thron, H. L., W. Brechmann, J. Wagner und K. Keller: Pflüg. Archiv **293** (1967), 68–99
126. Thurau, K.: Verh. dtsch. Ges. Kreisl.-Forsch. **33** (1967), 1–16
127. Tkatschenko, B. I., S. A. Polenov und A. K. Agnaev: Die kardiovaskulären Reflexe, Verlag Medizina, Leningrad 1975
128. Uvnäs, B.: Physiol. Rev. **40** (Suppl. 4) (1960), 69
129. Uvnäs, B.: Fed. Proc. **25** (1966), 1618
130. Valloton, M. B.: Schweiz. med. Wschr. **106** (1976), 1766–1772
131. Vatner, D. F., D. H. Boettcher, G. R. Heyndrickx and R. J. McRitchie: Circ. Res. **37** (1975), 236
132. Vatner, S. H., C. B. Higgins, D. Franklin et al.: J. Appl. Physiol. **32** (1972), 380
133. Wagner, R.: Dtsch. med. Wschr. **83** (1961), 1710
134. Wallrabe, D. und U. Gnüchtel: Acta biol. med. germ. **35** (1976), 745–756
135. Weber, P. C. und K. Mann: Der Internist **18** (1977), 529–537
136. Weber, P. C., C. Larsson and B. Scherer: Nature **266** (1977), 65
137. Wesemann, W. und F. Zilliken: Hoppe-Seyler's Z. Physiol. Chem. **349** (1968), 823–830
138. Wiedemann, M. P.: Handbook of Physiology: Circulation II: 891 (1963)
139. Wiener, N.: Kybernetik, New York 1948
140. Zerbst, E., K. H. Dittberner und J. Korsukewitz: Biomedizinische Technik, **17** (1972), Nr. 1, 18–21
141. Zweifach, B. W.: Fed. Proc. **25** (1966), 1789

Zerebro-viszerale Regulationsmechanismen in der Ätiologie und Pathogenese der arteriellen essentiellen Hypertonie

(Modellexperiment und Klinik)

von

Rudolf BAUMANN und Hannelore BAUMANN

Aspekte der Organismus-Umwelt-Beziehungen bei der Hypertoniekrankheit

Es besteht heute kein Zweifel daran, daß mit zunehmenden Bestrebungen, die Medizin zu einer naturwissenschaftlichen Disziplin zu entwickeln, in gleichem Maße sozio-ökologische Aspekte als systematischer Bestandteil des Wesens der Medizin zu integrieren sind. Der Mensch ist ein im höchsten Maße entwickeltes und differenziertes gesellschaftliches Wesen. Die Aufrechterhaltung seines biologischen Gleichgewichts ist nur in einer ständigen wechselseitigen Kommunikation mit seiner Umwelt möglich, Sachverhalte, die in der klassischen Medizin im allgemeinen weitgehend unberücksichtigt blieben. Aus diesen Gründen ist die Vervollkommnung unserer theoretischen Kenntnisse über zahlreiche Krankheitsbilder nur auf der Grundlage eines wissenschaftlichen Konzeptes spezifischer Abhängigkeitsbeziehungen zwischen Medizin und Gesellschaft, die z. B. bei den hypertoniellen und ischämischen Herz-Kreislaufkrankheiten entscheidend die pathogenetischen und sanogenetischen Prozesse bestimmen, zu erzielen. Bei einer thematischen Begrenzung auf die Probleme der primären arteriellen sogenannten essentiellen Hypertonie, die mehr als 2/3 aller Hochdruckfälle umfaßt und die Lebenserwartung mit zunehmender Blutdruckhöhe reduziert, muß konstatiert werden, daß sie ein noch unzureichend gelöstes Gesundheitsproblem darstellt. Ihre Ursachen sind nach wie vor umstritten. Das betrifft auch die Frage, ob nur ein oder viele Faktoren bei ihrer Entstehung beteiligt sind. Dementsprechend existieren beträchtliche Kontroversen in den zahlreichen Theorien über dieses Krankheitsbild bezüglich des Primats zentralnervöser, humoral-hormonaler (z. B. auch renaler) und ernährungsbedingter (z. B. NaCl-Zufuhr, Konsum bestimmter Fettarten), also endogener oder exogener Faktoren einschließlich einer genetischen Disposition für Ätiologie und Pathogenese. Die bekannte, vor mehr als 25 Jahren konzipierte Mosaiktheorie der Hypertonie von PAGE (1960) läßt so relevante ätiologische Faktoren, wie psycho-soziale Umwelteinflüsse, genetische Dispositionen usw. vermissen. Systemanalytische Ansätze über die integrierte Kontrolle des arteriellen Drucks liegen von GUYTON et al. (1972), GUYTON (1975) vor, die der Nierenfunktion (Wasser- und Salzhaushalt) bei der Langzeitregulation der Hypertonie die überragende Rolle zumessen.

Vorherrschend ist heute die Anerkennung eines polygenen Hintergrundes der primären Hypertonie durch verschiedene ätiologische und pathogenetische Faktoren mit komplexer Interaktion. Trotzdem möchten wir zu bedenken geben, daß mit zunehmendem Erkenntnisgewinn hinsichtlich der Initialfaktoren und ihrer Differenzierung gegenüber den im langsamen pathogenetischen Prozeß auftretenden Sekundärfaktoren die multifaktorielle Determination der essentiellen Hypertonie an Überzeugungskraft verliert.

Im Zuge der weitreichenden Industrialisierung und Technisierung haben bekanntlich in den hochentwickelten Ländern die Herz-Kreislauf-Erkrankungen und, unter diesen die chronische arterielle Hypertonie, den 1. Platz in der Morbiditätsstatistik erreicht. Unter bestimmten Konstellationen nehmen die Reaktionen des Organismus, weniger auf physikalischen als vielmehr auf eine Häufung von negativem emotionalen Stress, einen pathologischen Charakter an. Die zweckdienlichen positiven Adaptationsformen, auch auf wiederholte Belastungen, die sich als Systemmechanismen der Stabilität gegenüber den erhöhten Anforderungen herausbilden, entgleisen. Umweltfaktoren, an die mancher Organismus sich nicht hinreichend anzupassen vermag, und die permanente emotionale Spannungen erzeugen können, sind ein sich ständig veränderndes und weiterentwickelndes soziales Milieu, ferner Reizüberflutung, Reizmangelsituationen mit unzureichender Befriedigung lebenswichtiger Bedürfnisse, angst- und aggressionserzeugende Konfliktsituationen, unter bestimmten gesellschaftlichen Bedingungen komplizierte sozial-ökonomisch begründete Interferenz bzw. Konkurrenz oder auch soziale Isolation u. a. m. Wie R. Baumann u. Mitarb. in Klinik und Tierexperiment nachweisen (R. Baumann u. Graff 1968; R. Baumann et al. 1971, 1973, 1974, 1976 1977; R. Baumann 1972, 1974 a, b, 1975; Nitschkoff u. Kriwitzkaja 1968; Nitschkoff u. Starzev 1975; K. Hecht et al. 1971, 1975 a, b; T. Hecht et al. 1971; Poppei et al. 1975, 1977; Treptow et al. 1975; Katzenstein et al. 1970, 1975; Gnüchtel et al. 1975; Richter-Heinrich 1976; Richter-Heinrich et al. 1976) und die weitere internationale Fachliteratur zunehmend dokumentiert (Christian 1966; Golenhofen 1966; Pickering 1970 u. a. m.), müssen hierin einige der entscheidenden Ursachen von Herz- und Kreislaufregulationsstörungen gesehen werden. Diese Stressoren sind nicht nur für situationsbedingte Pressorepisoden, sondern bei Überschreiten der individuellen Stresstoleranz für komplexe Entgleisungen hämodynamischer, biochemischer und molekularer Regulationssysteme einschließlich der Verhaltensweisen bestimmend.

Nach unseren neurophysiologischen Erkenntnissen liegt solchen Instabilitäten des kardiovaskulären Systems bei der Organismus-Umwelt-Interaktion mit Dysregulation einer so komplexen Variablen, wie sie der Blutdruck darstellt, primär eine maladaptive ZNS-Reaktion zugrunde.

Informationen aus der Umwelt werden über das ZNS wirksam, können über die selektiven Verstärkerschaltkreise limbischer Strukturen Emotionen mit einer komplizierten zerebro-viszeralen Ereignisfolge auslösen und durch Auswahl und Entscheidung über höhere Hirnsysteme Verhaltensweisen beeinflussen (z. B. Realisierung bestimmter Bewegungsprogramme im Angriffs- und Abwehrprozeß über den motorischen Kortex). Bei der dynamischen Optimierung des Verhaltens kommt den negativen Emotionen und den emotionellen Motivationen eine besondere Bedeutung zu (Lernvorgang z. B. aus der Korrektur enttäuschter Erwartungen mit Ausbildung angepaßter Reaktionen auf äußere Ereignisse durch Synchronisation der Reaktion mit der äußeren Störung). Sowohl unter physischer Belastung als auch unter emotionalem Stress sind zur Adaptation des Kreislaufes an den lokalen Blutbedarf komplexe Regulationsmechanismen erforderlich, die nerval (Sympathicus und Parasympathicus, vegetative Zentren des Gehirns und Rückenmarks) und humoral vermittelt werden. Hierbei ist auf grundlegende Ausführungen von Schaefer (1974) sowie Blohmke et al. (1967) zu verweisen, nach denen im technischen Sinne der Blutdruck keine geregelte Größe ist. Der Blutdruck steigt bei geringfügigen geistigen oder körperlichen Belastungen, auch bei jugendlichen Menschen, in „ungeregelter" Weise auf hohe Werte. Hohe arterielle Drucke erfahren aber nach Thron et al. (1967) und Wagner (1950, 1973) keine negative Rückkopplung (vgl. S. 60) mehr. Auf die Zusammenhänge zwischen emotionaler Erregbarkeit und Hypertonie werden wir noch im Detail eingehen.

Schaefer (1966) betont, daß die o. g. exogenen Wirkungseinflüsse, auch die *pathogenen Informationen*, gar nicht immer bewußt werden (hierzu bedarf es neben der Erregung spezifischer Projektionssysteme über die von den verschiedenen Sinnesorganen aktuell einlaufenden Informationen der selektiven Filterfunktion des limbischen Systems sowie gesteigerter Erregungsverstärkung über das retikuläre Aktivierungssystem und das unspezifische thalamische Projektionssystem zum Kortex, Anm. d. Verfasser), es zumindest nicht müssen und weitgehend im Tierexperiment studiert werden können. Nach Selyes Konzept (1974, 1976) erzeugen alle (endogenen oder exogenen) Agenzien, denen der Organismus ausgesetzt ist „neben ihrer spezifischen Wirkung auch ein nicht spezifisches erhöhtes Bedürfnis, Anpassungsfunktionen zur Wiederherstellung des Normalzustandes ablaufen zu lassen. Ebenso wie der Energieverbrauch geschieht dies unabhängig von der spezifischen Aktivität, die die erhöhten Anforderungen verursachte Das nicht spezifische Erfordernis von Aktivität als solches stellt das Wesen des Stress dar". Selye differenziert zwischen „*Eustress*" und „*Distress*", die entsprechend der Empfindung auf einen positiven oder negativen Stressor mit erwünschten oder unerwünschten Wirkungen verbunden sind. Damit wird gleichzeitig ausgedrückt, daß z. B. nicht jeder auf einen emotionalen Reiz erzeugte Blutdruckanstieg eine pathologische Effizienz besitzt. Physische oder psychische Belastungen können, wie wir (H. Baumann u. Hecht 1973; K. Hecht et al. 1975a; T. Hecht et al. 1975) es im Tierexperiment nachwiesen, wie es die Tageserfahrungen und die klinische Empirie lehren, bis zu einem gewissen Grade durchaus leistungsfördernd, auch auf lange Sicht, wirken. R. Baumann (1974 a, b, 1975) hat bereits an anderer Stelle ausgeführt, daß Stress als Belastung verschiedenster Kategorien und Widerstandsfähigkeit des Organismus als

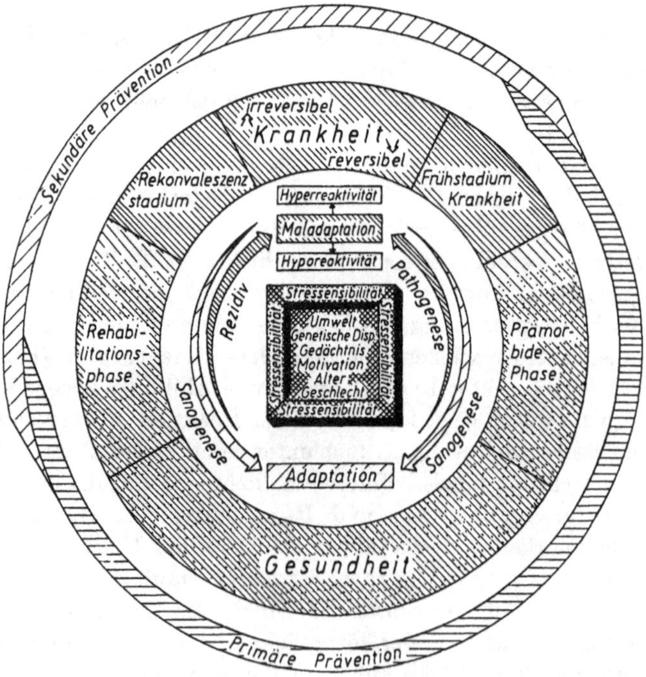

Abb. 1. Schematische Darstellung über die Wechselbeziehungen zwischen Adaptation, Maladaptation, Gesundheit und Krankheit unter Berücksichtigung der wesentlichen Faktoren, die die Stress-Sensibilität beeinflussen (nach K. Hecht und R. Baumann)

Adaptationsgüte die Waage zugunsten von Krankheit oder Gesundheit regulieren. Die Gleichgewichtseinstellung zwischen diesen beiden Kräften bestimmt das biologische Verhalten der Lebewesen. Dem Zentralnervensystem fällt hierbei die vorrangige Aufgabe der Steuerung der Lebensprozesse und ihrer Organismus-Umwelt-Integration zu (Abb. 1).

Im Gegensatz zum Tier, dessen Verhalten zum größten Teil durch eine angeborene Instinktregulation seiner sozial-ökologischen Beziehungen geprägt ist, besitzt der Mensch wahrscheinlich nur eine relativ bedeutungslose genetische Prägung seiner gesellschaftlichen Verhaltensweisen. Die komplizierte Reflexkette angeborener Instinkte, Schlüsselreize und Antriebe, die die Beziehungen zwischen den Tieren und ihrer Umwelt zur Art- und Selbsterhaltung vorrangig bestimmen, werden selbstverständlich auch noch durch in der postnatalen Ontogenese erworbene Erfahrungen auf der Basis der sogenannten bedingten Reflexe ergänzt. Auf dieser Evolutionsstufe ist dagegen die von Geburt an wirksame soziale Kommunikation wichtigste Voraussetzung für die Entwicklung des individuellen Bewußtseins und physisch sowie psychisch gesunder, innerhalb der Gesellschaft kontaktfähiger Menschen. Ein alle Lebensfunktionen umfassendes elementares Regelungssystem durch Rückkopplung ist die physiologische Matrix zur Adaptation des Individuums an die ständig wechselnden inneren und äußeren Bedingungen (R. Baumann 1974a, b).

Bei der Erarbeitung überzeugender sachlogisch gestützter theoretischer Konzeptionen über Ätiologie und Pathogenese der Herz-Kreislaufkrankheiten muß trotz des prinzipiellen Unterschiedes zwischen Mensch und Tier mit Nachdruck darauf hingewiesen werden, daß die moderne medizinisch-biologische Forschung heute auf das *Tierexperiment* nicht mehr verzichten kann. Es hat entscheidend dazu beigetragen, die Hypothesenbildung bestimmter menschlicher Krankheiten zu konsolidieren. Der Nachweis, daß es möglich ist, bei verschiedenen Tierspezies unter adäquaten Versuchsbedingungen menschenähnliche oder mit einem gewissen Vorbehalt auch typisch menschliche Krankheiten zu erzeugen, ist von außerordentlicher heuristischer Bedeutung. Das betrifft z. B. die verschiedenen Formen der Hypertonie, die ischämische Herzerkrankung und Arteriosklerose, die zum Teil durch Anwendung sozio-emotiogener Stressfaktoren oder anderer neuroexzitatorischer Reize im Tierexperiment modelliert werden können. Unter Berücksichtigung prinzipieller Unterschiede zwischen menschlichem und tierischem Gehirn, speziell im Hinblick auf den Zuwachs hochdifferenzierter kortikaler Elemente (auf neokortikalem Niveau werden bekanntlich vermittels des für den Menschen typischen *2. Signalsystems*, der Sprache (Pawlow 1953a), Denk- und Bewußtseinsprozesse bis zur kausal-analytischen Informationsverarbeitung realisiert[1]) bei einer relativen Konstanz der phylogenetisch älteren, besonders der limbischen Strukturen), kann man heute nicht mehr davon sprechen, daß die Erscheinungen der Emotion im Tierexperiment lediglich als Verhaltensmuster studiert werden können. Insgesamt müssen die nur auf Beobachtungen beruhenden Deutungen tierischer und menschlicher Verhaltensweisen, ohne Berücksichtigung neurophysiologisch faßbarer Vorgänge, als unzureichend eingeschätzt werden.

Stress, Adaptations- und Maladaptationsprozesse in ihrer Beziehung zur Hypertonie

Bei den meisten Arbeiten über den Stress unter dem Aspekt der Anpassung an Umweltbelastungen oder der Überwindung für den Organismus lebensbedrohlicher Prozesse, wir sie Selye (1974) für die Interpretation seines „*Adaptationssyndroms*" angeführt hat,

---

[1]) Das *1. Signalsystem*, das die einfach bedingten Reaktionen realisiert, ist Mensch und Tier eigen.

wird zumeist ungenügend beachtet, daß bereits innerhalb der normalen Auseinandersetzung des Individuums mit seiner Umwelt aus noch nicht endgültig geklärten Gründen eine pathologische Labilität oder Sensibilität auf relativ harmlose und schwache Belastungssituationen entstehen und pathogenetisch wirksam werden kann.

Die Interpretation der *Stressreaktion* von R. BAUMANN (1968 (mit GRAFF); 1972, 1974 a, b, 1975) als wesentlicher Bestandteil seiner zerebro-viszeralen Hypertonietheorie ist eine grundsätzliche Erweiterung des sogenannten Adaptationssyndroms auf Stresseinflüsse von SELYE (1946), das auf die CANNONsche Notfallsreaktion als eine diffuse Entladung des sympathischen Nervensystems zum Schutze des Individuums (CANNON 1929) und die ergotrope Umstimmung der Reaktionslage von W. R. HESS (1947, 1949) als zeitlich begrenzte, stark affektiv betonte Reaktion zurückführt. SELYE hat beim Adaptationssyndrom als Antwort auf intensive anhaltende Stressituationen die Rolle der hormonalen Vermittlung über das hypothalamo-sympathico-adrenale System (vegetativ-ergotrope Phase mit vorwiegender Noradrenalinfreisetzung, Aktivierung des Nebennierenmarks und Adrenalinabgabe in die Blutbahn als schnell wirkende Stressreaktion) und das entscheidende hypothalamo-hypophyseo-adrenokortikale System (Aktivierung neurosekretorischer Zellen im Bereich der Eminentia mediana des Hypothalamus, die den Corticotropin-Releasing-Factor über den portalen Kreislauf dem Hypophysenvorderlappen (HVL) zuleiten, dadurch Freisetzung von ACTH aus dem HVL, das zur Glucocorticoidausschüttung aus der Nebennierenrinde führt) einschließlich der pathologischen Folgezustände auf den fortgesetzten Stress herausgearbeitet. SELYE definierte aber die nervalen Mechanismen solcher neuro-humoral und -hormonal vermittelten Anpassungsreaktionen jedoch noch unzureichend mit Wirkung der Stressfaktoren entweder direkt auf den Hypothalamus oder indirekt über den Kortex.

In der Tat sind es selten die übermäßigen oder lebensbedrohlichen Stressituationen sowie eine Häufung von Belastungsfaktoren, die aus akutem oder chronischem Anlaß z. B. zu einer unphysiologisch persistierenden Blutdruckerhöhung führen mit entsprechenden Abweichungen vom Sollwert und einer gestörten Kompensationsgenauigkeit, d. h. einer verlängerten Reaktionszeit auf die einwirkenden äußeren Faktoren. Neben den spontanen Schwankungen des Stimmungsgefüges und der aktuellen Reaktionslage des ZNS *sind für die Stressreaktion die Gesamtstruktur der Persönlichkeit und ihre Belastbarkeit maßgeblich.*

Es resultieren entweder ein zielgerichteter zentral-peripherer Integrationsprozeß als Anpassungsvorgang (ANOCHIN 1963) oder bei mangelnder Stresstoleranz maladaptive Reaktionen (funktionelle Verhaltensstörungen, vegetativ-endokrine Dysregulationen) infolge erlernter Fehlverhaltensmuster, quasi als pathologisches Gedächtnis, und/oder genetischer Dispositionen. Ohne die Ursachen dieser letzteren inadäquaten Reizverarbeitung z. Z. hinreichend zu kennen, haben die Untersuchungen von R. BAUMANN und Mitarb. (1968, 1971, 1974, 1975, 1976) folgendes gezeigt: Der jugendliche Hypertoniker weist schon während der initialen Entwicklungsphasen der Erkrankung ein ungewöhnlich labiles Verhalten auf emotionelle Reize (langanhaltende emotionelle Arousal) auf. Das betrifft nicht nur Reize aus der gesellschaftlichen Sphäre (zumeist langwirkende Stressoren), sondern auch kurzwirkende emotional bzw. intellektuell belastende Testsituationen (z. B. Rechentests unter Zeitdruck), die noch im weiteren Verlauf dieses Kapitels erörtert werden. In psychophysiologischen Untersuchungen konnten unsere Mitarbeiter RICHTER-HEINRICH und SPRUNG (1969) sowie SPRUNG (1974) an Hypertonikern signifikant erniedrigte akustische Reizschwellen und akustische Adaptationen nachweisen bei einer Charakterisierung der Nervengrundprozesse durch Überwiegen der Erregungsvorgänge (Abb. 2). Diese spezifische Adaptationsschwäche wurde (R.

Baumann 1973, 1974, 1975) durch den Begriff der *„stressensiblen Risikopersönlichkeit des Hypertonikers“* charakterisiert.

Die Persönlichkeitsstruktur des Hypertonikers, für die in der psychosomatischen Medizin Alexander (1939) den chronisch gehemmten aggressiven Impuls als kennzeichnend einschätzte, hat seitdem viele Mediziner und Psychologen interessiert. Unsere

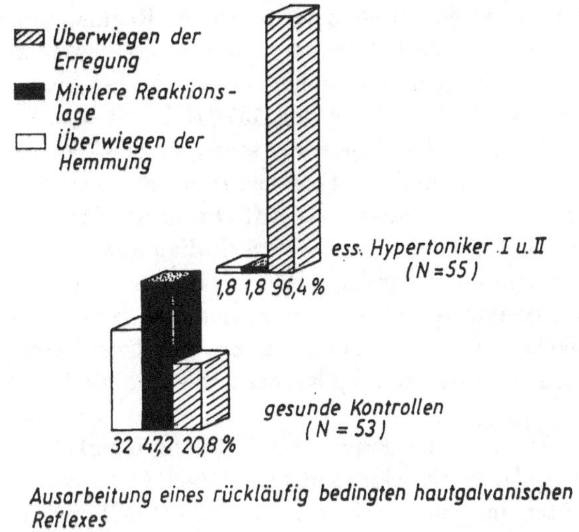

Abb. 2. Bestimmung der Reaktionslage des ZNS durch die Ausarbeitung eines rückläufig bedingten hautgalvanischen Reflexes (nach Richter-Heinrich)

derzeitigen Kenntnisse lassen jedoch nicht auf ein spezifisches Hypertoniker-Persönlichkeitsprofil (ebensowenig wie auf einen Hypertonie-spezifischen Stress) schließen. An anderer Stelle wird von Richter-Heinrich (1976), Katzenstein et al. (1975, 1977) durch Studien aus unserem Zentralinstitut auf Fragen der Persönlichkeitsmerkmale detailliert eingegangen. Hervorgehoben werden soll hier nur seine meist übertriebene Leistungsmotivation. Die Leistungsziele werden von Pflanz u. von Uexküll (1962) und von Uexküll u. Wick (1962) häufig als unrealistisch (zu hoch oder zu niedrig) eingeschätzt. Von Uexküll sieht in diesem Context die Hypertonie als psychosomatische „Bereitstellungskrankheit“ an, bei der die Druckerhöhung eine permanente Bereitstellungsreaktion darstellt, die jedoch keine normale Entladung erfährt.

Unter den *maladaptiven Stressreaktionen des jugendlichen Hochdruckpatienten* verstehen sich nach R. Baumann (1974, 1975) unzweckmäßige Antworten des Organismus, die das funktionelle Verhalten in zahlreichen Systembereichen bestimmen und deren Ausmaß in keinem Verhältnis zum Anlaß steht. Es werden 2 Reaktionstypen unterschieden:

1. die *hyperreaktive Maladaptation* mit wachsendem pathogenetischen Effekt und Verminderung der Reizschwelle in der Rezeptor-Effektor-Kette;
2. die *hyporeaktive Maladaptation* mit Erhöhung der Reizschwelle in der Rezeptor-Effektor-Kette durch Sensibilitätsminderung und/oder Erschöpfung bestimmter Funktionssysteme bei gleichfalls pathogenetischem Effekt.

Der *Reaktionstyp* wird bestimmt von der Dauer der Belastung, der Quantität und Qualität des Stressreizes als äußerer Situation sowie dem Funktionszustand des reagierenden Systems.

Bei den inneren Faktoren sind die Grundprozesse des ZNS und die aktuellen Veränderungen ihres Gleichgewichtes zwischen Erregung und Hemmung, die mit bestimmten vegetativ-endokrinen Konstellationen maßgeblich verknüpft sind, von primärer Entscheidung. Vermutlich entsteht die Maladaptation als Ausdruck einer unzureichenden Integration aller funktionellen Möglichkeiten des Organismus innerhalb der mehrfach rückgekoppelten Tätigkeitsprogramme bestimmter Rezeptor-Effektor-Systeme. Bei einer erworbenen und/oder genetisch determinierten Regulationsschwäche des ZNS können offenbar Störgrößenaufschaltungen, unter denen besonders äußere Einflüsse relevant sind, in der funktionellen Hierarchie der Mehrfachregelungen des Organismus nicht voll kompensiert werden (R. BAUMANN, 1974 a, b).

In biologischer Sicht stellt die *Anpassung* einen Prozeß dar, der die physiologisch sinnvolle Koordination der input-output-Beziehungen zwischen dem Organismus oder seinen Organsystemen mit der Umwelt via ZNS zur Aufrechterhaltung eines dynamischen, optimal stabilisierten Gleichgewichts des Individuums garantiert. Die Adaptationsgüte wird durch den Grad der Stabilität des inneren Milieus zur Gewährleistung seiner Homöostase charakterisiert, d. h. im erweiterten Sinne durch eine möglichst geringe Störanfälligkeit des Organismus als einem selbstregulierenden offenen kybernetischen System gegenüber den ständig wechselnden Umwelteinflüssen (R. BAUMANN, 1974 a, b).

Gesundheit ist nicht nur eine Frage der Leistungsfähigkeit, sondern auch der funktionellen Ordnungsfähigkeit (GOLENHOFEN, 1966). *Ordnungsverluste* sowohl durch veränderte Intensitäten im Sinne der soeben erläuterten hypo- und hyperreaktiven Maladaptationen als auch der Zeitverzögerungen bei der kompensatorischen Rückkopplung hämodynamischer, hormonal-metabolischer und zentralnervöser Funktionsgrößen auf das physiologische Niveau bzw. durch eine allmähliche Neueinstellung auf einen pathologisch veränderten Sollwert als komplexe regulatorische Entgleisungen (dialektischer Widerspruch des Adaptationsprozesses) kennzeichnen nach den Studien von R. BAUMANN und Mitarbeitern (1968—1977) das Systemverhalten des jugendlichen Hypertonikers. Bei der Hypertoniekrankheit besitzen infolge der langfristigen pathogenetischen Prozesse die Adaptationsmechanismen gegenüber den akuten Regelungen vorrangige Bedeutung.

Hypertonie und neurophysiologische Aspekte der Emotionen

Die Suche nach dem materiellen Substrat psychoemotionaler Erscheinungen reicht bis in die frühesten Ansätze der Medizin und Philosophie zurück. Es sei in diesem Zusammenhang daran erinnert, daß die Psychologie sich zunächst als ein Zweig der Philosophie entwickelte. Interessant ist bei dieser Rückschau, daß im 5. Jahrhundert v. u. Z. HIPPOKRATES und KROTON die „Vernunft“ und den „lenkenden Geist“ in das Gehirn lokalisierten, das Herz aber als das Organ der Gefühle sahen. Ärzte, Neuroanatomen und Physiologen entwickelten im Verlaufe der letzten 2 Jahrhunderte zahlreiche lokalisatorische und antilokalisatorische Vorstellungen über die Arbeitsweise des Gehirns. FLOURENS erklärte noch 1842: „Die Masse der Großhirnhemisphären ist physiologisch ebenso gleichwertig und homogen wie die Masse jeder beliebigen Drüse, etwa der Leber“ (FLOURENS, 1842). Dieser Theorie wurden neue Konzeptionen der Differenziertheit der Großhirnrinde, gestützt auf klinische Befunde definitiver Ausfallerscheinungen und die fundamentalen experimentell-physiologischen und pathophysiologischen Untersuchungen der höchsten neuralen Funktionen und der Wechselbeziehungen zwischen Großhirnrinde und den inneren Organen durch Pawlow (1953b) und Bykow (1960) zu Beginn des 20. Jahrhunderts gegenübergestellt. Hiermit wurden für die Hirnphysiologie und auch die Pathophysiologie feste, dialektisch konkretisierte Grundlagen geschaffen. Sie basieren auf Erkenntnissen des 19. und frühen 20. Jahrhunderts, und zwar auf den entscheidenden Analysen der Reflexfunktionen des Rückenmarks von Goltz und Sherrington sowie den bahnbrechenden Arbeiten Setschenows. In seiner Lehre vom Nervismus wurde die führende Rolle des Nervensystems, insbesondere seiner höchsten Abschnitte, bei den physiologischen Prozessen herausgearbeitet. Der Plastizität der Hirntätigkeit mit einer dynamischen Lokalisation von Funktionen (Pawlow, 1953b; Uchtomski 1945) sowie dem Vermögen zur funktionellen Regeneration infolge einer in zahlreichen Rückkopplungskreisen vermaschten ganzheitlichen Arbeitsweise werden verständlicherweise zu einseitige theoretische Konzeptionen über das Primat von Hirnrinden- oder subkortikalen Mechanismen nicht gerecht.

Anatomisches Substrat der Emotionen ist, ohne hier auf die verschiedenen Theorien der Emotionen einzugehen, insbesondere das sogenannte *limbische System* oder visceral brain (Papez 1937; McLean 1952).

Seine phylogenetisch alten Strukturen bilden eine Randzone zwischen Hirnstamm und Neuhirn sowie durch zahlreiche Faserverbindungen und komplexe Wechselbeziehungen ein großes Funktionssystem, das vom Zwischenhirn ausgeht und wieder zu ihm zurückführt. Die limbischen Strukturen stellen geichzeitig die neuronale Grundlage für die Art- und Individualerhaltung dar. Selbstverständlich sind die Einflüsse des

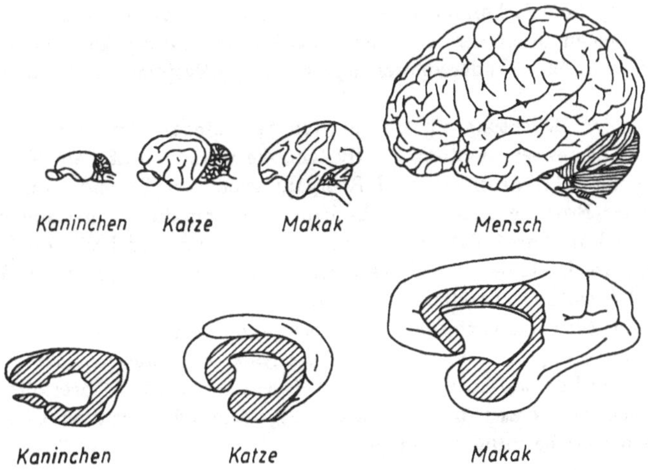

Abb. 3. Gehirne von Wirbeltieren und dem Menschen zur Veranschaulichung der Entwicklungsdifferenzen besonders des Neokortex (weiß) und der relativ geringfügigen Unterschiede des limbischen Systems (untere Zeile, schraffiert) einzelner Tierspecies

aufsteigenden retikulären Aktivierungssystems, thalamischer und hypothalamischer Funktionsbereiche im emotionalen Geschehen von entscheidender Einflußnahme. Bei einer auch derzeitig noch nicht einheitlichen Abgrenzung des limbischen Systems werden diese zum Teil als Mittel- und Zwischenhirnbereiche in den limbischen Funktionskreis eingeordnet. Hier ist besonders auf die Arbeiten von Nauta (1960) über den limbischen Vorderhirn-Mittelhirn-Kreis zu verweisen, dessen Aktivitätszustand beider Teilbereiche den Funktionszustand des Hypothalamus entscheidend beinflußt.

Nach Lullies und Trincker (1977) sind Thalamus und Hypothalamus als „operative Zentrale" des limbischen Systems tätig. Mc Lean (1958) spricht von der Belastung des

Organismus durch ein emotionales Gedächtnis im limbischen System, in dem emotionale Erfahrung langzeitig gespeichert werden kann. Die Hirnrindenfunktion wird bei diesen Vorgängen, speziell beim Menschen, für das Bewußtwerden der Emotionen (vgl. S. 48) verantwortlich gemacht (CANNON 1929; PAWLOW 1953b). Der Zuwachs an neokortikalen Elementen in der phylogenetischen Ranggordnung geht aus der Abbildung 3 eindeutig hervor.

Die *Hirnrinde* besitzt als ein Instrument einer schnellen Adaptation die Fähigkeit, immer neue Assoziationen zu schaffen (HORVATH 1966). Nach WAGNER (1954) und NITSCHKOFF (1966) arbeitet sie als dominierende Führungsgröße bei der Kreislaufregulation. Neokortikale Mechanismen verstärken u. a. die hypothalamische Verteidigungsreaktion, die als Beispiel einer selektiven vasomotorischen und Verhaltensreaktion anzusehen ist. Der kortikale Tonus wird durch den Aktivitätszustand der phylogenetisch alten Hirnstrukturen bestimmt.

Nach dem Konzept der Doppelfunktion der *Formatio reticularis* des Hirnstammes von ZANCHETTI (1966), die zahlreiche sensorische Afferenzen aus der Körperperipherie als auch Informationen aus dem inneren Milieu des Organismus erhält, bewirkt diese sowohl durch Aktivierung des Kortex als auch des Subkortex jenen besonderen Grad an Wachheit, aus dem emotionale Erfahrung besteht, und löst gleichzeitig die vegetativen und somatischen Phänomene aus, die das emotionale Verhalten begleiten.

An dieser Stelle ist hervorzuheben, daß *die psychischen Funktionen*, die unzweifelhaft in der Hypertoniepathogenese des Menschen von hoher Relevanz sind, nach Definitionen der modernen materialistischen Psychologie komplizierte reflektorische Prozesse sozial-historischen Ursprungs darstellen. Sie weisen in ihren verschiedenen Entwicklungsetappen keine einheitliche Struktur auf, sondern werden durch einander ablösende gesetzmäßige Systeme von Verbindungen realisiert (LURIA, 1970).

Von entscheidender Bedeutung für die höheren psychischen Funktionen des Menschen ist *die Sprache* als komplexes sensomotorisches System, die ihnen Bewußtheit, Verallgemeinerungsfähigkeit, Expression, Willkürlichkeit und Reorganisation verleiht und damit die Möglichkeit der Steuerung dieser Prozesse bietet. Hier besitzen wiederum die übergeordneten neokortikalen Ebenen des ZNS und die assoziativen thalamo-kortikalen Rückmeldekreise die Schlüsselposition. PAWLOW (1953a) bezeichnete den Anteil des verbalen Systems, des sogenannten 2. Signalsystems, als den höchsten Regulator menschlichen Verhaltens.

Allein der Mensch besitzt damit gegenüber seinen stammesgeschichtlichen Vorfahren das Vermögen zur *vernunftsmäßigen Hemmung von Emotionen* oder emotionellen Motivationen, die — durch neurale und humoral-hormonale Mechanismen bestimmt — ihrerseits die affektiv bedingten Verhaltenskonsequenzen (u. a. durch den negativen oder positiven Charakter der Emotionen) sehr differenziert beeinflussen können.

Bei der Untersuchung von Umwelteinflüssen auf degenerative Arteriopathien sieht GRÜNBERG (1966) in der bewußten Distanzierung der Emotionen vom psycho-sozialen Auslösereiz und damit im zeitlichen Auseinanderrücken von Emotion und Reaktion mit Konservierung der Unlustgefühle eine Gefahr für die Chronifizierung von Kreislaufbelastungen. Die Mobilisierung der Energiereserven über das sympathico-adrenerge System als biochemische Vorbereitung zur Realisierung der körperlichen Begleiterscheinungen der Emotion in Form von Angriff, Abwehr oder Flucht, z. B. die Vasodilatation in der Muskelstrombahn als primitive Notfallreaktion nach CANNON (1929), werden gegenüber dem Tier beim Menschen nicht zweckmäßig ausgenutzt.

Auch für die Pathogenese der essentiellen Hypertonie haben GELLHORN und LOOFBOURROW (1963) sowie GELLHORN (1968) die enge Verknüpfung von Emotionen und emotionalen Störungen auf Umweltreizzuflüsse mit einer gesteigerten, evtl. genetisch bedingten *Sympathicushyperaktivität* und möglicher Aktivierung des hypothalamischneurohypophysären Systems ausführlich beschrieben. BROD (1974) betrachtet die emotionale Reaktion des Menschen als Analogon zur Abwehrreaktion der Säugetiere, obwohl erstere nicht mehr den vergrößerten metabolischen Anforderungen des Muskels dient. Nach BÜLBRING (1935) sowie UVNÄS (1954) wird die muskuläre Vasodilatation im Skelettmuskel und Herz durch cholinerge vasomotorische Nervenfasern vermittelt, die im Skelettmuskel einen Anteil des symphatischen Nervensystems darstellen. Diese *cholinergen sympathischen Vasodilatatoren*, die, von den höheren Zentren (motorischer Kortex, vasodilatatorisches hypothalamisches Schaltzentrum im vorderen Hypothalamus) durchlaufend, nicht in den medullären Kreislaufzentren umgeschaltet werden, sollen unter emotionalem Stress oder bei Erschöpfungszuständen von Bedeutung sein (plötzliche Verstärkung des Blutflusses in der Skelettmuskulatur, offenbar ohne Einfluß auf die Herzrate). SCHAEFER u. NIEMCZYK (1967) halten sie, falls sie existieren (nach neuen Ansichten nicht bei Menschen und Affen), für regeltechnisch wirkungslos. Wahrscheinlich erfolgen diese Regulationen durch die Intensität der Vasokonstriktion.

Die Übereinstimmung der hämodynamischen Reaktion im emotionalen Geschehen mit dem frühen und späten Bild der hämodynamischen Umstellung beim essentiellen Hypertoniker veranlaßten BROD (1974), hierin einen initialen pathogenetischen Faktor der Hypertonie in möglichem Zusammenhang mit einer zentralnervösen Störung der Koordinationszone der Abwehrreaktion im *Hypothalamus* (Details s. S. 75) zu sehen. Nach hirnphysiologischen Gesichtspunkten kann einerseits die pathologische Steigerung der zentralen Erregungsvorgänge im emotionalen Verhalten durch die bereits erwähnte rationale Hemmung der somatomotorischen Komponente beim Menschen unter diesen Bedingungen nicht mehr über die Skelettmuskulatur abfließen. Andererseits können aufgrund positiver Rückkopplungen, insbesondere in den erwähnten Strukturen des limbischen Systems, solche Erregungen über längere Zeit kreisen, sich verstärken, um sich schließlich durch Mobilisation der viszeromotorischen und neurohumoralen Komponenten der Stressreaktion auf die neuroendokrinen und neurovegetativen Erfolgsorgane zu übertragen. Der Hypothalamus, der mit dem ihm übergeordneten, ihn steuernden limbischen System über reziproke Bahnen verbunden ist, übt in diesem Zusammenhang wesentliche effektorische Funktionen aus (Operationszentrum), speziell der ergotrope ventro-mediale Anteil des hinteren Hypothalamus, der eng an das sympathico-adrenerge System gekoppelt ist (W. R. HESS, 1954).

Im Hypothalamus kann eine Abgrenzung der beiden vegetativen Zentren mit einer Sympathicusrepräsentation im hinteren und einer Parasympathicusrepräsentation im vorderen Hypothalamus (W. R. HESS, 1954) infolge zahlreicher gemischt innervierter Areale nur in grober Annäherung aufrechterhalten werden. Die übergeordnete Reglerfunktion des Hypothalamus, der ja auch gemischt innervierte Kerne besitzt, äußert sich zumeist in einem Synergismus beider Systeme neben den reziprok-antagonistischen Wechselbeziehungen, z. T. mit Überwiegen einer Funktionsrichtung. Hemmende oder anregende Einflüsse auf komplexe Funktionen oder Verhaltensprogramme stehen schwerpunktmäßig mit der medialen bzw. lateralen Hypothalamusorganisation in Zusammenhang.

Wie schon erwähnt, schätzen zahlreiche Vertreter vorwiegend der psychosomatischen Medizin (HAMBLING 1951; REISER et al. 1954; WOLF et al. 1955; BASTIAANS 1963) als eines der Hauptmerkmale der *Hypertonikerpersönlichkeit* insbesondere diese o. g. Hemmung von Aggressionen, von Wut, Ärger und Feindseligkeit ein, die nur gelegentlich zu unkontrollierten Durchbrüchen gelangen. Nach KATZENTSEIN et al. (1975, 1977) chronifizieren passiv-submissive Reaktionsweisen des Hypertonikers durch Hemmung impulsiv-aggressiver Regungen die Konfliktspannungen, insbesondere gegenüber psycho-sozialen Belastungen. Ein gegenseitiges Aufschaukeln von Affekt und Vegetativum kann den pathogenetischen Prozeß ungünstig beeinflussen (BIRKMAYER 1965).

Wahrscheinlich ist hierfür eine Reizschwellenerniedrigung in der Formatio reticularis (F. R.) des Hirnstammes bei der Verarbeitung von Umweltinformationen maßgeblich, wie sie im Modellexperiment einer Grenzwerthypertonie bei Primaten durch neurophysiologische Daten (s. S. 87) von uns nachgewiesen wurde (H. BAUMANN et al. 1973, 1974, 1975, 1976, 1977 a, b). Darüber hinaus muß man die prinzipielle Bedeutung der Formatio reticularis für den basalen Kreislauftonus berücksichtigen (LOSSE et al. 1956; OBERHOLZER 1959; ZANCHETTI 1966; BAUST 1963, NITSCHKOFF 1972, 1974). BIRKMAYER (1965) ist der Ansicht, daß erst die Irradiation vegetativer Fehlhaltungen über den retikulären Hirnstammbereich das subjektive *bewußte Krankheitsgefühl* vermittelt. SCHAEFER und NIEMZCYK (1967) halten das Bewußtsein aber keinesfalls für einen Gradmesser der Intensität psychosomatischer Wechselwirkungen. Die somatischen Kreislaufreaktionen psychischer Prozesse sind objektivierbar, ehe sie als Herzklopfen, Erröten usw. empfunden werden und damit feiner als das Bewußtsein über diese Vorgänge (s. S. 89, autonome Konditionierungsprozesse außerhalb des Bewußtseins (GANTT 1964)). Jede zentrale Erregung irradiiert zumindest in das Sympathicuszentrum und ist in den Bereich kreislaufaktiver Faktoren einzubeziehen.

Neuere Untersuchungen des Arbeitskreises von SCHAEFER (HEINEMANN et al. 1973) über Blutdruck- und Herzfrequenzänderungen bei Elektrostimulation limbischer Hirnstrukturen lassen folgern, daß *der Blutdruck im Sinne eines positiven Rückkopplungskreises (die Verstärkung des Systems erhöht sich hierbei) in das affektive Verhalten eingreift.* Bei Reizung dieser emotionsrelevanten Hirnzentren treten psychomotorische Reaktionen nur dann auf, wenn die entsprechenden reizbedingten Einstellungen zum ZNS rücksignalisiert worden sind. Wurde dieser feedback-Mechanismus durch experimentelles Konstanthalten des Blutdruckes unterbrochen, so konnte keine psychomotorische Reaktion ausgelöst werden. Der Blutdruck selbst spielt offensichtlich eine wesentliche Rolle bei der kardiovaskulären Einstellung, die einer affektiven Verhaltensreaktion vorausgeht.

Nervale Organisation der Blutdruckregelung

WEINER schätzte noch 1970 in einer retro- und prospektiven Studie über die psychosomatische Forschung auf dem Gebiet der essentiellen Hypertonie die derzeitigen Kenntnisse über die zentralen Mechanismen von Emotionen, Ärger, Frucht usw., die für dieses Krankheitsbild von wesentlicher Bedeutung zu sein scheinen, als völlig unzureichend ein. Bei den von ihm aufgeführten, insbesondere aus der experimentellen Hypertonieforschung kommenden Hinweisen, daß sich psychosoziale Faktoren und physiologische Prozesse summieren und hypertonieauslösend wirken können, blieb die Frage offen, durch welche Mechanismen diese Ereignisse verknüpft werden. Neurophysiologisch gilt als allgemein gesichert, daß die zentralnervösen Strukturen zur Regulation des emotionalen Verhaltens und der Kreislauffunktionen eng gekoppelt (CANNON, 1929), wenn nicht z. T. identisch sind.

Neben den peripheren Regulationsmechanismen zur Anpassung des Kreislaufes an die jeweiligen Bedürfnisse des Organismus (Bayliss-Effekt, Katabolite) erfolgte die Regulation der Vasomotorik auf der *spinal-bulbären Ebene*: segmentale, vasomotorische Reflexe, Hauptkontrolle von Herz- und Blutkreislauf unter Ruhebedingungen durch die medulläre Formatio reticularis;
auf *diencephaler Ebene*: Regulation höherer vegetativer Leistungen, z. B. Synergien zwischen Kreislauf- und Atmungsapparat, Umstimmung der Funktionslage, maximale Kreislaufaktivierung, Aufrechterhaltung des mittleren Blutdruckes (Erregbarkeits-

steigerungen des pressorischen hypothalamischen Kreislaufzentrums aktivieren den linken Herzventrikel mit Anstieg des Herzminutenvolumens über eine erhöhte Herzfrequenz bei geringer Zunahme des Schlagvolumens, Erscheinungen, die auch für das Frühstadium der essentiellen Hypertonie charakteristisch sind);
im *limbischen System:* Integration, Kontrolle und Modulation vegetativer Leistungen, Miterregungen der Kreislaufzentren in Form affektiver Kreislaufumstellungen
und *Neokortex:* Feinadaptation der vegetativen Leistungen an die Willkürmotorik, vasodilatatorische Beeinflussung der lokalen Organdurchblutung, Erhöhung und Verminderung des arteriellen Druckes (Neueinstellung der Kreislaufwerte auf das zu erwartende Willkürmotorikprogramm besonders durch das motorische Großhirnrindenfeld). Die im *Neokortex,* vorwiegend im motorischen Rindenbereich, unter lokaler Elektrostimulation nachgewiesenen umfangreichen blutdruckwirksamen Zellverbände tragen wahrscheinlich unter Einschaltung der Pyramidenbahn mit Kollateralen zu den medullären und spinalen Zentren bzw. durch direkte Beeinflussung spinaler autonomer Mechanismen zur allgemeinen Blutdruckkontrolle (Hebung und Senkung des Druckes) des ZNS bei (Abb. 4). (Spiegel und Hunsicker 1936; Landau 1953; Rossi u. Brodal 1956.)

Die sogenannten *klassischen Kreislaufzentren* im unteren Hirnstamm, die die basalen Funktionen der Kreislaufregelung (Einstellung des Blutdruckes auf einen adäquaten Wert durch Regelung von Herztätigkeit und Gefäßweite) realisieren, werden also von übergeordneten Organisationsebenen des ZNS beeinflußt. Diese Erkenntnisse basieren auf neuroanatomischen, elektrophysiologischen, neuropharmakologischen, immunohistochemischen u. a. Methoden.

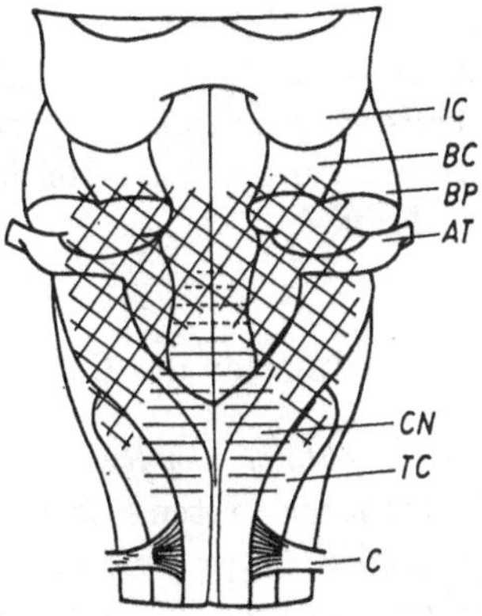

Abb. 4. Klassisches Lokalisationsschema der Herz-Kreislauf-Regulationszentren im bulbopontinen Hirnstamm nach Alexander (1946).
Gekreuzt schraffiert: vorwiegend pressorische Region; horizontal schraffiert: vorwiegend depressorische Region

IC: Colliculi inferiores (Mittelhirn); BC: Brachium conjunctivum; BP: Brachium ad pontem; AT: Nerv. vestibulo-cochlearis; CN: Nucl. cuneatus; TC: Tuber cinereum; C: 1. Cervicalnerv

Den durch Elektroreizung erzielten Blutdruckanstiegen von durchschnittlich 10—40 mm Hg, einer Technik, die bereits seit Ende des 19. Jahrhunderts experimentell angewandt wird, können unterschiedliche Mechanismen zugrunde liegen: Direkte Erregungen der präganglionären sympathischen Neurone, Modulation der Empfindlichkeit der sympathisch innervierten Carotissinus-

Barorezeptoren, Barorezeptoren-Resetting auf einen veränderten Sollwert im Sinne einer allgemeinen Adaptation an den erhöhten Druck (dem Zentrum werden zu geringe Drucke weitergemeldet).

Blutdruckerhöhungen durch Elektrostimulation sind über die gesamte Neuraxis, zumeist durch Erregung absteigender Bahnen, in zahlreichen, durch enge synaptische Kontakte verbundenen Hirnregionen auslösbar. Sie sind mit sehr unterschiedlichen Verteilungsmustern des Blutflusses (Folkow und Rubinstein 1965), Atmungsaktivierungen, Pupillenveränderungen usw. verbunden. Sudakow (1974) weist darauf hin, daß die Elektroreiz-induzierte Erregung im ZNS länger anhält, als diejenige, die zur Aktivierung der depressorischen Mechanismen zwecks Normalisierung des erhöhten arteriellen Druckes notwendig ist. Gleich anderen Experimentatoren hat er diesen Umstand zur experimentellen Hypertoniemodellierung ausgenutzt.

Viele, durch Erregung neokortikaler und limbischer Hirnstrukturen entstehende Blutdruckeffekte werden über den *Hypothalamus* wirksam (Spiegel und Hunsicker 1936; Pitts et al. 1941; Landau 1943; Rossi und Brodal 1956), der als wesentliches Koordinationszentrum des Hirnstammes für viszerale und somatische Funktionen anzusehen ist und wahrscheinlich das dominierende Zentrum der kardiovaskulären Regulation darstellt. Bereits seit den Pionierarbeiten von Karplus und Kreidl (1909, 1910) ist die hypothalamische Kontrolle neurovegetativer Prozesse bekannt, obwohl, speziell im emotionalen Geschehen, auch das limbische System direkt steuernden Einfluß auf die Kreislaufgrößen ausübt. Das in Verbindung mit der *Hypophyse* komplexe neurohormonale Regulationssystem des Hypothalamus ist hinsichtlich seines effektorischen Regulationsaspektes in ein sympathico-adrenerges und parasympathico-cholinerges System zu differenzieren. Die Wirkung nervaler Einflüsse wird durch Hormonfreisetzungen intensiviert und verlängert. Funktionsziel sind dabei die ergotrope (z. B. bei psychischer oder physischer Belastung) oder trophotrop-endophylaktische Umstimmung der Reaktionslage (W. R. Hess, 1954). Innerhalb der umfassenden Funktionen des ZNS in der Kreislaufregulation ist seine tonisch erregende und wahrscheinlich auch hemmende Kontrolle über den viszeral-efferenten Anteil des vegetativen Nervensystems (z. T. auch als Entladung der autonomen Nerven bezeichnet) wesentlich zur Aufrechterhaltung des normalen Blutdruckniveaus.

Zentrale Kontrolle und Modulation des Barorezeptorreflexbogens

Dem Gehirn fließen über die *kardio-pulmonalen Rezeptoren* (aktivierende Reflexe), die in den zentralen Bereichen des Hochdrucksystems beidseitig angeordneten *sinoaortalen Barorezeptoren*[1]) oder „Blutdruckzügler" (über den Carotissinusast des N. glossopharyngeus und den Aortendepressornerv als Ast des N. vagus vermittelte Entladungsfrequenzen der Dehnungsrezeptoren des Carotissinus und Aortenbogens) sowie sensorische Afferenzen aus anderen Regel- und Funktionskreisen (Chemorezeptoren, Atmung, höhere Hirnzentren) laufend Informationen über das Kreislaufsystem zu. Nach der klassischen Deskription werden diese vermittels der *bulbo-pontinen Kreislaufzentren* (sympathisches Vasomotorenzentrum in den rostralen 2/3 der lateralen F. R. medull. oblong. (Ranson und Billingsley 1916; Monnier 1938, 1939; Alexander 1946; Chai und Wang 1962) und parasympathisches Depressorzentrum im caudalen Drittel der medialen F. R. medull. oblong. (Monnier 1938; Alexander 1946; Lindgreen und Uvnäs 1953, 1954)) integriert und in Reaktionen umgesetzt, die via efferente sym-

---

[1]) Die Beschreibung der Barorezeptorenfunktion erfolgte in den Jahren 1924—1931 durch Hering, Koch und Heymans.

pathische und parasympathische Bahnen direkt auf Herz, arterielle und venöse Gefäße sowie indirekt auf das endokrine System einwirken und aktuellen Blutdruckabweichungen korrigierend entgegenwirken (Abb. 4).

Nach Kowalyow (1967) sind Pressor- und Depressorzonen in Pons und Medulla als diffuses Netzwerk ausgebildet. Hierbei sollen die lateralen Bereiche sensorisch-assoziativ, die medialen Zonen motorisch-effektorisch über efferente Verbindungen zum Spinalstrang wirken. Direkte Verbindungen zwischen beiden Regionen existieren neben polysynaptischen Wegen. Damit ist ein schnelles Umschalten vom afferenten auf den efferenten Weg als Sofortreaktion in der zirkulatorischen Kontrolle realisierbar.

Nach dem derzeitigen Erkenntnisstand einer integrativen zentralen Organisation der Baroreflexkontrolle in der kardiovaskulären Regulation mit ihren komplexen biologischen Antwortmustern gegenüber der klassischen Theorie der medullären Kontrolle des thoracolumbalen outflow des peripheren autonomen Systems ist die Bezeichnung (de-) pressorischer Areale oder Leitungsbahnen oft irreführend. Vielmehr gewinnen Aspekte einer supramedullären vasomotorischen Kontrolle, der Beteiligung bulbo-spinaler adrenerger und serotoninerger Neurone im Barorezeptorreflexbogen durch hemmende (adrenerg?) oder bahnende Modulation der Erregungsübertragung auf das sympathische präganglionäre Neuron zunehmende Bedeutung, wie noch später ausgeführt wird.

Das Blutdruckregelungssystem mit seinen hochspezialisierten Druckfühlern, Kreislaufzentren, Herz und arteriellen Widerstandsgefäßen stellt einen, nach dem Prinzip der negativen Rückkoppelung (oder Gegenkoppelung mit herabgesetzter Verstärkung des Systems und erhöhter Stabilität) arbeitenden geschlossenen Funktionskreis dar. Herz und Peripherie beantworten z. B. einen zentralen Blutdruckanstieg gegenregulatorisch mit einer Rückstellung in Richtung der Norm.

Der statischen oder phasischen Dehnung der Arterienwand folgt eine Erregungssteigerung der Barorezeptoren mit Zunahme der Aktionspotentialfrequenz der afferenten Nervenfasern, über die, via den *Ncl. tractus solitarii* (NTS) als Schaltstelle, die Interneurone der bulbären Depressorzone aktiviert werden. Dieser Vorgang hemmt die Interneurone des sympathischen vasopressorischen Feldes mit Herabsetzung seiner Dauererregung auf die gemeinsame Endstrecke des vegetativen Nervensystems über den Vorderseitenstrang mit pulsrhythmischer Hemmung der vasokonstriktorischen Neurone im Seitenhorn (Ncl. intermedio-lateralis) des Rückenmarks. Auf den endogenen Tonus des Vasomotorenzentrums (Interneurone der Pressorregion), der auf die sympathische Kreislaufinnervation (Tonisierung der glatten Gefäßmuskulatur) fördernd einwirkt, besitzt der Hirnstoffwechsel sicherlich eine entscheidende Einflußnahme. Gebber und Barman (1977) haben ein Modell vasomotorischer Hirnstammkreise beschrieben, das die in den sympathischen Nervenbündeln tonisch auftretenden Entladungen generiert. Es impliziert die Existenz eines gut organisierten zentralen Netzwerkes mit positiven und negativen feedback-Kreisen.

Die (niederfrequente) Spontanaktivität vegetativer Neurone (durch Impulseinflüsse peripherer Rezeptoren und supraspinaler Strukturen) ist für die allgemeine Tonuseinstellung wesentlich. Diese in das Rückenmark einlaufenden Erregungen werden durch exzitatorische feedbacks unterhalten. *Ergotrope Systemreaktionen* (Notfallsreaktion) entstehen im sympathischen System durch Tonusschwankungen und gesteigerte Grundaktivität mit Synchronisationseffekt.

Auf das Nebennierenmark wirkt die sympathische Tonisierung mit resultierender Katecholaminausschüttung (stimulatorischer Effekt auf die α- bzw. β-Rezeptoren mit vasokonstriktorischem bzw. vasodilatatorischem Einfluß auf die Gefäße und positiv ino- und chronotroper Wirkung auf das Herz (Details S. 100ff. und Tab. 1)). Adrenalin und Noradrenalin werden auf dem Blutweg über längere Strecken in aktiver Form transportiert, nicht dagegen Acetylcholin (sofortiger Abbau durch hohe Ach-Esteraseaktivität im Blut). Deshalb tritt auch eine *parasympathische Synchronisation* nur schwer auf, eher eine Abnahme des Sympathicotonus. Nach Bard (1961) existiert keine blutdruckwirksame parasympathische Gefäßinnervation. Eine Steigerung des Gefäßwandtonus durch efferente sympathische Nerven führt vermutlich wiederum zu einer zunehmenden pressorezeptorischen Aktivität, da Adrenalin unter konstanten Druckbedingungen die Rezeptorenempfindlichkeit in dieser Richtung steuert (Golenhofen 1969).

Der Blutdruck wird durch die Barorezeptoren zwar stets im Sinne einer Regelung durch negativen feedback beeinflußt, jedoch aufgrund der ständig wechselnden biologischen Bedürfnisse des Organismus niemals konstant gehalten (s. S. 47). Schaefer (1974) spricht von einer Unwirksamkeit der barorezeptorischen Regelung, die im

Schema der Blutdruckregulation

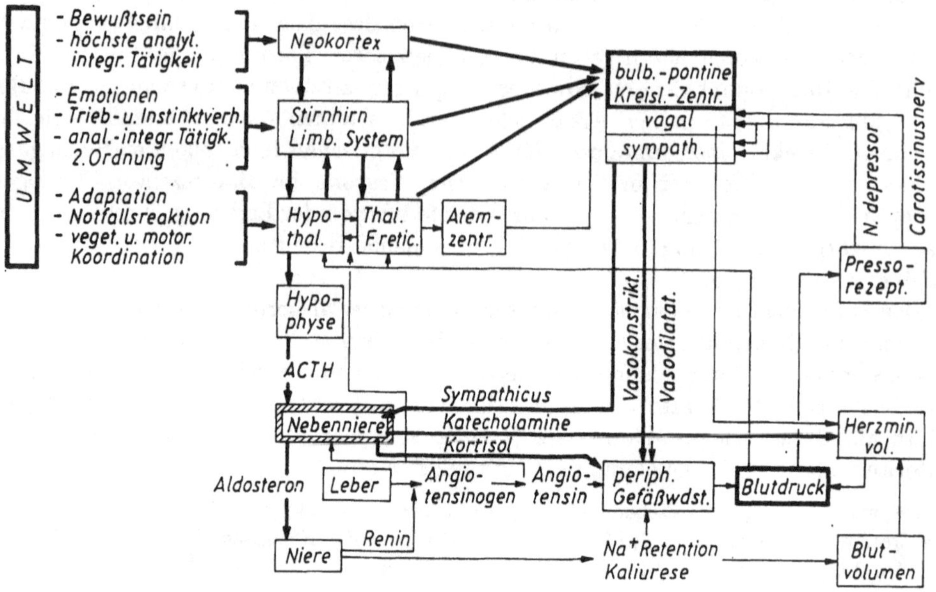

Abb. 5

Prinzip nur einer nicht auf Konstanz des Druckes wirksamen Selbststeuerung entspricht. Sie geht aus den bekannten, deutlichen circadianen Blutdruckschwankungen, die keine Definition eines Sollwertes zulassen, hervor. Die Blutdruckzügler leiten den Kreislaufzentren keine alleinige Information über den arteriellen Mitteldruck zu. Golenhofen (1969) verweist mit Recht auf die komplexe Information über das Druckmuster im arteriellen System. Es umfaßt neben dem Mitteldruck Blutdruckamplitude, Pulsform und Pulsfrequenz, die jedoch vom Zentrum nicht detailliert aufgeschlüsselt werden. Insofern besteht auch von der Rezeptorencharakteristik her keine Berechtigung, von einer Regelung des „Blutdruckes" zu sprechen, da die Regelgröße nicht der arterielle Druck per se, sondern eine Druck-Druckamplituden-Pulsfrequenzfunktion ist.

Die *reflektorische Kreislaufentlastung* (weitgehende Hemmung der Entladung präganglionärer sympathischer Neurone mit Erregung des Herzvagus) mit Reduktion des peripheren Gesamtwiderstandes, Bradykardie, Verringerung des venösen Rückstroms, der Herzleistung und des Blutdrucks auf die Barorezeptorenafferenzen erfolgt über eine Aktivierung der gesamten Hirnstammdepressorzone vom vorderen Hypothalamus über das Mittelhirn bis zur Medulla. Sie ist bei Erregung direkt absteigender sympathischer Hemmbahnen der Medulla zum Seitenhorn des Rückenmarks besonders effektiv (s. S. 61).

Die pseudounipolaren Zellkörper der *primären Barorezeptorneuronen* befinden sich in Ggl. nodosum. Sie leiten über die peripheren Axonfortsätze (Dehnungsrezeptoren) die Barorezeptor-Informationen zum Ganglion und über die proximalen Fortsätze mit den übrigen Fasern des IX. und X. Hirnnerven zur Medulla oblongata.

Die entscheidenden *depressorischen Barorezeptorenafferenzen* gelangen hierbei in den sich lateral über die gesamte Länge der Medulla erstreckenden *Ncl. tractus solitarii* (NTS) als erster Schaltstelle des kardiovaskulären Reflexbogens, und zwar in Höhe des Obex (Übergangsbereich vom IV. Ventrikel in den Zentralkanal), und ziehen von hier aus zur caudalen Medulla direkt oberhalb der Rückenmarksegmente C_1-C_2. Der medio-caudale und wahrscheinlich auch der commissurale Anteil des NTS stellen das primäre medulläre Zentrum des kardiovaskulären Reflexbogens dar.

Als Schaltstelle für die depressorischen Afferenzen aus der Aorta hat OBERHOLZER (1955) den Subnucleus magnocellularis des NTS zwischen dem inspiratorischen und exspiratorischen Vagusreflexzentrum der Medulla nachgewiesen. Bei einem großen Übergewicht von vasopressorischen Zonen finden sich vasodepressorische Punkte in weniger dichter Verteilung mit Hauptwirkung in Nachbarschaft des exspiratory half center (TROUTH et al. 1973). Der NTS ist ein hochorganisiertes neuronales Netzwerk mit zahlreichen Interneuronen.

Neben der ersten Synapse des Barorezeptorreflexbogens im medio-caudalen und teilweise commissuralen Anteil des NTS besteht hier auch der Ursprung der *sekundären Neuronen des multisynaptischen Reflexbogens*.

Die Fortsätze der sekundären Neuronen (efferente neuronale Verbindungen des NTS) enden in verschiedenen medullären Kernen (dorsaler Vaguskern, Ncl. ambiguus, Ncl. reticularis lateralis und Ncl. reticularis gigantocellularis) und erreichen, vermutlich über multisynaptische Leitungsbahnen, höhere Hirnzentren, die über descendierende Bahnen den Baroreflexbogen modulieren (PALKOVITS und ZÁBORSKY 1977).

Die *efferenten präganglionären Neurone des Barorezeptorreflexbogens* finden sich in der Medulla und im Rückenmark. Wahrscheinlich sind neben dem visceromotorischen dorsalen Vaguskern auch der Ncl. ambiguus und der Ncl. intercalatus Ursprung der *präganglionären parasympathischen* kardioinhibitorischen Innervation (MONNIER 1963; PALKOVITS und ZÁBORSKY 1977).

Präganglionäre sympathische kardiovaskuläre Neurone befinden sich im Seitenhorn (Ncl. intermedio-lateralis) des Rückenmarks zwischen Th_1-L_2 (HENRY und CALARESU 1972). Ihre Axone treten über die Vorderwurzeln aus dem Spinalstrang aus und enden am *postganglionären Neuron* in den sympathischen oder peripheren (intramuralen) Ganglien. Von dieser letzten neuronalen Schaltstelle des Barorezeptorreflexbogens wird die Aktivität auf die kardiovaskulären Erfolgsorgane übertragen.

Zahlreiche neuere Befunde bestätigen, daß der in der Medulla entstehende Kreislauftonus teilweise erst im Rückenmark gehemmt wird (KOEPCHEN 1970). Sympathoinhibitorische Bahnen wurden im dorso-lateralen, ventro-lateralen und Ventralstrang, sympathoexzitatorische Fasern (nichtadrenerg; vom Hypothalamus absteigend) im dorso-lateralen Strang des Rückenmarks nachgewiesen (Übersicht bei HAEUSLER 1977). Erstere stellen absteigende Verbindungen aus der Medulla dar, und zwar aus monoaminergen bulbo-spinalen Neuronensystemen der ventro-lateralen FR und der mittelständigen Raphe-Kerne (serotoninerg) als auch aus der ventromedialen FR, die direkt auf den Ncl. intermedio-lateralis des Rückenmarks projizieren.

Da die absteigenden adrenergen und serotoninergen bulbo-spinalen Neurone im Ncl. intermedio-lateralis zwischen Th_1-L_2 (DAHLSTRÖM und FUXE 1965), d. h. im Ursprungsniveau der präganglionären sympathischen Neurone endigen, wird ihr modulierender Einfluß auf die Impulstransmission des Barorezeptorreflexes auf spinalem Niveau für wahrscheinlich gehalten (Haeusler 1977; s. S. 96), und zwar in Form einer Hemmung der sympathoexzitatorischen Impulse auf das sympathische präganglionäre Neuron (evtl. über Interneurone) durch spinale α-adrenerge Rezeptoren bzw. einer Bahnung durch serotoninerge Rezeptoren. Es gibt jedoch hierzu kontroverse Meinungen (s. Übersicht bei Palkovits und Záborsky 1977).

Die Beeinflussung anderer physiologischer Funktionen durch die Barorezeptoren, wie die Regulation der Sekretion der Hypophysenvorderlappenhormone und der Nebennieren-Corticosteroide (Gann 1966), des ADH-Mechanismus (s. S. 68) und der Wach-Schlaf-Periodik (Baust und Heinemann 1967) sollen hier nur kurz erwähnt werden.

Elektrophysiologische Hinweise direkter Projektionen des Sinusnerven in den bulbären paramedianen Kern der Formatio reticularis (Cottle 1964; Humphrey 1967; Crill und Reis 1968; Miura und Reis 1969, 1972) konnten nicht bestätigt werden. Nach neuroanatomischen Untersuchungen von Palkovits und Záborsky (1977) soll es sich dagegen um die medulläre A2-katecholaminerge Zellgruppe handeln. Von hier aus ziehen afferente Bahnen in andere retikuläre Kerne auf gleichem segmentalen Niveau und aufsteigend durch die dorso-laterale FR des Brückenhirns (Miura und Reis 1969).

Kleine bilaterale elektrolytische Läsionen im dorsalen Hirnstamm mit Zerstörung des NTS in Höhe des Obex führen durch Schädigung der zentralen Projektionen der Barorezeptoren, d. h. des zentralen Anteils des Reflexbogens, zur differenzierten Freisetzung sympathischer neuronaler Aktivität auf die Blutgefäße mit resultierender schwerer Hypertonie im Tierexperiment (Miura und Reis 1972). Da diese Läsionen vermutlich auch die von den kardio-pulmonalen Dehnungsrezeptoren via Vagusnerv kommenden Depressorimpulse unterbrechen, verläuft eine solche neurogene Hypertonieform, die von intakten Verbindungen zu den höheren Hirnzentren abhängig ist, intensiver und stabiler als neurogene Hypertonien auf der Grundlage sinoaortaler Denervationstechniken (Doba und Reis 1973).

Das propriozeptive Carotissinussystem erzielt nur durch Abnahme seiner Hemmwirkung auf das bulbo-pontine Sympathikuszentrum, d. h. durch eine relative Enthemmung der vasomotorischen Interneurone, *kreislaufaktivierende Effekte*, z. B. bei Absinken des Blutdrucks.

Mit sinkendem mittleren arteriellen Druck nimmt die Aktionsfrequenz der Barorezeptoren pro Pulswelle, die den medullären Zentren als Information über den absoluten Druck als auch über die Änderungsgeschwindigkeit des Druckes zugeleitet wird, ab. Mit der Erregung des vasopressorischen Zentrums, dessen efferente (exzitatorische) Fasern wahrscheinlich im Dorsolateralstrang zu den präganglionären symphatischen Zellen und dann über sympathische Ganglien mit dem Grenzstrang des Sympathikus zu den Gefäßen ziehen, wird eine gewisse kardioakzeleratorische Efferenz in der dorsalen Medulla integriert (Monnier 1939). (Retikuläre Schaltneuronensysteme für eine weitgehend eigenständige Regulation der Herztätigkeit, d. h. der Schlagfrequenz, insbesondere unter „Notfallssituationen", sind eng mit dem Vasomotorenzentrum verbunden (Koepchen 1962).) Man darf heute aber annehmen, daß von hieraus Afferenzen mit Umschaltung im Hypothalamus zu höheren Niveaus der ZNS gelangen und supramedulläre, insbeondere hypothalamische Strukturen, eine entscheidende sympathische Kontrolle der Herzfrequenz ausüben.

Die bulbo-pontinen Kreislaufzentren mit ihren vitalen Reglermechanismen besitzen insbesondere für die Einstellung von Grundwerten der Herz-Kreislauftätigkeit (basaler Tonus) und zur Aufrechterhaltung der Homöostase auf diesem Sektor (Lueken 1964) infolge der negativen Rückkopplungseffekte (inhibitorische Neurone zwischen afferentem und efferentem Schenkel des Reflexbogens) entscheidende regulative Bedeutung.

Zusätzlich wirken *chemoceptive Kreislaufaktivierungen* (peripher durch sogen. Axonreflexe mit lokaler Dilatation der arteriellen Präkapillaren auf saure Metaboliten; auf dem Niveau des Rückenmarks durch segmentale vasodilatatorische Reflexe) und spezielle Chemorezeptorenafferenzen, besonders des Glomus caroticum, sowie humorale Mechanismen.

Enge histologische Ähnlichkeit mit dem Carotiskörper besitzt die Area postrema, eine außerhalb der Blut-Hirnschranke liegende Stammhirnstruktur in der Nähe des 4. Ventrikels (V-förmige Region an den Seitenwänden des 4. Ventrikels bzw. im dorsalen Bereich der Medulla oblongata). Nach YLITALO et al. (1974) wird sie als Chemorezeptor in Form eines direkten Zwischengliedes bei der Blutdruckkontrolle durch eine tonische Hemmung effektiv.

Ihre Integration in die feedback-Kontrolle des Blutdruckes läßt sich daraus ableiten, daß die experimentelle Destruktion der Area postrema zu besonders hohen Druckanstiegen unter Stressbedingungen im Rattenexperiment führte. Die reflektorische Steuerung des Kreislaufes[1]) durch die Barorezeptoren wird wiederum atemrhythmisch beeinflußt, und zwar in Form einer gleitenden Kopplung, wie sie auch für andere rhythmisch tätige Neuronenpopulationen bekannt ist. Unter bestimmten physischen Belastungen zum Beispiel wird eine parallele Aktivierung beider Systeme sinnvoll ausgenutzt (KOEPCHEN 1970).

Die insbesondere für die Atmungsregelung wesentlichen Chemorezeptoren des arteriellen Systems (speziell das Glomus caroticum) aktivieren das bulbäre Kreislaufzentrum direkt: über einen O_2-Mangel werden in Zusammenhang mit einer Atmungssteigerung Blutdruckanstiege ausgelöst. Bei den *drei nerval gesteuerten feedback-Mechanismen des Blutdruckes* ist das *Barorezeptorsystem* besonders unter Bedingungen normaler Blutdruckbereiche (ca. 180—70 mmHg) effektiv (HEYMANS und NEIL 1959).

Bei Drücken unter 60—70 mmHg wirken die stark stimulierten *Chemorezeptoren* als Druckregulatoren (GUYTON et al. 1973). Unter 40 mmHg wird infolge einer direkten Ischämie der Vasomotorenzentren des Hirnstammes eine *ischämische ZNS-Reaktion* mit mächtigen sympathischen Entladungen ausgelöst, um einen weiteren, zum Tode führenden arteriellen Druckabfall zu verhindern (SEGAWA et al. 1961). Neben den Effektivitätsbereichen variieren zwecks Stabilisierung des Blutdruckes, auch unter extremen Bedingungen (starke Blutungen, orthostatische Reflexe, Zentrifugalkräfte im Luftverkehr usw.), die Reaktionszeiten der drei nervalen Blutdruckkontrollsysteme, obwohl sie sich jeweils im Sekundenbereich bewegen.

Wir müssen auf weitere detaillierte Erörterungen von GUYTON et al. (1973) verweisen. Die Verfasser gehen ebenso auf Fragen des Rückkopplungsnutzens (feedback-gain) der verschiedenen Blutdruckkontrollsysteme ein. Neben den nervalen Mechanismen werden hier die Renin-Angiotensin-Vasokonstriktion, die sogen. Stress-Relaxation, die kapillären Durchblutungsänderungen, der Aldosteron-Mechanismus, die renale Volumenkontrolle des Körpers (letztere kontrolliert besonders die Langzeitregulation des arteriellen Druckes) wirksam. Es soll lediglich vermerkt werden, daß die ischämische Antwort den höchsten feedback gain innerhalb der zentral-nervösen Rückkopplungssysteme besitzt.

---

[1]) Gegen den allgemein gebrauchten Terminus der „Kreislaufreflexe" polemisiert SCHAEFER (1974) z. T. begründet, da diese, wie auch die kardio-kardialen Bainbridge- und Bezold-Jarisch-Reflexe, keine Standardreaktionen in Standardsituationen darstellen und deshalb eine solche Definition für die Selbststeuerungsprinzipien des Kreislaufes nicht angebracht erscheint.
Nach LULLIES und TRINCKER (1974) entsprechen die Hirnstammreflexe insofern der Reflexkonzeption, da auch bei ihnen — zwar in einem höheren Integrationsgrad als bei den Reflexschaltungen des Rückenmarks — einzelne Reizvorgänge mit einzelnen Reaktionsabläufen (einfache Kausalkette) ablaufen.

Der kardiovaskuläre Reflexbogen wird auf medullärem und spinalem Niveau durch zahlreiche *neurale Einflüsse höherer Hirnzentren* moduliert (steuernde Überformung). Wie bereits dargelegt, gelangen die primären Barorezeptorenafferenzen vermittels multisynaptischer Wege über die sekundären Barorezeptorneuronen im NTS in diese übergeordneten ZNS-Strukturen. Die höheren Zentren wirken ebenfalls indirekt über lange kardiovaskuläre Reflexschleifen durch Modulation der efferenten medullären und spinalen Barorezeptorneuronen auf die peripheren sympathischen Neurone (Palkovits und Záborsky 1977). Von entscheidender funktioneller Bedeutung sind hierbei sicherlich die modulierenden Einflüsse limbischer Strukturen, besonders des Septums, auf den Hypothalamus.

Suprapontine und hypothalamische Regionen werden zur Übermittlung der Barorezeptor-Pressorantworten für wesentlich gehalten (Manning 1965; Reis und Cuenod 1964). Nach Frazier et al. (1965) sind aber die hypothalamischen Kreislaufzentren nicht unbedingt vom Carotissinusreflex abhängig.

Die Wechselwirkung des inhibitorischen Barorezeptor-Reflexbogens mit dem ZNS vollzieht sich über höhere autonome Zentren (Kezdi 1967a) und über den Neokortex. Eine vom hinteren Frontalpol ausgehende kortikofugale Hemmbahn wird vermutet (Monnier 1963). Folkow et al. (1959) wiesen im anterioren Hypothalamus (unmittelbar vor und hinter der vorderen Kommissur, 2 mm von der Mittellinie entfernt) eine umschriebene hypothalamische Umschaltstation für kortikale sympathicoinhibitorische Hemmbahnen zu den untergeordneten sympathischen Zentren (insbesondere zum bulbären Vasomotorenzentrum) nach.

Erregungssteigerungen des Depressorzentrums im vorderen septumnahen und ventrolateralen Hypothalamus (W. R. Hess 1949) führen zur Hemmung des Vasokonstriktorentonus mit Vasodilatation in Haut und Darm bei gleichzeitiger Blutdrucksenkung und Verlangsamung der Herzfrequenz.

Der katecholaminreiche Ncl. interstitialis der Stria terminalis scheint als Relaisstation zwischen Amygdala (limbisches Kerngebiet, das in der affektiven Abwehrreaktion das kardiovaskuläre System beeinflußt) und vorderem Hypothalamus in der Barorezeptorenkontrolle zu wirken. Vasopressorische und -depressorische Hypothalamusbahnen verlaufen offenbar multisynaptisch. Fasern aus dem hinteren Hypothalamus endigen im Locus coeruleus (kardiovaskuläres Modulatorsystem), von dem (noradrenerge) Fasern durch die Medulla zu den medullären katecholaminergen A1- und A2-Zellgruppen descendieren (efferente Neuronen des Barorezeptorreflexbogens im dorsalen Vaguskern und Ncl. ambiguus? (Palkovits und Záborsky 1977)). Lueken (1964), Smith (1965) und Saper (1976) vermuten einen direkten hypothalamischen Weg zum Seitenhorn des Rückenmarks (zentrale autonome Bahn).

Pressorische und depressorische Reflexe können durch Aktivitätssteigerungen des Kleinhirnwurms inhibiert werden, wahrscheinlich durch Beeinflussung der Grundaktivität bulbo-pontiner und hypothalamischer vasomotorischer Zentren (Moruzzi 1940, 1950; Zanchetti und Zoccolini 1954; Ban et al. 1956). Erregungen des ZNS irradiieren unter bestimmten psychogenen Belastungssituationen, vielleicht über den Umweg der Erregung des Gammasystems der Muskelspindeln (erhöhter Muskeltonus des Hypertonikers! (von Eiff 1957; Graff 1967; R. Baumann 1972)) unter Vermittlung der retikulären Hirnstammstrukturen in die zu den Kreislaufzentren führenden Bahnen. Afferenzen der Muskelspindeln tonisieren sekundär die Kreislaufzentren bei solchen affektiven Kreislaufumstellungen (Schaefer und Niemszyk 1967).

In dem sog. ascendierenden retikulären Aktivierungssystem (FR), auf das noch wiederholt eingegangen wird, existieren nach Untersuchungen von Rhines und Magoun (1946) Zonen, die den Muskeltonus beeinflussen. GRANIT und KAADA (1952) gelang später der Nachweis, daß hier die tonisierende Gamma-Innervation der Muskelspindeln einen wesentlichen Ursprung besitzt.

Zusammenfassend sind nach dem derzeitigen Erkenntnisstand die in die kardiovaskulären Baroreflexe integrierten zentralen Neuronen vorwiegend im unteren Hirnstamm und Rückenmark lokalisiert. Ihnen werden über die primären viszeralen Afferenzen des N. vagus und N. glossopharyngeus Entladungsfrequenzen der peripheren Barorezeptoren zugeführt. Die entscheidenden depressorischen Afferenzen gelangen hierbei in den Ncl. tractus solitarii (NTS) als erster Schaltstelle des kardiovaskulären Reflexbogens und ziehen hierin zur caudalen Medulla.

Ebenso ist der NTS Ursprung der sekundären Neuronen des Barorezeptorreflexbogens, deren Fasern im dorsalen Vaguskern, Ncl. ambiguus, retic. lat. und retic. gigantocellularis enden. Diese efferenten neuronalen Verbindungen des NTS sind über multisynaptische oder direkte Wege mit höheren Hirnzentren im Kortex, limbischem System, Hypothalamus und ponto-mesencephalen Strukturen verbunden.

Übergeordnete Kontrollmechanismen der kardiovaskulären Regulation können vermittels langer Reflexschleifen zu den efferenten medullären (dorsaler Vaguskern, Ncl. ambiguus, Ncl. intercalatus) und spinalen (Ncl. intermedio-lateralis im Seitenhorn des Rückenmarks zwischen Th_1-L_2) Barorezeptorneuronen den Barorezeptorreflex modulieren. Die Interrelationen des Barorezeptorreflexbogens mit katecholaminergen und serotoninergen Hirnstammneuronen werden noch später ausgeführt.

Die neben den bulbären Zentren in der neurogenen Regulation des Kreislaufes entscheidenden supramedullären Hirnregionen sind an der adaptiven Umstellung des Herz-Kreislaufsystems unter bestimmten allgemeinen Regulationsprozessen des Organismus, besonderen Aktivitäts-, motivationellen und emotionalen Zuständen beteiligt, denn eine der Hauptfunktionen der zentralen Kreislaufrepräsentation ist die Kopplung verschiedener Verhaltensmuster mit adäquaten Kreislaufreaktionen (FOLKOW et al. 1965; REIS 1972). Das betrifft auf den höheren Ebenen speziell den Hypothalamus (aktivierendes hypothalamisches Kreislaufzentrum im hinteren ventro-lateralen Hypothalamus (W. R. HESS 1954; BAUST et al. 1962; MONNIER 1963), dem offenbar die Blutdruckhöhe direkt mitgeteilt wird; Integration emotionaler kardiovaskulärer Efferenzen im dorso-lateralen Mamillarkörperbereich des Hypothalamus), das dem Hypothalamus übergeordnete limbische System, den (senso-) motorischen und prämotorischen Kortex (z. B. kortikale Hemmung der Impulse zwischen Amygdala und Hypothalamus bei der Verteidigungsreaktion (HILTON 1977)). Aktivitätsänderungen der hypothalamischen Kreislaufzentren, z. B. Aktivierungen (Enthemmung) des hypothalamischen Pressorzentrums mit gesteigerter peripherer sympathischer Leistungsbereitschaft und Stimulation der Adrenalinausschüttung durch das Nebennierenmark, können sowohl durch den Carotissinusreflex (Hemmung des hypothalamischen und bulbären Depressorzentrums) als auch direkt durch physische oder emotionale Belastungen induziert werden. Wie bereits auf den Seiten 56/57 dargelegt, sind für den zentralen Regulationsvorgang unter Stresseinfluß vorwiegend kortikale und subkortikale limbische (Allokortex als höchste Organisationsstufe autonomer Funktionen) und neokortikale Kontrollmechanismen (somatomotorische Adaptation) verantwortlich.

Da das bulbäre Kreislaufzentrum keine Information über die Güte der Durchblutung der Peripherie erhält, das Gehirn also nicht sein eigener „Blutfühler" ist (SCHAEFER 1962), nehmen auf die Regelung des Blutdruckes neben zentralen die peripheren Mechanismen der autonomen Regulation in Herz und peripheren Gefäßen vermittels myogener (Bayliss-Effekt) und nutritiver Reaktionen (Katabolite, insbesondere H-Ionen) Einfluß. Die Wirkung weiterer Systeme (Renin-Angiotensin-Aldosteron, depressorisches System usw.) wird an anderer Stelle in dieser Monographie ausführlich behandelt.

Neue morpho-funktionelle und neuro-biochemische Aspekte des Hypothalamus und der Hypophyse für die Kreislaufpathonphysiologie

Die diencephale Ebene der zentralen Organisation vegetativer Funktionen übt gleichzeitig eine indirekte Kontrolle des ZNS über den Kreislauf infolge einer synergistischen Kopplung neuraler und humoraler Prozesse durch das hypothalamo-hypophysäre Regulationssystem aus (z. B. Kontrolle des Blutflusses, der Elektrolyt- und endokrinen Mechanismen). Durch Galoyan (1976) konnten tierexperimentell aus dem vorderen Hypothalamus sog. K- und C-Hormone (niedermolekulare saure Peptide von 5 Aminosäuren) isoliert werden. Sie steigern den coronaren Blutfluß um 300% bei i. v. Applikation von 1 µg. Die Hormone scheinen aus dem Hypothalamus direkt in die Blutbahn abgegeben zu werden (histaminerge Sekretion); die Wirkungsentfaltung bedarf der Nebenniere, da sich am isolierten Herzen sowie nach Adrenektomie kein Hormoneffekt zeigt.

Ebenfalls im Tierexperiment konnten durch Läsionen des antero-medialen Hypothalamus akute und chronische Hypertonieformen mit Druckanstiegen bis zu 200 mmHg erzielt werden. Die Autoren (Okamoto et al. 1964; Nosaka 1966; Yamori 1967) vermuten bei der chronischen Form eine Beziehung zu den hypothalamischen Releasing-Factors mit Entwicklung einer Steroid-abhängigen Hypertonie über den ACTH-Mechanismus. Nathan und Reis (in Reis und Doba 1974) beschreiben ein offenbar tierspezifisches neues Nebennierenrinden-unabhängiges akutes Hypertoniesyndrom mit verstärkter psychomotorischer Aktivität, das auf eine selektive Freisetzung adreno-medullärer Katecholamine infolge kleiner bilateraler Läsionen im vorderen Hypothalamus zurückzuführen ist. Ihre Beobachtungen sprechen dafür, daß Strukturen mit Ursprung im antero-medialen Hypothalamus (oder durch ihn hindurchziehend) einen tonischen Hemmeffekt auf die Katecholaminsekretion des Nebennierenmarks ausüben.

In den vergangenen Jahren mehrten sich die Hinweise, daß in der Hypophyse sogen. „*Neuropeptide*“ gebildet werden, die die Formierung und Aufrechterhaltung von Verhaltensmustern (z. B. Vermeidungsanpassung) über das Gehirn als Zielorgan beeinflussen (de Wied 1969; de Wied et al. 1972). Psychoemotionale Reize und Schmerzstress bewirken Freisetzung von ACTH als Tropin des HVL (Levine et al. 1972), von effektorischem ADH (Thompson und de Wied 1973) und MSH (Sandman et al. 1974) sowie anderen ZNS-aktiven Peptiden.

In jüngster Zeit wurden 5 Peptide mit morphinähnlicher Analgesiewirkung im Nervensystem lokalisiert: a) die kürzerkettigen Pentapeptide Methionin- und Leucin-Enkephalin. Sie hemmen die Freisetzung der Transmitter Acetylcholin, Dopamin und Noradrenalin; b) die α-, β- und γ-Endorphine (längerkettige Peptide mit höchster Konzentration im hypothalamo-hypophysären Bereich). Bis auf das Leucin-Enkephalin handelt es sich um Teilsequenzen des hypophysären β-Lipotropin (fettstoffwechselwirksam!). Vermutlich ist das hochmolekulare „Big ACTH“ hypophysärer Precursor sowohl für normales ACTH als auch für β-Lipotropin und verwandte Peptide. Enkephalin-Analoga können die Hypophysenhormone Prolactin, Vasopressin und Wachstumshormon freisetzen. Die Neuropeptide Substanz P und Neurotensin zeigen ähnliche Verteilungsmuster wie die endogenen Morphine, so daß sich eine Interaktion zwischen diesen neuronalen

Systemen (und den monaminergen Transmittern) vermuten läßt (UHL und SNYDER, 1979). Substanz P ist aber nicht an eine der multiplen Subklassen von Opiat-Rezeptoren (entsprechend z. B. der α- und β-adrenergen Rezeptoren, s. bei MILLER und CUATRECASAS, 1978) gebunden. Katecholaminerge Nervenendigungen enthalten Enkephalin-Rezeptoren.

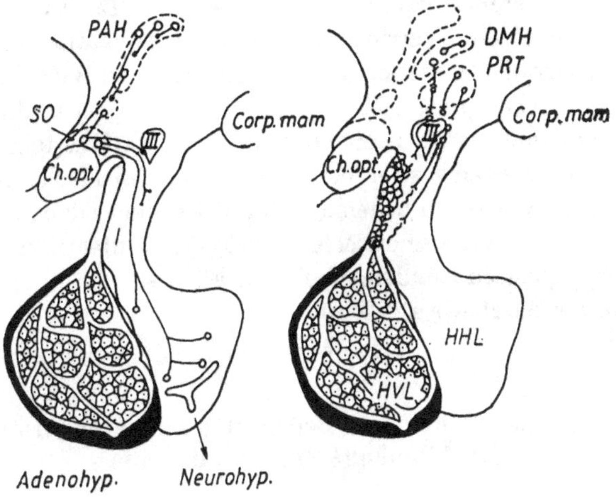

Abb. 6. Hypothalamo-hypophysäres System

links: Hypothalamo-hypophysäre Transportwege zum Hypophysenhinterlappen (HHL, Neurohypophyse) über den Tractus paraventriculo-supraoptico-hypophyseus (Tractus hypothalamohypophyseus) mit zwischengeschaltetem neurosekretorischen Ncl. supraopticus accessorius durch das Infundibulum. Neurohormonspeicherung im HHL, von hier aus Abgabe in die Blutbahn.

rechts: Hypothalamo-adenohypophysäre Verbindungen über den Blutweg vermittels des Pfortadersystems im Pars infundibularis adenohypophyseus zum Hypophysenvorderlappen (HVL). Ch. opt: Chiasma opticum; Corp. mam: Corpus mamillare; I: Infundibulum; SO: Ncl. supraopticus; PAH: Ncl. paraventricularis hypothal.; DMH: Ncl. dorsomedialis hypothal.; PRT: Ncl. principalis tuberis; III: III. Hirnventrikel (nach LULLIES u. TRINCKER)

Die Neuropeptide der Hypophyse (oder ihre Fragmente) beeinflussen im Tierexperiment selbst die Hirnfunktion (evtl. durch direkte Wirkung der Endorphine auf die Hypophyse oder über enkephalinerge Bahnen des Hypothalamus zur Regulation der Hormonabgabe (HÖKFELT et al. 1977)), die über Veränderungen des Verhaltens sowie vegetativer und endokriner Reaktionen den Organismus in seiner Umweltstress-Adaptation steuert. Auftretende kardiovaskuläre und andere vegetative Effekte sollen dabei vorwiegend durch das ZNS vermittelt werden, da z. B. Herzfrequenzänderungen als Folge der Peptidgabe nur unter Affektreaktionen beobachtet wurden. ACTH-ähnliche Substanzen scheinen durch Steigerung des Wachzustandes kurzzeitig das Verhalten zu beeinflussen, Vasopressin-ähnliche Substanzen über Veränderungen der Gedächtnisprozesse langzeitliche Verhaltenseffekte auszuüben (ZIMMERMANN et al. 1973; GIPSEN et al. 1975; BOHUS 1975, 1977). Die Analogierelationen zum Menschen sind zunächst nicht ohne weiteres möglich. Sicherlich sind aber die Neuropeptide in die Entwicklung Emotionalstress-induzierter kardio-vaskulärer Störungen einbezogen.

Interessant sind auch Hinweise von POSTNOV (1975) über die funktionelle Morphologie der Neurosekretion und der Nierenfunktion bei verschiedenen Hypertonieformen. An verstorbenen jüngeren essentiellen Hypertonikern (Tod durch Infarkt oder Apoplexie) fanden sich Hypertrophien (Funktionssteigerungen) der ADH und Oxytocin produzierenden Hypothalamuskerne (Ncl. supraopticus, Ncl. paraventricularis). Nach Aussagen von ROTHBALLER (1969) u. a. m. besitzen die Carotissinusbarorezeptoren eine wesentliche Bedeutung bei der Stabilisation der Flüssigkeitsbalance durch Regulation des output von ADH.

Am Tiermodell einer cerebral-ischämischen Hypertonie (Ligatur der A. carotis distal vom Carotissinus) konnte eine Verringerung des neurosekretorischen Materials in der Neurohypophyse nachgewiesen werden,die für einen erhöhten Bedarf an diesen Substanzen spricht. Es stehen also größere Mengen ADH und Oxytocin durch Arbeitshypertrophie des Hypothalamus bereit (POSTNOW, 1975). Funktionssteigerungen des hypothalamo-hypophysären Systems stimulieren ihrerseits den Mechanismus der renalen Wasserrückresorption. Hier ist zu bedenken, daß neben den adäquaten Reizen für die ADH-Ausschüttung (erhöhter osmotischer Druck des Blutes und Volumenabnahme, d. h. Wasserverlust) psychischer und physischer Stress, wahrscheinlich über eine Acethylcholinmobilisation, die ADH-Abgabe fördert.

Hypertonietheoretische Aspekte zur Bedeutung zentralnervöser Mechanismen der Äthiologie und Pathogenese

In den Hypertonietheorien von LANG (1950); MJASNIKOW (1961); v. EIFF (1967); R. BAUMANN (1968—1975); SCHAEFER (1974); BROD (1974) wird die entscheidende Bedeutung nervaler und psychoemotionaler Faktoren im Hypertoniemechanismus des Menschen hervorgehoben, die oft in Verbindung mit einer genetischen Komponente und/oder einer häufig auch frühzeitig ontogenetisch erworbenen besonderen Sensibilität bei der Verarbeitung von Umweltinformationen (R. BAUMANN 1973, 1974, 1975) pathogenetisch wirksam werden. Erst wenige Autoren, wie z. B. BASTIAANS (1963), haben sich mit Problemen der frühen Kindheit für die Persönlichkeitsentwicklung des Hypertonikers befaßt. Es wird vermutet, daß bereits die Persönlichkeitsprägung in dieser Entwicklungsperiode die emotionale Erregbarkeit festlegen kann (MEWES, 1971). Optimale physische und psychische Entwicklungsbedindungen in der frühen Kindheit sind die Grundlage eines körperlich und geistig gesunden, zu sozialem Partnerkontakt und rational-konstruktivem Denken befähigten Menschen.

Andererseits können Kontaktstörungen und weitere schädigende Milieueinflüsse den (thalamo-kortikalen) Reifungsprozeß der spezifisch menschlichen Hirnfunktion in der prä- und postnatalen Ontogenese empfindlich traumatisieren und Anlasser zu neurotisch-psychopathischen, maskiert somatisierten oder vielfältigen und schweren somatischen Fehlentwicklungen sein.

Durch multiple zentralnervöse Triggermechanismen und nervale Verbindungen sowie auch über primär nicht neurale Faktoren ist *das ZNS direkt oder indirekt in sämtliche ätiologischen und pathogenetischen Prozesse der Hypertonie eingeschaltet* (z. B. die renale Durchblutung, die extrarenalen Pressormechanismen mit Katecholaminfreisetzung, die adrenale Kortikoidausschüttung, den Renin-Angiotensin-Aldosteron-Mechanismus, die Regulation des Plasmavolumens, Elektrolyt-Wasserhaushaltes und des ADH, die Kontrolle des peripheren Widerstandes usw.). Der *initiale pathogenetische Prozeß* wird, auch nach den theoretischen Konzeptionen von v. EIFF (1974) und SCHAEFER (1974), entscheidend durch eine zentralnervöse Regulationsstörung bestimmt. Grundlegende experimentell-neurophysiologische Daten (vgl. Seite 81 ff.) hierzu liegen bei H. BAUMANN et al. (1973—1977) vor. *Die späteren Phasen der Erkrankung* einschließlich der malignen Verläufe, die nach SCHAEFER (1974) immer als Folge des Umkippens von mannigfaltigen Rückkopplungen bei Überschreiten eines Punktes entstehen, jenseits dessen es keine Rückkehr zur Norm gibt, werden nach dem derzeitigen Erkenntnisstand durch komplexe Mechanismen unterhalten (NITSCHKOFF 1966; v. EIFF 1967, 1974; R. BAUMANN u. Mitarb. 1968—77; WEINER 1970; SCHAEFER 1974; SCHCHWAZABAJA 1975). Bezüglich der physiologischen Basis der Pathogenese der arteriellen Hypertonie schreibt ANOCHIN (1961) erst den finalen Stadien ein „makroskopisch sichtbares" Bild, den Initialstadien aber empfindliche Mechanismen des Nervensystems, die umfangreiche und kontinuierlich veränderliche zelluläre und synaptische Wechselbeziehungen umfassen, zu. Herz und Gefäße sind quasi nur die „Opfer" pathologischer Veränderungen innerhalb der interneuronalen Interaktionen. ANOCHIN bezieht sich hierbei auf die experimentell-neurogene Hypertonie.

REIS und DOBA (1974) definieren die *neurogene Hypertonieform* als arteriellen Hochdruck, der durch die sympathische neurale Aktivität initiiert und/oder unterhalten wird, die insbesondere durch Beeinflussung der primären Reflexbögen, welche den Kreislauf und/oder die zentral integrierenden Mechanismen dieser Reflexe beherrschen, entsteht. Es ist wahrscheinlich, daß bei der Entwicklung und/oder Unterhaltung der arteriellen Hypertonie eine Verminderung der Aktivität der Barorezeptoren und ihr „Resetting" auf ein höheres Blutdruckniveau eintreten, d. h. eine veränderte Sensitivität dieser Blutdruckzügler in den verschiedenen Hypertoniestadien wirksam wird (MCCUBBIN et al. 1956; KEZDI 1967b; NOSAKA 1972; GELLHORN 1964; PAGE und MCCUBBIN 1965). Der Carotissinusreflex selbst ist intakt, wird jedoch von GELLHORN u. LOOFBOURROW (1963) auch für die primäre Hypertonie des Menschen als chronisch subnormal eingeschätzt. Diese Barorezeptorenadaptation beobachteten *McCubbin* sowie *McCubbin* et al. (1956, 1958) am renalen Hypertoniemodell. Seit einigen Jahren wird verschiedentlich zur Behandlung pharmakotherapieresistenter neurogener Hypertonien das sogenannte Baropacing, die Elektrostimulation der Carotissinusnerven über chronisch implantierte Elektroden, angewandt (BILGUTAY et al. 1967; SCHWARTZ und GRIFFITH 1967). Die Methode scheint aber nicht von großem praktischen Wert zu sein.

Die bekannten Formen dauerhafter experimentell-neurogener Blutdruckerhöhungen (Entzügelungshochdruck, zerebral-ischämische Hypertonie, NTS-Hypertonie, Hypertonie durch erhöhten intracranialen Druck usw.) sind durch einen Defekt innerhalb des Pressorezeptorenapparates, verstärkte neurale sympathische Aktivität durch Schädigung der zentralen Projektionen der Barorezeptoren (bulbo-spinale noradrenerge Projektionen bes. aus dem Hypothalamus fördern die neurogene Hypertonie (CHALMERS und REID 1972; DOBA und REIS 1974)) oder Störungen der Blutzirkulation im Bereich der Kreislaufzentren mit Hypoxidose des Gehirns bedingt.

Nach von EIFF (1967) und SCHAEFER (1974) wird beim *essentiellen Hypertoniker* eine möglicherweise angeborene Hyperaktivität des hypothalamischen Sympathicuszentrums, die als Triggersystem der sympathischen Aktivierung den Pressorezeptorenapparat, das Nebennierenmark, Nieren- und Nebennierenrinde beeinflußt, in engem funktionellen Zusammenspiel mit den bereits erwähnten Persönlichkeits- und Umweltfaktoren über das affektiv gesteuerte limbische System gesehen. Man nimmt übrigens heute an, daß bestimmte limbische Funktionen, insbesondere im Emotionalverhalten, eher über Thalamuszentren als über Hypothalamus-Effektor-Systeme vermittelt werden. Diese limbisch-thalamischen Projektionen (POWELL, 1973) sind für die Herz-Kreislauf-Regulation sicherlich irrelevant.

Unter Berücksichtigung der großen Bedeutung des sympathischen Nervensystems für die essentielle Hypertonie (LOSSE et al. 1956; GELLHORN 1964, 1968; von EIFF 1967,

1974; R. Baumann und Graff 1968; R. Baumann 1972, 1974a, b; Schaefer 1974; Axelrod 1976 u. a. m.) ergeben unsere Erkenntnisse aus der neurophysiologischen Grundlagenforschung (S. 81ff.) für die initiale Phase der Erkrankung folgende konkrete Hinweise: Unphysiologische Verstärkungen von trivialen Umweltreizen und neurogenem Stress über retikuläre Hirnstammstrukturen führen bei zunehmendem Funktionsdefizit der integrativen Hirnrindenprozesse zu komplexen Veränderungen des zentralnervösen Regulationsgefüges mit konkurrierenden ungedämpften Entladungen kreislauf- und emotionarelevanter limbisch-hypothalamischer Kontrollsysteme. Diese zentrale Hyperaktivität (bereits in der prähypertensiven Phase!) scheint nach unseren Untersuchungen nicht alle autonomen efferenten Verbindungen, sondern vorwiegend den sympathischen outflow zu potenzieren. Die efferente Expression dieses wachsenden zentralen sympathischen drives ist als komplexer neurohormonaler Einfluß (sympatho-adrenerg, ACTH-Corticoid-, TSH-Thyroxin-System) auf Herz und Kreislauf, andere Organsysteme sowie den Stoffwechsel zu verstehen, der für den Übergang von der transitorischen in die Perpetuierungsphase der Hypertonie verantwortlich ist. Die Gefäße stehen unter dem anhaltenden Einfluß vasokonstriktorischer Reize, die vielleicht infolge (primär?) myogen und/oder Sensitivitäts-/Reaktivitäts-veränderter Effektorzellen, die die präkapillaren Widerstandsgefäße kontrollieren (Sivertson, 1970; Folkow, 1971) zu einem erhöhten peripheren Widerstand mit Blutdruckanstieg führen. Der detaillierte Mechanismus über die Beteiligung des sympathischen Neurons in der Hypertoniepathogenese bleibt noch aufzuklären.

Während im Hypertonie-Frühstadium der erhöhte Sympathicotonus eine erhöhte Biosynthese und Freisetzung von Noradrenalin bedingt, führt in den späteren Stadien u. a. ein intrazellulärer Natriumanstieg in der Gefäßwand zu einer Erregbarkeitssteigerung auf die normalisierten Katecholamine (s. 105ff.; Frankenhäuser 1971).

In der *zerebro-viszeralen Hypertonietheorie* (R. Baumann sowie R. Baumann et al. 1968 bis 1977) wurde die wesentliche Bedeutung psychoemotionaler Prozesse in der Ätiologie und Pathogenese der arteriellen essentiellen Hypertonie, die quasi als Störgrößenaufschaltung über höhere Zentren sowohl das bulbäre System der akuten Blutdruckregulation sowie die peripheren Regelmechanismen beeinflussen, herausgearbeitet und in Klinik und Modellexperiment bestätigt. Unter Berücksichtigung einer möglichen genetischen Disposition und/oder (frühzeitig) erworbenen besonderen Stress-Sensibilität erfolgt innerhalb der langsamen Entwicklung der Erkrankung die pathologische Irradiation dieser supra-medullären zentralen Erregungsvorgänge auf bestimmte Umweltreize in das kardio-vaskuläre System im wesentlichen über zwei zerebro-viszerale Regelkreise

1. den neokortikal-limbisch-hypothalamisch-sympathico-adrenergen und
2. den neokortikal-limbisch-hypothalamisch-hypophysär-adrenokortikalen Regelkreis (vgl. Abb. 5).

   Über das retikuläre Hirnstammsystem mit seinem umfassenden Informationszufluß aus der Umwelt (über Kollateralen der afferenten Leitungswege), aus den höheren Integrationsebenen des ZNS sowie aus dem inneren Milieu wirken diese Regelkreise in komplexen feedbacks neuronaler, humoral-metabolischer und vegetativ-somatischer Informationen miteinander und aufeinander (bei unterschiedlicher funktioneller Bedeutung in den verschiedenen Krankheitsstadien).

Nicht nur Systeme mit vorwiegend effektorischer Funktionsrichtung sind nach R. Baumann im Stressmechanismus entscheidend, wie es z. B. die Selyesche Stresskonzeption (1946, 1960a, b, 1974), die im wesentlichen auf dem Aktionsradius des hypothalamisch-hypophysär-sympathico-adrenergen Systems basiert, besagt (s. S. 50), besonders, wenn es sich um für die Hypertonie-Ätiologie und -Pathogenese so vordergründige psychogene Belastungsfaktoren handelt. Hier sind höhere Integrationsebenen des ZNS, wie das limbische System mit seinen Möglichkeiten zur Filterung, Speicherung sowie selektiven Verstärkung von Informationen und, beim Bewußtwerden der Umweltinformationen, ein Vorgang, der mit sympathischer Erregung gekoppelt ist, thalamokortikale Schaltkreise sowie die Analyse-Synthese-Funktion des Neokortex von essentieller Bedeutung.

Im emotionellen Geschehen wird in der komplexen Wechselwirkung des ZNS mit der vegetativen Innervation sowie mit dem inkretorischen System über die hypothalamischen Releasing-Faktoren via Hypophyse der neokortikal-limbische Erregungsaustausch, wie die o.g. Regelkreise ausdrücken, sowohl auf der Ebene des Zwischenhirns (Hypothalamus, Thalamus) als auch der mesencephalen retikulären Strukturen wirksam. Die Formatio reticularis beeinflußt als Hauptintegrationszentrum aller Erregungen aus den extero-, proprio- und viszerozeptiven sowie höheren extrapyramidal-motorischen Systemen vermittels ihrer Verstärkermechanismen der sogen. Weckreaktion (die immer mit Blutdruckanstiegen einhergeht (Baust und Heinemann 1965)) entscheidend den afferenten Reizzufluß zum limbischen System, an das ja bekanntlich die affektiven Kreislaufumstellungen auf das engste gekoppelt sind. Die Intensität der retikulären Aktivierung, abhängig von der aktuellen Reizsituation und ihrer biologischen Bedeutung, steuert den neokortikalen Funktionszustand über die thalamo-kortikalen Schaltkreise. Neben funktionell erworbenen Besonderheiten der Informationsverarbeitung des ZNS sind hierbei sicherlich genetisch bedingte Verschaltungen entscheidend.

Auf den Kreislauf bestehen also über das retikuläre Hirnstammsystem vielfache Aktivierungsmöglichkeiten durch höhere Ebenen des ZNS. (Gegenüber dem aufsteigenden, vorwiegend aktivierenden retikulären System ARAS werden durch das absteigende retikuläre System komplexe Erregungs- und Hemmungsvorgänge übermittelt). Solche zentralen Erregungssteigerungen oder Erregungssummationen, z. B. infolge psychischer Belastung, erzielen sicherlich durch eine Mehrerregung der medullären Kreislaufzentren über Vasokonstriktion und verstärkte sympathische Herzinnervation mit Steigerung der Schlagfrequenz und des Minutenvolumens den erhöhten Blutdruck, der, wie bereits erwähnt, nach Brod (1974) evtl. durch eine abnorme Reizbarkeit des peripheren Gefäßeffektors unterstützt wird.

Wallrabe (1980) diskutiert die auf Seite 70 aufgeführten möglichen systemimmanenten Störungen in der Peripherie, die die weiteren pathogenetischen Mechanismen der Hypertonie auf die Gefäße lenken und über Elektrolytveränderungen das Kontraktionsverhalten der arteriolären Strombahn und die Carotissinusfunktion beeinflussen.

Primäre oder sekundär-reaktive Aktivitätssteigerungen cholinerger und adrenerger Pressor- sowie Reaktivitätsminderungen noradrenerger Depressorsysteme des ZNS könnten in die Initialphase der Hypertonie (Untersuchungen an spontan-hypertonen Ratten — SHR) über reduzierte Depressorantworten des efferenten Barorezeptorenschenkels beteiligt sein (Axelrod 1976; Yamori 1975).

Unter dem gesteigerten Sympathicotonus muß man selbstverständlich neben einer lokalen Noradrenalin- (Adrenalin-)Ausschüttung (im Verhältnis ca. 5:1) im Bereich der sympathischen Nervenendigungen eine intravenöse erhöhte Adrenalin- (Noradrenalin-) Sekretionsrate (ca. 3 : 1) über das Nebennierenmark berücksichtigen, die eine länger anhaltende Leistungssteigerung (besonders Somatomotorik, Stoffwechsel) bewirkt. Die Freisetzung größerer Hormonmengen kann die nervalen Einflüsse mehrfach verstärken und verlängern.

Für die neural ausgelöste Noradrenalin(NA)-Freisetzung im peripheren sympathischen System bestehen zwei feedback-Mechanismen über die *präsynaptischen* α- und β-Adrenorezeptoren (s. S. 94ff.). Der erste (positive) operiert über Aktivation der β-Adrenorezeptoren bei langsamer Impulsaktivität noradrenerger Nerven zwecks Anstieg der NA-Freisetzung. Mediator soll eine c-AMP-Zunahme in den noradrenergen Nervenendigungen zur Modulation des postsynaptischen NA-Effekts sein. Der unter physiologischen Bedingungen wesentliche zweite inhibitorische (negative) feedback zentraler noradrenerger Neurone auf die periphere Blutdruckregulation wird über die α-Adrenorezeptoren erst durch (100fach) höhere NA-Konzentrationen im synaptischen Spalt getriggert. Er hemmt den weiteren Transmitterrelease, wahrscheinlich durch eine reduzierte Bioverfügbarkeit von Calcium für die Erregungs-Sekretions-Kopplung (LANGER 1976).

Bei der qualitativen und quantitativen Veränderung der ergotropen Entladungen durch hormonale Mechanismen ist der führende Regelkreis der CRF (Corticotropin Releasing Factor)-ACTH-Nebennierenrinden-Mechanismus. Ergotrope Reaktionslagen und psychischer Stress (weniger physischer) erhöhen den Sollwert im Regelkreis und führen bei akutem oder intensivem Stress nahezu zeitgleich, sonst verzögert, zur Mehrproduktion von Glucocorticoiden (bes. Cortisol über die Zona fasciculata), gleichzeitig aber auch zu einer verstärkten Abgabe von Mineralokortikoiden (Aldosteron) durch die Zona glomerulosa der Nebennierenrinde. Natürlich besitzen die K-, Na-, Ca- und Mg-Ionen einen wesentlichen regulatorischen Einfluß auf die vegetativen Zentren und die peripheren effektorischen Organe.

Nach WEZLER (1966) ist der Hochdruck eine Fehlregulation, in der die Empfindlichkeit der Meßwerke (Rezeptoren) maßgeblich ist. Deshalb sollte sich nach seiner Ansicht die Hochdruckforschung auf den Verstärkungsgrad des Reglers konzentrieren, der sich vom limbischen System über den Hypothalamus, die Medulla oblongata bis zu den spinalen Vasomotorenzentren erstreckt. Der Verstärkungsgrad ist das Verhältnis der auslaufenden gegenregulatorischen sympathischen, teilweise auch parasympathischen Impulsfrequenzen zu den einlaufenden integrierten Impulsfrequenzen aus den pressorezeptorischen Gebieten. Nur durch eine Veränderung des Verstärkungsgrades des Reglers und der Rezeptorenempfindlichkeit infolge einer langzeitigen Adaptation entsteht nach WEZLER die Dysregulation, nicht aber durch eine Fehleinstellung der Stellglieder (Gefäßmuskulatur, Herz, Gesamtelastizität des Windkessels).

In der *Pathogenese der primären arteriellen Hypertonie* sind aufgrund unserer klinischen und modellexperimentellen Erkenntnisse zur Charakterisierung des ursächlichen Wesens dieser zerebro-viszeralen Systemerkrankung drei physiologisch differente Phasen zu unterscheiden und bei der Hochdruckforschung die Anlasser- von den Perpetuierungsmechanismen zu unterscheiden. Die *erste Phase* (die nicht mit dem Stadium I der Hypertonie nach NITSCHKOFF und R. BAUMANN (1968) identisch zu sein braucht) zeigt nach Erkenntnissen aus dem Modellexperiment (Primaten) ein komplexes System dysregulatorischer Veränderungen der zentralnervösen Informationsverarbeitungsprozesse (zentrales Glied). In Klinik und Tierexperiment wurden situationslabile systolische und diastolische Drücke mit überschießenden Reaktionen auf geringe Belastungen (Störung der zentralnervösen Steuerung), Borderline-Zustände sowie hypertone Druckbereiche, besonders infolge eines erhöhten Herzzeitvolumens als Ausdruck der sympathicoadrenergen Aktivitätssteigerung, nachgewiesen. Ein hyperkinetisches Herz-Syndrom tritt z. T. erst als Belastungseffekt auf.

Von großer Bedeutung sind aufgrund ihrer Reaktionsgeschwindigkeit bereits zu diesem Zeitpunkt über zahlreiche Rückkopplungen bewirkte definitive Veränderungen des physiologisch-biochemischen Profils der Hypertoniker, insbesondere unter Stresseinfluß. Es weist in Abhängigkeit vom Alter (und später auch vom Schweregrad der Erkrankung) trotz beträchtlicher interindividueller Schwankungen, signifikante Veränderungen auf, die auf den S. 97ff im einzelnen diskutiert werden. Aktivationen humoraler, metabolischer und renal-pressorischer Mechanismen über das sympathico-adrenale System sowie die hypophysäre ACTH-Stressreaktion mit vermehrter Freisetzung von Cortisol und Aldosteron beeinflussen direkt und indirekt den Blutdruck. Kompensatorisch werden neben den Barorezeptor-Depressormechanismen das depressorische Kallikrein-Kinin-System und die Prostaglandine angeregt.

Durch emotionale Stressituationen im klinischen Test (R. Baumann et al. 1973, 1974, 1976) oder als Orthostasereaktion (Schchwazabaja 1975) bzw. durch direkte Elektroreizung hypothalamischer (Hartrodt et al. 1975) oder retikulärer Zentren (Zanchetti 1973) im Tierexperiment ausgelöste Reninaktivierungen bei beginnender Hypertonie vermindern den Blutfluß der Nieren, stimulieren die Angiotensin-II-Freisetzung und die Aldosteronsekretion, die wiederum eine Natriumretention und Hypervolämie bedingen (*Anlasserphase*). Für die Beteiligung des Renin-Angiotensin-Systems in den Frühphasen des Hochdruckes sprechen auch die Befunde von Kawamura (1972), da hirneigenes Angiotensin als Anteil der Releasing-Hormone des Hypothalamus die Noradrenalinfreisetzung stimuliert. Infolge derartiger Alterationen der langzeitlichen Druckregulation steigen sowohl der basale Blutdruck als auch seine Reaktion auf pressorische Reize allmählich an. Unter Berücksichtigung der sicherlich in den fortschreitenden Erkrankungsstadien unterschiedlichen Störungen der hierarchisch organisierten physiologischen Integrationsmechanismen messen wir, zumindest im Initialstadium der Erkrankung (Anlasser- und Indifferenzphase), hierbei den täglich und zahlreich auf den Menschen einwirkenden psychogenen Reizen, die wahrscheinlich durch die erhöhte Stress-Sensibilität des Hypertonikers z. T. Belastungscharakter annehmen oder diesen verstärken, besondere pathogenetische Bedeutung zu. Häufig sich wiederholende Druckanstiege auf bestimmte Umwelteinflüsse, die nach R. Baumann (1972, 1974a, b, 1975) und Richter-Heinrich et al. (1969, 1976) sowohl bei situationslabilen als auch jugendlichen essentiellen Hypertonikern des Stadiums I bereits auf unbedeutende emotionale oder intellektuelle Belastungsfaktoren (z. B. Rechentest unter Zeitdruck, Satzbildungsaufgaben) nachweisbar sind, können über verstärkte zentrale Pressoreinflüsse mit entsprechenden Reaktionen des vegetativ-endokrinen Systems auf das periphere Gefäßsystem wirksam werden und sekundäre Mechanismen zur Manifestation des Hochdruckleidens auslösen.

Als *zweite Phase der Hochdruckerkrankung*, die dem Stadium I nach Nitschkoff und R. Baumann zuzuordnen ist, wird eine auf gegenregulatorischen Mechanismen beruhende *Indifferenzphase* mit labilem Blutdruckverhalten (normo-, hypo- und hypertone Reaktionen) beobachtet. Nachweis erhöhter Arachidonsäurebildung, Prostaglandinsynthese(?) (Erhöhung der E_1-Fraktion und Erniedrigung der $F_{2\alpha}$-Fraktion) und Aktivierung des depressorischen Kallikrein-Kininsystems (R. Baumann 1976, Hartrodt et al. 1976). Zum Teil erfolgt hierauf eine dauerhafte Normalisierung des arteriellen Druckes, während bei einem anderen Teil der Patienten ein Umschlag in die Perpetuierungsphase des Hochdruckes festzustellen ist.

In der *dritten Phase der Manifestation des Hypertonus* (*Perpetuierungsphase*, entsprechend den Stadien II—IV nach Nitschkoff und R. Baumann) werden neben anderen ausgeprägten peripheren Komponenten die von Wezler (1966) diskutierten und auch durch uns sowie andere Autoren immer wieder angeführten Veränderungen der Meßfühler effektiv. Das sogen. Barorezeptoren-Resetting ist eine funktionelle und zumindest, solange keine morphologischen Veränderungen bestehen, reversible Adaptationserscheinung an den erhöhten arteriellen Druck, d. h. nicht Ursache, sondern Folge der Hypertonie. (Nach Untersuchungen von HILGENBERG (1958) wiesen die Rezeptoren des Carotissinus menschlicher Hypertoniker degenerative Veränderungen auf.)

Zunehmende neurogen-hormonale Einflüsse auf das kardio-vaskuläre System, wie sie die beiden ersten Phasen kennzeichnen, werden später durch reduzierte Freisetzung vasopressorischer Substanzen bei Widerstandszunahme in der Peripherie (und Natriumretention in den Gefäßwänden) sowie in den Nierengefäßen abgelöst (Ausdruck lokaler Störungen in der Rezeptor-Effektor-Kette der Gefäßwände oder in adrenergen Neuronen und Nervenendigungen des ZNS).

Universelle vegetative Antwortreaktionen der Peripherie, wie die Vasokonstriktion der Arteriolen und Präkapillaren unterschiedlicher Intensität und Dauer (mit strukturellem Umbau der peripheren Gefäße: Aktivierungsvorgänge und Regressionen der Intima mit Permeabilitätsstörungen in der hypertonisch beanspruchten Arteriolenwand, Hypertrophie der Muskularis der Arteriolen (Details im Kapitel von MATTHIAS (1980)) auf die wiederholten Druckanstiege sowie Verschiebungen des extra- und intrazellulären Elektrolytstoffwechsels unterhalten in der Perpetuierungsphase den zur Stabilisation des Hochdruckes führenden erhöhten peripheren Widerstand.

Klinische Stadieneinteilung der arteriellen Hypertonie

Klinischer Schweregrad I (nach NITSCHKOFF und R. BAUMANN, 1968):

Systolischer Blutdruck 150—180 und/oder diastolischer Blutdruck 95 bis 100 Torr (bzw. 20—24 kPa systol., 12,7—13,3 kPa diastol.). Bei gleichbleibender Umweltsituation und ohne Therapie labiles Verhalten der Blutdruckwerte. Geringe subjektive Beschwerden. Noch keine klinisch nachweisbaren Organveränderungen.

Klinischer Schweregrad II:

Systolischer Blutdruck 150—200 und/oder diastolischer Blutdruck 105 bis 120 Torr (bzw. 20—26,7 kPa systol., 14—16 kPa diastol.). Bei gleichbleibender Umweltsituation und ohne Therapie relativ unverändertes Blutdruckniveau. Bereits klinische Zeichen der Herzbeteiligung und Augenhintergrundsveränderungen (jedoch keine Herde oder Blutungen). Niereninsuffizienz und zerebrale Veränderungen klinisch nicht nachweisbar.

Klinischer Schweregrad III:

Systolischer Blutdruck über 200 und/oder diastolischer Blutdruck 125 bis 130 Torr (bzw. > 26,7 kPa systol., 16,7—17,3 kPa diastol.). Bei gleichbleibender Umweltsituation und ohne Therapie fast immer stabiles Blutdruckniveau. Meist stärkere subjektive Beschwerden. Augenhintergrundsveränderungen unterschiedlichen Grades, kardiale Insuffizienzzeichen, häufig auch geringe renale Komplikationen und teilweise schon klinisch nachweisbare zerebrale Störungen.

Klinischer Schweregrad IV:

Systolischer Blutdruck über 200 und/oder diastolischer Blutdruck 135 Torr und höher (bzw. > 26,7 kPa systol., 18 kPa und > diastol.) Stabiles Blutdruckniveau vor Therapie. Ausgeprägte Augenhintergrundsveränderungen, kardiale Insuffizienz, oft Einschränkungen der Nierenfunktion und häufig klinisch nachweisbare zerebrale Komplikationen. Stärkere subjektive Beschwerden.

Entsprechend den WHO-Empfehlungen gilt:

Eine *Normotonie* liegt nur vor, wenn der systolische Blutdruck unter 140 und der diastolische unter 90 Torr (bzw. unter 18,7 kPa systol. und unter 12 kPa diastol.) liegen.

Borderline-Blutdruck:

d. h. Grenzbereich zwischen „normal“ und pathologisch. Systolisch zwischen 140 und 159 Torr (bzw. 18,7—21,2 kPa), diastolisch zwischen 90 und 94 Torr (bzw. 12—12,5 kPa).

Hypertonie:

Unterster systolischer Wert 160 und/oder unterster diastolischer Wert 95 Torr (entsprechend 21,3 bzw. 12,7 kPa). Eine Hypertonie liegt vor, wenn der systolische Blutdruck 160 Torr (bzw. 21,3 kPa) und mehr und/oder der diastolische 95 Torr (bzw. 12,7 kPa) betragen.

Stadium I (WHO-Klassifikation):

Erhöhter Blutdruck ohne Zeichen organischer Veränderungen im Herz-Kreislauf-System.

Stadium II:

Erhöhter Blutdruck mit kardiovaskulärer Hypertrophie, aber ohne andere Zeichen von Organschädigungen. Der Nachweis einer Linksherzhypertrophie kann durch klinische Untersuchung, Röntgenuntersuchung, Elektrokardiographie geführt werden. Eine vaskuläre Hypertrophie ist im wesentlichen durch die Untersuchung des Augenhintergrundes (vermehrte Gefäßschlängelung, Kreuzungsphänomene) nachzuweisen.

Stadium III:

Erhöhter Blutdruck mit Zeichen der Organschädigung, die auf die Hypertoniekrankheit zu beziehen sind. Die in diesem Stadium vorhandenen Symptome und Befunde sind Ausdruck von Schädigungen in unterschiedlichen Organen (Herz, Gehirn, Augenhintergrund, Nieren) als Folge des hypertensiven Prozesses oder sekundärer vaskulärer Veränderungen.

Stadium III a:

Akzelerierte (maligne) Hypertonie (= progredienter Verlauf, hoher diastolischer Druck, Niereninsuffizienz, bilaterales Papillenödem).

Neurophysiologische Erkenntnisse zur Äthiologie und Pathogenese der primären Hypertonie im Modellexperiment

Emotionale Verhaltensreaktionen, Blutdruck- und Herzfrequenzanstiege bzw. -senkungen usw. konnten in zahlreichen Tierexperimenten durch intermittierende Elektrostimulation differenter hypothalamischer, thalamischer, limbischer und kortikaler Hirnstrukturen erzielt werden. Erinnert sei vor allem an die Reizexperimente des lateralen Hypothalamus mit Auslösung affektiver Abwehrreaktionen durch W. R. Hess (1954) und des sogen. hypothalamischen Verteidigungszentrums (vom lateralen Hypothalamus bis in das mesencephale Höhlengrau um den Aquädukt, vorwiegend aber lateral der Fornixfaserbündel im mittleren und hinteren Hypothalamus lokalisierter Schwerpunkt für das Angriffsverhalten), dessen Erregung aggressives Verhalten und Bluthochdruck auslöste, durch Folkow und Rubinstein (1966). An einem Modell von Sudakow (1972, 1977) und Sutschkow (1975) rief die langzeitige elektrische Beeinflussung des Nucleus ventro-medialis hypothalami (Regler der Nahrungsaufnahme und negativ-emotionale Hypothalamuszone — Abwehrregion) oder des Nucleus posterior hypothalami durch Sympathicusaktivierung mittelfristige Anstiege des arteriellen Blutdruckes hervor.

An unterschiedlichen Tierspecies ohne bekannte genetische Disposition zu erhöhtem Blutdruck wurde der chronische Einfluß emotionell stressender Umweltreize zur Erzeugung experimenteller Hypertonien oder einer ischämischen Herzkrankheit, z. T. in Kombination mit einer Verhaltensbeeinflussung durch operante Konditionierung, angewandt (Miminoschwili et al. 1956; Cherkowich 1960; Massermann 1962; Henry und Cassel 1969; Herd et al. 1969; Benson et al. 1969; Napalkow 1963; H. Baumann et al. 1973—1977; Martin et al. 1975; Urmantscheewa et al. 1975; 1977, K. Hecht et al. 1975a, b; Degen u. Baumann 1976; Degen et al. 1976, 1977; Poppei et al. 1977).

Die elektrophysiologischen Methoden der mittels eines Zielgerätes stereotaktisch in das Gehirn implantierten Elektroden einschließlich der Elektrostimulation sowie die Mikroelektrodentechnik stellen heute ein wichtiges technisches Mittel der neurophysiologischen Grundlagenforschung dar. Darüber hinaus wird klinisch die gezielte therapeutisch-neurochirurgische Beeinflussung diskreter Hirnzentren des Menschen durch stereotaktische Reizung oder Hochfrequenzstrom-Elektrokoagulation bei bestimmten, pharmakologisch nur schwer regulierbaren neurologischen Fehlfunktionen angewandt (Umbach 1964; Bechterewa 1969).

Nur aus der weiteren Klärung des physiologischen Codes emotionaler Motivationen kann eine Kontrolle und therapeutische Steuerung dieser psychischen Erscheinungen und der affektiv bedingten Verhaltensphänomene zum Wohle des Menschen erwartet werden.

Es ist sicherlich keine Utopie, in Zukunft die Tätigkeit des Gehirns unter bestimmten Umständen mit elektronischen Regulatoren, wie sie als adäquate Schrittmacher bei einer gestörten Herzaktion bereits in großem Umfang eingesetzt werden, instrumentell zu beeinflussen, um die Ausbildung neuer funktioneller Kopplungen zur Regulation pyschopathologischer Fehlentwicklungen anzuregen.

Bekanntlich werden im emotionalen Erregungszustand besonders durch das limbische System und den Hypothalamus komplizierte efferente Innervationsmuster organisiert, die über den sympathischen und parasympathischen Anteil des vegetativen Nervensystems sowie das Endokrinium ein Zusammenwirken der Viszeralorgane und Somatomotorik zu sogen. Leistungseinheiten ermöglichen (Rüdiger 1969).

Unter chronisch belastenden Umweltbedingungen und Konfliktsituationen entwickeln sich jedoch nach unseren Erkenntnissen aus der Grundlagenforschung (H. Baumann et al. 1973—1976) tiefgreifende Störungen im zentral-nervösen Informationstransfer, so daß der auf Sicherung der Homöostase ausgerichtete Organismus nicht mehr im Sinne einer Leistungskoordination gesteuert wurde. Die protektiven negativen Rückkopplungen zwischen Umwelt, ZNS und peripheren Organfaktoren erfordern ein intaktes ZNS.

Nachweislich stellen Eingriffe in die soziale Struktur von Primaten emotiogene Faktoren von höherer pathogener Valenz bei der Erzeugung experimenteller Neurosen und Kreislaufstörungen dar, als reine Kollisionen künstlicher laborbedingter Reize (Miminoschwili et al. 1960; Horvath 1966; H. Baumann et al. 1973—1976; Urmantscheewa et al. 1975, 1977; Degen u. Baumann 1976; Degen et al. 1976, 1977). Für die Wirksamkeit solcher über das ZNS vermittelten sozialen Komplexreize sprechen auch ein Niveauanstieg der adrenokortikalen Steroide (Barnett 1963; Christian et al. 1965), eine Nierengefäßverengung (Bing u. Vinthen-Paulsen 1952), Veränderungen des Noradrenalinspiegels des Gehirns (B. L. Welch u. S. A. Welch 1965), Störungen der höheren Nerventätigkeit im Sinne einer experimentellen Neurose (Martin et al. 1975; Urmantscheewa et al. 1975, 1977; Degen et al. 1976, 1977), pathologische verhaltensbiologische Kennzeichen (Degen u. Baumann 1976), kardio-zirkulatorische, metabolische und humorale Funktionsanomalien (NITSCHKOFF u. STARZEW 1975; NITSCHKOFF et al. 1977; GNÜCHTEL et al. 1975).

Wir haben an einem hinsichtlich seines Charakters und der stammesgeschichtlichen Stellung der Tierspezies (subhumane Primaten) aussagefähigen Emotionalstress-Modell neurophysiologische Daten der Hypertonieentstehung gewonnen, die heuristischen Wert zur Klärung neuraler Mechanismen von „Stress-Krankheiten" des Menschen besitzen.

Nach G. KLAUS (1967) ist „Der Modellaufbau bei seinen verschiedenen Verwendungsarten", besonders aber bei Modellen für die Erkenntnisgewinnung bzw. bei solchen, die primär für Erkenntnisgewinnung entwickelt werden, kein einfacher, einmaliger Akt, sondern ein mehr oder weniger komplizierter Wechselwirkungsprozeß zwischen dem das Modell aufbauenden Menschen, dem Original und dem Modell „..." Im weiteren vertritt nun das Modell das Original. Durch entsprechende Einwirkungen auf das Modell und die Beobachtung der Resultate (Modellexperimente) können weitere Einsichten in die Beschaffenheit bzw. Funktionsweise des Modells und damit — unter Berücksichtigung der Analogierelationen zwischen Modell und Original — auch in die entsprechenden Gegebenheiten des Originals gewonnen werden".

Zur Charakterisierung der funktionellen Organismen des ZNS in der Hypertoniepathogenese wurde an unseren Tiermodellen der bioelektrische Erregungszustand kreislaufaktiver und emotionsrelevanter Hirnzentren in definierten Phasen des Übergangs Normotonie — Grenzwerthypertonie getestet.

Durch quantitative neurophysiologische Meßwertanalysen konnten komplexe Funktionsstörungen wesentlicher regulatorischer Zentren auf hierarchisch unterschiedlichen Niveaus des Gehirns objektiviert werden. Daraus ist zunächt allgemein abzuleiten, daß Umweltreiz-induzierte Störquellen mit Stresscharakter im höchsten Integrationsbereich des Organismus Störgrößen neuraler Natur erzeugen, die sich dem Blutdruckregulationssystem medullär und supramedullär sowie dem peripheren Regler aufschalten. Zur Abgrenzung von Initialfaktoren für die Ätiologie und Pathogenese der Hypertonie schätzen wir als wesentlich ein, daß die Veränderungen der informationsverarbeitenden Prozesse bereits im frühesten Entwicklungsstadium der experimentellen Hypertonie, für das z. T. noch Normotonie oder transitorisch erhöhte Blutdruckwerte charakteristisch waren (Abb. 7), einsetzten.

Unsere Aussagen stützen sich im wesentlichen auf elektroencephalographische Parameter, sogen. evozierte Hirnpotentiale (EP). Dies sind durch einzelne Sinnesreize in Form einer gedämpften Schwingung ausgelöste kurzzeitige Schwankungen der bioelektrischen Aktivität des Gehirns. Sie spiegeln als summierte postsynaptische Potentiale besonders lokale Erregungs- und Hemmungsvorgänge im Bereich der ableitenden Elektroden wider (generiert vor allem durch Dendritenverzweigungen, aber auch durch Zellsoma und evtl. Neuroglia).

Im vorliegenden Falle wurden die EP als integrale Kenngrößen der Hirntätigkeit über chronisch implantierte feine Elektroden aus umschriebenen kortikalen und subkortikalen Strukturen, die für die Regulation emotionaler und kardiovaskulärer Prozesse von entscheidender Bedeutung sind, abgeleitet. Dadurch konnten Stoff- und Energiewechsel-bedingte pathologische Vorgänge der Großhirnrinde und tiefer Schichten des Gehirns an unseren Tiermodellen, die mit einem konventionellen EEG, wie es in der Klinik angewandt wird, durchaus nicht immer erfaßbar sind, diagnostiziert werden.

Die primäre EP-Komponente ist durch die synchrone Aktivität der afferenten Fasern auf die von den angesprochenen Sinnesorganen oder Rezeptoren aktuell einlaufende Information und die hierdurch entstehenden postsynaptischen Potentiale bedingt. Dieser Informationsfluß erfolgt zunächst über das entsprechende spezifische primäre thalamische Projektionssystem (sensorische

Prozesse der Informationsverarbeitung). Überschwellige Erregungen dieser Thalamusprojektionskerne werden zur Großhirnrinde weitergeleitet (spezifische thalamo-kortikale Rückkopplungskreise). Die notwendige sekundäre Erregungsverstärkung bedeutungsvoller Informationen mit Projektion in das Bewußtsein vollzieht sich erst durch Einschaltung des limbischen Systems (ebenso das Wegfiltern bedeutungsloser Information). Mittels seiner extramuralen Faserzüge bewirkt es eine mehr unspezifische Erregungsverstärkung über das aufsteigende retikuläre Aktivierungsystem (ARAS) besonders des Mittelhirns. Gemeinsam mit dem unspezifischen thalamischen Projektionssystem, das einen komplizierten Leitungsmechanismus zur Großhirnrinde besitzt,

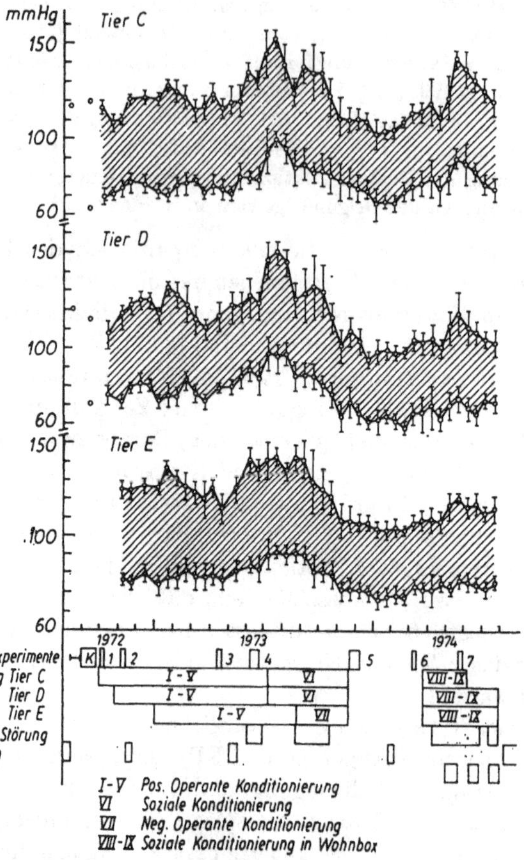

Abb. 7. Blutdruckverläufe der Versuchstiere C, D, E unter den Belastungskomponenten I bis IX

wird dadurch die Voraussetzung für den Wachzustand der Großhirnrinde und die Schwellenüberschreitung für das Bewußtwerden der afferenten Information geschaffen. Die sekundären Erregungen der unspezifischen thalamo-kortikalen Verstärkersysteme können zur periodischen Aktivierung der afferenten Informationen führen (Grundlage der Kurzzeitspeicherung von Informationen). Die sekundären und späten EP-Segmente, die durch diese unspezifische Erregungsleitung zu verschiedenen Rindengebieten entstehen, werden vor allem durch psychobiologische Faktoren (Verhaltensänderungen, Aufmerksamkeit, Lerneffekte) beeinflußt.

Zur Prüfung des zentralnervösen Funktionszustandes mittels der „evoked potential-Methode" erfolgten die neurophysiologischen Tests zunächst unter stressfreien Ausgangsbedingungen jedes Tieres (normotone Kontrollphase) und weiterhin in 5—7 definierten Phasen eines anschließenden 2-jährigen Stressregimes (Abb. 7).

Abbildung 7 kennzeichnet das chronisch belastende Umweltmilieu durch eine spezifische Anordnung negativer sozio-emotiogener Komplexreize: Immobilisationsstress durch den primatologischen Stuhl (Abb. 8) mit Isolation von der sozialen Gruppe, fehlendem Sexualkontakt, Störung des circadianen Rhythmus mit Schlafentzug durch Störung des Licht/Dunkel (L/D)-Regimes

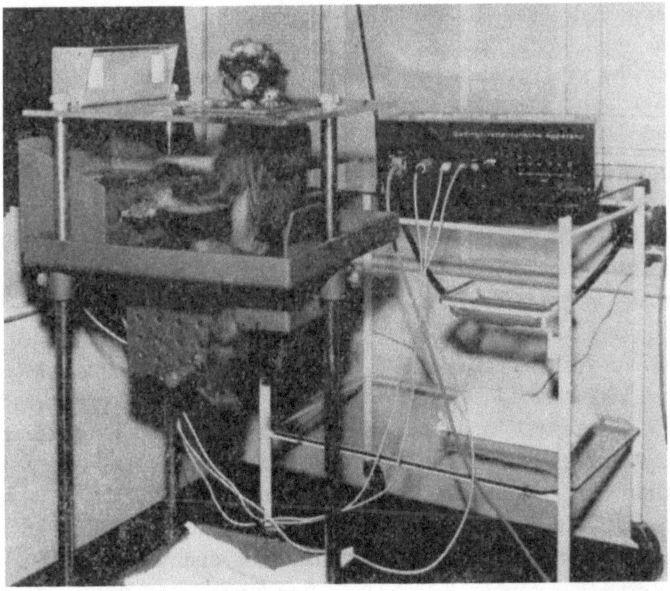

Abb. 8. Rhesusaffe mit chronisch implantierten Hirnelektroden (siehe Piacryl-Elektrodensockel auf der Schädelkalotte) im primatolotischen Stuhl. Das Versuchstier ist um Hals und Beckengürtel nur locker fixiert zwecks weitgehender Bewegungsmöglichkeit.
Automatische Apparatur mit opt. und akust. Signalanzeige und Futterkarussell zur Ausarbeitung bedingter Reflexe im Lernbelastungsprogramm (operante Konditionierung)

(aperiodische frequenzmodulierte Flickerlichtbelastung während der D-Phase). Im Gegensatz zu Versuchsanordnungen mit kontinuierlichem Stresseinfluß erfolgte in dem von uns angewandten Belastungsregime durch Synchronisation mit der sozialen Arbeitswoche die zusätzliche Anregung des Systems durch eingeschobene 2tägige (Wochenend-) Belastungspausen. Der dabei aufgezeigte Effekt einer arbeitswochenbedingten Dynamik der allgemeinen Erregungslage dürfte interessante Hinweise auf vergleichbare leistungsphysiologische Befunde darstellen (Degen et al. 1976). 3 von 5 Tieren haben wir zusätzlich einem belastenden Lernprogramm unterzogen.

Diese sogenannte operante bzw. instrumentelle Konditionierung mit schnell steigendem Schwierigkeitsgrad wurde unter Einsatz einer speziell entwickelten Apparatur zur Signalanzeige mit Nahrungsbekräftigung über ein Futterkarussell durch Hebelbetätigung (Wolter et al. 1973) durchgeführt, um die Analyse-Synthese-Tätigkeit des Gehirns kontinuierlich zu überfordern (Martin et al. 1975; Degen et al. 1976, 1977; Urmantscheewa et al. 1975, 1977). Die Kombination von vier Grundreizen (zwei optische und zwei akustische) zu einer 64 Elemente umfassenden Signalmatrix gestattete die Applikation eines auf konstante Schwierigkeitsgrad-Erfolgsquoten-Relation ausgerichteten Lernprogramms zur Entwicklung eines semantisch identischen Signalkontexts bei allen Versuchstieren. Die auf Nahrungsmotivation basierenden Lernerfolge (positive operante Konditionierung) wurden durch Konditionierung auf Abwehrbasis (negative operante Konditionierung: elektrische Schmerzreize an den hinteren Extremitäten für fehlerhafte Leistungen) forciert. Diese Prozedur führten wir zunächst am Einzeltier, später innerhalb der sozialen Gruppe durch. Unter Anwendung bekannter Reizkombinationen (gemeinsamer Kontext) erfolgte eine unterschiedliche aktionsspezifische Zuordnung der Tiere. Für die Fehler des jeweils an der bedingt-reflektorischen Apparatur arbeitenden Affen wurde dieser sowie die das Lernprogramm passiv verfolgenden Tiere (Depripation der Endhandlung) bestraft. Belohnungen für richtige Leistungen (Nahrungsbekräftigung) erhielt aber nur das an der Apparatur aktiv handelnde Tier. Unter Positionstausch schlossen sich identische Versuche an (Degen u. H. Baumann 1976).

Die Meßwerterfassung der bioelektrischen Funktionsmuster (EP auf einzeln oder kombiniert applizierte optische und akustische Testreize) erfolgte individualspezifisch in einem neutralen Labor-Testmilieu und wurde multiparametrisch durch Herzminutenfrequenz-, Blutdruck-, elektromyographische (Nackenmuskulatur)- und Atemfrequenzmessungen ergänzt. Verhaltensparametrische Kennzeichnungen der Tiere liegen ebenfalls für den gesamten Experimentalzeitraum vor (Degen et al. 1976).

Unter Berücksichtigung der ausgeprägten vagalen Tonuslage dieser Tierspecies zeigten alle Rhesusmacacen nach gewissen Auslenkungen während der belastenden Lernprozedur eine erste wesentliche *Blutdruckerhöhung* (Kl. Stress 4) bei Störung des LD-Regimes, unter der die Funktionsabstimmung zwischen den beiden vegetativen Teilsystemen über das aufsteigende retikuläre Aktivierungssystem und den Hypothalamus zur Regulation des Wach-Schlaf-Verhaltens nicht mehr ausreichend gewährleistet war. Das betrifft insbesondere die Reduktion der parasympathisch-trophotropen Erholungsphase. Bekanntlich sind das hypothalamo-hypophysäre System, die Formatio reticularis und limbische Hirnstrukturen die entscheidenden Programmgeber für die circadianen Rhythmen. Nach Absetzen dieses wirksamen Stressfaktors trat meist eine weitere Erhöhung der systolischen und diastolischen Drücke (155 mmHg ~ 20,6 kPa mittlerer systol. Blutdruck) mit Maxima von 165/105 mmHg ~ 22/14 kPa auf. Ein Absinken des Blutdrucks nach etwa 35 Tagen wurde mit einer zweiten L/D-Regimestörung

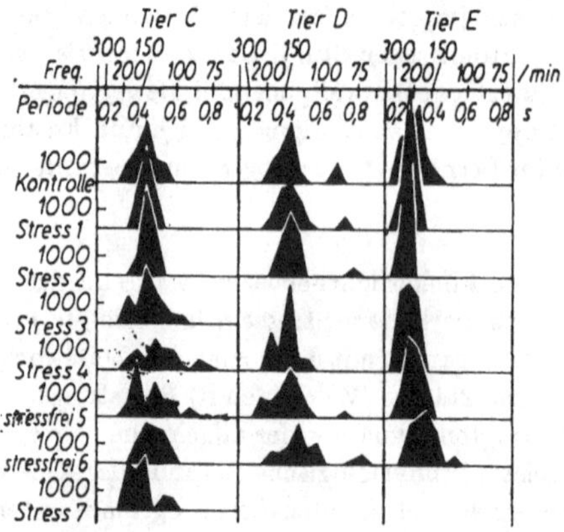

Abb. 9. Herzminutenfrequenz-Histogramme der Versuchstiere C, D, E während der neurophysiologischen Experimente (Kontrolle, Stress 1–7, s. Abb. 7)

abzufangen versucht, die jedoch ohne Effekt blieb. Nach zwischenzeitlicher Einschränkung der experimentellen Stressfaktoren über ca. 3,5 Monate konnte durch erneute sozio-emotionale Komplexreize kein wesentlicher, die Belastungssituation überdauernder Druckanstieg erzielt werden.

Die *Herzfrequenz* erwies sich als subtil durch die aktuelle Funktionslage des ZNS, insbesondere durch die Erregungsprozesse des limbischen Systems, beeinflußter Parameter des Herz-Kreislauf-Systems. Eine Histogrammdarstellung von Herz- und *Atemfrequenz* (Abb. 9, 10) läßt, bei der Herzminutenfrequenz deutlicher als bei der Atmung, primär, d. h. in den ersten Phasen der operanten Konditionierung, eine allgemeine Einschränkung der Dynamik mit zeitweiliger und individuell unterschiedlicher Beschleunigung erkennen. Der Blutdruck zeigte sich demgegenüber durch die Barorezeptoren langfristiger relativ gut eingeregelt. Infolge Verstärkung des Stresseinflusses (1. L/D-Regimestörung) setzten, in Verbindung mit steigenden Blutdrucken, bei einem

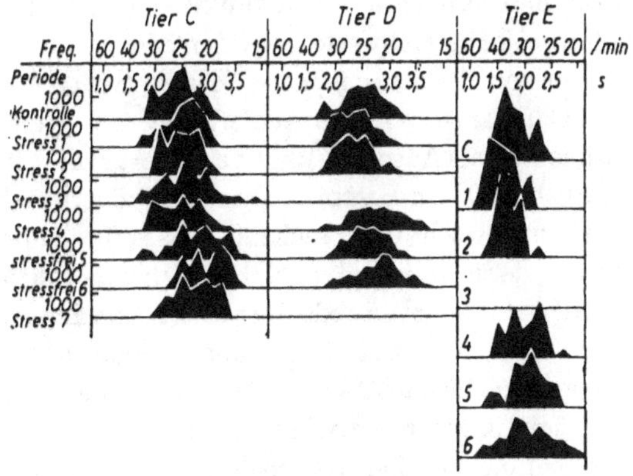

Abb. 10. Atemfrequenz-Histogramme der Versuchstiere C, D, E während der neurophysiologischen Experimente (Kontrolle, Stress 1—7, s. Abb. 7)

Tier vorübergehende, allgemein aber überwiegend absinkende Tendenzen von Herz- und Atemfrequenz ein. Sinusarrhythmien (kleine Nebengipfel), die bei nicht frei beweglichen Tieren in der Regel beobachtet werden, traten bei 2 Affen auf. Da die Herzfrequenz überwiegend vagal gesteuert wird (WEIDINGER et al. 1962), kann sie unter verstärktem Sympathicotonus absinken.

Unsere *neurophysiologischen Aussagen* basieren auf einem repräsentativen Datenmaterial evozierter Hirnpotentiale für jede in der Abb. 11—13 angegebenen 7—8 Versuchsphasen (Klassen 0—7). Durch Anwendung eines multivariaten varianz- und diskriminanzanalytischen Computerprogramms auf die EP-Meßwertklassen (H. BAUMANN et al. 1969—1971, AHRENS und LÄUTER 1974) konnten wir Änderungen elektrophysiologischer Grundsteuerungen des Gehirns unter emotionalen und vegetativen Zustandsänderungen in den Anfangsstadien der Hypertonie erfassen und quantitativ charakterisieren.

Die unter dem chronischen Stress veränderten Funktionsmuster diskreter ZNS-Strukturen sowie ihre Darstellung in einem mathematischen Modellraum veranschaulichen funktionelle Grenzzustände sowie pathologische Aktivitätsbereiche wesentlicher Regulationssysteme des Gehirns durch das Ausmaß ihrer statistischen Abweichungen aus dem physiologischen Arbeitsbereich. Abhängig von der individuellen zentralnervösen Ausgangslage und Stresstoleranz setzten sie bei der langsamen Entwicklung der Hypertonie mit transitorischem Charakter bereits in frühesten (situationslabilen) Stadien ein. Unter Berücksichtigung individualspezifischer Besonderheiten der Gehirn- und Herz-Kreislauffunktionen unserer Modelle ergeben sich zur Rolle des ZNS in der Ätiologie und Pathogenese der primären arteriellen Hypertonie folgende Aussagen: Von entscheidender Bedeutung für die Blutdruckregulationsstörungen scheint ein funktioneller Entkopplungsprozeß zwischen umschriebenen Hypothalamusstrukturen als einem essentiellen Kontrollniveau der kardiovaskulären Regulationen und der limbischen

Septalregion[1]) im basalen Endhirn, die die limbischen Vorder- und Mittelhirnbereiche über den Hypothalamus verbindet, zu sein.

Es ist durch folgenden Sachverhalt zu begründen: Unter normotonen Kontrollbedingungen (Klasse 0 in Abb. 11, 12) werden im dorso-medialen Hypothalamus (DMH) und lateralen Septumkern auf die akustische Testreizaufschaltung identische bioelektrische Antwortmuster generiert. Das ist nach Roy John (1970) ein elektrographisches Korrelat für den zunächst hohen funktionellen Kopplungsgrad, im vorliegenden Fall zwischen zwei höheren vegetativen Zentren.

Bereits innerhalb der ersten Belastungsphase (Klasse Stress 1 in Abb. 11) erfährt der *hypothalamische Funktionszustand* eine bemerkenswerte Umstellung, gleichzeitig wird die Musteridentität der EP als Ausdruck akut veränderter limbico-hypothalamischer Wechselbeziehungen aufgehoben. Im Hypothalamus vergrößern sich die Abweichungen vom physiologischen Arbeitsbereich (entsprechend Klasse 0) mit der Dauer und Intensität der Stresseinwirkung dergestalt (vgl. auch Abb. 16), daß sich hier eine in einem neuen, höherfrequenten Rhythmus arbeitende überschießende Erregungszone entwickelt. Solcher fundamentalen Änderung des hypothalamischen Aktivitätszustandes, die mit EEG-Wellenphänomenen beträchtlicher Frequenz- und Amplitudenbahnungen verbunden ist, entspricht jeweils ein spezifischer Informationsgehalt und eine bestimmte Erregungsenergie mit Zunahme des Zellstoffwechsels, Veränderungen des O_2-Gehaltes des Gewebes auf den afferenten Reizzufluß sowie Anstieg der Stoffwechsel-Abbauprodukte (besonders CO_2 und saure Endprodukte). Diese intensivieren bei normaler Durchströmung den Gewebestoffwechsel und führen zu einer spezifischen Hirnvasodilatation infolge der erhöhten zerebralen Tätigkeit, um das Zentralorgan vor Sauerstoffmangel zu schützen.

Eine derartige langanhaltende energetische Stressreaktion mit überschießender Erregung sympathico-adrenerger ZNS-Strukturen (chronische Umstimmung der vegetativen Steuerung)[2]), wie wir sie hier dargestellt haben, kann jedoch zu Störungen der hämozirkulatorischen Versorgung der Hirnrinde führen (Kezdi 1972).

---

[1]) Die Area septalis (rostral und anterior zur vorderen Kommissur gelegen) besitzt als eine kleine Region der phylogenetisch ältesten limbischen Strukturen, die nach Broca sogen. gemeinsamer Denominator des Gehirns aller Säuger und des Menschen sind, eine besondere physiologische Bedeutung in der Regulation von neurovegetativen, emotionalen, reproduktiven und anderen Verhaltensfunktionen. Sie wird als ein „Beruhigungszentrum“ angesehen und integriert die Funktionen der limbischen Vorderhirnstrukturen, die anatomisch und funktionell indirekt über Fornix, amygdalo-hypothalamische Bahnen und Stria terminalis sowie direkt über das mediale Vorderhirnbündel (MFB) mit dem Hypothalamus verbunden sind. Auf letzteren wirkt das Septum hemmend und bahnend ein. Darüber hinaus bestehen wichtige doppelläufige Verbindungen zwischen dem Septum pellucidum und dem retikulären Hirnstammsystem (Nauta 1960). Über die mesencephale Formatio reticularis ist das MFB mit den effektorisch-vegetativen bulbo-spinalen Zentren verbunden. Das Septum beeinflußt parasympathische, aber auch sympathische Funktionen. Unter Elektrostimulation zeigt es vornehmlich hypotensive, z. T. auch hypertensive Effizienz.

[2]) Nach Kurotsu (1947) sowie Ban (1966) stellt der Ncl. dorso-medialis (DMH) als Anteil des mittleren Hypothalamus eindeutig eine sympathische Zone dar. Nach Monnier (1966) gehört er der gemischt ergotrop-trophotropen Innervationsgruppe an. Im letzteren Falle wären unsere Befunde als ein Übergewicht seiner sympathischen Entladungen zu deuten, die nach W. R. Hess (1954) durch die simultane Reizung von Elementen verschiedener Systemzugehörigkeit bedingt sein kann (steigender zentraler sympathischer drive bei abnehmender parasympathischer Hemmung).

Drei wesentliche Faktoren bestimmen die hypothalamische Regulation der Hämodynamik: die Umwelt, die Funktionen des Regulationszentrums innerhalb des Gehirns und die peripheren vegetativen Regulationen mit deren Rückkopplungen. Es ist einleuchtend, daß transitorische hypertonielle Zustände wiederum eine erhöhte Ansprechbarkeit des hämodynamischen Systems auf die später einwirkenden Umweltreize bedingen (Rothlin et al. 1956).

Unter physiologischen Bedingungen werden Hirnrinden-durchblutungsfördernde Effekte durch Erregung des Hypothalamus und der Formatio reticularis — diese

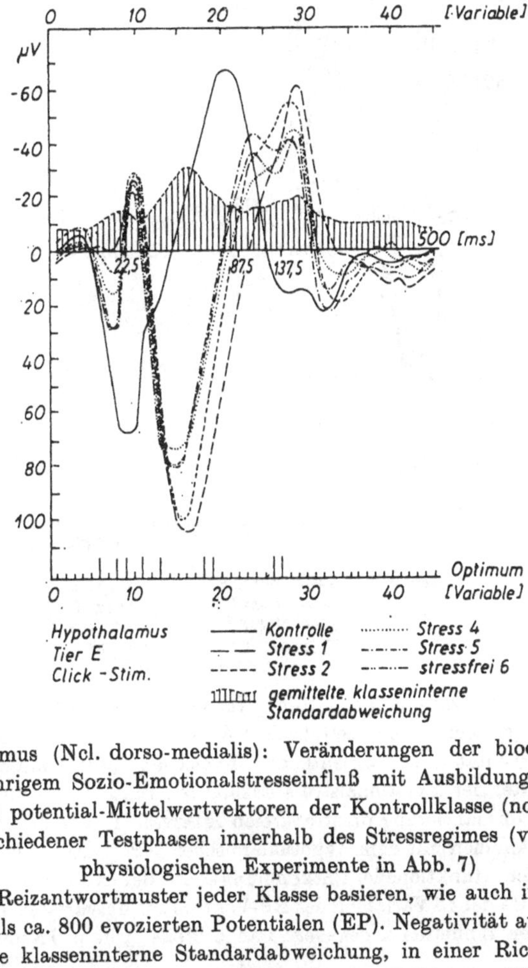

Abb. 11. Hypothalamus (Ncl. dorso-medialis): Veränderungen der bioelektrischen evozierten Aktivität unter 2jährigem Sozio-Emotionalstresseinfluß mit Ausbildung einer experimentellen Hypertonie. Evoked potential-Mittelwertvektoren der Kontrollklasse (normotensiver Ausgangszustand) sowie verschiedener Testphasen innerhalb des Stressregimes (vgl. Zeitplan der neurophysiologischen Experimente in Abb. 7)

Die bioelektrischen Reizantwortmuster jeder Klasse basieren, wie auch in den Abb. 12—14, auf jeweils ca. 800 evozierten Potentialen (EP). Negativität aufwärts.

Schraffur: gemittelte klasseninterne Standardabweichung, in einer Richtung um die Nullinie aufgetragen. Optimale Teilmenge der Variablen (durch schrittweise Elimination entbehrlicher Merkmale aus dem EP-Vektor durch ein multivariates mathematisch-statistisches Programm ermittelt) in den Abb. 11—14 unten markiert. Sie enthalten die wesentlichsten Informationen (zeitbezogene Amplitudenwerte) zur multivariaten Trennung der EP-Meßwertklassen. In der initialen Belastungsphase (Stress 1) Blockierung des primär positiven EP-Segments und Generierung eines neuen Antwortpotentials mit Phasenumkehr. Unter chronischer Umweltstress-Eskalation kontinuierliche Bahnung höherfrequenter Vorgänge im reiznahen Antwortbereich (zunehmende Erregungssteigerung) mit Verzögerung der späten Antwortkomponenten.

Keine Normalisierung dieses wachsenden hypothalamischen symphathischen drives im stressfreien Intervall (Klasse 6).

In den Abb. 11—14 handelt es sich jeweils um unipolare Ableitungen der evozierten Potentiale

Zentren kontrollieren die kortikale Blutversorgung ständig — infolge ungenügenden O_2-Angebotes gehemmt (SUTSCHKOW 1975).

Wir sind der Ansicht, daß die permanenten neurotisierenden Konfliktsituationen mit veränderten viszero-somatischen Afferenzen und gesteigertem Sympathicotonus unter der unphysiologischen ZNS-Belastung eine zerebrale, insbesondere kortikale Hypoxie

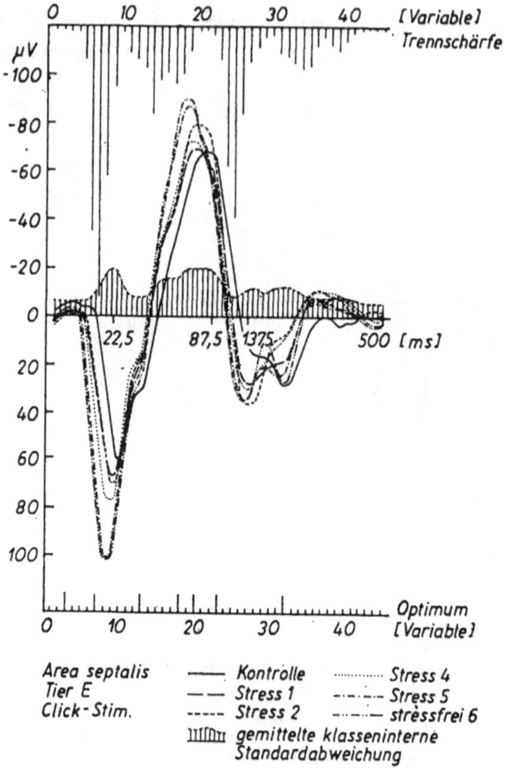

Abb. 12. Area septalis (Ncl. septalis lat.): Hohe Musteridentität des EP-Mittelwertvektors im normotensiven Kontrollzustand mit den zeitgleichen Ableitungen des Hypothalamus (s. Abb. 11). Zunehmende Hyperreaktivität dieses wesentlichen limbischen Integrationszentrums des vegetativen Nervensystems unter der Emotionalstress-Eskalation. Blutdruckanstieg ab Stress 4. Keine Normalisierung im stressfreien Intervall (Klasse 6),
Das EP-Ähnlichkeitsphänomen mit dem hypothalamischen EP (s. Abb. 11) verschwindet jedoch unter Stress-Bedingungen (funktionelle Entkopplung). In der Abb. oben Kennzeichnung der individuellen Trennschärfe der 45 Variablen des EP-Vektors zur univariaten Trennung der Klassen (in zufälligen Einheiten angegeben: Lange Pfeile ≙ hohe Trennschärfe)

an unseren Modellen verursachten. Durch diesen Umstand erklärt sich die konkurrierende Erregungszunahme im *limbischen Septalgebiet* (Abb. 12), das vorherrschend eine trophotrop-parasympathische Funktionsrichtung besitzt und, wie der Hypothalamus, den Zustand anderer Systeme moduliert. Aufgrund intensiver anatomischer Verbindungen kann es auf die hypothalamische Herz-Kreislauf-Kontrolle direkt und indirekt Einfluß nehmen.

Hinsichtlich seiner Wirksamkeit auf die kardiovaskulären Funktionen sind im Septum zwei antagonistische Systeme verantwortlich, die Hypo- und Hypertension sowie Herzfrequenzänderungen induzieren können und u. E. in funktionellem Zusammenhang mit ZNS-aktiven Peptiden arbeiten (s. S. 66ff.). Unter und besonders nach Septumerregungen (Elektrostimulationsversuche) überwiegen langanhaltende blutdrucksenkende Effekte, die nicht mit Respirationsänderungen und Bradykardie, obwohl sie häufig auftreten, einhergehen müssen (Covian 1967).

Latenzzeitverkürzungen und erhebliche Amplitudenanstiege der septalen evozierten Potentiale, deren Grundmuster aber erhalten bleibt, sind die elektrographischen Kennzeichen des kontinuierlichen Aktivierungsprozesses unter dem Stressregime (Abb. 12). Zumindest im Bereich der ersten 3 Belastungsperioden muß dieser als adaptativ-modulatorischer limbischer Hemmeffekt, den wir auch für andere limbische Vorderhirnstrukturen wie Amygdala, Hippocampus und den vorderen Gyrus cinguli beschrieben haben (H. Baumann et al. 1973, 1974), auf den ansteigenden hypothalamisch-sympathischen drive angesehen werden.

Vermutlich entfalten diese septalen Erregungssteigerungen via die bereits erwähnte umschriebene hypothalamische Relaisstation für kortikale Hemmimpulse (unmittelbar hinter und unterhalb der vorderen Kommissur (Folkow et al. 1959) (s. S. 55) ihren Einfluß auf tiefere Hirnstrukturen (Neuromodulation). Eine Depressorreaktion auf den arteriellen Druck kann über direkte Hemmungen vasokonstriktorischer Fasern, über Hemmneurone innerhalb einer polysynaptischen Bahn via NTS zu den bulbären Vasomotorenzentren, evtl. auch durch Beteiligung sympathischer vasodilatatorischer Fasern, die durch das Septum ziehen, ausgelöst werden (Covian 1967 u. a. m.). Emotionalstress steigerte im Ratten-Septum und -Hippocampus das c-AMP (Nathanson 1977), das als intrazellulärer Katecholamin-Mediator in die zentrale Blutdruckregulation einbezogen ist. Unsere Befunde lassen zunächst auf eine Verstärkung der inhibitorischen Noradrenalineffekte schließen, die die von den medullären Vasomotorenbereichen ausgehende sympathische Efferenz drosseln.

Die Irreversibilität und Progredienz der Septumaktivierung (Abb. 12) im Verlauf der Entwicklung einer Borderline-Hypertonie tragen dagegen, wahrscheinlich in Abhängigkeit von einem kritischen Niveau des exzessiven hypothalamischen Erregungsherdes (Wirkung einer hypoxischen ZNS-Schädigung?) zur kontinuierlichen Verstärkung pressorischer Einflüsse auf das bulbäre Vasomotorenzentrum mit einer weiteren Verschiebung des vegetativen Gleichgewichts zur sympathischen Seite bei. Zwischen dem auf Sicherung homöostatischer vegetativ-endokriner Bedingungen des Organismus bezogenen Funktionssystem (Hypothalamus) und den intrazentral-kommunikativen limbischen Schwerpunktgebieten mit ihren erregenden oder hemmenden Verstärkerfunktionen, die gerade bei der Stressadaption so entscheidend sind, wird offenbar eine pathologische Potentiation durch unwirksame negative feedbacks pathogenetisch bedeutsam. Diese Informationsflußvermittlung wird, wie bereits auf S. 82 ausgeführt, im wesentlichen über die Area septalis realisiert.

In der langfristigen Störung der dynamischen Erregungsabstimmung hypothalamisch-limbischer Integrationsebenen besteht im Zusammenhang mit den von uns nachgewiesenen bedeutenden Aktivitätsänderungen innerhalb der Formatio reticularis (Steigerung ihrer ergotropen Wirkung) und einer partiellen Blockade der Hirnrindenprozesse, wie noch ausgeführt wird, u. E. einer der Schlüsselmechanismen für pathologische Konditionierungen der Herz-Kreislauf-Funktionen.

Eine gestörte Reglerfunktion dieser den verschiedenen Integrationsstufen des vegetativen Nervensystems[1]) übergeordneten Instanzen erlaubt kein koordiniertes Zu-

---

[1]) Die vegetative Innervation der Zellen und Organe erfolgt über: 1. ein intramurales Ganglienzellsystem mit Plexus myentericus, Plexus submucosus, verstreuten Ganglien im gesamten Körper. 2. prävertebrale und kraniale vegetative Ganglien, Grenzstrang des Sympathicus. 3. vegetative Neurone des Hirnstammes und Rückenmarks mit Projektion zum Ncl. intermedio-

sammenspiel bestimmter Effektoren zur Aufrechterhaltung der dynamischen Stabilitätsbedingungen des Organismus mehr.

Die chronisch überschießenden Entladungen der zentralen vegetativen Zentren zielen nicht nur auf peripher-autonome Mechanismen (W. R. HESS 1925), sondern darüber hinaus auch auf den zerebralen Kortex und spinale somatische Funktionen. Sie werden u. E. durch eine anhaltende (hypoxische) Funktionsstörung der *Hirnrinde*, wie wir sie elektrophysiologisch erfaßt haben, unterhalten.

Abbildung 13 veranschaulicht diesen Sachverhalt hochgradig veränderter kortiko-subkortikaler Wechselbeziehungen durch ein ausgeprägtes elektrographisches Hemmphänomen als abrupte Stressreaktion mit weitgehender Unterdrückung der Biopoten-

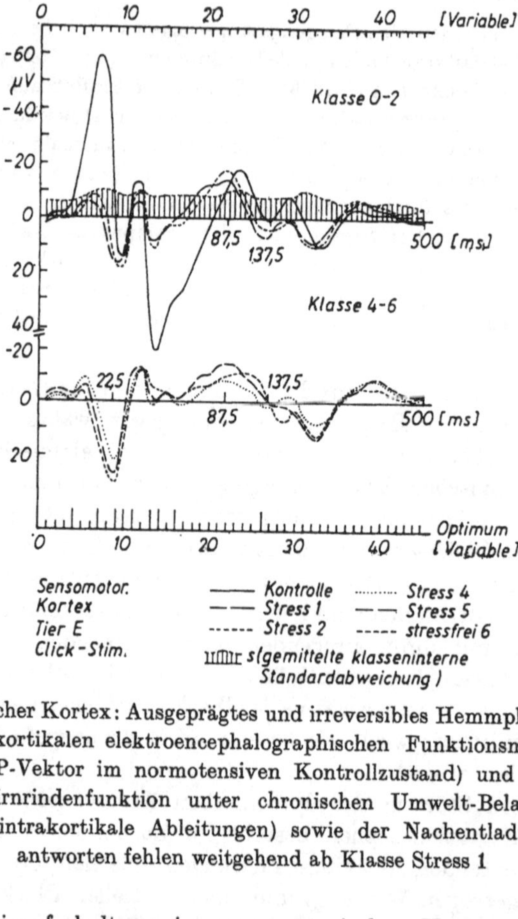

Abb. 13. Sensomotorischer Kortex: Ausgeprägtes und irreversibles Hemmphänomen (funktionelle Insuffizienz) der neokortikalen elektroencephalographischen Funktionsmuster als Stressfolge (im Vergleich zum EP-Vektor im normotensiven Kontrollzustand) und Ausdruck der hohen Vulnerabilität der Hirnrindenfunktion unter chronischen Umwelt-Belastungseinflüssen. Die primäre Negativität (intrakortikale Ableitungen) sowie der Nachentladungszyklus der Reizantworten fehlen weitgehend ab Klasse Stress 1

tiale auf die Testreizaufschaltung im sensomotorischen Kortex, einem sogenannten emotionalen Hemmzentrum. Diese Erregungsdämpfung ist zunächst als ein wichtiger Schutzmechanismus der Hirnrinde unter der emotionalen Belastung (PAWLOW 1953; JUNG u. BAUMGARTEN 1955) zur Verhinderung von Krampfentladungen und zur Dämpfung der an unseren Modellen ebenfalls nachgewiesenen retikulären Hyperaktivitäts-

lateralis: Präganglionäre sympathische Neurone des Rückenmarks (von C_8—L_2), deren Nervenfasern zum sympathischen Grenzstrang laufen; kraniale parasympathische Kerne (Ursprung der parasympathischen Nervenfasern der Hirnnerven III, VII, IX und X) und ein sakrales parasympathisches System (S_2—S_4).

zonen aufzufassen. Als irreversibel über den gesamten Belastungszeitraum einschließlich einer mehrmonatigen Belastungspause bestehende bedeutende Funktionsänderung (energetische Erschöpfung) stellt sie aber einen unphysiologischen Zustand der Hirnrinde dar (der möglicherweise mit einer Verschiebung der kortikalen Gleichspannungskomponente verbunden ist). Dieses neurale Ereignis ist sicherlich durch Adaptationsverluste des Hirngefäßsystems, vasokonstriktorische und Stoffwechselprozesse mit Abfall der O_2-Spannung in der Hirnrinde begleitet, wie Untersuchungen von HARREVELD u. STAMM (1952) sowie SUTSCHKOW (1975) folgern lassen.

Hirnregionen mit der höchsten Stoffwechselrate (abhängig von der Kapillardichte, die in der Hirnrinde besonders groß ist) besitzen bekanntlich die höchste Vulnerabilität gegenüber Hypoxie. Unter Berücksichtigung der vorliegenden neurophysiologischen Befunde an unseren Hypertoniemodellen gewinnen Hinweise von SIEDEK (s. R. BAUMANN 1971) erneut Beachtung, daß eine zerebrale funktionelle Hypoxie und Vasokonstriktion die latente Phase der essentiellen Hypertonie kennzeichnen.

Eine Hypoxidose des Hirngewebes aus dem Zusammenwirken eines erhöhten Energiestoffwechsels und peripherer Kreislaufeffekte im initialen Mechanismus einer Immobilisationsstress-Hypertonie an Albinoratten wiesen KONITZER u. VOIGT (1976) sowie KONITZER et al. (1977) nach. Die generelle zerebrale Vasokonstriktion vollzog sich im Gegensatz zu der infolge einer zunehmenden Gewebsazidität (Lactatanstieg) erwarteten autoregulatorischen Vasodilatation. Lediglich der Hypothalamus reagierte mit einer Vasodilatation oder einer Kapillarsprossung innerhalb weniger Tage. Von den Autoren wird eine empfindliche Reaktion der Hirngefäße auf das unter dem Stress aktivierte Renin-Angiotensin-System für wahrscheinlich gehalten.

Experimente von SUTSCHKOW (1975) zeigten am zerebro-ischämischen Hypertoniemodell von Kaninchen als Folge des zerebralen O_2-Mangels eine deutlich erhöhte Reagibilität des Blutdrucksystems, insbesondere als Resultat der kortikalen Mangeldurchblutung. Die dynamische Kopplung des allgemeinen, Hirn- und Nierenblutflußes war am experimentell-hypoxischen Gehirn gegenüber der Norm signifikant verändert.

Bedeutende Veränderungen der integrativen Hirnrindenprozesse im Sinne einer Neuroseentwicklung wurden in der Ätiologie und Pathogenese der stressinduzierten Hypertonie an Rhesusmacacen auch durch eine bedingt-reflektorische Standardtechnik zur Einschätzung zentral-nervöser Informationsverarbeitungsprozesse nach PAWLOW (Details in URMANTSCHEEWA et al. 1975, 1977) bestätigt. Dieser Fakt ist auch insofern von Bedeutung, weil die kortiko-retikulären Wechselbeziehungen, für die der sensomotorische Kortex ein wesentliches Gebiet der absteigenden Projektionen bildet, nach FRENCH (1955) die materielle Grundlage einer „bewußten" kortikalen Kontrolle über das Verhalten bildet.

Beim funktionell intakten ZNS kann die Formatio reticularis des Hirnstammes durch Rückkopplungsmechanismen zentrale und periphere Funktionsbereiche auf das erforderliche Aktivitätsniveau abstimmen und durch entsprechende Organsynergien eine Adaptation des Individuums an die sich laufend verändernden Bedingungen ermöglichen.

Intra- und extrazerebrale Kontrollmechanismen garantieren am gesunden Organismus die funktionelle Stabilität der Formatio reticularis, die mit dem zerebralen Kortex als feedback-Kontrollorgan ein kontrolliertes System darstellt. Nach DELL (1963) wird in einem derartigen Servomechanismus infolge eines „gewissen Systemfehlers" die veränderte retikuläre Reaktivität auf eine Störeinwirkung nicht voll korrigiert. Der Systemfehler verhält sich proportional zur Störgröße und wird auf kortikalem Niveau beträchtlich verstärkt. Die kortikale Arousal (mit erhöhtem Erregungsniveau der höheren Hirnabschnitte und entsprechenden Verhaltenskonsequenzen gegenüber der Umwelt) induziert Korrektursignale, um den Veränderungen in der Formatio reticularis entgegenzuwirken.

Aufgrund unserer neurophysiologischen Langzeitstudien konnten wir aber nachweisen, daß bei der Systemorganisation des Gehirns unter dem Störeinfluß mehrjähriger belastender Organismus-Umweltauseinandersetzungen unserer Versuchtiere pathologische *retikuläre Aktivitätszonen* an Einfluß gewannen. Ein hochgradiger Amplitudenanstieg und verkürzte Latenzzeiten der bioelektrischen Reaktionspotentiale pontomesencephaler Retikulärstrukturen (Ncl. reticularis mesencephali, Abb. 14) bis auf 200% gegenüber der Ausgangssituation am normotonen unbelasteten Tier sprechen

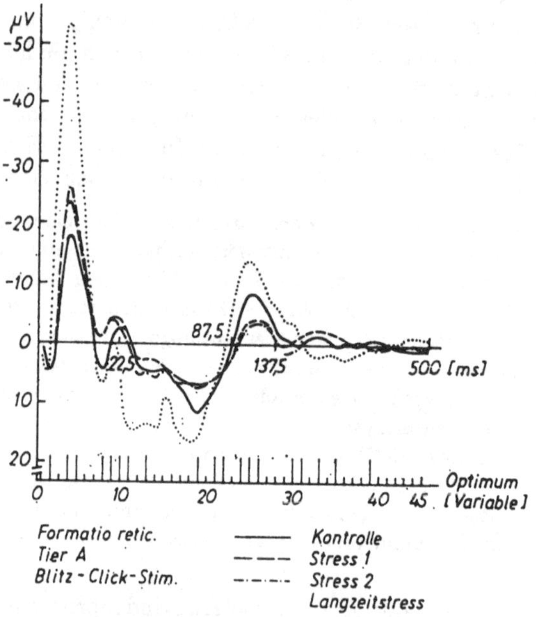

Abb. 14. Formatio reticularis (ponto-mesencephal): Evoked potential-Mittelwertvektoren aus 4 Versuchsphasen. Amplitudenanstieg gegenüber dem normotonen Kontrollzustand im Primärpotential nach 2- bzw. 4-wöchiger Stressexposition (Stress I, Stress II). Extreme Amplitudenbahnung mit verkürzten Latenzen nach chronischer sozial-emotionaler Belastung (Langzeitstress) als elektrographisches Korrelat einer pathologischen Hyperaktivitätszone in umschriebenen retikulären Hirnstammbereichen zum Zeitpunkt einer exper. Borderline-Hypertonie (vgl. Abb. 15)

für einen wachsenden Verstärkungsgrad der aktuell einlaufenden Information, wahrscheinlich infolge einer retikulären Reizschwellenerniedrigung als stressbedingte Fehlleistung.

Bekanntlich beeinflussen durch retikuläre Erregungsteigerungen mit zunehmender sympathischer Tonuslage induzierte kardiovaskuläre, respiratorische, humoral-hormonale und Verhaltensänderungen, die sich in den Experimenten als komplexe zerebroviszerale Dysregulationen einstellten, wiederum das retikuläre Hirnstammsystem und seine Kontrollsysteme. Der maximale retikuläre Aktivierungszustand koinzidiert zeitlich mit dem Auftreten einer Grenzwerthypertonie nach 1,5jähriger Belastung des Modells (Abb. 15). Ableitungen weiter caudal gelegener retikulärer Strukturen im ponto-bulbären Hirnstammbereich lagen bereits außerhalb dieser Aktivitätszone.

Unsere Untersuchungen zeigten funktionelle Störungen wesentlicher zentraler Integrationsbereiche der Herz-Kreislaufregulation auch nach mehrmonatiger Unterbrechung der Belastungseinflüsse. Nur Subsysteme mit ausgeprägten adaptiven Eigenschaften, wie die orbito-frontale Rinde, stellten sich nach mäßigen Auslenkungen wieder auf ihren normalen Arbeitsbereich ein (H. Baumann 1974; H. Baumann et al. 1975, 1976, 1977). Dieser Sachverhalt wird durch Datenprojektion in ein Diskriminanzschema am übersichtlichsten veranschaulicht (Abb. 16). Solche Systemorganisationen des Zentralorgans gegenüber langfristigem emotionalem Stress mit einer herabgesetzten retikulären Reizschwelle und einer permanenten unphysiologischen Verstärkung des afferenten Reizzuflusses stehen u. E. in kausalem Zusammenhang mit der erhöhten Stress-Sensibilität des Hypertonikers. Im weiteren Verlauf dieses Kapitels werden typische Beispiele maladaptiver Ausbreitungen aus der affektiven Sphäre (Fehlbewertung

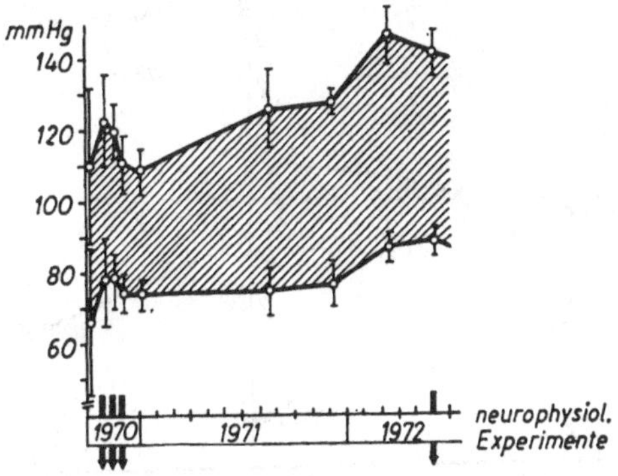

Abb. 15. Blutdruckmittelwertkurven (systolisch und diastolisch) mit Standardabweichung unter dem Stufenbelastungsprogramm (Tier A). Die ersten 3 Pfeile (1970) kennzeichnen die neurophysiologischen Versuchsperioden: Kontrollen (Normalbedingungen), Stress I (nach 2 Wochen negativ-emotionaler Stressexposition), Stress II (nach 4 Wochen negativ-emotionaler Stressexposition) einschließlich der transitorischen Blutdruckauslenkungen.

1972: neurophysiologische Versuchsperiode: Langzeitstress (nach 18 Monaten sozio-emotionaler Stressexposition) mit Blutdruckwerten im Borderline-Bereich

des objektiven Belastungsgehaltes von Umweltinformationen) in andere Funktionssysteme des Organismus beim jugendlichen essentiellen Hypertoniker demonstriert.

Es gibt überzeugende Argumente, daß (im Gegensatz zum Tier mit seinen ausgeprägten Abwehr- und Angriffsmechanismen im emotionellen Verhalten) beim Menschen, besonders durch die rationale Hemmung der somato-motorischen Komponente der Affektreaktion, die emotionale limbische Erregungsverstärkung zahlreiche Körperfunktionen nachhaltig beeinflussen kann. Obwohl Gantt (1964) die im allgemeinen außerhalb des Bewußtseins ablaufenden Konditionierungen autonomer Funktionen nachgewiesen hat, scheinen pathologische Konditionierungsmechanismen durch subjektive Bewertung der vegetativen Fehlhaltung und des Krankheitsgefühls in der Pathogenese zerebro-viszeraler Regulationskrankheiten des Menschen mitbeteiligt zu sein. Dieser Umstand wird heute durch das sogenannte Biofeedback-Training (Selbstkontrolle der Hirnaktivität und zahlreicher vegetativer Funktionen des menschlichen Organismus) therapeutisch ausgenutzt, wie im Kapitel von Richter-Heinrich am Beispiel der instrumentellen Blutdruckkonditionierung (1975, 1980) noch ausführlich erläutert wird.

In Anbetracht der aufgrund unserer Langzeitstudien objektivierten progredienten sympathischen Erregungssteigerungen des dorsomedialen Hypothalamus durch vitalen Stress sind neben der neurogenen Vermittlung dieser Reize ihre komplexen neurohormonalen Effekte ein ausschlaggebender Verstärkungsfaktor für die Entwicklung der kardio-vaskulären Dysregulationen. Folkow et al. (1965) und Grant et al. (1958)

wiesen unter Elektrostimulations-Aktivation des hypothalamischen Verteidigungsareals eine Freisetzung von ACTH und Corticoiden sowie Katecholaminen, HARTRODT et al. (1975) Plasmarenin-Anstiege bei Stimulation des dorso-medialen Hypothalamuskerns, ZANCHETTI (1973) bei Reizung der ponto-mesenzephalen Formatio reticularis nach.

Wir haben auf diesen Umstand, der natürlich in unmittelbarem Zusammenhang mit dem von uns elektrophysiologisch erhobenen Befund pathologischer Funktionssteigerungen der genannten Hirnzentren gesehen werden muß, noch an anderer Stelle (s. S. 105ff.) hingewiesen.

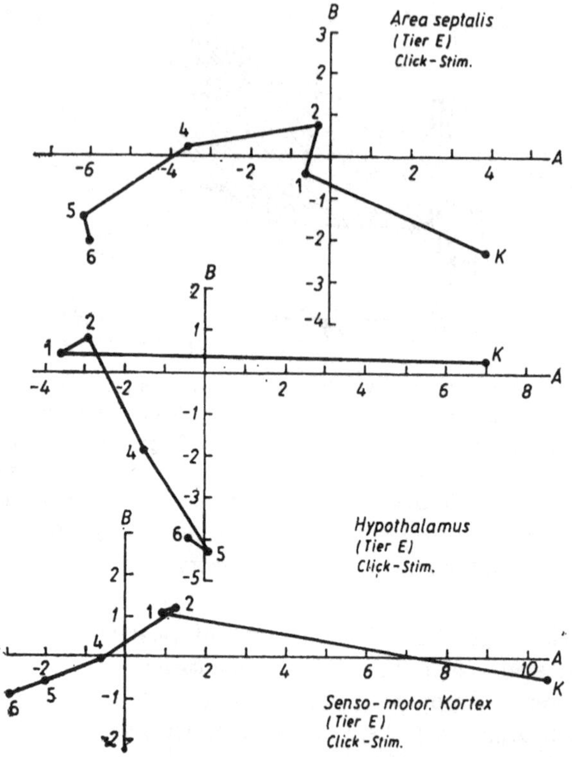

Abb. 16. Diskriminanzschema mit Ergebnisprojektion der neurophysiologischen Daten der Abb. 11–14 in einen 2dimensionalen Diskriminanzraum zur Veranschaulichung der komplexen Veränderungen des zerebralen Funktionszustandes unter Einfluß definierter Belastungszeiten und -intensitäten (Klassen Stress 1–5) sowie stressfreier Perioden (Kontrollen (K) u. Klasse 6). Mit zunehmendem Abstandsmaß zwischen den EP-Klassenmittelpunkten vergrößern sich die statistischen bzw. inhaltlichen Differenzen der neurophysiologischen Meßwertklassen, soweit sie durch die beiden trennschärfsten Diskriminanzmerkmale A und B widergespiegelt werden können

Zusammenfassend konnten im Rahmen der neurophysiologischen Grundlagenforschung zentral-nervöse Regulationsstörungen als Schlüsselmechanismus in der Ätiologie und Pathogenese einer primären arteriellen Hypertonie nachgewiesen werden. Infolge einer chronischen psychosozialen Stressexposition veränderte Arbeitsalgorithmen des Gehirns mit einer erworbenen (pathologisches Lernen) und/oder genetisch bedingten inadäquaten Reaktionsweise auf den sensorischen Reizzufluß führten zu einer Störung der protektiven negativen Rückkopplungen zwischen Umwelt, ZNS und peripheren Organfaktoren. Das ZNS ist ein wesentliches Zielorgan für Triggermechanismen und Folgen der Hypertonie.

Für die qualitativ und quantitativ veränderten Wechselbeziehungen der zur Steuerung und Kontrolle der Anpassungsreaktion wesentlichen Regulationszentren des Gehirns scheinen pathologische Aktivierungsprozesse der Formatio reticularis (niveaueinstellendes aminerges System) bestimmend zu sein.

Die Formatio reticularis ist das essentielle Vermittlersystem der vegetativ-emotionalen Kommunikation. Ihre mit dem Hypothalamus ausgeübte „positive hämozirkulatorische Beeinflussung kortikaler Zentren" (SUTSCHKOW 1975) wird nach unseren elektrophysiologischen Befunden unter Einwirkung chronischer Konfliktspannungen und sozialer Stressoren nicht mehr effektiv:

In funktionellem Zusammenhang mit einer wahrscheinlich durch vasokonstriktorische und Stoffwechselprozesse bedingten Leistungsminderung neokortikaler Strukturen (maladaptive Stressreaktion) triggert ein ungehemmter neuroexzitatorischer retikulärer Impulsstrom ausgedehnte Dysregulationen über die gesamte Neuraxis.

Am Primatenmodell wurden in der prähypertensiven und initialen Hypertonie-Phase neurophysiologische Kennzeichen eines primär zentralen drives auf das sympatho-adrenale System gewonnen. Es ist anzunehmen, daß vorwiegend über die hyperaktiven limbisch-hypothalamischen Kontrollsysteme komplexe neuro-hormonale Einflüsse mit dem ACTH-Corticoid-Stressmechanismus (und wahrscheinlich auch dem TSH-Thyroxin-System) als Effekte neurogener Pressorreize auf das Herz-Kreislauf-System und seine Stoffwechselprozesse sowie auf andere Organsysteme wirksam werden.

Unsere neuroelektrischen Befunde müssen in unmittelbarem Zusammenhang mit einer gestörten Kontrollfunktion und Balance der unterschiedlichen zentralen Adrenorezeptoren- und serotoninergen Mechanismen bei der Blutdruckentgleisung gesehen werden (s. S. 94ff.).

Innerhalb der veränderten feedbacks zwischen zentralen und peripheren Mechanismen in der Ätiologie und Pathogenese der Hypertonie verhalten sich periphere kardiovaskuläre Effektoren eventuell selbst inadäquat (genetische Komponente?) mit gestörter (hypo- oder hyperreaktiver) rückläufiger Signalisation auf die durch das ZNS regulierten peripheren neuralen und humoralen Reize. In Wechselwirkung mit strukturell-metabolischen Veränderungen des Gefäßsystems einschließlich einer graduellen Barorezeptorenadaptation mit ungenügender Depressorreaktion auf den arteriellen Druckanstieg kann sich der pathologische Prozeß der hypertensiven Dysregulation allmählich festigen.

Neurotransmitter- und Neuromodulatoren-Effekte in der zentralnervösen Kontrolle des Herz-Kreislauf-Systems

Bei der zentralnervösen Kontrolle des kardiovaskulären Systems über spezifische Leitungsbahnen realisieren chemische Mediatoren, sogenannte Neurotransmitter und Neurohormone, die Übertragung der zu entsprechenden Entladungsmustern codierten Informationen. Die mit Hilfe der elektronischen Meßtechnik erfaßbaren bioelektrischen Erscheinungen von Erregungs- und Hemmprozessen an den Nervenzellen geben Auskunft über die informationsübertragende Funktion der Synapse (Depolarisation bzw. Hyperpolarisation aufgrund bestimmter bio- und physikalisch-chemischer Voraussetzungen) und die aktuelle Bedeutung der Nervenzelle im informationsverarbeitenden System. Nach dem DALEschen Prinzip (für Wirbeltiere noch voll gültig) liefert eine Zelle nur einen *Neurotransmitter,* d. h., sie kann nur erregend oder hemmend wirken. Interneurone realisieren über Zwischenschaltungen innerhalb eines Schaltsystems im Bedarfsfall beide funktionellen Möglichkeiten. Das besagt aber nicht, daß ein spezifischer

Transmitter nur eine erregende *oder* hemmende Effizienz besitzt! Die Stelle, an der die Transmitter-Moleküle innerhalb eines bestimmten Systems freigesetzt werden (präsynaptisch) und die Reaktion mit den Rezeptor-Molekülen (spezifische Komponente) der subsynaptischen Membran bestimmen seine Erregungs- oder Hemmungswirkung.

Exzitatorische oder inhibitorische Wirkungen des gleichen Transmitters an einer Synapse können durch seinen Konzentrationsgrad bedingt sein. LOEWI (1921) gelang zuerst am peripheren Erfolsorgan (Herz) der Nachweis von Acetylcholin als Vagusstoff, später bewiesen DALE und FELDBERG (1934) an der Muskelendplatte die cholinerge chemische Transmission. Die Bedeutung des Noradrenalins als sympathischer Neurotransmitter (eigene funktionelle Bedeutung gegenüber dem Nebennierenhormon Adrenalin) wurde von v. EULER (1946) nachgewiesen.

Potentielle Neurotransmitter im ZNS sind nach experimentellen Befunden: *Acetylcholin, L-Noradrenalin, Adrenalin, Dopamin, γ-Aminobuttersäure, Glycin, 5-Hydroxytryptamin* (*Serotonin*), *L-Glutaminsäure,* peptiderge Transmitter (Enkephaline, Substanz P, Neurotensin). Noradrenalin (Adrenalin), Dopamin und Serotonin wirken mit unterschiedlicher Intensität auf die verschiedenen Hirnregionen, vorwiegend im Sinne einer Hemmung der spontanen Impulsaktivität. L-Glutaminsäure wirkt schnell und stark aktivierend, GABA und Glycin wirken stark hemmend auf die Zellaktivität.

Nicht zuletzt durch die hervorragenden Arbeiten von ECCLES (1964) über die Physiologie der Synapsen konnten neue Erkenntnisse über synaptische Transmissionsvorgänge im ZNS gewonnen werden, über die auch gegenwärtig noch viele Unklarheiten bestehen. Trotz der hohen Spezifität der Transmitterbindung an die Rezeptoren der post- (sub-) synaptischen Membran im Sinne eines „Schlüssel-Schloß-Verhaltens" wird besonders bei den Katecholamin-Neurotransmittern (monoaminerge Transmitter Dopamin, Noradrenalin und Adrenalin) in der Pharmakotherapie die unterschiedliche Affinität strukturchemisch verwandter Stoffe zu den sogenannten α- und β-adrenergen Rezeptoren ausgenutzt (Details hierzu auf S. 97 und in Tab. 1—4).

Grundsätzlich werden die α-Rezeptoren durch Ergotamin u. ä. blockiert, nicht aber die β-Rezeptoren. Im Biosyntheseweg der Katecholamine erfolgt die Umwandlung von (Phenylalanin → Tyrosin → Dopa →) Dopamin in Noradrenalin mittels der Dopamin-β-Hydroxylase (DBH), die Umwandlung von Noradrenalin in Adrenalin durch eine Phenyläthanolamin-N-Methyl-Transferase. Eine Methylgruppe am Stickstoff (Noradrenalin → Adrenalin) verstärkt die β-Rezeptorenwirkung. Ein reiner β-Rezeptoren-Effekt (ohne Affinität zu den α-Rezeptoren) entsteht durch Verlängerung der Seitenkette am Stickstoff (z. B. beim Isoproterenol).

Ohne auf den Abbau der Katecholamine hier näher einzugehen, seien nur die beiden enzymatischen Wege zu ihrer Inaktivierung

1. durch Mono-Amino-Oxydasen (MAO) mit Katalyse der oxidativen Desaminierung von Dopamin, Adrenalin, Noradrenalin, Tyramin, Tryptamin, Serotonin,
2. durch Catechol-O-Methyl-Transferasen (COMT) mit Methylierung der Katecholamine

genannt.

Die Einwirkung auf den Chemismus der synaptischen Transmitter im Gehirn, insbesondere durch reaktive Beeinflussung von Abbau und Synthese, Transport, Freisetzung und Speicherung der Überträgerstoffe ist bisher von großer Bedeutung für die Entwicklung der Neuropsycho-Pharmaka gewesen und führt vermutlich in Zukunft auch zur Herstellung neuartiger Antihypertensiva, z. B. DBH-Inhibitoren.

Die Noradrenalin-Exkretionsrate scheint beim gesunden Menschen der zuverlässigste biochemische Indikator kurzzeitiger Schwankungen der sympathischen Aktivität zu sein, etwa 1—5% des gesamten endogenen Noradrenalins werden als freies Noradrenalin ausgeschieden. Die Bestimmung der DBH-Enzymaktivität ist für längerfristige Schwankungen der sympathischen Nervenaktivität aussagefähig. Bei der Borderline-Hypertonie reflektiert die DBH/Plasma die sympathische Ruheaktivität, bei der manifesten Hypertonie extraadrenerge Faktoren (Alexandre et al. 1975).

Schwerpunkte der regionalen Verteilung von *Noradrenalin im ZNS* bilden der Hypothalamus, die medulläre Formatio retic., der NTS und dorsale Vaguskern, peripher die postganglionären sympathischen Neurone.

Durch spezielle fluoreszenzmikroskopische Verfahren konnten den Katecholamin-Neurotransmitter Noradrenalin synthetisierende Neurone in den ponto-medullären Hirnstammbereichen mit großen auf- und absteigenden Verbindungen gesichert werden. Diese innervieren aszendierend sowohl den zerebralen Kortex, basale Vorderhirnstrukturen, hypothalamische und andere Bereiche des oberen Hirnstammes als auch bulbo-spinale Areale, absteigend noradrenerge Systeme im Ventralhorn, im Seitenstrang und im Dorsalhorn des Rückenmarks sowie in den unteren Hirnstammbereichen (Dahlström u. Fuxe, 1965; Ungerstedt, 1967; Reader et al., 1979).

Livett (1973) unterscheidet bei den aufsteigenden noradrenergen Wegen ein ventrales und ein dorsales Axonbündel. Letzteres nimmt seinen Ursprung im Locus coeruleus des Hirnstammes (aus dem auf- und absteigende Fasern entspringen) und innerviert den Kortex, den Hippocampus und das Cerebellum. Das ventrale Bündel entspringt vorwiegend etwas mehr caudal in Pons und Medulla und innerviert den unteren Hirnstamm, den Hypothalamus und das limbische System.

Die in allen Kortexbereichen nachgewiesenen Plexus feiner noradrenerger Nervenendigungen stammen vorwiegend aus dem Locus coeruleus, dessen noradrenerge Zellkörper möglicherweise eine zentrale Verlängerung der Ganglienkette darstellen. Außer ihrer synaptischen Funktion sind diese Nervenendigungen wahrscheinlich für die Kontrolle der zerebralen Mikrozirkulation verantwortlich, da sie recht zahlreich um die kleinen Hirngefäße lokalisiert sind.

Adrenalin ist im Blutdruck-wirksamen Ncl. retic. lat. und Loc. coeruleus der Medulla sowie im basalen Hypothalamus konzentriert. Vorwiegend in der Substantia nigra des oberen Hirnstammes befinden sich Neurone, die den Katecholamin-Neurotransmitter *Dopamin* synthetisieren, der als Katecholamin ohne β-hydroxylierte Seitenkette der unmittelbare Precursor des Noradrenalins (mit selbständiger Transmitterfunktion!) ist.

Diese Neurone innervieren Corpus striatum (Ncl. caudatus und Putamen) und den zerebralen Kortex (Reis 1971). Hohe Dopaminkonzentration zeigen auch der Hypothalamus, NTS, dorsale Vaguskern und die peripheren postganglionären sympathischen Neurone. Neben den nigrostriatalen dopaminergen Wegen besteht u. a. ein meso-limbisches dopaminerges System vom Ncl. interpeduncularis zum limbischen Vorderhirn (Livett 1973; Palkovits et al. 1974).

Die Dopaminexkretion ist etwa 5—10mal höher als beim Noradrenalin. An Hypertonikern konnten abnorme Dopaminexkretionsraten, die z. T. 50% niedriger als bei Normotonikern, partiell mit einem verringerten Verhältnis Dopamin/Noradrenalin waren, nachgewiesen werden (Serrano et al. 1964; Kuchel et al. 1972). Diese veränderten Dopamin/Noradrenalin-Relationen, die als evtl. verantwortlich für regionale Blutflußveränderungen und eine resultierende Hypertonie eingeschätzt wurden, blieben jedoch nicht unwidersprochen (De Quattro u. Miura, 1973).

Außer den direkt an der Impulsübertragung von Neuron zu Neuron beteiligten Neurotransmittern sind im Gehirn *Neuromodulatoren* vorhanden. Diese Substanzen können die Ausgangslage der neuronalen Erregbarkeit, d. h. die physiologische Funktion des entsprechenden exzitatorischen oder inhibitorischen synaptischen Transmitters, intensivieren oder reduzieren (im Sinne der ergo- oder trophotropen Leistungsfähigkeit), falls die Zellmembran spezifische Rezeptoren für weitere Neuromediatoren aufweist.

Als typische Beispiele der Neuromodulation sind die Substrate des Affektsystems, auf das wir bereits wiederholt eingegangen sind (emotionale Färbung des Gesamtverhaltens, speziell durch Mechanismen des limbischen Systems), des den Wach-Schlaf-Zustand regulierenden Systems und der Einfluß von Hormonen auf das Gehirn (z. B.

feedback über den Hypophysenvorderlappen und spezifische Rezeptoren im basalen Hypothalamus) zu nennen.

Nach Steiner (1971) ist der Prototyp eines Systems, das eine solche Bereitschaftsregulation hemmend und fördernd realisiert, die vegetative Innervation. Eine ähnliche doppelte Innervation existiert auch im ZNS, die wahrscheinlich von Neuronen der Formatio reticularis des Hirnstammes ausgeht und über aminerge und cholinerge Fasern die wichtigsten Vorderhirnzentren beeinflußt. Es sind z. B. alle Hormon-reaktiven Hypothalamusneurone (Bedeutung der Neurohormone Adiuretin, Oxytocin, Releasing Factors, Inhibitory Factors in der neuroendokrinen Regulation) darüber hinaus durch Acetylcholin erregbar, durch Dopamin, weniger durch Noradrenalin hemmbar. Damit kontrollieren die Nebennierenrinden-, Schilddrüsen- und Gonadenhormone die Aktivität des Hypophysen-Vorderlappens sowohl direkt als auch über spezifische Rezeptoren im basalen Hypothalamus indirekt (Neuromodulatorwirkung). Die Steroidhormone wirken hier überwiegend als negativer feedback, ACTH als positiver feedback. Der im ZNS verbreitete, vorwiegend erregende Transmitter *Acetylcholin* mit:

Erregungsübertragung an der neuromuskulären Synapse der quergestreiften Muskulatur, am präganglionären sympathischen Neuron (einschl. der Katecholamin-freisetzenden Zellen des Nebennierenmarks) und parasympathischen sowie postganglionären parasympathischen Neuron. Acetylcholin wirkt innerhalb des Gehirns wahrscheinlich auch als Neuromodulator. Es setzt durch Bahnung des extraneuronalen Calciumeintritts in die präsynaptische Membran Noradrenalin frei! Es bestehen cholinerge Mechanismen der hypothalamischen Freisetzung von Vasopressin (ADH) und Oxytocin.

Die physiologische Klärung der Überträgerstoffe *Histamin* (afferentes peripheres Nervensystem, arterioläre Dilatation, venöse Konstriktion, kapillärer Druckanstieg), der *Prostaglandine* (PGE mit wahrscheinlich negativem feedback auf die präsynaptische Membran zwecks Hemmung der Noradrenalin-Freisetzung), des *ATP* (durch Bildung des cyclischen AMP), Serotonin (5-HT, periphere Vasokonstriktion?) als echte Transmitter oder Neuromodulatoren ist noch nicht endgültig abgeschlossen. Neuromodulatorstoffe können aus dem Gehirn selbst stammen oder den Neuronen über den Blut-Liquor-Weg zugeführt werden unter Berücksichtigung einer substratspezifischen Durchlässigkeit der Blut-Hirn-Schranke (z. B. im Hypothalamus hinsichtlich der Hormoneffekte).

Neue Aspekte der zentralen Blutdruckkontrolle durch adrenerge und cholinerge Mechanismen einschließlich ihrer pharmakologischen Konsequenzen

Bei der Bedeutung der zentralen noradrenergen Mechanismen für die Blutdruckkontrolle (sowie für die Modulation neuronaler und endokriner Systeme zur Aufrechterhaltung der Homöostase) ist zu berücksichtigen, daß die noradrenergen Systeme, wahrscheinlich abhängig vom Ort der *Noradrenalin*-Freisetzung, ihren Ursprungsneuronen sowie der Natur der Rezeptoren, wie bereits erwähnt, sowohl blutdruckhemmende als auch -fördernde Effekte aufweisen, ebenso wie die zentralen *Adrenalin*neuronen. Letztere können wahrscheinlich durch Synapsen an noradrenergen ZNS-Neuronen das noradrenerge System kontrollieren.

Katecholaminerge Neurone synthetisieren die Enzyme und subzellulären Organellen, die für die Transmitter-Synthese notwendig sind. Diese Produkte werden nach distal zu den Axonendigungen transportiert, wo die Neurotransmitter durch spezifische enzymatische Reaktionen synthetisiert, gespeichert und durch Nervenimpulse freigesetzt werden. Nach Umschaltung der adrenergen Neurone höherer Kreislaufzentren in den peripheren Ganglien kann bei der neuro-effektorischen Transmission Noradrenalin nach Grobecker (1974) durch α-Adrenorezeptoren-Stimulation zur

Kontraktion der Gefäße, peripherer Widerstandserhöhung und zum Blutdruckanstieg führen. Dieser neurogene arterielle Gefäßtonus wird durch Steigerung oder Verminderung der peripheren Sympathicusaktivität moduliert.

Das Konzept der für die hämodynamischen Umstellungen und Regulationen wesentlichen peripheren adrenergen Rezeptoren hat besonders in den letzten Jahren eine entscheidende Erweiterung im Hinblick auf die adrenergen Mechanismen des ZNS erfahren. Die sympathischen präganglionären Neurone (S. 61) sind als Endstation der zentralneuralen Integration des symphathischen outflow hinsichtlich ihrer selektiven pharmakologischen Beeinflußbarkeit noch weitgehend unerforscht. Eine solche ist aber aufgrund der bulbo-spinalen monoaminergen Bahnen zu den sympathischen präganglionären Neuronen, die entweder Noradrenalin (Ursprung caudale Medulla) oder *Serotonin* (Ursprung medulläre Raphe-Kerne entlang der Mittellinie) enthalten, zu erwarten (Dahlström u. Fuxe, 1964, 1965; Franz et al. 1975). Die Ursprungsgebiete dieser monoaminergen Wege stimmen mit den medullären Vasomotorenzentren überein. α-Adrenorezeptoren, die von essentieller Bedeutung in der Regulation peripherer sympathischer Mechanismen einschließlich des Blutdruckes sind, konnten in verschiedenen Hirnregionen nachgewiesen werden, besonders im unteren Hirnstamm (NTS). Die β-Adrenorezeptoren im ZNS sind hinsichtlich ihrer Bedeutung für die Blutdruckregulation und ihrer Wirkung auf Antihypertensiva nicht ausreichend geklärt. Noradrenerge Nervenendigungen enthalten präsynaptische α- und β-Rezeptoren, die eine feedback-Kontrolle der Noradrenalin-Freisetzung vermitteln. Die neural (pro Nervenaktionspotential) freigesetzte Noradrenalinmenge wird durch α-Rezeptorenaktivation reduziert, durch α-Rezeptorenblockade gebahnt (s. S. 92). Sie sind nicht mit den postsynaptischen adrenergen Rezeptoren identisch. Infolge relativer Unterschiede für Agonisten und Antagonisten sollen die postsynaptischen als α_1- und die präsynaptischen als α_2-Rezeptoren bezeichnet werden. Nach Starke et al. (1975) haben die α-Adrenolytica und α-Sympathicomimetica neben dem ***klassischen postsynaptischen Angriffpunkt*** eine ***präsynaptische Wirkungskomponente auf die α-Rezeptoren.*** Nur wenn die präsynaptischen Nervenendigungen kein Noradrenalin abgeben (Fehlen von Aktionspotentialen, ein Zustand, der in vivo aufgrund des Impulstransfers in den noradrenergen Nerven z. B. des ZNS schwerlich zu erreichen ist, es sei denn durch Depletion der Noradrenalinspeicher nach Vorbehandlung mit Reserpin plus α-Methyltyrosin zur Hemmung der Biosynthese), kann man bei Drogen mit α-Rezeptoraffinität berechtigt einen postsynaptischen α-Rezeptoreffekt annehmen, ansonsten muß nach dem derzeitigen Erkenntnisstand die präsynaptische Kontrolle der Noradrenalin-Freisetzung berücksichtigt werden. Ungeachtet dessen sind sicherlich die Effekte einer i. v. applizierten Droge, wie des Clonidins, nicht die gleichen, wie bei direkter Applikation in das ZNS.

Hinsichtlich der Beteiligung des *Acetylcholins* in der zentralen Regulation von Blutdruck und Herzfrequenz wurden exzitatorische nicotinerge Rezeptoren im hinteren Hypothalamus und der lateralen Pressorzone der medullären Formatio reticularis (F. R.) nachgewiesen, inhibitorische Cholinorezeptoren vom Muscarintyp nur in der F. R.

Ein depressorischer Effekt von *Serotonin* (*5-HT*) auf die sympathischen Entladungen durch Stimulation der medullären Raphe-Kerne spricht für eine Hemmwirkung der bulbo-spinalen 5-HT-Bahnen auf die präganglionären symphathischen Neuronen.

Die Aktivation noradrenerger Nervenendigungen im hinteren Hypothalamus durch intracerebroventriculäre Superfusion mit adrenergen Drogen (Clonidin, Propanolol) lassen eine Beteiligung sowohl α- als auch β-adrenerger Rezeptoren des Hypothalamus bei diesen Blutdruckanstiegen vermuten (Philippu et al. 1973; Philippu 1975). Die

Befunde über einen noradrenergen Mechanismus, der zentral den Sympathicotonus über sympathico-inhibitorische α-Adrenorezeptoren in unterschiedlichen Regionen des Gehirns (vorwiegend auf bulbärem Niveau: NTS[1]), motorischer Vaguskern, laterale F. R., wahrscheinlich auch im vorderen Hypothalamus) reduziert, über spinale Adrenorezeptoren fazilitiert, haben im allgemeinen an Beweiskraft gewonnen (SINHA et al. 1975; CHALMERS 1975). Fördernd beeinflußt wurden diese Erkenntnisse insbesondere durch die Entwicklung des *Clonidin* (~ *Hämiton, Catapres*) als einer wirksamen hypotensiven Substanz mit zentralem Effekt

(spezifischer Agonist und zentrales α-Sympathicomimeticum mit direkter Stimulation der präsynaptischen zentralen α-Adrenorezeptoren, besonders im Hirnstamm. Dadurch Auslösung einer „kardiovaskulären Depression" mit Abnahme der sympathischen und Anstieg der vagalen Aktivität (van ZWIETEN, 1975, 1977; KOBINGER u. KLUPP 1975)). Einige α-Sympathicomimetica, wie Clonidin, können die Blut-Hirn-Schranke kreuzen.

Über den Weg, wie das ZNS die Senkung des Blutdruckes bewirkt, gibt es weiterhin Unklarheiten und Meinungsdifferenzen. Eine Hypothese von HAEUSLER (1973) und KOBINGER u. WALLAND (1973) über adrenerge Interneurone als integralem Bestandteil der Baroreflexmechanismen, die sich auf den Hypertonie-präventiven Effekt durch chemische Sympathektomie (6-OHDH intraventriculär) zentraler katecholaminerger Neurone stützt, wird heute z. T. nicht mehr aufrechterhalten (HAEUSLER u. LEWIS 1975; SCHMITT 1975; HAEUSLER 1977). Nach verschiedenen Methoden einer kompletten Noradrenalin (NA)-Depletion und Hemmung der NA-Biosynthese hatte sich die Barorezeptorenfunktion nämlich als intakt erwiesen. Dagegen wird eher eine Modulation der Empfindlichkeit der Barorezeptorenwege durch Clonidin oder adrenerge Mechanismen für möglich erachtet.

HAEUSLER u. LEWIS (1975) halten die in vitro erzielte Hemmung der Noradrenalin-Freisetzung aus den zentralen adrenergen Nervenendigungen (Stimulation der präsynaptischen α-Adrenorezeptoren) durch Clonidin (STARKE u. MONTEL 1973a) nicht für die in vivo beobachtete Hemmung der sympathischen Nervenaktivität nach Clonidin für verantwortlich. Vielmehr soll Clonidin die postsynaptische α-Adrenorezeption nichtadrenerger Neurone im Barorezeptorreflexbogen stimulieren. Es sind wahrscheinlich die gleichen Neurone, welche durch adrenerge Neurone, die auf den Barorezeptorreflexbogen projizieren (NTS), innerviert werden und seine Sensitivität auf die Barorezeptorafferenzen steigern.

Nach FRANZ et al. (1975) werden die efferenten sympathischen präganglionären Neurone im Ncl. intermediolat. des Spinalstranges reziprok durch bulbo-spinale noradrenerg-exzitatorische und 5-Hydroxytryptamin (5-HT)- inhibitorische Wege kontrolliert.

Der selektive Hemmeffekt von Clonidin auf die sympathischen Entladungen wird nach diesen Autoren über eine Stimulation von inhibitorischen 5-HT-Rezeptoren auf die präganglionären sympathischen Neurone wirksam. Zusätzliche supraspinale Einflüsse können nicht ausgeschlossen werden (ventromedulläre Clonidin-Triggerzone).

Neueste, hierzu kontroverse Ergebnisse von HAEUSLER (1977) über die die Erregungstransmission im Barorezeptor-Reflexbogen beeinflussenden neuralen Mechanismen weisen auf die Existenz absteigender bulbo-spinaler α-adrenerger und serotoninerger Leitungsbahnen (möglicherweise in den intermedio-lateralen Zellsäulen des thoraco-lumbalen Spinalstranges endigend), die die Transmission sympatho-exzitatorischer Impulse zu den sympathischen präganglionären Neuronen hemmend bzw. bahnend modulieren.

Zusammenfassend soll zum Problem zentraler α- und β-Adrenorezeptoren in der kardio-

---

[1]) Der NTS enthält eine hohe Noradrenalin-Konzentration und eine hohe Dichte noradrenerger Synapsen, ebenso adrenerge Zellen. Der Gehalt an Dopamin ist hoch, an Serotonin normal.

vaskulären Regulation vermerkt werden, daß nach dem derzeitigen Wissensstand ihre relative Aktivität von Hirnregion zu Hirnregion variiert. Im hinteren Hypothalamus überwiegen die β-Adrenorezeptoren, ihre Aktivation steigert Blutdruck, Herzfrequenz und die adrenerge Katecholaminsekretion. In der Medulla sind die für Hypotension und Bradykardie verantwortlichen α-Adrenorezeptoren prädominant, auf spinalem Niveau bahnen die β-Adrenorezeptoren und hemmen die α-Adrenorezeptoren die periphere sympathische Aktivität (BHARGAVA 1975). (Andere Hypothesen S. 61, 96).

Hinsichtlich der *pharmakologischen Konsequenzen der präsynaptischen Kontrolle der Noradrenalinfreisetzung* gilt nach STARKE et al. (1975):

- Nur bei fehlender Noradrenalin-Freisetzung durch die präsynaptische Nervenendigung (fehlende Impulsation, Noradrenalin-Depletion) kann ein a priori postsynaptischer Effekt von Drogen mit α-Rezeptoraffinität angenommen werden.
- Bei bestehender Noradrenalin-Freisetzung durch den präsynaptischen Nerv und synaptische Rezeptoren vorwiegend vom β-Typ (wie im Herz und einigen zentralen Synapsen) unterdrücken α-sympathicomimetische und fördern α-adrenolytische Stoffe durch ihre präsynaptische Wirkung die Neurotransmission.
- Bei bestehender Noradrenalin-Freisetzung durch den präsynaptischen Nerv und postsynaptische α-Rezeptoren ist der vorherrschende Effekt derzeitig angewandter α-Adrenolytica eine postsynaptische Blockade.
- Die Effekte rezeptoraktivierender (mimetischer) Drogen sind unterschiedlich: Clonidin und Oxymetazolin aktivieren vorwiegend das präsynaptische α-Rezeptorsystem mit Unterdrückung der neuroeffektorischen Transmission.
  Phenylephrin und Methoxamin aktivieren vorzugsweise das postsynaptische α-Rezeptorsystem mit verstärkter neuroeffektorischer Transmission.
  Noradrenalin und Adrenalin aktivieren jedes System mit gleicher Stärke.

Der Nettoeffekt von Pharmaka mit α-Rezeptorenaffinität ist also die Resultante der post- und präsynaptischen Wirkung, abhängig von der Droge, dem Funktionszustand des präsynaptischen Nervs und des postsynaptischen Rezeptortyps. Zumeist am peripheren Organ gewonnen, gelten die Daten auch für die zentrale noradrenerge Neurotransmission. Bei der Wechselwirkung zwischen noradrenergen und cholinergen Bahnen in der zentralen Blutdruckkontrolle soll ein muscarinartiger cholinerger Mechanismus zentralen sympathico-inhibitorischen Effekten (Clonidin, narkotische Analgetica) entgegenwirken mit Anstieg des Sympathicotonus bei nichtanaesthesierten Tieren. Nach LAUBIE (1975) scheint dieser Antagonismus nicht auf dem Rezeptorniveau wirksam zu werden, da die Mechanismen und Angriffspunkte von Clonidin und narkotischen Analgetica different sind. Es wird ein Antagonismus vom funktionellen Typ postuliert.

Kennzeichnung des biochemischen und hämodynamischen Profils in den Frühstadien der essentiellen Hypertonie

Die im Vorstehenden dargelegten theoretisch-experimentellen Aspekte über die zentralen Mechanismen der primären arteriellen Hypertonie werden zur näheren Charakterisierung der zerebroviszeralen Regulationspathologie durch ein Profil kardiovaskulärer und biochemischer Funktionsstörungen, insbesondere als psycho-emotionale Belastungsreaktion, in den Frühstadien der Erkrankung belegt.

Für den Erkenntnisgewinn zur Ätiologie und Pathogenese der essentiellen arteriellen Hypertonie sind die Entwicklungsstadien dieser Erkrankung von besonderem Interesse, da hier, vorwiegend bei Kindern und Jugendlichen, sekundäre pathologische Mechanismen, wie sie für die höheren Schweregrade einschließlich der biologischen Alternsprozesse typisch sind, entfallen und das pathophysiologische Profil der Initialfaktoren nicht verfälschen.

Zur Klärung der Anlassermechanismen der essentiellen Hypertonie (s. S. 72 ff.) geben unsere Untersuchungen der Adaptationsfähigkeit kardio-vaskulärer und humoral-metabolischer Mechanismen an kurzzeitig veränderte Umweltbedingungen durch geeignete Belastungstests sachdienliche Hinweise. Wie schon im Rahmen der hypertonietheoretischen Aspekte anhand der beiden zerebro-viszeralen Regelkreise erläutert (vgl. S. 70) und im neurophysiologischen Modellexperiment bestätigt wurde, bedingen primär zentral-nervöse Funktionsstörungen neokortikaler, limbisch-hypothalamischer sowie retikulärer Hirnstammsysteme bereits im initialen pathogenetischen Prozeß eine Schwerpunktsbildung vegetativ-endokriner und metabolischer Dysregulationen. Die Erregungsverstärkung sympathisch-ergotroper Zentren mit allgemeiner Sympathicusaktivierung und überwiegender Noradrenalin-Freisetzung steuert zentral die adrenale Katecholaminausschüttung (bes. Adrenalin) mit Aktivierung von Herz, Kreislauf und Atmung sowie des Stoff- und Energiewechsels (hierbei wirkt Adrenalin als das dominierende eigentliche Anpassungs- und Affekthormon). Auf die engen Beziehungen zum Kohlenhydrat- und Fettstoffwechsel und seine maladaptiven Stressreaktionen wird noch detailliert eingegangen.

Von ausschlaggebender Bedeutung für die zerebro-viszeralen Regulationsprozesse bzw. ihre Störungen unter Belastungseinfluß ist die über das hypothalamo-hypophysäre System und seine mehrfachen Verknüpfungen mit den neuro-vegetativen und humoral-hormonalen Regelkreisen ausgelöste ACTH-Stressreaktion (bei der auch die ZNS-aktiven Peptide β-Lipotropin und die Endorphine über ein Glykoprotein als gemeinsamem Precursor ausgeschieden werden) mit der adrenokortikalen Cortisol-Aldosteron-Sekretion

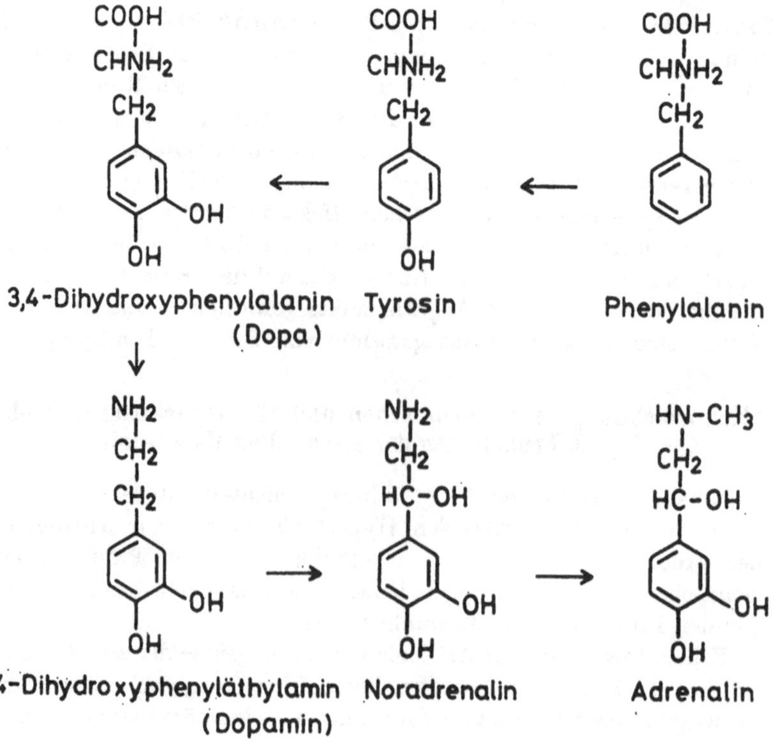

und -Produktion einschließlich ihrer Beziehungen zum Renin-Angiotensin-System und dem Elektrolythaushalt. Ungeachtet ihres ursächlichen trophotrop-endophylaktischen lebenserhaltenden Charakters ist die ACTH-Glucocorticoid-Aktivierung beim jugendlichen Hypertoniker durch pathologische Reaktionsfolgen ausgezeichnet (R. Baumann u. Graff 1968). Bei einer normalen *Plasmacortisolkonzentration* war die nach ACTH-Belastung untersuchte Ansprechbarkeit der Plasmakortikoide bei Hypertonikern ($<$ 40 J.) der Stad. I und II ausreichend, nicht aber bei Vorliegen eines gleichzeitigen latenten oder asymptomatischen Diabetes mellitus. Möglicherweise ist dies ein Hinweis für eine relative Insuffizienz der Nebennierenrinde infolge einer Überbeanspruchung des hypothalamisch-hypophysär-adrenokortikalen Funktionskreises (chronischer Stress?). Die *Aldosteronausscheidung* im 24-Stunden-Urin war gegenüber den Normotonikern in allen Hypertonikergruppen der frühen Stadien I und II mit und ohne Kohlenhydratstoffwechselstörungen bei Normokaliämie signifikant erhöht (R. Baumann u. Graff 1968); ähnliche Befunde erhoben auch Genest et al. (1964).

Es wurde bereits herausgearbeitet, daß dem *sympathico-adrenergen System* als funktioneller Einheit eine besondere Bedeutung für die hypertone Dysregulation des Kreislaufes in den Frühstadien der Erkrankung zukommt. Während im Nebennierenmark etwa 20% Noradrenalin und 80% Adrenalin über den Biosyntheseweg: Phenylalanin, Tyrosin, Dopa, Dopamin, Noradrenalin, Adrenalin gebildet werden (s. S. 92), entsteht in den sympathischen Ganglienzellen überwiegend Noradrenalin (s. S. 71). Am Modell der neurogen-pressorezeptorischen Blutdruckerhöhung (Karotissinus-Abklemmung) konnten v. Euler und Folkow (1953) eine vermehrte Freisetzung von Noradrenalin (70%) im Nebennierenvenenblut, bei Reizung des Nervus ischiadicus bzw. Plexus brachialis dagegen von Adrenalin feststellen. Die Normalwerte der *Katecholamine und Metaboliten im Plasma und Urin* werden mit etwa 0,1 µg% (1 ng/ml) Adrenalin/Plasma und 5—10 µg/24 Std.-Urin sowie 0,1—0,6 µg% (1—6 ng/ml) Noradrenalin/Plasma und 10—60 µg/24 Std.-Urin angegeben (Werning u. Siegenthaler 1973). Der wichtigste, durch Methylierung und oxydative Desaminierung entstehende Metabolit ist die

Vanillin-Mandelsäure 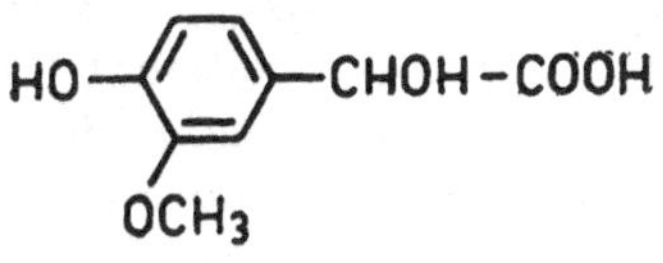

deren Gehalt im 24-Stunden-Urin zwischen 1000—10000 µg beträgt.

Die Katecholamine und Vanillinmandelsäure (VMA) im Urin waren in Untersuchungsreihen von De Quattro et al. (1975) gegenüber normotensiven Kontrollen reduziert (Noradrenalin-Adrenalin (NA + A total) bei den Kontrollen 2,6 $\pm$ 1,3 µg/Std., VMA 214 $\pm$ 108 µg/Std., bei den Hypertonikern NA + A total 1,2 $\pm$ 1,0 µg/Std., VMA 139 $\pm$ 83 µg/Std.). Details über das ansteigende Verhältnis von methoxylierten/desaminierten Metaboliten der endogenen Katecholamine als Reserpin-Effekt (Noradrenalin-Speicherentleerung in den synaptischen Vesikeln) und die Arbeitshypothese einer neurogenen Basis der primären Hypertonie aufgrund der abnormen sympathischen Neurotransmitter-Biochemie mit Zunahme des neuralen Noradrenalins (vermehrte Synthese und Freisetzung von „aktivem" Noradrenalin) werden von den Autoren im Detail für die Frühphase der Krankheit diskutiert.

Unsere Untersuchungen der Vanillin-Mandelsäure im Urin von männlichen Hypertonikern im Alter von 18—40 Jahren ergaben keinerlei signifikante Normabweichungen. Auffällig waren höhere Werte beim weiblichen Geschlecht, die teilweise im pathologischen Bereich lagen (Mittelwert: 5,20 mg VMA/g Kreatinin). Ihre großen Streubreiten ließen jedoch keine signifikanten Abweichungen gegenüber den durchschnittlichen Normwerten sichern (BAUMANN, R. u., GRAFF 1968).

Der Gehalt von *Adrenalin und Noradrenalin im Urin* wird bei Hypertonikern in der Fachliteratur unterschiedlich angegeben. An einem großen Krankengut konnten wir im 24-Stunden-Urin keine signifikant pathologisch erhöhten Ausscheidungen messen, ebenso war die Relation Noradrenalin/Adrenalin bei der essentiellen Hypertonie nicht verändert. Allerdings unterliegt die Konzentration von Katecholaminen deutlichen biorhythmischen Schwankungen (Minimum zwischen 16—17 Uhr), die wahrscheinlich auch eine Erklärung für die aus der Literatur bekannten divergierenden Größenordnungen geben kann (BILECKI 1956; HOCHULI 1959; BETTGE 1960; HOLTZ 1963; PEAST 1966; CLOTTEN u. MICHAELIS 1966; GROSS 1967; STURM 1967).

Die niedrigste Noradrenalin-Menge wird nach unseren Messungen bei den Hypertonikergruppen der Stadien I bis IV zwischen 16 und 20 Uhr, das Maximum dagegen zwischen 20 Uhr und 8 Uhr ausgeschieden. Die Werte variieren zwischen 7—62 µg (Mittelwert 23,9 ± 18,3 µg) (R. BAUMANN u. GRAFF 1968). Falls beim Hypertoniker als Überlagerung der circardianen Rhythmusschwankungen infolge seiner bereits beschriebenen erhöhten Stress-Sensibilität schubweise größere Mengen von Noradrenalin oder Adrenalin in das Blut freigesetzt werden, könnte theoretisch in den nachfolgenden Zeitintervallen eine gegenregulatorisch-kompensatorische Verringerung der Sekretionsrate wirksam werden. Über einen derartigen Ausgleich erklärt sich eine normale 24-Stunden-Gesamtausscheidung der Katecholamine bzw. der Vanillin-Mandelsäure im Urin. Solche unphysiologischen Schwankungen implizieren eine stoßweise Belastung des kardio-vaskulären Systems. Zur erhöhten Noradrenalin-Konzentration/Plasma oder im Urin trägt eine Zunahme der Vas deferens- und anderer neuronaler Noradrenalin-Biosynthesen bei. ENGELMANN u. PORTNOY (1970) hatten bei 75% der von ihnen untersuchten Hypertoniker eine vermehrte *Noradrenalinaktivität im Plasma* festgestellt. Mit der gleichen enzymatischen Methode sicherten DE QUATTRO u. CHAN (1972) sowie DE QUATTRO et al. (1975) bei Patienten mit primärer Hypertonie nur in 25—30% erhöhte Noradrenalinwerte (Präponderanz weiblicher Personen). Die DBH/Serum war nicht zur erhöhten Sympathicusaktivität korreliert. Eine von *Louis* et al. (1973) an unbehandelten Hypertonikern nachgewiesene positive Korrelation zwischen Noradrenalingehalt/Plasma und diastolischen Blutdruckwerten blieb nach Blutdrucksenkung durch Clonidin oder Ganglienblocker bestehen.

Noradrenalin wird ein stimulatorischer Effekt auf die α-Adrenorezeptoren (weniger auf die β-Rezeptoren), *Adrenalin* dagegen sowohl auf die α- als auch die β-Rezeptoren (verstärkt auf die β-Rezeptoren) zugeschrieben (AHLQUIST 1948). Die sogenannten β_1-Rezeptoren sind als kardiale β-Rezeptoren von den β_2-Rezeptoren in vaskulären und bronchialen Bereichen zu unterscheiden. Die kardioselektiven β-Blocker vermögen in kleinen Dosen die β_1-Rezeptoren zu hemmen, während größere Dosen besonders die β_2-Rezeptoren des Gefäßsystems und des bronchialen Bereiches blockieren (Tab. 1, 2). Entsprechende α- und β-Rezeptorenblocker hemmen die biochemische Erregungsübertragung an den Synapsen (Tab. 3, 4; therapeutische Details bei FAULHABER et al. 1980).

Dopamin ist ein wirksames Kardiostimulans via Aktivation der β-Adrenorezeptoren (Anstieg der myocardialen Kontraktilität ohne bzw. mit Herzfrequenzsteigerung bei niedriger bzw. hoher Dosierung). Durch vaskuläre α-Rezeptorenstimulation erhöht es den Blutdruck und wirkt über Dopamin-Rezeptoren nierenspezifisch. Zentrale DA-Bahnen vermitteln hypotensive Effekte (CLARK 1977).

Durch Stimulation der sympathischen β-Rezeptoren wirkt *Adrenalin* positiv chronotrop, d. h. frequenzsteigernd, und positiv inotrop im Sinne einer Kontraktilitätserhöhung

Tabelle 1
Wirkungen von Noradrenalin und Adrenalin

Einflußgröße	*Noradrenalin* (**α-Rezeptor** β_1-Rezeptor)	*Adrenalin* (α-Rezeptor **β_2-Rezeptor**)
Herz		
Frequenz	O (— reflektorisch)	+
Schlagvolumen	++	++
Herzminutenvolumen	O	+++
Coronardurchblutung	+++	++
Blutdruck		
systolischer Blutdruck	+++	+++
diastolischer Blutdruck	++	——
arterieller Mitteldruck	++	O
Peripherer Kreislauf		
totaler peripherer Widerstand	++	——
zerebrale Durchblutung	—	+
Muskeldurchblutung	O	++
Nierendurchblutung	—	—
Splanchnikusdurchblutung	O	++
Haut- u. Schleimhautdurchblutung	O	——
Glatte Muskulatur		
Bronchien	O	Relaxation
Magen-Darm-Kanal	Relaxation	Relaxation
Harnblase	O	Relaxation
Milzkapsel	O	Kontraktion
Stoffwechsel (allgemein)	O	++
freie Fettsäuren im Blut	+	+++
Blutzucker	+++	+++
Milchsäure im Blut	+	+++

+ = Steigerung — = Abnahme O = keine Veränderung

auf das Herz. Hierdurch kommt es zu einem Blutdruckanstieg infolge einer Herzminuten- bzw. Schlagvolumenerhöhung. Tachykardie mit Erhöhung des Minutenvolumens führt zu einem Anstieg des systolischen Blutdruckes (Minutenvolumen-Hochdruck) (Tab. 1, 2). Gegenregulatorisch wird dieser Adrenalineffekt auf das Herz über den Karotissinus herabgesetzt, da die Barorezeptoren-Stimulation ein wirksamer Hemmfaktor der efferenten sympathischen Aktivität ist. Adrenalin besitzt eine direkte Wirkung auf die Coronargefäße im Sinne einer primären Dilatation (β_1-Rezeptorenstimulation) bei Verkürzung der Reizüberleitung. Im übrigen sind α-Rezeptoren im coronaren Gefäßbett nur in geringer Anzahl vorhanden.[1])

[1]) Damit ist auch ein direkter vasokonstriktorischer Effekt bei Nervenreizung und starker Noradrenalinfreisetzung sehr unwahrscheinlich (LOCHNER, 1971). Bei der vagalen Beeinflussung der Coronardurchblutung steht die Frequenzverlangsamung im Vordergrund, obwohl allerdings unter diesen Bedingungen auch eine verminderte Kontraktilität des Ventrikels zu einem direkten Anstieg der Durchblutung führte (WILDENTHAL et al. 1969), der unabhängig von der chrono- und inotropen Wirkung des N. vagus ist (FEIGL, 1969).

Tabelle 2

Sympathomimetische Wirkungen

Organ	α-Rezeptoren	β_1-Rezeptoren	β_2-Rezeptoren
Herz		*positiv ino- und chronotrop*	
Sinusknoten		Frequenz ↑	
AV-Knoten		Leitungsgeschwindigkeit ↑ funkt. Refraktärzeit ↓	
Vorhof		Kontraktilität ↑	
Ventrikel		Kontraktilität ↑	
Arterielle Gefäße			
Muskelgefäße			Dilatation (Blutfluß ↑)
Mesenterialgefäße	Konstriktion		
Nierengefäße	Konstriktion		
Haut- und Schleimhautgefäße	Konstriktion		
Hirngefäße	schwache Konstriktion		
Coronargefäße		Dilatation*	
Glatte Muskulatur			
Bronchien			Relaxation
Darm	Relaxation	Relaxation	
Harnblase	Relaxation		Relaxation
Ureter	Kontraktion		
Vas deferens und Samenblase	Kontraktion		
Auge			
M. dilatator iridis	Kontraktion		
Stoffwechsel			
Fettstoffwechsel		Lipolyse	
KH-Stoffwechsel	Glykogenolyse (Leber)		Glykogenolyse (Muskel)

* wahrscheinlich in Coronargefäßen β_1-Rezeptoren vorhanden

Eine starke Ausschüttung oder eine exogene Zufuhr von Adrenalin kann jedoch zu einer Insuffizienz der Herz-Kranzgefäße infolge eines Mißverhältnisses zwischen Sauerstoffbedarf des Myocards und Höhe der Coronardurchblutung führen. Dieser Umstand muß besonders bei Myocardschädigungen, bei der ischämischen Herzerkrankung sowie bei toxisch oder allergisch geschädigtem Myocard, z. B. auch bei Myocarditis, berücksichtigt werden (Tab. 1).

Der β_2-Rezeptoreneffekt manifestiert sich (bei kleinen physiologischen Konzentrationen von Adrenalin unter 10^{-6} mg/ml) durch eine Gefäßerweiterung und Durchblutungsförderung der Skelettmuskulatur.

Der geringere α-Rezeptoreneffekt des Adrenalins wird am Kreislaufsystem durch eine schwache periphere vasokonstriktorische Wirkung, eine Kontraktion der Arteriolen des Splanchnicus-Gebietes sowie der Haut, Schleimhäute und der Venen charakterisiert.

Tabelle 3

α- und β-Rezeptorenblocker (internationale Bezeichnungen)

α-Blocker	β-Blocker	β_1-Blocker*	β_2-Blocker
Dibenamin	Dichlorisoprenalin	Practolol	Butoxamin
Phenoxybenzamin	Propranolol	Acebutolol	H 35/25
Phentolamin	Pindolol	Athenolol	
Tolazolin	Pronethalol	Metoprolol	
Dihydroergotamin	Oxprenolol	Tolamolol	
	Alprenolol	Talinolol+	
	Sotalol		
	Nifenalol		
	Penbutolol		
	Timolol		
	Toliprolol		
	Butidrin		
Labetalol	Labetalol		

* Hemmung kardialer β_1-Rezeptoren bereits in geringen Konzentrationen
\+ β_1-Blockade bisher nicht sicher nachgewiesen

Tabelle 4

Vergleich einiger qualitativer Wirkungen von β-Rezeptorenblockern

Blocker	„intrinsic activity" (direkte β-adrenerge Wirkung)	Membranstabilisierende Wirkung
A. Nicht-kardioselektive Blocker		
Propranolol	—	+
Penbutolol	—	+
Butidrin	—	(+)
Sotalol	—	—
Timolol	—	+
Toliprolol	+	+
Oxprenolol	+	+
Pronethalol	+	+
Alprenolol	+	+
Pindolol	+	(+)
Nifenalol	+	—
B. Kardioselektive Blocker		
Practolol	+	—
Talinolol	(+)	—
Acebutolol	(+)	+
Metoprolol	—	+
Atenolol	—	—
Tolamolol	—	—

\+ = deutliche Wirkung
(+) = schwache Wirkung
— = keine Wirkung

Auf die glatte Muskulatur der Bronchien und des Magen-Darm-Traktes wirkt Adrenalin tonussenkend (Tab. 1, 2). Bekanntlich sind weitere Wirkungen des Adrenalins durch überwiegendes Angreifen an den β_2-Rezeptoren eine verstärkte Glykogenolyse in der Leber und Muskulatur mit einem Anstieg des Blutzuckers, ein lipolytischer Effekt mit Ausschüttung der freien Fettsäuren, eine Grundumsatzerhöhung der Schilddrüse und Anstieg der Körpertemperatur. Auf zentrale adrenerge Pressorsysteme (S. 71, 94) wurde bereits hingewiesen. Adrenalin kann sowohl als zentrales Depressans (evtl. über A-Rezeptoren im Hypothalamus und periventrikulären Grau) oder Exzitans (periphere Effekte und Aktivation von NA-Rezeptoren der coeruleo-kortikalen Bahnen, die den Wachzustand kontrollieren; über A-Synapsen direkt kontrollierend an NA-Neuronen) wirken.

Die vorwiegend α-Rezeptoren-stimulierende Wirkung des *Noradrenalins* führt in erster Linie durch Erregung glatter Muskelzellen der Gefäße zu einer Vasokonstriktion der Kreislaufperipherie (mit Ausnahme der Herzkranzgefäße), die sich sowohl auf das arterielle als auch auf das venöse Gefäßsystem erstreckt, und zum Blutdruckanstieg. Entsprechend erhöhte Freisetzungen von Noradrenalin bedingen eine Zunahme des peripheren Gefäßwiderstandes. Seine Stoffwechseleffekte sind etwa zehnfach schwächer als beim Adrenalin (Tab. 1). Unter den bei Reizung des Sympathicus an den sympathischen Nervenendigungen freigesetzten Katecholaminen überwiegt Noradrenalin. Die Regulierung der Hormonabgabe aus dem Nebennierenmark (vorwiegend Adrenalin, cholinerge Transmission!) erfolgt vorrangig direkt neural über die höheren Sympathicuszentren des Hypothalamus. Besonders psychische Belastungen steigern die unter dem tonischen Einfluß des Sympathicus aus den Depots des Nebennierenmarks in das Blut abgegebene Katecholaminmenge um das Mehrfache, wo sie einige Minuten wirksam bleiben. Unsere nachfolgenden Untersuchungen ihrer *Reaktionskinetik unter Belastungstests* ergeben hierzu wesentliche neue Gesichtspunkte. Infolge ihrer Transmitterfunktion mit Beeinflussung der erregbaren Membranen nervöser Strukturen und der glatten Muskulatur werden Adrenalin und Noradrenalin im Gewebe (extrazellulär vorwiegend durch Methylierung, intrazellulär durch Desaminierung) im Sekundenbereich unwirksam.

Unter Einfluß standardisierter Belastungstests (15 min schwieriger Kopfrechentest unter Zeitdruck) untersuchten wir männliche Hypertoniker des Stad. I und II (nach Nitschkoff u. R. Baumann 1968) in Altersgruppen unter 40 Jahren mit altersentsprechenden Kontrollen sowie über 40 Jahren:

- Normotone Kontrollen <40 J.
- Hypertoniker Stad. I <40 J. (=15–25 J.)
- Hypertoniker Stad. II <40 J. (=15–35 J.)
- Hypertoniker Stad. II >40 J. (=40–60 J., überwiegend 40–50 J.)

Der systolische und diastolische Blutdruck und die Pulsfrequenz wurden fortlaufend mit einem Physiomat registriert. Als biochemische Parameter analysierten wir:

- freie Fettsäuren/Plasma (Methode von Duncombe (1964))
- Adrenalin und Noradrenalin/Plasma (modifizierte Methode nach Häggendal (1963) u. Valori (1970))
- Plasmarenin-Aktivität (Methode von Hartrodt et al. (1971))
- immunoreaktives Insulin im Plasma bzw. Serum (radioimmunologisch mit dem Rotop-Testbesteck, nach Hales u. Randle (1963)
- Kininogen/Vollblut (modifizierte Methode nach Brocklehurst u. Zeitlin (1967))
- Kallikrein/Serum (modifizierte Methode nach Trautschold u. Werle (1961))

Zur Gewöhnung an die Versuchssituation ruhten die Probanden bereits in der vorangehenden Nacht im Untersuchungslabor. Nach Abschluß der experimentellen Vorbereitungen erfolgte eine halbstündige Ruhepause in Klinostase, in der kontinuierlich Puls und Blutdruck registriert wurden.

Zum Zeipunkt t_0 um 7.30 Uhr Anlegen einer Verweilkanüle in der rechten Vena cubitalis. Nach erneuter Ruhepause von 30 min zur Elimination der Schmerzstress-Effekte (Venenpunktion) auf die zu testenden Parameter wurden die Blutabnahmen für die biochemischen Basalwerte zum Zeitpunkt t_{30} vorgenommen. Im anschließenden Belastungszeitraum t_{30-45} stellten wir verbal 7 Rechenaufgaben mit maximal 2maliger Wiederholung, die Bekanntgabe der Ergebnisse erfolgte ebenfalls verbal. Die anschließende Ruhezeit betrug 65 min mit kontinuierlicher Puls- und Blutdruckregistrierung sowie weiteren Testzeitpunkten t_{70}, t_{110}. Nach einem Frühstück wurden 2 Stunden in möglichst aufrechter Körperhaltung für die Orthostase-Tests (t_{230}) verbracht.

Zur Ermittlung der Differenzen zwischen den Patientengruppen wurden, für jedes gemessene Merkmal und jede Versuchssituation getrennt, eine einfaktorielle Varianzanalyse und mehrere t-Tests durchgeführt. Zur Untersuchung des zeitlichen Verlaufs der Meßgrößen wandten wir ebenfalls den t-Test an (Signifikanzniveau $p < 0{,}05$).

Stadien- und altersabhängiges Verhalten von Katecholaminen/Plasma des Hypertonikers

Abbildung 17 veranschaulicht bei den jugendlichen Hypertonikern des *Stad. I* neben dem signifikant erhöhten Basalwert gegenüber altersgleichen Kontrollen unter dem Rechentest mit seinem mäßigen Stressgehalt einen langfristigen, die Ruhe- und Orthostase-

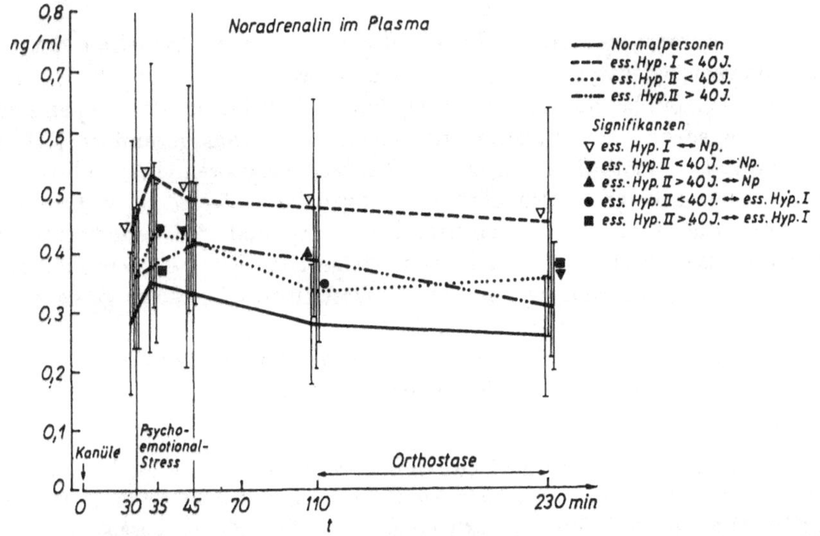

Abb. 17. Reaktionskinetik des Noradrenalin/Plasma bei essentiellen männlichen Hypertonikern der frühen klinischen Schweregrade I und II (nach Nitschkoff und R. Baumann 1968) mit Altersdifferenzierung auf einen standardisierten psycho-emotionalen Stress (Rechentest unter Zeitdruck) und unter Orthostase. Die gegenüber den normotonen Probanden und dem Hypertonie Stad. II verstärkte Reagibilität des Plasma-Noradrenalins beim jugendlichen Hypertoniker Stad. I (15 bis 25 J.) spricht für eine primär gesteigerte neurale sympathische Hyperaktivität (primär noradrenerge Phase im initialen pathogenetischen Mechanismus).

phase überdauernden Anstieg des *Noradrenalins (NA)/Plasma* (Tab. 5). Gegenüber der Kontrollgruppe bleiben die NA-Werte stets signifikant erhöht. Die gesunden Probanden haben das Ausgangsniveau zum Testzeitpunkt t 110 min. wieder erreicht mit weiter leicht fallender Tendenz unter Orthostase bis zur 230. min.

Entsprechend der Abbildung 17 und Tabelle 5 liegt der NA-Gehalt/Plasma im *Stad. II* der Hypertonie über dem Niveau bei Normotonie. Der im Vergleich zum Hypertonie-

Stad. I signifikant verringerte NA-Spiegel des Stad. II als Emotionalstress- und Orthostaseeffekt gibt folgenden Hinweis: Eine in der Anfangsphase der Erkrankung dominierende und ätiologisch bedeutsame sympatho-adrenerge Hyperreaktion, für die weitere unserer klinischen und tierexperimentellen Befunde, Untersuchungen von GELLHORN (1964) und von v. EIFF (1975) mit dem Mecholyltest, von DE QUATTRO et al. (1975), AXELROD (1976), LOUIS et al. (1976) u. a. m. sprechen, korreliert mit einer

Tabelle 5

Noradrenalin im Plasma (ng/ml; $\bar{x} \pm s$)

	t_{30min} (Basalwert)	t_{35min} (Emotionalstress)	t_{45min}	t_{110min} (Ruhe)	t_{230min} (Orthostase)
Normotone Kontrollen	0,287 (±0,122)	0,355 (±0,124)	0,342 (±0,131)	0,288 (±0,102)	0,274 (±0,107)
Hyp. Stad. I < 40 J.	0,438 (±0,155)	0,534 (±0,189)	0,489 (±0,194)	0,481 (±0,182)	0,462 (±0,197)
Hyp. Stad. II < 40 J.	0,359 (±0,115)	0,433 (±0,123)	0,427 (±0,094)	0,346 (±0,136)	0,369 (±0,129)
Hyp. Stad. II > 40 J.	0,364 (±0,120)	0,386 (±0,138)	0,420 (±0,101)	0,395 (±0,141)	0,323 (±0,107)

maladaptiv gesteigerten zentralen adrenergen Stimulation mit Zunahme der Plasma-Katecholamine sowie der Synthese- und Freisetzungsrate von „aktivem" Noradrenalin. FRÖHLICH et al. (1966) beschreiben eine vaskuläre und zentralnervöse Hyperreaktivität bei Hypertonie sowie beim hyperkinetischen Herzsyndrom gegenüber β-Agonisten (Isoproterenol) als erhöhte Sensibilität von β-Adrenorezeptoren. Im Frühstadium der Hypertonie muß als Folge emotioneller Erregungen („life stress-" bzw. Provokationstest-Reaktion) die Aktivation hypothalamischer α- und β-Adrenorezeptoren einschließlich ihrer Blutdruck- und Herzfrequenz-steigernden Effekte sowie einer erhöhten adrenalen Katecholamin-Biosynthese und -sekretion in Betracht gezogen werden (PHILIPPU 1975; BHARGAVA 1975).

Eine erhöhte NA-Freisetzung in der Anlasserphase der Hochdruckerkrankung über hirneigenes Angiotensin als Anteil der Releasing-Hormone des Hypothalamus (S. 73, S. 113) besitzt hier sicherlich auch eine relevante funktionelle Bedeutung.

Das in den zentralen noradrenergen Neuronen freigesetzte NA triggert nicht nur über postsynaptische α- (oder β-) Rezeptoren die Antwort der peripheren Schaltstellen des sympatho-adrenalen Systems (Tab. 1) mit ihren Kreislaufeffekten (erhöhte Blut- bzw. Plasmakonzentrationen der Katecholamine, die z. T. von den Nervenendigungen bzw. Erfolgsorganen aufgenommen, z. T. unverändert oder metabolisiert im Urin ausgeschieden werden). Sympatho-inhibitorische präsynaptische α-Adrenorezeptoren im Hirnstamm (vermutlich NTS), die durch endogenes NA oder entsprechende Pharmaka aktiviert werden (van ZWIETEN 1975 u. a. m.) und zur Erregungssteigerung bulbospinaler inhibitorischer Neurone mit Reduktion des peripheren Sympathicotonus einschließlich des Blutdruckes führen, müssen als gegenregulatorisches Prinzip in der Anlasserphase der primären Hypertonie berücksichtigt werden (s. S. 72, 96). Bidirektionale Katecholamin-Rezeptormodulationen können nach SCHWARTZ et al. (1978) bei Zunahme des präsynaptischen Neurotransmitter-Release („Überstimulation" der Rezeptoren) zur postsynaptischen Hyposensitivität (evtl. auch „Autorezeptor-Hyposensitivität"), bei Abnahme zur Hypersensitivität führen (Bedeutung für Kreislauftherapie und Pathogenese!).

Die *Reaktionskinetik des Plasma-Noradrenalins im Stad. II* der Hypertonie erfordert eine Subklassifikation (Abb. 17). Die Hypertoniker des *Stad. II* < 40 J. reagieren, entsprechend Stad. I und altersgleichen Kontrollen, mit einer schnellen Ansprechbarkeit des Systems unter allen experimentellen Einflüssen (Rechentest, Ruhe, Orthostase), nicht dagegen die Patienten des *Stad. II* > 40. J. Diese Gruppe zeigt bereits eine verzögerte NA-Stressantwort mit geringem Anstieg. Infolge des langsameren Abfalls gegenüber dem Stad. II < 40 J. wird als Stressspäteffekt im Testintervall *t* 110 min der physiologische Normbereich signifikant überschritten. Insgesamt finden sich im Stad. II mit fortschreitendem Alter zunehmende quantitative Differenzen des NA/Plasma (Reduktion) in der Reaktionskinetik unter psycho-emotionaler und Orthostase-Belastung gegenüber dem Stad. I (Tab. 5), obwohl systolische und diastolische Blutdruckwerte im Stad. II signifikant höher liegen (Abb. 19, 20).

Unseres Erachtens ist für dieses interessante Phänomen eine durch die präsynaptischen α-Adrenorezeptoren vermittelte feedback-Kontrolle der Noradrenalin-Freisetzung verantwortlich, bei der auch zerebrale NA-Neurone von großer Bedeutung sind (Starke u. Montel 1973b; Starke et al. 1975). Unter der α-Rezeptoren-Aktivation wird wahrscheinlich die elektro-sekretorische Kopplung infolge einer Verringerung der intraneuronalen Calcium-Ionen-Akkumulation während der Depolarisation der Axonplasmamembran inhibiert. Diese negative Rückkopplung kann andere humorale Faktoren unterstützen. Sie reduziert die pro Nervenaktionspotential durchschnittlich freigesetzte NA-Menge und die Aktivität der postsynaptischen Zelle als Ausdruck einer allmählichen Abnahme der sympathischen Hyperaktivität (s. auch S. 72).

In der Perpetuierungsphase des Hochdruckes vollzieht sich der Übergang einer funktionellen Vasokonstriktion in die strukturelle Gefäßveränderung (z. B. Intimaödem, Na-Einlagerungen, Hypertrophie der Muscularis usw.) mit Zunahme des peripheren Gesamtwiderstandes, Anstieg des Blutdruckes und Abnahme des Herzzeitvolumens infolge Reduktion des Sympathicotonus. Der Zustand der Gefäßwände und/oder des Herzmuskels, in denen sich die Rezeptoren befinden, sind, neben der Ionenbalance (Na-Gehalt) des Rezeptors selbst, ein bestimmender Faktor der Rezeptorantwort (Kezdi 1977). Ein vermehrter intrazellulärer Natrium-Gehalt bei verringertem transzellulärem Gradienten der Gefäßwand soll zu einer erhöhten Erregbarkeit auf Katecholamine führen (Siegenthaler 1973). Die Erhöhung des Blutdrucks im Zusammenhang mit einem Anstieg des peripheren Gesamtwiderstandes im Stad. II ist u. E. *nicht* durch eine vermehrte Noradrenalinfreisetzung bedingt. Vielmehr scheint sich zum Zeitpunkt der von uns nachgewiesenen abnehmenden Plasma-NA-Konzentration bereits eine erhöhte Empfindlichkeit der α-adrenergen Gefäßrezeptoren gegenüber Noradrenalin entwickelt zu haben.

Der in den vorliegenden klinischen Studien als Belastungseffekt ermittelte reduzierte NA-Plasma-Spiegel im Stad. II der essentiellen Hypertonie ist von hohem theoretischen und praktischen Interesse für die Ätiologie, Pathogenese und Differentialdiagnostik der primären Hochdruckerkrankung.

Erst die vergleichenden Untersuchungen des *Adrenalins/Plasma* geben den eigentlichen Informationsgewinn über die Rolle der Katecholamine in der Entstehungsphase des Hochdruckes. Die Aktivierung zentraler sympathischer Neurone der Blutdruckregulation wird unter Stress-Situationen durch die adrenomedulläre Freisetzung der humoralen Überträgerstoffe Adrenalin und Noradrenalin unterstützt. Hierbei vermittelt das Adaptationshormon Adrenalin insbesondere die Anpassung des Organismus („sympathische Blutdruckregulation") an stärkere und länger anhaltende Belastungen.

Abbildung 18 veranschaulicht klar, daß, entgegengesetzt zum Noradrenalin, im *Stad. II < 40 J.* die höchsten Adrenalinkonzentrationen vorliegen. Bei nicht signifikanten Differenzen der Basalwerte aller untersuchten Gruppen tritt bereits als Sofort-Stresseffekt unter dem Rechentest ein signifikanter Anstieg im Stad. II < 40 J. gegenüber altersgleichen Normo- und Hypertonikern des Stad. I auf (Tab. 6). Die im Vergleich zu allen Probandengruppen intensivere und langfristige Adrenalin-Stressantwort der Hypertoniker Stad. II < 40 J. bedingt als hyperreaktive Maladaptation über den gesamten Testzeitraum eine unphysiologisch verstärkte Adrenalinausschüttung.

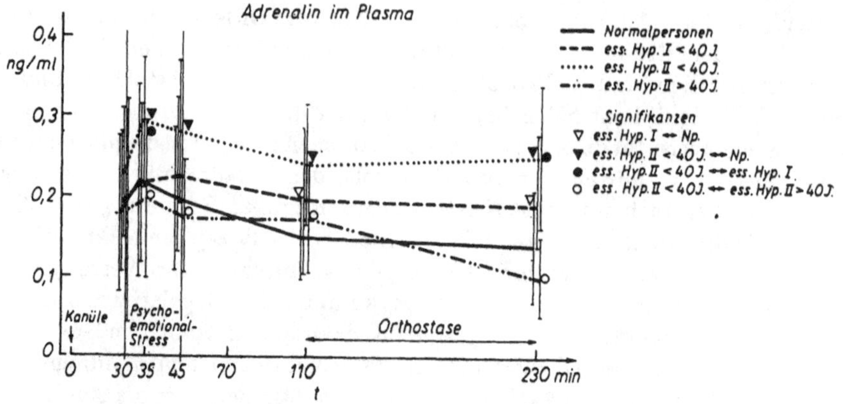

Abb. 18. Reaktionskinetik des Adrenalin/Plasma unter psychoemotionalem Stress und Orthostase mit höchsten Adrenalin-Konzentrationen bei Hypertonikern Stad. II < 40 J. Diese Altersklasse des Stad. II zeigt insgesamt (Noradrenalin und Adrenalin) eine gesteigerte sympatho-adrenerge Aktivität (hyperreaktive Maladaptation).

Hypertoniker Stad. II > 40 J. entsprechen dem adynamischen Reaktionstyp (hyporeaktive Maladaptation)

Bei der *Altersdifferenzierung* des gleichen Krankheitsstadiums *(Stad. II > 40 J.)* wurden bei nicht signifikant differenten Basalwerten als Folge des Stresseinflusses eindeutig geringere Adrenalinwerte zu allen Testzeitpunkten gegenüber dem Stad. II < 40 J. und ein weiter relativ starker Abfall unter Orthostase nachgewiesen.

Tabelle 6

Adrenalin im Plasma (ng/ml; $\bar{x} \pm s$)

	$t_{30\,min}$ (Basalwert)	$t_{35\,min}$ (Emotionalstress)	$t_{45\,min}$	$t_{110\,min}$ (Ruhe)	$t_{230\,min}$ (Orthostase)
Normotone Kontrollen	0,180 (±0,100)	0,219 (±0,119)	0,199 (±0,086)	0,154 (±0,048)	0,151 (±0,071)
Hyp. Stad. I < 40 J.	0,195 (±0,090)	0,217 (±0,100)	0,229 (±0,095)	0,202 (±0,085)	0,202 (±0,080)
Hyp. Stad. II < 40 J.	0,233 (±0,077)	0,296 (±0,076)	0,284 (±0,093)	0,244 (±0,075)	0,261 (±0,089)
Hyp. Stad. II > 40 J.	0,183 (±0,141)	0,199 (±0,104)	0,178 (±0,071)	0,179 (±0,064)	0,113 (±0,050)

Die Adrenalinfreisetzung der jugendlichen Hypertoniker des *Stad. I < 40 J.* als Belastungsreaktion ist zunächst unbedeutend. Allerdings lassen sich als Stress-Späteffekt und unter der Orthostase gegenüber der Kontrollgruppe eindeutig höhere Plasmakonzentrationen nachweisen, die ebenfalls als maldaptive Auslenkung mit einer verlängerten Reaktionszeit auf die einwirkenden äußeren Faktoren (gestörte Kompensationsgenauigkeit, s. S. 50) einzuschätzen sind.

Das Adrenalin als Herz- und Stoffwechselhormon steigert als vorwiegender β-Rezeptorenstimulator über Herzminutenvolumen- und Pulsfrequenzzunahme (Abb. 21) den

Blutdruck (Tab. 1). Im Gegensatz zum NA löst es keine cholinerge Gegenregulation aus, verhält sich also qualitativ und quantitativ unterschiedlich.

Die abnehmende Effizienz der Katecholamine, die wir bei Hypertonikern > 40 J. im Stad. II objektiviert haben, steht im Zusammenhang mit einer zunehmenden Druckbelastung der Gefäße, die mit Störungen des Kohlenhydrat- und Lipidstoffwechsels und der lipogenetisch wirksamen Insulin-Enhacement (s. S. 124) den strukturellen Umbau der Gefäßwand triggern. Infolge einer allmählichen Schwellenerhöhung der sinoaortalen Barorezeptoren (Resetting auf eine höhere Drucklage) kann sich die chronische Hypertonie entwickeln.

Zusammenfassend

- zeigen *jugendliche Hypertoniker Stad. I < 40 J.* (15—25 J.) (Stadieneinteilung nach Nitschkoff u. R. Baumann, S. 73, 74) insgesamt die höchsten *Noradrenalin-Konzentrationen/Plasma*, die den Normbereich unter Ruhebedingungen sowie auch als Belastungsreaktion (Emotionalstress, Orthostase) signifikant überschreiten.
- Die *verstärkte Reagibilität des Plasma-Noradrenalins im Frühstadium der Erkrankung* (Stad. I) wird durch die Hypothese eines primär zentralen Schlüsselmechanismus der essentiellen Hypertoniekrankheit erklärt. Eine primär gesteigerte neurale sympathische Hyperaktivität bedingt eine erhöhte Noradrenalin-Biosynthese und gesteigerte Freisetzungsrate (primär noradrenerge Phase im initialen pathogenetischen Mechanismus).
- Die höchsten *Adrenalin-Konzentrationen/Plasma* treten erst *bei Hypertonikern des Stad. II < 40 J.* nach in der Tendenz erhöhten Ausgangswerten unter Belastungsbedingungen auf (Emotionalstress, Orthostase). Sie sind gegenüber altersentsprechenden Normotonen und Hypertonikern des Stad. I eindeutig angestiegen (sekundäre adrenerge Phase im pathogenetischen Mechanismus).
- Durch *Altersdifferenzierung* des gleichen *Hypertonieschweregrades Stad. II* wurde hinsichtlich der Katecholamin-Funktionskinetik eine Subklassifikation aufgrund einer bimodalen Adrenalin-Noradrenalin-Stressreaktion vorgenommen:
  Die jüngeren *Hypertoniker vom Stad. II < 40 J.* (25—35 J.) mit gesteigerter sympatho-adrenerger Aktivität gehören dem dynamischen Reaktionstyp an (*hyper*reaktive Maladaptation). Ihre ausgeprägten NA- und Adrenalin-Stressantworten führen stets zum signifikanten Anstieg der Katecholamin-Plasmakonzentration gegenüber der Norm und z. T. dem Stad. I (altersentsprechende Gruppen).
- Die älteren Hypertoniker des *Stad. II > 40 J.* (40—60 J., überwiegend 40—50 J.) entsprechen einem adynamischen Reaktionstyp (*hypo*reaktive Maladaptation), allerdings mit ausgeprägtem Orthostaseeffekt (Reduktion des Katecholamingehalts/Plasma). Die verzögerte Elevation des Noradrenalins/Plasma mit Überschreitung der Norm nur als Stress-Spätfolge bei anhaltend signifikanter Depression des Adrenalinspiegels unter das Niveau der Hypertoniker Stad. II < 40 J. kennzeichnet die Beendigung der sympatho-adrenergen Hyperreaktion in der Hypertoniepathogenese. Die nachlassende Bedeutung der Katecholamine steht im Zusammenhang mit weiteren Druckbelastungen der Gefäße, strukturellen und metabolischen Faktoren und einer allmählichen Schwellenerhöhung der Barorezeptoren.

Muskeltonus und Durchblutungsverhältnisse beim Hypertoniker

Die gesteigerte Aktivität des sympathico-adrenergen Systems von Hochdruckkranken ist peripher indirekt durch einen erhöhten Muskeltonus erfaßbar. Er ist — wie auch von Eiff (1957, 1976) gezeigt hat — ein empfindlicher vegetativer Indikator, da emotioneller Stress über Zunahme des Energieumsatzes die unwillkürliche Muskelarbeit steigert. Der *Muskeltonus* wurde nach dem Elektro-Myointegralwert (v. Eiff 1957), entsprechend der Gesamtheit der gemessenen Muskelaktionsströme über definierte Zeitintervalle bestimmt (R. Baumann u. Graff 1968). Unsere Hypertoniepatienten wiesen gegenüber gesunden Probanden bereits signifikant höhere Myointegral-Ausgangswerte (Ruhewerte) auf. Unter Belastungseinfluß (Rechentest unter Zeitdruck) zeigten die Hypertoniker einen größeren Anstieg bei längerem Verweilen auf dem erhöhten Niveau. Wir stellten ferner fest, daß der *Sauerstoffkonsum* (Ermittlung des O_2-Verbrauches mit der Grundumsatzapparatur nach Böhlau) dieser männlichen Hypertoniker < 40 J. der Stadien I und II nach Nitschkoff und R. Baumann (1968) als Folge der mäßigen Stresseinwirkung gegenüber gesunden Kontrollen über 30 min. signifikant gesteigert war, wenngleich auch die Normotoniker als unmittelbare Belastungsreaktion adaptiv kurzfristig hohe Anstiege erkennen ließen (Graff 1967).

Sowohl bei unseren Normo- als auch Hypertonikern trat unter den gleichen Bedingungen eine Abnahme der *Hautdurchblutung* ein. Unter akutem, mit hypertonen Auslenkungen einhergehendem Emotionalstress wiesen Brod et al. (1959) bei Vasokonstriktion in der Haut, Niere (und im Splanchnicusgebiet) einen Abfall des arteriolären Gefäßtonus in der Muskulatur mit erhöhter Muskeldurchblutung (unter Vermittlung sympathischer cholinerger Nervenfasern) nach. Das *Herzminutenvolumen* stieg sowohl bei reduziertem als auch bei gleichbleibendem totalen peripheren Gefäßwiderstand an, Erscheinungen, die für das Frühstadium der Hypertonie kennzeichnend sind. Nur ein Übergewicht der vasokonstriktorischen Komponente mit Anstieg des totalen peripheren Gefäßwiderstandes ($> 20\%$) führte zur Reduktion des durch Sympathicusaktivierung erhöhten Herzzeitvolumens (reflektorische Kopplung zwischen Peripherie und Herz). Es sei in diesem Zusammenhang daran erinnert, daß Normotoniker unter psychischem Stress mit einem mäßigen Anstieg des Herzzeitvolumens bei normalem oder sogar sinkendem peripheren Gefäßwiderstand reagieren.

Aus diesen Untersuchungen geht hervor, daß der Hypertoniker sein Herzzeitvolumen in eine nicht nachgebende Peripherie (zumindest einige wichtige Gebiete betreffend) entleert, zumal der renale Gefäßwiderstand, unabhängig vom Niveau des lokalen peripheren Gefäßwiderstandes, gegenüber dem Normotoniker stets erhöht ist. Das Herzzeitvolumen ist also beim Hochdruckkranken mit Schwerpunktverlagerung in die Skelettmuskeln qualitativ neu verteilt (Brod 1974).

Brod (1974) konnte in den meisten Fällen eine Veränderung des Gefäßtonus der zerebralen Arteriolen ausschließen (entsprechend dem Anfangsstadium der essentiellen Hypertonie) mit einer passiven Blutflußsteigerung im Gehirn.

Blutdruck- und Pulsfrequenzverhalten unter Emotionalstress bei Hypertonikern

Die während und nach der „Störgrößenaufschaltung" durch den Rechentest erfaßten Blutdruckdaten männlicher Hypertoniker der Stadien I und II in unterschiedlichen Altersklassen (Abb. 19, 20) charakterisieren pathophysiologische Besonderheiten ihrer hämodynamischen Regulation. Die *Blutdruckanstiege* als Stressreaktion sind bei den jugendlichen Hypertonikern des Stadiums I < 40 J. für die systolischen Werte geringer, diastolisch etwa gleich denen der beiden Hypertonikergruppen des Stadiums II. Eine unphysiologisch langfristige Niveauverstellung (systolische und diastolische Druckanstiege) nach dem Emotionalstresseinfluß ist für die Hypertoniker des Stad. II < 40 J. symptomatisch. Die Hypertoniker Stad. II > 40 J. zeigen unmittelbar nach Belastungsende einen starken Abfall mit erneutem systolischen Druckanstieg innerhalb der ersten Ruheminuten (t_{40-45}), der sich nach 20 min wieder ausgleicht. Die beiden Hyper-

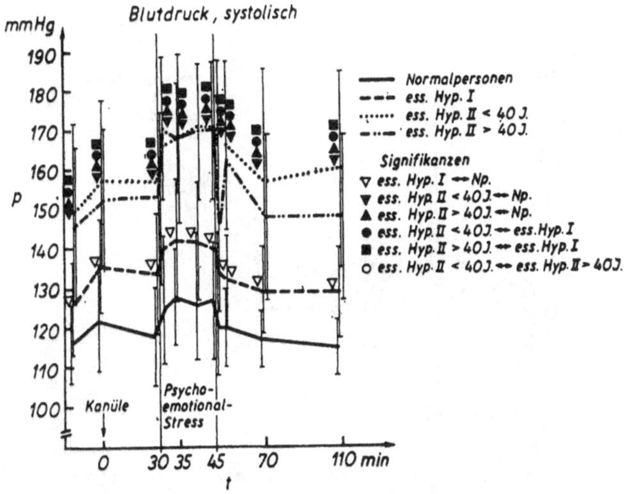

Abb. 19. Blutdruckverhalten (systolisch) in den Hypertonie-Stadien I und II unter und nach standardisiertem psycho-emotionalen Stresseinfluß.
Unphysiologisch langfristige Niveauverstellung (Anstieg) im Stad. II < 40 J., erhöhte Labilität als Stress-Späteffekt im Stad. II > 40 J.

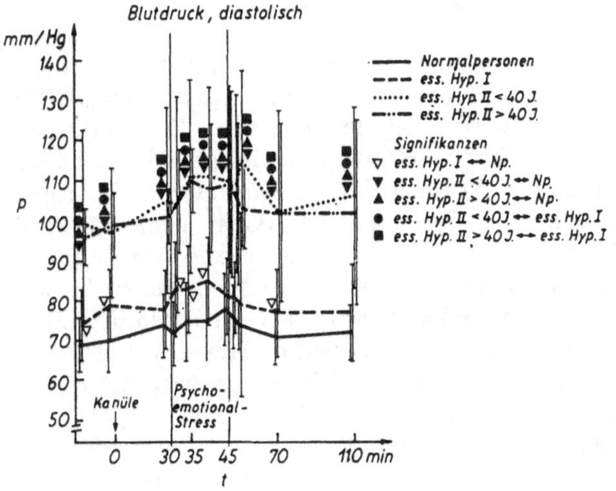

Abb. 20. Blutdruckverhalten (diastolisch) unter und nach standardisiertem psycho-emotionalen Stresseinfluß. Entsprechend dem Reaktionsverlauf der systolischen Werte (Abb. 19) überdauern auch die diastolischen Druckanstiege im Hypertonie-Stad. II < 40 J. das Belastungs- und anschließende Ruheintervall

toniestadien sind hinsichtlich ihrer Blutdruckwerte in Ruhe und unter Belastung untereinander als auch gegenüber den Kontrollen signifikant trennbar.

Die mit der Blutdruckaufzeichnung synchron registrierte *Pulsfrequenz* der vier Gruppen ergibt (bei gleichen Ausgangswerten) bei den Hypertonikern der Stadien I und II < 40 J. mit Beginn des Rechentests eine im Vergleich zur Kontrollgruppe signifikant erhöhte, allmählich abfallende Pulsrate. Bei den Patienten des Stad. II < 40 J. bleibt diese signifikante Differenz zur Norm infolge eines erneuten Anstieges nach Belastungsende bestehen (Abb. 21).

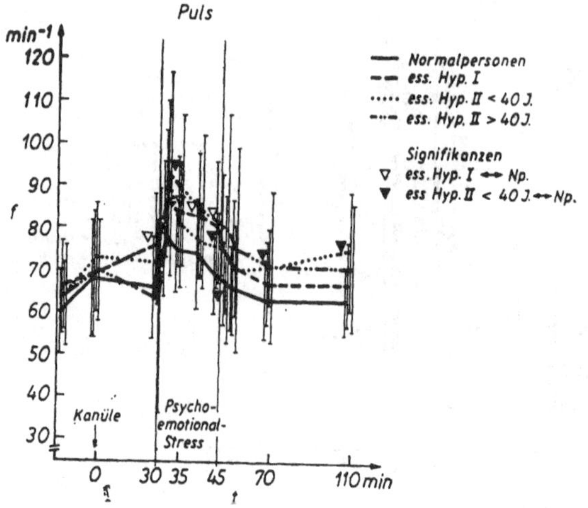

Abb. 21. Pulsfrequenzverhalten in den Hypertonie-Stadien I und II unter psycho-emotionalem Stresseinfluß. Als langanhaltende Belastungsreaktion auftretende signifikant erhöhte Pulsrate der Hypertoniker Stad. II < 40 J. gegenüber den normotonen Probanden.

Renin-Angiotensin-System und Elektrolythaushalt in der Ätiologie und Pathogenese der Hypertonie

Hypertensive Auslenkungen auf einen emotionalen Stressor, die, wie bereits ausgeführt, mit einer akuten oder chronischen Stimulierung der sympatho-adrenomedullären Achse korrelieren, wirken rückkoppelnd mit einer Erregbarkeitssteigerung auf das ZNS. Der mechanische Effekt des Blutdruckanstieges erhöht nachweislich die elektrische Entladungsrate einzelner Neurone des hinteren Hypothalamus und der Formatio reticularis des Mittelhirns im Tierexperiment (Baust u. Katz 1961; Baust et al. 1962). Sympathische Nervenentladungen, die eine renale Vasokonstriktion produzieren, können zu einem Angiotensinanstieg im Blut führen. Es werden also evtl. durch eine zentral vermittelte gesteigerte Vasokonstriktion eine Reninfreisetzung und ein erhöhtes Angiotensinniveau determiniert (funktionell differente Angiotensin-Rezeptoren in der adrenalen Rinde und im Gefäßmuskel). Diesen positiven exzitatorischen feedback auf die Vasomotorenzentren, der einem durch die Barorezeptoren ausgeübten inhibitorischen feedback entgegenwirkt, diskutierten Reis & Doba (1974). Zahlreiche Wechselwirkungen bestehen zwischen den Katecholaminen und dem Renin-Angiotensin-System. Sehr wesentlich sind Untersuchungen der letzten Jahre, durch die auch in verschiedenen Hirnstrukturen Reninaktivitäten nachgewiesen werden konnten. Da die Hirn-Liquor-Schranke durch das Renin- bzw. Angiotensin-Molekül nicht passiert werden kann, ist sehr wahrscheinlich, daß das Renin bzw. Angiotensin im Gehirn selbst gebildet wird. Das *Hirnrenin*, ein Isoenzym des Nierenrenins, soll eine vergleichbare Wirkung mit dem Renin der Nieren und des arteriellen Blutes haben (Ganten et al. 1972).

Nach Ganten et al. (1977, 1978) wirkt das Nierenrenin-Angiotensin-System auf den arteriellen Druck in der Peripherie und im Gehirn, das Isorenin-Angiotensin-System hat offenbar lokale Funktionen innerhalb des ZNS.

Der Kontrollmechanismus der Reninfreisetzung ist an verschiedene Bereiche des adrenergen Nervensystems gebunden, deren Wechselwirkungen sich vom Hypothalamus bis zu den juxtaglomerulären Zellen und den peripheren adrenergen Nervenendigungen in den Gefäßen vollziehen. Jeder Punkt innerhalb des Regulations- und Modulationsgefüges zwischen Ursprungsgebiet und Endorgan kann über Rezeptorenhemmung oder -stimulation diese Interaktionen beeinflussen (Mc Donald et al. 1977).

Zwei intrarenale (β-)Rezeptoren in den afferenten Arteriolen und der Macula densa, die renalen sympathischen Nerven und ein adrenerger Rezeptor sowie verschiedene humorale Agenzien beeinflussen die Renin-Freisetzung (Freeman und Davis 1977).

Untersuchungen von Michelakis et al. (1975) sprechen dafür, daß das sympathische Nervensystem die Reninfreisetzung der Nieren via β-adrenerge Rezeptoren und via α-adrenerge Rezeptoren aus der Glandula submaxillaris, die große Reninmengen enthält, stimuliert. Ein neu entdecktes Enzym *Tonin* (Boucher et al. 1974), das Angiotensin II direkt aus Toninogen, Renin und Angiotensin I bilden kann, wird aus dieser Drüse auf β-adrenerge Reize freigesetzt, auf β-Blocker inhibiert.

Obwohl die Niere nicht der alleinige Produzent des Renins ist, kennt man z. Z. keine ausreichende Details über den Freisetzungsmechanismus dieses Enzyms in anderen Organen.

Das o. g. *hirneigene Renin-Angiotensin-System* wurde zuerst von Fischer-Ferraro (1971) und Ganten et al. (1971) beschrieben. Vorzugsweise soll es im Ncl. caudatus, Hypothalamus und anderen Stammhirnstrukturen vorkommen. Ein Angiotensin I-ähnliches Protein fand sich im Liquor cerebrospinalis von Hypertonikern (Reis u. Doba 1974). Hinsichtlich der Lokalisation und biologischen Funktion ermittelten Ganten et al. (1977) sämtliche Komponenten eines Isorenin-Angiotensin-Systems einschließlich Angiotensinogen, Isorenin, Angiotensin I (und Converting Enzym), Angiotensin II, Angiotensin-Rezeptoren und Angiotensinase im Hirngewebe. Wie in der Niere bestanden auch im ZNS die höchsten Enzym-(Isorenin)-Konzentrationen in der primären Zellfraktion (Mitochondrien) der Nervenendigungen. Es ist also nicht auf die Vaskulatur begrenzt. Die Nervenendigungen selbst scheinen das *Angiotensin* enzymatisch zu synthetisieren. Angiotensin II-positive Immunofluoreszens tritt mit höchster Dichte im Spinalstrang (Subst. gelatinosa), Hypothalamus (Eminentia mediana), Mandelkern, der sympathischen Columna lateralis (und im Locus coerulus) auf (Ganten et al. 1977).

Spezifische Angiotensin II-Rezeptoren des Gehirns sind von Sakai et al. (1974) und Phillips u. Felix (1976), Hirn-Angiotensin II-stimulierende Effekte auf kardiovaskuläre Zentren von Ganten et al. (1975) beschrieben worden. Angiotensin II wirkt auch auf die Area postrema durch neurale Mechanismen mit einer Vergrößerung des kardialen outputs und einem Blutdruckanstieg (Gildenberg et al. 1973; Elghozi et al. 1977). Nach Fuxe et al. (1976) sprechen Angiotensin II-positive Neurone im Locus coeruleus der Medulla, der aus noradrenergen Zellkörpern besteht, für die Einbeziehung des Angiotensin II in die Kontrolle noradrenerger Bahnen, die ihrerseits Blutdruck, Vigilanz und positive Bekräftigungsmechanismen kontrollieren. Weitere Argumente liegen für die Beteiligung des Angiotensin II in der Kontrolle sensorischer Informationen und der neuroendokrinen Funktion vor, ebenso bioelektrische Daten veränderter ZNS-Prozesse unter A II-Depotapplikation (Martin und H. Baumann 1976, 1977). Nach Minnich et al. (1972) wirkt Angiotensin II als Neurotransmitter oder Neuromodulator. Allgemein wird vermutet, daß das Oktapeptid Angiotensin II sogar den größten Anteil seiner kardiovaskulären Effekte indirekt über eine zentrale neurale Vermittlung ausübt. Angiotensin II ist die derzeitig wirksamste bekannte pressorische Substanz (direkt und über eine verstärkte Freisetzung von Noradrenalin aus den sympathischen Nervenendigungen und dem Nebennierenmark). Neben Angiotensin und ADH wurde jetzt Zerebropressin als pressorisches ZNS-Peptid nachgewiesen (Horvath et al. 1978). Unter weiterer Berücksichtigung der Angiotensin-Effekte auf die Membranpermeabilität (Severs u. Daniel-Severs 1973) ergibt sich die regulatorische Funktion dieses Peptids auf die Mechanismen des ZNS.

Mindestens *vier zentrale Angiotenin II-Effekte* werden in Erwägung gezogen: Der dipsogene Effekt, die neurogene Pressorwirkung, die Freisetzung des antidiuretischen Hormons (ADH) und der Salz-Appetit (Elghozi et al. 1977). Angiotensinsensitive dipsogene Rezeptoren scheinen myotrope Rezeptoren in den Gefäßwänden der circumventrikulären Strukturen außerhalb der Blut-Hirn-Schranke zu sein (extrazelluläre Volumenrezeptoren?).

Diese zentralen Angiotensin-Wirkungen tragen zur Regulation des Blutvolumens bei. Wie zentrale und periphere Effekte des Peptids integriert sind, bleibt noch offen, Natrium- und Calcium-Ionen sind zu seiner Aktivierung erforderlich. Gleichzeitig scheint Angiotensin lokaler Bewegungsregulator dieser Ionen zu sein. Möglicherweise bestehen Beziehungen zwischen dem Hirn-Renin-Angiotensinsystem und dem Katecholaminniveau der verschiedenen Hirnstrukturen. Von dem Zusammenspiel beider pressorischer Substanzen soll der zentrale Pressoreffekt wesentlich beeinflußt werden, ebenso wie die periphere pressorische Wirkung von den Beziehungen zwischen dem sympathischen Nervensystem und der Katecholaminfreisetzung abhängig ist (Page u. McCubbin 1968; Ganten et al. 1972). Nähere Einzelheiten werden im Kapitel von Hartrodt (1980) behandelt. Die bereits diskutierte Effizienz des Renin-Angiotensins auf das ZNS indirekt über das zentrale noradrenerge System (vorwiegend über Hypothalamus, Formatio reticularis, Medulla oblongata und Area postrema) sowie ein direkter Angriff an den praeganglionären Rezeptoren schließen den Kreis des komplizierten Wirkungsmechanismus des Renin-Angiotensin-Aldosteronsystems zu verschiedenen blutdruckregulierenden Mechanismen. Elektrolythaushalt und Blutvolumen werden auch bei der renovaskulären sekundären Hypertonie, wie z. B. einer Nierenarterienstenose, wirksam. Zanchetti et al. (1975) haben sowohl am Modell der Nierenarterien- als auch der suprarenalen Aortenstenose eine Beteiligung neuraler sympathischer Mechanismen bei der Reninfreisetzung nachgewiesen.

Auf die Beziehungen der Reninaktivität zur essentiellen arteriellen Hypertonie, wie sie von Laragh (1973, 1975) postuliert wurde (Einteilung der Hypertoniker in Low-, Normal- und High-Renin-Hypertonie) soll hier nicht weiter eingegangen werden. Wir selbst wie auch andere Forschergruppen (Birkenhäger et al. 1977) konnten diese Klassifikation nicht bestätigen.

Bahl und Love (1957) diskutierten die Ausschaltung des Renin-Angiotensin-Mechanismus z. B. durch aktive und passive Immunisierung gegen Angiotensin, also durch Hemmstoffe der Renin-Substrat-Reaktion (Pepstatin). Es handelt sich um Peptide, die das Converting-Enzym hemmen, und zwar durch dem Angiotensin ähnliche Octapeptide mit abgewandelter Aminosäuresequenz (Angiotensin-Antagonisten).

Die Bedeutung des Einflusses vom *Natrium- bzw. Kochsalzverbrauch* auf die Hypertonieentstehung ist nach wie vor umstritten (Bahl u. Love 1957; Losse u. Wessels 1970; Wessels 1975; Heyden 1975; Heyden u. Hames 1974). Der besonders von Losse (1969) hervorgehobene gesteigerte „Salzappetit" der essentiellen Hypertoniker wird von ihm als eine möglicherweise genetisch bedingte Störung des Natriummetabolismus vermutet. Die vermehrte Natrium- bzw. Kochsalzzufuhr mit reduzierter Natriurese soll das Plasmavolumen über das extrazelluläre Flüssigkeitsvolumen vermehren und vermittels des zunehmenden kardialen Füllungsdruckes zu einem Anstieg des Herz-Minuten-Volumens und einer Blutvolumensteigerung in der Gefäßperipherie führen. Von den Autoren wird als Antwort auf diese mechanische Herz-Gefäßüberlastung eine vasokonstriktorisch bedingte Hypertonie angenommen. Ob außerdem noch eine Permeabilitätssteigerung der Zellmembran für das Natrium an diesem Mechanismus beteiligt ist, ist noch nicht bewiesen.

Wessels (1975) nimmt an, daß diese eine Verringerung des extra-intrazellulären Natriumquotienten bedingt und über eine morphologische Veränderung der Arteriolen (Ödem) zu einer Erhöhung des peripheren Widerstandes, d. h. auf der Basis der somit abnormen Gefäßreaktion zu einer Hypertonie führen kann.

Andererseits konnten Winer (1959), Wollheim und Möller (1960) sowie Freis (1959) zeigen, daß eine Hypervolämie durch Zunahme des intravasalen Flüssigkeitsvolumens infolge einer Natriumretention bei der essentiellen Hypertonie bedeutungslos ist, da das gesamte Blutvolumen und das Herzminutenvolumen bei der Hypertonie nicht wesentlich beeinflußt werden. Die Rolle des *Elektrolythaushaltes* für die Ätiologie und Pathogenese der essentiellen Hypertonie kann nicht allein auf eine salzreiche Ernährung determiniert werden. Vielmehr müssen die Fragen der Natriumretention durch die Niere im Zusammenhang mit dem *Renin-Angiotensin-Aldosteron-System* betrachtet werden. Die Regulation des Natrium-Kalium-Blutspiegels wird durch das Renin-Angiotensin einerseits und das Aldosteron andererseits wesentlich beeinflußt. Das in der Macula densa produzierte und in den juxtaglomerulären Zellen der Niere gespeicherte Enzym Renin bewirkt bekanntlich eine Freisetzung des Dekapeptides Angiotensin I. Ein Converting-Enzym, das sich im Plasma, der Lunge, den Nieren sowie dem Interstitium befindet, führt zu einer Umwandlung des Angiotensin I in das Octapeptid Angiotensin II. Das Angiotensin II wiederum ist von wesentlicher Relevanz für die Aldosteronsekretion der Nebennieren. Nach Goodfriend und Peach (1977) gibt es drei oder vier Peptide des Reninsubstrats, die eine biologische Aktivität im Sinne von Agonisten besitzen. Während das Dekapeptid Angiotensin I das ZNS (Anstieg des System-Blutdrucks) und das Nebennierenmark (Katecholamin-Release) beeinflußt, wirkt das Octapeptid Angiotensin II besonders auf die Gefäße in der Peripherie im Sinne einer Vasokonstriktion mit Blutdruckerhöhung, aber auch in cardialen Breichen.

Das Heptapeptid De-Aspartyl Angiotensin 2—8 (Angiotensin III) stimuliert die Steroidgenese, die in vitro-Freisetzung von Prostaglandinen aus den Gefäßen und hemmt die renale Renin-Freisetzung. Die Rezeptoren für A I und A II sollen an der Zelloberfläche, die für A III intrazellulär existieren. Die späten Produkte der Renin-Reaktionen (z. B. das Hexapeptid 3—8) sind vermutlich für chronische Prozesse, wie die Hypertonie, bedeutungsvoll. Über das Angiotensin I-Nonapeptid herrscht noch keine Klarheit. Die wesentlichste Rolle von Angiotensin II und III besteht nach Campbell et al. (1974) in einer Aldosteron-Freisetzung, einer Steigerung der Aldosteronbildung in der Nebennierenrinde (Zona glomerulosa) und damit einer Wirkung auf die tubuläre Natriumrückresorption (möglicherweise Zunahme derselben bei Normotonikern und Reduktion bei Hypertonikern). Die Aldosteronsekretion wird durch eine Hypernatriämie in Verbindung mit Angiotensin II blockiert, eine Hyponatriämie wiederum fördert die Aldosteronsekretion (Blair-West et al. 1965; Gross 1962). Ein ähnlicher regulatorischer Zusammenhang besteht mit dem erhöhten Kaliumspiegel, der die Aldosteronsekretion ebenfalls beeinflußt. Eine Hyperkaliämie bewirkt eine erhöhte Aldosteronsekretion, während die Hypokaliämie diese hemmt. Angiotensin vermag die Aldosteronsekretion auch durch einen Effekt an der Niere (Bremsung der Kochsalzexkretion) zu stimulieren (Fülgraff 1969; Gross 1958). Die Aldosteronfreisetzung wird durch den Natrium-Kalium-Spiegel des Blutes sowie durch das ACTH der Hypophyse wesentlich beeinflußt (Blair-West et al. 1965, Gross 1968, 1969; Fülgraff 1969). Abgesehen von dem Effekt des Angiotensin II auf die Niere und das sympathoadrenale System fördert es die Aldosteronsynthese über die Umwandlung von Cholesterin in Δ^5-Pregnenolon (Siegenthaler u. Werning 1973).

Der nach der Methode unserer Mitarbeiter Hartrodt u. Hölzel (1967) sowie Hartrodt et al. (1971) bei unseren Hypertoniepatienten der Stadien I und II untersuchte *Aldosterongehalt im 24Std.-Urin* ergab mit 19,44 ± 4,41 µg (bzw. 20,02 ± 6,98 µg bei gleichzeitigen latenten oder asymptomatischen Kohlenhydratstoffwechselstörungen) signifikant höhere Werte gegenüber den Normotonikern mit 12,3 ± 3,34 µg. Es bestand keine Hypokaliämie, ebenso wurden Nebennierentumoren ausgeschlossen. Die *Pregnantriol-Bestimmung* ergab Werte im unteren Normbereich (R. Baumann u. Graff 1968).

Überzeugende Hinweise eines zentral-nervösen Mechanismus der sympathischen Kontrolle der Renin-Freisetzung ergeben sich aus der kurzlatenten Plasma-Renin-Aktivitätssteigerung unter psycho-emotionalem Stress bei unseren Hochdruckpatienten. Wie die Abbildung 22 demonstriert, führen die bei den Hypertonikern Stad. I und II < 40 J. gegenüber altersgleichen Normotonikern und Hypertonikern des Stad. II > 40 J. in der Tendenz erhöhten Basiswerte der *Plasma-Renin-Aktivität* (PRA) als Stressreaktion bei den jugendlichen Patienten (Stad. I < 40 J.) schnell zu signifikanten Anstiegen, die unter der anschließenden Ruhesituation von ca. 1 Stunde (45.—110. Min.) auf diesem hohen Niveau persistieren. Die Hypertoniker des Stad. II < 40 J. imitieren dieses Verhalten zwar, die Differenzen zur Kontrollgruppe sind jedoch nicht signifikant.

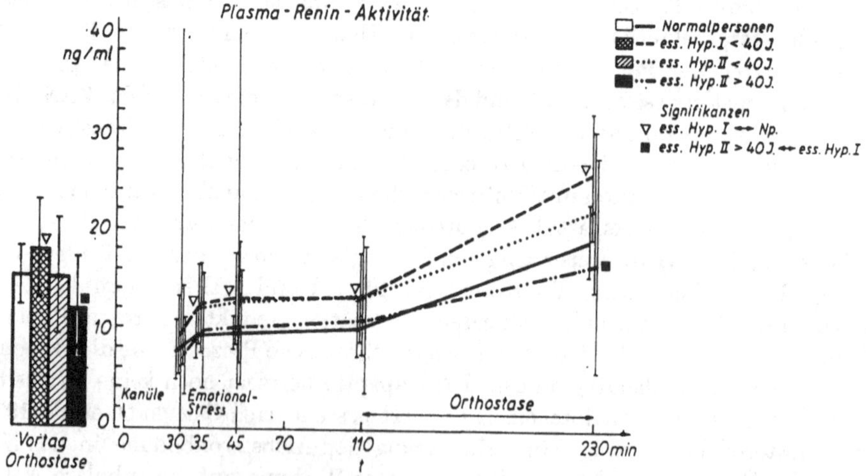

Abb. 22. Reaktionskinetik der Plasma-Renin-Aktivität (PRA) unter psycho-emotionalem Stress und Orthostase mit signifikanten Anstiegen auf den Rechentest (primär neurale Aktivation der PRA) sowie weiterer verstärkter Aktivierung unter Orthostase als additive Stressreaktion (sekundärer extra-neuraler Mechanismus der Renin-Freisetzung) bei den jugendlichen Hypertonikern Stad. I. Es bestehen eindeutige Zusammenhänge zwischen der geringeren Ansprechbarkeit der PRA sowie des sympatho-adrenergen Systems (s. Abb. 17, 18) unter Belastungseinflüssen bei höherem Hypertonie-Schweregrad und Alter der Patienten

Tabelle 7.

Plasma-Renin (ng/ml; $\bar{x} \pm s$)

	t_{30min} (Basalwert)	t_{35min} (Emotionalstress)	t_{45min}	t_{110min} (Ruhe)	t_{230min} (Orthostase)	Vortag (Orthostase)
Normotone Kontrollen	7,57(±2,95)	9,20(±2,16)	9,61(±1,83)	10,14(±2,90)	19,27(±3,76)	15,31(±2,90)
Hyp. Stad. I < 40 J.	9,31(±4,23)	12,41(±4,17)	13,06(±4,75)	13,34(±4,54)	27,79(±6,60)	17,85(±5,19)
Hyp. Stad. II < 40 J.	10,38(±4,27)	12,07(±4,57)	12,76(±6,15)	13,53(±6,03)	22,33(±8,13)	15,15(±5,75)
Hyp. Stad. II > 40 J.	7,11(±3,85)	9,77(±5,97)	10,22(±5,93)	11,00(±7,53)	16,88(±11,15)	12,11(±5,03)

Eine überschießende Orthostasereaktion der PRA gegenüber sämtlichen Probandengruppen tritt ebenfalls bei den jugendlichen Hypertonikern Stad. I als protrahierter Stresseffekt auf (additive Beeinflussung des neuralen durch einen extra-neuralen Mechanismus der Renin-Freisetzung). Die PRA-Orthostasereaktion führt bei den Hypertonikern des Stad. II < 40 J. bereits zu weniger hohen Anstiegen. Im höheren Lebensalter (Stad. II > 40 J.) ist sie sogar signifikant schwächer als bei den normotonen Kontrollen ausgeprägt. Die PRA-Orthostasewerte des Vortages (ohne vorangehenden Emotionalstress-Test) waren in sämtlichen Gruppen geringer, signifikant jedoch nur im Stad. I < 40 J. und bei älteren Hypertonikern Stad. II > 40 J. Wesentlich sind die regulativen Zusammenhänge zwischen dem sympathoadrenergen System und der PRA in bezug auf die nachlassende Reaktivität unter Belastungseinflüssen bei höherem Schweregrad und höherem Alter der Patienten (vgl. Funktionskinetik von Noradrenalin, Adrenalin und PRA in Abb. 17, 18 und 21).

Der über unsere psycho-emotionalen Belastungstests wirksame neurale Mechanismus zur Stimulation der PRA bei jugendlichen Hypertonikern konnte tierexperimentell bestätigt werden. Untersuchungen unserer Mitarbeiter Hartrodt et al. (1975) ergaben durch Elektrostimulation des dorsomedialen Hypothalamuskerns eine gesteigerte Reninfreisetzung mit einem Maximum 5 min nach Elektroreiz. Ueda et al. (1967) machten diese Beobachtung bei entsprechender Reizung des Mittelhirns, Zanchetti (1976) bei Stimulation des hypothalamischen Verteidigungszentrums und der pontinen Formatio reticularis mit nachweislicher Reduktion der Nierendurchblutung und starkem Anstieg der Reninkonzentration in der Niere. Propanololgaben sollen diesen Effekt inhibieren (Zanchetti 1973), womit die Bedeutung intrarenaler β-Rezeptoren im Bereich der juxtaglomerulären Zellen für den Renin-Freisetzungseffekt sympathischer Nervenfasern hervorgehoben wird. Vandongen und Peart (1974) schreiben den α-adrenergen Rezeptoren einen inhibitorischen Einfluß auf die Reninfreisetzung zu.

Hier sei nochmals auf die von H. Baumann et al. (1973—77) in entsprechenden pontomesencephalen und hypothalamischen sympatho-exzitatorischen Strukturen objektivierten bioelektrischen Hyperaktivitätszonen im Frühstadium einer experimentellen Emotionalstress-induzierten Hypertonie von Rhesusmacacen hingewiesen (s. S. 82ff). Sie unterstützen die aufgeführten klinischen und modellexperimentellen Hinweise eines *direkten neuralen Mechanismus in der adrenergen Kontrolle der Reninfreisetzung* durch die juxtaglomeruläre Zelle. Zanchetti et al. (1977) vermuten, daß diese neuralen sympathischen Einflüsse (ohne Einbeziehung der vaskulären oder Macula densa-Rezeptoren) wichtiger für die Reninfreisetzung (Passage des präformierten Renins aus den Speichergranula in den Blutstrom) als für seine Produktion sind. Möglicherweise sind diese primären neuralen Mechanismen in die intrarenale Aktivation z. B. des Prorenins als inaktivem Precursor über nicht-neurale Mechanismen eingeschaltet.

Hämodynamische Veränderungen mit Verschiebungen des Natrium-Kaliumhaushaltes und des intravasalen Volumens sowie eine gesteigerte sympathische Aktivität können, wie ausgeführt, das vasoaktive Renin-Angiotensin-System und dieses wiederum das Aldosteron der Nebennierenrinde stimulieren. Hierbei besteht die Möglichkeit, daß das Renin-Angiotensin-Aldosteron-System (RAAS) bei verschiedenen Hypertonieformen, primär bei der renovaskulären und renalen Hypertonie, aber auch sekundär infolge seiner synergistischen Pressorfunktion unter Beteiligung von Natrium und Noradrenalin effektiv wird. Direkte vaskulotoxische Wirkungen eines überaktiven Renin-Angiotensin-Systems können für Struktur- und Permeabilitätsänderungen der kleinen Gefäße bei der arteriellen Hypertonie verantwortlich sein (Gavras et al. 1974). Aufgrund der ausgeprägten regulativen Beziehungen zwischen dem ZNS und den Nebennieren bzw.

den Nieren (z. B. ACTH-Mechanismus oder Freisetzung von Noradrenalin/Adrenalin aus den Speichern der Nervenendigungen bzw. dem Nebennierenmark durch Angiotensin II) ist das Renin-Angiotensin-Aldosteron-System (RAAS) in der ätiologischen Kausalkette der essentiellen Hypertonie nach unseren und den weiteren diskutierten modernen Erkenntnissen der internationalen Hypertonieforschung von hoher Relevanz.

Stadien- und altersabhängiges Verhalten des depressorischen Systems beim Hypertoniker

Die Stressensibilität des jugendlichen Hypertonikers in den Stadien I und II seiner Erkrankung spiegelt sich nicht nur im pressorischen System (bezogen auf vorangehende Katecholaminprofile und das RAAS), sondern auch im regulatorischen Verhalten des depressorischen Kallikrein-Kininogen-Kinin-Systems wider.

Möglicherweise wirkt dieses gemeinsam mit Neutralfetten und Prostaglandinen blutdrucksteigernden Faktoren entgegen. Abbildung 23 und Tabelle 8 veranschaulichen

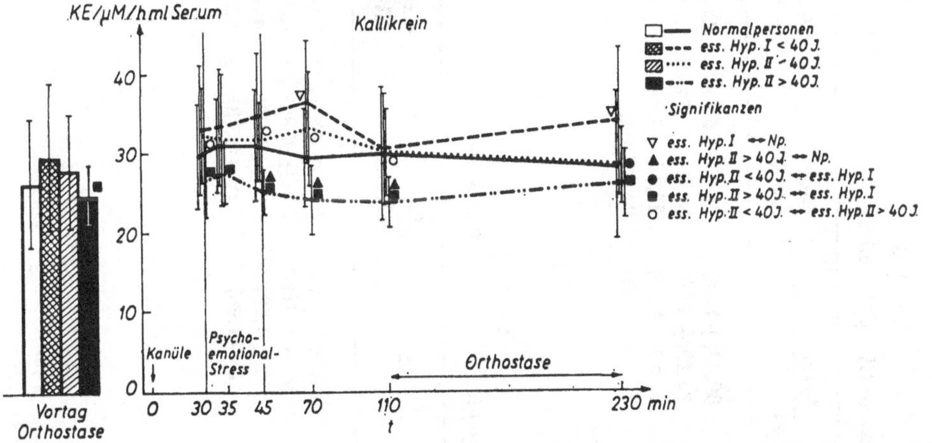

Abb. 23. Funktionelles Verhalten des depressorischen Systems in den Hypertonie-Stadien I und II unter Einfluß von psycho-emotionalem Stress und Orthostase: Kallikrein-Reaktionskinetik. Signifikante Abnahme der Kallikreinaktivität/Serum bei Hypertonikern des Stad. II > 40 J. gegenüber Normotonikern, dem Hypertonie-Stad. I und dem Hypertonie-Stad. II < 40 J., wodurch der Blutdruck weiter steigen und die Organdurchblutung weiter sinken kann. Im frühen Krankheitsstad. I < 40 J. höchste Kallikrein-Werte in Ruhe, als Emotionalstress- und Orthostaseeffekt, die für eine ausgeprägte Dynamik des depressorischen Systems sprechen.

den *Kallikrein-Spiegel*, differenziert für Hypertoniker verschiedener Schweregrade und Altersklassen, unter dem Rechentest und der Orthostase. Infolge eines kontinuierlichen und langfristigen Anstieges auf die Belastung übertrifft der in der Gesamttendenz höchste Kallikreingehalt/Serum bei den jugendlichen Hypertonikern des Stad. I < 40 J in der 70. min signifikant das Kontrollniveau und zu jedem Testzeitpunkt die Werte der Hypertoniker des Stad. II > 40 J. Der relativ starke Abfall zum Ende der Ruheperiode (110. min) und die erneute Elevation unter Orthostase mit eindeutig erhöhten Werten gegenüber sämtlichen Probandengruppen kennzeichnen die verstärkte Reaktionsbereitschaft auch des depressorischen Systems im frühen Stadium der Erkrankung (Stad. I < 40 J.).

Der niedrigste Kallikreinspiegel liegt bei den älteren Hypertonikern Stad. II vor mit bereits signifikant reduzierten Basiswerten gegenüber den jüngeren Patienten der

Tabelle 8.

Kallikrein (KE/μM/h ml Serum; $\bar{x} \pm s$)

	t_{30min} (Basalwert)	t_{35min} (Emotionalstress)	t_{45min}	t_{70min} (Ruhe)	t_{110min} (Ruhe)	t_{230min} (Orthostase)	Vortag (Orthostase)
Normotone Kontrollen	29,44(±6,79)	30,95(±5,87)	30,83(±7,14)	29,50(±6,23)	29,84(±8,49)	28,20(±9,45)	26,39(±8,22)
Hyp. Stad. I < 40 J.	32,67(±8,20)	33,10(±7,52)	34,49(±8,00)	36,31(±7,74)	30,47(±6,91)	33,93(±9,30)	29,67(±8,20)
Hyp. Stad. II < 40 J.	32,11(±6,00)	31,65(±8,25)	31,50(±5,06)	33,16(±7,08)	29,86(±5,57)	28,30(±4,97)	27,97(±7,17)
Hyp. Stad. II > 40 J.	26,54(±4,87)	27,43(±3,85)	25,11(±2,85)	24,17(±4,51)	23,78(±3,02)	26,12(±4,24)	24,85(±3,79)

Tabelle 9.

Kininogen (μg BK-Äq./ml Plasma; $\bar{x} \pm s$)

	t_{30min} Basalwert	t_{35min} (Emotionalstress)	t_{45min}	t_{70min} (Ruhe)	t_{110min} (Ruhe)	t_{230min} (Orthostase)	Vortag (Orthostase)
Normotone Kontrollen	3,59(±0,65)	3,89(±0,95)	3,83(±0,69)	3,62(±0,66)	3,90(±0,81)	4,10(±0,97)	3,58(±0,90)
Hyp. Stad. I < 40 J.	3,95(±0,96)	4,25(±0,94)	4,03(±0,82)	3,58(±0,90)	4,16(±0,92)	4,39(±0,94)	4,04(±1,00)
Hyp. Stad. II < 40 J.	4,43(±1,41)	4,77(±1,77)	4,53(±1,50)	4,86(±1,90)	4,86(±1,46)	4,90(±1,62)	4,35(±1,30)
Hyp. Stad. II > 40 J.	5,03(±2,16)	5,05(±1,67)	5,15(±1,99)	5,16(±1,73)	5,12(±2,37)	5,11(±1,46)	4,65(±2,08)

Stad. I und II. Als Stressantwort ergibt sich bis zur 110. min ein weiteres Absinken unter die Werte der Norm und des Stad. I.

Im gleichen Krankheitsstadium II weisen die jüngeren Patienten < 40 J. einen leichten Stress-induzierten Anstieg und zu allen Testzeitpunkten vor der Orthostase einen signifikant höheren Kallikreinspiegel als die ältere Probandengruppe auf. Er liegt zwischen den hohen Werten im Hypertonie-Stad. I und dem Normbereich. Abfallende Tendenzen als Orthostaseeffekt (gegenläufig zum Stad. II > 40 J.) bedingen jedoch eine signifikante Reduktion gegenüber dem Stad. I altersentsprechender Hypertoniker.

Die Kallikrein-Reaktionskinetik der Normalpersonen läßt unter der emotionalen Belastung und der Orthostase keine nennenswerten Abweichungen vom Ausgangswert erkennen.

Nach dem schnellen Katecholaminanstieg, besonders innerhalb der ersten 5 min des Stresstests (vgl. Abb. 17, 18), trägt der kurz danach einsetzende Kallikreinanstieg mit entsprechender Senkung des *Kininogens* infolge der Kinin-Bradykininbildung als depressorischen Gegenregulationseffekt zur Kennzeichnung der erhöhten Ansprechbar-

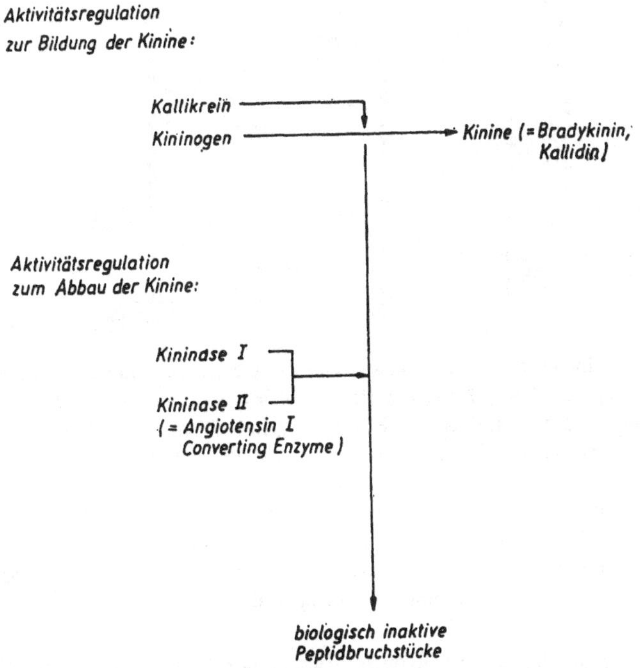

Abb. 24. Das Kallikrein-Kininogen-Kinin-System

keit auch des Kallikrein-Kinin-Systems im Hypertonie-Stad. I unter emotioneller Belastung bei. Nach Abb. 24 werden die Plasma-Kinine durch das endogene Enzym Kallikrein (Kininogenase I und II) schnell aus den inaktiven Vorstufen des Kininogens gebildet und wirksam. Abb. 25 läßt dementsprechend bei den jugendlichen Hypertonikern des Stad. I bis zur 70. min einen stärkeren Abfall des Kininogens, gegenläufig zum Kallikreinspiegel (Abb. 23), erkennen. Entsprechend der sinkenden Kallikrein-Aktivität zeigt das Hypertonie-Stad. II > 40 J. den höchsten Kininogen-Plasmaspiegel ohne Reaktion unter dem Rechentest, während das Stad. II < 40 J. eine kurzdauernde Senkung aufweist. In beiden Altersklassen des Stad. II treten unter den anschließenden Ruhebedingungen signifikant höhere Werte gegenüber den Normalpersonen und Hypertonikern des Stad. I auf. Die Kininogen-Reaktionskinetik im Stad. II der Hypertonie ist insgesamt im Sinne einer nicht mehr ausreichenden Wirksamkeit depressorischer Mechanismen zu interpretieren.

Außer der bekannten Aktivierung des Hageman-Faktors sind dem Kallikrein-Kinin-System nach dem derzeitigen Stand des Wissens folgende Funktionen eigen: Der Einfluß der Kinine auf den Stoffwechsel, besonders über die Transportmechanismen (z. B. Glukosetransport in die Zelle), sowie auf die Stoffwechselleistungen der Zelle (Haberland

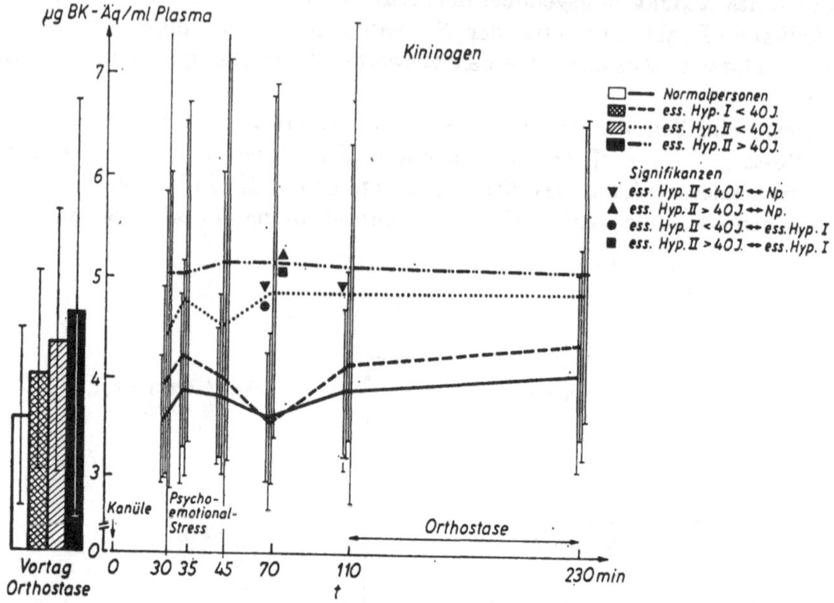

Abb. 25. Reaktionskinetik des Kininogens/Plasma unter psycho-emotionalem Stress und Orthostase. In Verbindung mit Abb. 23 werden die kausalen Zusammenhänge zwischen der reduzierten Kallikreinaktivität und dem steigenden Kininogengehalt/Plasma bei den älteren Hypertonikern Stad. II > 40 J. veranschaulicht, der (entsprechend Abb. 24) ein Absinken des Kininspiegels bewirkt.
Bei den jugendlichen Hypertonikern Stad. I ausgeprägte gegenregulatorische Veränderungen im Kininogen-Kinin-System mit Reduktion des Kininogenspiegels unter Stresseinfluß. Eine entsprechend erhöhte Kininbildung (s. Abb. 24) hemmt den weiteren Anstieg des Blutdruckes bei Verbesserung der peripheren Durchblutung.

1977) und seine Beziehung zum Renin-Angiotensin-System über die Kininase II, die mit dem Angiotensin I-Converting-Enzym identisch ist. Es bestehen regulatorische Zusammenhänge zwischen den Kininen, den Katecholaminen, dem Angiotensin, den Prostaglandinen und dem cAMP (Riethling u. Rostock 1976; Haberland 1977). Das aus Kininogen gebildete Bradykinin hat eine vorwiegend vasodilatatorische blutdrucksenkende Wirkung mit gleichzeitiger Zunahme der Herzfrequenz, Vergrößerung des Blutflusses und positiv inotroper Wirkung am Herzmuskel. Es fördert fernerhin die Gefäßpermeabilität und die Kontraktilität der Organe mit glatter Muskulatur wie Bronchien, Uterus und Darm.

Unsere vorliegenden Befunde lassen insgesamt eine erhöhte Ansprechbarkeit des Kallikrein-Kinin-Systems auf zentral nervöse Belastungen im Stad. I der essentiellen Hypertonie nach Nitschkoff und R. Baumann (s. S. 74) erkennen. Das Stad. II führt mit zunehmendem Alter (Pat. > 40 J.) zu abnehmender Kallikrein-Aktivität (und dementsprechend sinkendem Kininspiegel). Damit kann bei Verminderung der Organdurchblutung der Blutdruck weiter ansteigen. Auf nähere Einzelheiten wird im Kapitel von HARTRODT (1980) eingegangen.

Zum Lipidmetabolismus des Hypertonikers

Sehr aufschlußreiche Korrelationen bestehen zwischen den Katecholaminen/Plasma und der Kinetik der *freien Fettsäuren* (FFS) im Stressgeschehen (Abb. 26). Alle Hypertonikergruppen sind, im Gegensatz zu den Normotonikern, durch einen stärkeren und prolongierten FFS-Anstieg über das gesamte Belastungsintervall (30.—45. min) ausgezeichnet. Diesen Effekt einer gesteigerten Lipolyse bei Hypertonikern bis zur 15. min

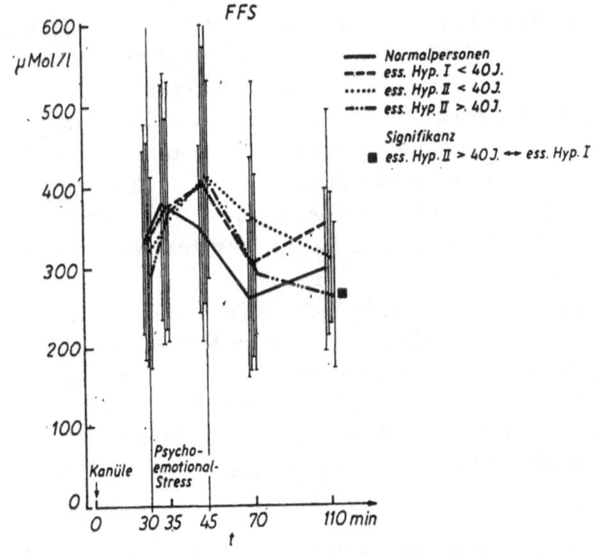

Abb. 26. Reaktionskinetik der freien Fettsäuren (FFS) mit gesteigerter Lipolyse innerhalb des gesamten Belastungszeitraumes (30.—45. min) gegenüber der schnell einsetzenden Gegenregulation bei den Normotonikern. Langfristiger FFS-Abfall nach dem Stress-Test im Hypertonie-Stad. II besonders der höheren Altersklasse > 40 J.

nach Belastungsbeginn haben wir in unterschiedlichen Versuchsserien bestätigen können, obwohl die hohen Meßwertstreuungen nicht immer signifikante Klassentrennungen erlaubten. Details sind im Kapitel von R. BAUMANN u. SINGER (1980, S. 165) aufgeführt. Bekanntlich wirken die Katecholamine (Adrenalin) lipolytisch und, wie Abb. 26 veranschaulicht, folgt die Reaktion der FFS praktisch dem Anlassermechanismus der Katecholamine (Abb. 17, 18). Der kurzlatente FSS-Anstieg korreliert mit der Adrenalin-Halbwertzeit von 2—4 min und ist in den ersten 5 min des Stresstests auch für die Normotoniker repräsentativ, obwohl bei diesen unmittelbar danach eine Gegenregulation einsetzt. Der stärkste Abfall besteht im Hypertonie-Stad. II > 40 J.

In diesem Context ist die Bedeutung des Calcium und seine Vermittlung des „calcium dependent regulatory" (CdR)-Proteins oder Calmodulin als zellulärem Regulator zu nennen. Das CdR zügelt durch Abbau oder Speicherung von Reservestoffen den Glykogen- und Lipidstoffwechsel der Zellen (COHEN et al. 1978).

Die stressbedingte Mobilisierung der Katecholamine ist als phylogenetische Reminiszenz zu verstehen, da sie den Organismus in die Lage versetzt, als primäre Stressantwort (Flucht, Aggression) die notwendige Muskelarbeit mit einer Hyperlipacidämie als energetischem Substrat zu leisten, worauf ja auch der erhöhte Muskeltonus unter den Belastungssituationen hinweist. Katecholaminüberschuß und Hyperlipacidämie können aber bei mangelhafter oder fehlender Utilisation der FFS eine potentielle Schädigung anderer Funktionskreise beinhalten, wie z. B. die Beeinflussung des Blutgerinnungssystems, des Gefäßstoffwechsels und Myokardmetabolismus, der Glukoseutilisation u. a. m.

Vergesellschaftung von Frühstadien der essentiellen Hypertonie mit gestörter Glukosetoleranz

Die bereits unter leichtem Emotionalstress einsetzende schnelle Mobilisierung der FFS als Folge der Katecholaminfreisetzung ist von evidenter Bedeutung unter Berücksichtigung der von R. Baumann et al. (1968—1977) in einem hohen Prozentsatz aller Erkrankungsfälle nachgewiesenen Vergesellschaftung von Frühstadien insbesondere der juvenilen Hypertonie mit protodiabetischen Stoffwechseldefekten. Unter 761 stationär behandelten Hypertoniepatienten der Stadien I und II konnten wir bei 58,6% eine *pathologische Glukosetoleranz* im Sinne eines latenten oder asymptomatischen Diabetes mellitus beobachten. Der Anteil an manifestem Diabetes mellitus belief sich bei unserem Krankengut auf ca. 9%.

Die Ursachen dieser Syntropie von Frühstadien der essentiellen arteriellen Hypertonie mit gestörter Glukosetoleranz (GT) sind noch weitgehend ungeklärt. Sie können nur zum Teil auf genetische Faktoren determiniert werden (Schnabel u. R. Baumann (1975)). Wie im Kapitel von Schnabel (1980) ausführlich dargelegt ist, konnten wir bei 36,5% unseres Krankengutes eine hypertonielle familiäre Disposition und bei 14,5% eine diabetische hereditäre Disposition nachweisen.

Die Insulinenhancement im Frühstadium der essentiellen Hypertonie

Verstärkte Katecholaminfreisetzung unter Belastungseinfluß, Hyperlipacidämie und protodiabetische Defekte schon im Jugendalter müssen im Zusammenhang mit der von R. Baumann et al. (1971a, b, 1972, 1974) nachgewiesenen fettsensiblen Insulinenhancement betrachtet werden. Die *erhöhte Insulinsekretion* nach Glukosegabe in den Stadien I und II der (juvenilen) Hypertonie fanden wir nicht nur bei Hypertonikern mit gestörter GT, sondern auch bei solchen ohne Kohlenhydratstoffwechselfedekt. Sie war außerdem unabhängig von der Übergewichtigkeit bzw. Adipositas. Übergewichtigkeit ist also nicht die Ursache der Insulinenhancement oder protodiabetischer Stoffwechselstörungen. Eventuell kommt ihr eine additive Bedeutung zu. Analog der Glykämieerzeugung durch exogene Glukosezufuhr können psycho-emotionale Stressoren, wie zuvor abgehandelt, einen erhöhten Sympathicotonus, Aktivierungen der Katecholaminbiosynthese und -freisetzung, des Renin-Angiotensin-Aldosteron-Systems mit konsekutiv erhöhter Lipolyse und hyperglykämischen Reaktionen erzeugen, die evtl. gegenregulatorisch eine vermehrte Insulinproduktion und -sekretion zur Folge haben. Stressexperimente am Tier (operante Konditionierung) von Hecht et al. (1973) sowie Moritz et al. (1975, 1977) in unserem Institut ergaben neben hyperglykämischen Dysregulationen erhöhte Nebennierengewichte und hypergranulierte B-Zellen des insulären Apparates des Pankreas (entsprechend der o. g. Insulinenhancement beim jugendlichen

Hypertoniker). Dieses Insulin ist aber, wie bereits früher dargelegt (R. BAUMANN et al. 1971a, b, 1973, 1977; R. BAUMANN 1972, 1974, 1975) nur teilweise glukoseeffektiv. Es zeigt vielmehr einen vorwiegend antilipolytischen und lipogenetischen Effekt. Die mangelnde Glukosewirksamkeit des Insulins als Stressfolge ist nicht zuletzt auf eine Reduktion der Insulinwirkung in der Peripherie, insbesondere der Muskulatur, infolge der vermehrt mobilisierten FFS (Stress-Sensibilität des Hypertonikers auf emotionale Belastungszustände) zurückzuführen. Die FFS, die neben der Glukose als schnell-aktivierbare Energielieferanten unter der Belastung in die Blutbahn gelangen, stehen damit dem Insulin zur weiteren Lipogenese zur Verfügung.

Antagonistisch zu den lipolytischen Hormonen, wie z. B. dem adrenokortikotropen Hormon (ACTH)[1]), Glukagon, somatotropen (Wachstums)-Hormon (STH bzw. HGH), thyreotropen Hormon (TSH) und Vasopressin (ADH), führt Insulin zu einer Inhibition der FFS-Ausschüttung aus den Adipozyten. Der antilipolytische Insulineffekt in der Fettzelle kommt sowohl durch eine Reveresterung der FFS unter hyperglykämischen Bedingungen, die durch Stress bzw. die besondere Stressensibilität des Hypertonikers hervorgerufen werden können, als auch durch exogene Glukosezufuhr zustande. Sowohl das hierdurch verfügbare α-Glycerophosphat als auch die glukoseunabhängige Hemmung der Triglyzeridlipase infolge einer intrazellulären Reduktion des cyclischen 3′5′-AMP können als ein antilipolytischer Insulineffekt Bedeutung gewinnen.

3′5′-AMP nimmt eine Schlüsselstellung als „second messenger" lipolytischer Enzyme ein und bestimmt die Lipolyse innerhalb der Fettzelle. Über diesen Insulineffekt werden die Spaltung des Depotfettes sowie der hydrolytische Abbau der Triglyzeride in Fettsäuren und Glyzerin blockiert. Gleichzeitig aber aktiviert Insulin die Lipoproteinlipase, die die β-Lipoproteine des Blutes spaltet, so daß sie wiederum als Triglyzeride vom Fettgewebe aufgenommen und gespeichert werden können.

In diesem circulus vitiosus besitzt Insulin eine hohe Relevanz bei der Antilipolyse bzw. Lipogenese. Ein Ausstrom der freigesetzten Fettsäuren aus der Fettzelle wird verhindert, während vice versa eine Erhöhung der FFS im Blut, wie wir sie als primäre Stressreaktion durch die erhöhte Katecholaminproduktion beim Hypertoniker bereits demonstriert haben, zu einem Insulinantagonismus vorwiegend in der Muskulatur führt. Auf weitere Einzelheiten dieser Dysregulation, die schon im jugendlichen Alter im frühesten Stadium der Hypertonie die Weichen für eine prämature arteriosklerotische Gefäßerkrankung mit ihren verhängisvollen Folgen, insbesondere denen der ischämischen Herzerkrankung, stellen kann, wird im Kapitel von R. BAUMANN und SINGER (1980, S. 165) ausführlich eingegangen.

Zusammenfassung

Die hier auszugsweise unterbreiteten Ergebnisse aus tierexperimenteller und klinischer Hypertonieforschung erlauben, die essentielle arterielle Hypertonie als eine zerebroviszerale Regulationskrankheit einzuschätzen, bei der ätiologisch und pathogenetisch erworbene und/oder genetisch bedingte Störungen der Informationsverarbeitungsprozesse des ZNS in ursächlichem Zusammenhang mit einer erhöhten Stressensibilität primär wirksam werden.

Triviale Umweltreize und neurogener Stress sowie die mit ihnen verbundenen interozeptiven Erregungen können aufgrund der Stress-Sensibilität Hypertonie-disponierter

[1]) Der Anstieg des ACTH/Plasma unter Stress potenziert sicherlich auch die extraadrenalen ACTH-Effekte der Fettgewebslipolyse und Insulinsekretion.

Individuen in einen pathologischen Bahnungsprozeß integriert werden (funktionelle Stabilisierung neuronaler feedback-Kreise durch Mehrgebrauch der in diesen Vorgang einbezogenen Synapsen mit wiederholter Transmitterfreisetzung). Getriggert wird dieser Mechanismus wahrscheinlich zentral durch Zunahme des präsynaptischen Transmitter-Release (besonders Noradrenalin), der zu entgegengesetzten Sensitivitätsänderungen der postsynaptischen Zelle führen soll. Ohne die molekularen und neurophysiologischen Grundlagen gestörter Langzeitkontrollen der synaptischen Transmission bisher genau zu kennen, könnten Stress-induzierte (sub-) chronische hypo- bzw. hyperreaktive Aktivitätsänderungen der Zielzellen des ZNS auf die veränderte Transmitterfreisetzung (oder auf ungenügende Hemmwirkung regulatorischer Autorezeptoren des ZNS) von wesentlicher Bedeutung für die Hypertonie-Pathogenese sein.

Derzeitig konzentriert sich die internationale Hypertonieforschung nicht nur auf zentrale und periphere sympathische Mechanismen, sondern auf die fundamentale Bedeutung zentraler noradrenerger und serotoninerger Systeme (beide vorwiegend depressorisch) sowie adrenerger und cholinerger Pressormechanismen, auf das dopaminerge Neuron in der Vermittlung hypotensiver Antworten bis zur Rolle peptiderger Transmitter einschließlich der Enkephaline und Substanz P in der zentralen Blutdruckregulation. Reziproke Beziehungen zwischen noradrenergen Neuronen des ZNS und den peripheren sympathischen Nerven in der Blutdruckkontrolle konnten nachgewiesen werden.

Am Primaten-Modell haben wir in der prähypertensiven und initialen Hypertonie-Phase neurophysiologische Kennzeichen eines primär zentralen drives auf das sympathoadrenale System gewonnen. In der langfristigen Störung der dynamischen Erregungsabstimmung pathologisch aktivierter hypothalamisch-limbischer Kontrollsysteme besteht in Zusammenhang mit Hyperaktivitätszonen der Formatio reticularis (niveaueinstellendes aminerges System) und einer (hypoxischen) Funktionsschwäche der Hirnrinde eine elementare Bedingung für neurogene Pressorreize auf das Herz-Kreislauf-System. Die Regulationsstörungen des ZNS gingen den Blutdruckanstiegen zeitlich voraus.

Das ZNS muß als wesentliches Zielorgan für Triggermechanismen und Folgen der Hypertonie eingeschätzt werden. Eine primär gesteigerte neurale sympathische Hyperaktivität bedingt eine erhöhte Noradrenalinbiosynthese und -freisetzungsrate im Krankheitsfrühstadium.

Durch Stadien- und Altersdifferenzierung wurde eine primäre noradrenerge Phase im initialen Hypertoniestadium an jugendlichen Hypertonikern < 40 J. erfaßt. Eine sekundäre adrenerge Phase war für das Hypertonie-Stad. II (Stadien nach NITSCHKOFF und R. BAUMANN, 1968), jedoch nur bei jüngeren Patienten < 40 J. charakteristisch.

Kohlenhydrat- und Fettstoffwechselveränderungen als maladaptive Stressreaktion bestimmen frühzeitig das pathophysiologisch-biochemische Profil des essentiellen Hypertonikers.

Die abnehmende Effizienz der Katecholamine, die wir bei Hypertonikern > 40 J. im Stad. II objektiviert haben, steht im Zusammenhang mit einer zunehmenden Druckbelastung der Gefäße. Diese induziert vermutlich mit Störungen des Kohlenhydrat- und Lipidstoffwechsels und der lipogenetisch wirksamen Insulin-Enhancement den strukturellen Umbau der Gefäßwand. Durch eine verstärkte Rezeptor-Sensibilität der Gefäße auf (vermindert freigesetzte) vasopressive Substanzen, einen erhöhten intrazellulären Natriumgehalt der Gefäßwand sowie eine allmähliche Schwellenerhöhung der sinoaortalen Barorezeptoren (Resetting auf eine höhere Drucklage) kann sich die chronische Hypertonie entwickeln.

Ausdruck des inadäquaten Zusammenwirkens von Umwelt- und ZNS-Faktoren im Frühstadium der Hypertonie ist die über das hypothalamo-hypophysäre System und seine Verknüpfungen mit komplexen neuro-hormonalen Regelkreisen ausgelöste ACTH-Stressreaktion (Freisetzung auch von ZNS-aktiven Peptiden, wie β-Lipotropin und Endorphine). Ungeachtet ihres ursächlichen trophotrop-endophylaktischen lebenserhaltenden Charakters ist die ACTH-Glucocorticoid-Aktivierung beim jugendlichen Hypertoniker durch pathologisch gesteigerte Reaktionsfolgen (RAAS, Elektrolyte) ausgezeichnet.

Unsere Befunde demonstrieren, daß die Stressantwort in den Frühstadien der essentiellen Hypertonie im Sinne einer hyperreaktiven Maladaptation übersteigert, in späteren Stadien und im höheren Lebensalter im Sinne einer hyporeaktiven Maladaptation vermindert ist. Das betrifft sowohl die vasopressorischen als auch die depressorischen Systeme.

Im Verlauf der Hypertoniepathogenese tritt also ein phasenhafter Konstellationswandel hämodynamischer und biochemischer Parameter ein, der nur selten durch Veränderung der Basalwerte zu erfassen ist. Die Einengung der hyperreaktiven Funktionskinetik im Sinne einer zunehmenden Funktionsstarre im höheren Lebensalter und Stadium der Hypertonie geht mit einem Validitätsverlust des sympathischen Nervensystems und hämodynamischen Sollwertverstellungen (z. B. vom erhöhten Herzzeitvolumen mit normalem bis erniedrigtem peripheren Widerstand zum erniedrigten Herzzeitvolumen mit erhöhtem peripheren Widerstand) einher.

Neben funktionellen Veränderungen setzen während der Hochdruckperpetuierung, die etwa in der Übergangsphase vom Stad. I zum Stad. II beginnt, zusätzlich strukturelle Myocard- und Gefäßveränderungen ein, die den weiteren Verlauf der essentiellen Hypertonie bestimmen.

Als Risikofaktoren bzw. disponierende Grunderkrankungen für die Ätiologie und Pathogenese der Arteriosklerose sind neben der Hypertonie, dem latenten, asymptomatischen und manifesten Diabetes mellitus sowie entsprechenden heredofamiliären Komponenten die Faktoren Alter, Geschlecht, Übergewicht, Nikotinabusus, Hyperurikämie, körperliche Inaktivität, Hyperthyreose und jede Form von psychogenem Stress einzuschätzen.

Literatur

1. Ahlquist, P. R.: Am. J. Physiol. **153** (1948), 586
2. Ahrens, H. und J. Läuter: Mehrdimensionale Varianzanalyse. Hypothesenprüfung, Dimensionserniedrigung, Diskrimination bei multivarianten Beobachtungen. Akademie-Verlag Berlin 1974
3. Alexander, R. S.: Psychosom. Med. **1** (1939), 173
4. Alexander, R. S.: Neurophysiol. **9** (1946), 205

4a. Alexandre, J. M., C. Chevillard, G. M. London, P. A. Lemaire, J. Ménard, M.-E. Safar and Y. Weiss: in: Recent Advances in Hypertension (Eds. P. Milliez and M. Safar) Monaco 1975, Laboratories Boehringer Ingelheim 1975, S. 43

5. Anochin, P. K., in: The Pathogenesis of Essential Hypertension. Proc. of the Prague Symposium 1960, Prague 1961, S. 199
6. Anochin, P. K.: Brain Res. **1** (1963), 325
7. Axelrod, J.: Clin. Sci. Molec. Med. **51** (1976), 415 s
8. Bahl, L., K. and R. A. Love in: Essential Hypertension in Human. J. A. M. A **164** (1957), 397
9. Ban, T., K. Inque, S. Ozaki and T. Kutozdu: J. Osaka Univ. **7** (1956), 101
10. Ban, T. in: Progr. in Brain Res., Vol. **21** A (1966), 1

11. BARD, P.: Medical Physiology, Mosby, St. Louis, 1961
12. BARNETT, S. A.: The rat. A study in behavior, Aldine, Chicago 1963
13. BASTIAANS, J.: Verh. dtsch. Ges. inn. Med. **69** (1963), 510
14. BAUMANN, H.: Die multivariate evoked potential Analyse als quantitatives Verfahren zur modellexperimentellen Charakterisierung bioelektrisch-funktioneller Organisationsprozesse des Zentralnervensystems unter Belastung des inneren Milieus und gestörter Organismus-Umwelt-Konstellationen. Promotion B, Akad. d. Wiss. d. DDR 1974
15. BAUMANN, H., R. BAUMANN und J. LÄUTER unter Mitarbeit v. F. GRIEGER, F. WOLTER und CH. GURK: Acta biol. med. germ., **23** (1969), 145
16. BAUMANN, H., R. BAUMANN, J. LÄUTER, F. GRIEGER, F. WOLTER und CH. GURK: Acta biol. med. germ. **25** (1970), 109
17. BAUMANN, H., J. LÄUTER, CH. GURK, F. WOLTER, F. GRIEGER und K. HECHT: Acta biol. med. germ. **27** (1971), 367
18. BAUMANN, H., T. G. URMANTSCHEEVA, F. WOLTER, G. MARTIN und CH. GURK: Acta biol. med. germ. **31** (1973), 415
19. BAUMANN, H. und K. HECHT: Acta biol. med. germ. **30** (1973), 675
20. BAUMANN, H., T. G. URMANTSCHEEVA, CH. GURK, G. MARTIN und F. WOLTER: Acta biol. med. germ. **33** (1974), 419
21. BAUMANN, H., CH. GURK, F. WOLTER, K. HECHT, J. LÄUTER und G. MARTIN: Acta biol. med. germ. **34** (1975), 107
22. BAUMANN, H., G. MARTIN, T. G. URMANTSCHEEVA, G. DEGEN, F. WOLTER, W. A. CHASABOVA, CH. GURK, I. HINAYS und J. LÄUTER: Acta biol med. germ. **35** (1976), 889
23. BAUMANN, H., T. G. URMATSCHEEVA, G. MARTIN, W. CHASABOVA, F. WOLTER, G. DEGEN, CH. GURK, I. HINAYS und J. LÄUTER: in: Stress, Neurose, Herz-Kreislauf, VEB Deutscher Verlag der Wiss. Berlin 1977a, S. 114
24. BAUMANN, H., T. G. URMANTSCHEEVA, G. MARTIN, F. WOLTER, CH. GURK, G. DEGEN und J. LÄUTER: Activ. nerv. sup. Praha, **19**, 4 (1977b), 315
25. BAUMANN, R.: Z. Inn. Med., Ber. Ges. Inn. Med. **8** (1972), 191
26. BAUMANN, R.: Z. Inn. Med., Ber. Ges. Inn. Med. **9** (1974a), 15
27. BAUMANN, R.: Dtsch. Ges.wesen **29** (1974b), 673
28. BAUMANN, R.: in: Symposium über Probleme der kardio-vaskulären Regulation (Hrsg.: R. BAUMANN u. SCHCHWAZABAJA) Akademie-Verlag Berlin 1975, S. 37
29. BAUMANN, R., und CH. GRAFF: Dtsch. Ges.wesen **23** (1968), 1585, 1633
30. BAUMANN, R., D. THYBUSCH, W. GÖDICKE, E. KLEINAU und D. BANSI: Dtsch. Ges.wesen **26** (1971a), 525
31. BAUMANN, R., D. THYBUSCH, W. GÖDICKE, E. KLEINAU und D. BANSI: Dtsch. Ges.wesen **26** (1971b), 899
32. BAUMANN, R., H. ZIPRIAN, W. GÖDICKE, W. HARTRODT, E. NAUMANN und J. LÄUTER: Psychother. Psychosom. **22** (1973), 131
33. BAUMANN, R., unter Mitarbeit von H. ZIPRIAN, M. MICHAILOV, D. BANSI, J. ENDERLEIN, J. LÄUTER, E. NAUMANN, W. GÖDICKE und H. THIEL: Dtsch. Ges.wesen **29** (1974), 721
34. BAUMANN, R., H. ZIPRIAN, E. NAUMANN, W. HARTRODT, M. MICHAILOV, J. ENDERLEIN und W. GÖDICKE: 7th European Congress of Cardiology 20.—25. 6. 1976 Amsterdam, Abstract Book I, S. 19
35. BAUMANN, R., W. SCHNABEL und H. ZIPRIAN: in: Stress, Neurose, Herz-Kreislauf (Hrsg.: R. BAUMANN u. K. HECHT) VEB Dtsch. Verlag der Wiss., Berlin 1977, S. 43
36. BAUMANN, R. und P. SINGER: in: Arterielle Hypertonie, Kohlenhydratstoffwechsel und Insulinkinetik bei der arteriellen Hypertonie (Hrsg.: R. BAUMANN, H. DUTZ u. St. NITSCHKOFF) Akademie-Verlag 1980, S. 140
37. BAUMANN, R. und P. SINGER: in: Arterielle Hypertonie, Lipidstoffwechsel und arterielle Hypertonie (Hrsg.: R. BAUMANN, H. DUTZ u. ST. NITSCHKOFF) Akademie-Verlag Berlin 1980, S. 165
38. BAUST, W.: Verh. dtsch. Ges. Kreisl.-Forsch. **32** (1966), 37
39. BAUST, W. und P. KATZ: Pflügers Arch. **272** (1961), 575

40. BAUST, W., H. NIEMCZYK, H. SCHAEFER und J. VIETH: Pflügers Arch. **274** (1962), 374
41. BAUST, W., H. NIEMCZYK und J. VIETH: Electroenceph. clin. Neurophysiol. **15** (1963), 63
42. BAUST, W. und H. HEINEMANN: Exp. Brain Res. **3** (1967), 12
43. BECHTEREWA, N. P.: Physiologie und Pathophysiologie der tiefen Hirnstrukturen des Menschen. VEB Verlag Volk und Gesundheit, Berlin 1969
44. BENSON, H., J. A. HERD, W. H. MORSE und R. T. KELLEHER: Am. J. Physiol. **217** (1969), 30
45. BETTGE, D.: Z. Kreisl.-Forsch. **49** (1960), 543
46. BHARGAVA, K. P.: in: Recent Advances in Hypertension, Monaco 1975 (Eds. P. MILLIEZ, M. SAFAR), Laboratoires Boehringer Ingelheim 1975, S. 109
47. BILECKI, G.: 4. Symposium dt. Ges. Endokrin. 1.—3. 3. 1956 Berlin, S. 319
48. BILGUTAY, A. M., I. BILGUTAY und C. W. LILIEHEI in: Baroreceptors and hypertension (Ed. P. KEZDI) Pergamon Press, New York 1967, 425
49. BING, J. und N. VINTHEN-PAULSEN: Acta physiol. scand. **27** (1952), 327
50. BIRKENHÄGER, W. H., T. L. KHO, M. A. SCHALEKAMP, G. A. ZAAL, A. WESTER, P. W. de LEEUW, R. VANDONGEN, T. D. FAWZI-MEININGER und A. TH. van EDICHOVEN: in: Hypertension and Brain Mechanisms (Eds. W. de. JONG, A. P. PROVOOST and A. P. SHAPIRO) Progr. Brain Res., Vol. 47, Elsevier Amsterdam, Oxford, New York 1977, S. 155
51. BIRKMAYER, W.: in: Die retikuläre Formation des Hirnstammes und ihre Bedeutung für das vegetativ-affektive Verhalten (Hrsg.: W. BIRKMAYER u. G. PILLERI) F. Hoffmann — La Roche u. Co., Basel 1965, S. 83
52. BLAIR-WEST, J. R., J. P. COGHLAN, D. A. DENTON, J. R. GODING, M. WINTOUR and R. D. WRIGHT: Circ. Res. **17** (1965), 286
53. BLOHMKE, M., H. SCHAEFER und O. STELZER: Ergonomics **10** (1967), 699
54. BOCK, K. D.: Hochdruck, Georg Thieme Verlag Stuttgart 1975, S. 37
55. BOHUS, B. in: Hormones, Homeostasis and the Brain. Progr. Brain Res. Vol. 42 (Eds. W. H. GISPEN, Tj. B. van WIMERSMA GREIDANUS, B. BOHUS and D. De WIED) Elsevier Scient. Publ. Comp. Amsterdam 1975, S. 275
56. BOHUS, B.: in: Hypertension and Brain Mechanisms (Eds. W. De JONG, A. P. PROVOOST and A. P. SHAPIRO) Progr. Brain Res. Vol. 47, Elsevier Scient. Publ. Comp. Amsterdam, Oxford, New York 1977, S. 277
57. BOHUS, B., W. De JONG, A. P. PROVOOST, D. De WIED: in: Seelische und körperliche Störungen durch Stress (Ed. A. W. v. EIFF) Gustav Fischer Verlag Stuttgart 1976, S. 140
58a. BOTTERMANN, P., P. DIETERLE, K. SCHWARZ, P. C. SCRIBA u. A. SOUVATZOGLOU: Med. Klin. **64** (1969), 500
58b. BOUCHER, R., J. ASSELIN and J. GENEST: Circ. Res. **34—35** (Suppl. 1), (1974), 203
59. BRAVO, E. L., M. C. KHOSIA und M. BUMPUS: in: Recent Adv. Hypertension (Eds. P. MILLIEZ, M. Safar), Laboratoires Boehringer Ingelheim 1975, S. 191
60. BROCKLEHURST, W. E. und I. J. ZEITLIN: J. Physiol. **191** (1967), 417
61. BROD, J., V. FENCL, Z. HEJL und J. JIRKA: Clin. Sci. **23** (1959), 339
62. BROD, J.: Therapiewoche, Heft 16 (1974), 1737
63. BÜLBRING, E., und H. J. BRUN: J. Physiol. **83** (1935), 483
64. BYKOW, K. M.: Lehrbuch der Physiologie (Eds. K. M. BYKOW, G. J. WLADIMIROW, W. J. DELOW, G. P. KONRADI, A. D. SLONIM) VEB Verlag Volk und Gesundheit Berlin 1960, 3. Aufl.
65. BYKOW, K. M. und J. T. KURZIN: Kortiko-viszerale Pathologie, Leningrad 1960
66. CAMPBELL, W. B., St. BROOKS and W. A. PETTINGER: Science **184** (1974), 994
67. CANNON, W. B.: Bodily changes in pain, hunger, fear and rage. New York — London 1929
68. CHAI, C., and S. WANG: Am. J. Physiol. **202** (1962), 25
69. CHALMERS, J. P., and R. J. WURTMAN: Circ. Res. 8 (1971), 480
70. CHALMERS, J. P.: Circ. Res. **36** (1975), 469
71. CHERKWIICH, G. H.: Bull. Exp. Biol. Med. USSR **50** (1960), 40
72. CHRISTIAN, J. H., I. J. LLOYD und D. DAVIS: Recent Progr. Hormon Res. **22** (1965), 501
73. CHRISTIAN, P.: Verhandl. Dtsch. Ges. Kreislaufforsch. **32** (1966), 97
74. CLARK, H.: Acta med. scand. Suppl. **606** (1977), 95
75. CLOTTEN, R. und J. MICHAELIS: Klin. Wschr. **44** (1966), 1161

75a. Cohen, P., A. Burchell, J. G. Foulkes, P. T. W. Cohen, T. C. Vanaman and A. C. Nairu: FEBS Lett. 92 (1978), 287
76. Cottle, M. A.: J. Comp. Neurol. **122** (1964), 329
76a. Covian, M. R.: in: Structure and Function of the Limbic System. Progr. Brain Res. Vol. 27 (Ed. W. R. Adey) Elsevier, Amsterdam, S. 189 (1967)
77. Crill, W. E., und D. J. Reis: Am. J. Physiol. **214** (1968), 269
78. Dahlström, A. und K. Fuxe: Acta physiol. scand. **62** Suppl. 232, 1, (1964)
79. Dahlström, A. und K. Fuxe: Acta physiol. scand. **64** Suppl. 274, 1, (1965)
80. Dale, H. und W. Feldberg: J. Physiol. London **81** (1934), 391
81. Dell, P.: in: Brain Mechanisms, G. Moruzzi, A. Fessard and H. H. Jasper (Eds.) Progr. Brain Res., Vol. 1, Elsevier Publ. Comp. Amsterdam, London, New York, 1963, S. 82
82. Degen, G., H. Baumann, D. Wallrabe, G. Martin, I. Hinays und F. Wolter: Acta biol. med. germ. **35** (1976), 915
83. Degen, G., und H. Baumann: Acta biol. med. germ. **35** (1976), 927
84. Degen, G., H. Baumann, F. Wolter, I. Hinays, G. Martin, T. G. Urmantscheeva und D. Wallrabe: in: Stress, Neurose, Herz-Kreislauf (Hrsg.: R. Baumann u. K. Hecht) VEB Dtsch. Verl. d. Wissensch. Berlin 1977, S. 124
85. Doba, N. und D. J. Reis: Circ. Res. **32** (1973), 584
86. Doba, N. und D. J. Reis: Circ. Res. **34** (1974) 293
87. Duncombe, W. G.: Clin. chim. Acta **9** (1964), 122
88. Eccles, J. C.: The Physiology of Synapses, Springer-Verlag, Berlin—Göttingen—Heidelberg 1964
89. Eiff, A. W. v.: Grundumsatz und Psyche, Springer-Verlag, Berlin 1957
90. Eiff, A. W. v.: in: Essentielle Hypertonie, A. W. v. Eiff, (Hrsg.), Georg-Thieme-Verlag, Stuttgart, 1967, S. 38
91. Eiff, A. W. v.: Therapiewoche, Heft 16 (1974), 1413
92. Eiff, A. W. v.: in: Kardiale Sympathikolyse als therapeutisches Problem, H. Lydtin u. W. Meersmann (Hrsg.), Georg-Thieme-Verlag, Stuttgart 1975
93. Eiff, A. W. v.: in: Seelische und körperliche Störungen durch Stress, A. W. v. Eiff (Hrsg.), Gustav-Fischer-Verlag, Stuttgart 1976, S. 194
94. Elghozi, J. L., J. T. Fitzsimons, P. Meyer und S. Nicolaidis: in: Hypertension and Brain Mechanisms, W. de Jong, A. P. Provoost and A. P. Shapiro (Eds.), Progr. Brain Res. Vol. 47, Elsevier Scient, Publ. Comp. Amsterdam, Oxford, New York, 1977, S. 137
95. Engelmann, K., B. Portnoy: Circ. Res. **26** (1970), 53
96. Euler, U. S. v.: Acta Physiol. Scand. **12** (1946), 73
97. Euler, U. S. v., B. Folkow: Naunyn Schmiedeberg's Arch. exp. Pathol. exp. Pharm. **219** (1953), 242
98. Faulhaber, H. D., K. M. Hamann, V. Homuth und G. Linss: Arzneimitteltherapie der arteriellen Hypertonie: in: Arterielle Hypertonie, Baumann, R., H. Dutz und St. Nitschkoff (Hrsg.), Akademie-Verlag, Berlin, 1980, S. 1052
99. Feigl, E. D.: Circ. Res. **25** (1969), 509
100. Fischer-Ferraro, C., V. Nahmod, D. Goldstein und S. Finkelmann: J. exp. Med. **133** (1971), 353
101. Flourens, P. J. M.: Examen de phrénologie Paris, 1842
102. Folkow, B.: Clin. Sci. **41** (1971), 1
103. Folkow, B., C. Heymans and E. Neil: in: Handbook of Physiology, Hamilton, W. F., Dow, P. (Eds.), Vol. 3, Washington DC, American Physiology Society 1965, Sect. 2, chap. 49., p. 1787
104. Folkow, B., B. Johansson und B. Oberg: Acta physiol. scand. **47** (1959), 262
105. Folkow, B. und E. H. Rubinstein: Acta physiol. scand. **65** (1965), 292
106. Folkow, B. und E. H. Rubinstein: Acta physiol. scand. **28** (1966), 48
107. Franz, D. N., B. D. Hare and R. J. Neumayr: in: Recent Adv. Hypertension, Monaco 1975, P. Milliez u. M. Safar (Eds.), Laboratoires Boehringer, Ingelheim 1975, S. 85
108. Frankenhäuser, M.: Brain Res. **31** (1971), 241

109. FRAZIER, D. T., C. TAQUINI, L. L. BOYARSKY und M. F. WILSON: Proc. Soc. exp. Biol. (N. Y.) **120** (1965), 450
110. FREENMAN, R. H. and J. O. DAVIS: in: Hypertension, J. GENEST, E. KOIW u. O. KUCHEL (Eds.), McGraw Hill Inc., N. Y. 1977, S. 210
110a. FRENCH, J. D.: J. Neurophysiol. (USA) **18** (1955), 74
111. FREIS, E. D.: in: Hypertension, MOYER, J. H. (Ed.), Saunders, Philadelphia 1959
111a. FRÖHLICH, E. D., H. P. DUSTAN and I. H. PAGE: Arch. Int. Med. **117** (1966), 614
112. FÜLGRAFF, G.: Med. Welt **20** (1969), 1001
113. FUXE, K., D. GANTEN, T. HÖKFELT and P. BOHME: Neurosci. Lett. **2** (1976) 229
114. GALOYAN: Biochem. Inst. Armen. Akad. Wiss., Erewan, Persönl. Mitteilg. 1976
115. GANN, D. S.: Am. J. Physiol. **211** (1966), 193
116. GANTEN, D., A. MARGUEZ-JULIO, P. GRANGER, K. HAYDUK, K. P. KORSUSHY, R. BOUCHER und J. GENEST: Amer. J. Physiol. **221** (1971), 1733
117. GANTEN, D., P. GRANGER, U. GANTEN, R. BOUCHER and J. GENEST: in: Hypertension '72. J. GENEST, a. E. KOIW Eds.), Springer-Verlag Berlin, Heidelberg, New York 1972, S. 423
118. GANTEN, D., J. S. HUTCHISON und P. SCHELLING: Clin. Sci. molec. Med. **48** (1975), 265
119. GANTEN, D., K. FUXE, U. GANTEN, T. HÖKFELT und P. BOLME: in: Hypertension and Brain Mechanisms, W. de JONG, A. P. PROVOEST and A. P. SHAPIRO (Eds.), Progr. Brain Res. Vol. 47, Elsevier Scient. Publ. Comp. Amsterdam, Oxford, New York 1977, S. 155
120. GANTEN, D., K. FUXE, M. I. PHILLIPS, J. F. E. MANN, and U. GANTEN: in: Frontiers in Neuroendocrinology Vol. 5. W. F. GANONG and L. MARTINI (Eds.) Raven Press New York 1978, S. 61
121. GANTT, W. HORSLEY: Ann. N. Y. Acad. Sci. **117** (1964), 132
122. GAVRAS, H., H. R. BRUNNER und J. H. LARAGH: Progr. Cardiovascular Dis. Vol. XVII, Nr. 1 (Juli/Aug.) 1974, S. 39
123. GEBBER, G. L., und S. M. BARMAN: in: Hypertension and Brain Mechanisms, W. de JONG, A. P. PROVOOST and A. P. SHAPIRO (Eds.), Progress in Brain Res. Vol. 41, Elsevier Scientific Publ. Comp. Amsterdam, Oxford, New York 1977, S. 61
124. GELLHORN, E.: Acta neuroveg. **26** (1964), 35
125. GELLHORN, E.: J. Nerv. Ment. Dis., USA, Vol. **147** (1968), 148
126. GELLHORN, E. und G. N. LOOFBOURROW: Emotions and emotional disorders, Hoeber Medical Division Harper & Row, Publishers, New York, Evanston, London 1963
127. GENEST, J., R. BOUCHER, J. de CHAMPLAIN, R. VEYRAT, M. CHRETIEN, P. BIRON, G. TRAMBLAY, P. ROY und P. CORTIER: Canad. med. Assoc. J. **90** (1964), 263
128. GILDENBERG, P. L., C. M. FERRARIO and J. W. MCCUBBIN: Clin. Sci **44** (1973), 417
129. GIPSEN, W. H., Tj. B. van WIMERSMA GREIDANUS, B. BOHUS and D. de WIED: in: Hormones, Homeostasis and the Brain. Progr. Brain Res. Vol. 42, Elsevier, Publ. Comp. Amsterdam 1975
130. GNÜCHTEL, U., G. SCHÖNFELDER, D. WALLRABE, I. HAJDU, W. HARTRODT, E. NAUMANN und V. MORITZ: in: Symposium über Probleme der kardio-vaskulären Regulation, R. BAUMANN, u. J. K. SCHCHWAZABAJA (Hrsg.), Akademie-Verlag Berlin 1975, S. 197
131. GOODFRIEND, TH. L., and M. J. PEACH: in: Hypertension, J. GENEST, E. KOIW u. O. KUCHEL (Eds.), McGraw Hill Inc., New York 1977, S. 168
132. GOLENHOFEN, K.: in: Verhandl. Dtsch. Ges. Kreislaufforsch. **32** (1966), 23
133. GOLENHOFEN, K.: in: Arterielle Hypertonie, R. HEINTZ und H. LOSSE (Hrsg.), Georg-Thieme-Verlag Stuttgart, 1969, S. 14
134. GRAFF, CH.: Verh. Dtsch. Ges. exp. Med. **20** (1967), 70
135. GRANT, R., LINDGREEN, P., A. ROSEN und B. UVNÄS: Acta physiol. scand. **43** (1958), 135
136. GRANIT, R. und B. R. KAADA: Acta physiol. scand. **27** (1952), 130
137. GROBECKER, H.: Therapiewoche, Heft 16 (1974), 1726
138. GROSS, F.: Dtsch. Ges. Kreislaufforsch. **28** (1962), 11
139. GROSS, F.: Verhandl. Dtsch. Ges. Kreislaufforsch. **28** (1963), 11
140. GROSS, F.: in: Handbuch Inn.-Med., Bd. VIII, Nierenkrankheiten, SCHWIEGK, H. (Hrsg), Springer-Verlag Berlin, Heidelberg, New York 1968, 2. Teil, S. 3

141. Gross, F.: in: Arterielle Hypertonie, Pathogenese, Klinik, Therapie, Heintz, K., u. H. Losse (Hrsg.), Georg-Thieme-Verlag Stuttgart 1969, S. 63
142. Grünberg, W.: Verhandl. Dtsch. Ges. Kreislaufforsch. **32** (1966), 12
143. Guyton, A. C., Coleman, T. G., und H. J. Granger: Annu. Rev. physiol. **34** (1972), 13
144. Guyton, A. C.: in: Pathophysiology and Management of Arterial Hypertension, G. Berglund, L. Hansson and L. Werkö (Eds.), Astra Pharmaceutical AB, Schweden, 1975, S. 133
145. Guyton, A. C., T. G. Coleman, A. W. Cowley, K. W. Scheel, R. D. Manning and R A. Norman: in: Hypertension Manual, J. H. Laragh (Ed.), Yorke Medical. Books Dun-Dollery Publ. Corp. New York, 1973
146. Haberland, G. L.: Med. Welt 28 (1977), 369
147. Haeusler, G.: Arch. Pharmacol. **278** (1973), 231
148. Haeusler, G.: in: Hypertension and Brain Mechanismus, W. De Jong, A. P. Provoost and A. P. Shapiro (Eds.) Progr. Brain Res. Vol. 47, Elsevier Scient. Publ. Comp. Amsterdam, Oxford, New York 1977, S. 95
149. Haeusler, G., und P. Lewis: in: Recent Adv. Hypertension Monaco 1975, P. Milliez, M. Safar (Eds.), Laboratoires Boehringer Ingelheim, 1975, S. 17
150. Hales, C. N., and P. I. Randle: Biochem. J. **88** (1963), 137
151. Hambling, J.: Brit. J. med. Psychol. **24** (1951), 242
152. Hartrodt, W.: Das Renin-Angiotensin-Aldosteron-System in der Hypertoniepathogenese, in: Arterielle Hypertonie, R. Baumann, H. Dutz, St. Nitschkoff (Hrsg.), Akademie-Verlag Berlin, 1980, S. 354
153. Hartrodt, W. und W. Hölzel: Acta biol. med germ. **18** (1967), 677
154. Hartrodt, W., K.-H. Brosowski und R. Baumann: Dtsch. Ges.wesen **26** (1971), 237
155. Hartrodt, W., G. Schönfelder, U. Gnüchtel, Ch. Kreher, St. Nitschkoff, K.-H. Brosowski und H. Woossmann: in: Symposium über Probleme der kardio-vaskulären Regulation, R. Baumann u. J. K. Schchwazabaja (Hrsg.), Akademie-Verlag Berlin 1975, S. 123
156. Hartrodt, W., R. Baumann, E. Bauer, R. Gürke, K.-H. Brosowski, H. Ziprian und E. Naumann: VIII. Kongr. Ges. Kardiologie Angiologie DDR, Berlin, 1976, Abstr. S. 3
157. Harreveld, A. van, and J. S. Stamm: J. Neurol. physiol. **15** (1952), 487
158. Häggendal, J.: Acta physiol. scand. **59** (1963), 242
159. Hecht, T., S. Choinowski und K. Hecht: Acta biol. med. germ. **27** (1971), 403
160. Hecht, K., K. Treptow, M. Poppei und T. Hecht: Acta biol. med. germ. **27** (1971), 869
161. Hecht, K., M. Poppei, M. Peschel, K. Treptow und V. Moritz: Acta biol. med. germ. **31** (1973), 813
162. Hecht, T., K. Hecht, S. Choinowski, M. Poppei und K. Treptow: in: Symposium über Probleme der kardio-vaskulären Regulation, R. Baumann u. J. K. Schchwazabaja (Hrsg.), Akademie-Verlag Berlin, 1975, S. 213
163. Hecht, K., S. Choinowski, T. Hecht, K. Treptow und M. Poppei: in: Symposium über Probleme der kardio-vaskulären Regulation, R. Baumann u. J. K. Schchwazabaja (Hrsg.), Akademie-Verlag Berlin, 1975, S. 235
164. Hecht, K., M. Poppei, T. Hecht, K. Treptow und V. Moritz: in: Symposium über kardio-vaskuläre Regulation, R. Baumann u. J. K. Schchwazabaja (Hrsg.), Akademie-Verlag Berlin, 1975, S. 143
165. Heinemann, H., G. Stock und F. Bergande: Pflügers Arch. **344** (1973), 13
166. Hess, W. R., Die funktionelle Organisation des vegetativen Nervensystems, Verlag Benno Schwabe u. Co., Basel 1947
167. Hess, W. R.: Der Nervenarzt, **20** (1949), 533
168. Hess, W. R.: Über die Wechselbeziehungen zwischen psychischen und vegetativen Funktionen, Füssli Vlg. Zürich, 1925
169. Hess, W. R.: Das Zwischenhirn, Verlag Benno Schwabe u. Co, Basel, 2. Aufl. (1954)
170. Henry, J. P., and J. C. Cassel: Am. J. Epidem. **90** (1969), 171
170a. Henry, J. L. und F. R. Calaresu: J. comp. Neurol. **144** (1972), 205
171. Herd, J. A., W. H. Morse, R. T. Kelleher and L. G. Jones: Am. J. Physiol. **217** (1969), 30
172. Heyden, S. und J. C. J. Hames: Med. Klinik **25** (1974), 2041

173. HEYDEN, S.: Risikofaktor Hypertonie, Boehringer-Mannheim 1975
174. HEYMANS, C., and E. NEIL: Reflexogenic Areas of the Cardiovascular System, Little, Brown u. Co., Boston, 1959
175. HILGENBERG, F.: Acta neuroveget. **19** (1958), 1
175a. HILTON, S. M.: Progr. Brain Res. **47** (1977), 77
176. HOCHULI, E.: Klin. Wschr. **37** (1959), 1196
177. HOLTZ, P.: Verhandl. Dtsch. Ges. Kreislaufforsch. **28** (1963), 27
178. HÖKFELT, T. et al.: Neurosci. Lett. **5** (1977), 25
179. HORVATH, M.: Verhandl. Dtsch. Ges. Kreislaufforsch. **32** (1966), 57
180. HORVATH, J. S., C. BAXTER, G. G. DUGGIN, F. FURBY amd D. J. TILLER: Abstr. 5th Hypertension-Meeting, Paris (1978), 121
181. HUMPHREY, D. R.: in: Baroreceptors and Hypertension, P. KEZDI (Ed.), Pergamon Press Oxford 1967, S. 131
182. JOHN, E. R.: in: The Neural Control of Behavior, R. WHALEN, R. F. THOMPSON, M. VERZEANO u. N. M. WEINBERGER (Hrsg.), Academic Press New York, London 1970, S. 295
183. JUNG, R. und G. BAUMGARTEN: Pflügers Arch. ges. Physiol. **261** (1955), 434
184. KARPLUS, J. P. und A. KREIDL: Pflügers Arch. ges. Physiol. **135** (1910), 401
185. KATZENSTEIN, A., I. GAEFKE und E. KRIEGEL: Dtsch. Ges.wesen **25** (1970), 1479
186. KATZENSTEIN, A., I. GAEFKE und E. KRIEGEL: in: Symposium über Probleme der kardiovaskulären Regulation, R. BAUMANN u. J. K. SCHCHWAZABAJA (Hrsg.), Akademie-Verlag Berlin 1975, S. 239
187. KATZENSTEIN, A., E. KRIEGEL und I. GAEFKE: in: Stress, Neurose, Herz-Kreislauf, R. BAUMANN u. K. HECHT (Hrsg.), VEB Dtsch. Vlg. d. Wissenschaften Berlin 1977, S. 228
188. KAWAMURA, H.: Japan. circ. J. **36** (1972) 349
189. KEZDI, P.: Cardiologia **51** (1967a), 193
190. KEZDI, P.: in: Resetting of the carotid sinus in experimental renal hypertension; Baroreceptors and Hypertension, P. KEZDI (Ed.), Pergamon Press Oxford 1967b, S. 301
191. KEZDI, P.: Arch. Intern. Med. **36** (1972), 349
192. KEZDI, P.: in: Hypertension and Brain Mechanisms, W. de JONG, A. P. PROVOOST and A. P. SHAPIRO (Eds.), Progr. Brain Res. Vol. 47, Elsevier Scient. Publ. Comp. Amsterdam, Oxford, New York 1977, S. 35
193. KLAUS, G.: Wörterbuch der Kybernetik, G. KLAUS (Hrsg.), Dietz Verlag Berlin, 1967
194. KOBINGER, W., und A. WALLAND: European J. Pharmacol. **22** (1973), 344
195. KOBINGER, W. und H. KLUPP: in: Recent Adv. Hypertension, Monaco 1975, P. MILLIEZ u. M. SAFAR (Eds.), Laboratoires Boehringer Ingelheim, 1975, S. 53
196. KOEPCHEN, H. P.: Die Blutdruckrhythmik, Vlg. Steinkopff, Darmstadt 1962
197. KOEPCHEN, H. P.: in: Ergebn. exp. Med. **3**, 208, VEB Vlg. Volk u. Gesundheit Berlin, 1970
198. KONITZER, K., und S. VOIGT: Acta biol. med. germ. **35** (1976) 853
199. KONITZER, K., S. VOIGT, M. POPPEI und K. HECHT: in: Stress, Neurose, Herz-Kreislauf. R. BAUMANN u. K. HECHT (Hrsg.), VEB Dtsch. Vlg. d. Wissenschaften, Berlin 1977, S. 185
200. KOWALYOW, G. V.: Pharmacology and Physiology of the Reticular Formation. A. V. VALDMANN (Ed.) Progr. Brain Res. Vol. 20, Elsevier Publ. Comp. Amsterdam, London, 1967, S. 187
201. KUCHEL, O., J. L. CUCHE, P. HAMET, R. BOUCHER, A. BARBEAU and J. GENEST: in: Hypertension '72. J. GENEST a. E. KOIW (Eds.), Springer-Vlg. Heidelberg, New York 1972, S. 118
202. KUROTSU, T.: Proc. 12th Meeting Japan med. Ass. 99–111, 1947
203. KARPLUS, J. P. und A. KREIDL: Pflügers Arch. **129** (1909), 138
204. LANDAU, W. M.: J. Neurophysiol. **16** (1953), 299
205. LANG, G. F.: Gipertoniceskaja bolezn, Medgiz 1950, Moskau
205a. LANGER, S. Z.: Clin. Sci. Molec. Med. **51** (1976). 423a
206. LARAGH, J. H.: Hypertension Manuel. Mechanismus, Methods, Management (Ed. J. H. LARAGH) Yorke Med. Books, Dun-Donelley Publ. Corp., New York 1973
207. LARAGH, J. H.: John Hopkins Med. J. **137** (1975), 184
208. LAUBIE, M.: in: Recent Adv. Hypertension, Monaco 1975 (Eds. P. MILLIEZ, M. SAFAR), Laboratoires Boehringer Ingelheim 1975, S. 49

209. Levine, S., L. Goldman, G. D. Coover: in: Physiology, Emotion and Psychosomatic Illness, Ciba-Foundations Symposium 8 (new series). Elsevier, Exerpta Medica, North Holland, Amsterdam 1972, S. 281
210. Lindgreen, P., and B. Uvnäs: Circ. Res. **1** (1953), 479
211. Lindgreen, P., and B. Uvnäs: Acta physiol. scand. **32** (1954), 259
212. Livett, B. G.: Brit. Med. Bull. **29** (1973), 93
213. Lochner, W.: in: Physiologie des Kreislaufs, E. Schütz (Hrsg.), Springer Verlag Berlin, Heidelberg, New York **1** (1971), 185
214. Loewi, O.: Pflügers Arch. **189** (1921), 217
215. Losse, H.: in: Arterielle Hypertonie. Pathogenese-Klinik-Therapie, R. Heintz u. H. Losse (Hrsg.), Georg Thieme Verlag Stuttgart 1969, S. 93
216. Losse, H., M. Kretschmer, G. Kuban u. K. Böttger: Acta neuroveget. Wien **13** (1956), 374
217. Losse, H. und F. Wessels: Med. Klinik **65** (1970), 815
218. Louis, W. J., A. E. Doyle and S. Anavekar: New Engl. J. Med. **288** (1973), 599
219. Louis, W. J., B. Jarrott and A. E. Doyle: Clin. Sci. Molec. Med. **51** (1976), 427s
220. Lueken, B.: in: Nova Acta Leopoldina, K. Mathes (Hrsg.), Johann Ambrosius Barth-Verlag, Leipzig 1964, S. 249
221. Lullies, H. und D. Trincker: Taschenbuch der Physiologie, VEB Gustav Fischer Verlag Jena, III/1 (1974) III/2 (1977)
222. Luria, A. R.: Die höheren kortikalen Funktionen des Menschen und ihre Störungen bei örtlichen Hirnschädigungen, VEB Dtsch. Verlag d. Wissenschaften, Berlin 1970
223. Manning, J. W.: Am. J. Physiol. **208** (1965), 283
224. Martin, G., T. G. Urmantscheewa, H. Baumann, G. Degen, W. A. Chasabova und F. Wolter: in: Symposium über Probleme der kardio-vaskulären Regulation, R. Baumann u. J. K. Schchwazabaja (Hrsg.) Akademie-Verlag Berlin 1975, S. 167
225. Martin, G., H. Baumann und F. Grieger: Acta biol. med. germ. **35** (1976), 995
226. Martin, G. und H. Baumann: Activ. nerv. sup. **19** (1977) 314
227. Massermann, J. H.: J. Neuropsychiat. **3**, Suppl. 1 (1962), 104
228. Matthias, D.: Pathomorphologische Befunde bei Hypertoniemodellen. in: Arterielle Hypertonie, R. Baumann, H. Dutz u. St. Nitschkoff (Hrsg.), Akademie-Verlag Berlin 1980, S. 465
229. McCubbin, J. W.: Circulation **17** (1958), 791
230. McCubbin, J. W., J. H. Green and I. H. Page: Circ. Res. **4** (1956), 205
231. McLean, P. D.: Electroenceph. Clin. Neurophysiol. **4** (1952), 407
232. McLean, P. D.: Am. J. Med. **25** (1958), 611
233. McDonald, R. H., C. N. Corder and F. H. H. Leenen: in: Hypertension and Brain Mechanisms, W. de Jong, A. P. Provoost and A. P. Shapiro (Eds.), Progr. Brain Res. Vol. 47, Elsevier Scient. Publ. Company, Amsterdam, Oxford, New York, 1977, S. 409
234. Mewes, Ch.: Verhaltensstörungen bei Kindern, Piper-Verlag München 1971
235. Michelakis, A. M., J. Menzie, H. Yoshida and R. McAllister: in: Recent Adv. Hypertension, Monaco 1975, P. Milliez a. M. Safar (Eds.) Laboratoires Boehringer Ingelheim, 1975, S. 211
236. Miller, R. J., and P. Cuatrecasas: Naturwiss. **65** (1978), 507
237. Miminoschwili, D. J., G. D. and G. J. Kokaja: in: Theoretical and Practical Problems of Medicine and Biology in Experiments on Monkeys, I. A. Utlein (Ed.) Pergamon Press, New York, 1960, S. 103
238. Minnich, J. L., D. Ganten, A. Barbeau and J. Genest: in: Hypertension '72. J. Genest a. E. Koiw (Eds.), Springer-Verl. Heidelberg, New York, S. 432
239. Miura, M., and D. J. Reis: Am. J. Physiol. **217** (1969), 142
240. Miura, M., and D. J. Reis: J. Physiol. **222** (1972), 1
241. Mjasnikow, A. L.: Hypertoniekrankheit, VEB Vlg. Volk u. Gesundheit, Berlin 1961
242. Monnier, M.: Rev. Neurol. **70** (1938), 521
243. Monnier, M.: Arch. intern. Physiol. **44** (1939), 455

244. MONNIER, M.: Physiologie und Pathophysiologie des vegetativen Nervensystems, I. Bd.: Physiologie, M. MONNIER (Hrsg.) Hippokrates-Verlag Stuttgart 1963
245. MORITZ, V., R. BAUMANN und K. HECHT: Dtsch. Ges.wesen **30** (1975), 749
246. MORITZ, V., R. BAUMANN, K. HECHT und T. HECHT: in: Stress, Neurose, Herz-Kreislauf, R. BAUMANN u. K. HECHT (Hrsg.) Dtsch. Vlg. d. Wissenschaften, Berlin 1977, S. 158
247. MORUZZI, F.: J. Neurophysiol. **3** (1940), 20
248. MORUZZI, F.: Problems in cerebellar physiology, Thomas, Springfield 1950
249. NAKAO, H., H. M. BALLIN, E. GELLHORN: Electroenceph. clin. neurophysiol. **8** (1956), 413
250. NAPALKOW, A. V.: in: Nerve, Brain and Memory Models, N. WIENER a. J. P. SCHADÉ (Eds.), Progr. Brain Res. Vol 2 (1963) S. 59
251. NATHAN, M. A., and D. J. REIS: in: REIS J., und N. DOBA, Progr. Cardiovascular Dis. Vol. XVII, No 1, Juli/August 1974
251a. NATHANSON, J. A.: Physiol. Rev. **57** (1977), 157
252. NAUTA, W. J. H.: Physiol. Rev. **40**, Suppl. 4 (1960), 102
253. NITSCHKOFF, St.: Dtsch. Ges.wesen **21** (1966), 775
254. NITSCHKOFF, St.: Dtsch. Ges.wesen **27** (1972), 1537
255. NITSCHKOFF, St.: Acta biol. med. germ. **32** (1974), 43
256. NITSCHKOFF, St. und R. BAUMANN: Dtsch. Gesund. wesen **23** (1968), 49
257. NITSCHKOFF, St. und G. N. KRIWIZKAJA: (Hrsg.) Lärmbelastung, akustischer Reiz und neurovegetative Störungen, Vlg. „Medizina" Moskau 1968 und VEB Thieme-Vlg. Leipzig 1968
258. NITSCHKOFF, St. und V. STARZEW: in: Symposium über Probleme der kardio-vaskulären Regulation, R. BAUMANN u. J. K. SCHCHWAZABAJA (Hrsg.), Akademie-Vlg. Berlin 1975, S. 191
259. NITSCHKOFF, St., U. GNÜCHTEL, D. WALLRABE, CH. KREHER und G. SCHÖNFELDER: in: Stress, Neurose, Herz-Kreislauf, R. BAUMANN u. K. HECHT (Hrsg.), VEB Dtsch. Vlg. d. Wissenschaften, Berlin. 1977, S. 138
260. NOSAKA, S.: Jap. Circ. J. **30** (1966), 509
261. NOSAKA, S., and S. C. WANG: Am. J. Pysiol. **222** (1972), 1079.
262. OBERHOLZER, R. J. H.: Helv. Physiol. Acta **13** (1955), 331
263. OBERHOLZER, R. J. H.: Verhandl. Dtsch. Ges. Kreislaufforsch. **25** (1959), 57
264. OKAMOTO, K., S. NOSAKA and Y. YAMORI: Jap. Circ. J. **29** (1964), 251
265. PAGE, I. H.: in: Essentielle Hypertonie, K. D. BOCK u. P. COTTIER (Hrsg.), Springer Verlag Berlin, 1960
266. PAGE, J. H., and J. W. MCCUBBIN: Renal Hypertension, Chicago III, Year Book Medical Publishers, Inc. 1968
267. PAGE, J. H., and J. W. MCCUBBIN: in: Handbook of Physiology, W. F. a. Dow, P. (Hrsg.) American Physiol. Society, Vol. 3, Sect. 2, 1965, S. 2163, Washington
267a. PALKOVITS, M., M. BROWNSTEIN, J. M. SAAVEDRA and J. AXELROD: Brain Res. **77** (1974), 137
267b. PALKOVITS, M. u. L. ZÁBORSKY: in: Hypertension and Brain Mechanisms, W. de JONG, A. P. PROVOOST and A. P. SHAPIRO (Eds.), Progress in Brain Res. Vol. 47, Elsevier Scientific Publ. Comp. Amsterdam, Oxford, New York 1977, S. 9
268. PAPEZ, J. W. A.: Arch. Neurol. Psychiat. **38** (1937), 725
296. PAWLOW, I. P.: Sämtliche Werke, Bd. III/2, Akademie-Verlag Berlin 1953 (a)
270. PAWLOW, I. P.: Ausgewählte Werke, Akademie-Verlag Berlin **1953** (b)
271. PEAST, W. S.: Pharm. Rev. **18** (1966), 667
272. PFLANZ, M., und Th. v. UEXKÜLL: Med. Klin. **57** (1962), 345
273. PHILLIPPU, A.: in: Recent Advances in Hypertension, Monaco 1975, P. MILLIEZ a. M. SAFAR (Eds.), Laboratoires Boehringer Ingelheim, 1975, S. 7
274. PHILLIPPU, A., W. ROENSBERG und H. DRZUNTEK: Naunyn Schmiedeberg's Arch. Pharmacol. **278** (1973), 373
275. PHILLIPS, M. I., and D. FELIX: Brain Res. **109** (1976), 531
276. PICKERING, G.: Hypertension, Causes, Consequences and Management, Churchill, London 1970
277. PITTS, R. F., H. G. LARRABEE and D. U. BRONK: Am. J. Physiol. **134** (1941), 351

278. POPPEI, M., K. HECHT, V. MORITZ und T. HECHT: in: Symposium über Probleme der kardiovaskulären Regulation, R. BAUMANN u. J. K. SCHCHWAZABAJA (Hrsg.) Akademie-Verlag Berlin 1975, S. 207
279. POPPEI, M., K. HECHT, V. MORITZ und R. BARNOW: in: Stress, Neurose, Herz-Kreislauf, R. BAUMANN u. K. HECHT (Hrsg.) VEB Dtsch. Vlg. d. Wissenschaften, Berlin 1977, S. 179.
280. POSTNOW, J. W.: in: Symposium über Probleme der kardio-vaskulären Regulation, R. BAUMANN u. J. K. SCHCHWAZABAJA (Hrsg.) Akademie-Vlg. Berlin 1975, S. 103
281. POWELL, E. W.: Exp. Brain Res. **17** (1973), 394
282. QUATTRO, V. L. de, and S. CHAN: Lancet **1** (1972), 806
283. QUATTRO, V. L. de, M. MIURA, V. CAMPESE und S. BRUNJES: in: Hypertension Manual, J. H. LARAGH (Ed.), DunDonelly Publ. Corp. New York 1973, S. 277
284. QUATTRO, V. L. de, and M. MIURA: in: Recent Adv. Hypertension, Monaco 1975, P. MILLIEZ a. M. SAFAR (Eds.), Laboratoires Boehringer Ingelheim, 1975, S. 13
285. RANSON, S. W., and P. R. BILLINGSLEY: Am. J. Physiol. **41** (1916), 85
286. READER, T. A., P. MASSE and J. DE CHAMPLAIN: Brain Res. **177** (1979), 499
287. REIS, D. J.: in: Neural and Psychological Mechanisms in Cardiovascular Disease, Milano, Il Ponte, 1972, S. 255
288. REIS, D. J., and M. CUENOD: Science **145** (1964), 64
289. REIS, D. J., and N. DOBA: Progr. Cardiovasc. Dis. Vol. XVII, No 1 July/August 1974 S. 51
290. REISER, M. F., E. B. FERRIS and M. LEVINE: in: Recent developments in psychosomatic medicine, v. WITTKOWER, E. D., a. R. A. CLEGHORN, (Hrsg.), Pitman, London 1954
291. RHINES, R., and H. W. MAGOUN: J. Neurophysiol. **9** (1946), 219
292. RICHTER-HEINRICH, E.: Dtsch. Ges.wesen **30** (1975), 762
293. RICHTER-HEINRICH, E.: Therapiewoche **26** (1976), 84
294. RICHTER-HEINRICH, E.: Biofeedbackverfahren zur Senkung des Blutdrucks arterieller essentieller Hypertoniker. in: Arterielle Hypertonie, R. BAUMANN, H. DUTZ u. St. NITSCHKOFF (Hrsg.), Akademie-Vlg. Berlin 1980, S. 1116
295. RICHTER-HEINRICH, E. und J. LÄUTER: Psychother. Psychosom. **17** (1969), 153
296. RICHTER-HEINRICH, E. und H. SPRUNG: Z. Inn. Med. **24** (1969), 17
297. RICHTER-HEINRICH, E., U. KNUST, H. SPRUNG und K. H. SCHMIDT: in: Seelische und körperliche Störungen durch Stress, A. W. v. EIFF (Hrsg.), Gustav-Fischer-Vlg. Stuttgart, New York (1976), S. 158
298. RIETHLING, A. K. und G. ROSTOCK: Dtsch. Ges.wesen **31** (1976), 712
299. ROSSI, G. F., and A. BRODAL: J. Anat. Lond. **90** (1956), 42
300. ROTHLIN, E., A. ZERLETTI and H. EMMENGER: Acta med. scand. **312** (1956), 27
301. ROTHBALLER, A. B.: in: Sympos. on Catecholamines, O. KRAYER (Ed.), Williams & Wilkins, Baltimore 1959, S. 499
302. ROTHBALLER, A. B.: Res. Publ. Assoc. Res. Nerv. Ment. Dis. **217** (1969), 142
303. RÜDIGER, W.: (Hrsg.) Lehrbuch der Physiologie, VEB Vlg. Volk u. Gesundheit, Berlin, 1969
304. SAKAI, K. K., B. H. MARKS, J. GEORGE and A. KOESTNER: Life Sci. **14** (1974), 1337
305. SANDMANN, C. A., A. J. KUSTIN, A. V. SCHALLY, J. W. KENDALL and L. H. MILLER: J. comp. physiol. Psychol. **84** (1974), 386
306. SAPER, C. B., A. D. LOEWY, L. W. SWANSON and W. M. COWAN: Brain Res. **117** (1976), 305
307. SCHAEFER, H.: Verhandl. Dtsch. Ges. Kreislaufforsch. **32** (1966), 1
308. SCHAEFER, H.: Therapiewoche Heft 16 (1974), 1716
309. SCHAEFER, H., und H. NIEMCZYK: in: Essentielle Hypertonie v. EIFF, A. W. (Hrsg.) Georg-Thieme Verlag Stuttgart, 1967, S. 1
310. SCHCHWAZABAJA, J. K.: in: Symposium über Probleme der kardio-vaskulären Regulation, R. BAUMANN u. J. K. SCHCHWAZABAJA (Hrsg.) Akademie-Verlag Berlin, 1975, S. 17
311. SCHMITT, H.: in: Recent Adv. Hypertension, Monaco 1975, P. MILLIEZ u. M. SAFAR (Eds.), Laboratoires Boehringer Ingelheim, 1975, S. 63
312. SCHNABEL, W.: Hereditäre Aspekte für die Ätiologie und Pathogenese der essentiellen arteriellen Hypertonie, in: Arterielle Hypertonie, R. BAUMANN, H. DUTZ u. St. NITSCHKOFF (Hrsg.), Akademie-Vlg. Berlin 1980, S. 980

313. Schnabel, W., und R. Baumann: Dtsch. Ges.wesen **30** (1975), 744
314. Schwartz, S. I., and L. S. C. Griffith: in: Baroreceptors and hypertension. P. Kezdi (Ed.), Pergamon Press, New York, 1967, S. 409
314a. Schwartz, J. C., J. Costentin, M. P. Martres, J. Portais, and M. Baudry: Neuropharmacology **17** (1978), 665
315. Segawa, K., A. E. Taylor and A. C. Guyton: Am. J. Physiol. **201** (1961), 1164
316. Selye, H.: J. clin. Endocrin. **6** (1946), 117
317. Selye, H.: Elektrolyte, Stress und Herznekrose, Vlg. Benno Schwabe & Co., Basel, Stuttgart 1960 (a), S. 2285
318. Selye, H.: Acta cardiol. **15** (1960b), 317
319. Selye, H.: Medical Tribune Nr. 30, 5, Juli 1966
320. Selye, H.: Stress, Bewältigung und Lebensgewinn. R. Piper Verlag, München, Zürich, 1974
321. Serrano, P. A., G. Fiquueroa, M. I. Torres and Del A. R. Angel: Am. J. Cardiol. **13** (1964), 484
322. Severs, W. B., and A. E. Daniel-Severs: Pharmacol. Rev. **25** (1973), 415
323. Siedek, H.: Zit. nach R. Baumann, Verh. Dt. Ges. exp. Med. **20** (1971), 1
324. Siegenthaler, W. und C. Werning: in: Innere Medizin in Praxis und Klinik. H. Hornborstel, W. Kaufmann, W. Siegenthaler (Hrsg.) Georg-Thieme Vlg. Stuttgart, 1973, S. 316
325. Sinha, J. N., K. K. Tangri, K. P. Bhargava and H. Schmitt: in: Recent Adv. Hypertension, Monaco 1975, P. Milliez u. M. Safar (Eds.), Boehringer Ingelheim, 1975, S. 97
326. Sivertson, R.: Acta Physiol. Scand. Suppl. **343**, 1970
327. Smith, O. A., jr.: in: Nervous Control of the Heart, W. C. Randall (Ed.), Williams and Wilkins, Baltimore, Md. 1965, S. 34
328. Spiegel, E. A., and W. C. Hunsicker: J. nerv. ment Dis. **83** (1936), 252
329. Sprung, H.: Z. Psychol. **182** (1974), 68
330. Starke, K., and H. Montel: Neuropharmacol. **12** (1973a), 1073
331. Starke, K., and H. Montel: Arch. Pharmacol. **279** (1973b), 53
332. Starke, K., H. Montel, T. Endo and H. D. Taube: in: Recent Adv. Hypertension, P. Milliez u. M. Safar (Hrsg.) Laboratoires Boehringer Ingelheim, 1975, S. 75
333. Steiner, F. A.: in: Neurotransmitter und Neuromodulatoren. W. Scheid, H. J. Weibrecht u. H. H. Wieck (Hrsg.), Georg-Thieme Vlg. 1971
334. Sturm, A.: Med. Klin. **62** (1967), 1727
335. Sudakow, K. V.: in: Neural and Psychological Mechanisms in Cardiovascular Disease. A. Zanchetti (Ed.) Il Ponte, Milano 1972, S. 199
336. Sudakow, K. V.: in: Symp. „Emotionen u. viscerale Funktionen", Baku 1974, Abstr., S. 36
337. Sudakow, K. V.: in: Stress, Neurose, Herz-Kreislauf, R. Baumann u. K. Hecht (Hrsg.), VEB Dtsch. Vlg. d. Wissenschaften, Berlin 1977, S. 74
338. Sutschkow, W. W.: in: Symposium über Probleme der kardiovaskulären Regulation. R. Baumann u. J. K. Schchwazabaja (Hrsg.) Akademie-Vlg. Berlin 1975, S. 93
339. Thompson, E. A., and D. de Wied: Physiol. Behav. **11** (1973), 377
340. Thron, H. L., W. Brechmann, J. Wagner und K. Keller: Pflügers Arch. **293** (1967), 68
341. Trautschold, I., und E. Werle: Hoppe-Seyler Z. Physiol., **325** (1961), 48
342. Treptow, K., K. Hecht, M. Poppei, T. Hecht und S. Choinowski: in: Symposium über Probleme der kardio-vaskulären Regulation, R. Baumann u. J. K. Schchwazabaja(Hrsg.), Akademie-Vlg. Berlin 1975, S. 201
343. Trouth, C. O., H. H. Loeschke und J. Berndt: Pflügers Arch. **339** (1973), 185
344. Uchtomski, A. A.: Sobr. sotsch. T. IV, L. 1945
345. Ueda, H., H. Yasuda, Y. Takabatake, M. Jiuzuka, T. Jiuzuka, M. Jhori, M. Yamamoto and Y. Sakamoto: Jap. Heart J. 8, (1967), 498
346. Uexküll, Th. v. und E. Wick: Arch. Kreisl. Forsch. **39** (1962), 236
347. Uhl, G. R., and S. H. Snyder: Brain Res. **161** (1979), 522
348. Ungerstedt, U.: Acta physiol. scand Suppl. 367 (1967)
349. Umbach, W.: in: Kortiko-viszerale Physiologie, Pathologie und Therapie, R. Baumann und K. Fichtel (Hrsg.), Akademie-Vlg. Berlin 1966, S. 389

350. URMANTSCHEEWA, T. G., W. A. CHASABOWA, F. WOLTER, H. BAUMANN und G. MARTIN: in: Symposium über Probleme der kardio-vaskulären Regulation. R. BAUMANN u. J. K. SCHCHWAZABAJA (Hrsg.), Akademie-Vlg. Berlin, 1975, S. 159
351. URMANTSCHEEWA, T. W. CHASABOWA, H. BAUMANN, A. FUFATSCHEEWA und F. WOLTER: in: Stress, Neurose, Herz-Kreislauf. R. BAUMANN u. K. HECHT (Hrsg.), VEB Dtsch. Vlg. d. Wissenschaften, Berlin 1977, S. 130
352. UVNÄS, B.: Physiol. Rev. **34** (1954), 608
353. VALORI, C.: Analyt. Biochem. **33** (1970), 158
354. VANDONGEN, R., and W. S. PEART: Clin. Sci. molec. Med. **47** (1974), 471
355. WAGNER, J.: Carotissinusstimulation beim Menschen. Hüthig-Vlg. Heidelberg 1973
356. WAGNER, R.: Probleme und Beispiele biologischer Regelung, Georg-Thieme-Vlg. Stuttgart 1954
357. WALLRABE, D.: Die Bedeutung des Elektrolytstoffwechsels für die Regulation und Dysregulation d. arteriellen Druckes. Die besondere Rolle der transzellulären Natriumverteilung. in: Arterielle Hypertonie, R. BAUMANN, H. DUTZ u. St. NITSCHKOFF (Hrsg.) Akademie-Vlg. Berlin, 1980, S. 440
358. WEIDINGER, H., R. HETZEL und H. SCHAEFER: Pflügers Arch. **276** (1962), 262
359. WEINER, H.: in: Psychosomatics in Essential Hypertension. M. KOSTER, H. MUSAPH and P. VISSER (Eds.), Vlg. Karger, Basel, München, New York, 1970, S. 58
360. WELCH, B. L., and S. A. WELCH: Life Sci. **4** (1965), 1011
361. WERNING, C., und W. SIEGENTHALER: in: Innere Medizin in Praxis u. Klinik, H. HORNBORSTEL, W. KAUFMANN u. W. SIEGENTHALER (Hrsg.), Georg-Thieme Vlg. Stuttgart, 1973, Bd. I, S. 4
362. WESSELS, F.: Essentielle Hypertonie, Vlg. Urban u. Schwarzenberg, München, Berlin, Wien 1975
363. WEZLER, K.: in: Hypertonie, Pathogenese, Klinik und Therapie. H. SARRE (Hrsg.), F. K. Schattauer Verlag Stuttgart, New York, 1969, S. 80
364. WIED, D. de: in: Frontiers in Neuroendocrinology, W. F. GANONG and L. MARTINI (Eds.), Oxford University Press, New York 1969, S. 97
365. WIED, D. de, H. M. GREVEN, S. LANDE and A. WITTER: Brit. J. Pharmacol. **45** (1972), 118
366. WILDENTHAL, K., D. S. MIERZWIAK, H. L. WYATT and J. H. MITSCHELL: Am. J. Physiol. **216** T(1969), 577
367. WINER, B.-M.: in: Hypertension. J. H. MOYER (Ed.), Saunders, Philadelphia, 1959
368. WOLF, St., Ph. V. GORDON, E. M. SHEPARD and H. G. WOLFF: Life stress and essential hypertension. A study of circulatory adjustments in man. William & Co. Wilkins, Baltimore 1955
369. WOLLHEIM, E. und J. MÖLLER: in: Hypertonie, Hypotonie. Handbuch der Inn. Medizin. H. SCHWIECK (Hrsg.), Bd. IX/5, 4. Aufl., Springer Verlag Berlin, 1960
370. WOLTER, F., T. G. URMANTSCHEEWA, H. BAUMANN, W. A. CHASABOVA und G. MARTIN: Acta biol. med. germ. **30** (1973), 841
371. YAMORI, Y: Jap. Circ. J. **31** (1967), 743
372. YAMORI, Y.: Jap. Circ. J. **41** (1977), 259
373. YLITALO, P., H. KARPANEN und M. K. PAASONEN: Nature **247** (1974), 58
374. ZANCHETTI, A.: Verhandl. Dtsch. Ges. Kreislaufforsch. **32** (1966), 46
375. ZANCHETTI, A.: Med. Tribune Nr. 39 (1973)
376. ZANCHETTI, A.: in: The Nervous System in Arterial Hypertension. S. JULIUS a. M. O. ESLER (Eds.), Thomas Springfield, Ill. 1976, S. 397
377. ZANCHETTI, A., und A. ZOCCOLINI: J. Neurophysiol. **17** (1954), 475
378. ZANCHETTI, A., F. CALARESU and A. STELLA: in: Recent Adv. Hypertension, Monaco 1975, P. MILLIEZ a. M. SAFAR (Eds.), Boehringer Ingelheim 1975, S. 223
379. ZANCHETTI, A., A. STELLA and R. DAMPNEY: in: Hypertension and Brain Mechanisms. W. de JONG, A. P. PROVOOST a. A. P. SHAPIRO (Eds.) Prog. Brain Res. Vol. 47, Elsevier Scient. Publ. Comp. Amsterdam, Oxford, New York 1977, S. 397

380. Zimmermann, E., W. H. Gipsen, B. H. Marks, D. de Wied: (Eds.) Drug Effects on Neuroendocrine Regulation. Progr. Brain Res. Vol. 39, Elsevier Publ. Comp., Amsterdam 1973

381. Zwieten, P. A. van: in: Recent Adv. Hypertension, Monaco 1975, P. Milliez a. M. Safar (Eds.), Laboratoires Boehringer Ingelheim, 1975, S. 65

382. Zwieten, P. A. van: in: Hypertension and Brain Mechanisms, W. De Jong, A. P. Provost a. P. Shapiro (Eds.), Progr. Brain Res., Vol 47, Elsevier Scient. Publ. Comp., Amsterdam Oxford, New York, 1977, S. 385

Kohlenhydratstoffwechselstörungen und Insulinkinetik bei der arteriellen Hypertonie

von

R. BAUMANN und P. SINGER

Störungen des Kohlenhydratstoffwechsels und der Blutdruckregulation haben unter den Bedingungen der sogenannten Zivilisationsgesellschaft bedeutend an Häufigkeit und Aktualität gewonnen.

Eine gedrängte und notwendigerweise unvollständige Häufigkeitsanalyse weist auf überzufällige Zusammenhänge hin. Während für die arterielle Hypertonie über Zuwachsraten in der Gesamtbevölkerung keine sicheren Angaben zu erhalten sind, kann aufgrund der systematischen Erfassung der Zuckerkranken in der DDR die Morbiditätszunahme des Diabetes mellitus mit hinreichender Zuverlässigkeit ermittelt werden. Nach Angaben von BIBERGEIL und SCHLIACK [21] ist der Diabetikerbestand von 120000 im Jahre 1961 auf knapp 400000 im Jahre 1973 angestiegen.

Die ausgeprägte Prävalenz von Hypertonie sowie Diabetes mellitus (einschließlich dessen Vorstadien) und die ihnen eigene Häufigkeitszunahme in Korrelation zum Lebensalter und Gewicht berechtigten zu der Schlußfolgerung, daß ihr gemeinsames Vorkommen noch zahlreicher sein muß und den Charakter einer echten Syntropie annimmt. Die Hypertonie ist z. B. nach mehreren Mitteilungen bei Diabetikern bis zu 5mal so oft anzutreffen wie in der Gesamtbevölkerung [25, 47, 87, 121, 154].

In klinischen Untersuchungen fanden HARRIS u. a. [64] bei 23 von 52 Hypertonikern, KMOCH u. PANŎŚ [85] bei 31 von 53 Hochdruckkranken und JULITZ und TRAUTWEIN [75] bei 61 von 141 Probanden mit Bluthochdruck eine gestörte Glukosetoleranz. Bei prospektiven Langzeitstudien an 27000 ehemaligen Studenten der Harvard-University und University of Pennsylvania wurden 400 Diabetiker festgestellt, deren Erkankung erst im Erwachsenenalter aufgetreten war. Bei ihnen bestanden bereits im College-Alter — also weit vor der Diabetesmanifestation — höhere Blutdruckwerte, höheres Durchschnittsgewicht und eine stärkere familiäre Belastung als bei denjenigen, die nicht Diabetiker wurden. Studenten, die gleichzeitig Übergewicht und erhöhten Blutdruck hatten, entwickelten später doppelt so häufig eine manifeste Zuckerkrankheit [122].

Es ist auffallend, daß vor allem die gestörte Glukosetoleranz, die neuerdings nicht mehr als asymptomatisches Vorstadium (Protodiabetes) aufgefaßt wird, bei Hypertonikern signifikant häufiger ist als bei Normotonen [12, 14, 128, 172]. R. BAUMANN u. SCHNABEL [11, 138, 139] beobachteten bei 761 Patienten im Frühstadium der essentiellen Hypertonie bereits im jugendlichen Alter (15—40 Jahre) beispielsweise lediglich in 9,2% einen manifesten, dafür in 58,6% einen latenten bzw. asymptomatischen Diabetes. Von LINSS u. Mitarb. [96] wurde in 59% aller Hypertoniker eine diabetische Stoffwechsellage bestätigt, in 6% ein manifester Diabetes, in 53% ein pathologischer Glukosetoleranztest, bei Blutdruckwerten im Borderline-Bereich lagen die Häufigkeiten bei 2,7% bzw. 40,8%. Von den Normalpersonen hatten 2,6% einen manifesten Diabetes und 36,4% eine gestörte Glukosetoleranz. Somit stehen die Borderline-Fälle hinsichtlich ihrer metabolischen Charakteristik zwischen den Hypertonikern und Normotonikern. Bei routinemäßigen Gesundheitsuntersuchungen 2 Jahre vor der Diabetesmanifestation wurde bereits eine deutliche Prävalenz der Hypertonie bei den späteren Diabetikern ermittelt. Für Patienten mit Borderline-Hypertonie war das besonders ausgeprägt [125].

Bei einer Bezugnahme zur Gesamtbevölkerung muß berücksichtigt werden, daß es sich bei der Studie von Linss u. Mitarb. [97] um Männer im 50.—55. Lebensjahr handelte, die mit oralem Glukosetoleranztest (GTT) untersucht wurden, während die umfangreichen Zahlen von R. Baumann u. Mitarb. [12] mittels Glukosetoleranztest nach Staub-Traugott bzw. Prednison-Glukosetoleranztest an männlichen Hypertonikern der klinischen Schweregrade I und II im Alter von 15 bis 40 Jahren ermittelt wurden. Trotz verschiedener Methoden zur Prüfung der Kohlenhydrattoleranz sind die Relationen für die gestörte Glukosetoleranz und den manifesten Diabetes auffallend gleich.

Untersuchungsergebnisse unter Berücksichtigung des Lebensalters wurden von Ostrander u. Mitarb. [121] aus der Tecumseh-Studie mitgeteilt: Hyperglykämien (Nüchternblutzucker bzw. Glukosetoleranztests) fanden sich in 25% bei einer Erhöhung des systolischen und diastolischen Blutdruckes bis zum 40. Lebensjahr und zwischen 30—40% jenseits des 40. Lebensjahres.

Nye [118] hat mittels GTT (100 g) eine Diabeteshäufigkeit von 35% bei Hypertonikern mit ischämischer Herzkrankheit und von 16% ohne Zeichen einer Koronarerkrankung beobachtet. Das Durchschnittsalter seiner Patienten lag bei 60 Jahren.

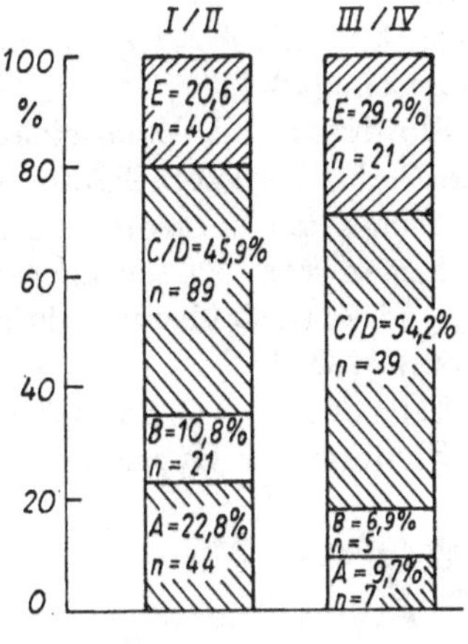

Abb. 1. Häufigkeit von manifestem Diabetes und gestörter Glukosetoleranz in Abhängigkeit von dem klinischen Schweregrad [116] der essentiellen Hypertonie [12]

A = essentielle Hypertonie ohne KH-Stoffwechselstörung
B = essentielle Hypertonie mit zweifelhaften Glukosetoleranztesten
C/D = essentielle Hypertonie mit verminderter Glukosetoleranz
E = essentielle Hypertonie mit manifestem Diabetes

Im Krankengut von R. Baumann und Graff [12] stieg die Häufigkeit des manifested Diabetes von 20,6% beim klinischen Schweregrad I und II auf 29,2% beim Schweregran III und IV (Schweregrade nach Nitschkoff u. R. Baumann [116], die der gestörten Glukosetoleranz von 45,9% beim Schweregrad I und II auf 54,2% beim Schweregrad III und IV an (Abb. 1). Eine Zunahme der gestörten Glukosetoleranz von 22% beim Stadium I auf 28% beim Stadium III der WHO-Klassifikation wurde auch von Linss [97] festgestellt. S. Böthig [25] beobachtete, daß mit steigendem systolischem Druck der

Anteil pathologischer Glukosetoleranzen signifikant von 33% bei Werten unter 120 Torr (16,0 kPa) auf 55% bei Werten über 180 Torr (24,0 kPa) zunahm (Abb. 2). Das bedeutet in der praktischen Konsequenz: je höher der systolische Blutdruck wird, desto größer ist die Chance, gleichzeitig eine gestörte Glukosetoleranz zu finden. Bei dem diastolischen

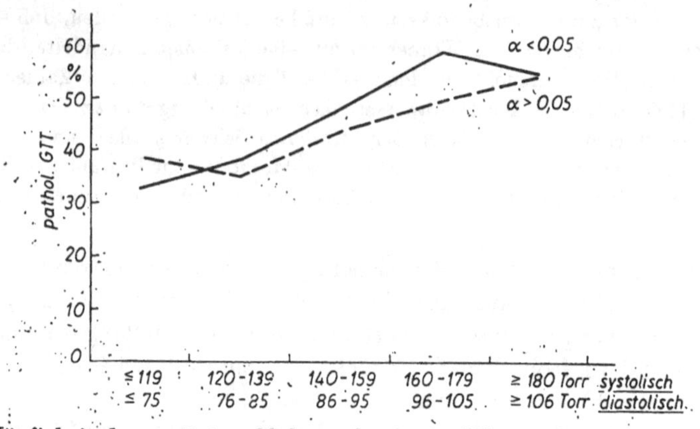

Abb. 2. Häufigkeit der gestörten Glukosetoleranz in Abhängigkeit vom systolischen und diastolischen Blutdruck; nach [25]

Blutdruck ist diese Korrelation weniger eng und statistisch nicht signifikant. Für Personen mit erhöhtem Blutdruck ist die Aussicht, Diabetiker zu werden, schätzungsweise 63% größer als für Normotone [125].

Diese Beziehung zwischen Blutdruck und Glukosetoleranz ist nur zum Teil auf die größere Adipositasfrequenz bei Diabetikern zurückzuführen [12, 16, 17, 24, 69, 87, 154]. Das Übergewicht ist offensichtlich keine Vorbedingung für KH-Stoffwechselstörungen bei Hypertonikern [12]. So hatten von 526 normalgewichtigen Hypertonikern der Schweregrade I und II 62,6% und von 235 übergewichtigen Hochdruckkranken 71,1% eine verminderte Glukosetoleranz [136, 137].

Dieterle u. Mitarb. [40, 41] konnten bei normalgewichtigen essentiellen Hypertonikern ohne Angaben zum Stadium der Hypertonie in 50% eine gestörte Glukose-

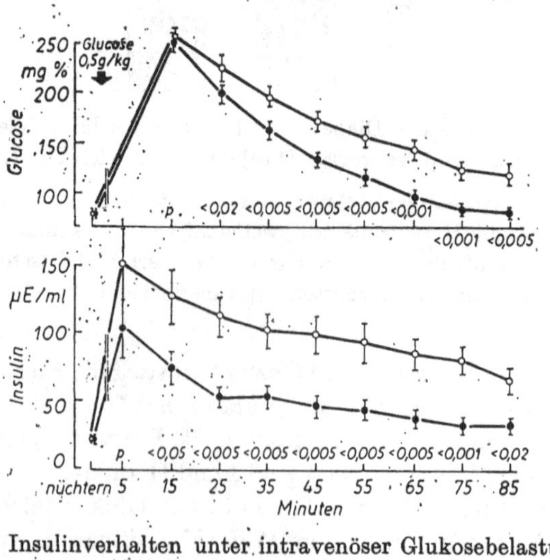

Abb. 3. Glukose- und Insulinverhalten unter intravenöser Glukosebelastung bei Gesunden (●) und normalgewichtigen Patienten mit essentieller Hypertonie (○); nach [41]

toleranz beobachten. Bei allen Hochdruckkranken fand sich unabhängig davon eine erhöhte Insulinsekretion nach Glukosereiz (Abb. 3), ein Befund, den schon WELBORN u. Mitarb. [177] sowie R. BAUMANN u. Mitarb. [15] erhoben haben. R. BAUMANN u. GRAFF [12] haben die Unabhängigkeit der Syntropie vom Körpergewicht betont. Dabei wurde festgestellt, daß nach Glukosereiz die Insulinsekretion ungeachtet dessen, ob eine Glukoseintoleranz vorliegt oder nicht, erhöht ist und bedeutend länger anhält als bei Normalpersonen. Dieser Befund ist um so bedeutender, als er bei jugendlichen Hypertonikern im Frühstadium der Hypertonie erhoben wurde. Aus Untersuchungen von DRAZIN [46] geht andererseits hervor, daß die Diabeteshäufigkeit bei alleiniger Adipositas und alleiniger Hypertonie mit jeweils etwa 20% in der gleichen Größenordnung liegt. Bei ihrem Zusammentreffen steigt die Diabetesfrequenz auf über 60% an. Das bedeutet in der praktischen Schlußfolgerung, daß bei adipösen Hypertonikern in mehr als der Hälfte mit einer diabetischen Stoffwechsellage gerechnet werden muß, da ein zusätzliches Übergewicht die Möglichkeit zur weiteren Minderung der Glukosetoleranz begünstigt.

Bevor die Problematik ätiologischer und pathogenetischer Gesichtspunkte aufgeworfen wird, soll das Verhalten des Kohlenhydratstoffwechsels bei verschiedenen Hypertonieformen dargelegt werden. Wenn man den Bluthochdruck als Symptom mit verschiedenem, nicht einheitlichem Ursachengefüge auffaßt, erscheint diese Fragestellung im Hinblick auf die Deutungsversuche möglicher Interrelationen von Interesse. Für den primären Hyperaldosteronismus hat CONN [36] eine Diabeteshäufigkeit von etwa 50% angegeben. Das trifft auch für die normokaliämischen Fälle zu, bei denen meist dennoch ein Kaliumdefizit angenommen werden kann. Mit der täglichen Gabe von 180 mval K^+ über eine Woche konnte die vorher gestörte Glukosetoleranz normalisiert werden (Abb. 4). Durch die nachfolgende Entfernung der Nebennierenadenome wurde diese

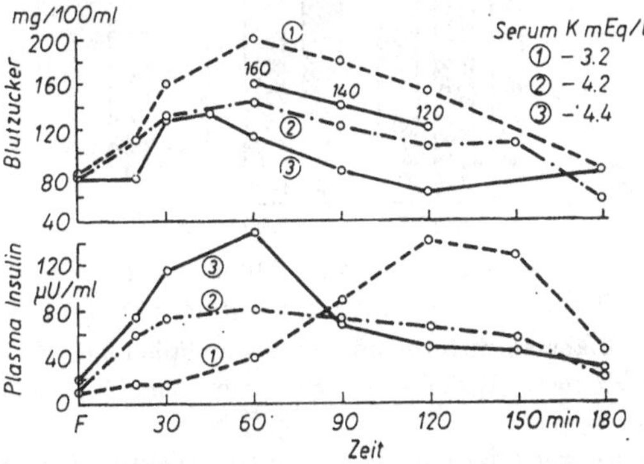

Abb. 4. Glukose- und Insulinverhalten unter oraler Glukosebelastung bei Patienten mit primärem Hyperaldosteronismus ohne Behandlung (1), nach Kaliumsubstitution mit 180 mval/die vor der Operation (2) und ohne Kaliumsubstitution nach Operation (3); nach [36]

Normalisierung stabilisiert. Parallel damit normalisierte sich die anfangs reduzierte Insulinsekretion nach Glukosereiz, so daß ein depressiver Effekt des Kaliummangels auf die B-Zellen unterstellt wurde. Im Gegensatz zu den Frühformen der essentiellen Hypertonie sind die Insulinkurven nach Glukosegabe jedoch erniedrigt und verzögert. Wenn die von CONN [36] postulierte Hypothese stimmen sollte, daß bei 25% aller Fälle mit sogenannter essentieller Hypertonie ein primärer Hyperaldosteronismus anzunehmen ist, dann müßten diese Fälle zumindest in ihrer Insulindynamik ein entgegengesetztes Verhalten zeigen wie bei der essentiellen Hypertonie. Dafür gibt es aber nach den Befunden anderer Autoren [11, 15, 26, 40, 41, 177] keinen Anhalt.

Nach Schätzungen von CONN [36] wurden allein in den USA 3 Millionen Patienten mit primärem Hyperaldosteronismus angenommen, von denen etwa 1,5 Millionen eine gestörte Glukosetoleranz aufweisen. Da sie operativ oder durch K^+-Gaben bzw. Aldosteronantagonisten korrigierbar sind, stellen sie nach Meinung CONNS keine eigentlichen Diabetiker dar.

SHAPIRO u. Mitarb. [146] gaben bei Patienten mit Nierenarterienstenosen eine Diabeteshäufigkeit von 44% an. Die Nierenarterienstenosen wurden von ihnen als Folgen einer essentiellen Hypertonie mit ihrer Neigung zur Arteriosklerose u. a. in den Nierenarterien angesehen, ein Prozeß, der durch den gleichzeitigen Diabetes noch beschleunigt und verstärkt wird. Diese Hypothese wird dadurch gestützt, daß in 63% zusätzlich auch andere Organmanifestationen der Arteriosklerose festgestellt werden konnten. Inwieweit die Nierenarterienstenosen Ursache einer renovaskulären Hypertonie mit eigenständigen Beziehungen des Renin-Angiotensin-Aldosteron-Systems zur Glukosetoleranz waren, geht aus diesen Befunden nicht hervor.

SLATON und BIGLIERI [153] sahen nach chirurgischer Korrektur von Nierenarterienstenosen eine Normalisierung der vorher gestörten Glukosetoleranz. Sie führten das auf

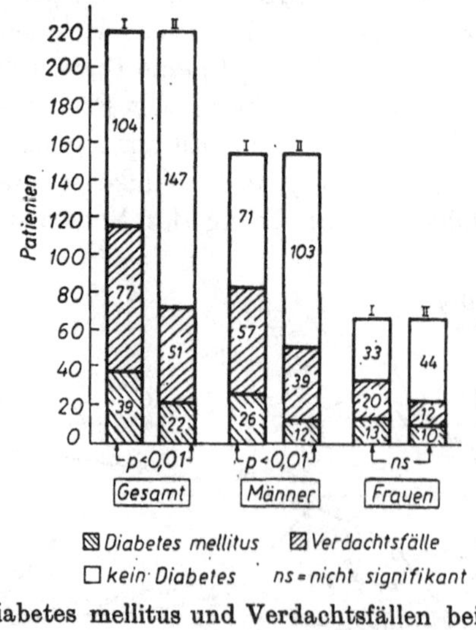

Abb. 5. Häufigkeit von Diabetes mellitus und Verdachtsfällen bei Hypertonikern mit Nierenarterienstenosen (I) und essentieller Hypertonie (II); nach [151]

eine Beseitigung des Kaliumdefizits im Rahmen eines sekundären Hyperaldosteronismus zurück — ähnlich wie es CONN [36] für den primären Hyperaldosteronismus beschrieben hat.

An zwei vergleichbaren Gruppen von Patienten mit essentieller und renovaskulärer Hypertonie konnte der Nachweis geführt werden [151], daß bei Patienten mit Nierenarterienstenosen in 24% eine manifeste Zuckerkrankheit und bei 37% eine gestörte Glukosetoleranz (Verdachtsfälle) vorlag; bei essentieller Hypertonie waren es dagegen nur 12% manifeste Diabetiker und 23% Verdachtsfälle. Signifikante Unterschiede konnten nur bei Männern ermittelt werden (Abb. 5). Bei renovaskulärer Hypertonie waren 7mal häufiger gleichzeitig periphere arterielle Durchblutungsstörungen (nämlich etwa 35%) zu finden als bei essentieller Hypertonie, bei der sie nur in etwa 5% vorlagen [151].

Die Gegenüberstellung zweier Kollektive von Nierenarterienstenosen *mit* und *ohne* Hypertonie ergab, daß in der Gruppe *mit* Hypertonie signifikant häufiger (62%) eine diabetische Stoffwechsellage bestand als bei den Nierenarterienstenosen *ohne* Bluthochdruck (33%, vgl. Abb. 6), so daß dem Faktor „Hypertonie" bzw. seinen auslösenden Mechanismen in diesem Zusammenhang eine wesentliche pathogenetische Rolle zugeschrieben werden kann [150]. Bei Patienten mit Nierenarterienstenosen lagen signifikant höhere Cholesterolwerte vor als bei essentieller Hypertonie, selbst wenn eine Unterteilung in Diabetiker, Verdachtsfälle und Normalfälle vorgenommen wurde [149]. Da

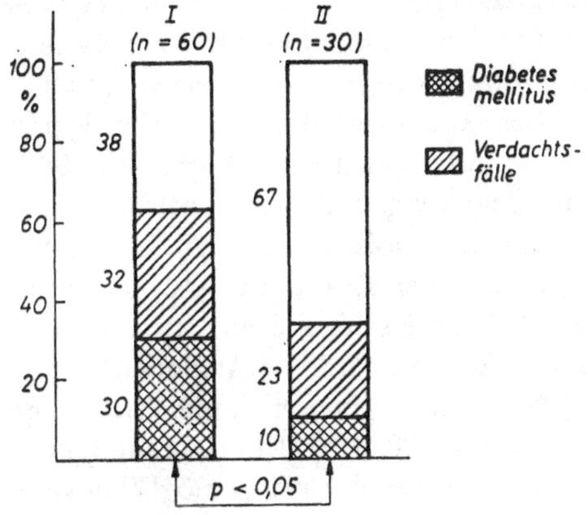

Abb. 6. Prozentuale Diabeteshäufigkeit bei Nierenarterienstenosen *mit* (I) und *ohne* (II) Hypertonie; nach [150]

signifikante Unterschiede nur bei Patienten jenseits des 40. Lebensjahres bestanden, andererseits die Elektrolytwerte bei beiden Hypertonieformen keine Abweichungen erkennen ließen, konnte die Vermutung gestützt werden, daß bei Nierenarterienstenosen im allgemeinen eine stärker ausgeprägte Arteriosklerose vorliegt als bei essentieller Hypertonie [126, 146]. Über diesen Unterschied wäre auch die größere Diabeteshäufigkeit zu erklären.

Hinsichtlich pathogenetischer Konzeptionen dürfte es von Interesse sein, daß lediglich bei essentieller Hypertonie eine Dauertherapie mit Thiaziden signifikant mehr zu Kohlenhydratstoffwechselstörungen führt, bei Nierenarterienstenosen dagegen nicht [151]. Wenn man die Interpretationen von Senft [144] zur Erklärung für diese Befunde heranzieht (vgl. Kapitel Singer, S. 1019), besteht die Möglichkeit, daß bei einem bereits vorliegenden Kaliumdefizit bei Nierenarterienstenosen im Rahmen eines sekundären Hyperaldosteronismus die kaliumverarmende Thiazidbehandlung zu keiner weiteren Verschlechterung mehr führen kann, während sich dagegen bei essentieller Hypertonie Elektrolytverschiebungen stärker auf den Glukosehaushalt auswirken. Möglicherweise spielt dabei weniger das Kalium als das intrazelluläre Natrium oder der Natrium/Kalium-Gradient eine Rolle. Die Erhöhung der intrazellulären Natriumkonzentration, die bei Kaliumverlusten zu finden ist, führt zur Hemmung der Glykogensynthetase und Phosphorylase-Phosphatase und damit zu vermehrter Glykogenolyse [144].

Diese Ergebnisse korrespondieren mit dem geringeren antihypertensiven Effekt der Thiazide bei renovaskulärer im Vergleich zu essentieller Hypertonie [165]. Der passagere diabetogene Effekt der Thiazide spricht dafür, daß sich nach vorübergehender Regulationsstörung mit Wiederherstellung des Elektrolytgleichgewichts die Glukosetoleranz wieder normalisieren kann, womit sich eine weitere Verknüpfung zwischen Kohlenhydratstoffwechsel und Blutdruckregulation ergibt.

In Übereinstimmung mit den Befunden [38, 63, 94, 100, 132], daß die essentielle Hypertonie durch eine Erhöhung des intrazellulären Natriums- und in geringerem Maße auch des Kalium- und Wassergehalts gekennzeichnet ist, drängt sich der spekulative Vergleich einer Beziehung zu den elektrolytbedingten Störungen des Kohlenhydratmetabolismus auf, die manche Gemeinsamkeiten erklären könnte: Labilität der diskreten Störung, Heredofamiliarität, Koinzidenz, manifestationsbegünstigende Umstände usw. Möglicherweise spielen die Natrium-Kalium-Gradienten dabei eine größere Rolle als das Verhalten der einzelnen Elektrolyte [100].

In Frühstadien der essentiellen Hypertonie wurde nach psychischem Stress parallel zur Hyperglykämie eine erhöhte Plasmareninaktivität konstatiert [16, 17]. Über hyperglykämische Reaktionen durch exogen appliziertes Angiotensin wurde mehrfach berichtet (1, 68, 79, 176). Bei experimentell nephrogener Hypertonie ergab sich zu verschiedenen Zeitpunkten ein unterschiedliches Verhalten, teils mit Hypo-, teils mit Hyperglykämien, die mit Änderungen der sympathischen Aktivität in Verbindung stehen können [176]. Bei der neurogen-interozeptiven Hypertonie von Kaninchen kam es zu noch stärkeren hyperglykämischen Reaktionen [56], wie andererseits der pressorische Effekt des Angiotensins bei unterschiedlichen Hypertoniemodellen variiert [117]. Von anderen Autoren wurde kein Einfluß des Angiotensins auf die Glykämielage festgestellt [67, 74, 134, 167]. Sogar Hypoglykämien und Erniedrigungen der FFS-Konzentrationen sind beobachtet worden [28, 115]. Die Hemmung der Insulinsekretion spricht für einen direkten Angriffspunkt am Pankreas, möglicherweise durch eine Verminderung seiner Durchblutung [108]. Auch ein Effekt über die Katecholaminfreisetzung [29, 43, 124, 131, 178] bzw. auf die Nebennierenrindenhormone [22, 98, 152] ist diskutiert worden. Die vielfältigen Differenzen dürften — wenigstens zum Teil — in der Heterogenität der Versuchsanordnungen liegen.

Zahlreiche Hinweise zur pathogenetischen Verflechtung zwischen essentieller Hypertonie und gestörtem KH-Stoffwechsel schon im Jugendalter stammen aus dem Arbeitskreis von R. Baumann [9—12, 15, 16, 17, 136, 137]. Es fand sich als wesentlicher Befund eine Erhöhung der Insulinspiegel nach Glukosereiz, sogar bei normaler KH-Toleranz. Diese „Insulin-enhancement" wird als Ausdruck einer Gegenregulation innerhalb von zwei bei der Hypertonieentstehung maßgeblicher zerebro-viszeraler Funktionskreise gedeutet [9, 10, 11, 12]:

1. dem neokortikal-limbisch-hypothalamisch-sympathischen und
2. dem neokortikal-limbisch-hypothalamisch-hypophysär-adrenokortikalen Regelkreis.

Dabei wirkt sich die Störung der koordinativen Funktion der Formatio reticularis besonders nachhaltig aus. Die außerordentliche Stressensibilität bei der essentiellen Hypertonie bedingt eine Aktivierung dieser beiden Funktionskreise mit gestörtem feedback. Die ungenügende Adaptationsfähigkeit an den Stress (sog. „stressensible Persönlichkeit") im Sinne stärkerer und längerer Abweichungen von den Ausgangswerten ergibt ein charakteristisches biochemisches Signum der essentiellen Hypertonie [11]. Dazu zählen eine verstärkte Glykogenolyse und Lipolyse durch die vermehrte Freisetzung von Katecholaminen einerseits sowie Cortisol und Aldosteron andererseits. Bei essentieller Hypertonie sind gelegentlich vermehrte Katecholaminausscheidungen gefunden worden [20, 160], obwohl die Urinwerte nur bedingt die Sympathikusaktivität reflektieren können. Darüber hinaus können Adrenalin und Noradrenalin trotz blutzuckersteigernder Wirkung die Insulinsekretion hemmen [80, 81, 92].

Im Stress sind die Blutzuckerwerte höher als unter Ruhebedingungen; sie reagieren auf Insulin mit einem stärkeren Abfall. Bei ausreichendem Glukoseangebot erhöht

Insulin deutlich die zentralnervöse Leistungsfähigkeit. Unphysiologisch hohe Insulindosen können bei gleichzeitiger Glukosezufuhr im Stress allerdings Hyperglykämien (Abb. 7) bis zum Koma auslösen [8]. Damit verbunden ist – nach einer kurzzeitigen Leistungssteigerung – eine generalisierte Hemmung des ZNS, die der Hyperglykämie etwa um 60 Minuten vorausgeht. Diese Hirnleistungsminderung hält auch nach der Normalisierung des Blutzuckers noch längere Zeit an [8]. Diese maladaptiven Stress-

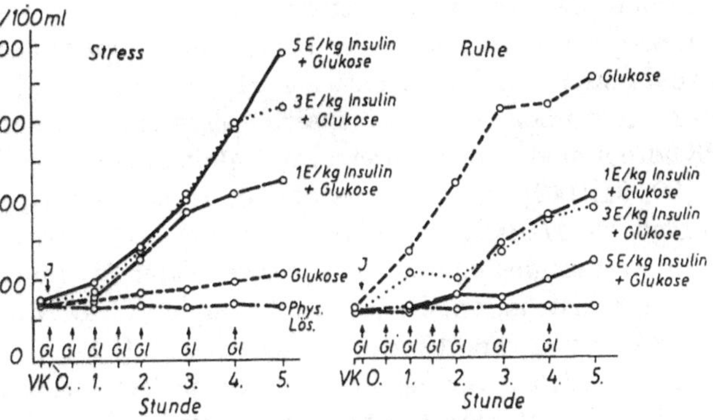

Abb. 7. Blutzuckerzeitkurven (Rattenexperimente) nach Insulin- und Glukoseapplikation im Ruhe- und Stresszustand. Ordinate: Blutzucker in mg/100 ml. Abszisse: Zeitachse in Std. VK = Vorkontrollen, I = Insulinapplikation, Gl = Glukoseapplikation; nach [8]

reaktionen in Frühstadien der essentiellen Hypertonie sind durch eine überschießende, verlängerte und energetisch unökonomische Kinetik biochemischer Parameter charakterisiert, die Parallelen zu der Reaktionslage hämodynamischer Größen aufweist [10, 11, 16, 17]. Das bei Gesunden nach psychischer Belastung rasch zur Norm zurückkehrende Plasma-Noradrenalin bleibt bei Hypertonikern noch 2 Stunden nach der Belastung erhöht. Die Freien Fettsäuren (FFS) verhalten sich analog; bei Hypertonikern mit gestörter Glukosetoleranz kommt es zu einem noch stärkeren Anstieg als bei Hypertonikern mit normalem KH-Stoffwechsel. Die individuellen Fettsäuren ergeben weitere Aufschlüsse (vgl. Kapitel R. Baumann und Singer). Die infolge der vermehrten Katecholaminausschüttung und Hyperglykämie auftretende Insulinenhancement im Sinne einer Gegenregulation kann einen lipogenetischen Effekt auslösen, wobei mit der erhöhten Blutglukose und den vermehrten FFS im Stress ausreichend Substrat für eine verstärkte Synthese der Triglyceride zur Verfügung steht. Damit erhält die bekannte starke Arteriosklerosegefährdung, die hohe Morbidität und Mortalität an kardiovaskulären Erkrankungen bei Stressexponierten eine klinisch-experimentelle Bestätigung [10].

Die verminderte Blutdruckreaktion im Cold-pressure-Test und die vermehrte Empfindlichkeit auf Noradrenalin [7, 155] und Angiotensin [145] soll bei Diabetikern schon im latenten Stadium für eine reduzierte Innervation der Arteriolen sprechen. Andererseits waren diese Reaktionen bei Hypertonikern gegenüber Normotonikern stärker ausgeprägt [117, 145].

An spontanhypertensiven Ratten konnte eine Hypertrophie von Hypophyse, Nebennieren und Schilddrüse nachgewiesen werden. Die Entfernung verschiedener endokriner Organe ergab, daß die Hypertonie eine Beziehung zu der Hypersekretion von ACTH und TSH hatte [2, 3, 4, 141, 142]. Durch Prednisolongaben kann nüchtern und nach

Glukosebelastung eine Hyperinsulinämie — wahrscheinlich durch direkte Wirkung auf das Pankreas — erzeugt werden [105, 179]. Erhöhte Insulinspiegel gehen mit verminderten Triglycerid- und Cholesterolkonzentrationen einher [13]. Auf diese Untersuchungen wird im folgenden noch eingegangen. Bei spontanhypertensiven Ratten konnte außerdem eine vermehrte Sekretion von Wachstumshormon nachgewiesen werden, das ebenfalls eine erhöhte Insulinsekretion bewirkt [127]. Eine gesteigerte STH-Produktion ist auch bei juvenilen Diabetikern ohne Komplikationen beobachtet worden [109, 73], bei denen darüber hinaus erhöhte Clearancewerte bestehen (45, 109, 148), die auf ein vermehrtes Herzminutenvolumen — wie bei essentieller Hypertonie — hindeuten.

Pathologisch-anatomisch ist bei essentieller Hypertonie eine Nebennierenrindenhyperplasie gefunden worden, die als Anpassungshyperplasie aufgefaßt wurde [30]. Beim Cushing-Syndrom sind Nüchternwerte und glukoseinduzierte Insulinwerte z. T. deutlich erhöht [90, 91, 142]. Auch bei essentieller Hypertonie lagen im Plasma und Urin vermehrt sulfatierte 17-Hydroxycorticoide vor [90, 91]. Darüber hinaus ist eine intrazelluläre Kaliumverarmung und Zunahme des zellulären Natriumgehalts festgestellt worden [94, 99], eine Konstellation, die bei der Therapie mit Diazoxid und Thiaziden für die diabetogene Wirkung verantwortlich gemacht wird [144].

Das entscheidende Stellglied für die Pathogenese der Arteriosklerose in den Frühphasen der essentiellen Hypertonie scheint die vermehrte Insulinsekretion im Sinne einer Gegenregulation zu sein, solange die Funktionstüchtigkeit des Inselorgans das zuläßt. Die ungezügelte, maladaptive Lipolyse wird dadurch entscheidend gemindert. Diese metabolisch-energetische Korrektur bringt jedoch als unheilvolle Folge eine gesteigerte Fettinfiltration in die Gefäße mit sich, mit der quasi eine „Arteriosklerose wider Willen" erkauft wird.

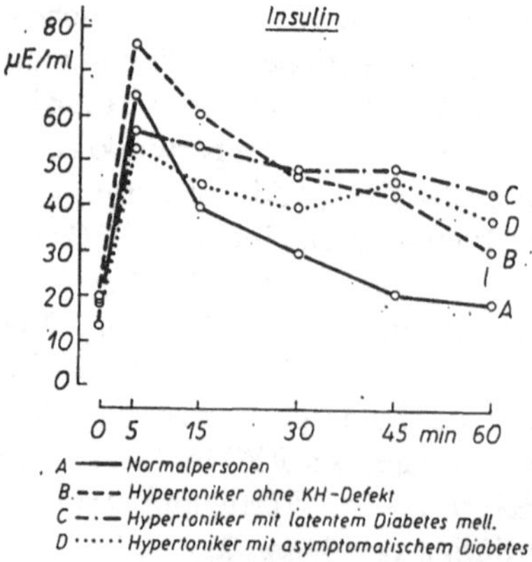

Abb. 8. Insulinverhalten unter intravenöser Glukosebelastung bei essentiellen Hypertonikern mit verminderter und normaler Kohlenhydrattoleranz sowie Normalpersonen; nach [14]

Hypertoniker mit und ohne Störung der Kohlenhydrattoleranz beantworten eine intravenöse Glukosebelastung mit einer erhöhten Insulinsekretion (Abb. 8), die gegenüber Normalpersonen einen signifikanten Unterschied aufwies [9, 14, 15]. Die Werte lagen nach 60 Minuten sogar 100–200% über denen der Kontrollfälle (Abb. 9). Bei einem Vergleich der Blutzucker- und Insulinkurven nach Glukosereiz fällt eine Abnahme des Insulinpeaks und der K_G-Werte auf, je mehr sich die metabolische Situation in Richtung diabetische Stoffwechsellage verschiebt (Abb. 10). Interessant ist dabei, daß die FFS bei Hypertonikern ohne KH-Stoffwechselstörung auf einem höheren Niveau verbleiben, während sie bei persistierender Hyperinsulinämie wie bei Normalpersonen abfallen (Abb. 11), sehr wahrscheinlich deshalb, weil das vermehrte Insulin für eine verstärkte Reveresterung der FFS sorgt, die damit eine Verschiebung aus dem

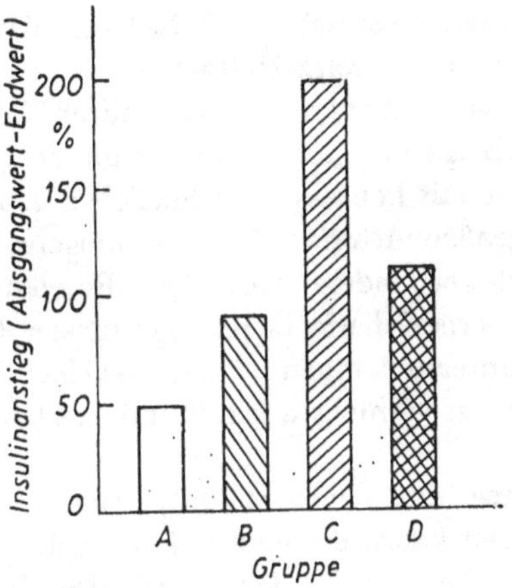

Abb. 9. Prozentualer Anstieg der Insulinwerte nach 60 Minuten unter intravenöser Glukosebelastung bei essentiellen Hypertonikern mit gestörter (asymptomatischer (D) bzw. latenter (C) Diabetes) und normaler Kohlenhydrattoleranz (B) sowie Normalpersonen (A); nach [14]

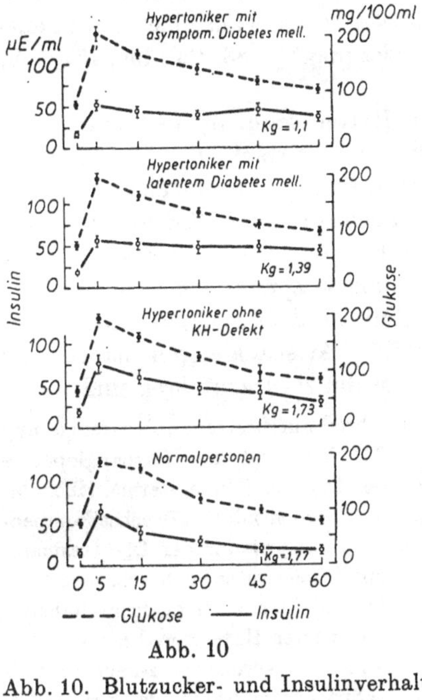

Abb. 10

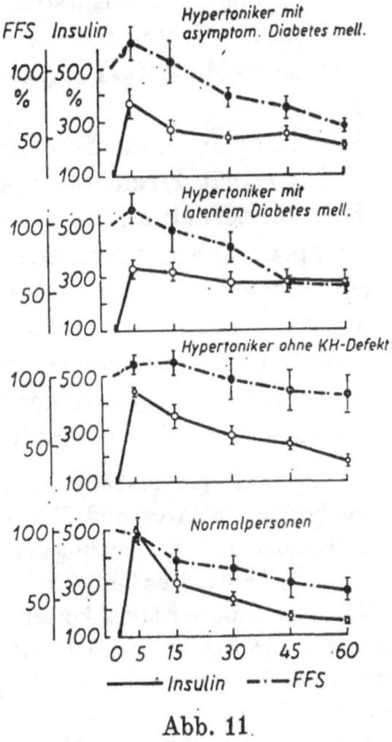

Abb. 11

Abb. 10. Blutzucker- und Insulinverhalten nach intravenöser Glukosebelastung bei essentiellen Hypertonikern mit gestörter und normaler Kohlenhydrattoleranz sowie Normalpersonen; nach [14]

Abb. 11. Verhalten von FFS und Insulin unter intravenöser Glukosebelastung bei Hypertonikern mit gestörter und normaler Kohlenhydrattoleranz sowie Normalpersonen; nach [14]

Blut in die Gewebe erfahren. Für die Gegenregulationstheorie des Insulins sprechen Befunde, nach denen eine Stimulierung der β-Rezeptoren die Insulinsekretion auf Glukosereiz verstärkt, während die Reizung der α-Rezeptoren zu einer Hemmung führt [50]. Der antilipolytische und lipogenetische Effekt von Insulin führt besonders in der Anfangsphase der essentiellen Hypertonie — unabhängig davon, ob die Glukosetoleranz gestört ist oder nicht — zu einer vermehrten Fettakkumulation infolge Reveresterung der FFS mit dem aus Glukose bereitgestellten α-Glycerophosphat sowie über eine Hemmung der hormonsensitiven Triglyceridlipase durch die Verminderung des zyklischen 3,5-AMP. Die Fettablagerung erfolgt außer im Fettgewebe mit nachfolgender Adipositas und in der Leber mit konsekutiver Fettleber u. a. auch in der Intima und Media der mittleren und großen Arterien. Die insulinogene Lipidakkumulation in der Leber [139] und die damit verbundene vermehrte Bereitstellung von β- und Prä-β-Lipoproteinen für die Körperperipherie begünstigt diesen Prozeß [48, 55, 129, 130]. Durch tierexperimentelle Untersuchungen ist das mehrfach bestätigt worden [37, 102, 103]. Das bezieht sich auch auf vermehrte insulininduzierte Cholesterolablagerungen in der Gefäßwand [37].

Dabei ist es von Interesse, daß eine antilipolytische Wirkung von Insulin bereits bei Dosen beobachtet werden kann, die gewöhnlich noch nicht die Glukoseaufnahme fördern [51, 52, 103]. Außerdem ist die Sensibilität des Fettgewebes hinsichtlich der Lipolysehemmung etwa 10mal größer als hinsichtlich der Glukoseaufnahme. Die Unterdrückung der Lipolyse ist demnach glukoseunabhängig und über eine insulinbedingte Hemmung des Adenylatcyclase-Systems zu deuten [26]. Damit wäre diese nach R. Baumann vorwiegend als fettaktiv angesehene „Insulinenhancement" eine wesentliche Vorbedingung für die Entstehung der prämaturen Arteriosklerose, die sich bekanntlich bereits in den Frühphasen von Hypertonie und Diabetes mellitus ausbildet und in entscheidendem Maße die Prognose beider Krankheitsbilder prägt [9, 83, 130, 156, 157, 158, 159].

Selbst ein Insulindefizit bei alloxandiabetischen Ratten kann in Verbindung mit fettreicher Diät vermehrt zu Atheromen führen [78]. Daraus resultierte die Annahme, daß ein Restgehalt an Insulin — in Analogie zur „fettsensitiven" Insulinenhancement — zwar lipogenetisch wirkt, andererseits für die Kompensation des KH-Stoffwechsels nicht ausreicht. Ob die schweren Arteriosklerosen bei juvenilen Diabetikern damit wenigstens zum Teil zu erklären sind, ist in Ermangelung entsprechender Untersuchungen noch unklar. Andererseits ist es eine bekannte klinische Erfahrung, daß Diabetiker nach gehäuften Hypoglykämien stärker ausgeprägte Arteriosklerosen haben, die möglicherweise auf das verstärkt wirkende exogene Insulin zurückzuführen sind.

In diesem Zusammenhang sei auf die sich in den letzten Jahren durchsetzende Differenzierung in diabetische Makro- und Mikroangiopathie verwiesen [123]. Während die Mikroangiopathie sich als universelle Verdickung der Basalmembran in zahlreichen Organen (Niere, Retina, Muskulatur, Haut, Leber, Rektum, ZNS u. a. [44]) ausbildet und offensichtlich mit Stoffwechselkompensation und Diabetesdauer korreliert, läßt sich die Makroangiopathie, die oft der Diabetesmanifestation vorausgeht, als Teil- oder Folgeerscheinung des klinisch relevanten metabolischen Syndroms zuordnen, das außerdem Adipositas, Fettleber, Hyperlipoproteinämie, Gicht, Protodiabetes, Hypertonie und einen Hyperinsulinismus bei verminderter peripherer Hormonwirksamkeit einschließt [86, 93, 123]. Die Makroangiopathie mit ihrer überwiegend koronaren, zerebralen und peripheren Lokalisation kann daher nicht mehr als diabetische Spätkomplikation oder Bestandteil des von Lundbaek [101] suggestiv formulierten „diabetischen Spätsyndroms" angesehen werden. Damit findet auch die auffallend enge Vergesellschaftung von Diabetesfrühstadien mit arteriosklerotischen Organmanifestationen ihre Erklärung. Viele Arteriosklerotiker erliegen deletären Organischämien, bevor sie ihre Diabetesmanifestation erleben [168]. Eine Bestätigung erfahren diese Interpretationen durch Befunde von MARKS [106] aus dem umfangreichen Krankengut der Joslin-Klinik (Abb. 12), die zu klinisch bedeutsamen Schlußfolgerungen führen können:

1. der überwiegende Teil der Diabetiker stirbt an Makroangiopathie (die sich größtenteils vor der Krankheitsmanifestation ausbildet),
2. die Mikroangiopathie ist ein wichtiger Letalfaktor bei jugendlichen Diabetikern, der in höherem Lebensalter an Relevanz verliert,
3. die Diabetesdauer hat bei älteren Diabetikern keinen Einfluß auf die Anzahl kardiovaskulär bedingter Todesfälle,
4. eine Korrelation zwischen Makroangiopathie und Qualität der Stoffwechselführung läßt sich nicht nachweisen [123].

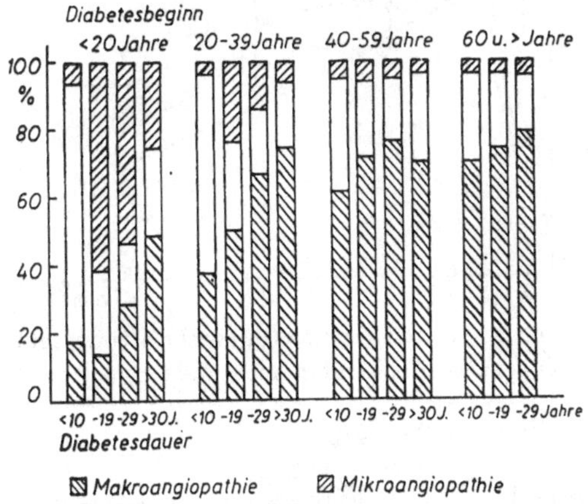

Abb. 12. Diabetische Makro- und Mikroangiopathie als Todesursache bei 5721 Diabetikern; nach [106]

DIETERLE u. Mitarb. [40, 41] machten auf eine Parallele zu dem Insulinverhalten bei Adipositas aufmerksam, nur mit dem Unterschied, daß dabei der Hyperinsulinismus durch eine periphere Insulinresistenz der vergrößerten Adipocyten ausgelöst wird. Bei Zusammentreffen von Hypertonie und Adipositas wäre dann mit der aus der Klinik und der Epidemiologie bekannten Verstärkung desselben, durch zwei verschiedene Mechanismen ausgelösten Defektes zu rechnen [46, 69, 87]. Damit kann die stärkere Arterioskleroseneigung bei dem Zusammentreffen von Diabetes mellitus, Hypertonie und Adipositas begründet werden. Tatsächlich ist die Glukosetoleranz häufiger bei übergewichtigen als bei normalgewichtigen Hypertonikern vermindert [39, 80, 81], ohne daß damit eine pathogenetische Wertigkeit verbunden werden kann [9]. Die Adipositas ist keine conditio sine qua non hinsichtlich hypertonischer und diabetischer Stoffwechseldysregulationen [12]. Der verzögerte, insgesamt jedoch erhöhte Insulinanstieg bei gleichzeitig verminderter Glukosetoleranz ist ein häufiger Befund bei adipösen Diabetikern [183], so daß die Kohlenhydratstoffwechselstörung unter den metabolischen Arteriosklerosekriterien als relativ spät korreliertes Syndrom angesehen wurde, während die Fettstoffwechselanomalien gewöhnlich früher auftreten.

WAGNER u. Mitarb. [170, 171] konnten tierexperimentell bei 8 Wochen alten hypertonen Ratten feststellen, daß anfangs eine Hyperinsulinämie auf Glukosereiz bei unveränderter Kohlenhydrattoleranz besteht, die mit zunehmender Hypertoniedauer in eine verminderte Insulinantwort übergeht (Abb. 13 u. 14). Entsprechend nimmt auch die Glukosetoleranz der Versuchstiere im Laufe der Zeit ab. Darauf deuten auch Befunde von MORITZ u. R. BAUMANN [13, 110, 111, 112, 113] hin, die zunächst eine Hypergranulierung und später eine Degranulierung der B-Zellen von hypertonen Ratten beobachteten

(Abb. 15 u. 16). Ein analoges Verhalten wurde bei 5wöchigem (Hypergranulierung) und 16wöchigem Stresseinfluß (Hypogranulierung) auf Ratten festgestellt [112, 114]. In Studien an spontanhypertensiven Ratten haben R. BAUMANN u. Mitarb. [113] in der Frühphase der Hypertonie neben der Hyperinsulinämie sogar eine verminderte Glukosetoleranz gefunden, die interessanterweise mit erniedrigten Triglyceridwerten

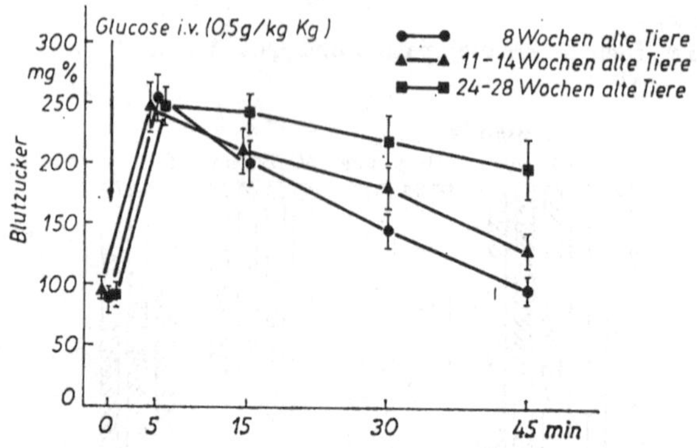

Abb. 13. Blutzuckerverhalten unter intravenöser Glukosebelastung bei Ratten unterschiedlichen Alters mit einem genetisch bedingten spontanen Hypertonus; nach [171]

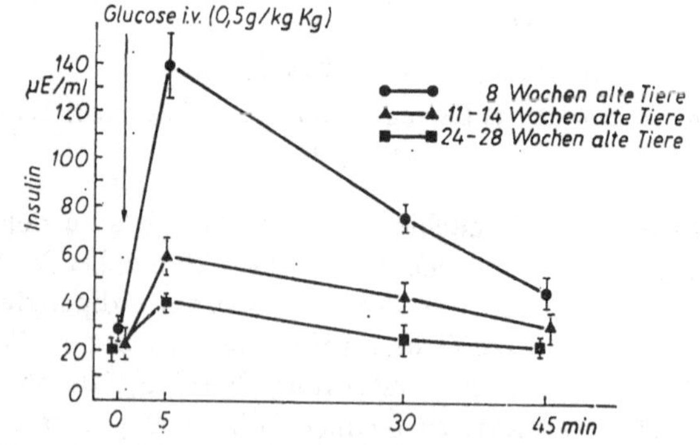

Abb. 14. Insulin im Serum unter Glukosebelastung bei Ratten unterschiedlichen Alters mit einem genetisch bedingten spontanen Hypertonus; nach [171]

einhergingen. Die spontanhypertensiven Ratten hatten ein geringeres Körpergewicht als die Kontrolltiere. Blutzuckerdysregulationen und Änderungen des Granulagehalts der B-Zellen wurden bei hypertonen Ratten auch unter verschiedenen Stressbedingungen nachgewiesen [110, 111, 112, 114]. Auf diese Befunde wird ausführlich in dem Kapitel (BAUMANN u. MORITZ) eingegangen. Der Blutdruck alloxandiabetischer Wistar-Ratten ist höher als der unbehandelter Tiere, noch mehr steigt er bei alloxandiabetischen spontanhypertensiven Ratten [58, 66].

Damit wird ein Stadium einer maladaptiven bzw. gegenregulatorischen Hyperinsulinämie von einem chronischen Stadium abgelöst, in dem die langdauernde Überbeanspruchung und schließlich Erschöpfung der B-Zellen zur Diabetesmanifestation führen kann, zu einem Zeitpunkt, zu dem die Arteriosklerose — in Abhängigkeit von der Dauer der hyperinsulinämischen Vorphase — bereits mehr oder weniger stark ausgeprägt ist. Offensichtlich spielen genetische Einflüsse dabei eine wesentliche begünstigende Rolle [137, 161]. Der von MARANON [104] schon 1922 vertretene Standpunkt, daß die Hypertonie einen prädiabetischen Zustand repräsentiere, ist sicher eine unzulässige Simplifizierung komplizierterer Zusammenhänge.

Bei allem berechtigtem Zweifel darüber, ob sowohl Diabetes- als auch Hypertoniedauer hinreichend genau ermittelt werden können, erscheint die Feststellung von R. BAUMANN u. GRAFF [12] interessant, daß in 63% der Hypertonus dem Diabetes voranging; nur in 1% war es umgekehrt (Abb. 17). Auf zeitliche Beziehungen der Diabetes- und Hypertoniemanifestation hat R. BAUMANN [7a] schon 1957 hingewiesen. Dabei dürfen allerdings Selektionsbedingungen des Krankenguts nicht außer acht gelassen werden.

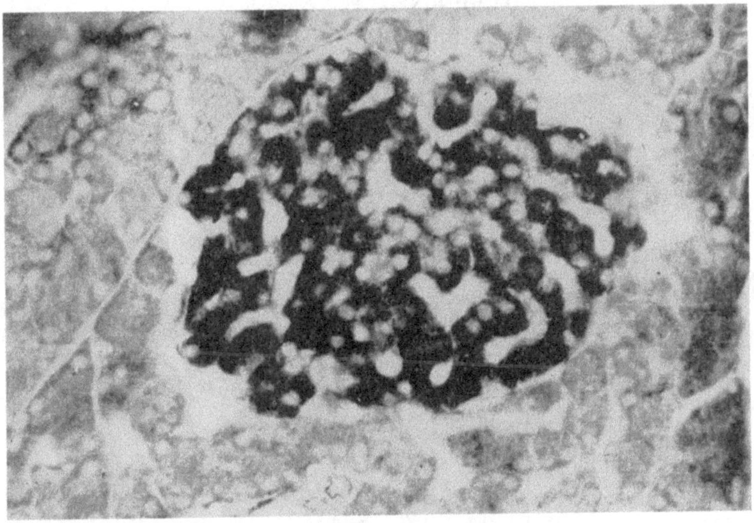

Abb. 15. Hypergranulierung der B-Zellen des Pankreas nach 5 Wochen Immobilisationsstress; Aldehyd-Fuchsin, Vergr. 550× ; nach [110]

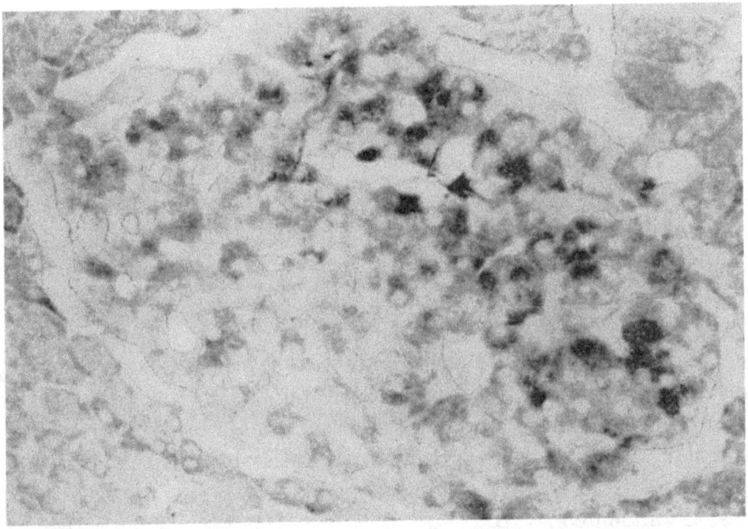

Abb. 16. Hypogranulierung der B-Zellen des Pankreas nach 16 Wochen Immobilisationsstress bei Ratten, Aldehyd-Fuchsin, Vergr. 550× ; nach [110]

Die polyvalente Rolle der Prostaglandine als depressorisches und antilipolytisches Prinzip wirft die aktuelle Frage nach hämodynamischen und biochemischen Verknüpfungen auf. Die Prostaglandine E_1 und E_2 führten in gleichem Maße zur signifikanten Senkung von Blutdruck und Blutzucker innerhalb von 10 Minuten (Abb. 18 — [166]). Nach 45 Minuten kam es zur Hyperglykämie [19, 107]. Eine 7tägige Prostaglandinbehandlung ergab bei der histologischen Untersuchung eine Degranulierung

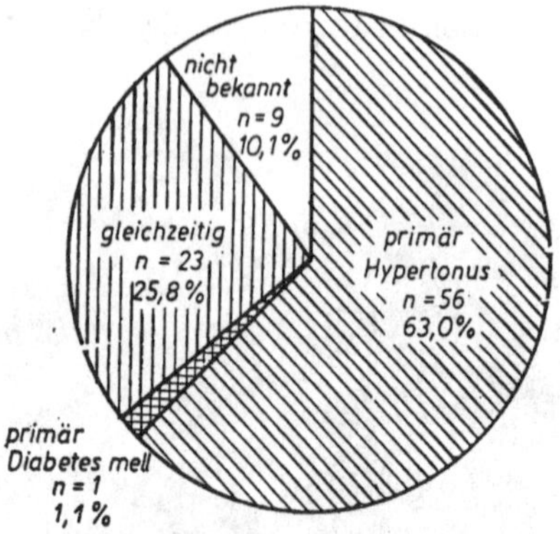

Abb. 17. Zeitlicher Zusammenhang zwischen der Feststellung von essentieller Hypertonie (Schweregrad I und II) und diabetischen Kohlenhydratstoffwechselstörungen (latent und asymptomatisch) nach [12]

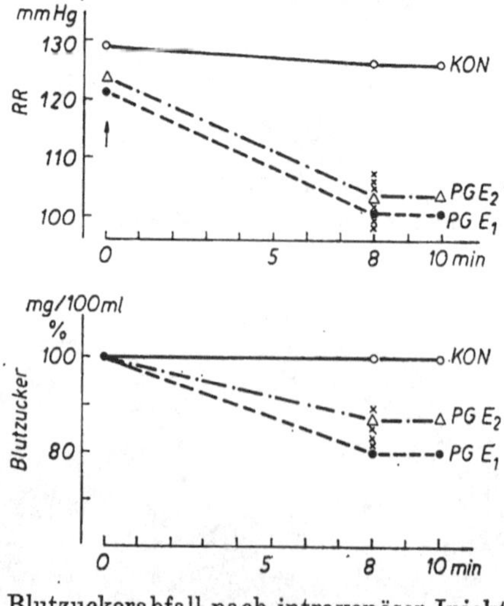

Abb. 18. Blutdruck- und Blutzuckerabfall nach intravenöser Injektion von PGE_1 und PGE_2 bei Ratten; nach [166]

der B-Zellen des Pankreas [166]. Der Früheffekt ist über die bekannte antilipolytische Wirkung der Prostaglandine, die infolge Senkung der FFS zu verstärkter Insulinsekretion oder -wirkung führen kann, zu erklären. Der Mechanismus der Dauerwirkung bleibt noch unklar. Inwieweit die von HARTRODT u. Mitarb. [65] nachgewiesene Erhöhung der Plasmareninaktivität nach Prostaglandingabe (PGA_1 und PGE_2) in Verbindung mit den Stress-Befunden von R. BAUMANN u. Mitarb. [16, 17] pathogenetische Deutungen zulassen, müßte durch weitere Untersuchungen untermauert werden. Bis auf die bereits erwähnten Häufigkeitsangaben liegen über biochemische Eigentümlichkeiten bei schweren Hypertonien wenig Literaturangaben vor. Man wird einräumen müssen, daß durch zerebrovaskuläre und renale Insuffizienz zusätzliche Mechanismen die metabolische Konstellation noch unübersichtlicher gestalten.

Es ist z. B. eine lang bekannte Tatsache, daß bei chronischer Niereninsuffizienz die Kohlenhydrattoleranz vermindert ist [27, 163, 164] — sog. Pseudodiabetes uraemicus [54]. Bei Diabetikern mit Niereninsuffizienz kommt es dagegen zu einer stärkeren Insulinempfindlichkeit [119, 120, 181]. Bei verminderter Kohlenhydrattoleranz wurde eine verzögerte, dann aber erhöhte Insulinsekretion nach oraler Glukosebelastung beobachtet [62, 71, 72, 89]. Mehrfach ist ein Hyperinsulinismus nachgewiesen worden [6, 33, 95], der auch für die Hypertriglyceridämie bei Urämie verantwortlich zu machen ist [34, 89]. Neben einem verminderten Insulinabbau [70, 180] und einer reduzierten Insulin-Nierenclearance [120] wurden vermehrte STH- [182] und Parathormonsekretion [84, 95] bei chronischer Niereninsuffizienz festgestellt, die je nach dem Verhalten der Einzelkomponenten — das sich im Verlauf der Krankheit noch zu ändern vermag — das Stoffwechselgefüge unterschiedlich beeinflussen können. Zahlreiche andere Faktoren, wie intrazellulärer Kaliummangel [143], metabolische Azidose [174], erhöhte Magnesiumretention [76] und veränderte periphere Insulinempfindlichkeit sind ebenfalls zu beachten.

Weiterführende Aufschlüsse zu den metabolischen Merkmalen der protodiabetisch- bzw. diabetisch-hypertoniellen Koinzidenz sind aus z. Z. noch ungeklärten Fragen der genetischen Disposition zu erwarten (vgl. Kapitel Schnabel).

Der unbestreitbare Nachweis einer heredofamiliären Belastung für Diabetes mellitus und essentielle Hypertonie hat zu der Annahme eines multifaktoriellen Erbgangs geführt [88, 137], der einerseits andere Erkrankungen, wie Adipositas, Hyperlipoproteinämie und Gicht, zu berücksichtigen hat und andererseits ältere Vorstellungen über eine rezessive bzw. unregelmäßig dominante Vererbung [60] revidiert. Im Hinblick auf die Genpenetranz sind Zwillingsuntersuchungen interessant, nach denen bis zum 40. Lebensjahr überwiegend Umweltfaktoren (u. a. Stress-Sensibilität), jenseits des 40. Lebensjahres vor allem genetische Faktoren determinierend sind [57, 162], die im letzteren Falle für die Häufigkeit des Protodiabetes bei hypertoniell familiär Belasteten [77] verantwortlich gemacht werden können. Blutdruckerhöhungen sind zu 20% auf genetische und zu 80% auf peristatische Faktoren zurückgeführt worden [173].

Die *Diagnostik* bei Hypertonikern erfordert unter Berücksichtigung der dargestellten Zusammenhänge ein komplexes biochemisches Untersuchungsprogramm, da die Blutdrucknormalisierung allein für die Arterioskleroseverhütung nur einen ungenügenden Beitrag leisten kann. Beachtung und gegebenenfalls Reduktion des Körpergewichts, Bestimmung von Triglyceriden, Cholesterol, Harnsäure, Kreatinin und der Glukosetoleranz sind in regelmäßigen Abständen zu überprüfen. Neuerdings ist ein protektiver Effekt der Lipoproteine mit hoher Dichte (high density lipoproteins — HDL) nachgewiesen worden. Bei hohen HDL-Werten scheint das Arterioskleroserisiko besonders gering zu sein [32], während hohe LDL-Konzentrationen andererseits ein hohes Risiko bedeuten. Die Bestimmung des HDL-Cholesterols (nach Präzipitation mit Heparin und Manganchlorid) könnte demnach von größerer prognostischer Aussagekraft werden als der Nachweis des Gesamt-Cholesterols.

Wenn möglich, sollten Messungen des Insulins und der FFS im Rahmen eines Glukosetoleranztestes einbezogen werden. Diese Forderungen tragen den neueren Erkenntnissen über die Relevanz des Inselzellhormons für die Pathogenese der Arteriosklerose Rechnung und berücksichtigen die vielfältigen biochemischen Störungen im Rahmen der arteriellen Hypertonie. Da die Änderung von Einzelgrößen sich auf andere Parameter auswirken kann, sind Verlaufskontrollen in etwa jährlichem Abstand zu empfehlen. Bei pathologischen Befunden ergibt sich die Notwendigkeit von Zusatzuntersuchungen, die für die jeweiligen Stoffwechseldefekte (Diabetes mellitus, Hyperlipoproteinämie, Gicht) ohnehin zu fordern sind.

Entsprechende Richtlinien gelten auch für die *Behandlung* der arteriellen Hypertonie, die die Komplexität der begleitenden metabolischen Störungen berücksichtigen muß. Die Diät sollte die im Kapitel SINGER, S. 1019, umrissenen Richtlinien beachten. Eine Reduktion des Körpergewichts kann in den meisten Fällen neben einer Blutdrucksenkung [61] zu einer Besserung der Kohlenhydrattoleranz sowie Senkung des erhöhten Insulinspiegels [5, 23, 133] und der Triglyceride führen, die ihrerseits über eine Verkleinerung des Adipozytenvolumens [23, 59, 147] und eine Minderung der damit verbundenen Insulinresistenz gedeutet werden.

Hinsichtlich der medikamentösen Behandlung kann auf die im Kapitel SINGER, S. 1019, gegebenen Richtlinien verwiesen werden. Das gilt insbesondere für die Kombinationsbehandlung bzw. eine Auswahl der Saluretika unter Vermeidung der Thiazide. Nach den pathogenetischen Ausführungen sollte auch alles vermieden werden, was zu einem Hyperinsulinismus führen kann. Das betrifft z. B. die kritiklose Anwendung von Sulfonylharnstoffen bei leichten Störungen der Kohlenhydrattoleranz, da diese Substanzen zu einer verstärkten Insulinsekretion führen. Damit ergaben sich trotz der kritischen Einschätzung der UGDP-Studie [169], in der über 50% der Patienten Blutzuckerwerte unter 130 mg/100 ml aufwiesen, gewisse hypothetische Parallelen zu der beschriebenen hohen Inzidenz an kardiovaskulären Komplikationen. Es besteht demzufolge die Gefahr, daß diabetische Hochdruckkranke nicht indikationsgerecht mit Sulfonylharnstoffen behandelt werden und damit folgenschwere insulinogene Arteriosklerosefolgen iatrogen impliziert werden. Den Biguaniden (Buformin^{R} retard) ist zumindest bei adipösen Hypertonikern der Vorzug zu geben. Neben der Besserung der Kohlenhydrattoleranz, der Beseitigung einer Hyperinsulinämie durch Erhöhung der Gewebsclearance des Inselzellhormons und der Reduktion des Körpergewichts kommt es dadurch auch zu einer Senkung erhöhter Triglyceridwerte [61, 82, 140].

Bei der Insulinbehandlung ist eine. Überinsulinierung zu vermeiden, um kardiovaskulär nachteilige Gegenregulationen durch Katecholamine oder/und Nebennierenrindenhormone und die die Arteriosklerose fördernde Lipogenese zu umgehen. Darüber hinaus empfiehlt sich eine pharmakologische ZNS-Dämpfung bei emotionaler Labilität sowie eine Vermeidung von Stressexposition.

Literatur

1. AKINKUGBE, O. O.: Glycosuria and raised blood glucose during intravenous infusion of angiotensin in the unanaesthetized rabbit. J. Physiol. (London) **178** (1965), 16 P—17 P
2. AOKI, K., H. TAKANA, T. FUJINAMI, A. MIYAZAKI and Y. HASHIMOTO: Pathological studies on the endocrine organs of the spontaneously hypertensive rats. Jap. Heart J. **4** (1963), 426—442
3. AOKI, K., H. TAKANA, T. FUJINAMI, A. MIYAZAKI and Y. HASHIMOTO: Experimental studies on the relationship between endocrine organs and hypertension in spontaneously hypertensive rats. I. Effects of hypophysectomy, adrenalectomy, thyroidectomy, nephrectomy and sympathectomy on blood pressure. Jap. Heart J. **4** (1963), 443—461
4. AOKI, K., Y. YAMORI, A. OOSHIMA and K. OKAMOTO: Effects of high and low sodium intake in spontaneously hypertensive rats. Jap. Circ. J. **36** (1972), 539—545

5. Bagdade, J. D., E. L. Bierman and D. Porte: The significance of basal insulin levels in the evaluation of the insulin response to glucose in diabetic and nondiabetic subjects. J. clin. Invest. **46** (1967), 1549–1557
6. Bagdade, J. D., D. Porte jr. and E. L. Bierman: A metabolic consequence of chronic renal failure. New Engl. J. Med. **279** (1968), 181–185
7. Bárány, F. R.: Abnormal vascular reactions in diabetes mellitus. Acta med. Scand. (Suppl.) **152** (1955), 304
7a. Baumann, R.: Zur Frage der Behandlung von Diabetikern mit Hypertonie. Ter. Arch. **30** (1958), 3, 22–29, (russ.)
8. Baumann, R.: Die Bedeutung des Stress für die Regulation des Kohlenhydratstoffwechsels und den Insulineffekt. 6. wissenschaftl. Chirurgen-Tagung d. DDR, 1966, Berlin. Zbl. f. Chir. **92** (1967), 1324–1334
9. Baumann, R.: Kohlenhydrat- und Fettstoffwechselstörungen in den Frühstadien der essentiellen Hypertonie als pathogenetische Risikofaktoren der Arteriosklerose. Ber. Ges. Inn. Med. **8** (1972), 191–201
10. Baumann, R.: Syntropie des stades primaires de l'hypertension arterielle essentielle avec diabete mellitus latent et asymptomatique comme causes de risque de maladies cardiovasculaires. Vortrag a. Europ. Congr. Cardiol., Madrid, 1972, ref. Medical Tribune Nr. **45 a** (1972), 1
11. Baumann, R.: Stress-Sensibilität und Adaptation. Ber. Ges. Inn. Med. **9** (1974), 15–30
12. Baumann, R. und Ch. Graff: Die Vergesellschaftung des Frühstadiums der essentiellen Hypertonie mit latenten und asymptomatischen diabetischen Kohlenhydrat-Stoffwechseldefekten. Dtsch. Ges.wesen. **23** (1968), 1585–1593 u. 1633–1638
13. Baumann, R., V. Moritz, W. Gödicke, J. W. Postnow and M. Ziegler: Insulin kinetic, glucose tolerance, and lipid metabolism in genetically spontaneous-hypertensive rats. Acta biol. med. germ. **35** (1976), K 33–39
14. Baumann, R., D. Thybusch, W. Gödicke, E. Kleinau und D. Bansi: Funktionskinetik von Insulin, Lipiden und Cortisol nach i.v. Glukosebelastung in Frühstadien der essentiellen Hypertonie. Dtsch. Ges. wesen **26** (1971), 525–536
15. Baumann, R., D. Thybusch, W. Gödicke, E. Kleinau und D. Bansi: Das Verhalten von Seruminsulin, Blutzucker, freien Fettsäuren, Triglyceriden und Cortisol nach i.v. Glukosebelastung bei Hypertonikern des klinischen Schweregrades I und II. Dtsch. Ges.wesen **26** (1971), 899
16. Baumann, R., H. Ziprian, W. Gödicke, W. Hartrodt, E. Naumann and J. Läuter: The influence of acute psychic stress situations on biochemical and vegetative parameters of essential hypertensives at the early stage of the disease. Psychother. Psychosom. **22** (1973), 131–140
17. Baumann, R., H. Ziprian, M. Michailov, D. Bansi, J. Enderlein, J. Läuter, E. Naumann, W. Hartrodt, W. Gödicke und H. Thiel: Theoretische und klinische Aspekte der zerebroviszeralen Regulationskrankheit arterielle essentielle Hypertonie. 2. Mitteilung: Hämodynamische und biochemische Regulationsstörungen des jugendlichen Hypertonikers und Stressexposition. Dtsch. Ges.wesen **29** (1974), 721–732
18. Berson, S. A., and R. S. Yalow: Some current controversies in diabetes research. Diabetes **14** (1965), 549–572
19. Berti, F., R. Lentati und M. M. Usardi: La prostaglandina E_1 (PGE_1) spiega attivita' iperglicemizzante. Boll. Soc. ital. Biol. sper. **4** (1965), 1327–1329
20. Bettge, S.: Untersuchungen über die Urinausscheidung der sympathiko-mimetischen Hormone bei Hypertonikern. Z. Kreisl. Forsch. **49** (1960), 543–549
21. Bibergeil, H. und V. Schliack: Die Betreuung der Diabetiker in der Deutschen Demokratischen Republik. Dtsch. Ges.wesen **29** (1974), 1891–1896
22. Biron, P., E. Koiw, W. Nowacynski, J. Brouillet and J. Genest: The effect of intraveneous infusions of valine-5 angiotensin II and other pressor agents on urinary electrolytes and corticosteroids, including aldosterone. J. clin. Invest. **40** (1961), 338–347
23. Björntorp, P., and J. Östman: Human adipose tissue. Dynamics and regulation. Advanc. metab. Disord. **5** (1971), 277–327

24. Böhle, E. und W. Schrade: Über latente Störungen des Kohlenhydratstoffwechsels bei nichtdiabetischen Arteriosklerotikern. Münch. med. Wschr. **102** (1960), 565—571
25. Böthig, S.: Epidemiologie der Herz-Kreislauf-Krankheiten bei Männern mittleren Alters. Dissertation (Prom. B.), Humboldt-Univ. Berlin, 1974
26. Bottermann, P. und G. Löffler: Insulinwirkung. Internist **12** (1971), 457—462
27. Briggs, J. D., K. D. Buchanan, R. G. Luke and M. T. McKiddie: Role of insulin in glucose intolerance in uremia. Lancet I (1967), 462—464
28. Brigulio, F. S. und A. Visalli: Azione dell' ipertensina sul compartamento della glicemia. Gazz. int. Med. Chir. **70** (1965), 342—345
29. Buckley, J. P.: Effects of synthetic angiotensin II on catecholamine levels and biological activity. Acta physiol. scand. **65** (1965), 273—278
30. Büngeler, W.: Die Definition des Geschwulstbegriffes und die Abgrenzung der Hyperplasien gegenüber den Geschwülsten. Verh. dtsch. Ges. Path. **35** (1952), 10—28
31. Butterfield, W. J. H., C. J. Garratt and M. J. Whichelow: Peripheral hormone action: studies on the clearance and effect of ^{131}J iodo-insulin in the peripheral tissue of normal, acromegalic and diabetic subjects. Clin. Sci. **24** (1963), 331
32. Castelli, W. P., G. R. Cooper, J. T. Doyle, M. Garcia-Palmiri, T. Gordon, C. Hames, St. B. Hulley, A. Kagan, M. Kuchmak, D. McGee and W. J. Viac: Distribution of triglyceride and total, LDL and HDL cholesterol in several populations: a cooperative lipoprotein phenotyping study. J. chron. Dis **30** (1977), 147—169
33. Cerletty, J. M., and N. H. Engbring: Azotemia and glucose tolerance. Ann. Intern. Med. **66** (1967), 1097—1108
34. Cohen, S. L., A. W. Lindall and S. Amatuzio: The lipid defect in uremia. J. Laborat. and Clin. Med. **74** (1969), 863
35. Conard, V., and J. R. M. Franckson: Variations de la consommation du glucose au cours de l'effort musculaire. Arch. Int. Physiol. et Bioch. **68** (1960), 374—376
36. Conn, J. W.: Hypertension, the potassium ion and impaired carbohydrate tolerance. New Engl. J. Med. **273** (1965), 1135—1143
37. Cruz, A. B., D. S. Amatuzio, F. Grande and L. J. Hay: Effect of intra-arterial insulin on tissue cholesterol and fatty acids in alloxan-diabetic dogs. Circul. Res. IX (1961), 39—43
38. Dahl, L. K., M. G. Smilay, L. Silver and S. Spraragen: Evidence for prolonged biological half-life of ^{22}Na in patients with hypertension. Circul. Res. **10** (1962), 313—320
39. Daweke, H., H. van Ladeghem, I. Bach, H. Zimmermann und A. Breitbach: Bestimmung der insulinähnlichen Aktivität und der physiologischen Insulinreserve bei schwerer Adipositas. Klin. Wschr. **43** (1965), 185—190
40. Dieterle, P., P. Bottermann und K. Schwarz: Die Rolle des Hochdrucks in der Diabetes-pathogenese. Verh. Dtsch. Ges. Inn. Med. **74** (1968), 434—437
41. Dieterle, P., H. Fehm, W. Ströder, J. Henner, P. Bottermann und K. Schwarz: Asymptomatischer Diabetes mellitus bei normalgewichtigen Hypertonikern. Dtsch. med. Wschr. **92** (1967), 2376—2381
42. Distler, A., H. Liebau und H. P. Wolff: Action of angiotensin on sympathic nerve endings in isolated blood vessels. Nature **207** (1965), 764—765
43. Distler, A.: Die Bedeutung von Natrium für die Gefäßkontraktion. Klin. Wschr. **44** (1966), 917
44. Ditscherlein, G.: Pathologisch-anatomische Befunde bei Diabetes mellitus mit besonderer Erörterung der Komplikationen. Zschr. ärztl. Fortbild. **65** (1971), 1101—1106
45. Ditzel, J., and M. Schwartz: Abnormally increased glomerular filtration rate in short-term insulin-treated diabetic subjects. Diabetes **16** (1967), 264—267
46. Drazin, M. L.: Glucose tolerance in hypertension and obesity. Diabetes **2** (1953), 433—442
47. Epstein, F. H., T. Francis jr., N. S. Hayner, B. C. Johnson, M. O. Kjelsberg, J. A. Napier, L. D. Ostrander jr., M. W. Payne and H. J. Dodge: Prevalence of chronic diseases and distribution of selected physiological variables in a total community. Tecumseh, Michigan. Amer. J. Epidemiol. **81** (1965), 307—322

48. Farquhar, J. W., A. Frank, R. C. Gross and G. M. Reaven: Glucose, insulin, and triglyceride responses to high and low carbohydrate diets in man. J. Clin. Invest. **45** (1966), 1648–1656
49. Franckson, J. R. M., and V. Conard: Influence de l'effort musculaire sur l'assimilation glucidque chez l'homme normal et diabétique. Ann. Endocrinologie **19** (1958), 1190–1196
50. Frerichs, H. und W. Creutzfeld: Physiologische und pharmakologische Beeinflussung der Insulinsekretion. Med. Klinik **66** (1971), 1039–1044
51. Froesch, E. R.: The physiology and pharmacology of adipose tissue lipolysis; its inhibition and implications for the treatment of diabetes. Diabetologia **3** (1967), 475–487
52. Froesch, E. R., H. Bürgi, P. Bally and A. Labhart: Insulin inhibition of spontaneous adipose tissue lipolysis and effects upon fructose and glucose metabolism. Molec. Pharmacol. **1** (1965), 280–296
53. Garrat, C. J., W. J. H. Butterfield, M. E. Abrams, G. Sterky and M. J. Whichelow: The effect of exercise on peripheral clearance of ^{131}J iodo insulin and peripheral uptake. In: Pfeiffer, E. F. (Hrsg.): Handbuch des Diabetes mellitus, Bd. II, J. F. Lehmanns Verl. München 1971
54. Gebhardt, K., H. Liebermeister, K. Irmscher, D. Grünekleé und H. Daweke: Pseudodiabetes urämicus: Beeinflussung der Insulinaktivität an Muskel und Fettgewebe durch Harnstoff, Guanidin-succinylsäure und Mannit. Mat. med. Nordmark **22** (1970), 192–204
55. Glueck, C. J., R. I. Levy and D. S. Fredrickson: Immunoreactive insulin, glucose tolerance, and carbohydrate inducibility in Types II, III, IV and V hyperlipoproteinemia. Diabetes **18** (1969), 739–747
56. Gnüchtel, U., St. Nitschkoff und D. Wallrabe: Untersuchungen über Glukosekonzentrationen im Plasma nach experimentellen Eingriffen in die Blutdrückhomöostase bei Kaninchen. II. Die Wirkung von synthetischem Angiotensin II auf die Blutglukosekonzentration des neurogen-interozeptiv-hypertonen Versuchstieres. Dtsch. Ges.wesen **84** (1969), 2257 bis 2260
57. Gottlieb, M. S., and H. F. Root: Diabetes mellitus in twins. Diabetes **17** (1968), 693–704
58. Grieger, F.: Die spontane Hypertonie von Tieren. Dtsch. Ges.wesen **26** (1971), 1529–1535
59. Gries, F. A., H. Daweke und H. Liebermeister: Diabetes mellitus bei Fettsucht. Verh. dt. Ges. inn. Med. **76** (1970), 51–72
60. Günther, O.: Zur Ätiologie des Diabetes mellitus. Akademie-Verl. Berlin, 1961
61. Haller, H., M. Hanefeld und W. Jaross: Lipidstoffwechselstörungen — Diagnostik, Klinik und Therapie. G. Fischer Verl., Jena 1975
62. Hampers, C. L., J. S. Sveldner, P. B. Deak and J. P. Mevill: Effect of chronic renal failure and hemodialysis on carbohydrate metabolism. J. Clin. Invest. **45** (1966), 1719–1731
63. Hansen, J.: Blood volume and exchangeable sodium in essential hypertension. Acta med. scand. **184** (1968), 517–523
64. Harris, J., C. E. Vernon, N. Jacob and M. E. Roberts: Total serum-fat in hypertony. Lancet II (1949), 283–285
65. Hartrodt, W., St. Nitschkoff, K.-H. Brosowski, G. Schönfelder und Ch. Kreher: Die Hypertonie vom Aspekt der Plasmarenin-Aktivität und Prostaglandine. Gefäßwand und Blutplasma **4** (1972), 143–145
66. Hashimoto, Y.: Effect of alloxan diabetes induced in spontaneously hypertensive rats. Jap. Circulation J. **33** (1969), 1319–1338
67. Healy, J. K., J. B. Suszkiw and G. E. Schreiner: Effect of angiotensin II on blood glucose level in the dog. Proc. Soc. Exp. Biol. Med. **119** (1965), 734–736
68. Heidenreich, O., J. Kook und E. Reus: Die Wirkung des synthetischen Hypertensins auf den Blutzucker. Klin. Wschr. **39** (1961), 759
69. Hirata, Y., M. Horino, M. Ito, M. Yamauchi, N. Makino, M. Ishimoto, T. Sato and A. Hososako: A diabetes detection study in Kynshu, Japan: relation of diabetes to hypertension. Diabetes **11** (1962), 44–48
70. De L'Hortet, G. C.: Insuffisans rénale et glycorégulation. J. Ann. Diabet. **2** (1966), 110
71. Horton, E. S., C. Johnson and H. E. Lebovitz: Carbohydrate metabolism in uremia. Ann. Int. Med. **68** (1968), 63–74

72. Hutchings, R. H., R. M. Hegstrom and B. H. Scribner: Glucose intolerance in patients on long term intermittent hemodialysis. Ann. Int. Med. **65** (1966), 275–285
73. Johanson, K., and Å. Prange Hansen: High 24-hour level of serum growth hormone in juvenile diabetics. Brit. med. J. **2** (1969), 356–357
74. Johnson, W. P., and R. A. Bruce: Hemodynamic and metabolic effects of angiotensin II during rest and exercise in normal healthy subjects. Amer. Heart. J. **63** (1962), 212–218
75. Julitz, R. und H. Trautwein: Früherkennung des Diabetes mellitus mit dem Tolbutamidtest vor allem bei Adipösen, Hypertonikern und Gefäßkranken. Med. Welt **17** N. F. (1966), 881–888
76. Kahil, M. E., J. E. Parrish, M. A. Simons and H. Brown: Magnesium deficiency and carbohydrate metabolism. Diabetes **15** (1966), 734–739
77. Kahn, C. B., J. S. Soeldner, R. E. Gleason, L. Rojas, R. A. Camerini-Davalos and A. Marble: Clinical and chemical diabetes in offspring of diabetic couples. New Engl. J. Med. **281** (1969), 343–347
78. Kalant, N., J. I. Teitelbaum, A. A. Cooperberg and W. A. Harland: Dietary atherogenesis in alloxan diabetes. J. Lab. Clin. Med. **63** (1964), 147–157
79. Kaley, G., P. C. Donshik and G. L. Schlissler: Metabolic effects of angiotensin. Fed. Proc. **26** (1967), 439
80. Karam, J. H., S. G. Grasso, L. C. Wegienka, G. M. Grodsley and P. H. Forsham: Effect of selected hexoses, of epinephrine and of glucagon on insulin secretion in man. Diabetes **15** (1966), 571–578
81. Karam, J. H., G. M. Grodsky and P. H. Forsham: Excessive insulin response to glucose in obese subjects as measured by immunochemical assay. Diabetes **12** (1963), 197–204
82. Kattermann, R., A. Appels, K. Hubrich, H. Proschek, H. D. Söling und W. Creutzfeldt: Untersuchungen über die Wirkung von Diät, Tolbutamid und Buformin sowie deren Kombination auf Körpergewicht und verschiedene Stoffwechselgrößen bei Diabetikern. Diabetologia **4** (1968), 221–228
83. Kendall, F. E.: Does the pattern of carbohydrate nutrition hold a clue to atherosclerosis. Circulation **36** (1967), 340–344
84. Kim, H. S., R. K. Kalkhoff, N. V. Costrini, J. M. Cerletty and M. Jacobson: Effects of parathormone on plasma insulin responses and pancreatic islet secretion of insulin. J. Laborat. Clin. Med. **74** (1969), 891
85. Kmoch, J. und J. Panoš: Glykoregulationsstörungen bei essentieller Hypertonie. Zschr. inn. Med. **26** (1971), 441–443
86. Knick, B., F. Rother und H.-J. Lange: Bestimmung der insulinähnlichen Aktivität (ILA) im Serum von Arteriosklerosekranken. Zschr. Alternsforsch. **18** (1965), 251–258
87. Kobayashi, Y.: Frequency of diabetes in Japan and therapy of diabetes in early stages. Medicine of Japan in 1959 I (1959), 641–649
88. Köbberling, J., A. Appels, G. Köbberling und W. Creutzfeldt: Glukosebelastungstests bei 727 Verwandten ersten Grades von Altersdiabetikern. Dtsch. med. Wschr. **94** (1969), 416–421
89. Kokot, F., und J. Kuska: Das Verhalten der Insulinsekretion bei chronischer Niereninsuffizienz. Zschr. inn. Med. **28** (1972), 351–354
90. Kornel, L., and K. Motohashi: Corticosteroids in human blood: II. Free and conjugated 17-hydroxycorticosteroids in essential hypertension. J. clin. Endocr. **25** (1965), 904–911
91. Kornel, L., and R. Takeda: Studies on Steroid Conjugates: V. Urinary 17 – hydroxycorticosteroids in essential hypertension. J. clin. Endocr. **27** (1967), 233–241
92. Kris, A. O., R. E. Miller, F. E. Wherry and J. W. Mason: Inhibition of insulin secretion by infused epinephrine in rhesus monkeys. Endocrinology **78** (1966), 87–97
93. Kuo, P. T.: Current metabolic – genetic interrelationship in human atherosclerosis. Ann. Int. Med. **68** (1968), 449–466
94. Liebold, F. und A. Lippold: Untersuchungen über den Natrium- und Kaliumgehalt im Plasma, den pH-Wert im Vollblut und den Natrium-, Kalium- und Wassergehalt sowie den pH-Wert von Erythrozyten bei Patienten mit Hypertonie. Zschr. inn. Med. **24** (1969), 621–624

95. LINDALL, A. W., R. L. SORENSON, S. L. COHEN, H. A. NASH and R. YOUNOSZAI: Effect of acute uremia on pancreatic insulin stores in rats. Metabolism 1 (1972), 86—91
96. LINSS, G.: Persönliche Mitteilung
97. LINSS, G., S. BÖTHIG, K.-D. SPARR, H. FULROTH und H.-J. BRENNECKE: Borderline — Blutdruckwerte — Normotonie oder Hypertonie, 2. Mitteilung: Vergleichende epidemiologische Untersuchungen an Probanden mit Borderline — Blutdruckwerten, Hypertonikern und Normotonikern. Dtsch. Ges.wesen **29** (1974), 534—539
98. LOMMER, D., and H. P. WOLFF: Stimulation of the in vitro synthesis of corticosteroids by angiotensin II. Experientia **22** (1966), 699—700
99. LOSOWSKY, M. S., and D. K. KENWARD: Lipid metabolism in acute and chronic renal failure. J. Laborat. Clin. Med. **71** (1968), 736—743
100. LOSSE, H., H. ZUMKLEY und H. WEHMEYER: Intrazelluläre Elektrolytveränderungen bei arterieller Hypertonie (Untersuchungen an Erythrozyten). Z. Kreislaufforsch. **55** (1966), 113—126
101. LUNDBAEK, K.: Growth hormone and diabetic angiopathie. In: Blood Vessel Disease in Diabetes mellitus, LUNDBAEK, K., and H. KEEN (Eds.), Mailand, Il Ponte, 1971, 344—372
102. MAHLER, R.: Diabetes and arterial lipids. Quart. J. Med. **34** (1965), 484—485
103. MAHLER, R., W. S. STAFFORD, M. E. TARRANT and J. ASHMORE: The effect of insulin on lipolysis. Diabetes **13** (1964), 297—302
104. MARANON, G.: Über Hypertonie und Zuckerkrankheit. Zbl. Inn. Med. **43** (1922), 169—176
105. MARCO, J., E. MELANI, R. GOBERNA, W. H. ROTT und E. F. PFEIFFER: Einfluß der Prednisolonbehandlung auf die Insulinsekretion der Ratte. Diabetologia **4** (1968), 365—369
106. MARKS, H. H.: Longevity and mortality of diabetics. Amer. J. Publ. Health **55** (1965), 416—423
107. MAY, B., H. G. OMONSKY und E. BÖHLE: Über die blutzuckersteigernde Wirkung von Prostaglandin E_1. Z. ges. exp. Med. **148** (1968), 99—107
108. MINTZ, D. H., J. FINSTER and M. STEPT: Effect of angiotensin II on immunoreactive insulin. J. Clin. Endocr. Metab. **27** (1967), 671—678
109. MOGENSEN, C. E.: Elevated glomerular filtration rate in insulin-treated short-term diabetes. Acta med. scand. **194** (1973), 559—561
110. MORITZ, V., H. BAUMANN, M. POPPEI und St. NITSCHKOFF: Zur Morphologie der Pankreas-Inselzellen bei der experimentell-hyperton-dysregulierten Ratte. Acta biol. med. germ. **27** (1971) 961—970
111. MORITZ, V., R. BAUMANN und K. HECHT: Tierexperimentelle Untersuchungen der glykämischen Regulation an Ratten mit neurotisch-hypertoner Blutdruckdysregulation. Dtsch. Ges.wesen **30** (1975), 749—751
112. MORITZ, V., R. BAUMANN, K. HECHT, M. POPPEI und K. TREPTOW: Reaktionen zwischen neurotisch-induzierter Blutdruckdysregulation und Granulagehalt der Pankreas-β-Zellen bei der Albinoratte. Acta biol. med. germ. **30** (1973), 231—240
113. MORITZ, V., R. BAUMANN, St. NITSCHKOFF und J. LÄUTER: Vergleichende histologische Untersuchungen des Inselapparates und des Kohlenhydrat-Fettstoffwechsels bei renaler Hypertonie der Ratte. Dtsch. Ges.wesen **28** (1973), 1948—1953
114. MORITZ, V., T. HECHT und K. HECHT: Glukosetoleranz postnatal stress-sensibilisierter Albinoratten nach chronischem Emotionsstress im Erwachsenenalter. Acta biol. med. germ. **35** (1976), 1009—1017
115. NAKANO, J., and T. KUSAKARI: Effects of synthetic angiotensin on plasma FFA and blood glucose levels. Nature **202** (1966), 922—923
116. NITSCHKOFF, St. und R. BAUMANN: Die klinischen Schweregrade des arteriellen Hypertoniesyndroms. Dtsch. Ges.wesen **23** (1968), 4—11 u. 49—55
117. NITSCHKOFF, St., U. GNÜCHTEL, P. JONAS und L. WOLNIK: Vergleichende Untersuchungen über die Blutdruckreaktionen auf exogenes Angiotensin II bei experimenteller nephrogener und neurogen-interozeptiver Hypertonie an der Ratte. Dtsch. Ges.wesen **24** (1969), 2401 bis 2408
118. NYE, E. R.: Glucose-tolerance-test in hypertensive patients. Brit med. J. 2 (1964), 727—730

119. O'Brien, J. P., and A. R. Sharpe: Abnormal carbohydrate metabolism in renal failure. Metabolism 14 (1965), 1294

120. O'Brien, J. P., and A. R. Sharpe jr.: The influence of renal disease on the insulin — ^{131}J disappearance curve in man. Metabolism 16 (1967), 76

121. Ostrander, L. D. jr., T. Francis jr., N. S. Hayner, M. O. Kjelsberg and F. H. Epstein: The relationship of cardiovascular disease to hyperglycemia. Ann. Intern. Med. 62 (1965), 1188—1198

122. Paffenbarger, R. S. jr., and A. L. Wing: Chronic disease in former college students: early precursors of adult-onset diabetes mellitus. Amer. J. Epidemiology 97 (1973), 314—323

123. Panzram, G.: Erfolge und Grenzen der Langzeittherapie des Diabetes mellitus. Ber. Ges. Inn. Med. 8 (1972), 143—148

124. Peach, M. J., W. H. Cline and D. T. Watts: Release of adrenal catecholamines by angiotensin II. Circulat. Res. 19 (1966), 571—575

125. Pell, S., and C. A. D'Alonzo: Some aspects of hypertension in diabetes mellitus. J. Amer. Med. Assoc. 202 (1967), 10—16

126. Perloff, D., M. Sokolow, E. J. Wylie and A. J. Palubinskas: Renal vascular hypertension, further experiences. Amer. Heart J. 74 (1967), 614—631

127. Pfeiffer, E. F., H. Ditschuneit und R. Ziegler: Untersuchungen zur Pathogenese des menschlichen Altersdiabetes: Die Dynamik der Insulinsekretion des Stoffwechselgesunden und des Altersdiabetikers nach wiederholter Belastung mit Glukose, Sulfonylharnstoffen u. menschlichem Wachstumshormon. In: VII. Symp. Dtsch. Ges. Endokrinol., Homburg/Saar, Springer Verl., Berlin—Göttingen—Heidelberg (1961), S. 206

128. Pyörälä, K., E. A. Nikkilä, P. Siltanen, S. Punsor, R. Pelkonen and M.-R. Taskinen: Blood glucose, plasma insulin and obesity in relation to hypertension. VI. World Congr. Cardiol., London 1970, Abstracts S. 255

129. Reaven, G. M., R. L. Lerner, M. P. Stern and J. W. Farquhar: Role of insulin in endogenous hypertriglyceridemia. J. Clin. Invest. 46 (1967), 1756—1767

130. Reaven, G. M., J. Olefsky and J. W. Farquhar: Does hyperglycemia or hyperinsulinemia characterize the patient with chemical diabetes? Lancet I (1972), 1247—1249

131. Robinson, R. L.: Stimulation of adrenal catecholamine output by angiotensin and bradykinin in vitro. Fed. Proc. 24 (1965), 488

132. Ross, E. J.: Total exchangeable sodium in hypertension. Clin. Sci. 15 (1956), 81

133. Salans, L. B., J. L. Knittle and J. Hirsch: The role of adipose cell size and adipose tissue insulin sensitivity in the carbohydrate in tolerance of human obesity. J. Clin. Invest. 47 (1968), 153—165

134. Schilling, W. H. und H. Liebermeister: Untersuchungen über den Einfluß des synthetischen Angiotensin II auf den Blutzuckerspiegel bei Personen mit manifestem und latentem Diabetes mellitus. Klin. Wschr. 45 (1967), 309—311

135. Schlierf, G.: Diät der Hyperlipoproteinämien. In: Haller, H., M. Hanefeld u. W. Jaross (Hrsg.): Symposium über Lipidstoffwechselerkrankungen 1973 in Dresden, Berlin 1974

136. Schnabel, W.: Kriterien latenter und asymptomatischer diabetischer Kohlenhydratstoff-stoffwechseldefekte und der Lipidstoffwechselstörungen in der Frühphase der arteriellen, essentiellen Hypertonie. Inaugural-Dissertation zur Promotion A an der AdW der DDR, Berlin 1974

137. Schnabel, W. und R. Baumann: Zu Problemen der hypertoniellen und diabetischen familiären Heredität bei Patienten mit Frühstadien der essentiellen Hypertonie. Dtsch. Ges.wesen 30 (1975), 744—749

138. Schnabel, W. und R. Baumann: Syntropie von Hypertonie und Kohlenhydratstoffwechselstörungen. Medical Tribune 10 (1975), Nr. 31, S. 8

139. Schnabel, W., R. Baumann und H. Thiel: Die Bedeutung der Diabetesvorstadien (Protodiabetes) und der Lipidstoffwechselstörungen für die Pathogenese von Adepshepatosen in der Frühphase der arteriellen essentiellen Hypertonie. Dtsch. Ges.wesen 30 (1975), 1351—1358

140. Schwartz, M. J., S. Mirsky und L. E. Schaefer: Effect of phenformin hydrochloride on serum cholesterol and triglyceride levels on the stable adult diabetic. Metabolism **15** (1966), 808

141. Schwarz, K.: Zur Funktion der Nebennierenrinde bei Hypertonien, erworbenen u. angeborenen Herzfehlern und bei der Herzinsuffizienz. Habilitationsschrift, München 1960

142. Schwarz, K., K. F. Weinges, K. P. Eymer und K. Kopetz: Das Verhalten der insulinähnlichen Aktivität im Blut bei Patienten mit einem Cushing-Syndrom während einer Glukose-Doppelbelastung. Verh. Dtsch. Ges. inn. Med. **68** (1962), 289

143. Seedat, Y. K.: Effect of potassium on blood-sugar and plasma insulin levels in patients undergoing peritoneal dialysis and haemodialysis. Lancet II (1968), 1166–1169

144. Senft, G.: Beeinflussung hormonaler und enzymatischer Regulationen des Kohlenhydratstoffwechsels bei Anwendung von Benzothiadiazinen. Internist **7** (1966), 426–435

145. Shapiro, A. P., S. E. Moutsos and E. Krifcher: Patterns of pressor response to noxious stimuli in normal, hypertensive and diabetic subjects. J. Clin. Invest. **42** (1963), 1890–1898

146. Shapiro, A. P., E. Perez-Stable and S. E. Mousoos: Coexistence of renal arterial hypertension and diabetes mellitus. J. Amer. Med. Ass. **192** (1965), 813–816

147. Sims, E. A. H., P. E. Kelleher, E. S. Herton, Ch. M. Glueck, R. F. Goldman and D. W. Rowe: Experimental obesity in man. In: Vague, J., u. R. M. Denton (Ed.): Physiology of Adipose Tissue. Exp. Med. Found., Amsterdam 1969, S. 78–92

148. Singer, P.: Diabetische Nephropathie—Clearance-Untersuchungen und ihre Beziehung zu morphologischen Befunden. Med. Klinik **61** (1966), 1210–1214

149. Singer, P.: Zur Diabeteshäufigkeit bei renovaskulärer und essentieller Hypertonie. Dtsch. Ges.wesen **23** (1968), 1930–1936

150. Singer, P., G. Linss und F. Gawellek: Zur Diabeteshäufigkeit bei Nierenarterienstenosen mit und ohne Hypertonie. Dtsch. Ges.wesen **25** (1970), 1149–1151

151. Singer, P., H.-B. Zimmermann und F. Gawellek: Untersuchungen des Kohlenhydratstoffwechsels bei renovaskulärer und essentieller Hypertonie unter Berücksichtigung ihrer Therapie mit Thiaziden. Dtsch. Z. Verdau.- u. Stoffwechselkr. **30** (1970), 185–200

152. Slater, J. D., B. H. Barbour, H. H. Henderson, A. G. T. Casper and F. C. Bartter: Influence of the pituitary and the renin-angiotensin system on the secretion of aldosterone, cortisol, and corticosterone. J. clin. Invest. **42** (1963), 1504–1520

153. Slaton, P. E., and E. G. Biglieri: Hypertension and hyperaldosteronism of renal and adrenal origin. Amer. J. Med. **38** (1965), 324–336

154. Stamler, J., H. A. Lindberg, D. M. Berkson, A. Shaffer, W. Miller and A. Poindexter: Prevalence and incidence of coronary heart disease in strata of the labor force of a Chicago industrial corporation. J. Chronic. Dis. **11** (1960), 405–420

155. Stone, D. B., R. B. Talley and J. W. Eckstein: Effect of graded doses of norepinephrine on arterial blood pressure in patients with diabetic neuropathy and orthostatic hypotension. Circulation **24** (1961), 1051–1058

156. Stout, R. W.: Insulin-stimulated lipogenesis in arterial tissue in relation to diabetes and atheroma. Lancet II (1968), 702–703

157. Stout, R. W.: Insulin stimulation of cholesterol synthesis by arterial tissue. Lancet II (1969), 467–468

158. Stout, R. W.: Insulin and atherosclerosis. Lancet II (1969), 327–328

159. Stout, R. W., and J. Vallance-Owen: Insulin and atheroma. Lancet I (1969), 1078–1080

160. Sturm, A., jr.: Katecholamine und essentielle Hypertonie. Dtsch. med. Wschr. **92** (1967), 38–41

161. Tanase, H., Y. Suzuki, A. Ooshima, Y. Yamori and K. Okamoto: Genetic analysis of blood pressure in spontaneously hypertensive rats. Japan. Circul. J. **34** (1970), 1197–1212

162. Tattersall, R. B., and D. A. Pyke: Diabetes in identical twins. Lancet II (1972), 1120 to 1125

163. Tchobroutsky, G., G. Collin, de L'Hortet, G. Rosselin, R. Assan und M. Derot: Étude de la glycorégulation dans l' insuffisance rénale chronique. Diabetologia **1** (1965) 101–108

164. Teuscher, A., S. Fankhauser und F. R. Küffer: Untersuchungen zum Kohlenhydratstoffwechsel bei Niereninsuffizienz. Klin. Wschr. **41** (1963), 706–715

165. Tobian, L., and K. Coffee: Effect of thiazide drugs on renovascular hypertension in contrast to their effect on essential hypertension. Proc. Soc. Exper. Biol. Med. **115** (1964), 196–198

166. Treptow, K., K. Hecht, V. Moritz, M. Poppei, S. Choinowski und St. Nitschkoff: Einfluß von Prostaglandinen (PGE_1 und PGE_2) auf die zentralnervalen Prozesse des bedingt-reflektorischen Lernens und der Bildung eines Zeitgedächtnisses. Acta biol. med. germ. **31** (1973), 111–120

167. Triner, L., M. C. Heully and G. G. Nahas: Metabolic effects of angiotensin. Amer. J. Physiol. **213** (1967), 1545–1551

168. Tuba, J.: Diabetes und Lipidstoffwechsel beim Myocard-Infarkt in Abhängigkeit vom Alter. Méd. et Hyg. **26** (1968), 1311–1313

169. The University Group Program. A study of the effect of hypoglycemic agents on vascular complications in patients with adult-onset diabetes. Diabetes **19**, Suppl. 2 (1970), 747–830

170. Wagner, H., F. Wessels, E. Zierden und G. Junge-Hülsing: Verhalten von Insulinsekretion und Glukosetoleranz bei experimenteller Hypertonie bei Ratten. Verh. Dtsch. Ges. Inn. Med. **77** (1971), 133–136

171. Wagner, H., F. Wessels, E. Zierden, W. Oberwittler und H. Losse: Insulinsekretion und Glukosetoleranz bei tierexperimenteller Hypertonie I. Untersuchungen beim genetisch bedingten spontanen Hypertonus der Ratte. Med. Welt **23** (N. F.) (1972), 907–910

172. Wahlberg, F.: The intravenous glucose tolerance test in atherosclerotic disease with special reference to obesity, hypertension, diabetic heredity and cholesterol values. Acta med. scand. **171** (1962), 1–7

173. Schlager, G., and R. S. Weibust: Genetic control of blood pressure in mice. Genetics **55** (1967), 497–506

174. Walker, B. G., D. N. Phear, F. J. R. Martin and C. W. Baird: Inhibition of insulin by acidosis. Lancet II (1963), 964–965

175. Wessels, F., H. Losse und H. Zumkley: Untersuchungen über den Natriumgehalt der Erythrozyten bei Normo- und Hypertonikern mit familiärer Hochdruckbelastung. Klin. Wschr. **44** (1966), 917

176. Wallrabe, D., St. Nitschkoff und U. Gnüchtel: Untersuchungen über Glukosekonzentrationen im Plasma nach experimentellen Eingriffen in die Blutdruckhomöostase beim Kaninchen. Dtsch. Ges.wesen **24** (1969), 2209–2214

177. Welborn, T. A., A. Breckenridge, A. H. Rubinstein, C. T. Dollery and T. R. Fraser: Serum insulin in essential hypertension and in peripheral vascular disease. Lancet I (1966), 1336–1337

178. Wetfall, T. C., and M. J. Peach: Action of angiotension on myocardial and renal catecholamines in the rabbit. Biochem. Pharmacol. **14** (1965), 1916–1920

179. Williams, R. H., and J. W. Ensick: Secretion, fates and actions of insulin and related products. Diabetes **15** (1966), 623–654

180. Willms, B., E. Quellhorst, J. Meisiek, H. V. Henning und W. Creutzfeldt: Untersuchungen zur urämischen Kohlenhydratstoffwechselstörung. Verh. dtsch. Ges. inn. Med. **74** (1968), 1075–1078

181. Woenckhaus, J. W.: Urämiebedingte Störungen des Insulinstoffwechsels. Med. Klinik **67** (1972), 1683–1687

182. Wright, A. D., C. Lowy, T. R. Frazer, J. M. Spitz, A. H. Rubenstein and L. Bersohn: Serum-growth hormone and glucose intolerance in renal failure. Lancet II (1968), 798–800

183. Yalow, R. S., and S. A. Berson: Plasma insulin concentrations in nondiabetic and early diabetic subjects. Diabetes **9** (1960), 254–260

Lipidstoffwechselstörungen und arterielle Hypertonie

von

R. Baumann und P. Singer

Zahlreiche enge Interrelationen zwischen von Fett-, Kohlenhydrat- und Purinstoffwechselstörungen sowie ihre Beziehungen zu kardiovaskulären Erkrankungen haben in der letzten Zeit zu der Vermutung geführt, daß es sich dabei um ein komplexes metabolisches Phänomen mit Syndromcharakter handelt [1, 14, 40, 63, 67, 162]. Eine zweiseitige Betrachtung von Lipidstoffwechsel und arterieller Hypertonie muß daher zwangsläufig ihre Beziehungen zu dem sogen. „metabolischen Syndrom" [70] berücksichtigen (Abb. 1). Trotz enger statistischer Korrelationen und nachgewiesener pathogenetischer Verflechtungen war eine genetische Gemeinsamkeit bisher nicht nachweisbar.

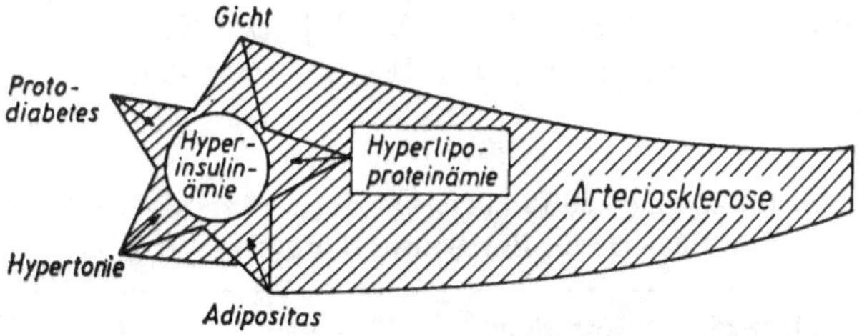

Abb. 1. Sog. „metabolisches Syndrom" als Ausdruck einer übergeordneten Regulationsstörung und Ursache von Hyperinsulinämie und Arteriosklerose; nach [164]

Das ist um so verständlicher, als die einzelnen Erkrankungen in ihrer Genetik ebenfalls noch nicht klar umrissen sind. Es bleibt daher eine noch zu beweisende Annahme, daß den Erkrankungen des „metabolischen Syndroms" ähnliche anlagebedingte Konstitutionsmerkmale zugrunde liegen und gleichartige Manifestationsbedingungen eine zusätzliche Rolle spielen [70]. Wir halten diesen Terminus demnach für recht allgemein.

Fast alle dargestellten Erkrankungen des „metabolischen Syndroms" weisen mit der Hyperinsulinämie einen auffallenden biochemischen und pathogenetischen Synergismus auf. Dieser ist bei der Gicht bisher allerdings nur von Wiedemann u. a. [191] beschrieben worden. Es besteht jedoch die Möglichkeit, daß infolge des zufälligen Zusammentreffens mit anderen Stoffwechseldefekten (Abb. 1) die konkomittierende Störung bzw. Kombination über eine Hyperinsulinämie pathogenetische Mechanismen auslöst, die zur Arteriosklerose führen und eine Beteiligung der Purinstoffwechselstörung nur vortäuschen.

Die Erkrankungen des „metabolischen Syndroms" werden in anderem Zusammenhang auch als Risikofaktoren der Arteriosklerose bezeichnet, unter denen Lipidstoffwechselstörungen und Hypertonie eine wesentliche Rolle spielen.

Eine synoptische Schau von Hartmann u. Wyss [79] räumt zwar der Hyperlipidämie eine zentrale pathogenetische Rolle ein, weist aber keinen Zusammenhang zwischen ihr und der arteriellen Hypertonie aus. In der Tat ist uns bisher keine Zusammenfassung dieser an gesicherten Befunden armen und an Analogieschlüssen reichen Koinzidenz bekannt. Aus didaktischen Gründen können die vielfältigen Querverbindungen zu anderen Stoffwechselanomalien lediglich angedeutet werden.

Unter Lipidstoffwechselstörungen werden in diesem Zusammenhang nur die Normabweichungen von Serumlipiden und deren Folgen verstanden. Da sie aufgrund ihrer geringen Wasserlöslichkeit als Transportform nur in Lipid-Eiweiß-Komplexen (Lipoproteinen) vorliegen [70, 121, 168], werden sie allgemein als Hyperlipoproteinämien (HLP) subsummiert.

Während ältere Publikationen auf einen Zusammenhang zwischen Hypertonie und Cholesterol hinweisen [48, 49, 50, 54, 89, 92, 93, 94, 96, 97, 98, 99, 116, 163, 182], der offensichtlich erst bei fortgeschrittenen Fällen evident wird [17], ist in letzter Zeit zunehmend auf die dominierende Rolle der Triglyceride und freien Fettsäuren (FFS) aufmerksam gemacht worden [23, 20, 21, 22, 32, 33, 35, 43, 81, 138, 144, 186], die sich bereits bei den Frühformen der Hypertonie, entsprechend dem klinischen Schweregrad I nach Nitschkoff u. R. Baumann [139], demonstrieren läßt [17].

Aus den Ergebnissen der Stockholmer Studie [41] geht hervor, daß hohe Triglyceridwerte ein mindestens ebenso großes Risiko darstellen wie eine Hypercholesterolämie. Triglyceride und Cholesterol sind danach voneinander unabhängige Risikofaktoren, die sich bei gemeinsamer Erhöhung in ihrer atherogenen Potenz verstärken. Eine Korrelation zwischen der Höhe der Triglyceridspiegel und der Ausbildung von Gefäßkomplikationen scheint nicht zu bestehen [32, 100, 101]. Die Beurteilung der Triglyceridkonzentrationen in der Framingham-Studie [92, 93] wird dadurch erschwert, daß die

Tabelle 1

Partielle Korrelationskoeffizienten (nach Eliminierung des Einflusses von Alter und Körpergewicht) zwischen Triglyceriden, Cholesterol, Harnsäure, Blutglukose und Blutdruck; nach [70]

	Cholesterol	Harnsäure	Blutglukose	systol. Blutdruck	diastol. Blutdruck
Triglyceride	**0,237**	**0,277**	**0,095**	**0,072**	**0,063**
Cholesterol		0,051	0,041	0,038	−0,006
Harnsäure			−0,015	**0,114**	**0,123**
Blutglukose				**0,068**	−0,020

Die fettgedruckten Werte sind statistisch signifikant.

Untersuchungen nicht im Nüchternzustand erfolgten [100]. Die im Rahmen der Dresdner Studie [75, 110] ermittelten partiellen Korrelationskoeffizienten verdeutlichen (nach Elimination von Lebensalter und Körpergewicht) eine zentrale Stellung der Triglyceride mit signifikanten Wechselbeziehungen zu Cholesterol, Harnsäure, Blutglukose und Blutdruck (Tab. 1). Auffallend war auch die signifikante Korrelation der Harnsäure zum systolischen und diastolischen Blutdruck. Die Blutglukose hatte nur zu den systolischen Blutdruckwerten eine gesicherte Beziehung.

Diese biochemischen Veränderungen sind hinsichtlich ihrer Atherogenität wahrscheinlich weniger als Primärphänomene, sondern bereits als Folgeerscheinungen der zentralnervösen Regulationsstörungen mit ihren Auswirkungen auf das Katecholaminverhalten sowie den Kohlenhydrat- und Fettstoffwechsel anzusehen.

Häufigkeitsangaben sind infolge unterschiedlich zusammengesetzter Untersuchungskollektive, abweichender Krankheitsbezeichnungen, Parameterauswahl und Normalwertfestlegungen nur bedingt vergleichbar.

Patienten mit essentieller Hypertonie hatten in 85%, Normalpersonen dagegen in 45% Triglyceridwerte über 150 mg/100 ml [117]. Die entsprechenden Mittelwerte betrugen 238 mg/100 ml bzw. 148 mg/100 ml. Bei denselben Patienten war das Serumcholesterol in 56% der Hypertoniker und 33% der Normalpersonen über 250 mg/100 ml. Die entsprechenden Mittelwerte lagen bei 256 mg/100 ml bzw. 229 mg/100 ml. Demnach waren die Unterschiede bei den Triglyceriden deutlicher ausgeprägt als bei dem Cholesterol, wobei ausschlaggebend für die Signifikanz der Ergebnisse die Unterschiede bei den Frauen waren. Eine Kombination von essentieller Hypertonie und Diabetes mellitus führte nicht zu höheren Lipidspiegeln als die essentielle Hypertonie allein. Dabei muß jedoch der Fehler der kleinen Zahl berücksichtigt werden. Die Phosphatide lagen mit einem Mittelwert von 261 mg/100 ml ebenfalls oberhalb des Normbereichs (bei fehlenden Angaben für die Kontrollgruppe).

Auf eine Altersabhängigkeit haben R. Baumann u. Graff [17] hingewiesen. Während bei dem klinischen Schweregrad I keine signifikanten Abweichungen festgestellt werden konnten, lagen beim Schweregrad II die Triglyceridwerte bis zum 40. Lebensjahr insignifikant, jenseits des 50. Lebensjahres signifikant über denen eines Normalkollektivs, wenn gleichzeitig eine gestörte Glukosetoleranz bestand.

Tabelle 2

Häufigkeit der Hypertonie mit Hyperlipoproteinämien (modif. nach [82])

Alter	Normotoniker	Hypertoniker	Hypertoniker mit HLP	Gesamt
30–39	97	23	12	120
40–49	138	37	17	175
50–60	122	83	44	205

Aus einer Studie an 500 Arbeitern (Tab. 2) geht hervor, daß etwa 50% der Hypertoniker aller Altersklassen eine Hyperlipoproteinämie aufwiesen [82]. In Untersuchungen von Hood u. Mitarb. [84] waren bei 17% der Hypertoniker und 8% der Normalpersonen Triglyceridwerte über 1,8 m Mol/l entspr. 159 mg/100 ml nachzuweisen. In einer Studie von Zaar [193] lagen die Triglyceride mit 74% häufiger über dem Normbereich als das Cholesterol mit 46%.

Nierenbioptische Untersuchungen an Hypertonikern ergaben, daß bei Vorliegen einer Arteriolosklerose in 25,4% Hyperlipoproteinämien gegenüber 10,4% bei Patienten ohne Arteriolosklerose bestanden [194]. Bei Hypertonikern mit Hyperlipoproteinämie fanden sich außerdem eine höhere Adipositasfrequenz und eine längere Hypertoniedauer. Unter den Hyperlipoproteinämien waren die Hypertriglyceridämien (Typ IV nach Fredrickson) am häufigsten.

In einer anderen Serie wurden bei Hypertonikern in 59%, bei Normotonikern in 50% Hyperlipidämien beobachtet [3].

Bei einem Vergleich von je 88 Patienten mit Nierenarterienstenosen sowie essentieller Hypertonie wiesen die ersteren höhere Mittelwerte des Cholesterols (signifikant) und der Triglyceride (nicht signifikant) auf. Die FFS waren dagegen bei essentieller Hypertonie höher [167]. Diabetiker beider Hypertonieformen hatten höhere Triglycerid- und Cholesterolwerte als die Hypertoniker mit normalem KH-Stoffwechsel. Ähnliche Verhältnisse beobachteten TRAUTWEIN u. JULITZ [181] beim Herzinfarkt. Diskriminanzanalytische Untersuchungen unterstrichen die dominierende Risikobedeutung des Cholesterols für den Herzinfarkt, nicht jedoch für die Angina pectoris [44]. Hypertonie und Übergewicht ließen dabei keine Beziehung zu arteriosklerotischen Koronarerkrankungen erkennen.

HOOD u. Mitarb. [84] fanden dagegen signifikant höhere Triglyceridwerte und signifikant höhere Cholesterolwerte bei Patienten mit proximalen Nierenarterienstenosen gegenüber Normalpersonen sowie Hypertonikern anderer Genese. Periphere arteriosklerotische Nierenarterienstenosen wiesen zwar niedrigere Triglyceridwerte auf, diese lagen aber immer noch signifikant über denen der Normotoniker. Bei Nierenarterienstenosen durch fibromuskuläre Hyperplasie ergaben sich sogar niedrigere Cholesterolkonzentrationen als bei Normalpersonen; die Triglyceride blieben im Normbereich. Die proximalen Nierenarterienstenosen wurden im Zusammenhang mit schweren Aortensklerosen gesehen, die auf den proximalen Teil der Nierenarterien übergriffen, so daß es fraglich erscheint, ob sie als eigenständiges Krankheitsbild bzw. pathogenetisches Moment aufzufassen sind [147, 161, 163]. Bei Zwillingen oder Kindern von Patienten mit essentieller Hypertonie waren der diastolische Blutdruck und das Cholesterol signifikant höher als in einer altersmäßig ähnlich zusammengesetzten Vergleichsgruppe ohne Familienanamnese. Die Triglyceridkonzentrationen ließen deutliche Unterschiede nur bei Patienten bis zum 33. Lebensjahr erkennen [61]. In Bestätigung früherer Befunde [60] wurden dagegen höhere Lipidspiegel in Abhängigkeit vom Lebensalter beobachtet.

Altersabhängige Korrelationen zwischen Neutralfetten, Cholesterol, β-Lipoproteinen und Phospholipiden wurden an 1900 berufstätigen Männern nachgewiesen [78]. Die Unterschiede zwischen Hypertonikern zu Normotonen waren für die Triglyceride am größten und für die Phospholipide am geringsten. Eine statistisch gesicherte Korrelation bestand jedoch nur zum Cholesterol, den β-Lipoproteinen und den Phospholipiden. Da das Körpergewicht dabei nicht berücksichtigt wurde, sind die fehlenden Signifikanzen bei den Neutralfetten u. U. darauf zurückzuführen, zumal andererseits eine strenge Korrelation zwischen Triglyceriden und Körpergewicht nachgewiesen wurde. Hypertoniker mit chronisch ischämischer Herzkrankheit haben häufiger Hypercholesterolämien und Hypertriglyceridämien als Hochdruckkranke ohne klinische Herzbeteiligung [141]. Die Mittelwerte der Serumtriglyceride lagen — bei gleichem Durchschnittsalter von 57 Jahren — in der ersteren Gruppe über denen der letzteren; eine Ausnahme bildeten die Triglyceride bei Männern.

Erhebungen unter Berücksichtigung der Hyperlipoproteinämie-Typen (nach FREDRICKSON) ergaben, daß in etwa 30% bei den Typen IIa und IIb, in etwa 50% bei den Typen IV und V sowie in 63% beim Typ III eine Hypertonie vorlag [70]. Eine Verharmlosung des Typ V hinsichtlich des Arterioskleroserisikos, wie es nach der Einschätzung von FREDRICKSON u. a. [60] anzunehmen wäre, erscheint daher nicht gerechtfertigt [164, 168]. Dem Typ III wird allgemein eine besondere atherogene Aggressivität zugeschrieben [30, 60].

BERKOWITZ [25, 26] untersuchte mehrere Patientengruppen mit Hypertonien verschiedener Ätiologie und fand eindeutig pathologische Fett-Toleranz-Kurven.

Darüber hinaus ließ sich eine starke Vermehrung der Chylomikronen bei Patienten mit allgemeiner Arteriosklerose oder Diabetes mellitus gegenüber Normalpersonen nachweisen, die sich bei zusätzlicher Hypertonie jeweils verdoppelte [53]. Verminderungen der „Kläraktivität“ wurden bei Patienten mit Arteriosklerose und erhöhten Triglyceridkonzentrationen im Serum festgestellt [169]. Es ergab sich außerdem eine

Beeinflussung der Befunde durch eine hereditäre Belastung. Mittels oraler Fettbelastungen sind diese Beobachtungen bestätigt worden [156].

Umfangreiche Analysen haben wir über die Serumlipide bei Frühformen der essentiellen Hypertonie vorgelegt [16, 17, 19, 20, 21, 64, 154].

Beim klinischen Schweregrad II fanden sich unter den Patienten mit gleichzeitigem latenten bzw. asymptomatischen Diabetes mellitus signifikante Erhöhungen der Triglyceride und weniger ausgeprägte Anstiege des Cholesterols gegenüber Normalpersonen [17]. Später konnte von unserem Arbeitskreis der Nachweis erbracht werden, daß die Nüchternwerte innerhalb des Normalbereichs in der Reihenfolge Normalpersonen — Hypertoniker im Stadium I — Hypertoniker im Stadium I mit gestörter Glukosetoleranz kontinuierlich ansteigen ([123] — Abb. 2).

Die Phospholipide waren bei Hypertonikern mit gestörter Glukosetoleranz gegenüber Hochdruckkranken ohne KH-Stoffwechselstörung ebenfalls erhöht [17]. Bei

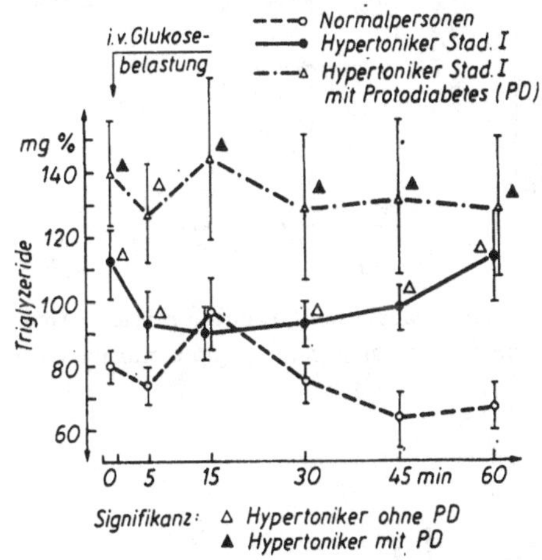

Abb. 2. Verlauf der Triglyceridkonzentration im intravenösen Glukosetoleranztest bei Normalpersonen sowie Hypertonikern im Stadium I (nach [139]) ohne und mit gestörter Glukosetoleranz; nach [123]

Diabetikern mit Mikroangiopathie und zerebro-vaskulären Komplikationen wurden auch von anderen [11] erhöhte Werte für Cholesterolester und Phospholipide festgestellt. Beziehungen zum Körpergewicht bestanden dabei nicht. Auch die FFS hatten bei Hypertonikern der Schweregrade I und II gegenüber denen der Vergleichspersonen ein höheres Niveau [17]. Nach experimentell erzeugten psychoemotionalen Stress-Situationen (Rechentests) lagen die FFS-Werte der Hypertoniker deutlich über denen bei einem Normalkollektiv, die Triglyceride sanken entsprechend ab [21, 22, 64] (Abb. 3). R. Baumann [15, 16] sieht diesen Anstieg der FFS bei Hypertonikern im Zusammenhang mit der gegenüber Normalpersonen signifikant länger anhaltenden Erhöhung der Katecholamine im Plasma (Abb. 4).

Bei Autorennfahrern konnten beispielsweise bereits vor dem Start und noch eine Stunde nach dem Rennen erhöhte Plasmakatecholamine mit prävalierenden Noradrenalinwerten sowie erhöhte FFS nachgewiesen werden [177]. Die Triglyceride stiegen bis zu einer Stunde nach dem Rennen kontinuierlich an. Da damit eine Vermehrung der Prä-β-Lipoproteine in der Lipoproteinelektrophorese verbunden war, muß die dem FFS-Anstieg folgende Triglyceriderhöhung auf eine gesteigerte Reveresterung der FFS zu Triglyceriden in der Leber bezogen werden. Diese stressinduzierten biochemischen Veränderungen spielen unter zivilisatorischen Bedingungen eine wesentliche auslösende Rolle für die besorgniserregende Zunahme arteriosklerotischer Gefäßschäden.

Unmittelbar nach starker physischer Belastung (Marathonlauf) wurden starke FFS-Erhöhungen bei unveränderten Triglycerid-, Cholesterol- und Phospholipidkonzentrationen festgestellt [86]. Dafür traten signifikante Veränderungen der Fettsäuremuster auf (s. u.). Die Triglyceridwerte in Ruhe lagen bei Athleten unter denen Untrainierter, so daß eine vermehrte Basallipolyse als Ausdruck einer verstärkten Mobilisationsbereitschaft der FFS bereits unter Ruhebedingungen angenommen wurde (vgl. Kapitel PRIEBE).

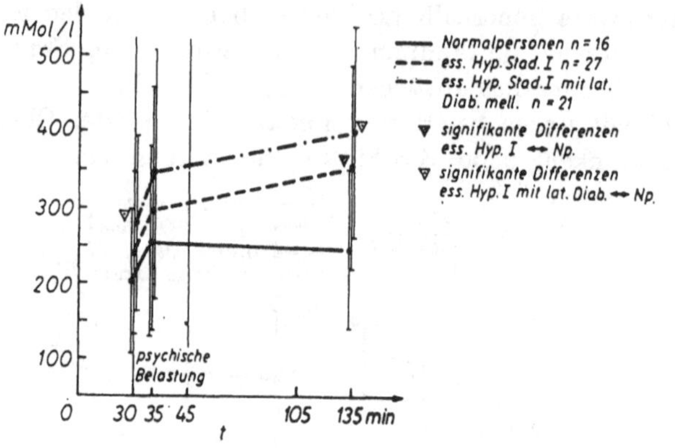

Abb. 3. Das Verhalten der FFS im Plasma bei Patienten mit essentieller Hypertonie im Stadium I u. II sowie Normalpersonen nach psychoemotionalem Stress [16]

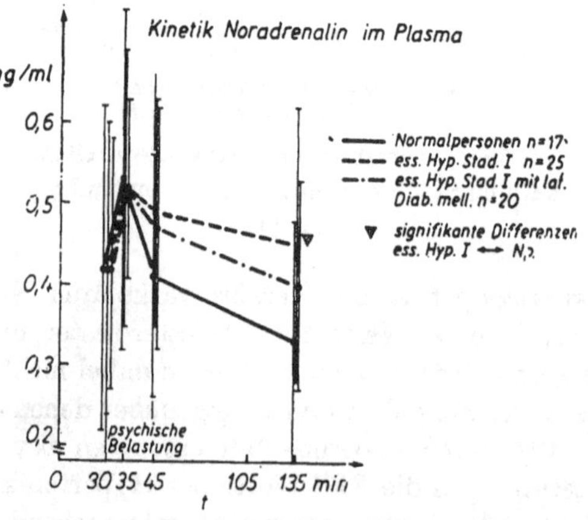

Abb. 4. Kinetik von Noradrenalin im Plasma bei Hypertonikern im Stadium I mit und ohne gestörte(r) Glukosetoleranz, sowie Normalpersonen nach psychoemotionalem Stress [16]

Im Rahmen von i. v. Glukosetoleranztesten konnte ein signifikanter Triglyceridabfall lediglich bei Hypertonikern mit normaler KH-Toleranz beobachtet werden [15, 20]. War die Hypertonie mit einer diabetischen Stoffwechsellage vergesellschaftet, blieb die Triglyceridsenkung aus, wobei eine gewisse kinetische Starre zu beobachten war. Bei Normalpersonen kam es sogar zu einem kurzfristigen Anstieg der Triglyceride. In späteren Untersuchungen [123] wurden diese Ergebnisse bestätigt. Die FFS blieben bei den Hypertonikern mit normalem KH-Stoffwechsel nach Glukosegabe höher als bei Normalpersonen und bei Hypertonikern mit gestörter Glukosetoleranz, die durch eine persistierende Hyperinsulinämie gekennzeichnet waren, so daß eine insulinbedingte Lipolysehemmung bzw. Lipogenese eine hinreichende Erklärung für das Verhalten der FFS bietet [15, 20]. Während die ungesättigten FFS bei Gesunden nach Glukosereiz ansteigen, ändern sie sich bei Hypertonikern (ohne und mit gestörter Glukosetoleranz) z. T. gegensinnig, obwohl sie bei den Hochdruckkranken — analog zu anderen Befunden — anfangs deutlich erhöht waren. Die gesättigten FFS verhielten sich entsprechend umgekehrt [15]. Das Serumcholesterol ließ keine kinetischen Veränderungen erkennen.

Nach starker körperlicher Belastung steigt die Linolsäure der FFS an, während die Stearinsäure abfällt [42, 86]. In den Fraktionen der Triglyceride, Cholesterolester und Phospholipide verhielten sich die Fettsäuren spiegelbildlich, so daß auf eine bevorzugte Oxidation ungesättigter Fettsäuren in der Muskulatur geschlossen wurde [86].

Eine verminderte Zufuhr an Linolsäure führt bei normotonen Ratten zur Hypertonie [197, 198, 200]. Diese kann auf eine Verarmung an Prostaglandin-Präkursoren zurückgeführt werden, da die Linolsäure als Präkursor der Arachidonsäure gilt. Gleichzeitig kommt es zu einer Erhöhung der Plasmakatecholamine und gesteigerten Reninaktivität [202]. Auf der anderen Seite bewirkt eine linolsäurereiche Kost eine Blutdrucksenkung [197, 199, 200] mit verminderten Plasmakatecholaminen und erniedrigter Reninaktivität. Die Prostaglandinpräkursoren haben eine geringere blutdrucksenkende Wirkung als die Prostaglandine selbst [201].

Die Fettsäuremuster der FFS ändern sich auch unter psychischer Belastung in charakteristischer Weise [16, 21]. Palmitin- und Stearinsäure steigen bei den Hypertonikern unmittelbar danach stark an. Diese Erhöhung ist bei der essentiellen Hypertonie mit normaler Glukosetoleranz besonders ausgeprägt. Wahrscheinlich ist das Ausdruck eines verstärkten Abstroms von mehrfach ungesättigten Fettsäuren mit einem Persistieren der gesättigten Reihe im Blut als Reaktion auf die Belastung. Ein Abfall der einfach ungesättigten Fettsäuren Myristoleinsäure (C 14 : 1), Palmitoleinsäure (C 16 : 1) und Ölsäure (C 18 : 1) wurde ebenfalls registriert; allerdings kam es bei Hypertonikern mit verminderter Glukosetoleranz zu einem Anstieg.

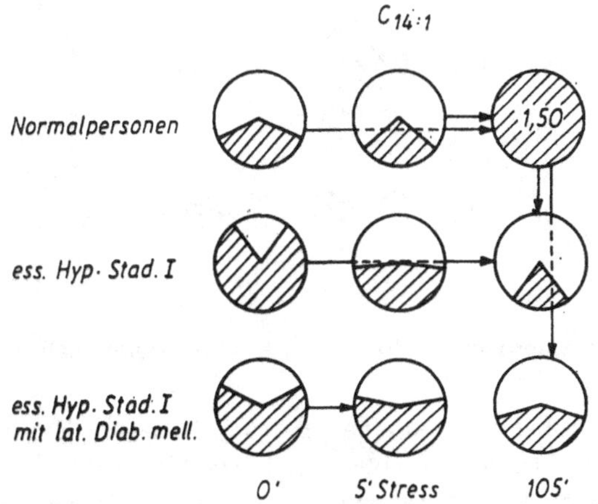

%-Anteil der Myristoleinsäure an den gesamten FFS.
Das Maximum von 9 Prozentwerten (Vollkreis) dient als Bezugsgröße.

Abb. 5. Das Verhalten der Myristoleinsäure im Plasma unter psychoemotionalem Stress [16]

Sowohl bei den Kontrollpersonen als auch bei den Hypertonikern fielen die Linolensäure (C 18: 3) und Arachidonsäure (C 20: 4) signifikant ab (Abb. 5—7).

Um die Interpretationsmöglichkeiten dieser im Detail z. T. noch schwer deutbaren Befunde zu erleichtern, wurden diese Untersuchungen erweitert [123]. Ihre Zusammenfassung läßt auffallende systematische Auslenkungen erkennen. Bei einem Vergleich der Fettsäuremuster der Triglyceride von Hypertonikern ohne KH-Stoffwechseldefekt

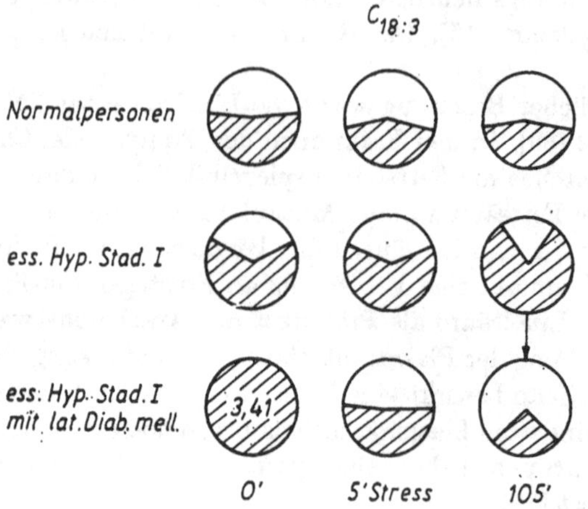

%-Anteil der Linolensäure an den gesamten FFS.
Das Maximum von 9 Prozentwerten (Vollkreis) dient als Bezugsgröße.

Abb. 6. Das Verhalten der Linolensäure im Plasma unter psychoemotionalem Stress [16]

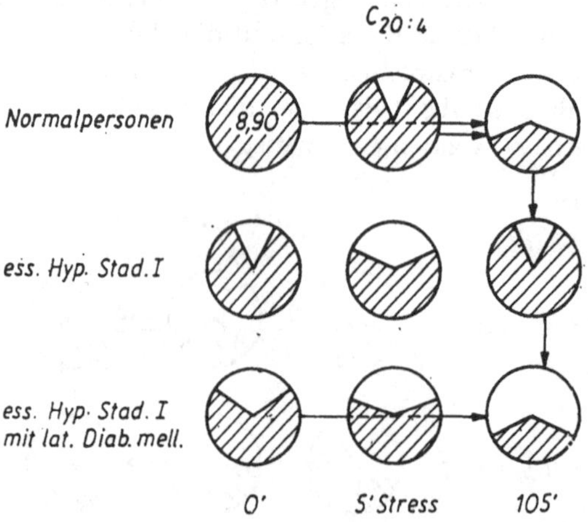

Abb. 7. Die Arachidonsäure im Verlauf unter psychoemotionalem Stress [16]

und Normalpersonen fiel bei ersteren eine belastungsbezogene Erhöhung der mehrfach ungesättigten Fettsäuren (Linol-, Linolen- und Arachidonsäure) auf. Die gesättigten Fettsäuren zeigten eine abfallende Tendenz, obwohl es bei einigen von ihnen (Myristinsäure, Stearinsäure) zu signifikanten Anstiegen kam. Das Verhältnis von Trien- zu Tetraensäuren als möglicher Ausdruck eines Defizits an essentiellen Fettsäuren fiel im Serum von Hypertonikern ab. Wenn darüber hinaus eine gestörte Glukosetoleranz bestand, waren dagegen die gesättigten Fettsäuren erhöht, die ungesättigten sanken dafür wieder ab. Ob diese unterschiedlichen Fettsäuremuster Ausdruck mehrerer, sich überlappender metabolischer Parallelzustände sind oder nachfolgende Stadien ein- und desselben Prozesses darstellen, bleibt noch unklar. Es ist jedoch evident, daß die Kinetik der individuellen Triglyceridfettsäuren im Hinblick auf das Gruppenverhalten der Hypertoniker die Veränderungen der Serumtriglyceride reflektiert. Diese zeigen jedoch — im Vergleich zu den FFS — ein verhältnismäßig starres Verhalten, das mit dem gegenüber den FFS größeren Pool und der längeren Halbwertzeit der Triglyceride [168] seine Erklärung findet. So konnten auch von anderen Autoren [86, 153] nur geringe Abweichungen der Triglyceridkonzentrationen nach Belastung nachgewiesen werden.

Die FFS sind besser geeignet, die Dynamik und Energetik des Fettstoffwechsels widerzuspiegeln. Das betrifft vordergründig ihre Beeinflußbarkeit im Schock und Stress [16, 87] via Katecholamine sowie ihr Verhalten zur Insulinkinetik (vgl. Kapitel R. Baumann und Singer, S. 147—148). Nach Glukosereiz [20] und psychischen Belastungen [21, 22] fanden sich deutlichere Abweichungen. Im Gegensatz zu Normalpersonen fielen die ungesättigten FFS im Verlauf einer intravenösen Glukosebelastung bei essentieller Hypertonie ab, bei zusätzlicher KH-Stoffwechselstörung blieben sie gleich [18]. Die gesättigten FFS sanken dagegen bei Normalpersonen, stiegen bei Hypertonikern unmittelbar, bei zusätzlicher KH-Stoffwechselstörung verzögert an. Damit ergab sich zu den Triglyceridfettsäuren ein im wesentlichen spiegelbildliches Verhalten. Daß beide Fraktionen erwartungsgemäß nicht sehr eng korrelieren, ist im wesentlichen auf ihre unterschiedliche Kinetik und Blutkonzentration sowie auf gegenläufige Transportwege zwischen Leber und Fettgewebe mit der ihnen eigenen biologischen Varianz determiniert.

Die der essentiellen Hypertonie eigene Stress-Sensibilität und überhöhte Katecholaminlabilität führt zu einer Konzentrationssteigerung und vermehrten Utilisation von FFS. Dabei werden nach Untersuchungen und Interpretationen unseres Arbeitskreises [15, 22] vorrangig ungesättigte FFS metabolisiert. Daraus resultiert ein Abfall ungesättigter FFS im Blut mit verstärktem Einbau in die Gewebstriglyceride, die u. a. nach ihrer Leberpassage mit entsprechender Latenzzeit reverestert in den triglyceridreichen Prä-β-Lipoproteinen des Blutes wieder auftreten können, andererseits auch in die Gefäßwand gelangen.

Diese vermehrte Inkorporation ungesättigter Fettsäuren ist offensichtlich von erheblicher metabolischer Relevanz. Sie sind das bevorzugte Substrat für den Energieumsatz bei erhöhter funktioneller Anforderung, die beispielsweise die Hypertonie im metabolischen Sinne darstellt. Die vermehrte Oxidationsbereitschaft der ungesättigten FFS im Gewebe führt infolgedessen zu einem Sistieren der gesättigten Reihe im Serum, so daß sie für die Aufrechterhaltung des Energiegleichgewichts zunehmende Bedeutung erlangen [140]. Dadurch wird ein Defizit an Polyensäuren im Serum ausgelöst, das möglicherweise eine ursächliche Rolle in der Pathogenese der Arteriosklerose spielt [157, 158, 162]. Es wurde andererseits ein vermehrter Einbau von Palmitinsäure in die Gewebstriglyceride bei Vermehrung der gesättigten Fettsäuren beschrieben [13]. Offenbar ist diese gegensinnige Konstellation in späteren Hypertoniestadien anzutreffen. Es gibt bisher keine Anhaltspunkte dafür, daß Insulin bestimmte Fettsäuren für die metabolische Utilisation bevorzugt. Es dürfte passiv auf das Angebot der FFS im Blut angewiesen sein.

Die polyvalente Rolle der Prostaglandine als depressorisches und antilipolytisches Prinzip wirft die aktuelle Frage nach hämodynamischen und biochemischen Verknüpfungen auf. Bekanntlich wird Linolsäure in Arachidonsäure konvertiert. Die hochungesättigten C_{20}-Säuren — Eicosatrien ($C_{20:3}$)-, Eicosatetraen ($C_{20:4}$) — bzw. Arachidon-

und Eicosapentaensäure ($C_{20:5}$) — gelten ihrerseits als Präkursoren der Prostaglandine E_1, E_2 und E_3 bzw. I_1, I_2 und I_3, ohne daß ein Präkursorendefizit durch Prostaglandingaben auszugleichen ist [65, 106]. Deren bekannte antilipolytische Wirkung [24, 55, 56, 57, 85] kann neben ihrem depressorischen Gegenregulationsprinzip innerhalb der Hypertonie-Pathogenese vermutlich durch Hemmung der Adenylatcyclase den antilipolytischen und lipogenetischen Mechanismus des Insulins verstärken und damit den im Kapitel 3 dargelegten insulinogenen Arterioskleroseprozeß begünstigen.

Die Lipolysehemmung der Prostaglandine E_1 und E_2 (PGE_1 u. PGE_2) ist in vitro [24], an isolierten Fettzellen [55, 56, 57] und durch die Aufhebung der Lipolyse von Katecholaminen, ACTH, TSH, Glukagon, Vasopressin, Sympathikusstimulation und im Kältetest nachgewiesen worden [172, 173, 176, 184, 185]. Möglicherweise hemmen PGE_1 u. PGE_2 im Rahmen eines feedback-Mechanismus die Adenylatcyclase [36, 56, 175] und die Theophyllin-induzierte Lipolyse durch Inhibition der Phosphodiesterase [137, 145]. Es ist noch offen, inwieweit konzentrationsabhängige Einflüsse auf das Wechselspiel von Adenylatcyclase oder Phosphodiesterase zu unterschiedlichen Reaktionen auf den Gehalt an cyclischem AMP und damit zu abweichenden Auswirkungen auf die Lipolyserate führen, da durch Prostaglandingaben auch Erhöhungen des cyclischen AMP beobachtet wurden [36, 37]. In gewisser Weise sind daher die antilipolytischen Wirkungen von PGE_1 und PGE_2 sowie Insulin ähnlich [69, 185]. Die Resynthese der Triglyceride wird möglicherweise nicht beeinflußt [170]. Im Hinblick auf die Hypertonie-Pathogenese erscheinen die Befunde von Interesse, die auf einen katecholamin-antagonistischen antilipolytischen Effekt hinweisen [37, 56, 119].

Gaschromatographische Analyse menschlicher Aorten haben tatsächlich eine Vermehrung mehrfach ungesättigter Fettsäuren in der Glycerid- und Cholesterolfraktion arteriosklerotischer Gefäße ergeben [28, 29, 150]. Damit korrespondieren auch ältere Befunde [27, 157, 158], in denen auf einen geringen Anteil mehrfach ungesättigter Triglycerid- und Cholesterolfettsäuren im Serum von Arteriosklerotikern hingewiesen wird. Die — im Gegensatz zu den Frühstadien der essentiellen Hypertonie — geringere Kinetik der Polyensäuren bei Hypertonie *mit* KH-Stoffwechseldefekt [18, 123, 126] ist mit der geringeren Glukoseassimilation (niedrigere K_G-Werte) in Einklang zu bringen, die mit einer maladaptiv prolongierten Hyperinsulinämie vergesellschaftet ist [20].

Diese Hyperinsulinämie ist im Zusammenhang mit der stressinduzierten Umsatzsteigerung der FFS ein begünstigendes Moment für eine vorzeitige Arteriosklerose.

Insofern wirkt sich die Hyperinsulinämie infolge der Konzentrationsabhängigkeit ihres Effekts unterschiedlich, d. h. vordergründig adaptiv auf den Glukose-Stoffwechsel und maladaptiv auf den insulinempfindlicheren Fettmetabolismus aus. Damit erklärt sich auch, daß Insulinmengen, die den Glukosehaushalt zu kompensieren vermögen, bereits so stark lipogenetisch wirken, daß sie neben der angestrebten Eumetabolisierung des Glukosehaushalts durch unangemessene Lipidinfiltration in den Arterien gleichzeitig einer Arteriosklerose Vorschub leisten.

Da der stress-induzierte FFS-Anstieg außerdem die periphere Insulinwirkung herabsetzt, sind die komplizierten Regelmechanismen im Detail noch wenig überschaubar.

Dementsprechend müßten in den Geweben und damit auch in der Intima und Media der Arterien bei zunehmendem Insulinmangel auch keine erhöhten Konzentrationen von Polyensäuren vorliegen. Das ist durch gaschromatographische Simultanuntersuchungen von Blut und Arteriengewebe bei amputierten Diabetikern mit Gangrän bestätigt worden [165]. Der aktive Gefäßprozeß hat bei diesen Fällen möglicherweise schon vor der Diabetesmanifestation die Makroangiopathie ausgebildet. Das würde auch die Beobachtung untermauern, daß mit fortschreitender Atherosklerose Fettsäuremuster von Serum und Arterien in gewissem Maße konvergieren [150]. Bei dieser Interpretation muß allerdings berücksichtigt werden, daß die Lipidakkumulation und damit auch die Fettsäurezusammensetzung der Triglyceride und Cholesterolester in der Gefäßwand eine Resultante aus Lipidinsudation, -synthese und -hydrolyse darstellt [48, 135, 188, 195, 196].

Die klinischen Befunde und Hypothesen von R. Baumann u. Mitarb. [18, 22, 123] sind mehrfach tierexperimentell bestätigt worden. Bei der nephrogenen Hypertonie der Ratte wurde eine Zunahme der gesättigten und eine Senkung der ungesättigten Triglyceridfettsäuren und FFS festgestellt [127, 129, 130]. Bei experimenteller Carotissinus-Hypertonie an Ratten [131] fanden sich gleiche Befunde, die als Folge eines gesteigerten Energiebedarfs bei Hypertonie gedeutet wurden und offensichtlich ihre Ursache in einer erhöhten Sympathikusaktivität haben.

Vaskuläre und metabolische Effekte der Katecholamine scheinen jedoch nicht direkt zu korrelieren. Noradrenalin und Isoproterenol erhöhen den Blutfluß im Fettgewebe, auch wenn die Lipolyse durch Nikotinsäure gehemmt wird. Andererseits kann der Sauerstoffverbrauch des Fettgewebes durch Katecholamine gesteigert, durch zusätzliche Nikotinsäuregaben jedoch deutlich reduziert werden [134]. Eine vermehrte Lipolyse ist daher nicht mit einem erhöhten Blutfluß im Fettgewebe in Zusammenhang zu bringen. Das korrespondiert mit Befunden [12], nach denen lipolytisch wirksame Katecholaminkonzentrationen unter den vasokonstriktorisch effektiven Mengen liegen.

Die neurotisch induzierte experimentelle Hypertonie wies innerhalb der Triglycerid- und FFS-Fraktion gleichermaßen eine Vermehrung der gesättigten und eine Verminderung der ungesättigten Fettsäuren auf [125]. Hinsichtlich der quantitativen Wertigkeit steht dieses neurotisch induzierte Modell den Frühstadien der essentiellen Hypertonie am nächsten (Abb. 8).

Kurzfristige Stress-Situationen bewirken andererseits bei Affen Erhöhungen der ungesättigten und Verminderung der gesättigten FFS [125], ein Befund, der dem Ver-

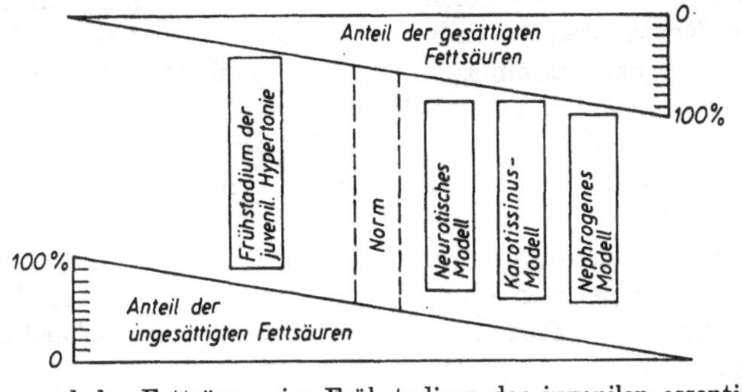

Abb. 8. Sättigungsgrad der Fettsäuren im Frühstadium der juvenilen essentiellen Hypertonie im Vergleich zu 3 tierexperimentellen Hypertoniemodellen; nach [126]

halten bei juveniler essentieller Hypertonie entspricht. Injektionen von Prostaglandin E_1 führten bei normotonen und hypertonen Kaninchen zu einer starken Vermehrung der ungesättigten und einen Abfall der gesättigten FFS [132]. Dabei spielt in der FFS-Fraktion offensichtlich die Kinetik der Linol- und Arachidonsäure eine dominierende Rolle. Somit ergab sich ein metabolischer Antagonismus zwischen Angiotensin II und Prostaglandin E_1, der eine auffällige Parallele zu dem pressorisch-depressorischen Gegenspiel beider Substanzen bzw. ihrer Regelkreise aufweist.

Werden Kaninchen mit einer Carotissinus-Hypertonie zusätzlich durch Angiotensinapplikationen belastet, ergeben sich weitere Erhöhungen der gesättigten sowie Verminderung der ungesättigten FFS und damit Anhaltspunkte für eine metabolische

Wirkung des Angiotensin II [15, 124]. Nach diesem Soforteffekt tritt etwa 30 Minuten später ein Phase mit entgegengesetzter Konstellation hinsichtlich des Sättigungsgrades auf. Diese Wirkung beruht offensichtlich auf einer stimulierten Lipolyse via Noradrenalin [120] oder direkt auf einem vergrößerten FFS-Umsatz unabhängig von der vasokonstriktorischen Potenz des Angiotensins. Damit werden auch die klinischen Befunde von R. Baumann u. Mitarb. [16, 21, 22] über eine Beteiligung des Renin-Angiotensin-Aldosteron-Systems gestützt.

Andererseits müssen Beziehungen zwischen Adipositas und Hypertonie berücksichtigt werden [45, 149], obwohl die von R. Baumann u. Mitarb. aufgezeigten pathogenetischen Zusammenhänge ausdrücklich einen entscheidenden Kausalzusammenhang zwischen Adipositas und Hypertonie negieren. Es ist bisher epidemiologisch noch nicht genügend abgesichert, daß die Hypertonie allgemein bei Adipösen häufiger vorkommt und sich, wie Patzold [146] angibt, ein Jahrzehnt früher manifestiert. Möglicherweise stellen Übergewicht und Hypertonie nur assoziierte, synergistisch effektive Phänomene dar. Eine Gewichtsreduktion kann andererseits außer einer Beeinflussung der Blutlipide zu einer Senkung von Blutdruck und Plasmainsulin führen [70, 149, 174]. Es wird vermutet, daß die Fettsucht die Entwicklung eines Bluthochdrucks u. a. dadurch erheblich beschleunigen kann, daß sie das Stadium der labilen Blutdruckerhöhung verkürzt. In diesem Zusammenhang ist festgestellt worden, daß Fettsüchtige vermehrt Kochsalz zu sich nehmen [46]. Von Interesse sind auch die Mitteilungen über ein erhöhtes Herzminutenvolumen bei Fettsüchtigen [4, 5, 178, 179, 189, 190], das gleichfalls in den Frühstadien der essentiellen Hypertonie beobachtet wird. Diese Befunde waren Anlaß zu der Vermutung, daß das erhöhte Herzminutenvolumen ein schnelles Ansteigen des peripheren Widerstandes provoziert und damit die Entwicklung einer stabilen Hypertonie mit Verkürzung der labilen Phase beschleunigt [114, 146]. Neben dem Übergewicht ist auch ein Einfluß des Konstitutionstyps diskutiert worden. Pykniker bzw. Personen mit endomorpher Konstitution haben höhere Blutdruckwerte bzw. häufiger einen Hochdruck als Astheniker bzw. ektomorphe Personen [108, 115, 151], die aufgrund ihres Konstitutionstyps selten zur Fettsucht neigen [160]. Unter Berücksichtigung des Wandels der Hypertonie über labile in stabile Verlaufsformen, sind diese Korrelationen im jugendlichen Alter mehr für die labile, im höheren Alter mehr für die stabile Hypertonie ausgeprägt (Abb. 9). Es ergeben sich Parallelen dazu, daß die Häufigkeit der Hypertonie mehr mit dem relativen als mit dem absoluten Körpergewicht korreliert [92, 93, 190]. Damit findet sich ein rückwirkender Hinweis auf die Relevanz konstitutioneller Faktoren, die im Zusammenhang mit dem „metabolischen Syndrom“ bereits erwähnt wurden.

Angesichts der auffälligen Zusammenhänge zwischen Hypertonie, Hyperlipoproteinämie, Adipositas und gestörter Glukosetoleranz besteht die Frage nach gemeinsamen Pathomechanismen. Die Problematik präformierender Einflüsse auf die Zytogenese des ZNS, Synapsen, Rezeptoren und Transmittersubstanzen in der prä- bzw. postnatalen Phase darf hierbei nicht übersehen werden. In diesen übergeordneten Zusammenhang muß die Hypertrophie des Fettgewebes einbezogen werden, die als wichtigste Folge der Überernährung gilt.

Die Anzahl der Fettzellen ist bereits im frühen Kindesalter determiniert [109]. Das bedeutet, daß im Erwachsenenalter Triglyceridablagerungen im Fettgewebe durch Vergrößerung, nicht aber durch Vermehrung der Adipozyten erfolgen. Bei maturity-onset-Diabetes, primärer Hyperlipoproteinämie und Adipositas sind die Fettzellen größer als bei Stoffwechselgesunden mit gleichem Körpergewicht. Da die Zahl der Fettzellen sich kaum verändert, können schon leichte Gewichtszunahmen zu erheblichen

Vergrößerungen des Fettzellvolumens führen [76, 77]. Gesteigerte Lipogenese [65] und Lipolyse [77] weisen auf einen erhöhten FFS-Umsatz hin, der vor allem bei gleichzeitiger Adipositas [9, 10] mit einer erhöhten Insulinsekretion einhergeht [68, 91]. Diese Hyperinsulinämie wird als adaptive Folge einer herabgesetzten Insulinempfindlichkeit bei Volumenzunahme der Adipozyten aufgefaßt [14, 174]. In dieser Hinsicht werden Befunde bestätigt, nach denen eine Hypertriglyceridämie nicht Ursache erhöhter basaler und stimulierter Insulinwerte ist, sondern die gleichzeitig vorliegende Adipositas [9]. Die mit der Lipogenese gesteigerte Lipolyse zieht eine Hyperlipazidämie nach sich, die eine

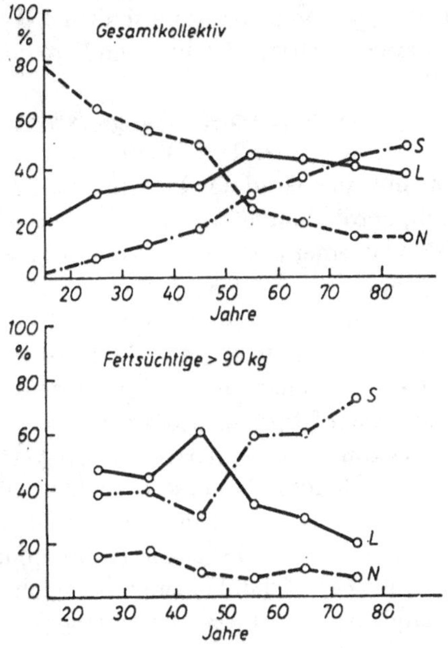

Abb. 9. Prozentuale Hypertoniehäufigkeit bei ca. 2500 stationär behandelten Patienten. Der Schnittpunkt von labiler (L) und stabiler (S) Hypertonie liegt bei Fettsüchtigen 20 Jahre früher. N = Normotoniker; nach [146]

Steatosis hepatis und Verminderung von Insulinwirkung und Glukoseverbrauch in der Muskulatur verursacht. Die somit überschüssige Blutglukose kann in der Leber [155, 180] sowie im Fettgewebe zunächst noch metabolisiert und als α-Glycerophosphat für die Triglyceridsynthese bereitgestellt werden [17]. Hinzu kommt der hemmende Effekt auf die hormonsensitive Triglyceridlipase, der unabhängig von der Insulinwirkung auf die Glukoseaufnahme des Fettgewebes ist [118] und die lipolytisch wirkenden Hormone (TSH, STH, ACTH, Glukokortikoide, Katecholamine, Glukagon), die bei der Hypertonie erhöht sind (vgl. Kapitel 2), zu paralysieren vermag [7, 8, 39, 58, 62, 111, 136, 192]. Hier ergibt sich eine wichtige Parallele zu den Befunden von R. Baumann u. Mitarb. [15, 20, 21, 22], Dieterle u. Mitarb. [52] sowie Welborn u. Mitarb. [187] bei der essentiellen Hypertonie.

Wenn die im ätiologischen Prozeß erworbene oder genetisch limitierte, durch die dargelegten Mechanismen jedoch ständig gesteigerte Insulinsekretion schließlich zu einer Überforderung der B-Zellen und damit zu einem Umschlag in einen Insulinmangelzustand führt, kann die Glukose vom Fett- und Muskelgewebe nun weniger abgeschöpft werden, so daß eine diabetische Stoffwechsellage resultiert. Das vermehrte Angebot von FFS an die Leber ist die Voraussetzung für eine gesteigerte Synthese von Triglyceriden und deren Einbau in Prä-β-Lipoproteine. Daraus resultiert die Hyperlipoproteinämie mit prävalierender Hypertriglyceridämie, die durch eine infolge Insulinmangel verminderte Synthese der Lipoproteinlipase und die damit verbundene verlangsamte Fettklärung verstärkt werden kann. Eine erhöhte Chylomikronenzahl bei Diabetes mellitus sowie Hypertonie wurde von EMMRICH u. PAASCH [53] beschrieben. Mit der gleichzeitig nachgewiesenen Hyperkoagulabilität, der erhöhten Thrombozytenadhäsivität und -aggregation sowie verminderten Fibrinolyse bestehen damit Voraussetzungen zur Entstehung der Atherosklerose. Der adaptive bzw. maladaptive Hyperinsulinismus ist außer bei der essentiellen Hypertonie, der Adipositas und Hyperlipoproteinämie auch bei gestörter Glukosetoleranz, Leberverfettung und Koronarsklerose beschrieben worden [103].

Die in fortgeschrittenen Hypertoniestadien häufige Niereninsuffizienz geht oft mit Hyperlipoproteinämien einher, wobei der Typ IV an Häufigkeit dominiert [10, 34, 88]. Die HLP korrelierten nicht mit dem Grad der Proteinurie. Dagegen ist für das nephrotische Syndrom die Hyperlipoproteinämie vom Typ IIa charakteristisch, da es infolge des renalen Albuminverlusts zu einer gesteigerten Synthese von α- u. β-Lipoproteinen kommt, von denen die α-Lipoproteine infolge ihres geringen Molekulargewichts zum Teil mit dem Harn wieder verlorengehen, so daß die typische β-Lipoproteinvermehrung sistiert. Der Typenwandel (vom Typ II zum Typ IV) deutet auf eine Zunahme der renalen Insuffizienz und auf eine damit verbundene gesteigerte periphere Lipolyse hin [168], obwohl keine Korrelation zwischen Hyperlipoproteinämie und dem Ausmaß der renalen Funktionseinschränkung nachgewiesen werden konnte [34]. Die bei Niereninsuffizienz häufige Hyperinsulinämie und Glukosetoleranzstörung kann über eine forcierte hepatische Triglyceridsynthese und eine periphere Insulinresistenz die Hyperlipoproteinämie erklären (vgl. Kapitel 2). Außerdem wurde in der Urämie eine verminderte Lipoproteinlipaseaktivität beobachtet [31]. Eine kohlenhydratreiche Kost im Rahmen der konservativen Urämiebehandlung kann die Hypertriglyceridämie weiter erhöhen. Chronische intermittierende Dialyse vermag die Hyperlipoproteinämie nicht zu beeinflussen [31, 152].

Für die *Behandlung* der Hypertoniker ergeben sich aus metabolischer Sicht eine Reihe beachtenswerter Aspekte. Eine knapp kalorische Kost bei Übergewicht kann zur Blutdrucksenkung [149], Gewichtsreduktion [70, 122], Lipidsenkung [112], Verminderung

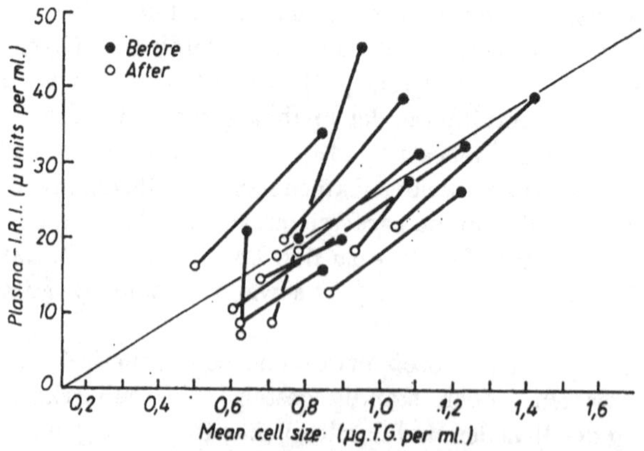

Abb. 10. Mittleres Adipozytenvolumen und Insulinkonzentration im Nüchternplasma von Adipösen vor und nach Gewichtsreduktion; nach [174]

des Adipozytenvolumens sowie des Insulinspiegels [90, 174] führen (Abb. 10) und sich damit günstig auf den konzipierten insulinogenen Arterioskleroseprozeß auswirken.

Eine polyensäurereiche Ernährung bewirkt eine Cholesterol- und Triglyceridsenkung [96, 97, 98, 99] mit einer Verminderung von Morbidität und Mortalität arteriosklerotischer Gefäßkomplikationen [133, 183].

Vermehrte körperliche Aktivität bedingt neben den allgemeinen Vorteilen der physischen Konditionierung (vgl. Kapitel PRIEBE) eine Senkung der Triglyceride [86, 95], weniger des Cholesterols [38, 59, 178, 179]. Biguanide bewirken eine Gewichtsreduktion u. a. über ihre anorexigene Wirkung, unabhängig davon eine Senkung der Triglyceride [70, 107] und eine Besserung der Glukosetoleranz.

Neben der Triglyceridsenkung kann Clofibrat auch zu einer deutlichen Besserung der KH-Toleranz führen, die bei insulinpflichtigen Diabetikern eine erhebliche Verminderung des Insulinbedarfs nach sich zieht [25, 168]. Auf den systolischen und diastolischen Blutdruck übt Clofibrat keinen Einfluß aus [142].

Propranolol senkt die FFS-Konzentration und ist deshalb bei insulinspritzenden Diabetikern wegen möglicher Hypoglykämien zu beachten [72]. Es ist in Kombination mit D-Thyroxin zur Senkung erhöhter Cholesterolwerte eingesetzt worden [104].

Thiazide können außer einer Verschlechterung der Glukosetoleranz Hyperlipidämien auslösen [66, 73]. Hydralazin vermindert das Serumcholesterol [51, 148, 159], bei Ganglienblockern ist ein ähnlicher Effekt nachgewiesen worden [51, 143]. Reserpin und Guanethidin hemmen Cholesterolablagerungen in der Aorta, ohne erhöhte Serumcholesterol-Konzentrationen zu reduzieren [23, 159].

Die synoptische Bewertung der bisher vorliegenden Ergebnisse ergibt Hinweise darauf, daß insbesondere die Frühphasen der Hypertonie durch vielfältige metabolische Abweichungen charakterisiert sind, unter denen die Hyperinsulinämie die eine wesentliche pathogenetische Triebkraft darzustellen scheint. Wenn sie, wie wir annehmen, eine gegenregulatorische, maladaptive Reaktion auf die lipolytisch wirkenden Hormone (Katecholamine, Cortisol) und deren Stoffwechseleffekte ist, ergibt sich als praktische Konsequenz für therapeutische Ansätze, die Mechanismen, die zur gesteigerten Hormonwirkung führen, prinzipiell zu dämpfen („low stress"-Berufe, Vermeidung von psycho-emotionalem Stress, pharmokologische Steuerung der emotionalen Labilität) und damit evtl. auch die gegenregulatorische Hyperinsulinämie zu verhindern.

Literatur

1. ADLERSBERG, D., and C. J. WANG: Syndrome of idiopathic hyperlipemia, mild diabetes mellitus and severe vascular damage. Diabetes **4** (1955), 210–218
2. ALBRINK, M. J., P. H. LAVIETÉS and E. B. MAN: Relationship between serum lipids and the vascular complications of diabetes from 1931 to 1961. Trans. Assoc. Am. Physicians **75** (1962) 235–241
3. ALBRINK, M. J., J. W. MEIGS and E. B. MAN: Serum lipids, hypertension and coronary artery disease. Am. J. Med. **31** (1961), 4–23
4. ALEXANDER, J. K.: Obesity and circulation. Mod. Conc. cardiov. Dis. **32** (1963), 799–803
5. ALEXANDER, J. K., and E. W. DENNIS: Circulatory dynamics in extreme obesity. Circulation **20** (1959), 662
6. ALLARD, C., O. RUSCITO and C. GOULET: The influence of serum triglycerides on the fate of aortocoronary vein grafts. Canad. Med. Ass. J. **107** (1972), 213–216
7. ASHMORE, J.: The effects of glucocorticoids on insulin action. Diabetes **13** (1964), 349–354
8. ASHMORE, J., P. D. BEWSHER and G. S. KILSHEIMER: Effects of glucagon on activation of hepatic lipase. 26. Meeting Amer. Diab. Assoc., Chicago, 1966

9. BAGDADE, J. D., E. L. BIERMAN and D. PORTE: Influence of obesity on the relationship between insulin and triglyceride levels in endogenous hypertriglyceridemia Diabetes **20** (1971), 664–672

10. BAGDADE, J. D., D. PORTE jr. and E. L. BIERMAN: Hypertriglyceridemia. A metabolic consequence of chronic renal failure. New Engl. J. Med. **279** (1968), 181–185

11. BAHL, A. N., and A. L. BAHL: Serum lipids and hypertension in diabetics. Indian J. med. Sci. **20** (1966), 485

12. BALLARD, K., C. A. COBB and S. ROSELL: The relationship between lipolytic and vasoactive effects of adrenaline and noradrenaline on canine subcutaneous adipose tissue. Acta physiol. scand. Suppl. **330** (1969), 109

13. BALLY, P. R., G. F. CAHILL, B. LEBOEUF and A. E. RENOLD: Studies on rat adipose tissue in vitro V. effects of glucose and insulin on the metabolism of palmitate-1-C^{14}. J. Biol. Chem. **235** (1960), 333–336

14. BARLOW, K. A.: Hyperlipidemia in primary gout. Metabolism **17** (1968), 289–299

15. BAUMANN, R.: Kohlenhydrat- und Fettstoffwechselstörungen in den Frühstadien der essentiellen Hypertonie als pathogenetische Risikofaktoren der Arteriosklerose. Ber. Ges. inn. Med. **8** (1972), 191–201

16. BAUMANN, R.: Stress-Sensibilität und Adaptation. Ber. Ges. Inn. Med. **9** (1974), 15–30

17. BAUMANN, R. und CH. GRAFF: Die Vergesellschaftung des Frühstadiums der essentiellen Hypertonie mit latenten und asymptomatischen diabetischen Kohlehydrat-Stoffwechseldefekten. Dtsch. Ges.wesen **23** (1968), 1585–1593 u. 1633–1638

18. BAUMANN, R. und M. L. MICHAILOV: Das Spektrum der unveresterten Fettsäuren im Blutplasma und die immunreaktive Insulinkinetik nach Glukosebelastung im Frühstadium der jugendlichen Hypertonie. Dtsch. Ges.wesen **28** (1973), 1206–1214

19. BAUMANN, R., V. MORITZ, W. GÖDICKE, J. W. POSTNOW und M. ZIEGLER: Insulin kinetic, glucose tolerance, and lipid metabolism in genetically spontaneous hypertensive rats. Acta biol. med. germ. **35** (1976), K35–K39

20. BAUMANN, R., D. THYBUSCH, W. GÖDICKE, E. KLEINAU und D. BANSI: Funktionskinetik von Insulin, Lipiden und Cortisol nach i. v. Glukosebelastung in Frühstadien der essentiellen Hypertonie. Dtsch. Ges.wesen **26** (1971), 525–536

21. BAUMANN, R., H. ZIPRIAN, W. GÖDICKE, W. HARTRODT, E. NAUMANN und J. LÄUTER: The influence of acute psychic stress situations on biochemical and vegetative parameters of essential hypertensives at the early stage of the disease. Psychother. Psychosom. **22** (1973), 131–140

22. BAUMANN, R., H. ZIPRIAN, M. MICHAILOV, D. BANSI, J. ENDERLEIN, J. LÄUTER, E. NAUMANN, W. HARTRODT, W. GÖDICKE und H. THIEL: Theoretische und klinische Aspekte der zerebro-viszeralen Regulationskrankheit arterielle essentielle Hypertonie. Dtsch. Ges.wesen **29** (1974), 721–733

23. BEIN, H. J.: Some pharmacological properties of guanethidine. In: VANE, J. R., G. E. W. WOLSTENHOLME u. M. O'CONNOR Adrenergic Mechanism. J. & A. Churchill Ltd., London 1960, S. 169

24. BERGSTRÖM, S., and L. A. CARLSON: Inhibitory action of prostaglandin E_1 on the mobilization of free fatty acids and glycerol from human adipose tissue in vitro. Acta physiol. Scand. **63** (1965), 195–196

25. BERKOWITZ, D.: Long-term treatment of hyperlipidemic patients with clofibrate. J. Am. Med. Assoc. **218** (1971), 1002–1005

26. BERKOWITZ, D.: Radioactive fat tolerance studies in the hypertensive In: BREST u. MOYER (Hrsg.): Hypertension-Recent advances. Lea & Febiger, Philadelphia 1961, S. 169

27. BÖHLE, E., W. SCHRADE, R. BIEGLER, D. LARBIG und J. KARYOTSIOTIS: Gaschromatographische Untersuchungen der Serumfettsäuren des Menschen. Klin. Wschr. **39** (1961), 5–17

28. BÖTTCHER, C. F. J., and F. P. WOODFORD: Lipid and fatty acid composition of plasma lipoproteins in cases of aortic atherosclerosis. J. Atheroscler. Res. **1** (1961), 434–439

29. BÖTTCHER, C. F. J., F. P. WOODFORD, C. Ch. ter HAAR-ROMENY-WACHTER, E. BOELSMA-van HOUTE and C. M. van GENT: Composition of lipids isolated from the aorta, coronary arteries and circulus Willisi of atherosclerotic individuals. Nature **183** (1959), 47–51

30. BORRIE, W.: Type III hyperlipoproteinemia. Brit. med. J. **2** (1969), 665–667

31. BOYER, J. L., and R. L. SCHEIG: Inhibition of postheparin lipolytic activity in uremia and its relationship to hypertriglyceridemia. Proc. Soc. exp. Biol. (N. Y.), **134** (1970), 603–605

32. BRAUNSTEINER, H., M. HERBST, S. SAILER und F. SANDHOFER: Häufigkeit kardiovaskulärer Erkrankungen bei der primären, kohlenhydratinduzierten Hypertriglyceridämie. Schweiz. med. Wschr. **98** (1968), 828–832

33. BRAUNSTEINER, H., F. SANDHOFER und S. SAILER: Primäre Hypertriglyceridämie und Atherosklerose. Wien. klin. Wschr. **81** (1969), 401–403

34. BRØNS, M., N. C. CHRISTENSEN and M. HØRDER: Hyperlipoproteinemia in patients with chronic renal failure. Acta med. scand. **192** (1972), 119–123

35. BROWN, D. F., S. H. KINCH and J. T. DOYLE: Serum triglycerides in health and in ischemic heart diseases. New Engl. J. Med. **273** (1965), 947–952

36. BUTCHER, R., C. E. BAIRD and E. W. SUTHERLAND: Effects of prostaglandins on cyclic AMP levels in fat and other tissues. In: Worcester Symposion on Prostaglandins, New York: Wiley, 1968, S. 93–97

37. BUTCHER, R. W., R. E. SCOTT and E. W. SUTHERLAND: The effects of prostaglandins on cyclic AMP levels in tissues. Pharmacology **9** (1968), 172

38. CAMPBELL, D. E., and T. B. LUMSDEN: Serum cholesterol concentrations during physical training and during subsequent detraining. Am. J. Med. Sci. **254** (1967), 155–161

39. CAMPBELL, J., and K. S. RASTOGI: Growth hormone-induced diabetes and high levels of serum insulin in dogs. Diabetes **15** (1966), 30–43

40. CAMUS, J. P.: Goutte, diabete, hyperlipemie une trisyndrome metabolique. Rev. Rheumat. et Mal. osteo-articul. **33** (1966), 10–14

41. CARLSON, L. A., and L. E. BÖTTIGER: Ischaemic heart disease in relation to fasting values of plasma triglycerides and cholesterol. Stockholm prospective study. Lancet I (1972), 865–868

42. CARLSTEN, A., B. HALLGREN, R. JAGENBURG, A. SVANBORG and L. WERKÖ: Arterial concentration of free fatty acids and free amino acids in healthy human individuals at rest and at different work loads. Scand. J. clin. Lab. Invest. **14** (1962), 185–191

43. CASTELLI, W. P., W. B. KANNEL and D. SHURTLEFF: Lipoproteins and risk of coronary heart disease. Circulation **33**, Suppl. 3 (1966), 71–84

44. CHAPMAN, J. M., A. H. COULSON, V. A. CLARK and E. R. BORUN: The differential effect of serum cholesterol, blood pressure and weight on the incidence of myocardial infarction. and angina pectoris J. chron. Dis. **23** (1971), 631–645

45. CHIANG, B. N., L. V. PERLMAN and F. H. EPSTEIN: Overweight and hypertension. Circulation **39** (1969), 403–421

46. DAHL, L. K., L. SILVER and R. W. CHRISTIE: Role of salt in the fall of blood pressure accompanying reduction of obesity. New Engl. J. Med. **258** (1958), 1186–1192

47. DAY, A. J., and M. L. WAHLQUIST: Uptake and metabolism of ^{14}C-labelled oleic acid by atherosclerotic lesions in rabbit aorta. A biochemical and radioautographic study. Circ. Res. **23** (1968), 779–788

48. DAYTON, S., and S. HASHIMOTO: Movement of labelled cholesterol between plasma lipoprotein and normal arterial wall across the intima surface. Circ. Res. **19** (1966), 1041–1049

49. DAYTON, S., M. L. PEARCE, H. GOLDMAN, A. HARNISH, D. PLOTKIN, M. SHICKMAN, M. WINFIELD, A. ZAGER and W. DIXON: Controlled trial of a diet high in unsaturated fat for prevention of atherosclerotic complications. Lancet II (1968), 1060–1062

50. DAYTON, S., M. L. PEARCE, S. HASHIMOTO, L. J. FAKLER, E. HISCOCK and W. J. DIXON: A controlled clinical trial of a diet high in unsaturated fat. New Engl. J. Med. **266** (1962), 1017–1023

51. DEMING, Q. B., M. E. HODES, A. BALTAZAR, J. A. EDREIRA and S. TOROSDAG: The changes in concentration of cholesterol in the serum of hypertensive patients during antihypertensive therapy. Am. J. Med. **24** (1958), 882–892

52. Dieterle, P., H. Fehm, W. Ströder, J. Henner, P. Bottermann and K. Schwarz: Asymptomatischer Diabetes mellitus bei normalgewichtigen Hypertonikern. Dtsch. med. Wschr. **92** (1967), 2376–2381

53. Emmrich, R. und H. Paasch: Chylomikronenzahlen im Nüchternserum bei Arteriosclerosis obliterans und bei Diabetes mellitus mit und ohne Hypertonie. Z. inn. Med. **22** (1967), 231–233

54. Epstein, F. H., R. Simpson and E. P. Boas: The epidemiology of atherosclerosis among a random sample of clothing workers of different ethnic origins in New York City. J. chron. Dis. **5** (1957), 300–314

55. Fain, J. N.: Adrenergic blockade of hormone-induced lipolysis in isolated fat cells. Ann. N. Y. Acad. Sci. **139** (1967), 879–890

56. Fain, J. N.: Anti-lipolytic effect of prostaglandin on free fat cells. In: Worcester Symposion on Prostaglandins. New York: Wiley, 1968, S. 67–77

57. Fain, J. N., D. J. Galton and V. P. Kovacev: Effect of drugs on the lipolytic action of hormones in isolated fat cells. Molec. Pharmacol. **2** (1966), 237–247

58. Fisher, J. N., and E. G. Ball: Thyroid status and response of adipose tissue to epinephrine. Fed. Proc. **23** (1966), 347

59. Fox, S. M., J. P. Naughton and W. L. Haskell: Physical activity and the prevention of coronary heart disease. Ann. Clin. Res. **3** (1971), 404–432

60. Fredrickson, D. S., R. I. Levi and R. S. Lees: Fat transport in lipoproteins — an integrated approach to mechanism and disorders. New Engl. J. Med. **276** (1967), 34–44, 94–103, 148–156, 215–224, 273–281

61. Friman, G. and U. Waern: Blood pressure and blood lipids in members of families with a heavy aggregation of essential hypertension. Acta med. scand. **196** (1974), 11–16

62. Genuth, S., and H. E. Lebovitz: Stimulation of insulin release by corticotropin. Endocrinology **76** (1965), 1093–1099

63. Geser, C. A., V. Ziegert, H. Hess und H. Mehnert: Kohlenhydrat- und Fettstoffwechsel bei diabetischen und nichtdiabetischen Arteriosklerotikern. Med. Klinik **65** (1970), 664 bis 668

64. Gödicke, W., Ch. Graff, R. Baumann, E. Naumann und H. Ziprian: Die Beeinflussung der Serumlipide, des Plasma-Kortisols und der 3-Methoxy-3-hydroxy-mandelsäure-Ausscheidung bei essentiellen Hypertonikern durch eine experimentell erzeugte psychische Stress-Situation. Dtsch. Ges.wesen **26** (1971), 1973–1976

65. Gottenbos, J. J., R. K. Beerthius and D. A. van Dorp: Essential fatty acid bio-assay of prostaglandin E_1 in rats and mice. In: Proc. 2nd Nobel Symp. Stockholm: Almqvist &Wiksell, 167, S. 57–62

66. Greenberg, S. R., R. G. Klotz and P. Roediger: Chlorothiazide effects on serum lipids in diabetic patients. Am. J. Med. Sci. **243** (1962), 574–581

67. Gries, F. A. und U. Oberdisse: Fettstoffwechsel und Diabetes mellitus. Dtsch. med. Wschr. **95** (1970), 727–734

68. Grüneklee, D., F. A. Gries, H. Preiss, K. Jahnke und H. Daweke: Serumsinsulin bei essentiellen und alkoholinduzierten Hyperlipämien. Verh. dtsch. Ges. inn. Med. **75** (1969), 875–878

69. Haessler, H. A., and J. D. Crawford: Insulin-like inhibition of lipolysis and stimulation of lipogenesis by prostaglandin E_1 (PGE_1). J. clin. Invest. **46** (1967), 1065

70. Haller, H., M. Hanefeld und W. Jaross: Lipidstoffwechselstörungen — Diagnostik, Klinik und Therapie. G. Fischer Verl., Jena, 1975

71. Haller, H., M. Hanefeld und W. Leonhardt: Pathophysiologie und Klinik des Fettstoffwechsels. Dtsch. Ges.wesen **26** (1971), 1673–1679

72. Haller, H., U. Julius, W. Leonhardt und M. Hanefeld: Der Einfluß von Propranolol und Chlorphenoxyisobuttersäure (CPIB) auf die Dynamik der freien Fettsäuren und des Blutzuckers. Dtsch. Z. Verdau.- u. Stoffwechselkr. **32** (1972), 391–399

73. HAMMERL, H., Ch. KRÄNZEL, G. NEBOSIS, O. PICHLER und M. STUDLAR: Über die Wirkung von Furosemid auf den Glukose- und Lipidstoffwechsel. Wien. klin. Wschr. **82** (1970), 294–296

74. HAMMERMÜLLER, B., W. LEONHARDT und M. HANEFELD: Vorläufige Mitteilung über elektronische Messungen der Volumenverteilungskurven isolierter menschlicher Fettzellen und ihre Beziehungen zum Diabetes mellitus. Dtsch. Ges.wesen **25** (1970), 2020–2022

75. HANEFELD, M., H. HALLER, W. LEONHARDT und W. MOSER: Häufigkeit und Interrelation metabolischer Risikofaktoren. Die Dresdner Studie, 1. Mitteilung. Dtsch. Ges.wesen **28** (1973), 1498–1503

76. HANEFELD, M., W. LEONHARDT, H. HALLER, R. NOACK, W. LÜDER und H. SCHNEIDER: Adipozytenvolumen bei primärer endogener Hypertriglyceridämie. Dtsch. Ges.wesen **28** (1973), 325–327

77. HANEFELD, M., W. LEONHARDT, W. JAROSS und H. HALLER: Interrelationen von Triglyceridgehalt der Leber, FFS und Übergewicht bei Patienten mit normalem oGTT, subklinischem Diabetes, manifestem Diabetes und Hyperlipoproteinämie. 2. Internat. Donausymposium über Diabetes mellitus, Wien, 1971, Verl. Wiener Med. Akademie 1971

78. HARTMANN, G., L. K. WIDMER, G. CREUX, A. GREENSHER und L. KAUFMANN: Serumlipide bei 1900 berufstätigen Männern und Blutdruck, Basler Studie. Z. Kreislaufforsch. **52** (1963), 425–438

79. HARTMANN, G. und F. WYSS: Die Hyperlipidämien in Klinik und Praxis. Huber Verl., Bern, Stuttgart, Wien, 1970

80. HASHIMOTO, H., H. TILLMANNS, J. S. M. SARMA, J. MAO, E. HOLDEN and R. J. BING: Lipid metabolism in perfused human nonatherosclerotic coronary arteries and saphenous veins. Atherosclerosis **19** (1974), 35–45

81. HAYES, D., and D. W. NEILL: Serum cholesterol and triglycerides in ischemic heart disease Clin. Sci. **26** (1964), 185–192

82. HEYDEN, S.: Die BBC-Studie. Arch. Kreislaufforsch. **53** (1967), 1–70

83. HOLLANDER, W., D. M. KRAMSCH and G. INOUE: The metabolism of cholesterol, lipoproteins and acid mucopolysaccharides in normal and atherosclerotic vessels. Progr. Biochem. Pharmacol. **4** (1968), 270–279

84. HOOD, B., I. BROLIN, H. KJELLBO and G. ANGERVALL: Serum lipids in renal artery stenosis and other hypertensive states. Acta med. scand. **179** (1966), 575–582 and 583–588

85. HORTON, E. W.: Hypotheses on physiological roles of prostaglandins. Physiol. Rev. **49** (1969), 121–161

86. HURTER, R., J. SWALE, M. A. PEYMAN and C. W. H. BARNETT: Some immediate and long-term effects of exercise on the plasma lipids. Lancet II (1972), 671–675

87. HUTH, K.: Veränderungen der Blutfette bei verschiedenen Schockmodellen. Med. Welt **22** (N. F.) (1971), 1173–1174

88. IRSIGLER, K., und K. MENGELE: Glukoseutilisation und Serumlipide bei chronischer Niereninsuffizienz. Wien. klin. Wschr. **38** (1968), 711–715

89. JOLLIFFE, N., S. H. RINZLER and M. ARCHER: The anticoronary club, including a discussion of the effects of a prudent diet on the serum cholesterol level of middle aged men. Am. J. clin. Nutr. **7** (1959), 451–472

90. JULIUS, U., H. SCHNEIDER, W. LEONHARDT, M. HANEFELD und H.-Chr. GABSCH: Adipozytenvolumen, Insulinsekretion und metabolische Parameter vor und nach Gewichtsreduktion. Jahreskongreß der Tschechoslowakischen Diabetes-Gesellschaft Luhacovice/ČSSR, 1973

91. KANE, J. P., C. LONGCOPE, F. PAVLATES and G. M. GRODSKY: Studies of carbohydrate metabolism in idiopathic hypertriglyceridemia. Metabolism **14** (1965), 471–486

92. KANNEL, W. B., N. BRAND, J. SKINNER jr., R. T. DAWBER and P. M. McNAMORA: The relation of adiposity to blood pressure and development of hypertension. Ann. intern. Med. **67** (1967), 48–59

93. KANNEL, W. B., T. R. DAWBER, A. KAGAN, N. REVOTSKI and J. STOKES: Factors of risk in the development of coronary heart disease – six-year follow-up exercise. Ann. intern. Med. **55** (1961), 33–50

94. KEIDING, N. R., G. V. MANN, H. F. ROOT, Y. ELENANG, D. A. LAWRY and A. MARBLE: Serum lipoproteins and cholesterol levels in normal subjects and in young patients with diabetes in relation to vascular complications. Diabetes **1** (1952), 434–440

95. KEUL, J. und G. HARALAMBIE: Lipidstoffwechsel und Körperarbeit. Med. Welt **21** (N. F.) (1970), 1689–1692

96. KEYS, A., J. T. ANDERSON and F. GRANDE: Serum cholesterol responses in man to oral ingestion of arachidonic acid. Am. J. clin. Nutr. **7** (1959), 444–450

97. KEYS, A., J. T. ANDERSON and F. GRANDE: Serum cholesterol response to changes in the diet, Part I–IV. Metabolism **14** (1965), 747–787

98. KEYS, A., and F. FIDANZA: Serum cholesterol and relative body weight of coronary patients in different populations. Circulation **22** (1960), 1091–1106

99. KEYS, A., N. KIMURA, A. KUSUKAWA, B. BRONTE-STEWART, N. LARSEN and M. H. KEYS: Lessons from serum cholesterol strikes in Japan, Hawai and Los Angeles. Ann. intern. Med. **48** (1958), 83–94

100. KLEMENS, U. H.: Hyperlipidämie und Herzinfarkt. Münch. med. Wschr. **115** (1973), 656 bis 661

101. KLEMENS, U. H., P. v. LÖWIS of MENAR, A. BREMER, E. v. WNUCK und R. SCHRÖDER: Hyperlipoproteinämien und Coronarerkrankungen, Häufigkeit, Typen-Verteilung, Abhängigkeiten von Alter u. Geschlecht. Klin. Wschr. **50** (1972), 139–148

102. KNICK, B., H.-J. LANGE und K. HECKMANN: Korrelation zwischen latent-diabetischer Stoffwechsellage, Adipositas und Steatosis hepatis. Dtsch. med. Wschr. **90** (1965), 1286–1289

103. KREMER, G. J., H. NIEMCZYK und B. KNICK: Koronarsklerose und subklinischer Diabetes mellitus. Schweiz. med. Wschr. **97** (1967), 735–739

104. KRIKLER, D. M., D. LEFEVRE and B. LEWIS: Dextrothyroxine with propranolol in treatment of hypercholesterolaemia. Lancet I (1971), 934–936

105. KUO, P. T., L. FENG, N. N. FITTS W. T. COHEN and L. D. MILLER: Dietary carbohydrates in hyperlipemia hyperglyceridemia hepatic and adipose tissue lipogenic activities. Amer. J. clin. Nutr. **20** (1967), 116–125

106. KUPIECKI, F. P., and J. R. WEEKS: Prolonged intraveneous infusion of prostaglandin E_1 on lipid metabolism in the rat. Fed. Proc. **25** (1966), 719

107. LANG, P. D., J. VOLLMAR, U. H. KLEMENS, P. v. LÖWIS of MENAR, F. A. GRIES, Th. KOSCHINSKY, K. HUTH, E. PILZ, G. SCHLIERF, G. K. KREMER, P. LENHARDT, P. SCHWANDT, H. HAMMERL und M. STUDLAR: Die lipidsenkende Wirkung von Phenformin bei primärer Hyperlipoproteinämie Typ IV. Dtsch. med. Wschr. **98** (1973), 2280–2286

108. LARIMORE, J. W.: Study of blood pressure in relation to type of body habitus. Arch. intern. Med. **31** (1923), 567–581

109. LEONHARDT, W., M. HANEFELD, H. SCHNEIDER and H. HALLER: Human adipocyte volume: maximal size and correlation to weight index in maturity-onset diabetes. Diabetologia 8 (1972), 287–291

110. LEONHARDT, W., W. MOSER, M. HANEFELD, J. HEINRICH und H. HALLER: Häufigkeiten und Interrelationen metabolischer Risikofaktoren. Die Dresdner Studie. 2. Mitteilung. Dtsch. Ges.wesen **27** (1973), 1538–1544

111. LEVINE, R.: Analysis of the actions of the hormonal antagonists of insulin. Diabetes **13** (1964), 362–365

112. LIEBERMEISTER, H., K. JAHNKE, H. J. VOSS, A. ENGLHARDT und G. PROBST: Initial- und Spätergebnisse der Diätbehandlung bei Fettsucht. Dtsch. med. Wschr. **93** (1968), 2149 bis 2155

113. LOFLAND, H. B., D. M. MOURY, C. W. HOFFMAN and T. B. CLARKSON: Lipid metabolism in pigeon aorta during atherogenesis. J. Lipid Res. **6** (1965), 112–118

114. Losse, H., H. Zumkley und H. Wehmeyer: Intrazelluläre Elektrolytveränderungen bei arterieller Hypertonie (Untersuchungen an Erythrozyten). Z. Kreislaufforsch. **55** (1966), 113–126
115. Lowe, C. R.: Arterial pressure, physique and occupation. Brit. J. prev. soc. Med. **18** (1964), 115–124
116. Lowry, A. D., jr., and J. H. Barach: Predictive values of lipoprotein and cholesterol determinations in diabetic patients who developed cardiovascular complications. Circulation **17** (1958), 14–21
117. Lüthy, R.: Untersuchung von Serumlipiden bei Normalpersonen und Patienten mit essentieller Hypertonie unter Berücksichtigung des Kohlenhydratstoffwechsels. Praxis **58** (1969), 1365–1372 u. 1413–1423
118. Mahler, R., W. S. Stafford, M. E. Torrant and J. Ashmore: The effect of insulin on lipolysis. Diabetes **13** (1964), 297–301
119. Mandel, L., J. L. Humes and F. A. Kuehl jr.: Effect of prostaglandin E_1 on cyclic AMP levels in rat isolated fat cells and epididymal fat pads in vitro. In: Worcester Symposion on Prostaglandins. New York: Wiley, 1968, S. 79–89
120. McCubbin, J. W., and J. H. Page: Renal pressor system and neurogenic control of arterial pressure. Circ. Res. **12** (1963), 553–559
121. Mehnert, H. und H. Förster: Stoffwechselkrankheiten. G. Thieme Verl., Stuttgart 1970
122. Mehnert, H. und H. Kuhlmann: Hypertonie und Diabetes mellitus. Dtsch. Med. J. **19** (1968), 567–571
123. Michailov, M. L. und R. Baumann: Über die Veränderungen des Triglyceridspiegels im Frühstadium der jugendlichen Hypertonie. Dtsch. Ges.wesen **30** (1975), 734–739
124. Michailov, M. L., R. Baumann, J. Pohl und St. Nitschkoff: Untersuchungen des Musters der freien Fettsäuren im Blutplasma bei experimenteller neurogen-interozeptiver Hypertonie und unter Applikation von Angiotensin II am Kaninchen. Z. inn. Med. **28** (1973), 263–267
125. Michailov, M. L., U. Gnüchtel, St. Nitschkoff, R. Baumann und G. Gnauck: Verhalten von Fettsäuren im Blutplasma von Affen nach Einwirkung kurzfristiger Stressoren. Acta biol. med. germ. **32** (1974), 675–680
126. Michailov, M. L., K. Hecht, A. Minenko, M. Poppei und R. Baumann: Gaschromatographische Analyse der unveresterten und der Triglycerid-Fettsäuren im Plasma der Albinoratte mit neurotisch induzierter hypertoner Blutdruckdysregulation. Acta biol. med. germ. **32** (1974), 205–210
127. Michailov, M. L., St. Nitschkoff, R. Baumann und E. Hollstein: Über Veränderungen des Spektrums der freien Fettsäuren (FFS) im Plasma bei experimenteller nephrogener Hypertonie an der Ratte. Dtsch. Ges.wesen **25** (1970), 2253–2258
128. Michailov, M. L., St. Nitschkoff, R. Baumann und J. Pohl: Veränderungen des Fettstoffwechsels bei Kaninchen nach Applikation von exogenem Angiotensin II. Dtsch. Ges.-wesen **26** (1971), 483–488
129. Michailov, M. L., St. Nitschkoff und E. Hollstein: Über Veränderungen des Spektrums der freien Fettsäuren (FFS) im Plasma bei experimenteller nephrogener Hypertonie an der Ratte. Dtsch. Ges.wesen **25** (1970), 1821–1823
130. Michailov, M. L., St. Nitschkoff, E. Hollstein und R. Baumann: Über Veränderungen des Spektrums der veresterten Fettsäuren (Triglyceride) im Blutplasma bei experimenteller nephrogener Hypertonie an der Ratte. Dtsch. Ges.wesen **26** (1971), 763–767
131. Michailov, M. L., St. Nitschkoff und J. Pohl: Gaschromatographische Analyse der freien Fettsäuren (FFS) im Plasma bei der experimentellen Carotissinushypertonie an Ratten. Dtsch. Ges.wesen **26** (1971), 1630–1636
132. Michailov, M. L., St. Nitschkoff, J. Pohl und G. Schönfelder: Die Wirkung des Prostaglandins E_1 auf die Zusammensetzung der freien Fettsäuren im Blutplasma bei normotonen und experimentell hypertonen Kaninchen. Dtsch. Ges.wesen **28** (1973), 1311–1314
133. Miettinen, M., O. Turpeinen, M. J. Karvonen, R. Elosuo and E. Paovilainen: Effect of cholesterol-lowering diet on mortality from coronary heart-disease and other canses. Lancet II 1972, 835–838

134. Mjös, O. D., and S. Akre: Effect of catecholamines on blood flow, oxygen consumption, and release/uptake of free fatty acids in adipose tissue. Scand. J. clin. Lab. Invest. **27** (1971), 221–225

135. Morita, T., and R. J. Bing: Lipid metabolism in perfused human coronary arteries. Proc. Soc. Exp. Biol. Med. **140** (1972), 617–622

136. Mortimer, C. H., W. M. G. Tunbrigge, D. Carr, L. Yeomans, T. Lind, D. H. Coy, S. R. Bloom, A. Kastin, C. N. Mallinson, G. M. Besser, A. V. Schally and R. Hall: Effects of growth-hormone release-inhibiting hormone on circulating glucagon, insulin, and growth hormone in normal, diabetic, acromegalic, and hypopituitary patients. Lancet I (1974), 697–701

137. Mühlbachová, E., L. Puglisi and A. Solyom: Investigations on the mechanism of the PGE_1 antagonism of norepinephrine and theophyllin induced lipolysis. European J. Pharmacol. 1.(1967), 321–325

138. Nicolaysen, R., and K. Westlund: Plasma lipids in coronary heart disease. Scand. J. Clin. Lab. Invest. **15** (1963), 291–298

139. Nitschkoff, St. und R. Baumann: Die klinischen Schweregrade des arteriellen Hypertoniesyndroms. Dtsch. Ges.wesen **23** (1968), 4–11, 49–55

140. Nitschkoff, St., M. L. Michailov und J. Pohl: Vergleichende gaschromatographische Analyse der FFS-Muster im Plasma bei verschiedenen Hypertoniemodellen an der Ratte. Dtsch. Ges.wesen **26** (1971), 1535–1540

141. Nye, E. R.: Coronary heart disease and serum lipids in hypertensive patients. J. Atheroscler. Res. **6** (1966), 18–25

142. Oliver, M. F.: Ischemic heart disease: A secondary prevention trial using clofibrate. Report by a research comittee of the Scottish Society of Physicians. Brit. Med. J. **4** (1971), 775–784

143. Orvis, H. G., I. G. Tamagna and J. M. Evans: The serum lipids in hypertensive patients treated with pentolinium. Clin. Research Proc. **4** (1956), 108

144. Page, I. H., J. N. Berrettoni, A. Butkens and F. M. Sones: Prediction of coronary heart disease based on clinical suspicion, age, total cholesterol, and triglycerides. Circulation **42** (1970), 625–645

145. Paoletti, R., R. L. Lentati and Z. Korolkiewicz: Pharmacological investigations on the prostaglandin E_1 effect on lipolysis. In: Proc. 2nd Nobel Symp. Stockholm: Almqvist & Wiksell, 1967, S. 147–159

146. Patzold, U.: Hypertonie, Fettsucht und Konstitutionstyp. Med. Klinik **67** (1972), 1559 bis 1568

147. Perloff, D., M. Sokolow, E. J. Wylie and A. J. Palubinskas: Renal vascular hypertension, further experiences. Amer. Heart J. **74** (1967), 614–631

148. Perry, H. M., jr., and H. A. Schroeder: Depression of cholesterol levels in human plasma following ethylene, diamine tetraacetate and hydralazine. J. chron. Dis. **2** (1955), 520–533

149. Pflanz, M.: Ernährung und Blutdruck. Fortschr. Med. **85** (1967), 267–271

150. Reuter, W., und J. Wagner: Das Fettsäurespektrum in Intima und Media menschlicher Aorten bei atherosklerotischen Veränderungen. Dtsch. Z. Verdau.- u. Stoffwechselkr. **29** (1969), 153–159

151. Robinson, S. C., and M. Brucer: Hypertension, body build, and obesity. Am. J. med. Sci. **199** (1940), 819–829

152. Roodvoets, A. P., B. R. von Neerbos, G. J. N. Hooghwinkel, H. A. Hulsmans and H. Beukers: Hyperlipaemia in patients on regular dialysis treatment. EDTA Proc. **4** (1967), 257

153. Sannerstedt, R., S. S. Sanbor and J. Conway: Metabolic effects of exercise in patients with type IV hyperlipoproteinemia. Am. J. Cardiol. **25** (1970), 642–648

154. Schnabel, W., u. R. Baumann: Syntropie von Hypertonie und Kohlenhydratstoffwechselstörungen. Medical Tribune **10** (1975), Nr. 31, S. 8

155. Schnabel, W., R. Baumann und H. Thiel: Die Bedeutung der Diabetesvorstadien (Protodiabetes) und der Lipidstoffwechselstörungen für die Pathogenese von Adepshepatosen

in der Frühphase der arteriellen essentiellen Hypertonie. Dtsch. Ges.wesen **30** (1975), 1351 bis 1358
156. SCHÖN, H. und U. DEGENER: Untersuchungen über die Häufigkeit der Klärinsuffizienz. Münch. med. Wschr. **104** (1962), 1704–1707
157. SCHRADE, W., E. BIEGLER and E. BÖHLE: Fatty acid distribution in the lipid fractions of healthy persons of different age, patients with atherosclerosis and patients with hyperlipidemia. J. Atheroscler. Res. **1** (1961), 47–61
158. SCHRADE, W., E. BÖHLE, R. BIEGLER, V. MEDER und R. TEICKE: Gaschromatographische Untersuchungen der Serumfettsäuren des Menschen. I. Über die Fettsäurezusammensetzung des Serumfettes beim Gesunden, Arteriosklerotiker und Diabetiker. Klin. Wschr. **38** (1960), 126–134
159. SCHULER, W., und W. ALBRECHT: Einfluß bekannter Hypotensiva auf die experimentelle Kaninchenatheromatose. Schweiz. med. Wschr. **92** (1962), 1007–1009
160. SELTZER, C. C.: Some re-elevations of the build and blood pressure study, 1959, as related to ponderal index, somatotyp and mortality. New Engl. J. Med. **274** (1966), 254–259
161. SHAPIRO, A. P., E. PEREZ-STABLE and S. E. MOUTSOS: Coexistence of renal arterial hypertension and diabetes mellitus. J. Am. Med. Ass. **192** (1965), 813–816
162. SINCLAIR, H. M.: Deficiency of essential fatty acids and atherosclerosis. Lancet I (1956), 381–383
163. SINGER, P.: Zur Diabeteshäufigkeit bei renovaskulärer und essentieller Hypertonie. Dtsch. Ges.wesen **23** (1968), 1930–1936
164. SINGER, P.: Zur Diagnostik der primären Hyperlipoproteinämien. Ber. Ges. Inn. Med. **10** (1977), 128–133
165. SINGER, P., G. GNAUCK, G. HONIGMANN, V. SCHLIACK and J. LÄUTER: The triglyceride fatty acid pattern in arterial wall, adipose tissue, and serum of amputated diabetic subjects. Atherosclerosis **28** (1977) 87–92
166. SINGER, P., G. GNAUCK, G. HONIGMANN, H. THOELKE, V. SCHLIACK und J. LÄUTER: Das Verhalten von Freien Fettsäuren, Triglyceriden und Cholesterol nach Heparininjektionen bei Diabetikern mit und ohne Hyperlipoproteinämie sowie nach Clofibratbehandlung. Dtsch. Ges.wesen **31** (1976), 1567–1576
167. SINGER, P., G. HONIGMANN und B. DUBRAU: Serumlipide bei Nierenarterienstenosen und essentieller Hypertonie unter Berücksichtigung des Kohlenhydratstoffwechsels. Z. inn. Med. **26** (1971), 522–527
168. SINGER, P., G. HONIGMANN, G. GNAUCK, B. GRZESKOWIAK, P. STOLZ und V. SCHLIACK: Zur Klinik der Hyperlipoproteinämien. Dtsch. Ges.wesen **31** (1976), 625–632 u. 817–821
169. SLACK, J., J. SEYMOUR, L. MCDONALD and F. LOVE: Lipoprotein-lipase levels and platelet stickiness in patients with ischemic heart-disease and in controls, distinguishing those with an affected first-degree relative. Lancet II (1964), 1033–1037
170. SOLYOM, A., L. PUGLISI and E. MÜHLBACHOVÁ: Effect in vitro of theophylline and PGE_1 on FFA release and on triglyceride synthesis in rat adipose tissue. Biochem. Pharmacol. **16** (1966), 521–525
171. STEIN, Y., and O. STEIN: Incorporation of fatty acids into lipids of aortic slices of rabbits, dogs, rats and baboons. J. Atheroscler. Res. **2** (1962), 400–412
172. STEINBERG, D., M. VAUGHAN, P. J. NESTEL and S. BERGSTRÖM: Effects of prostaglandin E opposing those of catecholamines on blood pressure and on triglyceride breakdown in adipose tissue. Biochem. Pharmacol. **12** (1963), 764–766
173. STEINBERG, D., M. VAUGHAN, P. J. NESTEL, O. STRAND and S. BERGSTRÖM: Effects of the prostaglandins on hormone-induced mobilization of free fatty acids. J. Clin. Invest. **43** (1964), 1533–1540
174. STERN, J. S., B. R. BATCHELOR, N. HOLLANDER, C. K. COHN and J. HIRSCH: Adipose-cell size and immunoreactive insulin levels in obese and normal-weight adults. Lancet II (1972), 948–951
175. STOCK, K., A. AULICH und E. WESTERMAN: Studies on the mechanism of antilipolytic action of prostaglandin E_1. Life Sci. **7** (1968), 113–124

176. Stock, K., and E. Westerman: Competitive inhibition of lipolysis by α- and β-adrenergic blocking agents, methoxamine derivatives, and prostaglandin E_1. Life Sci. **5** (1966), 1667–1678
177. Taggert, P., and M. Carruthers: Endogenous hyperlipidaemia induced by emotional stress of racing driving. Lancet I (1971), 363–366
178. Taylor, H. L.: Relationship of adherence in a supervised physical activity program to change in CHD risk factors and work capacity. Circulation (Suppl. 2) **46** (1972), Abstract No. 43
179. Taylor, H. L., J. Brozek and A. Keys: Basal cardiac function and body composition with special reference to obesity. J. clin. Invest. **31** (1952), 976–985
180. Thiel, H. und H. Woossmann: Leberveränderungen in den Frühstadien der essentiellen Hypertonie. Dtsch. Ges.wesen **26** (1971), 1489–1495
181. Trautwein, H. und R. Julitz: Herzinfarkt, diabetische Stoffwechsellage und Lipidwerte. Med. Klinik **62** (1967), 364–369
182. Truett, J., J. Cornfield and W. Kannel: A multivariate analysis of the risk of coronary heart disease in Framingham. J. chron. Dis. **20** (1967), 511–524
183. Turpeinen, O., M. Miettinen, M. J. Karvonen, P. Roine, M. Pekkarinen, E. J. Lehtosno und P. Alivirta: Diätetische Prävention von Herzgefäßerkrankungen. In: Schettler, G. (Hrsg.): Fettstoffwechselstörungen – ihre Erkennung und Behandlung. G. Thieme Verl., Stuttgart, 1971
184. Vaughan, M.: Effect of pitressin on lipolysis and on phosphorylase activity in rat adipose tissue. Am. J. Physiol. **207** (1964), 1166–1168
185. Vaughan, M.: An effect of prostaglandin E_1 on glucose metabolism in rat adipose tissue. In: Proc. 2nd Nobel Symp. Stockholm. Almqvist & Wiksell, 1967, S. 139–142
186. Wagner, H.: Laboratoriumsuntersuchungen bei Arteriosklerose. Dtsch. med. Wschr. **91** (1966), 861–863
187. Welborn, T. A., A. Breckenridge, A. H. Rubinstein, C. T. Dollery and T. R. Fraser: Serum-insulin in essential hypertension and in peripheral vascular disease. Lancet I 1966, 1336–1337
188. Whereat, A. F.: Fatty acid synthesis in cell-free system from rabbit aorta. J. Lipid Res. **7** (1966), 671–677
189. Whyte, H. M.: Blood pressure and obesity. Circulation **19** (1959), 511–516
190. Whyte, H. M.: Behind the adipose curtain. Am. J. Cardiol. **15** (1965), 66–80
191. Wiedemann, E., H. G. Rose and E. Schwartz: Plasma lipoproteins, glucose tolerance and insulin response in primary gout. Am. J. Med. **53** (1972), 299–307
192. Williams, R. H., and J. W. Ensinek: Secretion, fates and actions of insulin and related products. Diabetes **15** (1966), 623–654
193. Zaar, I.: Statistik des Lipidstoffwechsels bei primärer Gicht und Hyperurikämie im Vergleich zu Diabetes mellitus, arterieller Hypertension und Adipositas. Med. Dissert. Freiburg, 1970
194. Zenker, K., H. Schöne, L. Schmidt, H.-J. Siekor, G. Pietsch und W. Mesewinkel: Fettstoffwechseluntersuchungen bei Arteriosklerose der Nieren. Dtsch. Ges.wesen **29** (1974), 112–114
195. Zilversmit, D. B.: A proposal linking atherogenesis to the interaction of endothelial lipoprotein lipase with triglyceride-rich lipoproteins. Circ. Res. **33** (1973), 633–638
196. Zilversmit, D. B.: Mechanisms of cholesterol accumulation in the arterial wall. Am. J. Cardiol. **35** (1975), 559–566
197. Förster, W., and G. Triebe: Influence of linoleic acid rich or linoleic acid low diet on doca hypertension and the prostaglandin synthetase and dehydrogenase activity in the rat kidney. Artery 1 (1975), 349
198. Hoffmann, P., W. Förster, L. Somova, V. Orbetzova, P. Davodova, Ch. Taube and K. Pönicke: Influence of linoleic acid content of the diet on arterial pressure of salt loaded rats. I. Effets on prostaglandin metabolism and sympathetic nevous system. Acta biol. med. germ. 37 (1978), 863–867

199. ten HOOR, F. and H. M. van de GRAAF: The influence of a linoleic acid-rich diet and of acetyl salicyclic acid on NaCl induced hypertension, Na^+ and H_2O-balance and urinary prostaglandin excretion in rats. Acta biol. med. germ. 37 (1978), 875–877
200. ROSENTHAL, J., P. G. SIMONE and A. SILBERGLEIT: Effects of prostaglandin deficiency on natriuresis, diuresis and blood pressure. Prostaglandins **5** (1974), 435–440
201. RYAN, M. J., E. KRAFT, K. SUGAWARA and B. G. ZIMMERMANN: Influence of prostaglandin precursors and synthesis inhibitors in vascular bed perfused without a pump. J. Pharmacol. Exp. Ther. **200** (1977), 606–613
202. SOMOVA, L., V. ORBETZOVA, F. DAVIDOVA, P. HOFFMANN, CH. TAUBE, K. PÖNICKE and W. FÖRSTER: Influence of linoleic acid in the diet on arterial pressure of salt loaded rats. II. Effects on plasma catecholamine concentration, renin activity, and reactivity of isolated vessels. Acta biol. med. germ. 37 (1978), 869–873

Der Katecholaminmetabolismus bei der arteriellen Hypertonie

von

P. Singer

1. Stoffwechsel, Speicherung und Freisetzung der Katecholamine

Die Aminosäure Tyrosin wird aus dem Blut in die noradrenergen Nervenendigungen aufgenommen und durch die im Zytoplasma lokalisierte Tyrosinhydroxylase in Dihydroxyphenylalanin (DOPA) umgewandelt (Nagatsu u. a. 1964, Levitt u. a. 1965). Diese langsamste enzymatische Reaktion in der biosynthetischen Sequenz gilt als der

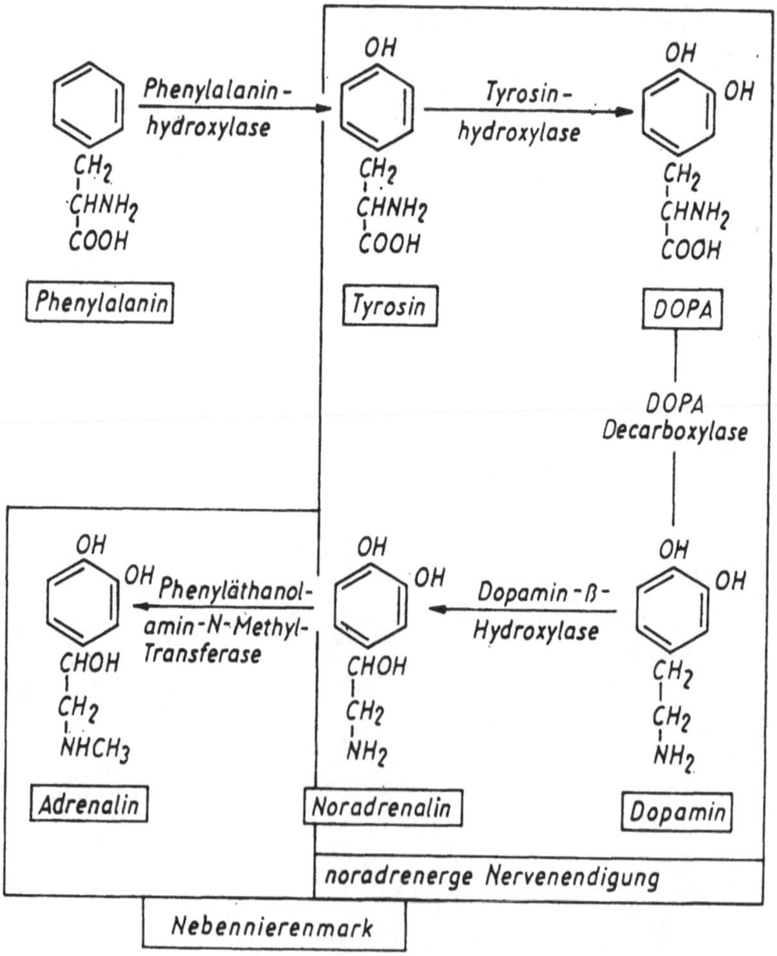

Abb. 1. Katecholaminsynthese (modif. nach Singer u. a. 1967)

mengenbegrenzende Schritt in der Noradrenalinbildung (Abb. 1). Durch die DOPA-Decarboxylase wird DOPA in Dopamin umgewandelt (HOLTZ u. a. 1938, LOVENBERG u. a. 1962).

Dieses besitzt nur eine geringe vasokonstriktive Eigenwirkung, die etwa 1/50 bis 1/500 der Vasoaktivität des Noradrenalins beträgt (STRAUS u. a. 1960). In kleinen Dosen führt es sogar zu einem blutdrucksenkenden Effekt (HORWITZ u. a. 1962, MCDONALD u. a. 1964), nur in großen Mengen (über 1 mg i.v.) wirkt es blutdrucksteigernd (DÖRING u. a. 1969, GEIGER u. a. 1974, HARRISON u. a. 1969). Sein Gehalt liegt — ebenso wie im Nebennierenmark — bei 2% der Gesamtkatecholamine (ALMGREN u. a. 1976, STRAUS u. a. 1960, ZIEGLER 1960). Dopamin ist durch einen besonders raschen Umsatz gekennzeichnet. So kann eine einmalige Reserpingabe das Dopamin der Nervenendigungen zum Verschwinden bringen, während der Noradrenalingehalt auf 20—30% sinkt. Dafür ist der Dopamingehalt rascher wieder normalisiert (nach 1 bis 2 Tagen) als das Noradrenalin (DAHLSTRÖM u. a. 1970).

Bevor es in Noradrenalin konvertiert werden kann, muß es in die sog. Speichergranula transportiert werden, in deren Membran das erforderliche Enzym — die Dopamin-β-Hydroxylase — lokalisiert ist (POTTER u. a. 1963). Noradrenalin wird in den Speichergranula zusammen mit ATP deponiert (Abb. 2), wobei auf ein Molekül ATP

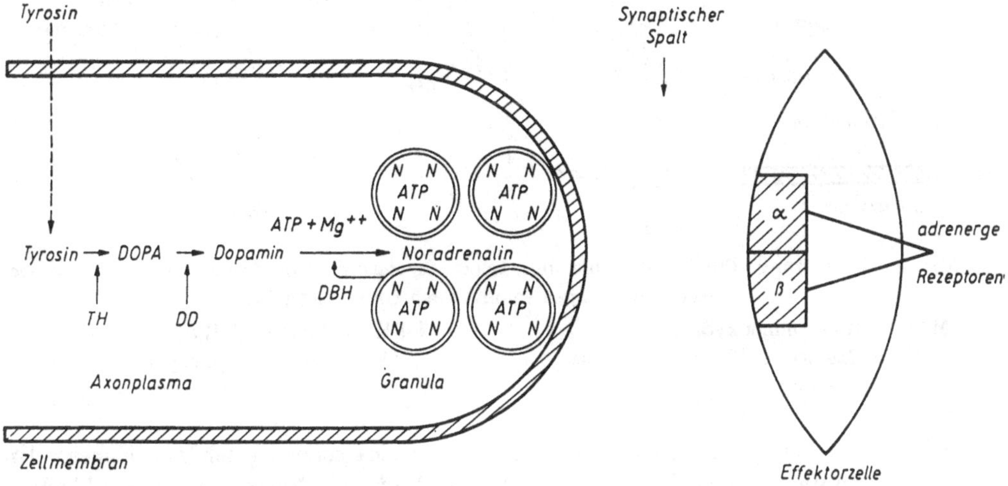

Abb. 2. Synthese und Speicherung von Noradrenalin in sympathischen Nervenendigungen (modif. nach GROBECKER 1974)

ATP = Adenosintriphosphat; N = Noradrenalin; TH = Tyrosinhydroxylase; DD = DOPA-Decarboxylase; DBH = Dopamin-β-Hydroxylase

vier Moleküle Noradrenalin entfallen (GROBECKER 1958, BURGER u. a. 1956, FALCK u. a. 1956). Der ATP-Vorrat wird als Ausdruck der Speicherfähigkeit für vasoaktive Amine aufgefaßt. Er ist u. a. für die Umsatzrate verantwortlich (CROUT 1966). Im Nebennierenmark, in chromaffinen Zellen und einigen Neuronen des ZNS wird Noradrenalin durch die Phenyläthanolamin-N-Methyl-Transferase in Adrenalin methyliert (AXELROD 1962). Dieses Enzym unterliegt einer Eigenregulation, indem es durch Noradrenalin und Adrenalin gehemmt wird (FULLER u. a. 1967).

Nach Depolarisation der Axonplasmamembran durch einen Nervenimpuls dringen Ca^{++}-Ionen in das Axonplasma ein und vermitteln die Anlagerung der Granula an die Axonplasmamembran, die die Voraussetzung für die Sekretion von Noradrenalin darstellt (Abb. 3). Diese erfolgt durch Exozytose (VIVEROS u. a. 1969) wahrscheinlich quantenhaft (STJÄRNE u. a. 1969), d. h. pro Nervenimpuls werden ca. 500 bis 1000 Moleküle Noradrenalin freigesetzt (FOLKOW u. a. 1967). Die Speichergranula enthalten im Mittel etwa 15000 Moleküle Noradrenalin (FOLKOW u. a. 1967). Unter Ruhebedingungen (0,5—2 imp./sec) werden etwa 5—20 ng/min/100 g Muskelgewebe abgegeben. Die obere Grenze der Freisetzungsrate (bei 8—10 imp./sec) liegt bei mindestens 80 bis 100 ng Noradrenalin/min/100 g Gewebe (FOLKOW 1952). Das führt zu einer Noradrenalinkonzentration von etwa 0,5—1,0 μg/ml im synaptischen Spalt (FOLKOW u. a.

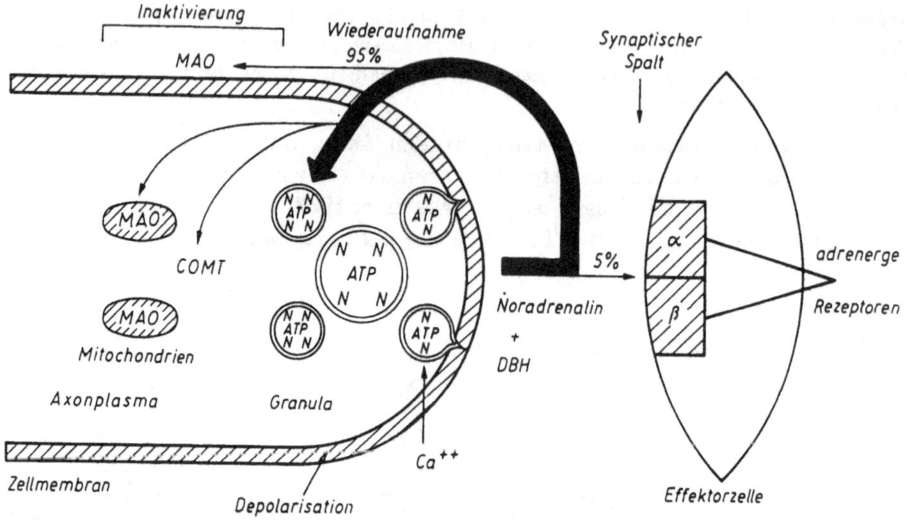

Abb. 3. Freisetzung, Wiederaufnahme und Inaktivierung von Noradrenalin in sympathischen Nervenendigungen (modif. nach GROBECKER 1974)

MAO = Monoaminooxydase; DBH = Dopamin-β-Hydroxylase;
COMT = Catechol-O-Methyltransferase; ATP = Adenosintriphosphat
N = Noradrenalin

1967). Diese sofort verfügbare Noradrenalinmenge ist schnell erschöpft, insbesondere dann, wenn die Wiederaufnahme von Noradrenalin in den Nervenendigungen blockiert ist. Normalerweise wird durch die Wiederaufnahme von Noradrenalin, die in einer Größenordnung bis zu 70 ng/min/100 g Muskelgewebe liegt, im Zusammenspiel mit der Synthese der rasch verfügbare Noradrenalinanteil weitgehend konstant gehalten. Gleichzeitig mit dem Noradrenalin wird das Enzym Dopamin-β-Hydroxylase (DBH) freigesetzt (AXELROD 1972, VIVEROS u. a. 1968), dessen Nachweis damit ebenfalls als ein Maß der Sympathikusaktivität angesehen werden kann. Durch eine erhöhte Noradrenalinsekretion (elektrische Stimulierung, Pharmaka) wird eine erhöhte Syntheserate induziert (THOENEN u. a. 1969, WEINER 1970), durch eine verminderte Freisetzung oder vermehrte Speicherung von Noradrenalin in den Nervenendigungen wird die Syntheserate vermindert (COSTA u. a. 1966). Die Ursache dafür liegt in einer Inhibition der Tyrosinhydroxylase durch Dopamin und Noradrenalin im Sinne einer Endprodukthemmung (NAGATSU u. a. 1964).

Nur etwa 5% des abgegebenen Noradrenalins reagieren mit den adrenergen Rezeptoren des Effektorgans; etwa 95% werden durch einen Transportmechanismus, der in der Axonplasmamembran lokalisiert ist, erneut in die Aminspeicher aufgenommen und dort inaktiviert (BHAGAT 1971). Die Inaktivierung erfolgt durch die Catechol-O-Methyl-

Transferase (COMT) des Zellplasmas über eine Umwandlung in die Methoxyderivate, von denen ein Teil in freier oder konjugierter Form durch die Nieren ausgeschieden, der größere Anteil jedoch durch die Monoaminooxydase (MAO) in die Vanillinmandelsäure abgebaut wird (Käser 1966).

Im normalen Nebennierenmark sind Adrenalin und Noradrenalin im Verhältnis von 4:1 fast völlig an die intrazellulären chromaffinen Granula gebunden (Blaschko u. a. 1956, Hillarp 1958, Hillarp u. a. 1955, Käser 1966), in denen sie einen Speicherkomplex mit ATP bilden. Histochemisch können Zellen und Granula mit vorwiegendem Noradrenalingehalt und solche mit prädominierendem Adrenalinanteil unterschieden werden (Blaschko u. a. 1953 und 1955, Carlsson u. a. 1956, Eränkö 1955). Der Hormongehalt der Nebennieren ist großen Schwankungen unterworfen und beträgt normalerweise weniger als 1 mg/g Gewebe, davon entfallen etwa 220 bis 840 µg/g auf Adrenalin und 44 bis 160 µg/g auf Noradrenalin (v. Euler u. a. 1954). Der Noradrenalingehalt ist vergleichsweise so gering, daß es nach Adrenalektomie kaum zu einer Änderung der renalen Noradrenalinausscheidung kommt. Unter physiologischen Bedingungen werden im Nebennierenmark Adrenalin und Noradrenalin intrazellulär aus den chromaffinen Granula in das Zytoplasma freigesetzt, um von dort durch die Zellmembran in die Blutbahn zu gelangen. Im Blut und Urin ist die Relation beider Amine umgekehrt, nämlich etwa 1:4. Sie stellt damit die Resultante der Ausschüttung aus dem Nebennierenmark und den adrenergen Nervenendigungen dar (Goodall u. a. 1960). Die Adrenalinmenge ist beim Menschen mit etwa 20% der Gesamtkatecholamine im Vergleich zu Labortieren relativ niedrig (Wolf u. a. 1973, Reid u. a. 1977).

Die eigenen Referenzbereiche liegen im Urin < 10 µg/24 Std. = < 54,6 nmol/d für Adrenalin sowie < 110 µg/24 Std. = < 650 nmol/d für Noradrenalin und im Plasma bei 0,05 bis 0,23 ng/ml = 0,27 bis 1,26 nmol/l für Adrenalin und 0,27 bis 0,57 ng/ml = 1,60 bis 3,37 nmol/l für Noradrenalin, Metadrenalin und Normetadrenalin entstehen durch die Übertragung einer Methylgruppe durch Katalyse der ubiquitär vorkommenden Catechol-O-Methyl-Transferase (Abb. 4). Ihr Anteil an der täglichen Aminexkretion beträgt etwa 3 bis 7% (Georges u. a. 1964). Sie reflektieren in ihrer normalen Harn-

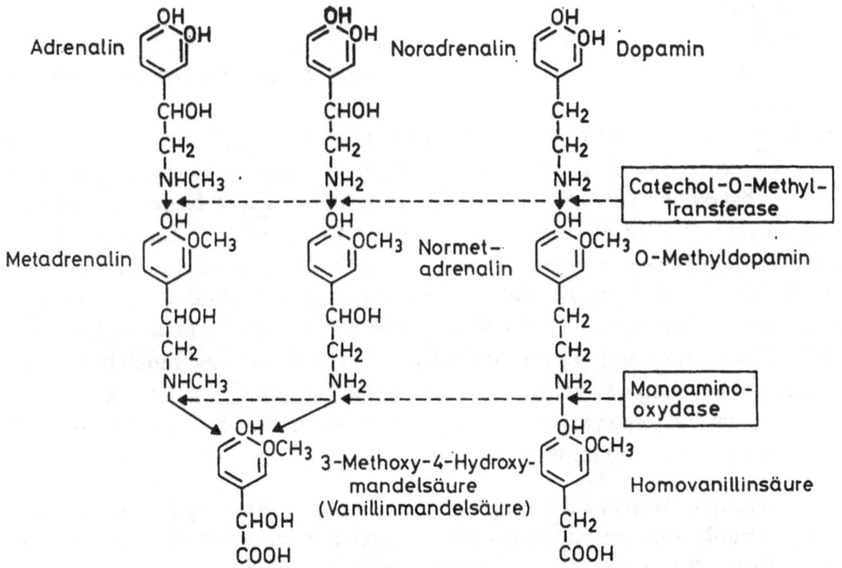

Abb. 4. Abbau der Katecholamine (modif. nach Singer u. a. 1967)

ausscheidung (100 bis 200 µg/die für Metadrenalin und 100 bis 300 µg/die für Normetadrenalin) nur noch bedingt die Katecholaminrelationen im Plasma (Axelrod 1963, Brunjes u. a. 1964, Smith u. a. 1962), möglicherweise durch die N-Methylierung eines Teils des Noradrenalins nach seiner Freisetzung aus den Nervenendigungen (Axelrod 1959). Die pharmakologische Wirksamkeit von Metadrenalin und Normetadrenalin liegt bei 1/1000 derjenigen der vasoaktiven Amine (Holtz u. a. 1960).

3-Methoxy-4-hydroxyphenyläthylenglycol und 3-Methoxy-4-hydroxymandelsäure (Vanillinmandelsäure) sind Metaboliten sowohl von Noradrenalin als auch von Adrenalin (Axelrod 1959, Sjoerdsma 1961). Mit 90 bis 94% entfällt der größte Teil der renalen Ausscheidung auf die Vanillinmandelsäure (VMS), die durch oxidative Desaminierung mittels Monoaminooxydase in den Mitochondrien entsteht. Ihre tägliche Harnexkretion liegt normalerweise bei 2 bis 6 mg und ist relativ konstant (Goodall u. a. 1959). Sie ist physiologisch inaktiv (Sjoerdsma u. a. 1959).

Die klinische Bedeutung des Nachweises der Katecholaminmetaboliten liegt in erster Linie in der differentialdiagnostischen Abgrenzbarkeit der essentiellen Hypertonie vom Phäochromocytom (Gitlow u. a. 1960).

2. Katecholaminverhalten beim Phäochromocytom

Der Prototyp einer biochemisch ausgelösten Hypertonie ist das Phäochromocytom. Infolge des geringen ATP-Gehalts kommt es in den Tumoren zu einer Verschiebung des Katecholamin-ATP-Verhältnisses von normalerweise 4:1 auf über 20:1, so daß die Speichergranula nur etwa 20% der Katecholamine enthalten (Gelinas u. a. 1957, Hillarp u. a. 1961) und eine höhere Hormonkonzentration im Zytoplasma zu finden ist. Der geringe ATP-Gehalt ist ein Charakteristikum für Phäochromocytome. Er kann stark variieren und führt infolge einer lockeren Aminbindung zu einem reduzierten Speichervermögen der Granula (Schümann 1960 und 1961).

. Damit ist auch die Voraussetzung für die sehr unterschiedlichen Umsatzraten gegeben (Crout 1966).

Ein unkontrolliertes „Überfließen" der Katecholamine und deren Metaboliten aus dem Tumorgewebe entspricht der Autonomie und biochemischen Individualität des Phäochromocytoms.

Im Phäochromocytomgewebe ist das Verhältnis von Adrenalin zu Noradrenalin stark verändert. Der Noradrenalinanteil kann im Gegensatz zum normalen Nebennierenmark 80 bis 100% betragen (Holton 1949, Pöch u. a. 1975). Diese Relationen spiegeln sich in den Harn-Katecholaminwerten wider (v. Euler u. a. 1957). Eine relative Konstanz der täglichen Schwankungen um 20% findet sich bei Gewächsen mit permanentem Hochdruck (Crout u. a. 1964). Bei den paroxysmalen Verlaufsformen können diese Schwankungen bis zur Umkehr des Verhältnisses variieren (Carl u. a. 1951, v. Euler u. a. 1957). Charakteristisch ist die überwiegende Erhöhung der renalen Noradrenalinausscheidung, die neben der vermehrten Sekretion aus den Gewächsen auf einen erhöhten Erregungszustand des sympathischen Nervensystems durch die gehäuften Blutdruckkrisen zu beziehen ist (Holle u. a. 1959).

Aus einer erhöhten Aktivität der Dopadecarboxylase und erniedrigten Aktivität der Monoaminooxydase wurde auf eine vermehrte Katecholaminbildung sowie einen reduzierten -abbau geschlossen (Nagatsu u. a. 1972a). Die daraus abgeleitete Begründung für eine konservative Behandlung mit Decarboxylase-Hemmern hat sich jedoch als irrelevant erwiesen (Crout 1966,

ENGELMAN u. a. 1964). Das dürfte im wesentlichen darauf zurückzuführen sein, daß nicht die Dopadecarboxylase, sondern die Tyrosinhydroxylase den limitierenden Syntheseschritt katalysiert (LEVITT u. a. 1963, SJOERDSMA u. a. 1963). Durch die Gabe von α-Methyl-Tyrosin, einem Hemmer der Tyrosinhydroxylase, konnte eine Senkung der Katecholamin-, Normetadrenalin- und VMS-Exkretion nur um 50% erreicht werden (AMERY u. a. 1969, SJOERDSMA u. a. 1965, SPECTOR u. a. 1965). Sie war nur bei Phäochromocytomträgern mit einer eindeutigen Blutdrucksenkung verbunden. Für eine Dauertherapie kommt die Substanz wegen des baldigen Nachlassens ihres hypotensiven Effekts nicht in Betracht (HOLLE u. a. 1959, KLEINSORGE u. a. 1953). Die Tyrosinhydroxylase kann im Tumorgewebe nicht durch eine Endprodukthemmung kontrolliert werden, so daß eine weitgehende Autonomie der Katecholaminsynthese resultiert (ROTH u. a. 1968).

Über eine interessante Beziehung zwischen der Größe der Tumoren und ihrer Stoffwechselaktivität wurde von CROUT u. a. (1964) berichtet (Abb. 5).

Kleine Phäochromocytome mit einem reduzierten Speichervermögen für Adrenalin und Noradrenalin (unter 100 mg) sowie einem geringen Enzymgehalt haben in der Regel eine limitierte Fähigkeit zur Verstoffwechselung der Katecholamine, so daß die tägliche Umsatzrate bis zu 80% des gesamten Hormonvorrats betragen kann. Daraus

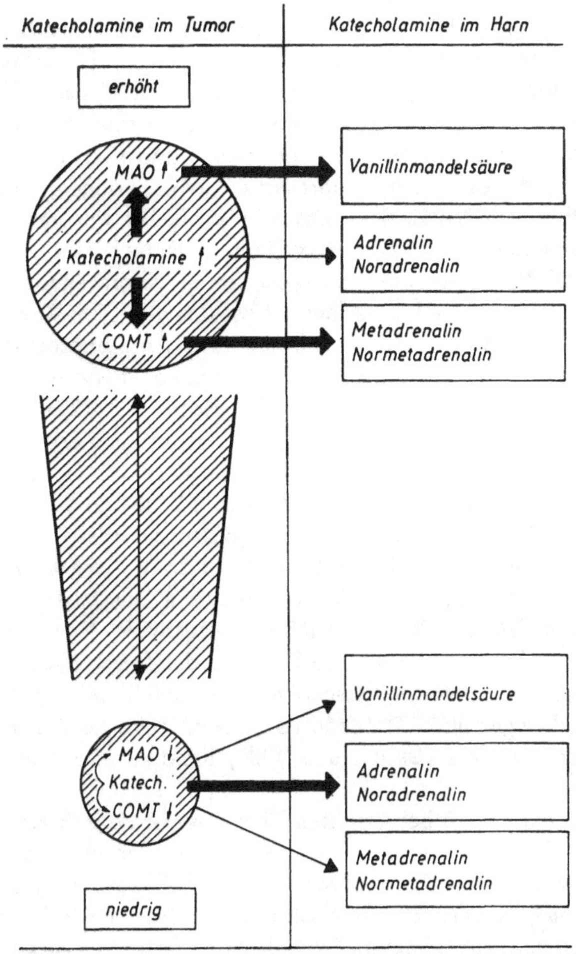

Abb. 5. Verhalten der Katecholamine und ihrer Metaboliten im Tumorgewebe und Harn von großen und kleinen Phäochromocytomen (nach Angaben von CROUT u. a. 1964)

ergibt sich eine enge positive Korrelation der Ausscheidungen von Katecholaminen und deren Metaboliten im Urin. Dementsprechend sollen Patienten mit kleinen Tumoren durch eine stürmische klinische Symptomatik gekennzeichnet sein.
Große Gewächse haben dagegen oft einen hohen Enzymgehalt, ein verhältnismäßig großes Speichervermögen (300 mg bis 10 g), erhöhte Gewebskonzentrationen und eine geringe Umsatzrate (um 10% — Crout u. a. 1964, Sjoerdsma u. a. 1959). Sie stellen damit ein großes Reservoir dar, aus dem das reichlich im Zytoplasma vorhandene Adrenalin sowie Noradrenalin nur zu einem geringen Teil die Blutbahn erreichen und vermehrt durch Catechol-O-Methyl-Transferase und Monoaminooxydase verstoffwechselt werden. Im Tumorgewebe ist auch Normetadrenalin (Sjoerdsma u. a. 1959) und Metadrenalin (Kopin u. a. 1960) nachzuweisen. Im Urin werden die Metaboliten relativ mehr ausgeschieden als die Katecholamine. Die absoluten Werte sind dabei von geringerer Bedeutung. Andererseits konnte eine Beziehung zwischen den Katecholaminen und ihren Metaboliten im Harn nicht nachgewiesen werden. Die zu erwartende negative Korrelation wird möglicherweise durch das erhöhte Speichervermögen großer Tumoren weitgehend verwischt. Nach Crout u. a. (1964) sind die Metadrenaline häufiger und deutlicher erhöht als die VMS.

Im allgemeinen müssen Phäochromocytome eine gewisse Größe erreichen, bevor sie als hormonaktive Tumoren in Erscheinung treten können. Die relativ geringen Katecholaminmengen führen bei ihnen, solange sie noch im Wachsen begriffen sind, bei normaler Ansprechbarkeit des Gefäßsystems zwar zu Hypertonie bzw. zu Blutdruckkrisen, aber nicht zur vermehrten Hormonausscheidung (Litchfield u. a. 1956). Bei großen Tumoren, die oft nekrotisch-hämorrhagisch verändert sind, kann der nekrotische Teil mehr Adrenalin enthalten als der nicht nekrotische. In wenigen, vor allem in malignen Gewächsen wird Dopamin als das prävalierende Katecholamin angetroffen (Mason u. a. 1961, Ziegler 1977), da die Fähigkeit, es zu Noradrenalin zu hydroxylieren, verlorengegangen ist. Infolge der geringen Vasoaktivität von Dopamin können derartige Tumoren übersehen werden, da dann die klinische Symptomatik stumm und die Urinausscheidung der anderen Katecholamine normal oder nur gering erhöht ist.

Die Katecholaminausscheidung liegt in der Regel bei Phäochromocytomen mit Dauerhochdruck über der von Gewächsen mit paroxysomaler Hypertonie. Normale Katecholaminexkretionen sind bei permanenter Blutdruckerhöhung kaum zu erwarten. Eine quantitative Beziehung zwischen der Blutdruckhöhe und der Katecholaminmenge im Urin ist nicht festzustellen. Zwischen den Blutdruckkrisen sind auch in normotonen Phasen Katecholamine und ihre Metaboliten in der Regel erhöht, um im Anfall weiter anzusteigen (v. Euler u. a. 1957, Jacobs u. a. 1961). In extremen Fällen ist ein ständig normaler Blutdruck bei deutlich vermehrter Noradrenalinausscheidung beobachtet worden (Ho u. a. 1978). Die Relation der freien Katecholamine zur VMS ist meist zugunsten der ersteren verschoben. Im anfallsfreien Intervall können die Katecholamine und sogar ihre Metaboliten normal sein, so daß mehrfache Bestimmungen erdorderlich werden (Crout u. a. 1961, Kraupp u. a. 1959, Pitkänen 1956, Roth u. a. 1960).

Dabei ist zu bedenken, daß bei erhöhten Plasmawerten durch eine Vasokonstriktion in den Nieren das Harnvolumen reduziert und damit eine normale Ausscheidung der Katecholamine bzw. ihrer Metaboliten vorgetäuscht sein kann (Schmid u. a. 1966). Zudem ist bekannt, daß es auch biochemisch stumme Phäochromocytome gibt (Hänze u. a. 1962, Leather u. a. 1963, Mandl 1955, Vallance 1957). Das gilt auch für maligne Formen (Holsti 1964, Robinson u. a. 1964), die ansonsten durch eine hohe Ausscheidung von Dopamin und seinen Stoffwechselprodukten (Homovanillinsäure, 3-Methoxy-

Tyramin) charakterisiert sind (ROBINSON u. a. 1964, SANKOFF u. a. 1963). Andererseits können durch intratumorale Blutungen oder Nekrotisierung „Selbstheilungen" von Phäochromocytomen durch Normalisierung vorher erhöhter Katecholaminwerte vorgetäuscht werden (ALBERS u. a. 1957, HUSTON u. a. 1965). Die Häufigkeit falsch negativer Katecholaminbefunde wurde mit weniger als 10% angegeben (AMERY u. a. 1967). Eine für die essentielle Hypertonie beschriebene Erhöhung der Dopamin-β-Hydroxylase im Plasma war beim Phäochromocytom nicht festzustellen (GEFFEN u. a. 1973a und b, STONE u. a. 1976). Das wird darauf zurückgeführt, daß die Katecholaminproduktion der Phäochromocytome unabhängig von der Sympathikusaktivität und der mit ihr verbundenen Sekretion von Dopamin-β-Hydroxylase durch Exocytose erfolgt (HELLE u. a. 1976). Erhöhte Enzymausscheidungen sind vereinzelt bei noradrenalinproduzierenden Tumoren nachgewiesen worden (AUNIS u. a. 1976).

Mehrfach sind hypotone Krisen oder prolongierte Hypotonien bei Phäochromocytomträgern beschrieben worden, bei denen eine prävalierende Adrenalinsekretion gefunden wurde (BOUTON u. a. 1954, HAMRIN 1962, LOIZEAU 1964, RICHMOND u. a. 1961). Sie sind mit Hypovolämie, erhöhtem Herzzeitvolumen und Tachykardie von Symptomen geprägt, die experimentell durch Adrenalininfusionen hervorgerufen werden können (GOLDENBERG u. a. 1948).

Postoperativ sind von SUNDERMAN (1964) halbjährliche Urinkontrollen empfohlen worden, da Metastasierungen maligner Phäochromocytome noch mehrere Jahre nach Entfernung des Tumors beobachtet wurden. Sie sind in der Regel von einem Wiederanstieg der Katecholaminausscheidung begleitet.

Es ist versucht worden, aus dem Katecholaminverhalten Hinweise auf die Tumorlokalisation zu gewinnen (v. EULER u. a. 1957). Trotz des stark variierenden Verhältnisses von Noradrenalin und Adrenalin deuten erhöhte Adrenalinwerte auf einen Sitz im Nebennierenmark hin (DAHL-IVERSEN 1957). Die alleinige oder überwiegende Vermehrung des Noradrenalins ist am häufigsten (ENGEL u. a. 1950, v. EULER u. a. 1957). Dabei liegt das Phäochromocytom in 2/3 der Fälle im Nebennierenmark und in 1/3 extraadrenal (WERNING u. a. 1971).

Bei postoperativem Weiterbestehen erhöhter Katecholaminausscheidungen muß an multiple Tumoren, die in etwa 10% der Fälle vorliegen (BRENNER u. a. 1966, STACKPOLE u. a. 1963), oder an eine Metastasierung (GRUNSTEIN u. a. 1962, ISAACSON u. a. 1960) gedacht werden. Selbst nach vollständiger Tumorentfernung können noch nach einigen Wochen hohe Katecholaminexkretionen bestehen (PUGH 1958, ROSENBERG 1957, SUNDERMAN 1964), die als Folge einer gesteigerten Vasomotorenaktivität anzusehen sind (v. EULER u. a. 1957).

Neuerdings ist auch auf eine erhöhte Plasma-Reninaktivität beim Phäochromocytom hingewiesen worden, die durch seitengetrennte Bestimmungen eindeutig dem Tumor zugeordnet werden konnte (HORKÝ u. a. 1976, VETTER u. a. 1974, WERNING u. a. 1970). Sie wird entweder durch Tumorkompression im Sinne eines Goldblattmechanismus oder durch die pathologisch gesteigerte Katecholaminkonzentration ausgelöst. Interessanterweise war die Reninaktivität bei überwiegend noradrenalinproduzierenden Gewächsen nicht oder kaum verändert, bei prävalenter Adrenalinausschüttung kam es zur deutlichen Erhöhung der Reninaktivität und Aldosteronausscheidung (VETTER u. a. 1976). Das unterstreicht die regulative Rolle der β-Rezeptoren selbst bei exzessivem Katecholaminangebot, wobei dem Adrenalin ein stärkerer reninstimulierender Effekt zugesprochen wird als dem Noradrenalin (GANONG 1972).

3. Katecholamine und essentielle Hypertonie

Seit den Untersuchungen von ENGELMAN u. a. (1970) ist mehrfach darauf hingewiesen worden, daß in Ruhe (PFLANZ u. a. 1976, DE QUATTRO u. a. 1972, LOUIS u. a. 1973, BRECHT u. a. 1976 a), besonders aber nach physischen (PFLANZ u. a. 1976, LAKE u. a. 1976 und 1977) und psychischen (NESTEL 1969, NESTEL u. a. 1970, FRANKENHAEUSER u. a. 1962, R. BAUMANN 1974 a und b, R. BAUMANN u. a. 1973 und 1974) Belastungen die Plasma- und Harnkatecholamine bei essentieller Hypertonie durchschnittlich höhere Konzentrationen aufweisen als bei entsprechenden Vergleichspersonen (Tab. 1). Das gilt auch für die VMS-Ausscheidung im Urin (GÖDICKE u. a. 1971). Dieses Phänomen wird als Ausdruck einer gesteigerten Sympathikusaktivität angesehen (EICH u. a. 1966, FROHLICH u. a. 1969, LOUIS u. a. 1974, YAMAGUCHI u. a. 1975). Dafür sprechen beispielweise auch der stärkere blutdrucksenkende Effekt von sympathikolytisch wirkenden Substanzen (COHN u. a. 1963), die in dem Kapitel (FAULHABER) ausführlich

Tabelle 1

Mittlere Plasmakonzentrationen der Gesamtkatecholamine bei Patienten mit essentieller Hypertonie im Vergleich zu Normalpersonen

Autoren	Konzentr.-Bereich	Gesamtkatecholamine Normotone	essentielle Hypertonie
ENGELMAN u. a. (1970)	ng/ml	0,24	0,45
	(n)	(32)	(18)
DE QUATTRO u. a. (1972)	ng/ml	0,27 ± 0,02	0,35 ± 0,03
	(n)	(25)	(27)
DE QUATTRO u. a. (1975)	ng/ml	0,18	0,30
	(n)	(56)	(54)
PFLANZ u. a. (1976)	ng/ml	0,30 ± 0,05	0,69 ± 0,12
	(n)	(8)	(8)
DE CHAMPLAIN u. a. (1977)	ng/ml	0,25 ± 0,01	0,40 ± 0,03
	(n)	(23)	(37)
LAKE u. a. (1977)	ng/ml	0,30 ± 0,02	0,34 ± 0,02
	(n)	(84)	(67)

dargestellt werden, sowie die deutlich niedrigeren Plasmakatecholaminspiegel bei Tetraplegie (CHRISTENSEN 1976). Die Interpretation dieser Befunde ist durch den Umstand belastet, daß die Katecholaminwerte durch eine weite Streuung gekennzeichnet sind und bei Hypertonikern oft noch im Normbereich liegen. Außerdem muß die außerordentliche Labilität der Katecholaminspiegel im Blut — vergleichbar mit der der freien Fettsäuren — und die kurze Halbwertzeit (MENDLOWITZ u. a. 1976) beachtet werden.

Die Plasmaspiegel des Noradrenalins werden durch verschiedene Faktoren beeinflußt; Menge der freigesetzten Transmittersubstanz, neuronale Wiederaufnahme, enzymatischer Abbau, Einstrom in den Kreislauf und Extraktionsrate aus dem Plasma. LAKE u. a. (1977) sowie CHRISTENSEN (1976) haben darauf aufmerksam gemacht, daß die Noradrenalinausscheidung mit zunehmendem Alter ansteigt und daß bei altersbezogener Gegenüberstellung sich die Differenzen zwischen Normalpersonen und Hypertonikern wieder verwischen. Allerdings wurde dabei dem Schweregrad der Hypertonie keine Beachtung geschenkt.

Beispielsweise wurden in einer früheren Studie von CHRISTENSEN u. a. (1972) keine unterschiedlichen Katecholaminwerte bei Normalpersonen sowie Patienten mit essentieller und renaler Hypertonie bei Berücksichtigung des Lebensalters gefunden. Die Hypertoniker hatten allerdings im Mittel diastolische Blutdruckwerte um 130 mm Hg und zahlreiche kardiovaskuläre Komplikationen, so daß sie ein Stadium repräsentierten, in dem im allgemeinen keine signifikante Erhöhung der Plasmakatecholamine mehr beobachtet wird (KÜCHEL u. a. 1975).

Ein altersabhängiger Anstieg der Plasmanoradrenalinwerte bei stabiler essentieller Hypertonie (CHRISTENSEN u. a. 1972, ZIEGLER u. a. 1976) könnte auch auf eine geringere Ansprechbarkeit der Rezeptoren bezogen werden (vgl. Kapitel R. BAUMANN und H. BAUMANN).

Bei der Harnausscheidung der Katecholamine sind andererseits diurnale Schwankungen mit höheren Tag- und niedrigeren Nachtwerten bekannt (TOWNSHEND u. a. 1973). Für Adrenalin liegen sie in der Größenordnung von 40% und für Noradrenalin bei 20%; für Dopamin ergaben sich dagegen keine Unterschiede (SERRANO u. a. 1964). Diese z. T. erheblichen Abweichungen werden nicht erfaßt, wenn beispielsweise nur Morgenharn zur Untersuchung kommt (R. BAUMANN u. a. 1968, BOAK u. a. 1965). Auch unterschiedliche psychische Belastungen im Tagesverlauf entgehen dem Nachweis bei zu kurzen Sammelperioden (LEVITT 1965), so daß im allgemeinen die Bestimmung im 24-Stunden-Harn empfohlen wird (MENDLOWITZ u. a. 1976). Außerdem muß bedacht werden, daß die renale Ausscheidung nicht nur über eine Glomerulumfiltration (ESLER u. a. 1973 a und b) in Abhängigkeit von der Plasmakonzentration erfolgt, sondern auch an einen aktiven Tubulustransport gebunden ist (RENNICK u. a. 1965, OVERY u. a. 1967).

Dementsprechend ist es erforderlich, streng standardisierte Untersuchungsbedingungen für die Bestimmung der Plasmakatecholamine einzuhalten. Das gilt auch für das Lebensalter und das Stadium bzw. den Schweregrad der Hypertonie (vgl. Kapitel R. BAUMANN und H. BAUMANN).

Ein markantes Signum der essentiellen Hypertonie ist eine gesteigerte Blutdruckreaktivität gegenüber exogen zugeführtem Noradrenalin (GOLDENBERG u. a. 1948, DOYLE u. a. 1955 und 1961, MENDLOWITZ 1967 und 1973, MENDLOWITZ u. a. 1958, SIVERTSSON 1970, YOSHINAGA u. a. 1960) sowie gegenüber endogenem Noradrenalin, das durch Tyramin freigesetzt wird (MENDLOWITZ u. a. 1967). Intravenöse Injektionen von ^{3}H-Noradrenalin führen bei essentieller Hypertonie zu einer stärkeren ^{3}H-Noradrenalin-Ausscheidung im Urin als bei Normalpersonen bzw. bei renaler oder renovaskulärer Hypertonie (GITLOW u. a. 1969, WOLF u. a. 1968). Daraus wurde auf eine verminderte Speicher- oder Bindungskapazität geschlossen. Darauf deuten auch reduzierte av-Differenzen hin (MANGER u. a. 1967). Im Ergebnis steht dadurch vermehrt freies vasoaktives Amin zur Wirkung an den Rezeptoren zur Verfügung, so daß eine stärkere Vasokonstriktion erklärlich wird. Auch gegenüber Angiotensin II wurde eine erhöhte Reaktionsbereitschaft der Gefäße gefunden (MENDLOWITZ u. a. 1961 und 1967). Angiotensin kann über seine gefäßaktive Eigenwirkung hinaus zu einer verstärkten Freisetzung von Noradrenalin- und Dopamin-β-Hydroxylase führen (ACKERLY u. a. 1976), die Wiederaufnahme des Noradrenalins wird weniger beeinflußt (STARKE 1972). Hinsichtlich der Beziehungen zum intrazellulären Elektrolytgehalt sei auf das Kapitel (WALLRABE) verwiesen.

Die hohe Empfindlichkeit auf intravenöse Noradrenalininfusionen bei essentieller Hypertonie wurde zusammenfassend auf folgende Ursachen zurückgeführt (MANGER u. a. 1976):

1. verminderte Inaktivierung von Noradrenalin durch Catechol-O-Methyl-Transferase (COMT) und/oder Monoaminooxydase (MAO). Diese Möglichkeit konnte jedoch durch die Untersuchungen von BRUNJES (1964) weitgehend ausgeschlossen werden,
2. verminderte Wiederaufnahme von Noradrenalin durch die Axonmembran (DENGLER u. a. 1961),
3. verminderte Bindungs- und Speicherkapazität innerhalb der Speichergranula (vgl. Abb. 3),
4. vermehrter Natriumgehalt in den Gefäßen (LOSSE u. a. 1966, LJUNGMAN u. a. 1976),
5. genetisch determinierte Überempfindlichkeit (THOMAS 1952, REMINGTON u. a. 1960, DOYLE u. a. 1961 a und b),
6. verminderter Parasympathikotonus mit konsekutivem Überwiegen des Sympathikotonus, wie z. B. bei familiärer Dysautonomie bzw. Atropingaben (SMITH u. a. 1964, PAGE u. a. 1963).

Diesen Argumenten wurde entgegengehalten, daß eine gesteigerte Vasoaktivität nicht mit den Noradrenalinkonzentrationen im Plasma korreliert und daß bei essentieller Hypertonie geringgradige Blutdruckanstiege mit deutlichen Erhöhungen des Noradrenalins im arteriellen Plasma einhergehen können und umgekehrt (LORIMER u. a. 1971, ESLER u. a. 1973 a, REID u. a. 1977). Das ist bei der Heterogenität der Mechanismen und der untersuchten Patientengruppen allerdings auch kaum anders zu erwarten (NESTEL u. a. 1970).

So kann beispielsweise die Gabe von α-Methyltyrosin, das die Katecholaminsynthese supprimiert, mit einer unveränderten Blutdrucklage einhergehen. Danach muß eine einfache kausale Beziehung zwischen Katecholaminsynthese und Hypertonie negiert werden (DE QUATTRO u. a. 1968).

Nach mehreren Untersuchungen sind eine erhöhte Sympathikusaktivität bzw. eine Vermehrung der Katecholamine im Blut und Urin für die *labile* Hypertonie von besonderer Relevanz (KÜCHEL u. a. 1975, CUCHE u. a. 1974, FROHLICH u. a. 1966).

Das gilt bereits für den Borderline-Blutdruck (JULIUS u. a. 1975, NESTEL u. a. 1968, KUSCHKE 1961), aus dem sich häufig eine essentielle Hypertonie entwickelt (LINSS u. a. 1974).

Während bei einem Teil der Fälle die labile Hypertonie als Präkursor der stabilen Form aufzufassen ist, bei einem anderen Teil jedoch lebenslang die labile Form bestehen bleibt (EVELYN 1950), bietet die Hypertoniedauer nur unsichere Anhaltspunkte über das jeweilige Stadium. Über Definition und Prognose erlaubt das Katecholaminverhalten demzufolge keine sicheren Aussagen (JULIUS u. a. 1971).

Die Urinausscheidung der Katecholamine und ihrer Metaboliten ergab bei essentieller Hypertonie keine signifikante Abweichung vom Normalbereich (SJOERDSMA 1961, v. EULER u. a. 1954, GRIFFITHS u. a. 1957, BRUNJES u. a. 1963, BRUNJES 1964, STOTT u. a. 1967, v. STUDNITZ 1960, SATO u. a. 1961, RAHN 1977). Die Streuung der Einzelwerte war in der Regel sogar größer, so daß den Katecholaminen im Urin nur eine Bedeutung zur Abgrenzung des Phäochromocytoms beigemessen wurde (GITLOW u. a. 1960). Das erscheint insofern verständlich, als neben dem großen Anteil des erneut in die Nervenendigungen aufgenommenen Noradrenalins eine mehr oder weniger große Menge durch die methylierenden und desaminierenden Enzyme abgebaut wird, so daß das im Urin erscheinende freie Noradrenalin, das ohnehin nur 5% der freigesetzten Transmittermenge repräsentiert, lediglich bedingt den Erregungszustand des sympathischen Systems zu reflektieren vermag. Darüber hinaus ist darauf hingewiesen worden, daß die Urinausscheidung der Katecholamine und ihrer Metaboliten mehr Ausdruck ihres gesamten Stoffwechsels als der Sympathikuserregung ist. Es ist demnach eine wesentliche Prämisse, daß — ebenso wie bei den Plasmakatecholaminen — bei der Bestimmung der Harnkatecholamine streng standardisierte Bedingungen eingehalten werden.

Frühere Untersuchungen der Plasmakatecholamine (MANGER 1962, HOOBLER u. a. 1954) ergaben normale Werte bei essentieller Hypertonie. Dabei können methodische Ursachen nicht ausgeschlossen werden, zumal neuere Befunde höhere mittlere Plasmaspiegel ausweisen als bei Normalpersonen (ENGELMAN u. a. 1970, DE QUATTRO u. a. 1972, JIANG u. a. 1973, LOUIS u. a. 1973). Darüber hinaus muß berücksichtigt werden, daß modulierende Einflüsse durch die Vermaschung mit anderen Regelkreisen direkte Beziehungen zwischen Katecholamin- und Blutdruckverhalten kaschieren können, z. B. über den sympathikusdämpfenden Effekt der Barorezeptoren bei erhöhtem Blutdruck (KOCH-WESER 1973).

Bereits klinische bzw. hämodynamische Befunde, z. B. erhöhte Pulsfrequenz, vermehrtes Herzzeitvolumen bei normalem oder erniedrigtem peripheren Widerstand u. a., deuten auf eine erhöhte Sympathikusaktivität bei der labilen essentiellen Hypertonie hin (WIDIMSKY u. a. 1957, SANNERSTEDT u.a. 1970, FROHLICH u. a. 1970). Die häufig unterlassene Unterscheidung von labiler und stabiler Form mag eine Erklärung dafür sein, warum frühere Untersucher sowohl über niedrige (MOLLER u. a. 1957, BRUNJES u. a. 1964), normale (v. EULER u. a. 1954, SERRANO u. a. 1954, SERRANO u. a. 1964) und erhöhte Katecholaminwerte (GOODALL u. a. 1961, IKOMA u. a. 1965, HOLTZ u. a. 1947, DE QUATTRO u. a. 1968) bei Kollektiven mit essentieller Hypertonie berichtet haben. Demnach fordern MENDLOWITZ u. a. (1976) auch aus biochemischer Sicht eine Abgrenzung von labiler und stabiler essentieller Hypertonie und den getrennten Nachweis von Noradrenalin und Adrenalin.

Unter Berücksichtigung dieser Unterteilung fand sich bei labiler essentieller Hypertonie eine höhere Urinausscheidung von Dopamin und Noradrenalin als bei Normalpersonen sowie Patienten mit stabiler essentieller Hypertonie (KÜCHEL u. a. 1975, HORKY u. a. 1976). Auch die Homovanillinsäure, der Hauptmetabolit des Dopamins, zeigte gleichartige Veränderungen (Abb. 6). Ihr wird für die Diagnose der labilen Hypertonie eine besondere Bedeutung beigemessen (CUCHE u. a. 1975), zumal sie auch dann erhöht ist, wenn die Blutdruckwerte, z. B. infolge Bettruhe, wieder normalisiert sind. Da die Plasma-Noradrenalinwerte der labilen Hypertoniker gleichzeitig zwischen Normalpersonen und stabiler Hypertonie lagen, war ihre hohe Noradrenalinausscheidung im Urin mit einer gesteigerten renalen Noradrenalinclearance zu erklären, die auch tatsächlich nachgewiesen wurde (KÜCHEL u. a. 1975) und mit einer vermehrten Natriumausscheidung einherging. Die hohe Nierenclearance von Noradrenalin ist möglicherweise Teil der allgemein gesteigerten Plasmaclearance (GITLOW u. a. 1964), die mit einer geringen Kapazität der Katecholaminspeicher in Beziehung gebracht wurde.

Interessanterweise nehmen Noradrenalinclearance und -ausscheidung im Urin bei stabiler Hypertonie ab, obwohl sich die Plasmawerte weiter erhöhen (KÜCHEL u. a. 1975). In dieser Phase kann offensichtlich eine positive Korrelation zwischen Plasmanoradrenalin und diastolischem Blutdruck gefunden werden (LOUIS u. a. 1973). Andererseits ergibt sich aus diesen Befunden ein Hinweis darauf, daß die Katecholaminausscheidung im Harn nur bedingt ein Indikator für die Sympathikusaktivität darstellen kann.

Daraus leitet sich die Notwendigkeit ab, die labile Hypertonie sowohl hämodynamisch als auch biochemisch genauer als bisher zu definieren und durch kinetische Studien präziser zu charakterisieren (vgl. Kapitel R. BAUMANN und H. BAUMANN).

Das gilt offensichtlich auch für Untersuchungen auf zellulärer Ebene. So wird heute allgemein akzeptiert, daß die Effekte der β-Rezeptoren über eine Erhöhung des intrazellulären cAMP vermittelt werden (ROBISON u. a. 1968 und 1971), wobei die hämodynamischen Charakteristika der labilen Hypertonie (z. B. erhöhte Herzfrequenz sowie Myocardkontraktilität und gesteigertes Herzzeitvolumen bei vermindertem peripheren Widerstand) mit der Wirkung des cAMP am jeweiligen Zielorgan vergleichbar

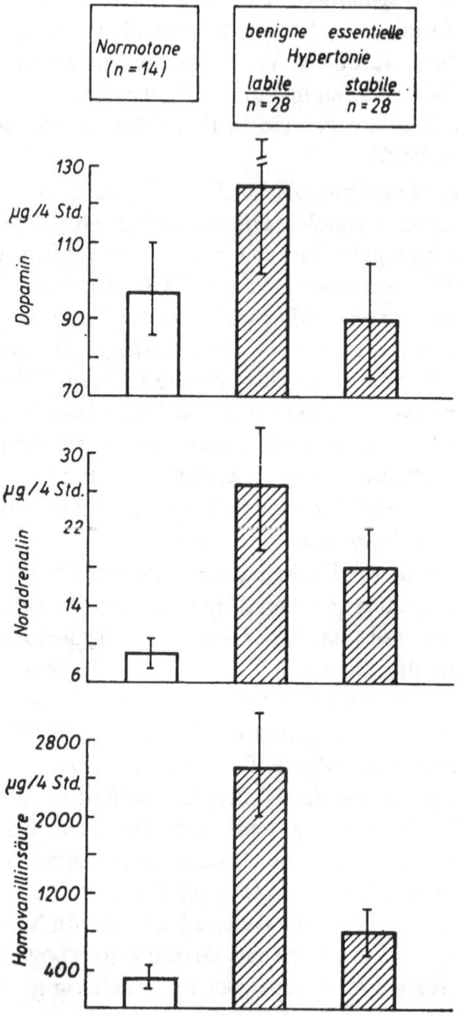

Abb. 6. Urinausscheidung ($\bar{x} \pm s$) von Dopamin, Noradrenalin und Homovanillinsäure bei Patienten mit labiler und stabiler essentieller Hypertonie sowie Kontrollpersonen (modif. nach CUCHE u. a. 1975)

sind. Eine Bestimmung des cAMP in humanen Geweben ist in vivo schwer möglich, so daß sich das Interesse auf seinen Nachweis im Plasma und Urin konzentrierte. Es ist jedoch noch unklar, in welcher Weise Plasma- und Urinwerte die intrazellulären Verhältnisse widerspiegeln können. Die Plasmakonzentration und Urinausscheidung von cAMP erhöhten sich bei labiler Hypertonie nach Orthostase und Isoproterenolinfusionen, bei Normotonen dagegen nicht (HAMET u. a. 1973b und 1974). Die vermehrte renale cAMP-Exkretion konnte durch Propranolol normalisiert werden (HAMET u. a. 1973 a).

Propranolol führt andererseits trotz einer Blutdrucksenkung zu erhöhten Katecholaminspiegeln im Plasma, während die Aktivität der Dopamin-β-Hydroxylase unverändert bleibt (Gierlichs u. a. 1976, Philipp u. a. 1976, Ebel u. a. 1976). Das spricht gegen eine Hemmung der Katecholaminfreisetzung durch β-Rezeptorenblocker, sondern im Gegenteil für eine reflektorische Zunahme infolge β-Rezeptoren-Blockade. Im übrigen läßt der Abfall der basalen Plasma-Reninaktivität bei Erhaltung der Stimulierbarkeit der Reninsekretion darauf schließen, daß die β-Rezeptoren nicht total blockiert, sondern in ihrer Erregbarkeit gedämpft sind (Klumpp u. a. 1976, Stumpe u. a. 1975, Meurer u. a. 1971).

Da die adrenergen β-Rezeptoren einen spezifischen Teil des Adenylatcyclase-Systems repräsentieren, das als „first messenger" in der Zellmembran die cAMP-Bildung initiiert (Robison u. a. 1968 und 1971, Sutherland u. a. 1968), ergibt sich die Möglichkeit einer zellulären Katecholaminwirkung am Effektororgan unabhängig von der Plasmakonzentration. Damit würden sich auch zwanglos oft fehlende Korrelationen zwischen Plasmaspiegel (sowie Urinausscheidung) und physiologischer bzw. pathophysiologischer Wirkung erklären lassen.

Vergleiche des Plasma-Noradrenalins und des cAMP im Urin haben tatsächlich zu einer Differenzierung in eine sog. normo- und hyperadrenerge Form der labilen essentiellen Hypertonie geführt (Abb. 7). Bei der hyperadrenergen Form erfolgt überraschenderweise nach Orthostase eine Senkung des Plasma-Noradrenalins sowie eine Erhöhung der Plasma-Reninaktivität und des cAMP im Urin als Ausdruck einer gesteigerten Empfindlichkeit der adrenergen Rezeptoren (Küchel u. a. 1975). Bei der stabilen Hypertonie waren diese Veränderungen geringer ausgeprägt, bei Normotonen und

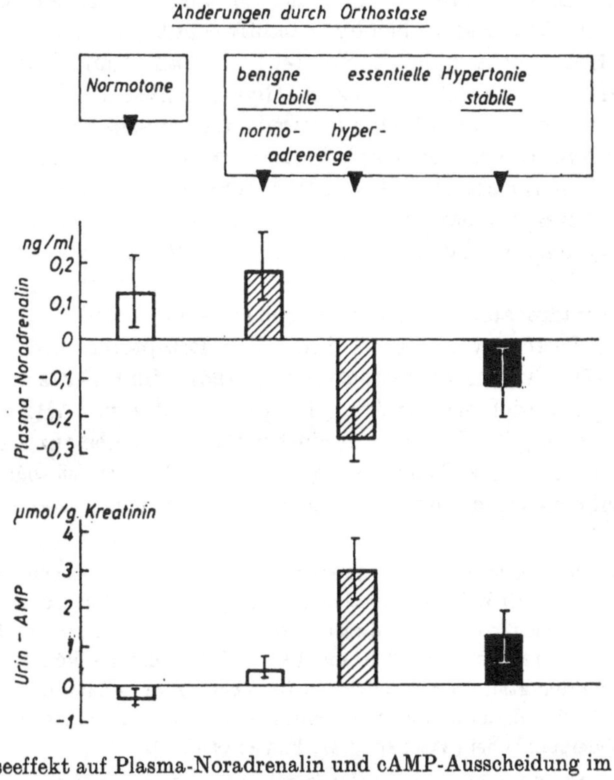

Abb. 7. Orthostaseeffekt auf Plasma-Noradrenalin und cAMP-Ausscheidung im Urin (4-Stunden-Perioden) bei Patienten mit normerger und hypererger labiler sowie stabiler essentieller Hypertonie (modif. nach Küchel u. a. 1975)

Probanden mit normadrenerger labiler Hypertonie fanden sich keine Veränderungen. Bedauerlicherweise wurde in diesen Untersuchungen keine Bestimmung des Adrenalins durchgeführt, zumal es infolge seiner starken Wirkung auf die β-Rezeptoren von aktuellem Interesse erscheint.

Eine ähnliche Differenzierung in 2 Untergruppen wurde von De Champlain u. a. (1977) vorgenommen: der hyperadrenerge Typ umfaßte etwa 40% der Fälle und war durch höhere Plasmakatecholamine charakterisiert (dgl. Reid u. a. 1977). Im Gegensatz zu den Befunden von Küchel u. a. (1975) erfuhren die Noradrenalinwerte eine stärkere Erhöhung nach Orthostase als die Untergruppe mit normalen Basalwerten. Eine Behandlung mit β-Rezeptorenblockern normalisierte nur den übersteigerten Orthostaseeffekt bei der hyperadrenergen Form.

Erhöhte Plasma- und Gewebskonzentrationen von cAMP bei der Hyperthyreose (Karlberg u. a. 1974) können ebenfalls auf eine hohe Aktivität der β-Rezeptoren bezogen werden und manche klinische und hämodynamische Ähnlichkeit zur hyperadrenergen labilen Hypertonie erklären. Andererseits fanden sich niedrige cAMP-Konzentrationen und hohe Katecholaminwerte im Plasma bei Hypothyreose (Christensen 1972) als Hinweis auf eine reduzierte Rezeptorenempfindlichkeit.

Damit besteht die Möglichkeit, zahlreiche Befunde nicht nur auf eine erhöhte Katecholaminsynthese, -freisetzung und -verstoffwechselung, sondern auch auf eine Sensibilisierung der Rezeptoren im Effektororgan zu beziehen. Die vermehrte cAMP-Bildung bei labiler Hypertonie, die von Hamet u. a. (1973) als eine generalisierte β-Rezeptorenstimulation aufgefaßt wird, ist übrigens insofern von besonders aktueller Relevanz, weil sich damit möglicherweise eine Deutung der noch weitgehend ungeklärten Verknüpfungen zu den Fett- und Kohlenhydratstoffwechselstörungen bei den Frühformen des essentiellen Hochdrucks ergibt (s. Kapitel R. Baumann und Singer).

Bekannt ist, daß eine vermehrte Lipolyse, Glykogenolyse und Insulinsekretion sowie ein verminderter Prostaglandinbestand jeweils mit einem hohen cAMP-Gehalt der Gewebe einhergehen. So konnten kürzlich Januszewicz u. a. (1977) bei Hypertonikern mit vermehrter Plasma-Reninaktivität auch höhere Glukose-, Triglycerid- und Insulinspiegel finden als bei Hypertonikern mit niedriger Plasma-Reninaktivität. Diese Befunde wurden auf die gesteigerte Katecholaminsekretion in der ersteren Gruppe bezogen.

Andererseits finden sich Anhaltspunkte dafür, daß die durch erhöhte Sympathikusaktivität bzw. Noradrenalinfreisetzung zu beobachtende Aktivierung des Renin-Angiotensin-Aldosteron-Systems vornehmlich durch die β-Rezeptoren vermittelt wird (Winer u. a. 1969 und 1971, Gañong 1972, Gordon u. a. 1967, Michelakis u. a. 1969, Meurer 1971), die in enger Beziehung zur Adenylatcyclase und zum cAMP stehen (Robison u. a. 1967). Letzteres gilt als starke reninstimulierende Substanz (Michelakis u. a. 1972, Winer u. a. 1971). Die Stimulierung der Reninsekretion ist sogar mit der Stimulierung der Insulinsekretion durch Katecholamine verglichen worden (Robison u. a. 1971).

Außerdem kann Vasopressin in nicht pressorischen Dosen die Katecholaminwirkung beeinflussen, indem es offensichtlich die Empfindlichkeit der glatten Gefäßmuskulatur gegen Katecholamine erhöht. Wahrscheinlich kommt dieser Effekt durch eine vermehrte Bereitstellung von cAMP zustande (Bartelstone u. a. 1963 und 1964). Katecholamine können ihrerseits zu einer vermehrten cAMP-Produktion in verschiedenen Geweben führen (Rall u. a. 1958). Vasopressin trägt — ähnlich wie Noradrenalin und Angiotensin — zur Blutdruckerhöhung infolge Steigerung des peripheren Widerstands bei (Sawyer 1961, Emerson 1966).

Schließlich ist darauf zu verweisen, daß Noradrenalin und Adrenalin den Kalziumeinstrom durch die Zellmembran und die Freisetzung von Kalzium aus dem endoplasmatischen Retikulum begünstigen, so daß die Voraussetzungen für die elektromechanische Kopplung auch in der glatten Gefäßmuskulatur geschaffen werden (LINDNER 1975).

Prostaglandine bewirken dagegen eine Hemmung des Kalziumeinstroms in die Nervenendigungen, so daß die Noradrenalinfreisetzung vermindert wird (HEDQVIST 1969 und 1970, JOHNSON u. a. 1971). Andererseits führt eine Hemmung der Prostaglandinsynthese zu einer vermehrten Freisetzung von Noradrenalin bei nervaler Stimulation (SAMUELSSON u. a. 1971). Da die Dopamin-β-Hydroxylase in gleicher Weise beeinflußt wird, ist der Wirkungsmechanismus möglicherweise auf die Exocytose beschränkt (KOPIN 1977).

Die labile essentielle Hypertonie stellt damit wahrscheinlich eine Subsummierung heterogener Vorgänge dar, die letztlich nicht nur zu einer Vermehrung zirkulierender Katecholamine führen, sondern eine besondere Sensibilität adrenerger Rezeptoren einschließen, wobei unklar ist, ob diese voneinander unabhängige Mechanismen oder zeitlich aufeinanderfolgende Phasen derselben Erkrankung repräsentieren. Die theoretischen Erwägungen, daß durch rechtzeitige β-Rezeptoren-Blockade bei der labilen essentiellen Hypertonie mit der Korrektur von gesteigertem Herzzeitvolumen, Blutdruck und cAMP sowie erhöhter Plasma-Reninaktivität ein Übergang in die stabile Phase verhindert oder verzögert werden müßte (HAMET u. a. 1973), wird nur durch Langzeitstudien geklärt werden können.

Die meisten bisherigen Untersuchungen waren überwiegend oder ausschließlich dem Noradrenalin gewidmet.

Neben der Forderung, labile und stabile essentielle Hypertonie gegeneinander abzugrenzen, wird in letzter Zeit zunehmend die Notwendigkeit unterstrichen, Adrenalin und Noradrenalin getrennt zu berücksichtigen, da sie eine verschiedene chemische Struktur besitzen, auf unterschiedliche Weise im Organismus sezerniert werden und differente physiologische Wirkungen aufweisen.

MENDLOWITZ u. a. (1976) akzentuierten die Befunde, nach denen psychische Belastungen zur vermehrten Adrenalinausscheidung (FRANKENHAEUSER u. a. 1962, NESTEL u. a. 1970) und orthostatische Belastungen zur erhöhten Noradrenalinexkretion sowie Plasma-Reninaktivität (ESLER u. a. 1973) führen und darüber hinaus die labile essentielle Hypertonie durch eine verminderte Adrenalinretention (de GUIA u. a. 1973), die stabile Hypertonie dagegen durch eine reduzierte Noradrenalinretention (GITLOW u. a. 1969) charakterisiert werden kann. Das bedeutet, daß das von den Nervenendigungen freigesetzte Noradrenalin und das von den chromaffinen Zellen sezernierte Adrenalin sich bei essentieller Hypertonie anders als normalerweise verteilen, indem sie mehr in das Plasma sowie an die Rezeptoren gelangen und weniger in die neuronalen und adrenalen Speicher rezirkulieren. Das würde zur Folge haben, daß bei normaler Sympathikuserregung durch relativ verminderte Noradrenalinfreisetzung die reduzierte Wiederaufnahme kompensiert werden kann, bei vermehrter Erregung mit normaler Sekretion dagegen ein verstärkter Effekt resultiert, der u. a. auch die größeren Hormonschwankungen bei essentieller Hypertonie gegenüber Normalpersonen erklären kann (vgl. S. 198).

Auf größere Schwankungen im circadianen Rhythmus der Adrenalin- und Noradrenalinausscheidung, die bei längeren Sammelperioden unerkannt bleiben können, haben bereits R. BAUMANN u. a. (1968) hingewiesen. Auch gegenregulatorisch bedingte Verringerungen der Sekretionsrate können dem Nachweis entgehen. Demnach ist die Dauer der Sammelperioden der jeweiligen Fragestellung anzupassen.

Diese Interpretationen stimmen mit älteren Befunden überein, die auf eine normale „turnover-rate“ für Noradrenalin bei Hypertonikern mit normaler Noradrenalinausscheidung und eine vermehrte „turnover-rate" bei Hochdruckkranken mit erhöhter Noradrenalinexkretion hinweisen (DE QUATTRO 1971, DE QUATTRO u. a. 1968 und 1972). Aus der verminderten Wiederaufnahme der Katecholamine soll sich das langfristige Erfordernis ableiten, durch eine verstärkte Synthese eine Auffüllung der depletierten Katecholaminspeicher zu erreichen (MENDLOWITZ u. a. 1976). Das variable Verhalten der dadurch vermehrt anfallenden Dopamin-β-Hydroxylase wird damit erklärt, daß sie in einer löslichen und einer membrangebundenen Form vorkommt (WOOTEN u. a. 1973, VIVEROS u. a. 1968, HÖRTNAGL u. a. 1972). Es ist noch unklar, ob das Enzym, ebenso wie Noradrenalin, erneut in die Nervenendigungen aufgenommen wird.

Die überhöhte stressinduzierte Adrenalinexkretion und Sensibilität der β-Rezeptoren bei der labilen Hypertonie haben zu der Schlußfolgerung geführt, daß diese mehr durch den Adrenalin- als durch den Noradrenalinstoffwechsel geprägt ist (DE GUIA u. a. 1973, VLACHAKIS u. a. 1974). Die Kreislaufeffekte des Adrenalins unterscheiden sich bekanntlich von denen des Noradrenalins (WHELAN 1967, GOLDENBERG u. a. 1948). In geringen Dosen führt Adrenalin zur Vasodilatation sowie zur Erhöhung des Herzminutenvolumens und Blutdrucks, in hohen Dosen zur Vasokonstriktion (DUFF 1957, GAGNON 1972). Die Adrenalinwirkungen wechseln jedoch infolge ihrer unterschiedlichen Dosis-Wirkungsbeziehung von einer Gefäßprovinz zur anderen. Das korrespondiert mit differenzierten Kreislaufeffekten des autonomen Nervensystems und z. T. abweichenden Veränderungen in Muskulatur, Haut und Splanchnikusgebiet (REID u. a. 1977). Die gleichfalls vermehrte Noradrenalinfreisetzung wird als Folge der erhöhten Adrenalinsekretion mit konsekutiv gesteigertem Sympathikotonus aufgefaßt (DE QUATTRO u. a. 1972). Andererseits soll — in Analogie zu den Vorstellungen von GUYTON u. a. (1970 und 1976) — die stabile Hypertonie durch eine prädominierende Noradrenalinwirksamkeit gekennzeichnet sein, die eine allerdings nur gelegentlich nachgewiesene Korrelation von Plasmanoradrenalinkonzentration und diastolischem Blutdruck erklären könnte (LOUIS u. a. 1973). In bezug auf die Differenzierung in labile und stabile Hypertonie weisen MENDLOWITZ u. a. (1976) darauf hin, daß beide Katecholamine isoliert oder gemeinsam (sogen. Mischtypen) erhöht sein können und damit scheinbare Diskrepanzen zu erklären wären.

Neuere Erkenntnisse im Zusammenspiel von adrenergen Nervenendigungen und Nebennierenmark wurden durch chemische Sympathektomie mittels 6-Hydroxydopamin gewonnen. Diese Substanz zerstört selektiv und spezifisch die peripheren adrenergen Neuronen, ohne den Katecholamingehalt des Nebennierenmarks zu beeinflussen (KOSTRZEWA u. a. 1974). Nach einigen Stunden führte sie bei Ratten zu einer Blutdrucksenkung um 30 mm Hg, bei bilateraler Adrenalektomie betrug sie nur 15 mmHg. Bei gleichzeitiger Ausschaltung von Sympathikus und Nebennieren kam es zu einem additiven Effekt mit ausgeprägten Schockzeichen (DE CHAMPLAIN u. a. 1977). Der kompensatorische Effekt der Nebenniere von chemisch sympathektomierten Tieren war an eine vermehrte Katecholaminausschüttung aus dem Nebennierenmark gebunden. Gleichzeitig wurde eine verstärkte Aktivität der an der Katecholaminsynthese beteiligten Enzyme beobachtet (BRIMIJOIN u. a. 1971, MUELLER u. a. 1969a und b), insbesondere der Tyrosinhydroxylase, Dopamin-β-Hydroxylase und der Phenyläthanolamin-N-Methyl-Transferase, deren Aktivität auch nach Reserpinapplikation erhöht ist (MOLINOFF u. a. 1970, THOENEN, u. a. 1969a). Da nach der chemischen Sympathektomie die adrenergen Rezeptoren intakt bzw. sogar hyperreaktiv sind (NADEAU u. a. 1971, GAUTHIER u. a. 1974), beinhaltet das Nebennierenmark einen akuten Ausgleichsmechanismus zur Aufrechterhaltung der Kreislauffunktion. Eine zusätzliche Kompensation kann über eine Aktivierung des Renin-Angiotensin-Aldosteronsystems und eine intravasale Volumenzunahme erfolgen (DE CHAMPLAIN u. a. 1975).

Durch chemische Sympathektomie mit 6-Hydroxydopamin kann auch bei spontanhypertensiven Ratten (SHR) eine Blutdrucksenkung bis in den Normbereich erzielt werden (HONDA u. a. 1975). Das gewinnt insofern an pathogenetischer Relevanz, als bei jungen SHR erhöhte Noradrenalinspiegel (NAGAOKA u. a. 1976) sowie eine vermehrte Katecholaminsynthese und -sekretion im Nebennierenmark (MORISAWA 1968) nachgewiesen wurden. Bei SHR war darüber hinaus durch Adrenalektomie die Entwicklung einer Hypertonie zu verhindern oder eine Normalisierung eines bereits bestehenden Hochdrucks zu erreichen (OZAKI u. a. 1966).

Neben hohen Noradrenalinwerten im Plasma (YAMORI 1977, GROBECKER u. a. 1975 und 1976) wurde bei SHR auch eine Vermehrung der Dopamin-β-Hydroxylase gefunden (NAGATSU u. a. 1974). Kompensatorisch kommt es zu einer verminderten Aktivität der Tyrosinhydroxylase, Dopamin-β-Hydroxylase und Phenyläthanolamin-N-Methyl-Transferase im Nebennierenmark, also einer entgegengesetzten Konstellation wie nach 6-Hydroxydopamin. Diese Befunde deuten darauf hin, daß die Initialphase der Hochdruckentwicklung bei SHR ebenfalls durch eine gesteigerte Sympathikusaktivität unter Beteiligung der Katecholamine geprägt ist und damit auffallende Parallelen zur humanen essentiellen Hypertonie erkennen läßt (YAMORI 1977, OKAMOTO u. a. 1967, IRIUCHIJIMA 1973).

Ein hohes Plasma-Noradrenalin wurde auch bei anderen tierexperimentellen Hypertoniemodellen festgestellt, z. B. bei der DOCA-Salz-Hypertonie (REID u. a. 1975, DE CHAMPLAIN u. a. 1976) sowie bei einseitiger Nierenarterienkonstriktion mit kontralateraler Nephrektomie (DARGIE u. a. 1976, VOLICER u. a. 1968), bei Belassung der kontralateralen Niere in situ dagegen nicht. Im Zusammenhang mit einer verminderten Speicherung und einer erhöhten Enzymaktivität ist auch ein erhöhter Katecholaminumsatz anzunehmen (NAKAMURA u. a. 1971, GROBECKER u. a. 1976).

Diese Befunde weichen von älteren Ergebnissen ab, die keine Zeichen eines veränderten Katecholaminverhaltens einschließlich der FFS-Konzentrationen von hypertonen Ratten ergeben hatten (LOUIS u. a. 1970). Dabei müssen jedoch Speciesunterschiede und methodische Differenzen in Betracht gezogen werden. Ältere Untersuchungen an Ratten mit Hilfe der Homovanillinsäure und des 3-Methoxy-4-Hydroxyphenylglykols, die 70% der Metaboliten von Dopamin und Noradrenalin im Harn darstellen, hatten durch eine Abnahme der Relation beider Substanzen sogar auf eine reduzierte Dopaminumwandlung in Noradrenalin hingewiesen (KOPIN u. a. 1968). Diese verringerte Noradrenalinsynthese aus Dopamin wurde als Ausdruck verminderter Sympathikusaktivität gedeutet. Eine gesteigerte Adrenalin- und Noradrenalinsynthese und ein erhöhter Katecholaminumsatz durch Ausschaltung der Barorezeptoren wurde andererseits am Karotissinusmodell des Kaninchens nachgewiesen (DE QUATTRO u. a. 1969, CHALMERS u. a. 1971, LOUIS 1970); sie ging mit einer erhöhten Aktivität der Tyrosinhydroxylase und im Nebennierenmark zusätzlich mit einer vermehrten Aktivität der Phenyläthanolamin-N-Methyl-Transferase einher.

Von mehreren Autoren wurde empfohlen, als biochemischem Parameter für die Beurteilung der Sympathikusaktivität der Dopamin-β-Hydroxylase den Vorzug zu geben (AXELROD 1972, GEFFEN 1974, WOOTEN u. a. 1973, WETTERBERG u. a. 1972, STONE u. a. 1974).

Sie wird zusammen mit Noradrenalin durch Exocytose aus den sympathischen Nervenendigungen freigesetzt (SMITH u. a. 1970, LADURON 1968, WEINSHILBOUM u. a. 1971e, VIVEROS u. a. 1968, DOUGLAS u. a. 1966), etwa die Hälfte des Enzyms liegt in membrangebundener, die andere Hälfte in löslicher Form vor (HÖRTNAGL u. a. 1972, EBEL u. a. 1976). Nur der lösliche Anteil beteiligt sich an dem Vorgang der Exocytose (VIVEROS u. a. 1969). Derselbe Mechanismus ist für Adrenalin und Dopamin-β-Hydroxylase im Nebennierenmark nachgewiesen worden (VIVEROS u. a. 1969).

Die regionale Gewebsverteilung des Enzyms (einschl. ZNS) geht sonst jedoch mit der von Noradrenalin weitgehend parallel (REIS u. a. 1972).

Die starken interindividuellen Aktivitätsdifferenzen dieses Enzyms, das die Synthese von Noradrenalin aus Dopamin katalysiert (Abb. 1), werden mehr auf genetische Unterschiede als auf Unterschiede im Sympathikotonus zurückgeführt (NAGATSU u. a. 1972b, Ross u. a. 1973, WEINSHILBOUM u. a. 1973, WOOTEN u. a. 1974). Dementsprechend waren die Unterschiede zwischen Patienten mit essentieller Hypertonie und Normalpersonen nicht stark ausgeprägt (PFLANZ u. a. 1976, HORWITZ u. a. 1973, SCHANBERG u. a. 1974), zumindest geringer als die Änderungen des Plasma-Noradrenalins (OGIHARA u. a. 1974, WETTERBERG u. a. 1972, HORWITZ u. a. 1973). Sie traten erst nach physischer Belastung deutlich zutage (PFLANZ u. a. 1976, WOOTEN u. a. 1973). Derartige Befunde wurden nur bei essentieller Hypertonie geringer Schweregrade bzw. bei Borderline-Hochdruck erhoben (PFLANZ u. a. 1976, ALEXANDRE u. a. 1975). Der diagnostische Wert isolierter Enzymbestimmungen wird daher angezweifelt (ALEXANDRE u. a. 1975). Im Plasma läßt die Enzymaktivität eine Altersabhängigkeit erkennen: bis zu einem Alter von 10—19 Jahren stieg sie um das 10fache an, um anschließend konstant zu bleiben (FRIEDMAN u. a. 1965, WEINSHILBOUM u. a. 1971c).

Immobilisationsstress führte bei Ratten zur erhöhten Aktivität von Dopamin-β-Hydroxylase, die durch Adrenalektomie nicht beeinflußt werden konnte (WEINSHILBOUM u. a. 1971d). Da die zirkulierende Enzymaktivität überwiegend aus den sympathischen Nervenendigungen und weniger aus dem Nebennierenmark stammt (WEINSHILBOUM u. a. 1971a und b), bietet sie einen Hinweis auf eine prävalierende Noradrenalinfreisetzung unter Immobilisationsstress. Prostaglandin E_2 kann über eine Interferenz mit Calcium-Ionen die Sekretion von Noradrenalin und Dopamin-β-Hydroxylase hemmen (AXELROD 1972, HEDQVIST 1970). Neuerdings wurde auch Fusarsäure, ein Hemmstoff der Dopamin-β-Hydroxylase, als hypotensive Substanz empfohlen (GREEFF 1975, HIDAKA u. a. 1969, SUDA u. a. 1969), die bei SHR stärker wirksam ist als bei normotonen Wistarratten (NAGATSU u. a. 1973). Durch klinische Untersuchungen konnte dieser Effekt bestätigt werden (MATTA u. a. 1973). Er führt zu einer Adrenalin- und Noradrenalinverarmung (NAGATSU u. a. 1970) mit Aufhebung des diurnalen Rhythmus (TERASAWA u. a. 1976) vor allem für Noradrenalin und Dopamin.

Zur Frage der Initiierung und Perpetuierung eines noradrenalininduzierten Blutdruckanstiegs ist eine Modellstudie von KATHOLI u. a. (1977) interessant, die in Abbildung 8 schematisch zusammengefaßt wird: einseitige Dauerinfusionen von Noradrenalin in eine Nierenarterie führten bei kontralateral nephrektomierten Hunden zur passageren Vermehrung von Plasma-Reninaktivität und Plasma-Aldosteron mit einer positiven Natriumbilanz in den ersten 24 Stunden. Der renale Blutfluß erfuhr eine andauernde Verminderung, peripherer Widerstand und arterieller Mitteldruck blieben permanent erhöht. Dieselben Parameter wiesen bei Dauerinfusionen in die V. cava inf. nur vorübergehende Veränderungen auf. Neben der Möglichkeit einer allgemein gesteigerten Sympathikusaktivität wird dabei der besonderen Ansprechbarkeit der Niere als Zielorgan Bedeutung zugemessen, da sie sich durch eine reiche sympathische Innervation auszeichnet (WAGERMARK u. a. 1968). Bereits ältere Untersuchungen (KOTTKE u. a. 1945, KUBICEK u. a. 1946) haben durch chronische Nervenreizung an Nierenarterien zu persistierender arterieller Hypertonie geführt. Dem würde auch die Verminderung des renalen Plasmaflusses (infolge Vasokonstriktion der renalen Arteriolen) und die Vermehrung des peripheren Widerstands entsprechen (KATHOLI u. a. 1977). Noradrenalininfusionen (intrarenal oder in periphere Venen) bewirken wahrscheinlich über einen direkten Effekt auf die β-Rezeptoren der juxtaglomerulären Zellen eine Erhöhung der Plasma-Reninaktivität (DAVIS u. a. 1976, MICHELAKIS u. a. 1969, JOHNSON u. a. 1971, WEINBERGER u. a. 1975). Der nur passagere Anstieg von Reninaktivität und Aldosteronkonzentration mit konsekutiver Natriumretention könnte ausreichen, um durch intravasale Volumenzunahme oder (wahrscheinlicher) durch eine Reaktivitätssteigerung der Gefäße gegenüber pressorischen Substanzen zur Perpetuierung eines Hochdrucks beizutragen (AMES u. a. 1965, WATHEN u. a. 1965, WINER u. a. 1971).

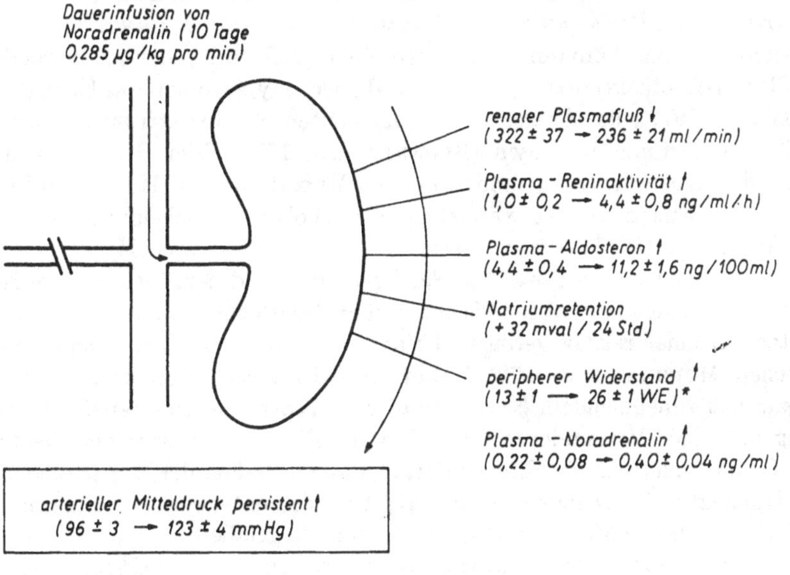

*WE = Widerstandseinheiten

Abb. 8. Biochemische und hämodynamische Veränderungen bei chronischer intrarenaler Noradrenalininfusion (nach Angaben von KATHOLI u. a. 1977)

In der Perpetuierungsphase waren die peripheren Noradrenalinkonzentrationen im Plasma immer noch doppelt so hoch wie bei den Kontrolltieren, die für die Vasokonstriktion über eine vermehrte Stimulation der peripheren α-Rezeptoren verantwortlich zu machen sind. Ob dieser Befund mit späteren Phasen der humanen essentiellen Hypertonie vergleichbar ist, erscheint allerdings fraglich, da bei den experimentellen Modellen von KATHOLI u. a. (1977) kontinuierlich Noradrenalin zugeführt wurde, das naturgemäß zu höheren Plasmakonzentrationen führen mußte. Damit kann durch das Noradrenalin außer dem Initiierungs- auch ein Perpetuierungsprozeß impliziert werden.

Durch intrarenale Noradrenalininfusionen ist mehrfach eine erhöhte Natriumresorption im proximalen Tubulus nachgewiesen worden (GILL u. a. 1972, PEARSON u. a. 1968). Wenn die Noradrenalininfusionen über eine periphere Vene oder die V. cava vorgenommen wurden, kam es dagegen zu einer Natriurese mit nur kurzzeitigen Auslenkungen des Renin-Angiotensin-Aldosteron-Systems und des arteriellen Blutdrucks (AMES u. a. 1965, KATHOLI u. a. 1977). Das korrespondiert mit Befunden an Normalpersonen, nach denen intravenöse Noradrenalininfusionen sogar zur Natriurese mit verminderter Katecholaminempfindlichkeit führen (AMES u. a. 1965). Außerdem ist bekannt, daß erhöhte Blutdruckwerte nur durch steigende Dosen aufrechterhalten werden können, weil möglicherweise die Natriumverarmung u. a. in den Gefäßen zu einer verminderten Katecholaminansprechbarkeit führt.

Diese selektive Noradrenalinwirkung auf den Natriumbestand via Niere könnte für den Übergang zur stabilen Hypertonie von aktueller Relevanz sein. Offensichtlich spielen auch Dosis-Wirkungsbeziehungen eine Rolle, da eine Verdoppelung der intrarenal verabfolgten Noradrenalinmenge zum Nierenversagen führt (KATHOLI u. a. 1977). Die passagere Aktivierung des Renin-Angiotensin-Aldosteron-Systems könnte dafür sprechen, daß ihm zumindest für die Entwicklung des stabilen Hochdrucks eine wesentliche Rolle zukommt (FROHLICH u. a. 1969, SAFAR u. a. 1977). Andererseits deuten die weiterbestehenden erhöhten Noradrenalinkonzentrationen auf eine möglicherweise unabhängige Wirkungsweise oder eine phasenhaft verschobene Prädominanz beider pressorischer Systeme mit gleichem Blutdruckeffekt bei unterschiedlicher Konstellation hin (vgl. Kapitel R. BAUMANN und H. BAUMANN sowie Kapitel HARTRODT).

Im weiteren Verlauf konnten bei Hunden sowohl Fälle mit niedriger, normaler sowie hoher Plasma-Reninaktivität (einschl. maligner Hypertonie) beobachtet werden (KATHOLI u. a. 1977), die Analogien zu dem breiten Reninspektrum bei der stabilen essentiellen Hypertonie aufwiesen (BRUNNER u. a. 1972). Von HAYDUK u. a. (1971) wurde bei der experimentellen renovaskulären Hypertonie von Hunden auf der Seite der Nierenarterienstenose eine vermehrte Katecholaminausscheidung im Urin festgestellt. In der Initialphase tierexperimenteller renovaskulärer Hypertonien waren zusammen mit der Herzfrequenz, dem Schlagvolumen und dem systolischen Blutdruck Adrenalin und Reninaktivität im Plasma erhöht (SCHULTZE u. a. 1974), die im chronischen Stadium einer relativ geringen Urinausscheidung von Noradrenalin und Adrenalin wichen (MOERMAN u. a. 1972). In klinischen Untersuchungen von LJUNGMAN u. a. (1976) war mit zunehmendem Schweregrad der Hypertonie eine renale Widerstandserhöhung mit einer Verminderung der Noradrenalin- und Natriumausscheidung verbunden. Damit findet sich ein Hinweis darauf, daß im Verlauf der Hypertonie die renale Katecholaminexkretion sogar inversen Veränderungen unterworfen sein kann.

Bei Patienten mit essentieller Hypertonie war aufgefallen, daß bei der neuerdings für klinische Untersuchungen empfohlenen Unterteilung nach niedriger, normaler und hoher Reninaktivität in dieser Reihenfolge auch die renale Noradrenalinausscheidung zunahm, während die Adrenalinmenge bei hoher Reninaktivität wieder zurückging (ESLER u. a. 1977, WEIDMANN u. a. 1976). Da unter β-Rezeptorenblockern auch ein Rückgang der Plasma-Noradrenalinkonzentrationen (BRECHT u. a. 1976a) sowie der renalen Noradrenalinexkretion beobachtet wurde (ESLER u. a. 1973c), ist neben der beschriebenen Beeinflussung der Rezeptoren (KÜCHEL u. a. 1975) auch eine Abnahme der endogenen Noradrenalinfreisetzung angenommen worden (WEIDMANN u. a. 1976). Daß diese Veränderungen nicht mit einer adäquaten Blutdruckänderung einhergingen, kann erneut auf die Beteiligung anderer Mechanismen — wie das Renin-Angiotensin-Aldosteron-System — hinweisen (BRECHT u. a. 1976b). Darüber hinaus muß eingeschränkt werden, daß bei diesen Studien eine Untergliederung in labile und stabile Hypertonie unterblieben war.

Im übrigen ist aus klinischen Untersuchungen bekannt (HORKY u. a. 1976), daß mit erhöhten Noradrenalinwerten und einem niedrigen Dopamin/Noradrenalin-Quotienten im Urin nicht nur bei essentiellem Hochdruck, sondern auch bei renovaskulärer Hypertonie und beim Phäochromocytom eine höhere Plasma-Reninaktivität einhergeht. Andererseits sind beim CONN-Syndrom und bei der essentiellen Hypertonie vom „low renin“ Typ neben der Reninaktivität auch die Noradrenalinwerte niedrig und der Dopamin/Noradrenalin-Quotient erhöht. Der Relation zwischen dem renininhibitorischen Dopamin und dem reninstimulierenden Noradrenalin und ihrer engen negativen Korrelation wird eine besondere Bedeutung beigemessen (HORKY u. a. 1976). Die reninhemmende Wirkung des Dopamins ist schon länger bekannt (BARBEAU 1970, CHOKSHI u. a. 1972). Es ist sogar die Frage aufgeworfen worden, ob die hohen Dopaminspiegel für das niedrige Plasmarenin beim CONN-Syndrom verantwortlich sein können, da es bei dieser Hypertonieform niedriger ist als es dem zu erwartenden Extrazellularraum und dem Natriumbestand des Organismus entspricht (HORKY u. a. 1975). Andererseits ist bei der malignen Hypertonie neben Adrenalin und Noradrenalin auch das Dopamin stark erhöht. Da bei ihr Langzeitstudien nicht vorliegen, kann die Frage, ob der hohe Katecholaminumsatz neben der stark erhöhten Plasma-Reninaktivität einen charakteristischen Befundkomplex in der malignen Phase darstellt oder von Anbeginn den deletären Verlauf determiniert, nicht beantwortet werden.

Literatur

1. ACKERLY, J., A. BLUMBERG and M. PEACH: Angiotensin interactions with myocardial sympathetic neurons: Enhanced release of dopamine-β-hydroxylase during nerve stimulation. Proc. Soc. Exp. Biol. Med. **151** (1976), 650–653
2. ALBERS, D. D., E. H. KALMON and K. C. BACK: Pheochromocytoma. A report of 5 cases, one a spontaneous cure. J. Urol. **78** (1957), 301
3. ALEXANDRE, J.-M., C. CHEVILLARD, G.-M. LONDON, P.-A. LENAIRE, J. MÉNARD, M.-E. SAFAR and Y. WEISS: Dopamine-β-hydroxylase in essential hypertension, in: Recent Advances in Hypertension. MILLIEZ, P., u. M. SAFAR (Eds.), Lab. Boehringer, Ingelheim, 1975
4. ALMGREN, O., S. R. SNIDER and A. CARLSSON: Recovery of dopamine in peripheral adrenergic nerves after reserpine treatment. Naunyn-Schmiedeberg's Arch. Pharmacol. **292** (1976), 133–136
5. AMERY, A., and J. CONWAY: A critical review of diagnostic tests for pheochromocytoma. Am. Heart J. **73** (1967), 129–133
6. AMERY, M. D., E. J. MOERMAN, H. BOSSAERT and A. F. DE SCHAEPDRYVER: α-Methyl-p-tyrosine in malignant pheochromocytoma. Pharmacol. Clin **1** (1969), 174–176
7. AMES, R. P., A. J. BORKOWSKI, A. M. SICINSKI and J. H. LARAGH: Prolonged infusions of angiotensin II and norepinephrine and blood pressure, electrolyte balance, and aldosterone and cortisol secretion in normal man and in cirrhosis with ascites. J. Clin. Invest. **44** (1965), 1171–1186
8. AUNIS, D., M.-T. MIRAS-PORTUGAL, G. COQUILLAT, J.-M. WARTER and P. MANDEL: Plasma dopamine-β-hydroxylase in a noradrenalin-secreting pheochromocytoma. Clin. Chim. Acta **70** (1976), 455–458
9. AXELROD, J.: Metabolism of epinephrine and other sympathomimetic amines. Physiol. Rev. **39** (1959), 751
10. AXELROD, J.: Metabolism of adrenaline and noradrenaline. In: Clinical Chemistry of Monoamines, Manchester 1962 (Amsterdam 1963)
11. AXELROD, J.: Dopamine-β-hydroxylase: Regulation of its synthesis and release from nerve terminals. Pharmacol. Rev. **24** (1972), 233–243
12. BARBEAU, A.: Dopamine and disease. Canad. Med. Ass. J. **103** (1970), 824–832
13. BARTELSTONE, H. J., and P. A. NASMYTH: Possible implication of adenosine 3′,5′-phosphate in vascular responses produced by vasopressin and catecholamines. Fed. Proc. **22** (1963), 541
14. BARTELSTONE, H. J., P. A. NASMYTH and J. M. TELFORD: A possible role for adenosine 3′,5′-phosphate (3′,5′-AMP) in controlling the vascular response to noradrenaline. J. Physiol. (Lond.) **171** (1964), 48 P–49 P
15. BAUMANN, R.: Stress-Sensibilität und Adaptation. Ber. Ges. Inn. Med. **9** (1974), 15–30
16. BAUMANN, R.: Theoretische und klinische Aspekte der zerebroviszeralen Regulationskrankheit arterielle essentielle Hypertonie, 1. Mitteilung: Zu Problemen der Adaptations-Maladaptationsprozesse und der pathogenetischen Effizienz des psycho-emotionalen Stress. Dtsch. Ges.wesen **29** (1974), 673–676
17. BAUMANN, R. und Ch. GRAFF: Die Vergesellschaftung des Frühstadiums der essentiellen Hypertonie mit latenten und asymptomatischen diabetischen Kohlehydrat-Stoffwechseldefekten. Dtsch. Ges.wesen **23** (1968), 1585–1593 u. 1633–1638

18. Baumann, R., H. Ziprian, W. Gödicke, W. Hartrodt, E. Naumann and J. Läuter: The influence of acute psychic stress situations on biochemical and vegetative parameters of essential hypertensives at the early stage of the disease. Psychother. Psychosom. **22** (1973), 131–140

19. Baumann, R., H. Ziprian, M. Michailov, D. Bansi, J. Enderlein, J. Läuter, E. Naumann, W. Hartrodt, W. Gödicke und H. Thiel: Theoretische und klinische Aspekte der zerebroviszeralen Regulationskrankheit arterielle essentielle Hypertonie. 2. Mitteilung: Hämodynamische und biochemische Regulationsstörungen des jugendlichen Hypertonikers unter Stressexposition. Dtsch. Ges.wesen **29** (1974), 721–733

20. Bhagat, B. D.: Recent advances in adrenergic mechanisms. Charles C. Thomas, Publisher, Springfield Ill., USA (1971)

21. Blaschko, H., and A. D. Welch: Localization of adrenaline in cytoplasmic particles of the bovine adrenal medulla. Arch. exp. Path. Pharmakol. **219** (1953), 17

22. Blaschko, H., P. Hagen and A. D. Welch: Observations on the intracellular granules of the adrenal medulla. J. Physiol. **129** (1955), 27

23. Blaschko, H., G. V. R. Born, A. D'Irio and N. R. Eade: Observations on the distribution of catecholamines and adenosinetriphosphate in the bovine adrenal medulla. J. Physiol. **133** (1956), 548

24. Boak, W. C., and L. I. Rieke: Urinary excretion of catecholamines and metabolites in hypertensive and normotensive subjects. Clin. Res. **13** (1965), 202

25. Bouton, J. u. R. Ardao: D'un phéochromocytome, Presse Méd. **62** (1954), 1464–1466

26. Brecht, H. M., F. Banthien, W. Ernst and W. Schoeppe: Increased plasma noradrenaline concentrations in essential hypertension and their decrease after long-term treatment with a β-receptor-blocking agent (prindolol). Clin. Sci. Molec. Med. **51** (1976), 485 s–488 s (a)

27. Brecht, H. M., F. Banthien, E. Werner and W. Schoeppe: Increase of total body potassium and decrease of exchangeable sodium after long-term treatment with a β-receptor blocking agent (prindolol) in essential hypertension. Clin. Sci. Molec. Med. **52**, Suppl. 3 (1976), 551 s to 554 s (b)

28. Brenner, W., H. Grimsehl und H. Sieberns: Zur Lokalisation des Phäochromocytoms. Med. Klinik **14** (1966), 533–537

29. Brimijoin, W. S., and P. B. Molinoff: Effects of 6-hydroxydopamine on the activity of tyrosine hydroxylase and dopamine-β-hydroxylase in sympathetic ganglia of the rat. J. Pharmacol. Exp. Ther. **178** (1971), 417–424

30. Brunjes, S.: Catecholamine metabolism in essential hypertension. New Engl. J. Med. **271** (1964), 120–124

31. Brunjes, S., L. J. Haywood and R. E. Maronde: Controlled study of antihypertensive response to MAO inhibitor. B. Urinary excretion of catecholamines and their metabolites. Ann. N.Y. Acad. Sci. **107** (1963), 982

32. Brunner, H. R., J. H. Laragh, L. Baer, M. A. Newton, F. T. Goodwin, L. R. Krakoff, R. H. Bard and F. P. Buhler: Essential hypertension: renin and aldosterone, heart attack and stroke. New Engl. J. Med. **286** (1972), 441–449

33. Burger, M., und H. Langemann: Bestimmungen von Adrenalin und Noradrenalin sowie von Decarboxylase und Aminoxydase-Aktivitäten in Zellfraktionen von Phäochromocytomen. Klin. Wschr. **34** (1956), 941–944

34. Carl, E., G. Hildebrand und P. Marquardt: Wechselnder Adrenalin-Arterenolquotient im Urin bei einem Phäochromocytom. Klin. Wschr. **29** (1951), 24–26

35. Carlsson, A., and N.-A. Hillarp: Release of adenosine triphosphate along with adrenaline and noradrenaline following stimulation of the adrenal medulla. Acta Physiol. Scand. **37** (1956), 235

36. Chalmers, M. B., and R. J. Wurtman: Participation of central noradrenergic neurons in arterial baroreceptor reflexes in the rabbit. Circ. Res **28** (1971), 480–491

37. De Champlain, J., P. Gauthier, G. Porlier, M. R. van Ameringen and R. Nadeau: Compensatory mechanisms following peripheral chemical sympathectomy. In: Chemical Tools in Catecholamine Research, North-Holland Publ. Comp., 1975, 211–216

38. De Champlain, J., L. Farley, D. Cousineau and M. R. van Ameringen: Circulating catecholamine levels in human and experimental hypertension. Circ. Res. **38** (1976), 109
39. De Champlain, J., D. Cousineau, M. R. van Ameringen, J. Marc-Aurèle and N. Yamaguchi: The role of the sympathetic system in experimental and human hypertension. Postgrad. Med. J. **53**, Suppl. 3 (1977), 15–30
40. Choksi, D. S., M. K. Yeh and P. Samet: Effects of dopamine and isoproterenol on renin secretion in the dog. Proc. Soc. Exp. Biol. Med. **140** (1972), 54–57
41. Christensen, N. J.: Plasma catecholamines and arterial hypertension. Acta Med. Scand. Suppl. **602** (1976), 57–60
42. Christensen, N. J.: Increased levels of plasma noradrenaline in hypothyroidism. J. Clin. Endocrin. **35** (1972), 359
43. Christensen, M. S., and N. J. Christensen, Plasma catecholamines in hypertension. Scand. J. clin. Lab. Invest. **30** (1972), 169–173
44. Cohn, J. N., T. E., Liptak and E. D. Freis: Haemodynamic effects of guanethidine in man. Circ. Res. **12** (1963), 298
45. Costa, E., and N. H. Neff: Isotopic and non-isotopic measurements of the rate of catecholamine biosynthesis. In: Biochemistry and Pharmacology of the Basal Ganglia, Raven Press, New York (1966).
46. Crout, J. R.: Pheochromocytoma. Pharmacol. Rev. **1** (1966), 651–657
47. Crout, J. R., J. J. Pisano and A. Sjoerdsma: Urinary excretion of catecholamines and their metabolites in pheochromocytoma. Am. Heart J. **61** (1961), 375–381
48. Crout, J. R., and A. Sjoerdsma: Turnover and metabolism of cathecholamines in patients with pheochromocytoma. J. Clin. Invest. **43** (1964), 94–102
49. Cuche, J. L., O. Küchel, A. Barbeau, Y. Langlois, R. Boucher and J. Genest: Autonomic nervous system and benign essential hypertension in man I. Usual blood pressure, catecholamine, renin and their interrelationships. Circ. Res. **35** (1974), 281–289
50. Dahl-Iversen, E.: Diagnosis and treatment of hyperplasias and adenomas of the adrenal glands. Acta endocrin. **24** (1957), 123–134
51. Dahlström, A., and J. Häggendal: Axonal transport of amine storage granules in sympathetic adrenergic neurones. Advanc. Biochem. Psychopharmacol. **2** (1970), 69–93
52. Dargie, H. J., S. S. Franklin and J. L. Reid: The sympathetic nervous system and renovascular hypertension in the rat. Brit. J. Pharmacol. **56** (1976), 365 P
53. Davis, J. O., and R. H. Freeman: Mechanisms regulating renin release. Physiol. Rev. **56** (1976), 1–56
54. Döring, D., H. Trenckmann und W. Urbaszek: Die kardiovaskulären Wirkungen von Hydroxythyramin (Dopamin) und ihre Bedeutung für die Therapie des kardiogenen Schocks beim Herzinfarkt. Z. Ges. inn. Med. **24** (1969), 881–886
55. McDonald, R. H., jr., L. I. Goldberg, J. N. McNay and E. P. Tuttle, jr.: Effect of dopamine in man: augmentation of sodium excretion, glomerular filtration rate and renal plasma flow. J. Clin. Invest. **43** (1964), 1116–1124
56. Douglas, W. W., and A. M. Poisner: Evidence that the secreting chromaffin cells release catecholamines directly from ATP-rich granules. J. Physiol. (Lond.) **183** (1966), 236–248
57. Doyle, A., E., and H. Black: Reactivity to pressor agents in hypertension. Circulation **12** (1955), 974–978
58. Doyle, A. E., and J. R. E. Fraser: Vascular reactivity in hypertension. Circ. Res. **9** (1961), 755
59. Doyle, A. E., and J. R. E. Fraser: Essential hypertension and inheritance of vascular reactivity. Lancet II (1961), 509–511
60. Duff, R. S.: Adrenaline sensitivity of peripheral blood vessels in human hypertension. Brit. Heart J. **19** (1957), 45–47
61. Ebel, H., D. Klaus, U. Witzgall und J. Zehner: Plasma-Dopamin-Beta-Hydroxylase unter der Behandlung mit dem Beta-Rezeptorenblocker Propranolol. Verh. Dtsch. Ges. inn. Med. **82** (1976), 1313–1316

62. Eich, R. H., R. P. Cuddy, H. Smulyan and R. H. Lyons: Hemodynamics in labile hypertension. Circulation **34** (1966), 299—307
63. Emerson, T. E.: Effects of angiotensin, epinephrine, norepinephrine and vasopressin on venous return. Am. J. Physiol. **210** (1966), 933—942
64. Engel, A., and U. S. v. Euler: Diagnostic value of increased urinary output of noradrenaline and adrenaline in pheochromocytoma. Lancet I (1950), 387
65. Engelman, K., and A. Sjoerdsma: Chronic medical therapy for pheochromocytoma. Ann. Intern. Med. **61** (1964), 229—241
66. Engelman, K., and B. Portnoy: A sensitive double-isotope derivative assay for norepinephrine and epinephrine: normal resting human plasma levels. Circ. Res. **26** (1970), 53
67. Eränkö, O.: The histochemical demonstration of noradrenaline in the adrenal medulla of rats and mice. J. Histochem. Cytochem. **4** (1955), 11—29
68. Esler, M. D., and P. J. Nestel: High catecholamine essential hypertension: clinical and physiological characteristics. Aust. N. Z. J. Med. **3** (1973), 117—123 (a)
69. Esler, M. D., and P. J. Nestel: Sympathetic responsiveness to head up tilt in essential hypertension. Clin. Sci. **44** (1973), 213—226 (b)
70. Esler, M. D., and P. J. Nestel: Evaluation of practolol in hypertension: Effects on sympathetic nervous system and renin responsiveness. Brit. Heart J. **35** (1973), 469 (c)
71. Esler, M. D., S. Julius, A. Zweifler, O. Randall, E. Harburg, H. Gardiner and V. De Quattro: Mild high-renin essential hypertension. Neurogenic human hypertension? New Engl. J. Med. **296** (1977), 405—411
72. v. Euler, U. S., C. A. Gemzell, G. Ström and A. Westman: Report of a case of pheochromocytoma, with special regard to preoperative diagnostic problems. Acta Med. Scand. **153** (1955), 127—136
73. v. Euler, U. S., S. Hellner and A. Purkhold: Excretion of noradrenaline in urine in hypertension. Scand. J. clin. Lab. Invest. **6** (1954), 54—59
74. v. Euler, U. S., and G. Ström: Present status of diagnosis and treatment of pheochromocytoma. Circulation **15** (1957), 5—12
75. Evelyn, K. A.: A long-term study of the natural history of essential hypertension. Ann. Int. Med. **33** (1950), 629—645
76. Falck, B., N.-A. Hillarp and R. Högberg: Content and intracellular distribution of adenosine triphosphate in cow adrenal medulla. Act. Physiol. Scand. **36** (1956), 360
77. Folkow, B.: Impulse frequency in sympathetic vasomotor fibres correlated to the release and elimination of the transmitter. Acta Physiol. Scand. **25** (1952), 49—76
78. Folkow, B., J. Häggendal and B. Lisander: Extent of release and elimination of noradrenaline at peripheral adrenergic nerve terminals. Acta Physiol. Scand. Suppl. **307** (1967), 5—38
79. Frankenhaeuser, M., and B. Post: Catecholamine excretion during mental work as modified by centrally acting drugs. Acta Physiol. Scand. **55** (1962), 74—81
80. Frohlich, E. D., H. P. Dustan and I. H. Page: Hyperdynamic beta-adrenergic circulatory state. Arch. Intern. Med. **117** (1966), 614—639
81. Frohlich, E. D., R. C. Tarazi and H. P. Dustan: Re-examination of the hemodynamics of hypertension. Amer. J. Med. Sci. **257** (1969), 9—23
82. Frohlich, E. D., V. J. Kozul, R. C. Tarazi and H. P. Dustan: Physiological comparison of labile and essential hypertension. Circ. Res. **26/27**, Suppl. I (1970), 55
83. Fuller, R. W., and J. M. Hunt: Inhibition of phenylethanolamine-N-methyl transferase by its product, epinephrine. Life Sci. **6** (1967), 1107—1112
84. Gagnon, D. J.: Influence of oxprenalol on noradrenaline-induced reflex bradycardia in dogs. Rev. Canad. Biol. **31** (1972), 65—81
85. Ganong, W. F.: Sympathetic effects on renin secretion. Mechanisms and physiological role. In: Control of Renin Secretion. Assaykeen, T. A. (Ed.), Plenum Press, New York—London, 1972
86. Ganong, W. F.: Effects of sympathetic activity and ACTH on renin and aldosterone secretion. In: Genest, J., u. E. Koiw (Eds.), Hypertension 72, Springer-Verlag, Berlin, Heidelberg, New York 1972

87. Gauthier, P., R. A. Nadeau and J. Champlain: Cardiovascular reactivity in the dog after chemical sympathectomy with 6-hydroxy-dopamine. Canad. J. Physiol. Pharmacol. **52** (1974), 590–601

88. Geffen, L. B.: Serum dopamine-β-hydroxylase as an index of sympathetic function. Life Sci. **14** (1974), 1593

89. Geffen, L. B., R. A. Rush, W. J. Louis and A. E. Doyle: Plasma catecholamine and dopamine-β-hydroxylase amounts in pheochromocytoma. Clin. Sci. **44** (1973), 421–424 (a)

90. Geffen, L. B., R. A. Rush, W. J. Louis and A. E. Doyle: Plasma dopamine beta-hydroxylase and noradrenaline amounts in essential hypertension. Clin. Sci. **44** (1973), 617–620 (b)

91. Geiger, K. und A. Müller: Unterschiedliche Reaktionen von Kapazitäts- und Widerstandsgefäßen der Katze auf Katecholamine. Ztschr. Kardiol. **63** (1974), 550–560

92. Gelinas, R., J. Pellerin and A. D'Irio: Biochemical observations of a chromaffin tumour. Rev. Canad. Biol. **16** (1957), 445–451

93. Gierlichs, H. W., G. Pflanz, R. Pflanz, W. Stephany und K. H. Rahn: Der Einfluß des Beta-Rezeptorenblockers Propranolol auf die Katecholaminkonzentration im Plasma von Hypertonikern. Verh. dtsch. Ges. inn. Med. **82** (1976), 1316–1318

94. Gill, J. P., jr., and A. G. T. Casper: Effect of renal alpha-adrenergic stimulation on proximal tubular sodium reabsorption. Am. J. Physiol. **223** (1972), 1201–1205

95. Gitlow, S. E., M. Mendlowitz, S. Khassis, G. Cohen and J. Sha: Diagnosis of pheochromocytoma by determination of urinary 3-methoxy-4-hydroxy-mandelic acid. J. Clin. Invest. **39** (1960), 221

96. Gitlow, S. E., M. Mendlowitz, E. K. Wilk, S. Wilk, R. L. Wolf and N. E. Naftchi: Plasma clearance of dl-β-^{3}H norepinephrine in normal human subjects and patients with essential hypertension. J. clin. Invest. **43** (1964), 2009

97. Gitlow, S. E., M. Mendlowitz, L. M. Bertani, E. K. Wilk and S. Glabman: Tritium excretion of normotensive and hypertensive subjects following administration of tritiated norepinephrine. J. Lab. Clin. Med. **73** (1969), 129

98. Gödicke, W., Ch. Graff, R. Baumann, E. Naumann und H. Ziprian: Die Beeinflussung der Serumlipide, des Plasma-Kortisols und der 3-Methoxy-4-hydroxy-mandelsäure-Ausscheidung bei essentiellen Hypertonikern durch eine experimentell erzeugte psychische Stress-Situation. Dtsch. Ges.wesen **26** (1971), 1973–1976

99. Goldenberg, M., K. L. Pines, E. F. Baldwin, G. G. Greene and C. E. Roh: The hemodynamic response of man to norepinephrine and epinephrine and its relation to the problem of hypertension. Am. J. Med. **5** (1948), 792

100. Goodall, Mc C., N. Kirshner and L. Rosen: Metabolism of noradrenaline in the human. J. Clin. Invest. **38** (1959), 707

101. Goodall, Mc C., and M. Bogdonoff: Essential hypertension with an elevated noradrenaline excretion. Am. Heart J. **61** (1961), 640–645

102. Gordon, R. D., O. Küchel, G. W. Liddle and D. P. Island: Role of the sympathetic nervous system in regulating renin and aldosterone production in man. J. clin. Invest. **46** (1967), 599

103. Greeff, K.: Pharmakologie moderner Antihypertonika. Med. Welt **26** (N.F.) (1975), 413–416

104. Griffiths, W. J., and S. Collinson: Estimation of noradrenaline in urine and its excretion in normal and hypertensive subjects. J. Clin. Pathol. **10** (1957), 120

105. Grobecker, H., M. F. Roizen, V. Weise, J. M. Saavedra and I. J. Kopin: Sympathoadrenal medullary activity in young, spontaneously hypertensive rats. Nature **257** (1975), 267

106. Grobecker, H., J. M. Saavedra, M. F. Roizen, V. Weise, I. J. Kopin and J. Axelrod: Peripheral and central catecholaminergic neurons in genetic and experimental hypertension in rats. Clin. Sci. Molec. Med. **51** (1976), 337–380

107. Grobecker, H.: Nachweis und Lokalisation von Noradrenalin und Adenosintriphosphat in sympathischen Nerven (Milznerven). Inaugural-Dissertation, Frankfurt/M., 1958

108. Grunstein, J., and W. E. Finkelstein: Pregnancy complicated by bilateral pheochromocytoma with fatal outcome. Am. J. Obst. Gynec. **83** (1962), 508–514

109. De Guia, D., M. Mendlowitz, N. D. Vlachakis and S. E. Gitlow: Urinary tritium excretion after administration of tritium-labeled epinephrine (^{3}HE) to normotensive and essential hypertensive subjects. Clin. Res. **21** (1973), 947—951

110. Guyton, A. C., T. G. Coleman, J. D. Bower and H. J. Granger: Circulatory control in hypertension. Circ. Res. **26/27**, Suppl. 2 (1970), 135—147

111. Guyton, A. C., Th. C. Coleman, R. A. Norman jr., J. E. Hall and D. B. Young: Overall circulatory control in hypertension. Australian & New Zealand J. Med. **6** (1976), 72

112. Hänze, S. und A. Kleinschmidt: Connsches Syndrom bei extraadrenalem Phäochromocytom. Verh. dtsch. Ges. Inn. Med. **68** (1962), 668—671

113. Hamet, P., O. Küchel, J. L. Cuche, R. Boucher and J. Genest: Effect of propranolol on cyclic AMP excretion and plasma renin activity in labile essential hypertension. Canad. Med. Ass. J. **109** (1973), 1099 (a)

114. Hamet, P., O. Küchel and J. Genest: Effect of upright posture and isoproterenol infusion on cyclic adenosine monophosphate excretion in control subjects and patients with labile hypertension. J. Clin. Endocr. Metab. **36** (1973), 218—226 (b)

115. Hamet, P., O. Küchel, J. Fraysse and J. Genest: Plasma adenosine 3′,5′-cyclic monophosphate in human hypertension. Canad. Med. Ass. J. **111** (1974), 323—331

116. Hamrin, B.: Sustained hypotension and shock due to an adrenaline secreting pheochromocytoma. Lancet II (1962), 123

117. Harrison, D. C., S. Pirages, S. C. Robinson and B. U. Wintroub: The pulmonary and systemic circulatory response to dopamine infusion. Brit. J. Pharmacol. **37** (1969), 618—626

118. Hayduk, K., H. M. Brecht, D. Ganten, G. Constantopoulos, J. M. Rojo-Ortega, R. Boucher and J. Genest: Urinary renin and norepinephrine excretion in dogs after unilateral renal artery constriction. Experientia **27** (1971), 277—278

119. Hedqvist, P.: Modulating effect of prostaglandin E on noradrenaline release from the isolated cat spleen. Acta Physiol. Scand. **75** (1969), 511—512

120. Hedqvist, P.: Antagonism by calcium of the inhibitory action of prostaglandin E_2 on sympathetic neurotransmission in the cat spleen. Acta Physiol. Scand. **80** (1970), 269—275

121. Helle, K. B., G. Serck-Hanssen, O. Sövik, T. J. Gutteberg, J. R. Hansen, L. Ose and K. F. Stöa: Circulating dopamine-β-hydroxylase (DβH) and catecholamines in a paediatric pheochromocytoma. Clin. Exp. Pharmacol. Physiol. **3** (1976), 487—491

122. Hidaka, H., T. Nagatsu, K. Takeya, T. Takeuchi, H. Suda, K. Kojiri, M. Matsuzaki and H. Umezawa: Fusaric acid, a hypotensive agent produced by fungi. J. Antibiotics **22** (1969), 228—241

123. Hillarp, N.-A.: The release of catechol amines from the amine containing granules of the adrenal medulla. Acta Physiol. Scand. **43** (1958), 292—303

124. Hillarp, N.-A., M. Lundqvist and A. Vendsalu: Catecholamines and nucleotides in pheochromocytoma. Exp. Cell. Res. **22** (1961), 40—62

125. Ho, A. D., G. Feurle, K.-H. Gless and W. E. Brandeis: Normotensive familial pheochromocytoma with predominant noradrenaline secretion. Brit. Med. J. **1** (1978), 81—82

126. Hörtnagl, H., H. Winkler and H. Lochs: Membrane proteins of chromaffin granules. Dopamine beta-hydroxylase, a major constituent. Biochem. J. **129** (1972), 187—195

127. Hoobler, S. W., A. Agrest and R. J. Warzynski: Biochemical determination of blood and urine catecholamines as a measure of sympathoadrenal activity in hypertension. J. Clin. Invest. **33** (1954), 943

128. Holsti, L. R.: Malignant extra-adrenal pheochromocytoma. Brit. J. Radiol. **37** (1964), 944 to 947

129. Holton, P.: Noradrenaline in tumors of the adrenal medulla. J. Physiol. **108** (1949), 525—529

130. Holtz, P., R. Heise und K. Lüdtke: Fermentativer Abbau von 1-Dioxyphenylalanin (Dopa) durch Niere. Naunyn-Schmiedebergs Arch. exp. Path. Pharmak. **191** (1938), 87—118

131. Holtz, P., K. Credner und G. Kroneberg: Über das sympathicomimetische pressorische Prinzip des Harns („Urosympathin"). Naunyn-Schmiedebergs Arch. exp. Path. Pharmak. **204** (1947), 228—234

132. Holtz, P., W. Oswald und K. Stock: Über die Beeinflussung der Wirkungen sympathicomimetischer Amine durch Cocain und Reserpin. Naunyn-Schmiedeberg's Arch. exp. Path. Pharmak. **239** (1960), 14–28
133. Honda, K., S. Maekawa, T. Tamura, S. Uchiyama, K. Suzuki, O. Yashima, K. Ozawa, E. Takahashi and T. Kimura: The role of the peripheral sympathetic nerves and the adrenal medulla in maintaining blood pressure of essential hypertension. Jap. Circ. J. **39** (1975), 591
134. Horký, K., and J. Kapitola: Relation of plasma renin activity and of exchangeable sodium in some types of hypertension. Vnitřni lék. **21** (1975), 731–742
135. Horký, K., J. Kopecká, I. Gregorová and J. Dvořáková: Relationship between plasma renin activity and urinary catecholamines in various types of hypertension. Endokrinologie **67** (1976), 331–342
136. Horwitz, D., R. W. Alexander, W. Lovenberg and H. R. Keiser: Human serum dopamine-β-hydroxylase. Relationship to hypertension and sympathetic activity. Circ. Res. **32** (1973), 594–599
137. Horwitz, D., S. M. Fox and L. I. Goldberg: Effects of dopamine in man. Circ. Res. **10** (1962), 237–243
138. Horwitz, D., W. Lovenberg, R. W. Alexander and H. R. Keiser: Serum dopamine-β-hydroxylase, its importance for the diagnosis of essential hypertension. Circ. Res. **33** (1974), 371–379, 594
139. Huston, J. R., and W. R. C. Stewart, Hemorrhagic pheochromocytoma with shock and abdominal pain. Am. J. Med. **39** (1965), 502–504
140. Ikoma, T.: Studies on catechols with reference to hypertension. Jap. Circ. J. **29** (1965), 1269
141. Iriuchijima, J.: Role of splanchnic nerves in spontaneously hypertensive rats. Jap. Circ. J. **37** (1973), 1251
142. Isaacson, C., D. Rosenzweig and H. C. Seftel: Malignant pheochromocytoma of the organs of Zuckerkandl. A.M.A. Arch. Path. **70** (1960), 725
143. Jacobs, S. L., C. Sobel and R. J. Henry: Excretion of 3-methoxy-4-hydroxymandelic acid and catecholamines in patients with pheochromocytoma. J. Clin. Endocr. **21** (1961), 315–320
144. Januszewicz, W., M. Ciswicka-Sznajderman, B. Wocial, M. Sznajderman, H. Ignatowska-Switalska, H. Berent, Z. Zukowska-Grojec and T. Feltynowski: Metabolic and hormonal studies in patients with essential hypertension. Brit. Heart J. **39** (1977), 1205–1209
145. Jiang, N. S., S. S. Stoffer and G. M. Pikler: Laboratory and clinical observations with a two-column plasma catecholamine assay. Mayo Clin. Proc. **48** (1973), 47
146. Johnson, D. G., N. B. Thoa, E. Weinshilboum, J. Axelrod and I. J. Kopin: Enhanced release of dopamine-β-hydroxylase from sympathetic nerves by calcium and phenoxybenzamine and its reversal by prostaglandins. Proc. Nat. Acad. Sci. **68** (1971), 2227–2230
147. Julius, S., and M. Esler: Autonomic nervous cardiovascular regulation in borderline hypertension, Am. J. Cardiol. **36** (1975), 685–696
148. Julius, S., and M. A. Schork: Borderline hypertension — a critical review. J. Chron. Dis. **23** (1971), 723–754
149. Käser, H.: Die diagnostische Bedeutung der Bestimmung der Katechinamine und ihrer Metaboliten. Schweiz. Med. Wschr. **96** (1966), 258
150. Karlberg, B. E., K. G. Henriksson and R. G. G. Andersson: Cyclic adenosine 3′,5′-monophosphate concentration in plasma, adipose tissue and skeletal muscle in normal subjects and in patients with hyper- and hypothyroidism. J. Clin. End. Metab. **39** (1974), 96
151. Katholi, R. E., R. M. Carey, C. R. Ayers, E. D. Vaughan jr., M. R. Yancey and C. L. Morton: Production of sustained hypertension by chronic intrarenal norepinephrine infusion in conscious dogs. Circ. Res. **40**, Suppl. I (1977), 118–126
152. Kleinsorge, H. und K. Rösner: Diagnose und konservative Therapie des Phaeochromocytoms. Ärztl. Wschr. **8** (1953), 639–643
153. Klumpp, F., B. Braun, D. Klaus, R. Lemke und J. Zehner: Einfluß von Propranolol auf die Plasma-Renin-Aktivität, die Plasma-Aldosteron-Konzentration und den Blutdruck bei Patienten mit essentieller Hypertonie. Verh. Dtsch. Ges. inn. Med. **82** (1976), 1321–1325

154. Koch-Weser, J.: Sympathetic activity in essential hypertension. New Engl. J. Med. **228** (1973), 627–629

155. Kopin, I. J.: Catecholamine metabolism and the biochemical assessment of sympathetic activity. Clin. Endocrin. Metabol. **6** (1977), 525–549

156. Kopin, I. J., and J. Axelrod: Presence of 3-methoxy-4-hydroxyphenylglycol and metanephrine in pheochromocytoma tissue. Nature **185** (1960), 788

157. Kopin, I. J., and V. K. Weise: Effects of reserpine and metaraminol on excretion of homovanillic acid and 3-methoxy-4-hydroxyphenolglycol in the rat. Biochem. Pharmacol. **17** (1968), 1461

158. Kostrzewa, R. M., and D. M. Jacobowitz: Pharmacological actions of 6-Hydroxydopamin. Pharmacol. Rev. **26** (1974), 200

159. Kottke, F. J., W. G. Kubicek and M. B. Visscher: The production of arterial hypertension by chronic renal artery-nerve stimulation. Am. J. Physiol. **145** (1945), 38–47

160. Kraupp, O., H. Stormann, H. Bernheimer und H. Obenaus: Vorkommen und diagnostische Bedeutung von Phenolsäuren beim Phaeochromocytom. Klin. Wschr. **37** (1959), 76

161. Kubicek, W. G., and F. J. Kottke: Glomerular filtration and renal plasma flow during renal and splanchnic nerve stimulation in dogs in relation to arterial hypertension. Fed. Proc. **5** (1946), 58

162. Küchel, O., J. L. Cuche, P. Hamet, G. Tolis, F. M. Messerli, A. Barbeau, R. Boucher and J. Genest: Labile (borderline) hypertension — new aspects of a common disorder. Angiology **26** (1975), 619–631

163. Kuschke, H. J.: Investigations about the state of excitation of the sympathetic nervous system and of the adrenal medulla in cardiovascular diseases. Arch. Kreislaufforsch. **36** (1961), 104–148

164. Laduron, P.: Axonal flow of dopamine-β-hydroxylase containing granules in splenic nerves. Int. Pharmacodyn. Ther. **171** (1968), 233–234

165. Lake, C. R., M. G. Ziegler, M. Coleman and I. J. Kopin: Lack of correlation of plasma norepineprine and dopamine-β-hydroxylase in hypertensive and normotensive subjects. Circ. Res. **41** (1977), 865–869 (a)

166. Lake, C. R., M. G. Ziegler and I. J. Kopin: Use of plasma norepinephrine for evaluation of sympathetic neuronal function in man. Life Sci. **18** (1976), 1315

167. Lake, C. R., M. G. Ziegler, M. D. Coleman and I. J. Kopin: Age-adjusted plasma norepinephrine levels are similar in normotensive and hypertensive subjects. New Engl. J. Med. **296** (1977), 208–209 (b)

168. Leather, H. M.: Unusual manifestations of pheochromocytoma. Am. Heart J. **65** (1963), 574–575

169. Levitt, M., S. Spector, A. Sjoerdsma and S. Udenfriend, Elucidation of the rate-limiting step in norepinephrine biosynthesis in the perfused guinea-pig heart. J. Pharmac. Exp. Ther. **148** (1965), 1–8

170. Linss, G., H. Fulroth, K. D. Sparr, H. J. Brennecke, S. Böthig und K. H. Günther: Borderline-Blutdruckwerte-Normotonie oder Hypertonie?. 3. Mitteilung: Verlaufsuntersuchungen an Probanden mit Borderline-Blutdruckwerten über einen Zeitraum von vier Jahren. Dtsch. Ges.wesen **29** (1974), 635–641

171. Lindner, E.: Wirkung vasopressorischer Substanzen auf die Gefäßwand. Med. Welt **26** (N.F.), (1975), 1017–1024

172. Litchfield, J. W., and W. S. Peart: Pheochromocytoma with normal excretion of adrenaline and noradrenaline. Lancet II (1956), 1283–1284

173. Ljungman, S., M. Hartford, M. Aurell, G. Berglund and J. Wikstrand: Renal function and renovascular resistance in essential hypertension. Acta Med. Scand. Suppl. **602** (1976), 82–87

174. Loizeau, E.: A propos d'un cas de phéochromocytome avec hypotension artérielle. Schweiz. Med. Wschr. **94** (1964), 926–930

175. LORIMER, A. R., P. W. MACFARLANE, G. PROVAN, T. DUFFY and T. D. V. LAWRIE: Blood pressure and catecholamine responses to stress in normotensive and hypertensive subjects. Cardiovasc. Res. **5** (1971), 169–173
176. LOSSE, H., H. ZUMKLEY und H. WEHMEYER: Intrazelluläre Elektrolytveränderungen bei arterieller Hypertonie (Untersuchungen an Erythrozyten). Z. Kreislaufforschg. **55** (1966), 113–126
177. LOUIS, W. J.: Turnover of catecholamines in experimental hypertension. Circ. Res. **26/27**, Suppl. 2 (1970), 49–53
178. LOUIS, W. J., K. R. KRAUSS, I. J. KOPIN and A. SJOERDSMA: Catecholamine metabolism in hypertensive rats. Circ. Res. **27** (1970), 589–594
179. LOUIS, W. J., A. E. DOYLE and S. ANAVEKAR: Plasma norepinephrine levels in essential hypertension. New Engl. J. Med. **288** (1973), 599–601
180. LOUIS, W. J., A. E. DOYLE, S. N. ANAVEHAR, C. I. JOHNSTON, L. B. GEFFEN and R. RUSH: Plasma catecholamine, dopamine-beta-hydroxylase, and renin levels in essential hypertension, Circ. Res. **34/35**, Suppl. 1 (1974), 57–63
181. LOVENBERG, W., H. WEISSBACH and S. UDENFRIEND: Aromatic-L-aminoacid decarboxylase. J. Biol. Chem. **237** (1962), 89–93
182. MANDL, W.: Zur Diagnose maskierter Phaeochromocytome. Wien. med. Wschr. **105** (1955), 516–518
183. MANGER, W. M.: Observations on plasma catecholamines in patients with diastolic hypertension. Am. J. Cardiol. **9** (1962), 731
184. MANGER, W. M., E. D. FROHLICH, R. W. GIFFORD, H. P. DUSTAN and S. DUFTON: Effect of norepinephrine infusion on plasma catecholamine concentration in normal and hypertensive man. Circulation **36**, Suppl. II (1967), 181
185. MANGER, W. M., E. D. FROHLICH, R. W. GIFFORD and H. P. DUSTAN: Norepinephrine infusion in normal subjects and patients with essential or renal hypertension: Effect on blood pressure, heart rate, and plasma catecholamine concentrations. J. Clin. Pharmocol. **16** (1976), 129–141
186. MASON, J. W., G. MANGAN, J. V. BRADY, D. CONRAD and D. Mc. RIOCH: Concurrent plasma epinephrine, norepinephrine and 17-hydroxycorticosteroid levels during conditioned emotional disturbances in monkeys. Psychosomat. Med. **23** (1961), 344–353
187. MATTA, R. D., and G. F. WOOTEN: The pharmacology of fusaric acid in man. Clin. Pharmacol. Ther. **14** (1973), 541–546
188. MENDLOWITZ, M.: Vascular reactivity in systemic arterial hypertension. Am. Heart J. **85** (1973), 252
189. MENDLOWITZ, M., and N. NAFTCHI: Work of digital vasoconstriction produced by infused norepinephrine in primary hypertension. J. Appl. Physiol. **13** (1958), 247
190. MENDLOWITZ, M., N. E. NAFTCHI, R. L. WOLF and S. E. GITLOW: Reactivity of the digital blood vessels to angiotensin II in normotensive and hypertensive subjects, Am. Heart J. **62** (1961), 221
191. MENDLOWITZ, M., N. E. NAFTCHI, J. TUCKMAN, S. E. GITLOW and R. L. WOLF: The effect of tyramine on the digital circulation in normotensive and hypertensive subjects. Dis. Chest **52** (1967), 709
192. MENDLOWITZ, M., and N. D. VLACHAKIS: The catecholamines in essential hypertension. Am. Heart J. 91 (1976), 378–382
193. MEURER, K. A.: Die Bedeutung des sympathico-adrenalen Systems für die Reninfreisetzung. Klin. Wschr. **49** (1971), 1001–1013
194. MEURER, K. A., H. M. DIETER, D. SCHMID, H. J. SCHMIDT und W. KAUFMANN: Die β-adrenergen Rezeptoren als Vermittler der Reninfreisetzung. Dtsch. Med. Wschr. 96 (1971), 749–751
195. MICHELAKIS, A. M., J. CANDLE and G. W. LIDDLE: In vitro stimulation of renin production by epinephrine, norepinephrine, and c-AMP. Proc. Soc. Exp. Biol. Med. 130 (1969), 748 to 753

196. Moerman, E. J., and A. F. De Schaepdryver: Influence of reserpine and guanethidine on urinary catecholamines and metabolites in chronic hypertensive dogs. Arch. Intern. Pharmac. Ther. **196**, Suppl. (1972), 310–313

197. Molinoff, P. B., W. S. Brimijoin, R. M. Weinshilboum and J. Axelrod: Neurally mediated increase in dopamine-β-hydroxylase activity. Proc. Nat. Acad. U.S.A. **66** (1970), 453 to 458

198. Moller, P., O. Buus and E. Bierring: Blood pressure and urinary excretion of nor-adrenaline. Scand. J. Clin. Lab. Invest. **9** (1957), 331

199. Morisawa, T.: On the noradrenaline reaction of the adrenal medulla in experimental hypertensive rats especially in spontaneously hypertensive rats II. Effects of various experimental conditions on the noradrenaline storing cell islets of the adrenal medulla in spontaneously hypertensive rats. Jap. Circ. J. **32** (1968), 177

200. Mueller, R. A., H. Thoenen and J. Axelrod: Adrenal tyrosine hydroxylase: compensatory increase in activity after chemical sympathectomy. Science **163** (1969), 468 (a)

201. Mueller, R. A., H. Thoenen and J. Axelrod: Increase in tyrosine-hydroxylase activity after reserpine administration. J. Pharmacol. Exp. Ther. 169 (1969), 74–79 (b)

202. Nadeau, R. A., J. De Champlain and G. M. Tremblay: Supersensitivity of the isolated rat heart after chemical sympathectomy with 6-hydroxydopamine. Canad. J. Physiol. Pharmacol. **49** (1971), 36

203. Nagaoka, A., and W. Lovenberg: Plasma norepinephrine and dopamine-beta-hydroxylase in genetic hypertensive rats. Life Sci. **19** (1976), 29

204. Nagatsu, T., M. Levitt and S. Udenfriend: Tyrosine hydroxylase, the initial step in norepinephrine biosynthesis. J. Biol. Chem. **239** (1964), 2910–2917

205. Nagatsu, T., H. Hidaka, H. Kuzuya, K. Takeya, H. Umezawa, T. Takeuchi and H. Suda: Inhibition of dopamine-β-hydroxylase by fusaric acid (5-butyl picolinic acid) in vitro and in vivo. Biochem. Pharmacol. **19** (1970), 35

206. Nagatsu, T., K. Mizutani, Y. Sudo and I. Nagatsu: Tyrosine hydroxylase in human adrenal glands and human pheochromocytoma. Clin. Chim. Acta **39** (1972), 417–424 (a)

207. Nagatsu, T., and S. Udenfriend: Photometric assay of dopamine-β-hydroxylase activity in human blood. Clin. Chem. **18** (1972), 980 (b)

208. Nagatsu, T., I. Mizutani, I. Nagatsu, H. Umezawa, M. Matsuzaki and T. Takeuchi: Catecholamine synthetic enzymes of spontaneously hypertensive rats and microbial hypotensive products. Molecul. Cell. Pharmacol. **1** (1973), 107

209. Nagatsu, T, T. Kato, Y. Numata and K. Ikuta: Serum dopamine β-hydroxylase activity in developing hypertensive rats. Nature **251** (1974), 630–631

210. Nakamura, K., M. Gerold and H. Thoenen: Experimental hypertension of the rat: reciprocal changes of norepinephrine turnover in heart and brain-stem. Naunyn-Schmiedebergs Arch. Pharmak. **268** (1971), 125–139

211. Nestel, P. J.: Blood pressure and catecholamine excretion after mental stress in labile hypertension. Lancet I (1969), 692–694

212. Nestel, P. J., and A. E. Doyle: The excretion of free noradrenaline and adrenaline by healthy young subjects and by patients with essential hypertension. Aust. Ann. Med. **17** (1968), 295–299

213. Nestel, P. J., and M. D. Esler: Patterns of catecholamine excretion in urine in hypertension. Circ. Res. **26/27** (1970), Suppl. 2, 75–81

214. Ogihara, T., and C. A. Nugent: Serum DBH in three forms of acute stress. Life Sci. **15** (1974), 923–930

215. Okamoto, K., S. Nosaka, Y. Yamori and M. Matsamoto: Participation of neural factor in the pathogenesis of hypertension in the spontaneously hypertensive rat. Japan. Heart J. **8** (1967), 168

216. Overy, H. R., R. Pfister and C. A. Chidsey: Studies on the renal excretion of norepinephrine. J. Clin. Invest. **46** (1967), 482–489

217. Ozaki, M.: Metabolism of monoamines in spontaneously hypertensive rats. Japan. J. Pharmacol. **16** (1966), 257
218. Page, I. H., and J. W. McCubbin: Mechanisms by which ganglioplegics and atropine enhance cardiovascular response. Amer. J. Physiol. **205** (1963), 1
219. Pearson, J. E., and R. L. Williams: Analysis of direct renal actions of alpha and beta adrenergic stimulation upon sodium excretion compared to acetylcholine. Brit. J. Pharmacol. Chemother. **33** (1968), 223–241
220. Pflanz, G., H. W. Gierlichs, A. Hawlina, R. Pflanz, W. Stephany and K. H. Rahn: A comparison of catecholamine concentration and dopamine-β-hydroxylase activities in plasma from normotensive subjects and from patients with essential hypertension at rest and during exercise. Klin. Wschr. **54** (1976), 561–565
221. Philipp, Th., U. Cordes, B. Walter, U. Walter, J. Beyer und A. Distler: Untersuchungen über die Beziehungen zwischen Plasmanoradrenalin, Plasmarenin und blutdrucksenkendem Effekt des β-Rezeptorenblockers ICI 66 082 (Atenolol) bei Patienten mit essentieller Hypertonie. Verh. Dtsch. Ges. inn. Med. **82** (1976), 1318–1321
222. Pitkänen, E.: Studies on the determination and excretion of adrenaline and noradrenaline in the urine. Acta Physiol. Scand. **38**, Suppl. 129 (1956), 5–98
223. Pöch, G., W. R. Kukovetz, H. Becker und H. Cesnik: Katecholamingehalt in Harn und Tumorgewebe bei ein- und beidseitigem Phäochromozytom. Med. Klinik **70** (1975), 190 bis 196
224. Potter, L. T., and J. Axelrod: Properties of norepinephrine storage particles of the rat heart. J. Pharmacol. exp. Ther. **142** (1963), 229–305
225. Pugh, R. C. B.: Phaeochromocytoma of the bladder. Brit. J. Urol. **4** (1958), 432–436
226. De Quattro, V.: Evaluation of increased norepinephrine excretion in hypertension using L-Dopa-^{3}H. Circ. Res. **28** (1971), 84
227. De Quattro, V., and S. Chan: Raised plasma catecholamines in some patients with primary hypertension. Lancet I (1972), 806–809
228. De Quattro, V., R. Nagatsu, R. Maronde and N. Alexander: Catecholamine synthesis in rabbits with neurogenic hypertension. Circ. Res. **24** (1969), 545–555
229. De Quattro, V., and A. Sjoerdsma: Catecholamine turnover in normotensive and hypertensive man: Effects of anti-adrenergic drugs. J. clin. Invest. **47** (1968), 2359–2373
230. Rahn, K.-H.: Katecholamine und Hochdruck. Inn Med. **4** (1977), 272–275
231. Rall, T. W., and E. W. Sutherland: Formation of a cyclic adenine ribonucleotide by tissue particles. J. Biol. Chem. **232** (1958), 1065–1076
232. Remington, R. D., B. Lambarth, M. Moser and S. W. Hoobler: Circulatory reactions of normotensive and hypertensive subjects and the children of normal and hypertensive parents. Am. Heart J. **59** (1960), 58
233. Reid, J. L., J. A. Zivin and I. J. Kopin: Central and peripheral adrenergic mechanisms in the development of deoxycorticosterone saline hypertension in rats. Circ. Res. **37** (1975), 569–579
234. Reid, J. L., D. H. Jones and H. J. Dargie: Plasma noradrenaline and hypertension. Postgrad. Med. J. **53**, Suppl. 3 (1977), 40–42
235. Reis, D. J., and P. B. Molinoff: Brain dopamine-β-hydroxylase: regional distribution and effects of lesions and 6-hydroxydopamine on activity. J. Neurochem. **19** (1972), 195–204
236. Rennick, B. R., and M. Z. Pryor: Effects of autonomic drugs on renal tubular transport of catecholamines in the chicken. J. Pharmacol. Exp. Ther. **148** (1965), 262–269
237. Richmond, J., S. C. Frazer and D. R. Millar: Paroxysmal hypotension due to an adrenaline-secreting pheochromocytoma. Lancet II (1961), 904–906
238. Robinson, R. L.: Stimulation of the catecholamine output of the isolated perfused adrenal gland of the dog by angiotensin and bradykinin. J. Pharmacol. Exp. Ther. **156** (1967), 252–257
239. Robinson, R., P. Smith and S. R. F. Whittaker: Secretion of catecholamines in malignant pheochromocytoma. Brit. Med. J. I (1964), 1422–1424

240. Robison, G. A., R. W. Butcher and E. W. Sutherland: Cyclic AMP. Ann. Rev. Biochem. **37** (1968), 149–174
241. Robison, G. A., R. W. Butcher and E. W. Sutherland: Cyclic AMP. New York and London, Academic Press, 1971
242. Rosenberg, L. M.: Pheochromocytoma of the urinary bladder. New Engl. J. Med. **257** (1957), 1212–1215
243. Ross, S. B., L. Wetterberg and M. Myrhed: Genetic control of plasma dopamine-β-hydroxylase. Life Sci. **12** (1973), 529
244. Roth, G. M., F. Flock, W. F. Kvale, J. Waugh and J. Ogg: Pharmacologic and chemical tests an aid in the diagnosis of pheochromocytoma. Circulation **21** (1960), 769–777
245. Roth, R. H., L. Stjärne, R. J. Levine and N. J. Giarman: Abnormal regulation of catecholamine synthesis in pheochromocytoma. J. Lab. Clin. Med. **72** (1968), 397–403
246. Safar, M. E., Y. A. Weiss, G. M. London, N. P. Chau and P. L. Milliez: Differences in the mechanisms of borderline and permanent hypertension. Postgrad. Med. J. **53**, Suppl. 3 (1977), 35–39
247. Samuelsson, B., and A. Wennmalm: Increased nerve stimulation induced release of noradrenaline from rabbit heart after inhibition of postaglandin synthesis. Acta Physiol. Scand. **83** (1971), 163–168
248. Sankoff, I., and T. L. Sourkes: Determination by thin layer chromatography of urinary homovanillic acid in normal and disease states. Canad. J. Biochem. Physiol. **41** (1963), 1381–1388
249. Sannerstedt, R., S. Julius and J. Conway: Hemodynamic responses to tilt and beta-adrenergic blockade in young patients with borderline hypertension. Circulation **42** (1970), 1057–1064
250. Sato, T., K. Yoshinaga, Y. Wada, N. Ishida and C. Itoh: Urinary excretion of catecholamines and their metabolites in normotensive and hypertensive subjects. Tohoku. J. Exp. Med. **75** (1961), 151
251. Sawyer, W. H.: Neurohypophysial hormones. Pharmacol. Rev. **13** (1961), 225–277
252. Schanberg, S. M., R. A. Stone, N. Kirshner, J. C. Gunnels and R. R. Robinson: Plasma dopamine beta-hydroxylase: a possible aid in the study and evaluation of hypertension. Science **183** (1974), 523
253. Schmid, E., K. Bachmann, H.-P. Heynen, N. Graf und J. Krautheim: Möglichkeiten und Grenzen der Phäochromocytom-Diagnostik mit dem Tyramintest. Zschr. Kreisl.forsch. **5** (1966), 540–548
254. Schümann, H. J.: Hormon- und ATP-Gehalt des menschlichen Nebennierenmarks und des Phäochromocytomgewebes. Klin. Wschr. 38 (1960), 11–13
255. Schümann, H. J.: Die biochemische Diagnose des Phäochromozytoms. Dtsch. med. Wschr. **86** (1961), 2016–2019
256. Schultze, G., F. W. Lohmann and R. Fraser: Haemodynamics, fluid balance, and plasma concentrations of epinephrine, norepinephrine, renin, and aldosterone during development of renovascular hypertension in sheep. In: Hypertension — Current Problems, Distler, A. u. H.-P. Wolf (Ed.), G. Thieme Verlag, Stuttgart 1974, S. 46
257. Serrano, P. A., G. Figuerva, M. Torres and A. R. Del Angel: Adrenaline, noradrenaline and dopamine excretion in patients with essential hypertension. Am. J. Cardiol. **13** (1964), 484–488
258. Singer, P., und F. Gawellek: Zur Interpretation des Katecholaminverhaltens in der Phäochromocytomdiagnostik. Dtsch. Ges.wesen **22** (1967), 2088–2097
259. Sivertsson, R.: The hemodynamic importance of structural vascular changes in essential hypertension. Acta Physiol. Scand. Suppl. **343** (1970)
260. Sjoerdsma, A.: Relationship between alterations in amine metabolism and blood pressure. Circ. Res. **9** (1961), 734
261. Sjoerdsma, A., K. Engelman, S. Spector and S. Udenfriend: Inhibition of catecholamine synthesis in man with alpha-methyltyrosine, an inhibitor of tyrosine hydroxylase. Lancet II (1965), 1092–1094

262. SJOERDSMA, A., L. C. LEEPER, L. T. TERRY and S. UDENFRIEND: Studies on the biogenesis and metabolism of norepinephrine in patients with pheochromocytoma. J. Clin. Invest. **38** (1959), 31–38
263. SJOERDSMA, A., A. VENDSALU and K. ENGELMAN: Studies on the metabolism and mechanism of action of methyldopa. Circulation **28** (1963), 492–502
264. SMITH, A. A., and J. DANCIS: Exaggerated response to infused norepinephrine in familial dysautonomia. New Engl. J. Med. **270** (1964), 704
265. SMITH, A. D., W. P. DE POTTER, E. J. MOERMAN and A. F. DE SCHAEPDRYVER: Release of dopamine-β-hydroxylase and gromogranin A upon stimulation of the splenic nerve. Tissue and Cell **2** (1970), 547
266. SPECTOR, S., A. SJOERDSMA and S, UDENFRIEND: Blockade of endogenous norepinephrine synthesis by alpha-methyl-tyrosine, an inhibitor of tyrosine hydroxylase. J. Pharmac. Exp. Ther. **147** (1965), 86–95
267. STACKPOLE, R. H., M. M. MELICOW and A. C. USON: Pheochromocytoma in children. J. Pediatr. **63** (1963), 315–330
268. STARKE, K.: Action of angiotensin on uptake, release and metabolism of ^{14}C-noradrenaline by isolated rabbit hearts. Europ. J. Pharmacol. **14** (1971), 112–123
269. STARKE, K.: Beziehungen zwischen dem Renin-Angiotensin-System und dem vegetativen Nervensystem. Klin. Wschr. **50** (1972), 1069–1081
270. STJÄRNE, L., P. HEDQVIST and S. BYGDEMANS: Neurotransmitter quantum released by sympathetic nerves in cat's skeletal muscle. Life Sci. **8** (1969), 189–196
271. STONE, R. A., N. KIRSHNER, J. C. GUNNELS and R. R. ROBINSON: Changes of plasma dopamine-β-hydroxylase activity and other plasma constituents during the cold pressor test. Life Sci. **14** (1974), 1797–1809
272. STONE, R. A., J. J. LILLEY and J. GOLDEN: Plasma dopamine-β-hydroxylase activity in phaeochromocytoma. Clin. Endocrinology **5** (1976), 181–185
273. STOTT, A. W., and R. ROBINSON: Urinary normetadrenaline excretion in essential hypertension. Clin. Chim. Acta **16** (1967), 249
274. STRAUS, R., and M. WURM: Catecholamines and the diagnosis of pheochromocytoma. A review and evaluation. Am. J. Clin. Path. **34** (1960), 403
275. v. STUDNITZ, W.: Methodische und klinische Untersuchungen über die Ausscheidung der 3-Methoxy-4-Hydroxymandelsäure im Urin. Scand. J. Clin. Lab. Invest. **12**, Suppl. 48 (1960), 3
276. STUMPE, K. O., H. VETTER, V. HESSENBRUCH, R. DÜSING, R. KOLLOCH und F. KRÜCK: Einfluß einer chronischen β-Rezeptorenblockade auf Blutdruck, Renin-, Aldosteron- und Cortisolsekretion bei essentieller Hypertension. Klin. Wschr. **53** (1975), 907–911
277. SUDA, H., T. TAKEUCHI, T. NAGATSU, M. MATSUZAKI, I. MATSUMOTO and H. UMEZAWA: Inhibition of dopamine β-hydroxylase by 5-butylpicolinic acid and their hypotensive effects. Chem. Pharmac. Bull. **17** (1969), 2377
278. SUNDERMAN, F. W.: Measurements of vanilmandelic acid for the diagnosis of pheochromocytoma and neuroblastoma. Am. J. Clin. Pathol. **42** (1964), 481–497
279. SUTHERLAND, E. W., G. A. ROBISON and R. W. BUTCHER: Some aspects of the biological role of adenosine 3',5' monophosphate (cyclic AMP). Circulation **37** (1968), 279–306
280. TERASAWA, F., and H. HIDAKA: Time-course changes in blood pressure, urinary excretion of norepinephrine and dopamine after administration of fusaric acid in a single dose in elderly hypertensive patients. Jap. Circ. J. **40** (1976), 785–791
281. THOENEN, H., R. A. MUELLER and J. AXELROD: Transsynaptic induction of adrenal tyrosine hydroxylase. J. Pharmacol. Exp. Ther. **169** (1969), 249–254 (a)
282. THOENEN, H., R. A. MUELLER and J. AXELROD: Increased tyrosine activity after drug-induced alteration of sympathetic transmission. Nature (Lond.) **221** (1969), 1264 (b)
283. THOMAS, C. B.: The heritage of hypertension. Am. J. Med. Sci. **224** (1952), 367
284. TOWNSHEND, M. M., and A. J. SMITH: Factors influencing the urinary excretion of free catecholamines in man. Clin. Sci. **44** (1973), 253

285. VALLANCE, W. B.: Sudden death from an asymptomatic phaeochromocytoma. Brit. Med. J. I (1957), 686–687

286. VETTER, H., N. FISCHER, J.-M. BAYER, T.-E. SCHMITZ, C. WERNING und W. VETTER: Aldosteron, Cortisol und Plasma-Renin-Aktivität beim Phäochromocytom. Klin. Wschr. **52** (1974), 719–721

287. VETTER, H., W. VETTER, C. WARNHOLZ, J.-M. BAYER, H. KÄSER, K. VIELHABER and F. KRÜCK: Renin and aldosterone secretion in pheochromocytoma. Effect of chronic alpha-adrenergic receptor blockade. Am. J. Med. **60** (1976), 866–871

288. VIVEROS, O. H., L. ARGUEROS and N. KIRSHNER: Release of catecholamines and dopamine-β-oxidase from the adrenal medulla. Life Sci. **7** (1968), 609–618

289. VIVEROS, O. H., L. ARGUEROS and N. KIRSHNER: Mechanism of secretion from the adrenal medulla. Retention of storage vesicle membranes following release of adrenaline. Molec. Pharmacol. **5** (1969), 342–349

290. VLACHAKIS, N. D., R. SCHIAVI, M. MENDLOWITZ, D. DE GUIA and R. L. WOLF: Hypertension and anxiety. Am. Heart J. **87** (1974), 518

291. VOLICER, L., E. SCHEER, H. HILSE and D. VISWESWARAM: Turnover of norepinephrine in the heart during experimental hypertension in rats. Life Sci. **7** (1968), 525

292. WAGERMARK, J., U. UNGERSTEDT and A. LJUNGVIST: Sympathetic innervation of the juxtaglomerular cells of the kidney. Circ. Res. **22** (1968), 149–153

293. WATHEN, R. L., W. S. KINGSBURY, D. A. STOUDER, E. G. SCHNEIDER and H. H. ROSTORFER: Effects of infusion of catecholamines and angiotensin II on renin release in anesthesized dogs. Am. J. Physiol. 209 (1965), 1012–1024

294. WEIDMANN, P., C. BERETTA-PICCOLI, W. ZIEGLER, D. HIRSCH, R. DE CHÂTEL und F. C. REUBI: Beziehungen zwischen Blutdruck, Blutvolumen, Plasma-Renin und Urin-Katecholaminen während Betablockade bei essentieller Hypertonie. Klin. Wschr. **54** (1976), 765 bis 773

295. WEIL-MALHERBE, H.: Pheochromocytoma-Catechols in urine and tumour tissue. Lancet II (1956), 282–284

296. WEINBERGER, M. H., W. AOI and D. P. HENRY: Direct effect of beta-adrenergic stimulation on renin release by the rat kidney slice in vitro. Circ. Res. **37** (1975), 318–324

297. WEINER, H.: Regulation of norepinephrine biosynthesis. Ann. Rev. Pharmacol. **10** (1970), 273–290

298. WEINSHILBOUM, R. M., and J. AXELROD: Serum dopamine-β-hydroxylase activity. Circ. Res. **28** (1971), 307 (a)

299. WEINSHILBOUM, R. M., and J. AXELROD: Serum dopamine-beta-hydroxylase: decrease after chemical sympathectomy. Science **173** (1971), 931 (b)

300. WEINSHILBOUM, R. M., and J. AXELROD, Reduced plasma dopamine-β-hydroxylase in familial dysautonomia. New Engl. J. Med. **285** (1971), 938–942 (c)

301. WEINSHILBOUM, R. M., R. KVETNANSKY, J. AXELROD and I. J. KOPIN: Elevation of serum dopamine-β-hydroxylase activity with forced immobilisation. Nature **230** (1971), 287 (d)

302. WEINSHILBOUM, R. M., N. B. THOA, D. G. JOHNSON, I. J. KOPIN and J. AXELROD: Proportional release of norepinephrine and dopamine beta-hydroxylase from sympathetic nerves. Science **174** (1971), 1349 (e)

303. WEINSHILBOUM, R. M., F. A. RAYMOND, R. ELVEBACK and W. H. WEIDMAN: Serum dopamine-β-hydroxylase activity: sibling-sibling correlation. Science **181** (1973), 943–945

304. WERNING, C., W. H. ZIEGLER, K. BAUMANN, P. ENDRES, E. GYSLING, P. WEIDMANN und W. SIEGENTHALER: Die Plasma-Renin-Aktivität beim Phäochromocytom. Dtsch. med. Wschr. **95** (1970), 117

305. WERNING, C. und W. SIEGENTHALER: Diagnostik des Phäochromocytoms. Dtsch. med. Wschr. **96** (1971), 121–124

306. WETTERBERG, L., H. ABERG, S. B. ROSS and O. FRÖDIN: Plasma dopamine-β-hydroxylase activity in hypertension and various neuro-psychiatric disorders. Scand. J. clin. Lab. Invest. **30** (1972), 283–289

307. WHELAN, R. F.: Mechanism of action of catecholamines on peripheral blood vessels in man. Circ. Res. **21**, Suppl. III (1967), 183

308. WIDIMSKY, J., M. H. FEJFAROVA and Z. FEJFAR: Changes of cardiac output in hypertensive disease. Cardiologia (Basel) **31** (1957), 381

309. WINER, N., D. S. CHOKSHI, M. S. YOON and A. D. FREEDMAN: Adrenergic receptor mediation of renin secretion. J. Clin. Endocr. **29** (1969), 1168

310. WINER, N., D. S. CHOKSHI and W. G. WALKENHORST: Effects of c-AMP, sympathomimetic amines, and adrenergic receptor antagonists on renin secretion. Circ. Res. **29** (1971), 239 to 248

311. WOLF, R. L., M. MENDLOWITZ and J. ROBOZ: The metabolism of intravenously injected norepinephrine—H^3 in normotensive and hypertensive subjects. J. Clin. Invest. **47** (1968), 104a—105a

312. WOLF, R. L., J. ROBOZ and M. MENDLOWITZ: Total body norepinephrine (NE) in hypertensive patients. Circulation **38** (Suppl. VI) (1968), 207

313. WOLF, R. L., C. E. GHERMAN, J. D. LAURER, H. L. FISH and B. R. LEVEY: A new urinary assay for separate normetanephrine and metanephrine with application for the diagnosis of pheochromocytoma. Clin. Sci. Molec. Med. **45** (1973), 263 s

314. WOOTEN, G. F., and P. V. CARDON: Plasma dopamine-beta-hydroxylase activity. Arch. Neurol. **28** (1973), 103—106

315. WOOTEN, G. F., and R. D. CIARANELLO: Proportionality between dopamine-β-hydroxylase activity and immunoreactive protein concentration in human serum. Pharmacology **12** (1974), 272

316. YAMAGUCHI, N., J. DE CHAMPLAIN and R. NADEAU: Correlation between the response of the heart to sympathetic stimulation and the release of endogenous catecholamines into the coronary sinus of the dog. Circ. Res. **36** (1975), 662—668

317. YAMORI, Y.: Pathogenesis of spontaneous hypertension as a model for essential hypertension. Japan. Circ. J. **41** (1977), 259—266

318. YOSHINAGA, K., T. SATO and N. ISHIDA: Studies on the role of noradrenaline in the pathogenesis of hypertension. Tohoku J. Exp. Med. **72** (1960), 301

319. ZIELGER, W.: Die Bedeutung der Vanillin-Mandelsäure (VMS) für die Diagnostik des Phäochromocytoms und für die Untersuchung des Katecholamin-Stoffwechsels. Helvet. Med. Act. **5/6** (1960), 647—651

320. ZIEGLER, W. H.: Diagnostische Maßnahmen bei Phäochromocytom. Dtsch. med. Wschr. **102** (1977), 325—327

321. ZIEGLER, M. G., C. R. LAKE and I. J. KOPIN: Plasma noradrenaline increases with age. Nature **261** (1976), 333

Prostaglandine und Hypertonie

von

W. Förster

Zahlreiche epidemiologische Untersuchungen zeigten, daß die essentielle Hypertonie ein Hauptrisikofaktor der ischämischen Herzkrankheit (IHK) ist (Kannel u. Mitarb. 1976). Bisher betrachtete man beide Krankheiten pathogenetisch als zwei voneinander unabhängige Einheiten. Durch Untersuchungen der letzten Jahre zeigte sich jedoch, daß bei beiden Erkrankungen bestimmte Lipide im Zusammenhang mit anderen endogenen Faktoren eine wichtige Rolle spielen, so daß sich die Frage erhebt, ob nicht nur epidemiologisch, sondern auch pathogenetisch die ischämische Herzkrankheit mit der essentiellen Hypertonie in einem engen Zusammenhang steht. Nachfolgend wird eine Übersicht über jene Zusammenhänge gegeben, die heute schon bekannt sind.

1. Endokrine antihypertone Funktion der Nierenmedulla

Beginnend mit den bekannten Experimenten von Goldblatt u. Mitarb. (1934, 1938) wurden in den 40er und 50er Jahren zahlreiche Untersuchungen (Übersicht bei Muirhead, 1973) durchgeführt, die Grollman (1959) zur Hypothese einer antihypertonen Funktion der Niere zusammenfaßte. Da diese antihypertone Funktion von der exkretorischen Aufgabe der Regulation des Elektrolyt-Wasser-Haushaltes zu trennen ist, wurde sie als endokrin bezeichnet. Wie Muirhead u. Mitarb. (1960) zeigten, schützt

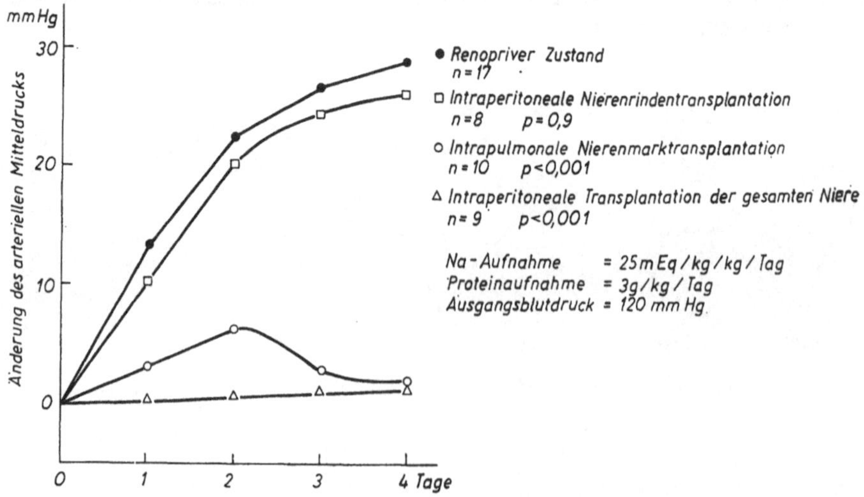

Abb. 1. Verhinderung der renopriven Hypertonie beim Hund durch Autotransplantation von Nierenmedulla oder der ganzen Niere (nach Muirhead u. Mitarb., J. Clin. Invest. **39** (1960), 266)

eine Autotransplantation der ganzen Niere oder der Medulla gegen eine renoprive Hypertonie (Abb. 1), während die Autotransplantation der Nierenrinde ohne Effekt ist.

Manthorpe (1973) zeigte, daß bei renal hypertonen Ratten eine Transplantation der Nierencortex nur eine kurzdauernde, eine Transplantation der Nierenmedulla jedoch eine langanhaltende Blutdrucksenkung verursacht, die durch eine Zweittransplantation nicht mehr zu steigern ist. Transplantation der Medulla einer ischämischen Niere hat ebenfalls eine langanhaltende Blutdrucksenkung zur Folge, während die Transplantation der kontralateralen nicht ischämischen Niere nur einen geringen Effekt auslöst. Die Stärke des Blutdruckeffektes ist direkt korreliert mit der Anzahl der osmiophilen Granula der interstitiellen Zellen der Medulla. Die Versuche zeigen, daß innerhalb der Niere in erster Linie die Medulla der Ort der Bildung der antihyperton wirksamen Prinzipien der Niere ist.

Lee und Mitarb. (1965) sowie Hickler u. Mitarb. (1966) waren die ersten, die diese unbekannten Prinzipien als Lipide identifizierten und eine Verwandtschaft zu den Prostaglandinen (PG) vermuteten. Das zunächst als „Medullin" bezeichnete saure Lipid erwies sich als PGA_2 (Lee u. Mitarb. 1966). Heute ist unumstritten, daß das Hauptprostaglandin der Niere PGE_2 ist (Daniels u. Mitarb. 1967). Daneben enthält die Medulla ein saures Phospholipid (Sen u. Mitarb. 1967, 1968, Dyer u. Mitarb. 1968, Wiley u. Mitarb. 1970, Smeby u. Mitarb. 1967, Bunag u. Mitarb. 1973), das eine Renin antagonistische Wirkung hat und bei akuten oder chronischen renalen Hypertonien antihyperton wirksam ist. Phospholipide dieses Typs mit Polyenfettsäuren, insbesondere mit Arachidonsäure, erwiesen sich im Tierversuch als sehr stark und sehr langdauernd antihyperton wirksam (Walaszek 1975).

Neben den PG und dem Phospholipid wird in der Nierenmedulla auch ein neutrales Lipid bisher unbekannter Struktur gebildet (Übersicht bei Muirhead 1976). Funktion, Wirkungsmechanismus und pathogenetische Bedeutung dieses neutralen Lipids können z. Z. noch nicht beurteilt werden, da es bisher nur in begrenzten Mengen und nur angereichert für Versuche zur Verfügung stand. Gegenüber den PG scheint es länger wirksam zu sein (Muirhead u. Mitarb. 1975).

Bildungsort der PG und des neutralen Lipids sind vorwiegend die interstitiellen Zellen der Medulla (Crowshaw u. Mitarb. 1970, Crowshaw 1971, Muehrcke u. Mitarb. 1969, 1970, Muirhead 1972, 1976), obwohl bei Tieren (Larsson u. Mitarb. 1973a, 1976) wie beim Menschen (Lee 1974) geringe PG-Mengen auch in der Cortex gebildet werden. Daneben kommen PG auch im distalen Nephron vor (Janszen u. Mitarb. 1971). Während die PG vorwiegend in der Medulla gebildet werden, erfolgt ihr Abbau durch die 15-OH-PG-Dehydrogenase vornehmlich in der Nierenrinde (Larsson u. Mitarb. 1973).

Da über Angriffspunkt und Wirkungsmechanismus des neutralen Lipids und des Phospholipids der Niere noch keine umfassenden Untersuchungen vorliegen, kann nachfolgend nur der Zusammenhang der PG mit der Pathogenese der Hypertonie anhand ihrer Eigen- und Wechselwirkungen zu anderen endogen gebildeten pressorisch und depressorisch wirkenden Substanzen diskutiert werden, wobei man sich des Fehlens der Effekte der anderen beiden Lipide stets bewußt sein sollte.

2. Prostaglandinstoffwechsel und Hypertonie

Wenn die PG als saure Lipide an der Pathogenese der Hypertonie beteiligt sind, müßte eine erhöhte PG-Bildung — z. B. durch Gabe von PG-Präkursoren — zu einem Blutdruckabfall und ein PG-Mangel — durch exogen ausgelöste PG-Biosynthesehemmung, durch einen genetischen Defekt oder durch Substratmangel — zu einer Blutdrucksteigerung führen. Zu diesem Fragenkomplex liegen in der Literatur eine Vielzahl von Untersuchungen vor.

2.1. Einfluß einer PG-Biosynthesestimulierung bzw. -hemmung auf den Blutdruck und die renale Durchblutung

ÄNGGARD und Mitarb. (1973) u. LARSSON und Mitarb. (1973b) zeigten, daß dosisabhängig nach intraarterieller Infusion von Arachidonsäure bei Kaninchen eine zunehmende Blutdrucksenkung auftritt.

In den Untersuchungen mit PG-Biosynthesehemmern wurde vornehmlich Indomethacin benutzt. Einen Blutdruckanstieg nach Indomethacingabe beobachteten ÄNGGARD u. Mitarb. (1973), LARSSON u. Mitarb. (1973b) bei Kaninchen, LONIGRO u. Mitarb. (1973) und HERBACZYNSKA-CEDRO u. Mitarb. (1973) beim Hund, PUGSLEY u. Mitarb. (1975) und ROMERO u. Mitarb. (1975) bei der renalen Hypertonie der Ratte bzw. des Kaninchens. Die tierexperimentellen Ergebnisse wurden von WENNMALM (1974) am Menschen bestätigt. Andererseits konnten in chronischen Versuchen an normotonen wachen Kaninchen bei sehr genauer Überwachung des Blutdrucks MUIRHEAD u. Mitarb. (1976) durch Indomethacingabe (10 mg/kg/Tag) und MCQUEEN u. Mitarb. (1976) bei renal hypertensiven Ratten durch Meclofenamatgabe keine Blutdrucksteigerung auslösen. MCQUEEN fand bei den Ratten im Gegenteil bei schon ausgebildeter renaler Hypertonie eine Tendenz zur Blutdrucksenkung bzw. eine präventive antihypertone Wirkung bei Gabe während der Entwicklung der renalen Hypertonie. Nach Absetzen der Behandlung stieg der Blutdruck sehr schnell auf die hohen Werte der renalen Hypertonietiere an. In beiden Untersuchungen wurde das Ausmaß der PG-Biosynthesehemmung nicht bestimmt. Die eher blutdrucksenkende Tendenz einer PG-Biosynthesehemmung durch Meclofenamat bei Ratten kann schwer mit der vasokonstriktorischen Wirkung von PGE an der Rattenniere (MALIK u. Mitarb. 1975) erklärt werden, da MCQUEEN u. Mitarb. zeigten, daß hohe Dosen von PGE_1 täglich injiziert zu einer signifikanten Blutdrucksenkung führen, die nach Absetzen der PG-Zufuhr schnell zum Ausgangswert zurückkehrt. Eine Erklärung für die negativen Befunde von MUIRHEAD u. Mitarb. sehen COLINA-CHOURIO u. Mitarb. (1975), die ebenfalls an wachen Kaninchen den Effekt sehr hoher Dosen von Indomethacin (10—20 mg/kg/Tag) bei gleichzeitiger Bestimmung der Urin-PG-Ausscheidung und der Hemmung der PG-Synthese durch Nierenmedullahomogenate bestimmten, darin, daß die für eine Blutdrucksteigerung erforderliche Indomethacindosis bei wachen Tieren größer als bei narkotisierten Tieren und der erforderliche Zeitraum länger ist. Sie fanden ferner, daß nur nach einer mehr als 80%igen Hemmung der Urin-PG-Ausscheidung bzw. parallel dazu bei einer mehr als 80%igen Hemmung der Umwandlung von Arachidonsäure in PG durch Nierenmedullahomogenat eine Blutdrucksteigerung zustande kommt. Die negativen Literaturbefunde von MUIRHEAD wären demnach über eine zu niedrige Dosis des Biosynthesehemmers zu erklären.

In eigenen Untersuchungen (TAUBE u. Mitarb. unveröffentlichte Befunde) an Kaninchen fanden wir trotz nahezu 100%iger Hemmung der E- und $F_{2\alpha}$-Synthetase im Nierenmark (Ausgangswerte etwa 20 µg/g, Abfall auf unter 200 ng/g, die exakt nicht mehr bestimmbar waren) am wachen Kaninchen bei Bestimmung des Blutdruckes an der Ohrarterie folgende Veränderungen: nach 1×10 mg/kg Indomethacin nach 20 min gemessen -2% ($n = 8$), nach 4×10 mg/kg im Verlauf von 2 Tagen gegeben $+4\%$ ($P > 0{,}05$) ($n = 7$), nach 7×10 mg/kg im Verlauf von 3 Tagen gegeben -8% ($P > 0{,}05$), (n = 10). Bei Ratten fanden wir nach 4 bzw. 7maliger Gabe von je 10 mg/kg Indomethacin über 2 bzw. 3 Tage verabreicht eine geringe, aber statistisch zu sichernde ($P \leqq 0,01$) Blutdrucksenkung von 4 bzw. 15% (n = 17 bzw. 16).

Zur Zeit lassen sich die widersprechenden Literaturbefunde über den Effekt von PG-Biosynthesehemmern auf den Blutdruck nicht eindeutig klären. Uns scheint, daß speziell bei akuten Effekten auch an eine Eigenwirkung von Indomethacin zu denken ist. Wiederholte Gabe von PG-Biosynthesehemmern löst offensichtlich keinen eindeutig reproduzierbaren Blutdruckeffekt aus. Bemerkenswert für eine Erklärung scheinen uns die unterschiedlichen Ergebnisse von PUGSLEY u. Mitarb. an normalen und renal hypertonen Ratten zu sein. Während an normalen Ratten kein Effekt oder wie bei McQUEEN sogar eine Blutdrucksenkung auftreten kann, wurde an renal hypertonen Ratten durch Indomethacin-Gabe eine zusätzliche Blutdrucksteigerung beobachtet. Ähnliche Ergebnisse erzielten wir (HOFFMANN u. Mitarb. 1976) an Ratten, bei denen ein prohypertoner Effekt durch eine Kochsalzbelastung ausgelöst wurde. Wurde Ratten unter einer 1,5%igen Kochsalzlösung als alleiniger Trinkflüssigkeit zusätzlich Indomethacin (1,0 mg/kg/Tag) verabreicht, kam es zu einem deutlichen Blutdruckanstieg.

Die Vermutung scheint daher nicht unberechtigt, daß unter prohypertonen Bedingungen eine Hemmung der PG-Biosynthese stärker hyperton wirkt als unter normalen physiologischen Bedingungen, wo der Bedarf an antidepressorisch wirksamen PG zur Aufrechterhaltung des normalen Blutdruckes nicht so groß ist.

Da PG des E- und A-Typs die renale Durchblutung steigern, müßte eine PG-Biosynthesehemmung zu einer Verminderung der Durchblutung führen. SWAIN u. Mitarb. (1975) fanden, daß die normale renale Durchblutung beim wachen Hund durch Indomethacin-Gabe kaum, durch Meclofenamat um 12% vermindert wird. Demgegenüber wird beim narkotisierten Hund durch Indomethacin die Durchblutung um 25% herabgesetzt und der Gefäßwiderstand um 45% erhöht. Die reaktive Hyperämie nach 15 bis 45 sec. Okklusion wird durch Indomethacin und Meclofenamat von 36 auf 6 ml bzw. von 98 auf 17 ml verringert. Der PG-Einfluß auf die Nierendurchblutung scheint demnach am stärksten nach Stress-Einflüssen wie Narkose, Vasokonstriktion, Gefäßverschluß und Verminderung der Perfusion zu sein.

2.2. PG-Freisetzung, PG-Gehalt und PG-Stoffwechsel in der Niere bei Hypertonie

Wie schon erwähnt, werden die PG in der Niere hauptsächlich in den interstitiellen Zellen der Medulla und in den Sammelrohren gebildet. Die interstitiellen Zellen enthalten in ihren Granula keine PG wohl aber ihre Vorstufen (z. B. Linol- und Arachidonsäure) (NISSEN u. Mitarb. 1969). Wie aus Versuchen mit Gewebskulturen hervorgeht, können die interstitiellen Zellen ähnlich wie Zellen der Sammelrohre aus den PG-Präkursoren PG bilden (MUIRHEAD u. Mitarb. 1973, JANSZEN u. Mitarb. 1973).

In den letzten Jahren wurde an mehreren tierexperimentellen Hypertoniemodellen geprüft, ob die Zahl der Lipidgranula der interstitiellen Zellen unter der Hypertonieentwicklung verändert wird. Die Zahl der Granula wurde vermindert bei einer durch Desoxycorticosteronacetat (MUEHRCKE u. Mitarb. 1969) ausgelösten Hypertonie, bei der „post-salt"-Hypertonie (74 im Vergleich mit 135 Granula bei Normotonie, TOBIAN u. Mitarb. 1969a u. b), bei der Goldblatt-Hypertonie (ISHII u. Mitarb. 1969), bei der „post-Goldblatt"-Hypertonie (TOBIAN u. Mitarb. 1969b), bei der „akuten"-Goldblatt-Nierenhypertonie (nach 14 Tagen) sowie bei der „chronischen" 2 Nieren-Goldblatt-Hypertonie (nach 4 Monaten) und bei einer neurogenen Hypertonie (JURUKOVA u. Mitarb. 1976). Gleichzeitige Indomethacinbehandlung bei der akuten 1 Goldblatt-

Nierenhypertonie erhöhte die Anzahl der Lipidgranula über die der Kontrolltiere (JURUKOVA u. Mitarb. 1976). Letzterer Befund bestätigt frühere Ergebnisse von COMAI u. Mitarb. (1974), die dosisabhängig in den interstitiellen Zellen unter Indomethacingabe eine Zunahme von Lipidgranula fanden.

Eine verminderte Anzahl von Granula kann Ausdruck einer verminderten Synthese oder erhöhten Abgabe bei gleicher Syntheserate sein. Um diese zwei Möglichkeiten zu klären, bestimmten TOBIAN u. Mitarb. (1976) die Menge der PGE_2-Freisetzung aus isoliert inkubierten Nierenpapillen von „post-salt" Hypertonieratten im Vergleich mit normotonen Ratten und fanden im Durchschnitt eine um 52% erhöhte Freisetzungsrate von PGE_2 ($P < 0,01$) aus den Papillen hypertoner Ratten. Auch JURUKOVA u. Mitarb. fanden bei der akuten renalen Hypertonie eine Zunahme des PG-Gehaltes in der Niere als Ausdruck einer erhöhten Sekretionsrate von PG; sie vermuten, daß dadurch eine noch stärkere Blutdrucksteigerung verhindert wird. Andererseits bestätigte — übereinstimmend mit der Anzahl der Granula — eine PG-Bestimmung in den Nieren von „post-salt"-hypertonen Ratten nach Tiefgefrierung eine Abnahme des PGE_2-Gehaltes um 36% ($P < 0,05$) (TOBIAN u. Mitarb. 1976). Auch LEARY u. Mitarb. (1974) beschreiben bei uninephrektomierten hypertonen Ratten mit eingeengter Nierenarterie eine Verminderung der PG-Freisetzung von 7,3 auf 3,3 ng/g Niere/ml Perfusat ($P < 0,001$). Damit stimmen Ergebnisse von SIROIS u. Mitarb. (1974) überein, die zwei Modelle einer renalen Hypertonie (Einengung der Nierenarterie mit und ohne kontralaterale Nierenexstirpation) sowie spontan hypertone Ratten (SHR) des Okamoto-Aoki-Stammes untersuchten. Die Autoren fanden unabhängig vom Hypertoniemodell eine inverse Korrelation zwischen der Höhe des Blutdruckes und der Menge der aus isolierten Nierenpapillen während einer Inkubationsperiode von 30 min freigesetzten Mengen PG-ähnlicher Substanzen. Bei allen Formen der Hypertonie war die PG-Freisetzung vermindert.

Offensichtlich geht eine Hypertonie im Tierversuch wie auch beim Menschen (MUEHRCKE u. Mitarb. 1970) mit einer Abnahme der Anzahl der Lipidgranula der interstitiellen Zellen einher. Die Freisetzungsrate von PG wird teilweise als erhöht, teilweise als erniedrigt angegeben; ob es zu einer Zunahme oder Abnahme des Gehaltes von PG in der Niere kommt, hängt von der Aktivität der Biosynthese ab, die bei langer Hypertoniedauer insuffizient werden kann.

Ein anderes Problem sind PG-Veränderungen als Ausdruck eines genetischen Defektes bei spontan hypertonen Ratten (SHR). TOBIAN u. Mitarb. (1976) fanden bei Kyoto-Ratten die intrarenale PGF_{2a}-Konzentration um das 3fache erhöht, während bei der PGE-Konzentration gegenüber normotonen Kyoto-Ratten kein Unterschied nachweisbar war. Im Gegensatz zu diesen Befunden konnten JURUKOVA u. Mitarb. (1976) an SHR des Okamoto-Aoki-Stammes weder in der prähypertensiven noch in der hypertensiven Phase eine Veränderung der Zahl der Granula oder des PGE-, A- oder F-Gehaltes in der Nierenmedulla nachweisen. Demgegenüber berichtet PACE-ASCIAK (1976) über altersabhängige unterschiedliche PG-Synthetase- und -dehydrogenaseaktivitäten bei SHR des Okamoto-Aoki-Stammes. Mit zunehmendem Alter vermindert sich die PG-15-OH-Dehydrogenaseaktivität bei SHR im Vergleich mit normotonen Ratten (Ausnahme im Alter von 4 Tagen), während gleichzeitig die PG-Syntheserate von PGE_2 und PGF_{2a} erhöht ist. ARMSTRONG u. Mitarb. (1975) zeigten, daß isolierte Nieren von Ratten mit einer genetischen Hypertonie vom Neu Zealand-Stamm bei Perfusion auf PGE_2 mit einem deutlich stärkeren Anstieg des Perfusionsdruckes als Zeichen einer Vasokonstriktion der Nierengefäße reagieren als normotone Wistarratten (82 mm Hg statt 24 mm Hg). Gleiches galt für Infusion von Arachidonsäure (31 statt 2 mm Hg). Die

Verff. vermuten, daß die prohypertone Wirkung der PG an der Ratte zur genetisch bedingten Hypertonie beiträgt. In einer weiteren Untersuchung vermuten die Autoren (Armstrong u. Mitarb. 1975), daß eine genetisch bedingte verminderte Aktivität der 15-Hydroxy-prostaglandindehydrogenase für die Hypertonie verantwortlich sein könnte.

Zusammenfassend stimmen die Berichte über genetisch bedingte Veränderungen des PG-Stoffwechsels bei SHR in dem Sinne überein, daß über erhöhte Konzentrationen der an der Ratte (Malik u. Mitarb. 1975) pressorisch wirksamen PG vom E- und F-Typ, über verminderte Aktivitäten der 15-OH-PG-Dehydrogenase-Aktivität und über eine genetisch bedingt verstärkte Vasokonstriktion der Nierengefäße berichtet wird. Leider liegen keine Vergleichsuntersuchungen eines Autors mit mehreren Arten SHR vor. Insgesamt zeichnen sich jedoch deutlich Korrelationen zwischen der Hypertonie und dem PG-Stoffwechsel ab.

Veränderungen des PG-Stoffwechsels sind auch bei der menschlichen Hypertonie beschrieben. Zusman u. Mitarb. (1973) und Lee (1974a) fanden bei Hypertonikern gegenüber Normotonikern einen erniedrigten PGA_2 Plasmaspiegel. Dieser Befund steht in einem gewissen Gegensatz zu negativen gaschromatographisch massenspektrometrischen Versuchen, PGA im menschlichen Plasma nachzuweisen.

Muehrcke u. Mitarb. (1970a) berichteten, daß die Anzahl der Granula der interstitiellen Zellen bei drei Pat. mit maligner Hypertonie nur etwa 1/10 der Zahl bei Normotonikern betrug. Papanicolaou u. Mitarb. (1976) berichteten über ein umgekehrtes Verhältnis zwischen der Menge von PGE oder F und der Dauer der Hypertonieerkrankungen bzw. der Höhe des Blutdrucks bei 21 essentiellen Hypertonikern. Bei 5 Patienten, bei denen die essentielle Hypertonie mehr als 5 Jahre bestand, waren im Urin überhaupt keine PG nachzuweisen. Diese Befunde stimmen mit Ergebnissen von Abe u. Mitarb. (1976) überein, die bei essentiellen Hypertonikern mit fixiertem Hochdruck einen signifikant erniedrigten PGE_1 Plasmaspiegel nachwiesen, der bei primärem Aldosteronismus nur etwa 50% des Wertes der Normotoniker betrug. Auch die Urinmengen von PGF_{2a}-Metaboliten waren bei essentieller Hypertonie erniedrigt. Demgegenüber beschreibt Abe bei drei Pat. mit maligner Hypertonie keine Veränderungen in der Konzentration der renomedullären PG. Inwieweit hier während der Aufarbeitung des Gewebes eine PG-Synthese erfolgte, muß offen bleiben.

Ripka u. Mitarb. (1976) sehen die Hauptveränderungen im Nierenvenenblut von essentiellen Hypertonikern mit labilem Hochdruck ohne Veränderung der Plasmareninaktivität (PRA) in einem Anstieg des hyperton wirksamen PGF_{2a}-Gehaltes, während die Summe der A- und E-PG sich nur wenig verminderte oder unverändert blieb. Bei fixiertem Hochdruck mit erhöhter PRA war der PGF_{2a}-Gehalt normal, bei einem anderen Teil der Pat. war die PRA normal aber der PGF_{2a}-Spiegel signifikant erhöht. Auch hier war die Summe der A- und E-PG normal oder gering vermindert.

Interessant ist ein Befund von Zusman u. Mitarb. (1973c) bei einem Patienten, der 18 Jahre lang mit einem fixierten diastolischen Hochdruck mit mehreren Antihypertonika behandelt werden mußte, bei dem sich jedoch 1 1/2 Jahre vor seiner Klinikaufnahme der Blutdruck spontan normalisierte, so daß alle Antihypertonika abgesetzt werden konnten. Bei der Klinikaufnahme wurde ein großes Nierenkarzinom diagnostiziert und chirurgisch entfernt. Vor der Operation hatte der Pat. bei normalem Blutdruck den sehr hohen Plasma-PGA Spiegel von 8 ng/ml. Nach Entfernung des Tumors stieg der Blutdruck wieder stark an, während der Plasma PGA-Spiegel bei 2 ng/ml normalisiert war. Die Autoren vermuten, daß der spontan normalisierte Blutdruck auf die erhöhte PGA Sekretion durch den Nierentumor zurückzuführen ist.

3. PG und das Renin-Angiotensin-System

Das α_2-Globulin Angiotensinogen, das Substrat für Renin, wird vorwiegend in der Leber gebildet, während Renin fast ausschließlich im juxtaglomerulären Apparat der Nierenrinde vorkommt; die juxtaglomerulären Zellen enthalten Granula, aus denen Renin freigesetzt wird. Unter dem Renin-Einfluß wird aus Angiotensinogen das bisher als weitgehend unwirksam angesehene Dekapeptid Angiotensin I gebildet, das durch das Converting-Enzym vornehmlich in den Lungengefäßen, aber auch in anderen Organen in das Oktapeptid Angiotensin II überführt wird (Übersicht in Handbuch HEUBNER-HEFFTER, Bd. 37, herausgegeben von PAGE u. BUMPUS).

Veränderungen der intrarenalen Blutverteilung bestimmen die Natriumausscheidung (STEIN u. Mitarb. 1973): die meisten vasodilatatorisch-diuretisch wirksamen Hormone und Pharmaka steigern den Blutfluß zur inneren Kortex und zur Medulla und wirken diuretisch (ITSKOVITZ u. Mitarb. 1976).

ITSKOVITZ u. Mitarb. (1974a u. b) führten Versuche an der isolierten blutdurchströmten Niere des Hundes durch, um den Einfluß von Angiotensin unabhängig von nervösen, metabolischen, Herz- und anderen Einflüssen zu bestimmen. Sie bestimmten zunächst die Veränderungen mit zunehmender Zeitdauer der Perfusion ohne Zugabe von Substanzen und fanden eine Abnahme von Reninsubstrat im Plasma bei gleichzeitiger Zunahme einer PGE-Freisetzung in die Perfusionslösung (von 0,04 in den ersten 90 min auf 1,42 ng/ml zwischen der 181.—270. min). Parallel dazu nahm die renale Durchblutung zu; dabei verschob sich die Durchblutungsmenge relativ zugunsten der inneren Cortex, indem der Anteil von anfangs 23% auf 39% nach 5 h-Perfusion anstieg. Dieser Befund steht in einer auffälligen Parallele zu Untersuchungen am Langendorff-Herzen, bei dem unmittelbar nach Präparation ein Angiotensinzusatz ohne PG-Freisetzung eine Koronarkonstriktion bewirkte, während nach 1—2 h Perfusion Angiotensin die Koronarien dilatierte und parallel dazu PG freisetzte (NEEDLEMAN u. Mitarb. 1975). Wird die endogene PGE-Bildung durch Indomethacingabe gehemmt, verringert sich die Durchblutung der inneren Nieren-Cortex absolut (von 55 auf 26 ml/min) und relativ. Wurde das Reninsubstrat Tetradecapeptid perfundiert, verminderte sich die Gesamtdurchblutung um 10—20% bei vorwiegender absoluter und relativer Verminderung der Durchblutung der inneren Cortex. Um zu unterscheiden, ob der Effekt des Reninsubstrates auf das biosynthetisierte Angiotensin I oder II zurückzuführen ist, wurden beide Angiotensine gesondert appliziert. Angiotensin I in einer Menge, die eine ähnliche Verminderung der Gesamtdurchblutung der Niere wie das Reninsubstrat bewirkte, rief unabhängig vom Zusatz des converting-Enzymhemmers SQ 20881 ähnliche Effekte wie Reninsubstrat hervor, d. h., es kam zu einer absoluten und relativen Verminderung der Durchblutung der inneren Cortex.

Demgegenüber verminderte Angiotensin II die relative Durchblutung der äußeren Cortex. Die Veränderung der Durchblutung der inneren Cortex war unterschiedlich, z. T. erhöht, z. T. vermindert, und die relative Verteilung der Durchblutung auf innere und äußere Cortex veränderte sich nicht. Nach Zusatz von Indomethacin und Angiotensin II verminderte sich stets die Durchblutung der inneren wie der äußeren Cortex.

Aus diesen Befunden können folgende Schlußfolgerungen für die physiologische und pathophysiologische Funktion von Angiotensin I und II sowie von PGE_2 gezogen werden. Angiotensin I wird in der isolierten Niere offensichtlich nur in geringen Mengen in Angiotensin II umgewandelt; bei ausgebluteten Hunden wurde es in renalem Venenblut in 45fach, bei Hypertonikern mit unilateralen Abnormitäten der Nierenarterie ebenfalls in wesentlich höheren Konzentrationen als Angiotensin II gefunden (ITSKOVITZ u. Mitarb.

1971), so daß es als der hauptsächliche intrarenale in der Gefäßmuskulatur gebildete vasokonstriktorische Faktor angesehen werden muß. Es hat offensichtlich die Aufgabe, lokal in der Niere die Durchblutung der inneren Cortex und der Medulla zu vermindern, wie andererseits Arachidonsäure (LARSSON u. Mitarb. 1974b) und das daraus biosynthetisierte PGE_2 lokal die Durchblutung dieser Gebiete — wie überhaupt der Niere — erhöht. In diesem Sinne sind die beiden Substanzen physiologische Antagonisten, die die Durchblutung der verschiedenen Nierenabschnitte regulieren. Während Angiotensin I in der Niere gebildet wird, ist Angiotensin II ein vorwiegend extrarenal zirkulierendes Hormon, das hauptsächlich in der Lunge entsteht.

Die Niere ist gegenüber der vasokonstriktorischen Wirkung von Angiotensin II weitgehend geschützt, da Angiotensin II das vasodilatierend wirkende PGE_2 in das Nierenvenenblut freisetzt (McGIFF 1970 a u. b, AIKEN u. Mitarb. 1971 u. 1973). Ob diese Freisetzung direkt oder indirekt zustande kommt, ist noch umstritten (ÄNGGARD u. Mitarb. 1976). Hemmt man die PG-Bildung und Freisetzung durch Indomethacingabe, wird der vasokonstriktorische Effekt von Angiotensin II oder Methoxamin in der Niere verstärkt und der Blutdruck steigt verstärkt an (McGIFF 1970, SWAIN u. Mitarb. 1975, NEGUS u. Mitarb. 1976).

Ähnlich konnte eine Steigerung der PGE-Freisetzung in das venöse Uterusblut um 100% nach einer durch Infusion von Angiotensin II bei Rhesusaffen im 3. Trimenon der Trächtigkeit bedingten Blutdrucksteigerung radioimmunologisch nachgewiesen werden. Gleichzeitig verminderte sich die Reninaktivität (FRANKLIN 1974). Auch an der isolierten Milz erhöht Angiotensin II die freigesetzten Mengen von PGE und F und Indomethacinvorbehandlung unterdrückt deren Abgabe (PESKAR u. Mitarb. 1973).

Eine PG-Freisetzung durch Angiotensin II konnte auch in der Wand verschiedener Gefäße nachgewiesen werden; der vasokonstriktorische Effekt wurde dadurch wieder abgeschwächt. Neben Angiotensin II regt auch Angiotensin I die Freisetzung von PGE an. Die freigesetzte Menge beträgt im Verhältnis zu Angiotensin II jedoch nur etwa 1/10—1/30 (NEEDLEMAN u. Mitarb. 1973). Die Hauptwirkung von Angiotensin II ist daher nicht innerhalb der Niere, sondern über die Regulation des Gefäßwiderstandes in der Regulation der Blutdruckhöhe des Systemkreislaufes zu suchen (JOHNSON u. Mitarb. 1973).

Andererseits zeigten Untersuchungen von FREEMAN u. Mitarb. (1973), daß dem Angiotensin II bei einer Natriumdepletion oder bei Bedingungen eines verminderten Herzminutenvolumens infolge Konstriktion der vena cava bei der Homoestase der Nierendurchblutung eine wichtige intrarenale Rolle zukommt. Dies konnte mit Hilfe von 1-Sarcosin-8-alanin-angiotensin II nachgewiesen werden, das spezifisch nur die durch Angiotensin II, nicht aber durch Noradrenalin bedingte Verminderung der renalen Durchblutung aufhebt. Gibt man den Antagonisten bei Natrium depletierten Hunden oder bei Hunden mit einer Konstriktion der V. cava, kommt es regelmäßig zu einer Abnahme des renalen Gefäßwiderstandes und einer vermehrten Nierendurchblutung. Dieser Effekt war bei normalen Hunden nicht zu beobachten. Angiotensin II ist daher mitbeteiligt, bei pathologischen Zuständen eines verminderten Minutenvolumens einen genügend hohen intrarenalen Widerstand aufrecht zu erhalten.

Inwieweit exogen zugeführte PG neben der Wechselwirkung mit Angiotensin II auch die Reninfreisetzung beeinflussen, war nach widersprechenden Literaturbefunden unklar. LARSSON u. Mitarb. (1974) und ÄNGGARD u. Mitarb. (1976) sowie WEBER u. Mitarb. (1975) untersuchten daher, ob die endogene PG-Bildung aus der Arachidonsäure in der Niere (TANNENBAUM u. Mitarb. 1975) die Plasmareninaktivität beeinflußt. Die Autoren fanden übereinstimmend, daß eine nicht blutdruckwirksame Dosis von Arachidonsäure bei normalen und bei volumenexpandierten Ratten bzw. bei Kaninchen die Reninaktivität deutlich steigert, während Indomethacingabe die Plasmareninaktivität vermindert. Einen ähnlichen Effekt beschrieben DONKER u. Mitarb. (1976) sowie RUMPF u. Mitarb. (1975) bei freiwilligen Versuchspersonen. Da Arachidonsäure an Nierenrindenschnitten von Kaninchen die Freisetzung von Renin um das 4fache steigert, kann ein direkter Effekt von Arachidonsäure auf die Reninfreisetzung angenommen werden. Während Arachidonsäure unabhängig von der Wasserbelastung der Tiere stets zu einer Steigerung der Plasmareninaktivität führte, war unter Arachidonsäure die Urin- und Natriumausscheidung bei normalen und volumenexpandierten Ratten unterschiedlich: bei normalen Ratten kam es unter Arachidonsäure zu keiner Veränderung der Ausscheidung, während die Arachidonsäure bei volumenexpandierten Ratten die erhöhte Natrium- und Urinausscheidung etwa auf die Werte der Kontrollperiode verminderte. Der Blutdruck blieb in allen Versuchsgruppen unverändert (WEBER u. Mitarb. 1975). Da bei Hunden Arachidonsäure die Urin-, Natrium- und Kaliumausscheidung steigert (TANNENBAUM u. Mitarb. 1975), sind offensichtlich Speziesunterschiede für das differente Verhalten nach Arachidonsäuregabe verantwortlich. Auch der Gefäßwiderstand in der Ratten- und Kaninchenniere wird unter Arachidonsäure unterschiedlich beeinflußt (MALIK u. Mitarb. 1975).

Demgegenüber untersuchten EGGENA u. Mitarb. (1975a u. b), ob PG über eine Beeinflussung der enzymatischen Reninwirkung die Bildung von Angiotensin I hemmen und auf diese Weise antihyperton wirksam sind. Sie fanden, daß PGE_2 stärker als PGA_2 das aus menschlichem Plasma gewonnene Angiotensinogen hemmt, wobei die Hemmwirkung dosisunabhängig mit 500 ng/10 ml Inkubat maximal war. Die Hemmung war im Plasma von Normotonikern deutlich stärker als bei Hypertonikern, bei denen erst 5—10fache PG-Konzentrationen hemmend wirksam waren.

Eine wechselseitige Abhängigkeit der Freisetzung von Renin und PG in das Nierenvenenblut ist auch bei der Nierenischämie bekannt. Nierenischämie durch Nierenarterienokklusion führt zu einer vermehrten PG-Freisetzung (MCGIFF u. Mitarb. 1970), die durch Indomethacin hemmbar ist und zu einem Anstieg des Plasmareninspiegels (ÄNGGARD u. Mitarb. 1976), der ebenfalls durch Indomethacingabe verhindert wird (LARSSON u. Mitarb. 1975).

Zusammenfassend ergibt sich aus den berichteten Befunden, daß in der Niere PGE_2 und Angiotensin I als physiologische Antagonisten angesehen werden müssen, die vorwiegend eine lokale Funktion ausüben, indem Angiotensin I die Blutzufuhr zur inneren Cortex und zur Medulla vermindert und PGE_2 sie steigert. Es wurde ferner eine Basalsynthese und ein Basalausfluß von PGE_2 in das Nierenvenenblut nachgewiesen. Bei Hemmung der PG-Biosynthese vermindert sich durch Überwiegen des Angiotensin I-Einflusses die Durchblutung der inneren Cortex und der Medulla (BEILIN u. Mitarb. 1975). Renin, das die Bildung von Angiotensin I und II auslöst, steht mit der PG-Biosynthese in einer engen Wechselwirkung, da Angiotensin II, das vorwiegend extrarenal gebildet wird, in mehreren Organen eine vermehrte PG-Biosynthese auslösen kann (FRANKLIN u. a. 1974, PESKAR u. HERTTING, 1973, AIKEN u. Mitarb. 1971, 1973, MCGIFF u. Mitarb. 1970 a u. b). Sie erfolgt in vitro erst nach längerer Versuchsdauer. Auch in vivo gibt es Berichte über eine PG-Freisetzung nach Angiotensin II-Gabe. Unter welchen Bedingungen sie ausgelöst wird, wobei dann die vasokonstriktorische Eigenwirkung des Angiotensin II abgeschwächt oder aufgehoben wird bzw. in eine vasodilatatorische Wirkung umschlägt, ist noch nicht genügend bekannt. Insgesamt hat aber Angiotensin II vorwiegend einen Systemeffekt zur Aufrechterhaltung eines ausreichend hohen Blutdrucks bei vermindertem Herzminutenvolumen bzw. Kochsalzdepletion, wobei die Nierengefäße in diese Regulation einbezogen sind.

Zwischen dem Nierengefäß- und dem Koronargefäßsystem gibt es eine Reihe von Ähnlichkeiten — aber auch geringe Unterschiede — in den Reaktionen auf das Renin-Angiotensin-System und dessen Wecheslwirkungen mit PG. Nach CUSHMAN u. Mitarb. (1971) und BRITTON u. Mitarb. (1973) sind — ähnlich wie andere Gefäßgebiete z. B. des Intestinums, der Leber und der Hinterpfoten des Hundes — auch die Koronarien von Hunden imstande, Angiotensin I in Angiotensin II umzuwandeln. Diese Umwandlung erfolgt im Hundeherzen zu 26%. Am Hund wirken beide Angiotensine koronarkonstriktorisch, wobei Angiotensin II etwa 4mal stärker wirksam ist. Hemmung des Converting Enzyms durch das Nonapeptid SQ 20881 vermindert signifikant die Gefäßkonstriktion der Koronarien und Hinterpfoten durch Angiotensin I, nicht aber durch Angiotensin II. Der spezifische Angiotensin II-Antagonist, 1-Sarkosin-8-Alanin-Angiotensin II (P-113) verringert den koronargefäßkonstriktorischen Effekt beider Angiotensine (BRITTON u. Mitarb. 1973).

Auch NEEDLEMAN u. Mitarb. (1975) wiesen im isolierten Kaninchenherzen das Converting Enzym nach, das bei einem Durchfluß etwa 20% des Angiotensin I in Angiotensin II umwandelt. Angiotensin II hat unmittelbar nach der Herzpräparation nur eine koronarkonstriktorische, nach 1—2 h Perfusion jedoch eine koronardilatierende Wirkung, die durch Freisetzung PG-ähnlicher Substanzen zustande kommt. Der Angiotensin II Antagonist 1-Sar-8-Ile-Angiotensin II oder Indomethacingabe heben die vasodilatatorische und PG-freisetzende Wirkung von Angiotensin II auf. Durch die Freisetzung PG-ähnlicher Substanzen wird — ähnlich wie die Niere, Milz oder der Uterus — auch das Herz vor möglichen schädlichen Folgen des stärksten bekannten Vasokonstriktors bewahrt. Die Struktur dieser PG-ähnlichen Substanzen ist noch unbekannt. In erster Linie ist an das neu entdeckte PGX (MONCADA u. Mitarb. 1976a u. b) zu denken, das Mesenterial- und Koronararterien relaxiert. Dieses PGX ist wahrscheinlich auch identisch mit dem von KULKARNI u. Mitarb. (1976) nachgewiesenen unstabilen Metaboliten der Arachidonsäure, der für die koronardilatierende Wirkung der Arachidonsäure verantwortlich ist, da die anderen aus Arachidonsäure entstehenden PG koronarkontrahierend wirksam sind: für PGE_2 und F_{2a} ist die kontrahierende Wirkung seit langem bekannt, für PGD_2 wurde sie von uns (FÖRSTER 1976) nachgewiesen.

KRAKOFF u. Mitarb. (1975) untersuchten an 18 Hypertonikern mit unterschiedlicher Plasmareninaktivität den hypotensiven Effekt einer PGA_1-Infusion (0,4 µg/kg/min für 1 h). Sie fanden die stärkste Blutdrucksenkung in der Gruppe mit der niedrigsten Plasmareninaktivität (PRA), gefolgt von der Gruppe mit normaler PRA, während kein Effekt bei hoher PRA nachweisbar war. Ähnlich verhielt sich die natriuretische Wirkung, die noch geringfügig aber statistisch signifikant auch in der Gruppe mit der hohen PRA gesteigert war. Im umgekehrten Verhältnis zur hypotensiven Wirkung nahm die PRA unter PGA_1-Infusion zu. Als Erklärung für den unterschiedlichen Effekt bietet sich an, daß bei hoher PRA ein hoher Spiegel von Angiotensin II die hypotensive Wirkung von PGA_1 aufhebt.

4. Renin-Angiotensin-Mineralokortikoide-Kochsalzbilanz, Wirkungsmechanismus von oralen Diuretika und Antihypertonika

Seit langem ist bekannt (MULROW u. Mitarb. 1962, MILLER u. Mitarb. 1968), daß das Renin-Angiotensin-System die Biosynthese von Aldosteron reguliert: eine Infusion von Angiotensin II oder von Renin stimuliert die Aldosteronsekretion in vivo und in vitro, wie andererseits der Angiotensin II-Antagonist Sar^1-ile^8-Angiotensin II die Angiotensin II induzierte Aldosteronbiosynthese hemmt (PEACH u. Mitarb. 1974).

Aldosteron, das wichtigste Mineralokortikoid, steuert die Natriumbilanz des Organismus. Ein Anstieg der extrazellulären Flüssigkeit bei vermehrter Kochsalzbelastung hängt — wie FREIS (1976) kürzlich in einer umfassenden Übersicht darstellte — eng mit der Entwicklung der Hypertonie zusammen. Kochsalzarme Diät oder Natriuretika wirken andererseits antihypertensiv. Zwischen der Regulation des Kochsalzhaushaltes und den PG bestehen enge Wechselwirkungen. NASJLETTI u. Mitarb. (1976) zeigten, daß Aldosteron und Desoxykortikosteron die Ausscheidung von PGE und von Kallikrein im Harn von Ratten steigern. Nach Gabe des Kallikrein-Inhibitors Aprotinin bleibt die vermehrte PGE-Ausscheidung aus; dies weist darauf hin, daß das Kallikrein-Kininsystem indirekt die erhöhte PGE-Ausscheidung bewirkt und daß Mineralokortikoide, Kinine und PG intrarenal untereinander in Wechselwirkungen stehen. LEE (1976) untersuchte kürzlich den Zusammenhang zwischen Na^+-Aufnahme und PG-Plasmaspiegel: bei Normotonikern wurden bei niedriger NaCl-Aufnahme und damit auch niedriger Natriumausscheidung Plasmawerte von PGA von rund 3 ng/ml, bei hoher Natriumaufnahme bzw. -ausscheidung dagegen nur von etwa 1 ng/ml gefunden. Demgegenüber waren bei 12 Patienten mit essentieller Hypertonie bei unterschiedlich hoher Kochsalzaufnahme bzw. -ausscheidung stets die Plasma PGA-Werte niedriger als bei Normotonikern mit gleich hoher Urin-Kochsalzausscheidung (LEE 1974). Ähnliche Ergebnisse erzielten auch ZUSMAN u. Mitarb. (1973b).

TOBIAN u. Mitarb. (1976) untersuchten den PG-Gehalt in der Niere von Ratten, die mit normaler oder erhöhter (10%) Kochsalzmenge für zwei Wochen gefüttert wurden. Um die bei der biochemischen Aufarbeitung mögliche PG-Biosynthese zu unterbinden, wurden die Nieren mit Hilfe einer Wollenbergerzange innerhalb von 0,1 sec auf etwa $-80\,°C$ tiefgefroren. Die Autoren fanden nach hoher Kochsalzbelastung eine Abnahme von PGE_2 in den Nieren um etwa 40% ($P < 0{,}05$). Die Konzentration von PGF_{2a} blieb unbeeinflußt. In einer zweiten Versuchsserie wurde der Einfluß einer Diät mit einem verminderten Kochsalzgehalt gegenüber Normaldiät verglichen und — wie erwartet — eine Steigerung der PGE_2-Konzentration um 129% ($P < 0{,}05$) gefunden. Diese Ergebnisse bestätigen frühere Befunde von LEARY u. Mitarb. (1974), die nach Gabe einer 1,5%igen Kochsalzlösung als Trinkflüssigkeit eine Abnahme der PGE_2-Freisetzung aus der isolierten Niere von 9,1 ng/g Niere/ml Perfusat auf 2,9 ng/g/ml gefunden hatten. Der Blutdruck der kochsalzbelasteten Ratten war nicht signifikant erhöht. Aus diesen und anderen Befunden postulieren TOBIAN u. Mitarb. — im Gegensatz zu LEE (1974) — eine antinatriuretische Wirkung von PGE_2. Da hohe Blutspiegel von Angiotensin II oder von Katecholaminen eine vermehrte Freisetzung von PGE_2 in die Nierenvene stimulieren (McGIFF u. Mitarb. 1970c), vermindert eine hohe Salzaufnahme den Angiotensin II- und Katecholaminspiegel und damit auch den PGE_2-Gehalt in der Niere bzw. dessen Freisetzungsquote. Den umgekehrten Effekt hat eine niedrige Kochsalzaufnahme. Hinzu kommt, daß eine niedrige Kochsalzaufnahme die Urinkallikreinausscheidung erhöht (MARGOLIUS u. Mitarb. 1973) und damit zusätzlich die PGE_2-Synthese anregt (McGIFF u. Mitarb. 1974).

In diesem Zusammenhang sind auch die Wechselwirkungen zwischen or. Natriuretika bzw. Antihypertonika und dem PG-Stoffwechsel von Interesse. Furosemid und Arachidonsäure steigern in ähnlicher Weise die Plasmareninaktivität, die Natriurese und Diurese und die Durchblutung der inneren Nierencortex und bewirken einen Blutdruckabfall. Übereinstimmend berichten LEE (1976), OLIW u. Mitarb. (1976) sowie PATAK u. Mitarb. (1975), daß im Tierversuch wie beim Hypertoniker alle Furosemideffekte durch Indomethacinvorbehandlung aufgehoben werden. Dies deutet darauf hin, daß Furosemid mindestens teilweise über eine vermehrte PG-Biosynthese oder Hemmung der PG-Dehydrogenase wirkt. STONE u. Mitarb. (1976) zeigten, daß eine Hemmung der PGE_2-9-ketoreduktase und der PGE_2-15-hydroxydehydrogenase wahrscheinlich Teil des Wirkungsmechanismus der Nicht-Thiazid Diuretika Chlorthalidon, Ethacrynsäure und Furosemid sind.

Auch zwischen Antihypertonika mit zentralem Angriffspunkt und dem PG-Stoffwechsel bestehen Zusammenhänge. Die Synthetasen von PGE in der Niere und von PGE_2 in der renalen Medulla und im Gehirn werden durch Reserpin gehemmt und durch α-Methyldopa gesteigert. Clonidin hat in vitro keinen Einfluß. Anders sind die Ergebnisse nach wiederholter in vivo-Gabe bei Antihypertonika: nur durch α-Methyldopa wird die Synthetase in der Niere, im Herzen und im ZNS gesteigert. Clonidin erhöht die Synthetase von PGE im Herzen und von $PGF_{2\alpha}$ im Gehirn, während in der Niere kein sicherer Einfluß nachweisbar ist. Reserpin steigert — ähnlich wie Clonidin — die Synthetase im Gehirn und im Herzen, während in der Niere sich — ähnlich wie nach in vitro-Zugabe — eine Tendenz zur Abnahme andeutet. Der PGE-Gehalt im Blut zeigt nach Clonidin und α-Methyldopa eine Tendenz zur Steigerung, nach Reserpin ist er erniedrigt. Einschränkend muß aber darauf hingewiesen werden, daß PG-Bestimmungen im Blut keine sicheren Aussagen erlauben. Die PG-Dehydrogenaseaktivität war durch alle drei Antihypertonika in der Nierencortex erhöht, wobei die Veränderungen nur nach α-Methyldopa und Reserpin statistisch zu sichern waren ($P < 0{,}001$). Die Lipoproteinlipase war im Herzen nach α-Methyldopa und Reserpin gesteigert. Gemeinsam allen drei untersuchten Pharmaka war die Steigerung der PG-Synthetase im ZNS, die wahrscheinlich mit deren zentraler Stimulation der α-adrenergen-Rezeptoren zusammenhängen dürfte, die zu einer vermehrten Freisetzung von Noradrenalin im ZNS führt (BLOCK u. Mitarb. 1975a u. b, TAUBE u. Mitarb. 1975 und 1976a u. b).

LEE (1976) faßte die Zusammenhänge zwischen Volumendepletion und PG zu folgender Hypothese zusammen: bei Volumendepletion infolge verminderter Natriumaufnahme oder vermehrter Natriurese durch Diuretika kommt es zu einer vermehrten Reninsekretion und Angiotensin II-Bildung. Gleichzeitig wird vermehrt PGA gebildet, das zusammen mit Angiotensin II zu einer vermehrten Aldosteronsekretion mit Antinatriurese und Natriumretention führt. Obwohl mit der vermehrten Aldosteron- und Angiotensin II-Bildung zwei prohypertensive Stoffe entstehen und daher eigentlich ein Blutdruckanstieg resultieren müßte, kommt es durch die über das Kallikrein-Kininsystem erfolgende Stimulierung der PGE und PGA-Biosynthese (s. u.) mit ihrer vasodilatierenden Wirkung zu einem antihypertonen Effekt. Unter noch nicht näher bekannten Bedingungen kann in vivo auch Angiotensin II die PG-Biosynthese fördern. Durch die Stimulierung der Aldosteronsekretion durch PGA ist wahrscheinlich auch der nur vorübergehende natriuretische Effekt von PGA zu erklären. Den antihypertonen Effekt von Volumendepletion durch Natriumrestriktion sieht LEE auch im Zusammenhang mit dem erhöhten Blutspiegel von PGA.

5. PG und das Kallikrein-Kininsystem

Neben dem vorwiegend pressorisch wirksamen, Kochsalz- und wasserretinierendem Renin-Angiotensin-System existiert in der Niere das vasodilatatorisch-diuretisch wirksame Kallikrein-Kininsystem, das die PG-Synthese und PG-Wirkungen moduliert.

Umgekehrt sind die PG auch Modulatoren und Mediatoren des Kallikrein-Kinin-Systems.

Der Urin enthält ein Kallikrein, das in der Niere gebildet wird, da es auch bei Perfusion einer isolierten Niere auftritt (Literatur bei NASJLETTI u. Mitarb. 1976). CARRETERO u. Mitarb. (1976) zeigten, daß die Kallikreinkonzentration in der Niere von der äußeren Cortex zur Papille kontinuierlich abnimmt, wobei in den Glomeruli nur eine geringe Menge (ca. 15%) lokalisiert ist. Eine ähnliche Verteilung zeigt auch Renin beim Hund. Die Kallikreinsekretion in den Urin erfolgt im distalen Tubulus. Da Teileffekte der Kinine durch die Freisetzung von PG zustande kommen (TERRAGNO u. Mitarb. 1972), dürfte die Bildung der PG ebenfalls in den Sammelrohren erfolgen, wo eine hohe Biosynthesekapazität nachgewiesen wurde (JANSZEN u. Mitarb. 1971). Das Nierenkallikrein führt zur Freisetzung von Lysylbradykinin (Kallidin) und Bradykinin. Beide Peptide verursachen eine renale Vasodilatation, eine Natriurese und vermindern die Urinosmolalität (MILLS u. Mitarb. 1976).

5.1. Kallikreinausscheidung und Hypertonie

Die Bedeutung des Kallikrein für die Pathogenese der Hypertonie ergibt sich aus einer verminderten Urinkallikreinausscheidung bei Patienten mit arterieller Hypertonie, die schon ELLIOT u. Mitarb. (1934) vor über 30 Jahren beschrieben hat und die von Nachuntersuchern bestätigt wurde (MARGOLIUS u. Mitarb. 1971, 1973 u. 1974). Die Kallikreinausscheidung steht ihrerseits wieder in einem engen Zusammenhang mit der Natriumaufnahme. Unter einer niedrigen Natriumaufnahme steigt die Kallikreinausscheidung bei Normotonikern deutlich an, um bei hoher Kochsalzaufnahme abzufallen. Bei Pat. mit essentieller Hypertonie dagegen ist die Kallikreinausscheidung schon bei Natriumaufnahme ad libitum niedriger als bei Normotonikern. Unter einer kochsalzarmen Diät steigt die Kallikreinausscheidung nur gering an und unter anschließender hoher Kochsalzaufnahme bleibt die Kallikreinausscheidung stets unterhalb der von Normotonikern. Dabei ist die verminderte Kallikreinausscheidung bei Hypertonikern nicht durch eine veränderte Aldosteronausscheidung bedingt, da die Aldosteronwerte im Urin bei Normo- u. Hypertonikern gleich waren (MARGOLIUS u. Mitarb. 1974, 1976).

In tierexperimentellen Hypertoniemodellen verändert sich die Urinkallikreinausscheidung nicht einheitlich aber ähnlich wie bei Patienten mit sekundären Formen der Hypertonie: bei renaler Hypertonie (CROXATTO u. Mitarb. 1970, MARGOLIUS u. Mitarb. 1972, KEISER u. Mitarb. 1976) war sie ebenso wie bei spontanhypertonen Ratten (SHR) (KEISER u. Mitarb. 1976) vermindert, bei Hypertonien nach Desoxycorticosterongabe bzw. bei primärem Aldosteronismus (MARGOLIUS u. Mitarb. 1971, 1972, KEISER u. Mitarb. 1976) war sie erhöht. MARGOLIUS u. Mitarb. (1972) beschrieben eine Zunahme der Kallikreinausscheidung bei SHR im Vergleich zu ihren Kontrolltieren, die jedoch einem anderen Stamm (Wistar) als bei KEISER (Kyoto) angehörten. Die verminderte Reaktivität des Kallikrein-Kininsystems bei Hypertonie, die zu einer verminderten PGE_2-Bildung führt, weist auf einen Defekt in der Kallikreinfreisetzung hin, der pathogenetisch für die Hypertonieentwicklung von Bedeutung sein kann (McGIFF u. Mitarb. 1976c).

An der isolierten Hundeniere kommt es durch eine Bradykinininfusion unter Anstieg der Nierendurchblutung um 53% innerhalb von 2 min zu einem Anstieg der PGE-Abgabe in das Nierenvenenblut um das Sechsfache. PGF-ähnliche Substanzen zeigten gleichzeitig nur einen geringen Anstieg. Nach 12 min fällt die PGE-Abgabe ab, bleibt aber gegenüber dem Ausgangswert erhöht (McGiff u. Mitarb. 1972, 1975). Ähnliche Ergebnisse wurden an der isolierten Kaninchenniere nach Zugabe von Bradykinin oder Kininogen erzielt, wobei Aprotinin als Kallikreininhibitor die PG-Freisetzung durch Kininogen, nicht aber durch Bradykinin hemmt, während Indomethacin die PG-Freisetzung durch beide Peptide vermindert (Colina u. Mitarb. 1974, Colina-Chourio u. Mitarb. 1976). Umgekehrt zeigten Obika u. Mitarb. (1976), daß PGE_1-Infusion in die Nierenarterie von Hunden dosisabhängig die Kallikreinausscheidung mit dem Urin steigert: bei 1 ng/min von 128 $\pm$ 2,5 auf 137 $\pm$ 1,4 ($P < 0,05$), bei 10 ng/min von 137 $\pm$ 2,4 auf 196 $\pm$ 11,6 ($P < 0,01$) und bei 2 µg/min von 125 $\pm$ 1,3 auf 268 $\pm$ 6,5 ($P < 0,001$). Gleichzeitig kommt es zu einem Anstieg der Diurese, der Na^+- und K^+-Ausscheidung sowie zu einem Abfall der Harnosmolalität. Dieser Effekt tritt ähnlich auch mit anderen Vasodilatatoren (Azetylcholin, Isoproterenol) auf (Mills u. Mitarb. 1976).

Demgegenüber hat Eledoisin in einer Dosis, die eine ähnliche Vasodilatation wie Bradykinin verursacht, keinen Einfluß auf die PG-Freisetzung. Eine Vorbehandlung mit Indomethacin vermindert die vasodilatatorische Wirkung und hemmt die PG-Freisetzung durch Bradykinin, ist aber ohne Effekt auf Eledoisin (McGiff u. Mitarb. 1975, 1976). Die Anregung der PG-Freisetzung verläuft offenbar nicht über eine Stimulierung der PG-Biosynthese, da Bradykinin die PG-Biosynthese in der Samenblase nicht steigert (Damas u. Mitarb. 1973). Da der Phospholipasehemmer Mepacrine (Atebrine) die vermehrte Freisetzung von PG durch Bradykinin in der Lunge hemmt (Vargaftig u. Mitarb. 1972), kann angenommen werden, daß Bradykinin stimulierend auf die Phospholipase wirkt und so vermehrt Präkursoren zur PG-Synthese zur Verfügung gestellt werden, ohne die Biosynthese direkt zu steigern.

Diese Ergebnisse weisen darauf hin, daß der vasodilatatorische Effekt von Bradykinin auf zwei Teilwirkungen zurückzuführen ist: auf eine Eigenwirkung des Polypeptids und eine PG-Wirkung, die die Eigenwirkung verstärkt. Letztere beträgt in der isolierten Hundeniere etwa 30%.

Daneben beeinflußt Bradykinin die PG-Biosynthese noch über einen anderen Weg: Terragno u. Mitarb. (1975) zeigten, daß Bradykinin in Mesenterialarterien von Rindern selektiv die Biosynthese von PGE verstärkt, während in den Mesenterialvenen selektiv die Biosynthese von $PGF_{2\alpha}$ erhöht wird. Eine solche differenzierte Beeinflussung der Synthese verschiedener PG ist nur über die Stimulierung der PGE-9-Ketoreduktase möglich, die neu gebildetes PGE_2 in $PGF_{2\alpha}$ umwandelt. Die 9-Ketoreduktase läßt sich in relativ gleichen Mengen in der Cortex und Medulla nachweisen (Lee, S. C., u. Mitarb. 1975). Sie ist das Schlüsselenzym, das bestimmt, welches PG bei der vermehrten PG-Biosynthese als Folge der Kinin-PG-Interaktion gebildet wird, so daß es ohne Veränderung der Kallikreinsekretion zu einer Mehrsynthese eines PG kommen kann. So wird bei einer hohen Kochsalzaufnahme und damit niedrigen 9-Ketoreduktaseaktivität intrarenal vermehrt PGE_2 synthetisiert, das die Durchblutung der inneren Cortex und Medulla steigert (Itskowitz u. Mitarb. 1974) und natriuretisch und antihyperton wirkt. Daß umgekehrt die venokonstriktorische Wirkung von Bradykinin tatsächlich auf die stimulierte $PGF_{2\alpha}$-Synthese zurückzuführen ist, konnte dadurch bewiesen werden, daß

Indomethacingabe die Konstriktion hemmt (TERRAGNO u. Mitarb. 1976). Demgegenüber ist die vasodilatatorische Bradykininwirkung nur z. T. auf die PGE_2-Bildung und z. T. auf die Bradykinineigenwirkung zurückzuführen (McGIFF u. Mitarb. 1975).

Die Aktivität der 9-Ketoreduktase ist wahrscheinlich bei Natriummangel und Hypovolämie am größten. Dies ist von großer Bedeutung, da trotz Natriumverarmung eine vermehrte Kallikreinsekretion erfolgt, die eigentlich weiter zu einer Verarmung an extrazellulärer Flüssigkeit führen müßte, wenn nicht die 9-Ketoreduktase die PG-Biosyntheseumsteuerung zum $PGF_{2\alpha}$ vornehmen würde, das dann die hämodynamischen Effekte der Flüssigkeitsverluste durch eine Venenkonstriktion und Steigerung des Herzminutenvolumens ausgleicht. $PGF_{2\alpha}$ hat daher eine gewisse Kopplungsfunktion zwischen Niere und Herz. Die Fähigkeit der Kinine, die PGE-9-Ketoreduktase zu aktivieren, hängt daher letzten Endes von der Natriumbilanz ab (TERRAGNO u. Mitarb. 1976).

Hier sei auch noch einmal auf den früher berichteten Befund hingewiesen, daß Mineralokortikoide (DOCA und Aldosteron) die Kallikreinsekretion anregen (NASJLETTI u. Mitarb. 1976) und damit intrarenal die PG-Biosynthese und die PGE-Ausscheidung steigern, während Zugabe des Kallikreininhibitors Aprotinin trotz Weitergabe von DOCA die PG-Urinausscheidung wieder normalisiert: unter tgl. Gabe von 5 mg DOCA/Tag 19 Tage lang steigt die Urin-PGE-Ausscheidung von $24{,}2 \pm 2{,}7$ ng/Tag auf $87{,}9 \pm 14{,}7$ ng/Tag am 14. Versuchstag ($P < 0{,}01$) und normalisiert sich nach Zugabe von 100000 KIE Aprotinin/Tag auf $25{,}2 \pm 6{,}7$ ng/Tag bei Versuchsende. Mit diesen Versuchen stimmen gut Ergebnisse von CARRETERO u. Mitarb. (1976) überein, die zeigten, daß die Kininkonzentration im Blut und die Kallikreinurinausscheidung nach intragastraler Gabe einer Kochsalzlösung anstieg, wenn die Niere nicht entfernt war und höhere Werte erreichte als nach Gabe einer gleichen Menge von Wasser. Die Wasserbelastung führte zu keiner Zunahme der Kinine im Blut. Nach diesen Untersuchungen scheint Natrium eine Voraussetzung für die Aktivierung des Kallikreins zu sein. Dies wurde auch in einem Versuch mit einer niedrigen und hohen Natriumaufnahme bestätigt, bei dem im Vergleich zur niedrigen Natriumaufnahme höhere Korrelationskoeffizienten zwischen der hohen Natriumaufnahme und der Kallikreinausscheidung gefunden wurden (CARRETERO u. Mitarb. 1976). Die Autoren vermuten, daß neben dem Renin-Angiotensin-System auch das Kallikrein-Kininsystem über die Kallikreinsekretion im distalen Tubulus und die Bildung von PG in den Sammelrohren an der Regulation der Natrium- und Wasserausscheidung beteiligt ist. Diesen Befunden stehen Ergebnisse von MILLS u. Mitarb. (1976) an der Ratte und am Kaninchen gegenüber, die darauf hinweisen, daß das renale Kallikrein-Kininsystem primär über die Regulation des Wasser- und nicht über den Natriumhaushalt das extrazelluläre Flüssigkeitsvolumen steuert, da das Kallikreinsystem bei erhöhter Natrium- und unveränderter Flüssigkeitsaufnahme nicht, bei konstanter Natrium- und veränderter Flüssigkeitsaufnahme positiv mit der Kallikreinausscheidung korreliert war. An der Ratte führte eine 5%ige Glukose- oder 1%ige Kochsalzinfusion zu einer gleich starken Zunahme der Kallikrein- (von 13 ± 1 auf 19 ± 2 bzw. 18 ± 1 EU/Tag) und Urinausscheidung (von $5{,}5 \pm 1{,}2$ auf $18{,}6 \pm 1{,}7$ bzw. $16{,}8 \pm 1{,}5$ ml/Tag). Auch an der isolierten Hundeniere steigerte Bradykinin regelmäßig nur die Wasserausscheidung, während die Natriumausscheidung unterschiedlich beeinflußt wurde (McGIFF u. Mitarb. 1975a).

Eine andere Möglichkeit, die renale Kallikreinaktivität zu erhöhen, ist eine Hemmung der Kininase II mit dem Nonapeptid BPP_9 (= SQ 20881), das auch die Umwandlung von Angiotensin I in Angiotensin II hemmt. Nach Gabe von 300 µg/kg iv. an Hunden kam es zu einem Blutdruckabfall, zu einem Anstieg der renalen Durchblutung, des Urinvolumens, der Natriumausscheidung, der Kinine im renalen Venenblut und der

Urinkinine. Auch dieser Versuch weist den Einfluß von Kininen und PG auf die Regulation des Wasser- und Salzhaushaltes über eine Vasodilatation, Diurese und Natriurese nach (NASJLETTI u. Mitarb. 1976).

5.3. PG als Modulatoren und Mediatoren der Kininwirkung

Auch zum Adiuretin-Vasopressin bestehen Beziehungen der Kinine und PG. Schon 1964 wurde von WEBSTER u. Mitarb. gezeigt, daß Bradykinin die Ausscheidung von freiem Wasser steigert. Dieser Effekt ist abhängig von der Steigerung der PG-Biosynthese durch Bradykinin, da Indomethacinvorbehandlung die vermehrte Ausscheidung von freiem Wasser aufhebt (MCGIFF u. Mitarb. 1976c). PGE_2 entfaltet demnach eine antagonistische Wirkung auf das ADH, wie Untersuchungen von GRANTHAM u. Mitarb. (1968) an isolierten Sammelrohren und von ORLOFF u. Mitarb. (1965) an der Krötenblase bestätigten. Nur FÜLLGRAFF u. Mitarb. (1975) beschreiben an Hunden eine ADH-ähnliche Wirkung von PGE_2 und A_1 während einer Wasserdiurese und fanden keine ADH-antagonistische Wirkung während einer Antidiurese. Damit übt PGE einen Einfluß auf die Wasserausscheidung auch unabhängig von der natriuretischen Wirkung aus. Andererseits hat an der isolierten Milz Vasopressin einen stimulierenden Einfluß auf die PGE-Freisetzung, ohne die $PGF_{2\alpha}$-Freisetzung zu beeinflussen (PESKAR u. Mitarb. 1973). Ob dies auch für die Niere gilt, ist nicht untersucht. Schwieriger zu deuten sind die uneinheitlichen natriuretischen Effekte von Bradykinin: ohne Indomethacinvorbehandlung verursacht Bradykinin keine vermehrte Natriurese, nach Indomethacinvorbehandlung kommt es regelmäßig zu einer Natriurese bzw. einer Steigerung der fraktionalen Natriumausscheidung. Möglicherweise ist zwischen einer direkten natriuretischen Wirkung des Kinins und einer indirekten natriuresehemmenden Wirkung von PGE_2, das im distalen Nephron und besonders in den Sammelrohren, ähnlich wie an der Krötenblase, die Natriumrückresorption beschleunigt, zu unterscheiden. Daraus folgt, daß das durch das Kinin freigesetzte PG auch Kininwirkungen antagonistisch beeinflussen kann (MCGIFF u. Mitarb. 1976a, c).

Physiologisch und pathophysiologisch wichtig erscheint auch der Zusammenhang zwischen dem Renin-Angiotensin- und dem Kallikrein-Kininsystem. Wird Hunden Angiotensin II in einer Dosis von 5 μg/min in die Nierenarterie infundiert, kommt es zu einem Anstieg der Kallikrein-, Urin- und Natriumausscheidung (MACFARLANE u. Mitarb. 1974, MILLS u. Mitarb. 1976), d. h. das Kallikrein-Kininsystem schützt die Nierengefäße gegen die vasokonstriktorische Wirkung von Angiotensin II. Dies wird auch durch eine andere Korrelation unterstützt: je höher der Druck in der Nierenarterie ist, um so höher ist die Urin-Kallikreinausscheidung (BEVAN u. Mitarb. 1974).

Zusammenfassend kann festgestellt werden, daß die nachgewiesenen Wechselwirkungen zwischen Kininen und den PG für das Verständnis der Kininwirkung in der Niere unerläßlich sind. Da auch mit dem Renin-Angiotensinsystem eine Reihe von Wechselwirkungen der PG nachgewiesen wurden, erhebt sich die Frage, welches der beiden Systeme unter physiologischen Bedingungen den wichtigeren Einfluß auf die PG-Synthetaseaktivität in der Niere besitzt. Dies könnte das Kallikrein-Kinin-System sein, da 1. in der isolierten Niere die Konzentration von PGE_2 noch ansteigen kann, wenn kein Reninsubstrat vorhanden ist und damit keine Angiotensinbildung stattfindet und 2. der Effekt von Bradykinin auf das „freie Wasser" an die Anwesenheit von PG gebunden ist. Diese Funktion von Bradykinin ist physiologisch, so daß hier eine physiologische Kopplung der Kinin- und PG-Wirkung vorliegt. Ähnliches gilt für die Kallikrein- und PG-freisetzende Wirkung von Mineralokortikoiden, während die Reninfreisetzung durch Mineralokortikoide vermindert wird. Andererseits stimulieren die Kinine das Schlüsselenzym, die PGE-9-Ketoreduktase, die bestimmt, welches der beiden gegensätzlich wirkenden PG intrarenal gebildet wird, das vasodilatatorische PGE_2 oder das vasokonstriktorische $PGF_{2\alpha}$.

Die Interaktionen zwischen Bradykinin und PG in der Niere ähneln denen am Herzen. Am Kaninchen-Langendorffherzen hat Bradykinin ähnlich wie in der Niere und in anderen Organen konzentrationsabhängig eine koronarerweiternde Wirkung und setzt parallel dazu zunehmend PG-ähnliche Stoffe frei (Tab. 1). Hemmt man mit SQ 20881 die

Tabelle 1

Bradykinin Injektion, picomole	Freisetzung PG-ähnlicher Substanzen in picomole		
	Kontrolle (8)	nach SQ 20881 (6)	nach Indomethacingabe (5)
47	20 ± 3	46 ± 9	0
94	40 ± 3	102 ± 17	0
188	86 ± 11	187 ± 23	0

nach NEEDLEMAN u. Mitarb. 1975b

Kininase II, d. h. den Bradykininabbau durch die Bradykininase, wird der koronardilatierende und PG-freisetzende Effekt verstärkt (Linksverschiebung der Dosiswirkungskurve von Bradykinin), während Indomethacingabe die Bradykinin-Effekte aufhebt (NEEDLEMAN u. Mitarb. 1975a, b, 1976). Die im Herzen nach experimenteller Koronarunterbindung freigesetzten Bradykininmengen sind im Sinusblut so groß (etwa 0,8 µg/min), daß sie beim Hund für eine Schmerzerzeugung (Schwellendosis zwischen 0,5 und 2 µg) ausreichen. Andererseits fällt der Bradykininogengehalt im Blut leicht ab (KIMURA u. Mitarb. 1973). Nach PITT u. Mitarb. (1969) kam es bei 7 von 11 Pat., bei denen durch pacing ein Anstieg der Herzfrequenz bis 180/min oder bis zur ST-Senkung erfolgte, zu einer Aktivierung des Plasmakallikreinsystems. Da vier Pat. mit pacemaker induzierter Angina pectoris keine Kallikreinaktivierung zeigten, bezweifeln die Autoren einen Zusammenhang zwischen Herzschmerzen und dem Kallikreinsystem, obwohl andere Autoren dem Bradykinin zusammen mit den PG für den Angina pectoris-Schmerz eine wichtige Rolle zuweisen.

NEEDLEMAN (1976) faßt die Rolle und physiologische Bedeutung von Bradykinin im Herzen wie folgt zusammen: Bradykinin wird lokal im Herzen gebildet (KIMURA u. Mitarb. 1973, NETO u. Mitarb. 1974) und bei einem einzigen Durchgang durch eine sehr aktive Herzbradykininase zu etwa 90% zerstört (NEEDLEMAN u. Mitarb. 1975b). Bei mangelnder O_2-Versorgung des Herzens (Stress, Vasospasmus, Koronarverschluß) wird die Kininsynthese aktiviert, die ihrerseits lokal vorübergehend die PG-Biosynthese stimuliert. PG verstärken sowohl den „koronaren Chemoreflex" des Bradykinins (Hypotonie und Bradykardie) (NETO u. Mitarb. 1974) als auch die Schmerzauslösung durch Bradykinin (FERREIRA u. Mitarb. 1974). Die PG-Stimulierung durch Bradykinin tritt stets nur vorübergehend auf (NEEDLEMAN 1976); dies unterstützt die Hypothese, daß Bradykinin für die Auslösung des Angina pectoris-Anfalls verantwortlich ist. Zugleich verbessern Bradykinin und die PG durch ihre vasodilatatorische, bradykarde und hypotone Wirkung die Sauerstoffversorgung des Herzmuskels, so daß der Angina-pectoris-Schmerz schnell spontan abklingt.

6. Sympathikus, Hypertonie und Prostaglandine

Stimulation des Sympathikus führt in der Niere des Hundes (Dunham u. Mit. 1970) und des Kaninchens (Davis u. Mitarb. 1972) zur PGE_2-Freisetzung, wobei das vasodilatatorisch wirksame PGE_2 nicht nur die adrenerge Vasokonstriktion abschwächt, sondern auch die Freisetzung von Noradrenalin aus den Nervenenden hemmt (Hedqvist 1974). Dieser Mechanismus ist auch beim Menschen von Bedeutung wie Mathias u. Mitarb. (1975) bei 4 Patienten mit einer Tetraplegie zeigten. Während einer 3—6 min andauernden kutanen oder viszeralen Reizung kam es bei den Patienten reflektorisch zu einer sympathischen Überaktivität und gleichzeitig zu einem stärkeren Blutdruckanstieg (systolisch von 120 auf 185 Torr) bei gleichzeitiger Bradykardie. Die PGE-Blutkonzentration stieg von 141 pg/ml auf 218 pg/ml ($P < 0{,}025$) an, während die PGF-Freisetzung unverändert blieb. Die Bradykardie weist auf eine Vagusbeteiligung hin, die ebenfalls zur PGE-Freisetzung führt (Bennet u. Mitarb. 1967). Inwieweit das freigesetzte PGE einen höheren Blutdruckanstieg verhindert, müßte durch PG-Synthesehemmer geklärt werden.

Umgekehrt zeigten Chapnick u. Mitarb. (1976), daß eine Infusion von PGE_2 in physiologischen, im renalen Venenblut vorkommenden Konzentrationen in die Nierenarterie von Katzen die vasokonstriktorischen Effekte einer Reizung der Nierennerven, der Gabe von Noradrenalin oder von Angiotensin II abschwächt. PGA_2 hatte einen ähnlichen Effekt, wozu jedoch unphysiologisch hohe Dosen benötigt wurden. PGE_2, das wichtigste Nieren-PG schützt demnach die Niere vor den vasokonstriktorischen Effekten der zwei wichtigsten pressorisch wirksamen Hormone, indem deren Effekte prä- und postsynaptisch abgeschwächt werden.

7. Polyenfettsäuren und Hypertonie

Spezifische Veränderungen des Polyenfettsäuremusters bei Pat. mit ischämischer Herzkrankheit (IHK) sind seit längerer Zeit bekannt (Kingsbury u. Mitarb., 1974). Da die Hypertonie einen der wichtigsten Risikofaktoren für die IHK darstellt und Patienten mit Hypertonie oft auch einen Herzinfarkt erleiden, erschien es nicht unwahrscheinlich, daß auch bei Hypertonikern ähnliche Veränderungen im Polyenfettsäuregehalt wie bei der IHK ablaufen. Bisher liegen in der Literatur zu dieser Frage nur wenige Angaben vor. So zeigten Michailov u. Mitarb. (1974) und Nitschkoff u. Mitarb. (1971) an drei verschiedenen Hypertoniemodellen übereinstimmend, daß nach Entwicklung der Hypertonie die Summe der unveresterten freien und gesättigten Fettsäuren ansteigt, während die Summe der ungesättigten Fettsäuren vermindert ist. Daraus könnte umgekehrt der Schluß abgeleitet werden, daß eine Zugabe von Polyenfettsäuren zur Nahrung eine antihypertone Wirkung haben könnte. Diese Hypothese wurde erstmalig von Rosenthal u. Mitarb. (1974) untersucht, die zeigten, daß eine linolsäurearme Diät in Verbindung mit einer Kochsalzbelastung (Trinkflüssigkeit 0,9% NaCl-Lösung) bei Ratten eine Hypertonie auslöst, die durch eine linolsäurereiche Diät verhindert wurde. Eine linolsäurearme Diät allein war ohne Einfluß auf den Blutdruck. In Nachuntersuchungen konnten wir diese Ergebnisse bestätigen (Triebe u. Mitarb. 1976). Wir verabreichten Ratten eine 1,5%ige Kochsalzlösung als alleinige Trinkflüssigkeit ad libitum und variierten die Zusammensetzung der in der Nahrung verabreichten Fette in einer linolsäurereichen Gruppe mit 56% Linolsäure am Gesamtfett bzw. in einer linolsäurearmen Diät mit Kokosfett, Butter und Schmalz mit nur 4,9% Linolsäureanteil am Gesamtfett. Auch in unseren Versuchen trat unter linolsäurearmer Ernährung ein Blutdruckanstieg bis auf etwa 150 Torr auf, der bei Diätwechsel sich wieder normalisierte (Abb. 2). In einer zweiten Versuchsreihe erhielten die Tiere neben der linolsäurereichen

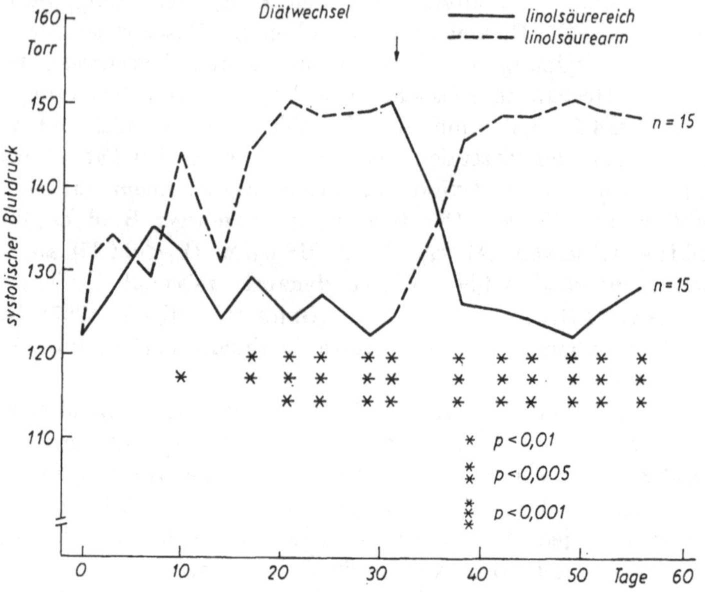

Abb. 2. Blutdruckverhalten von Ratten mit einer linolsäurereichen bzw. -armen Diät bei gleichzeitiger Kochsalzbelastung (1,5% NaCl als Trinkflüssigkeit) (nach Triebe u. Mitarb. Acta biol. med. germ. **35** (1976), 1223

Diät eine linolsäurefreie Diät mit hydriertem Palmkernfett. Als Vergleich diente Standardfutter in Form von Pellets, die einen relativ hohen Linolsäureanteil von 39% besitzen. Um die PG-Biosynthese völlig zu unterdrücken, erhielten weitere Gruppen zu allen drei Diätformen zusätzlich Indomethacin in der höchsten subakut verträglichen Dosis von 1 mg/kg/Tag sk. (Hoffmann u. Mitarb. 1976, Hoffmann u. Mitarb. 1978). Die linolsäurefreie Ernährung hatte keine stärkere Hypertonieentwicklung zur Folge als die linolsäurearme Ernährung. Die zusätzliche Indomethacinbehandlung steigerte in allen drei Versuchsgruppen, insbesondere bei linolsäurereicher Ernährung den Blutdruck (siehe Abschnitt 2). Parallel zu den Blutdruckveränderungen fanden sich erhöhte Katecholaminwerte im Blut bei linolsäurearmer Ernährung oder linolsäurereicher Diät + Indomethacingabe. Auch der Plasmareninspiegel bzw. die Reninwerte in der Niere waren streng mit den Blutdruckveränderungen korreliert. Indomethacingabe senkte — ähnlich wie bei Larsson u. Mitarb. — die Plasmareninaktivität im Vergleich zu den nicht mit Indomethacin behandelten Diätgruppen, trotzdem blieb die Korrelation zwischen Blutdruck und Plasmareninaktivität — wenn auch auf einem niedrigen Niveau — erhalten. Obwohl in der Niere keine unterschiedliche PG-Synthetaseaktivität bzw. PG-Dehydrogenaseaktivität in Abhängigkeit von der Linolsäuremenge der Diäten nachgewiesen werden konnte, sprechen die Veränderungen des

Blutdrucks und der biochemischen Parameter für einen Zusammenhang zwischen der PG-Synthese und der Hypertonieentwicklung. Als Ursache sind wahrscheinlich Veränderungen in den Gefäßen anzusehen (siehe Abschnitt 9).

8. Prostaglandine und die Autoregulation der Nierendurchblutung

Die Frage, wie die Niere — ähnlich anderen Organen — bei Verminderung des Perfusionsdruckes ihre Durchblutung aufrechterhält (Autoregulation) ist umstritten. Während von einigen Autoren (z. B. BRITTON 1968) Angiotensin II für die Autoregulation verantwortlich gemacht wurde, sprechen die Ergebnisse von HERBACZYNSKA-CEDRO u. Mitarb. (1973) für eine Beteiligung von PGE_2 an der renalen Autoregulation beim Hund. Diese Autoren führten mit Hilfe einer Pumpe Perfusionsversuche an der Niere bei konstantem Druck oder bei konstanter Durchströmung der Niere durch. In beiden Versuchsreihen fanden sie parallel mit der Autoregulation eine Freisetzung PG-ähnlicher Substanzen. Nach Indomethacingabe war kein Autoregulationsverhalten und keine PG-Freisetzung mehr nachzuweisen. Zugabe eines Hemmers des Convertingenzyms, das Angiotensin I in Angiotensin II umwandelt, hatte keinen Einfluß auf die Autoregulation, ein Ergebnis, das gegen die Hypothese von Angiotensin II als verantwortliche Substanz für die Autoregulation spricht. Zwei der untersuchten Hunde waren hyperton. Diese zeigten ebenfalls kein Autoregulationsverhalten. Nach MCGIFF u. Mitarb. (1970a) scheinen hypertone Hunde auch nach Nierenischämie kein PG freizusetzen.

Im Gegensatz zu HERBACZYNSKA-CEDRO waren VENUTO u. Mitarb. (1975) sowie weitere Autoren (s. VENUTO) nicht imstande, die Beteiligung von PG an der Autoregulation der Nierendurchblutung zu bestätigen, wenn sie Hunde benutzten, bei denen die renale Durchblutung nicht mit Hilfe einer Pumpe, sondern durch eine Aortenklemme reguliert wurde. Bei dieser Versuchsanordnung wurde eine sehr gute Autoregulation beobachtet (nur 6,5 ml/min Flußänderung bei einer Druckverminderung um 57,6 mm Hg). Obwohl zwei PG-Synthetasehemmer (Indomethacin und Meclofenamate) in wirksamen Dosen untersucht wurden, konnte nach PG-Synthesehemmung kein Einfluß auf das Autoregulationsverhalten nachgewiesen werden. Zur Erklärung der unterschiedlichen Ergebnisse fanden VENUTO u. Mit., daß bei der durch eine Pumpe gesteuerten Nierenperfusion der renale Gefäßtonus nach Indomethacingabe viel höher war als in der intakten Niere. Sie vermuten daher, daß sich der Gefäßwiderstand in den Versuchen von HERBACZYNSKA-CEDRO bei einer Verminderung des Perfusionsdruckes nicht mehr entsprechend anpassen konnte. In eigenen Versuchen (ZEHL u. Mitarb. 1976) untersuchten wir am isolierten Langendorff-Herzen ebenfalls die Frage der Beteiligung von PG am Autoregulationsverhalten der Koronararterien. Unter Berücksichtigung einer zusätzlichen wichtigen Gefäßkomponente, der Koronarreserve, fanden wir eine signifikante Veränderung der Freisetzung PG-ähnlicher Substanzen bei Veränderung des Perfusionsdruckes, wobei die höchste PG-Menge bei dem Perfusionsdruck freigesetzt wurde, bei dem die Koronarreserve am größten war und umgekehrt. Die Unterschiede der freigesetzten PG-Mengen betrugen mehr als eine Zehnerpotenz (0,34 bzw. 7,38 ng/min/g, $P < 0{,}01$). Ferner fanden wir bei 5 von 8 Herzpräparaten eine signifikante Korrelation zwischen Freisetzung von PG-ähnlicher Substanz und Koronarreserve. Andererseits wurde das statische Autoregulationsverhalten (kontinuierliche oder stufenweise Perfusionsdrucksteigerung) durch eine PG-Synthesehemmung mit Indomethacingabe (4,5 µg/ml) nicht beeinflußt.

Auf Grund der eigenen Befunde an Koronararterien, die sich wahrscheinlich nicht prinzipiell anders verhalten als Nierengefäße, und auf Grund der unterschiedlichen Literaturbefunde hinsichtlich der Nierenautoregulation möchten wir eine Beteiligung von PG am Autoregulationsverhalten von Gefäßen für wahrscheinlich halten. Andererseits dürften jedoch auch noch andere endogene Faktoren an diesem Geschehen beteiligt sein, so daß kein direkter kausaler Zusammenhang zwischen Autoregulation und PG bestehen muß.

9. Prostaglandine und Gefäßreaktivität

9.1. Prostaglandinbildung in Gefäßen

Neuere Untersuchungen wiesen nach, daß Gefäße PG synthetisieren können. Aiken (1974) zeigte, daß Spiralstreifen von Femoralarterien des Kaninchens sich auf wiederholte Angiotensin II-Zugabe reproduzierbar kontrahieren, während die Kontraktion von Streifen der Art. coeliaca zunehmend kleiner werden. Diese Tachyphylaxie war ähnlich wie gegenüber Noradrenalin am Kaninchenohr (Gryglewski u. Mitarb. 1974) durch Indomethacinvorbehandlung zu verhindern; die Ursache der Tachyphylaxie ist in der Freisetzung eines vasodilatatorischen PG zu suchen, das den pressorischen Effekt aufhebt. Da auch das vasodilatatorische Bradykinin über die PGE-9-ketoreduktase die PG-Synthese in Arterien und Venen steigern kann (Terragno u. Mitarb. 1975), spielen offensichtlich PG für die Gefäßreaktivität eine wichtige Rolle.

9.2. Gefäßreaktivität bei Hypertonie

Eine Reihe von Beobachtungen weist auf eine unterschiedliche Reaktivität von Gefäßen bei Vorliegen einer Hypertonie hin. Bei Patienten mit Hypertonie war der Noradrenalingehalt (NA) des vas deferens in Abhängigkeit von der Höhe des Blutdrucks gesteigert (De Quattro u. Mitarb. 1973). Bevan u. Mitarb. (1975) zeigten bei hypertonen Kaninchen, daß der NA-Gehalt von Gefäßen oberhalb der Ligation der Abdominalaorta gesteigert war, nicht dagegen unterhalb der Ligation, wo der Blutdruck normal war. Auch die neuronale Aufnahme von NA erhöht sich parallel mit dem Anstieg des Blutdruckes. Bei SHR steigt die Empfindlichkeit des Kreislaufsystems auf adrenerge Substanzen um das 7fache (Lais u. Mitarb. 1975), während die Ansprechbarkeit auf $BaCl_2$ unverändert ist. Bevan u. Mitarb. (1975b) fanden bei hypertonen Kaninchen nach Einengung der Bauchaorta eine erhöhte Empfindlichkeit der Venen aber nicht der Arterien gegen Noradrenalin. Hermsmeyer (1976) kann als mögliche zelluläre Basis der veränderten Ansprechbarkeit auf adrenerge Substanzen nachweisen, daß arterielle Muskelzellen von SHR im Vergleich mit normotonen Kyoto-Ratten ein niedrigeres (weniger negatives) Membranpotential aufweisen und daß NA eine stärkere Depolarisation verursacht. Jones (1973) wies in Arterien von SHR einen erhöhten Turnover von K^+ u. Cl^- und eine starke intrazelluläre Ansammlung von Na^+ nach.

Da Noradrenalin ähnlich wie Angiotensin II ein vasodilatatorisch wirkendes PGE freisetzt (Gryglewski u. Mitarb. 1974), ergibt sich, daß die in der Gefäßwand gebildeten und lokal freigesetzten PG die Hauptfaktoren der veränderten Gefäßreaktivität bei der Hypertonie darstellen (Vane u. Mitarb. 1975, McGiff u. Mitarb. 1976). Den Zusammenhang zwischen der vasokonstriktorischen Wirkung von pressorischen Hormonen und der Fähigkeit, PG zu bilden, untersuchten Terragno u. Mitarb. (1974) bei Hunden: während der 2. Hälfte der Trächtigkeit, in der der Uterus große PG-Mengen zu bilden imstande ist, erhöht eine Angiotensin II-Infusion die Uterusdurchblutung, wobei ein

PGE im venösen Efflux nachweisbar wurde, während im Frühstadium der Trächtigkeit oder vor der Trächtigkeit Angiotensin II nur vasokonstriktorisch wirkte und kein PGE im venösen Efflux gefunden wurde. Ähnliches gilt auch für die Niere als einem Organ mit einer hohen PG-Biosyntheseaktivität.

McGiff u. Mitarb. (1975) vertreten die Hypothese, daß PGE_2 das wichtigste PG ist, das die Gefäßreaktivität reguliert. Dabei ist seine Freisetzung in der Niere nach NA-Gabe abhängig von der Natriumbilanz, wofür die Plasmareninakt vität (PRA) ein Indikator ist, wie aus einer inversen Korrelation des Anstieges der PGE-Konzentration im renalen Venenblut und der PRA hervorgeht. NA setzte die größte PGE-Menge frei, wenn die PRA niedrig war (positive Natriumbilanz) und umgekehrt. Dies stimmt mit Befunden von Kilcoyne u. Mitarb. (1971) überein, die fanden, daß die renale Gefäßreaktivität auf NA-Gabe bei einer negativen Natriumbilanz verstärkt ist. Ähnliches gilt für Angiotensin II (McGiff u. Mitarb. 1976). Daraus ergibt sich, daß eine verminderte PG-Biosynthese in den Gefäßen und eine dadurch verstärkte Gefäßreaktion eine der Hauptursachen für die Hypertonieentwicklung sein könnte. Im Gegensatz zu E-PG erleichtert das pressorisch wirksame $PGF_{2\alpha}$ die Freisetzung adrenerger Transmitter (Kadowitz u. Mitarb. 1971) und verstärkt die Kontraktion isolierter Mesenterial- und Tibialarterien und Mesenterialvenen von Hunden durch Tyramin, Noradrenalin, $BaCl_2$ und KCl. Reserpinvorbehandlung hemmt die potenzierende Wirkung von $PGF_{2\alpha}$ gegenüber Tyramin, nicht aber gegen $BaCl_2$ oder KCl.

Die mögliche Bedeutung des Katecholaminstoffwechsels der Gefäße für die Entwicklung einer Hypertonie ergibt sich aus der Tatsache, daß nach Spector u. Mitarb. (1972) der Gehalt an Noradrenalin in der Aorta, in Mesenterialarterien und in der V. cava von Ratten, Meerschweinchen und Kaninchen deutlich größer ist als im Herzen der drei Spezies. Ebenso ist die Tyrosinhydroxylaseaktivität in der Mesenterialarterie und Aorta wesentlich höher als im Herzen der drei Spezies. Die Syntheserate in den Mesenterialgefäßen (Arterie und Vene) von Kaninchen ist etwa 4fach höher als im Herzmuskel. Bei SHR dagegen ist die Tyrosinhydroxylase-Aktivität in Mesenterialarterien niedriger als bei normotonen Wistarratten.

Greenberg (1975) berichtete über eine unterschiedliche Ansprechbarkeit der V. portae SHR gegenüber PG in vitro: Muskelstreifen 14 Wochen alter SHR waren empfindlicher gegenüber der kontrahierenden Wirkung von PGA_2, D_2, B_2 und $F_{2\alpha}$, aber weniger empfindlich gegenüber PGE_2 im Vergleich mit Streifen von normotensiven Wistar-Kyoto-Ratten. Vorbehandlung mit PG-Biosynthesehemmern hob die unterschiedliche Reaktionsstärke auf. Als Ursache konnte eine vermehrte Biosynthese von PGE aus Arachidonsäure in vitro nachgewiesen werden.

Die bisher berichteten Ergebnisse werden unterstützt durch Untersuchungen mit PG-Biosynthesehemmern. Wie Eckenfels u. Mitarb. (1972) u. a. Autoren zeigten, beeinflussen PG-Biosynthesehemmer den Ruhetonus von Gefäßen, so daß die Hypothese aufgestellt wurde, daß glatte Muskeln kontinuierlich PG freisetzen, die für den Ruhetonus verantwortlich sind. Altura u. Mitarb. (1976) zeigten, daß drei verschiedene PG-Biosynthesehemmer (Azetylsalizylsäure, Indomethacin und ETA) an isolierten Rattenaortastreifen die Kontraktion nach Adrenalin, Kaliumchlorid und Angiotensin II potenzieren, während der Effekt von Vasopressin nicht beeinflußt wurde. Umgekehrt können subkontraktil wirksame Pikogrammengen von PGE_1 — aber nicht von $PGF_{2\alpha}$ — diese Reaktion wieder normalisieren. Andererseits schwächen dieselben PG-Biosynthesehemmer in den gleichen Konzentrationen den Effekt der gleichen Agonisten auf die Vena portae ab und $PGF_{2\alpha}$ normalisiert in subkontraktil wirksamen Konzentrationen im Gegensatz zu PGE_1 diesen Effekt.

Der Wirkungsmechanismus der PG auf die glatte Gefäßmuskulatur ist noch nicht endgültig geklärt. Da die Kontraktion und Relaxation der glatten Muskulatur unabhängig von verschiedenen Aminen und spezifischen Antagonisten erfolgt, kann angenommen werden, daß die glatte Muskulatur spezifische Rezeptoren enthält, die nur auf PG reagieren. Seit langem wird vermutet, daß dabei Ca^{++} eine Rolle spielen.

Greenberg u. Mitarb. (1973) zeigten, daß PGF_{2a} in niedrigen Konzentrationen an Hundegefäßen ebenso die Tyramin stimulierte Aufnahme und den Efflux von Ca^{++} steigert, wie höhere Konzentrationen die NA- oder kaliumstimulierte Ca^{++} Aufnahme erhöhen. Altura u. Mitarb. (1976) zeigten, daß die Rattenaorta nach 15 min Aufenthalt in Ca^{++}-freier Lösung ihre Fähigkeit zur Kontraktion durch PG völlig verliert, während ähnliche Konzentrationen von $BaCl_2$ oder NA noch eine submaximale Kontraktion auslösen.

Diese Befunde sprechen dafür, daß PG eine lose gebundene Kalziumfraktion zur Auslösung einer Kontraktion der glatten Muskulatur benutzen.

Neben Ca^{++} spielt auch Mg^{++} eine wesentliche Rolle bei der Kontraktion. Altura u. Mitarb. (1976) untersuchten an isolierten Rattenaortastreifen verschiedene Mg^{++}-Konzentrationen und fanden bei Zugabe von $PGF_{2\alpha}$ eine maximale Kontraktion mit der 4fachen normalen Mg^{++}-Konzentration (5 mMol), während niedrige oder höhere Mg^{++}-Konzentrationen die Kontraktion nach $PGF_{2\alpha}$ verminderten. Sie fanden ferner bei kumulativer Zugabe von PGF_{2a}, daß der maximale kontraktile Effekt mit der Mg^{++}-Konzentration ansteigt. Demgegenüber verursachten PGB_1 und PGE_1 in niedrigen Konzentrationen dosisabhängig eine Relaxation der Rattenaorta. Diese Relaxation der Rattenaorta wird abgeschwächt bei sehr hohen Mg-Konzentrationen oder bei Fehlen von Mg^{++}. Demgegenüber beeinflußt das Fehlen von Mg^{++} nicht die spontanen Kontraktionen der V. portae der Ratte. Andererseits vermindern hohe Mg^{++}-Konzentrationen die spontanen und PG-induzierten Kontraktionen der Venen. Bei einem Vergleich der Reaktion der Rattenaorta und der V. portae der Ratte auf verschiedene PG (A, B, E u. F) bei verschiedenen Mg^{++}-Konzentrationen ergab sich eine deutliche Abhängigkeit der maximalen Kontraktion der Rattenaorta von der Mg^{++}-Konzentration, während die Venenkontraktilität unabhängig von der Mg^{++}-Konzentration war. Zusammenfassend ergibt sich für Arterien eine Abhängigkeit ihrer Kontraktion und Relaxation von der Mg^{++}-Konzentration, nicht dagegen für Venen.

In eigenen Versuchen an der bei Ratten durch eine linolsäurearme Diät und gleichzeitiger Kochsalzbelastung ausgelösten mäßigen Hypertonie (siehe Abschn. 7) fanden wir (Somova u. Mitarb. 1976) eine differenzierte in vitro Reaktion der Rattenaorta der mit unterschiedlichen Polyenfettsäuremengen gefütterten Tiere auf Angiotensin II: im Vergleich zu unbehandelten Kontrolltieren unterschieden sich die kochsalz-belasteten linolsäurereich ernährten Tiere mit praktisch nicht erhöhtem Blutdruck in ihrer Reaktion auf Angiotensin II (100 ng/ml) nicht signifikant, während die Aorten linolsäurefrei ernährter kochsalzbelasteter Ratten eine deutlich stärkere Kontraktion aufwiesen. Ähnlich unterschiedlich war die Reaktion der Aorta auf steigende Konzentrationen von Noradrenalin. Wieder war zwischen unbehandelten Kontrolltieren und linolsäurereich ernährten Kochsalz-belasteten Tieren kein Unterschied, während die linolsäurefrei ernährten hypertonen Kochsalztiere eine sehr starke Kontraktion der Aorta aufwiesen (Abb. 3). Ähnliche Differenzen der Reaktionsstärke waren von isolierten Femoralarterienstreifen gegenüber PGE_2 oder A_2 zu sehen, wobei die linolsäurereich ernährten kochsalzbelasteten Versuchtiere eine schwächere Kontraktion auf PGE_2 zeigten als unbehandelte Kontrolltiere und die linolsäurefrei ernährten Versuchstiere auf höhere PG-Konzentrationen wieder die stärkste Kontraktion aufwiesen.

Bemerkenswert war der Effekt von Indomethacinzugabe in vivo: die Reaktion der linolsäurereich ernährten Tiere glich sich völlig der Reaktion der linolsäurefrei ernährten Tiere an (Abb. 3). Damit wurde erstmalig eine Korrelation zwischen dem Blutdruckverhalten und der unterschiedlichen Reaktion der Gefäße auf pressorisch wirksame Hormone und auf PG nachgewiesen. Obwohl PGE_2 und A_2 sonst depressorisch wirksame PG sind, sei auf die Befunde von MALIK u. Mitarb. (1975) hingewiesen, nach denen diese PG an der Ratte speziesbedingt einen pressorischen Effekt auslösen.

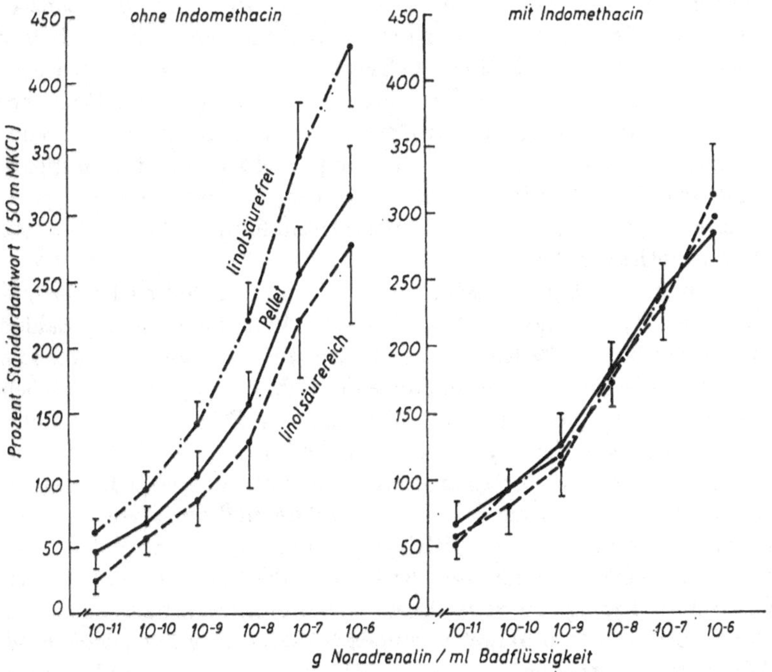

Abb. 3. Einfluß von linolsäurereicher, linolsäurefreier und Standardpelletdiät sowie Indomethacinapplication auf die Reaktivität isolierter Aortenstreifen gegenüber Noradrenalin bei kochsalzbelasteten Ratten (1,5% NaCl als Trinkflüssigkeit)
(SOMOVA u. Mitarb., Acta biol. med. germ., in Druck)

Der Zusammenhang zwischen dem verschiedenen PG-Präkursorangebot und der PG-Biosynthese in den Gefäßen ist noch nicht voll überschaubar, da KAA (1976) zeigte — und eigene erste Befunde dies zu bestätigen scheinen —, daß bei PG-Mangel in der Nierenmedulla eine erhöhte PG-Biosynthese nachzuweisen ist. Ob dies auch für Gefäße gilt, können erst direkte Bestimmungen der Art und Menge der in den Gefäßen synthetisierten PG bringen, die von uns z. Z. durchgeführt werden.

Zusammenfassend erscheint aus den Literaturbefunden sowie aus den eigenen Ergebnissen der Schluß berechtigt, daß der Gefäßreaktivität auf pressorisch und depressorisch wirksame endogene Substanzen einschließlich den PG eine wesentliche pathogenetische Bedeutung für die Entstehung der Hypertonie zuzukommen scheint, wobei noch eingehendere Untersuchungen der Gefäßreaktivität zusammen mit exakten Bestimmungen der PG-Synthese und Freisetzung in Korrelation zum Blutdruck, der Reninaktivität und dem Katecholaminspiegel wünschenswert und notwendig sind, um die Zusammenhänge zur Hypertonieentwicklung klar aufzuzeigen.

10. Zusammenfassung

1. Beginnend mit den Experimenten von GOLDBLATT 1934 und fortgeführt bis zu den Untersuchungen von GROLLMAN (1959) wurde eine antihypertone endokrine Funktion der Nierenmedulla nachgewiesen, die auf mehrere saure PG und ein Phospholipid und ein bisher noch unbekanntes neutrales Lipid zurückzuführen ist. Da über Angriffspunkt und Wirkungsmechanismus des Phospholipids und des neutralen Lipids noch wenig bekannt ist, wird eine Übersicht über die Wechselwirkungen der PG zu anderen endogen gebildeten pressorisch und depressorisch wirkenden Substanzen gegeben.

2. Wenn PG ein Prinzip der antihypertonen Wirkung der Nierenmedulla darstellen, könnte erwartet werden, daß eine PG-Synthesehemmung zur Blutdrucksteigerung führt. Die Literaturangaben hierzu sind noch widersprechend. Eine Reihe von Autoren bestätigten die Blutdrucksteigerung, andere konnten sie nicht nachweisen, ein Autor fand sogar eine Tendenz zur Blutdrucksenkung. Nicht immer wurde gleichzeitig das Ausmaß der PG-Biosynthesehemmung bestimmt. Übereinstimmend berichten alle Autoren über eine Verminderung der renalen Durchblutung oder der reaktiven Hyperämie nach Indomethacingabe.

3. Übereinstimmend fanden verschiedene Autoren bei mehreren Hypertoniemodellen und bei schwerer Hypertonie des Menschen eine Verminderung der Zahl der Lipidgranula der interstitiellen Zellen, während eine gleichzeitige Indomethacingabe zur Zunahme der Granula führte. Die Abnahme der Zahl der Lipidgranula scheint sowohl mit einer Zunahme als auch mit einer Abnahme der PG-Freisetzung einherzugehen. Möglicherweise spielt hier das Hypertoniemodell sowie die Dauer der Hypertonie eine Rolle. Es erscheint verständlich, daß es je nach den experimentellen Bedingungen früher oder später zu einer Erschöpfung der PG-Biosynthese und der PG-Freisetzung kommt.

4. Bei spontan hypertonen Ratten (SHR) scheint die Hypertonie durch eine genetisch verstärkte PG-Biosynthese pressorisch wirksamer PG bzw. eine verminderte 15-OH-PG-Dehydrogenase bedingt zu sein. Beim Hypertoniker wurden speziell bei länger bestehender Hypertonie (>5 Jahre) verminderte Urin- oder Plasma-PGE-Werte bzw. erhöhte Werte des pressorisch wirksamen PGF_{2a} im Nierenvenenblut gefunden. Besonders eindrucksvoll erscheint der Befund bei einem Patienten mit Nierenkarzinom, das große Mengen depressorisch wirksamer PG produzierte und so eine jahrelang bestehende Hypertonie spontan beseitigte. Nach operativer Entfernung des Ca kehrte der Blutdruck auf den hypertonen Wert zurück.

5. Die unter Renineinwirkung gebildeten Angiotensine I und II regulieren die Nierendurchblutung. Im Gegensatz zur früheren Anschauung, nach der das Dekapeptid Angiotensin I nur die unwirksame Vorstufe des wirksamen Oktapeptid Angiotensin II bildet, muß nach neueren Untersuchungen dem Angiotensin I eine physiologische Rolle als lokales intrarenal wirksames vasokonstriktorisches Peptid zuerkannt werden, das nur in geringem Ausmaß in Angiotensin II umgewandelt wird und die Durchblutung der inneren Cortex und der Medulla vermindert und in diesem Sinne der physiologische Antagonist zu PGE_2 ist.

Angiotensin II ist vorwiegend ein extrarenal zirkulierendes Hormon, das hauptsächlich in der Lunge aber auch in Gefäßwänden gebildet wird und vorwiegend eine Systemwirkung auf den Blutdruck, aber auch bei Natriumdepletion oder bei vermindertem Herzminutenvolumen zur Homoestase der Nierendurchblutung beiträgt. Gegenüber der starken vasokonstriktorischen Wirkung von Angiotensin II werden die verschiedenen Organe (z. B. Niere, Milz, Uterus) durch die von Angiotensin II induzierte Freisetzung des dilatatorisch wirksamen PGE_2 geschützt. Wird die PG-Bildung durch

Vorbehandlung mit PG-Synthesehemmern unterdrückt, wirkt Angiotensin II stets und wesentlich stärker vasokonstriktorisch und verliert seine Tachyphylaxie. Im Vergleich zu Angiotensin II setzt Angiotensin I nur in sehr geringem Ausmaße PGE_2 frei.

6. Auch zwischen der endogenen PG-Bildung und der Reninaktivität bestehen Wechselwirkungen, da im Tierversuch und beim Menschen der PG-Präkursor Arachidonsäure in nicht blutdruckwirksamen Konzentrationen die Plasmareninaktivität stark erhöht und Indomethacinvorbehandlung diese Steigerung hemmt. Andererseits wird berichtet, daß die vasodilatierend und antihyperton wirksamen PG des E- und A-Typs das aus menschlichem Plasma gewonnene Angiotensinogen hemmen, wobei die Hemmwirkung bei Normotonikern deutlich stärker als bei Hypertonikern war.

Die Plasmareninaktivität scheint auch für den antihypertonen Effekt von PGA_1 von Bedeutung zu sein, da die stärkste Blutdrucksenkung bei Patienten mit niedriger PRA und keine Blutdrucksenkung bei Patienten mit hoher PRA auftrat. Dies könnte auf einen Antagonismus von antihypertonen PG und Angiotensin II hindeuten.

7. Das Renin-Angiotensinsystem steht über eine Stimulierung der Aldosteronsekretion mit der Kochsalzbilanz des Organismus in enger Beziehung. Mineralokortikoide vermehren andererseits wahrscheinlich über das Kallikrein-Kininsystem die PGE-Ausscheidung im Urin. Bei hoher Natriumaufnahme findet man niedrige PG-Plasmawerte und umgekehrt, wobei Hypertoniker unabhängig von der NaCl-Aufnahme stets niedrigere PG-Blutspiegel als Normotoniker aufweisen. Ähnlich wie im Blut ist auch der PGE_2-Gehalt in der Niere bei hoher Kochsalzbelastung erniedrigt und umgekehrt bei niedriger NaCl-Aufnahme erhöht, so daß eine antinatriuretische Wirkung von PGE_2 postuliert wurde. Ähnlich wie Natriumrestriktion wirken Natriuretika wie Furosemid, deren Wirkung durch Indomethacinvorbehandlung aufgehoben wird. Andere Natriuretika beeinflussen die PGE_2-9-ketoreduktase und PGE_2-15-hydroxydehydrogenase oder beeinflussen die Synthetase im ZNS, im Herzen und in der Niere.

8. Zwischen Hypertonie und dem Kallikrein-Kininsystem bestehen enge Zusammenhänge Bei einigen experimentellen Hypertonieformen ist ebenso wie bei der menschlichen Hypertonie die Kallikreinausscheidung vermindert, ohne daß es zu Veränderungen der Aldosteronwerte im Urin kommt. Bradykinin — nicht aber das ähnlich vasodilatatorisch wirksame Eledoisin — steigert unter Anstieg der Nierendurchblutung die PGE_2-Abgabe in das Nierenvenenblut. Indomethacin hebt beide Effekte auf. Die vermehrte PGE-Abgabe ist wahrscheinlich auf eine Stimulierung der Phospholipase und damit auf eine vermehrte Bereitstellung von PG-Präkursoren zurückzuführen. Daneben beeinflußt Bradykinin die PGE-9-ketoreduktase, die neu gebildetes PGE_2 in PGF_{2a} umwandelt. Die Aktivität der 9-Ketoreduktase ist von der Natriumbilanz abhängig, d. h. bei Na-Mangel und Hypovolämie am größten. Dies ist von großer physiologischer Bedeutung, insbesondere bei Natriumverarmung, bei der die vermehrte Urinkallikreinausscheidung zu einer weiteren Verarmung an extrazellulärer Flüssigkeit führen würde, wenn nicht über die 9-Ketoreduktase und PGF_{2a}-Bildung eine Venenkonstriktion und damit eine Steigerung des Herzminutenvolumens eintreten würde. Über die 9-Ketoreduktase und das PGF_{2a} erfolgt zwischen Nieren- und Herztätigkeit eine Kopplung. PG beeinflussen über das Bradykinin und eine antagonistische Wirkung auf das Adiuretin-Vasopressin die Ausscheidung von freiem Wasser und damit den Wasserhaushalt des Organismus unabhängig von ihrer natriuretischen Wirkung.

9. Das im Urin nachweisbare Kallikrein entsteht in der Niere, vorwiegend in der Cortex und wird im distalen Nephron, wo auch eine hohe PG-Synthetaseaktivität nachgewiesen

wurde, in den Urin sezerniert. Das Nierenkallikrein setzt Bradykinin frei, das vasodilatatorisch und natriuretisch wirkt. Hypertoniker (Ausnahme primärer Aldosteronismus) haben ähnlich wie tierexperimentelle Hypertonieformen insgesamt eine verminderte Kallikreinausscheidung. Noch deutlicher werden die Unterschiede zu Normotonikern bei verminderter Natriumaufnahme, bei der Normotoniker mit einer erheblichen Zunahme der Kallikreinausscheidung reagieren, während diese bei Hypertonikern ausbleibt. Im Gegensatz zu dem ebenfalls vasodilatatorisch wirksamen Eledoisin ist der Bradykinineffekt teilweise auf eine erhebliche Zunahme der Freisetzung von PGE_2 — nicht aber von PGF_{2a} — zurückzuführen, wobei wahrscheinlich über eine Stimulierung der Phospholipase vermehrt PG-Präkursoren bereitgestellt werden. PGE_1 stimuliert umgekehrt auch die Kallikreinausscheidung. Bradykinin beeinflußt ferner die PGE-9-Ketoreduktase, ein Enzym, das PGE_2 in PGF_{2a} umwandelt, wobei in Arterien selektiv die Bildung von PGE, in Venen die Bildung von PGF_{2a} angeregt wird. Die Aktivität der PGE-9-Ketoreduktase ist bei hoher NaCl-Aufnahme niedrig (natriuretische Wirkung von PGE_2) und bei niedriger NaCl-Aufnahme hoch (venenkonstriktorische Wirkung des PGF_{2a} mit Steigerung des Herzminutenvolumens trotz vermehrter Kallikreinsekretion). Die Kallikreinausscheidung wird erhöht durch Mineralokortikoide und durch Hemmung der Kininase II. Beide Effekte steigern die PGE_2-Bildung und -Ausscheidung, während Aprotinin als Kallikreininhibitor den Effekt der Mineralokortikoide aufhebt. Der Einfluß der Mineralokortikoide auf die Kallikrein- und PGE_2-Ausscheidung stimmt gut mit Ergebnissen bei Kochsalzbelastung überein, die zum Kininanstieg im Blut und gesteigerter Kallikreinausscheidung im Urin führt, während der Effekt einer Wasserbelastung in der Literatur uneinheitlich beschrieben wird. Damit scheint — wahrscheinlich über die E-PG — sowohl das Renin-Angiotensin — wie das Kallikrein-Kininsystem an der Regulation des Natriumhaushaltes beteiligt zu sein, während der Wasserhaushalt unabhängig von der natriuretischen Wirkung über das Adiuretin-Vasopressin mit dem Kinin- und dem PG-System korreliert ist, da Bradykinin über die PG die Ausscheidung von freiem Wasser steigert und Indomethacin diesen Effekt aufhebt. PGE_2 hat demnach eine antagonistische Wirkung auf das ADH. Angiotensin II und Bradykinin stehen auch direkt in Wechselwirkung, da Angiotensin II-Infusion die Kallikreinausscheidung steigert.

9. Auch am Herzen ist die koronargefäßerweiternde Bradykininwirkung teilweise auf eine PG-Freisetzung zurückzuführen. Koronarverschluß oder Stress setzt so große Bradykinin- und PG-Mengen frei, daß es vorübergehend zum Auftreten von Schmerzen (Angina pectoris-Schmerz) kommt, der durch den vasodilatatorischen Effekt beider Substanzen schnell abklingt.

10. Sympathikusstimulation der Niere setzt PGE_2 frei, das den adrenergen Effekt abschwächt. Dieser Mechanismus wurde bei Patienten mit einer Tetraplegie und kutaner oder viszeraler Sympathikusreizung bestätigt; eine vorübergehende Hypertonie geht mit einer verstärkten PGE-Blutkonzentration und Bradykardie (Vagusbeteiligung) einher. Umgekehrt schwächt eine PGE_2-Infusion den vasokonstriktorischen Effekt von NA oder Angiotensin II ab.

11. Ähnlich wie bei der ischämischen Herzkrankheit scheinen zwischen dem Fettsäuremuster und der Hypertonieentstehung noch wenig bekannte Zusammenhänge zu bestehen, da bei experimentell ausgelösten Hypertonien die gesättigten Fettsäuren ansteigen. Durch eine linolsäurearme Diät in Verbindung mit einer Kochsalzbelastung entsteht ebenfalls eine Hypertonie, die mit erhöhten Plasmakatecholamin- und Reninwerten einhergeht und durch eine linolsäurereiche Diät prophylaktisch oder kurativ zu verhindern ist.

12. Die Frage, ob PG am Autoregulationsverhalten der Nierengefäße bei Veränderungen des Perfusionsdruckes beteiligt sind, ist in der Literatur noch umstritten. Auf Grund ähnlicher Untersuchungen an Koronarien scheint die Vermutung nicht unberechtigt, daß eine Beteiligung besteht, ohne daß ein kausaler Zusammenhang wahrscheinlich ist.

13. PG spielen auch für die Gefäßreaktivität eine wichtige Rolle, da sie in der Wand der Gefäße selbst gebildet werden: NA und Angiotensin II lösen die Freisetzung vasodilatatorisch wirksamer PG aus, Bradykinin steuert über die PGE-9-ketoreduktase die Synthese von PG in Arterien und Venen. Bei Hypertonie kommt es zu einer Anreicherung von NA in Gefäßen und/oder zu einer Empfindlichkeitssteigerung der Gefäße gegenüber adrenergen Substanzen. NA und Angiotensin II setzen die größte PGE_2-Menge frei, wenn die Plasmareninaktivität niedrig ist, d. h. bei positiver Natriumbilanz und umgekehrt. Eine verminderte PGE_2-Bildung in Gefäßen und eine dadurch verstärkte pressorische Gefäßreaktivität kann eine der Hauptursachen für eine Hypertonieentwicklung sein. Dabei bestehen Zusammenhänge mit der Ca^{++}- und Mg^{++}-Konzentration und dem Linolsäureangebot der Nahrung, wie in Tierversuchen mit unterschiedlichen Diäten gezeigt werden konnte

Literatur

1. Abe, K., T. Saito, Y. Otsuka, M. Seino, M. Yasujima, N. Irokawa, K. Yoshinage and S. Ohki: An evaluation of plasma and renal prostaglandins in hypertension. In: B. Samuelsson und R. Paoletti, Advances in prostaglandin and thromboxane research. Vol. 2, S. 599 (1976) Raven Press, N. Y.
2. Änggard, E., and C. Larsson: Prostaglandin mediated hypotensive effects of arachidonic acid in the rabbit. Acta physiol. Scand. **18** (1973), (suppl. 396)
3. Änggard, E., C. Larsson and P. Weber: Interactions between the renal prostaglandins and the renin-angiotensin system. In: B. Samuelsson and R. Paoletti, Advances in prostaglandin and thrombopane research. Vol. 2, S. 587 (1976) Raven Press, N. Y.
4. Aiken, J. W., and J. R. Vane: Blockade of angiotensin-induced prostaglandin release from dog kidney by indomethacin. Pharmacologist **13**, (1971), 293
5. Aiken, J. W., and J. R. Vane: Intrarenal prostaglandin release attenuates the renal vasoconstrictor activity of angiotensin. J. Pharmacol. **184** (1973), 678
6. Altura, B. M., and B. T. Altura: Vascular smooth muscle and prostaglandins. Fed. Proc. **35** (1976), 2360
7. Armstrong, J. M., G. J. Blackwell, R. J. Flower, J. C. McGiff and K. Mullane: Possible contribution of prostaglandins to genetic hypertension in rats: identification of a biochemical lesion. Proc. of the B. P. S., 15.—17. Sept. 1975, S. 244P
8. Armstrong, J. M., J. C. McGiff and K. Mullane: Renal prostaglandins: their possible prohypertensive action in rats. Abstracts 6. Intern. Pharmakologenkongress Helsinki 1975, S. 419
9. Beilin, L. J., and J. Bhattacharya: The effects of prostaglandin synthesis inhibitors on renal blood flow distribution within the kidney. J. Physiol. (London) **256** (1975), 9P
10. Bennett, A., C. A. Friedmann and J. R. Vane: Release of prostaglandin E_1 from the rat stomach. Nature (Lond.) **216** (1967), 873
11. Bevan, D. R., N. A. A. Macfarlane and J. H. Mills: The dependence of urinary kallikrein excretion on renal artery pressure. J. Physiol. (Lond). **241** (1974), 34
12. Bevan, R. D., and J. A. Bevan: The response of the arterial wall to an increase in intravascular pressure. Circulation, Suppl. II zu **51/52** (1975), II-124
13. Bevan, R. D., R. E. Burdy, Che Su and J. A. Bevan: Evidence for an increase in adrenergic nerve function in blood vessels from experimental hypertensive rabbits. Circ. Res. **37** (1975), 503

14. BLOCK, H.-U., CH. TAUBE, H.-J. MEST und W. FÖRSTER: Über den Einfluß blutdruckwirksamer Pharmaka auf die Prostaglandin-Synthese im Kaninchennierenmark. In: R. BAUMANN u. J. K. SCHCHWAZABAJA, Symposium über Probleme der kardio-vaskulären Regulation, Abhandlungen der Akademie der Wissenschaften der DDR, Akademie-Verlag Berlin, S. 83 (1975b)
15. BLOCK, H.-U., CH. TAUBE und W. FÖRSTER: Einfluß blutdrucksenkender Pharmaka auf die in vitro Biosynthese der Prostaglandine E und F_{2a} im Kaninchennierenmark. Arch. internat. Pharmacodyn. **216** (1975a), 160
16. BRITTON, K. E.: Renin and renal autoregulation. Lancet **2** (1968), 329
17. BRITTON, S., and J. DI SALVO: Effects of angiotensin I and angiotensin II on hindlimb and coronary vascular resistence. Am. J. Physiol. **225** (1973), 1226
18. BUNAG, R. D., and E. J. WALASZEK: In vitro inhibition by synthetic phospholipids of pressor responses to renin. Europ. J. Pharmacol. **23** (1973), 191
19. CARRETERO, O. A., and A. G. SCICLI: Renal kallikrein its localization and possible role in renal function. Fed. Proc. **35** (1976), 194
20. CHAPNICK, B. M., P. W. PAUSTIAN, E. KLAINER, P. D. JOINER, A. L. HYMAN and P. J. KADOWITZ: Influence of prostaglandins E, A and F on vasoconstrictor response to norepinephrine, renal nerve stimulation and angiotensin in the feline kidney. J. Pharmacol. **196** (1976), 44
21. COLINA-CHOURIO, J., M. P. MILLER, J. C. MCGIFF and A. NASJLETTI: Dependency of prostaglandin release on intrarenal generation of kinins. Fed. Proc. **33** (1974), 339
22. COLINA-CHOURIO, J., J. C. MCGIFF and A. NASJLETTI: Development of high blood pressure following inhibition of prostaglandin synthesis. Fed. Proc. **34** (1975), 368,. zit. nach TERRAGNO, N. A., u. Mit. Adv. in Prostaglandin and Thromboxane Res. Vol. **2** (1976), 561
23. COLINA-CHOURIO, J., J. C. MCGIFF, M. P. MILLER and A. NASJLETTI: Possible influence of intrarenal generation of kinins on prostaglandin release from the rabbit perfused kidney. Br. J. Pharmac. **58** (1976), 165
24. COMAI, K., P. PROSE, S. J. FARBER and J. R. PAULSRUD: Correlation of renal medullary prostaglandin content and renal interstitial cell lipid droplets. Prostaglandins **6** (1974), 375
25. CROWSHAW, K., J. C MCGIFF, J. C. STRAND, A. J. LONIGRO and N. A. TERRAGNO: Prostaglandins in dog renal medulla. J. Pharm. Pharmacol. **22** (1970), 302
26. CROWSHAW, K.: Prostaglandin biosynthesis from endogeneous precursors in rabbit kidney. Nature New Biol. **231** (1971) 240
27. CUSHMAN, D. W., and H. S. CHEUNG: Concentration of angiotensin-converting enzyme in tissues of the rat. Biochem. Biophys. Acta **250** (1971), 261
28. CROXATTO, H. R., and M. SAN MARTIN: Kallikrein-like activity in the urine of renal hypertensive rats. Experientia **26** (1970), 1216
29. DAMAS, J., V. BOURDON, J. NEURAY and C. DEBY: Bradykinine et biosynthese des prostaglandines in vitro. Compt. rend. Séances Soc. Biol. **167** (1973), 787, zit. nach MCGIFF u. a., Fed. Proc. **35** (1976), 175
30. DANIELS, E. G., J. W. HINMAN, B. E. LEACH and E. E. MUIRHEAD: Identification of prostaglandin E_2 as the principal vasodepressor lipid of rabbit renal medulla. Nature (Lond.) **215** (1967), 1298
31. DAVIS, H. A., and E. W. HORTON: Output of prostaglandins from the rabbit kidney: its increase on renal nerve stimulation and its inhibition by indomethacin. Brit. J. Pharmacol. **46** (1972), 658
32. DONKER, A. J. M., L. ARISZ, J. R. H. BRENTJENS, G. K. VAN DER HEM and H. J. G. HOLLEMANS: The effect of indomethacin on kidney function and plasma renin activity in man Nephron **17** (1976), 288
33. DUNHAM, E. W., and B. G. ZIMMERMANN: Release of prostaglandin-like material from dog kidney during nerve stimulation. Am. J. Physiol. **219** (1970), 1279
34. DYER, D. C., and E. J. WALASZEK: Occurrence and pharmacologic properties of a lipid substance obtained from rabbit kidney. J. Pharmacol. **160** (1968), 360

35. EGGENA, P., J. BARRETT and M. SAMBHI: Effect of prostaglandins (E_2 and A_2) on the enzymatic reaction of human renin in isolated homologous system and with added normal and hypertensive plasma. Clin. Sci. Mol. Med. **48** (1975), 3075

36. EGGENA, P., J. BARRETT, M. P. SAMBHI and CH. E. WIEDEMAN: The influence of prostaglandins A_2 and E_2 on the kinetics of the renin reaction in the presence of normal and hypertensive plasma. Biochem. Med. **14** (1975), 290

37. ELLIOT, A. H., and F. R. NUZUM: The urinary excretion of a depressor substance (kallikrein of Frey and Kraut) in arterial hypertension. Endocrinology **18** (1934), 462

38. FERREIRA, S. H., S. MONCADA and J. R. VANE: Potentiation by prostaglandins of the nociceptice activity of bradykinin in the knee joint. Brit. J. Pharmacol. **50** (1974), 461p

39. FÖRSTER, W., and C. TAUBE: in Vorbereitung, Vortrag auf der 18. Jahrestagung der Gesellschaft für Pharmakologie und Toxikologie der DDR in Halle, November 1976

40. FRANKLIN, G. O., A. J. DOWD, B. V. CALDWELL and L. SPEROFF: The effect of angiotensin II intravenous infusion on plasma renin activity and prostaglandins A, E and F levels in the uterine vein of the pregnant monkey. Prostaglandins **6** (1974), 271

41. FREEMAN, R. H., J. O. DAVIS, S. J. VITALE and J. A. JOHNSON: Intrarenal role of Angiotensin II, homeostatic regulation of renal blood flow in the dog. Circ. Res. **32** (1973), 692

42. FREIS, E. D.: Salt, volume and the prevention of hypertension. Circulat. **53** (1976), 589

43. FÜLLGRAFF, G., G. BRANDENBURCH, K. HEINTZE and A. MEIFORTH: Renal effects of the prostaglandins A_1 and E_2 in hydrated and hydropenic dogs. Experimentia **31** (1975), 65

44. McGIFF, J. C., K. CROWSHAW, N. A. TERRAGNO and A. J. LONIGRO: Renal prostaglandins: Possible regulators of the renal actions of pressor hormones. Nature **227** (1970c), 1255

45. McGIFF, J. C., K. CROWSHAW, N. A. TERRAGNO and A. J. LONIGRO: Release of a prostaglandin-like substances into renal venous blood in response to Angiotensin II. Suppl. I, Circ. Res. **26/27** (1970b), I-121

46. McGIFF, J. C., K. CROWSHAW, N. A. TERRAGNO, A. J. LONIGRO, J. C. STRAND, M. A. WILLIAMSON, J. B. LEE and K. K. F. NG: Prostaglandin-like substances appearing in canine venous blood during ischemia. Circ. Res. **27** (1970a), 765

47. McGIFF, J. C., N. A. TERRAGNO, K. U. MALIK and A. J. LONIGRO: Release of a prostaglandin like substances from canine kidney by bradykinin. Circ. Res. **31** (1972), 36

48. McGIFF, J. C., K. CROWSHAW and H. D. ITSKOVITZ: Prostaglandins and renal function. Fed. Proc. **33** (1974), 39

49. McGIFF, J. C., H. D. ITSKOVITZ and N. A. TERRAGNO: The actions of bradykinin and eledoisin in the canine isolated kidney: relationships to prostaglandins. Clin. Sci. Mol. Med. **49** (1975a), 125

50. McGIFF, J. C., and J. R. VANE: Prostaglandins and the regulation of blood pressure. Kidney internat. **8** (1975b), 262

51. McGIFF, J. C., H. D. ITSKOVITZ, A. TERRAGNO and P. Y. K. WONG: Modulation and mediation of the action of the renal kallikrein-kinin-system by prostaglandins. Fed. Proc. **35** (1976a), 175

52. McGIFF, J. C., K. U. MALIK and N. A. TERRAGNO: Prostaglandins as determinants of vascular reactivity. Fed. Proc. **35** (1976b) 2382

53. McGIFF, J. C., and A. NASJLETTI: Kinins, renal function and blood pressure regulation. Fed. Proc. **35** (1976c), 172

54. GOLDBLATT, H., J. LYNCH, R. F. HANZAL and W. W. SUMMERVILLE: Studies on experimental hypertension. I. The Production of persistent elevation of systolic blood pressure by means of renal ischemia. J. exp. Med. **59** (1934), 347

55. GOLDBLATT, H.: Experimental hypertension induced by renal ischemia. Harvey Lecture, Bulletin N.Y. Acad. Med. **14** (1938), 523

56. GRANTHAM, J. J., and J. ORLOFF: Effect of prostaglandin E_1 on the permeability response of the isolated collecting tubule to vasopressin, adenosine 3′,5′-monophosphate, and theophylline. J. clin. invest. **47** (1968), 1154

57. GREENBERG, S., P. J. KADOWITZ, F. P. J. DIECKE and J. P. LONG: Effect of prostaglandin F_{2a} on arterial and venous contractility and ^{45}Ca uptake. Arch. int. Pharmacodyn. **205** (1973), 381
58. GREENBERG, S.: Evidence for alterations in prostaglandin synthesis in veins from genetically hypertensive rats. Circulation, Suppl. II zu **51/52** (1975), II-123
59. GROLLMAN, A.: A unitary concept of experimental and clinical hypertensive cardiovascular disease. Perspect. Biol. Med. **2** (1959), 208
60. HEDQVIST, P.: Effect of prostaglandins and prostaglandin synthesis inhibitors on norepinephrine release from vascular tissue, in Prostaglandin Synthetase Inhibitors. Herausgegeben durch H. ROBINSON u. J. R. VANE, Raven Press, N.Y. S. 303 (1974)
61. HERBACZYNSKA-CEDRO, K., and J. R. VANE: Contribution of intrarenal generation of prostaglandin to autoregulation of renal blood flow in the dog. Circul. Res. **33** (1973), 428
62. HERMSMEYER, K.: Electrogenesis of increased norepinephrine sensitivity of arterial vascular muscle in hypertension. Circ. Res. **38** (1976), 362
63. HOFFMANN, P., und W. FÖRSTER: Einfluß unterschiedlich polyenfettsäurereicher Diäten auf die Hypertonieentwicklung bei Ratten. Poster VIII. Jahrestagung der Ges. f. Kardiologie u. Angiologie der DDR, Juni 1976
64. HOFFMANN, P., W. FÖRSTER, L. SOMOVA, V. ORBETZOVA, F. DAVIDOVA und K. PÖNICKE: Einfluß unterschiedlich polyenfettsäurereicher Diäten auf den Blutdruck und das PG-System bei Ratten. Poster 18. Jahrestagung der Ges. f. Pharm. u. Toxikologie der DDR, Halle, November 1976
65. HOFFMANN, P., L. SOMOVA und W. FÖRSTER: Einfluß unterschiedlich polyenfettsäurereicher Diäten auf den Blutdruck und das PG-System bei Ratten. Abstract 18. Jahrestagung der Ges. f. Pharm. u. Toxikologie der DDR, Halle, November 1976
66. HICKLER, R. B., A. E. BIRBARI, D. E. KAMM and G. W. THORN: Studies on vasodepressor and antihypertensive lipid of rabbit renal medulla. In: P. MILLIEZ u. OH. TSCHERDAKOFF, L'Hypertension Artérielle, L'Expansion Scientifique Français, Paris, S. 188 (1966)
67. ISHII, M., and L. TOBIAN: Interstitial cell granules in renal papilla and the solute composition of renal tissue in rats with Goldblatt hypertension. J. Lab. Clin. Med. **74** (1969), 47
68. ITSKOVITZ, H. D., and C. ODYA: Intrarenal formation of angiotensin I. Science **174** (1971), 58
69. ITSKOVITZ, H. D., and J. C. MCGIFF: Hormonal regulation of the renal circulation. Suppl. I to Circ. Res. **34/35** (1974a), I-65
70. ITSKOVITZ, H. D., N. A. TERRAGNO and J. C. MCGIFF: Effect of a renal prostaglandin in distribution of blood flow in the isolated canine kidney. Circ. Res. **34** (1974b), 770
71. ITSKOVITZ, H. D., and W. B. CAMPBELL: Vasodilators, intrarenal distribution of blood flow, and renal function in isolated perfused canine kidneys. Proc. exp. Biol. Med. **153** (1976), 161
72. JANSZEN, F. H. A., and D. H. NUGTEREN: Histochemical localisation of prostaglandin synthetase. Histochemie **27** (1971), 159
73. JANSZEN, F. H. A., and D. H. NUGTEREN: A histochemical study of the prostaglandin biosynthesis in the urinary system of rabbit, guinea pig. Goldhamster and rat. In: S. BERGSTRÖM, Adv. in Biosci. **9** (1973), 287 Pergamon Press, Vieweg, Oxford u. Braunschweig
74. JOHNSON, J. A. and J. O. DAVIS: Angiotensin II: important role in the maintenance of arterial blood pressure. Science **179** (1973), 906
75. JONES, A. W.: Altered ion transport in vascular smooth muscle from spontaneously hypertensive rats: influences of aldesteron, norepinephrine, and angiotensin. Circ. Res. **33** (1973), 563
76. JURUKOVA, Z., and L. SOMOVA: On the cytoplasmatic granularity of renomedullary interstitial cells in experimental hypertension. Acta biol. et med. germ. **35** (1976), 1213
77. KAA, E.: In vitro biosynthesis of prostaglandin E_2 by kidney medulla of essential fatty acids deficient rats. Lipids **11** (1976), 693
78. KADOWITZ, P. J., C. S. SWEET and M. J. BRODY: Potentiation of adrenergic venomotor responses by angiotensin, prostaglandin F_{2a} and cocaine. J. Pharmacol. **176** (1971), 167
79. KANNEL, W. B., D. MCGEE and T. GORDON: A general cardiovascular risk profile: the Framingham study. Am. J. Cardiol. **38** (1976), 46

80. KEISER, H. R., R. G. GELLER, H. S. MARGOLIUS u. J. J. PISANO: Urinary kallikrein in hypertensive animal models. Fed. Proc. **35** (1976), 199
81. KIMURA, E., K. HASHIMOTO, S. FURUKAWA and H. HAYAKAWA: Changes in bradykinin level in coronary sinus blood after the experimental occlusion of a coronary artery. Am. Heart J. **85** (1973), 635
82. KILCOYNE, M. M., and P. J. CANNON: Neural and humoral influence on intrarenal blood flow distribution during thoracic caval occlusion. Am. J. Physiol. **220** (1971), 1231
83. KINGSBURY, K. J., C. BRETT, R. STOVOLD, A. CHAPMANN, J. ANDERSON and D. M. MORGAN: Abnormal fatty acid composition and human atherosclerosis. Postgrad. Med. J. **50** (1974), 425, 585
84. KRAKOFF, L. R., N. VLACHAKIS, M. MENDLOWITZ and J. STRICKER: Differential effect of prostaglandin A_1 in hypertensive patients with low, normal and high renin. Clin. Sci. Mol. Med. **48** (1975), 311
85. KULKARNI, P. S., R. ROBERTS and P. NEEDLEMAN: Paradoxical endogeneous synthesis of a coronary dilating substance from arachidonate. Prostaglandins **12** (1976), 337
86. LAIS, L. T., and M. J. BRODY: Norepinephrine (NE) sensitivity during the development phase of hypertension in the spontaneously hypertensive rat (SHR). Circulation, Suppl. II zu **51/52** (1975), II-123
87. LARSSON, C., and E. ÄNGGARD: Regional differences in the formation and metabolism of prostaglandins in the rabbit kidney. Europ. J. Pharmacol. **21** (1973a), 30
88. LARSSON, C., and E. ÄNGGARD: Arachidonic acid lowers and indomethacin increases the blood pressure of the rabbit. J. Pharm. Pharmacol. **25** (1973b), 653
89. LARSSON, C., and E. ÄNGGARD: Increased juxtamedullary blood flow on stimulation of intrarenal prostaglandin biosynthesis. Europ. J. Pharmacol. **25** (1974b), 326
90. LARSSON, C., P. WEBER and E. ÄNGGARD: Arachidonic acid increases and indomethacin decreases plasma renin activity in the rabbit. Europ. J. Pharmacol. **28** (1974a), 391
91. LARSSON, C., and E. ÄNGGARD: The increase in plasma renin activity following renal ischemia is blocked by indomethacin. Abstr. Nr. 797, 6. Internat. Pharmakol. Kongr. Helsinki, Juli 1975
92. LARSSON, C., P. WEBER and E. ÄNGGARD: Stimulation and inhibition of renal PG synthesis: effects on renal blood flow and on plasma renin activity. Acta biol. et med. germ. **35** (1976), 1195
93. LEARY, W. P., J. G. LEDINGHAM and J. R. VANE: Impaired prostaglandin release from the kidneys of salt-loaded and hypertensive rats. Prostaglandins **10** (1974), 425
94. LEE, J. B., B. G. COVINO, B. H. TAKMAN and E. R. SMITH: Renomedullary vasodepressor substance medullin: Isolation, chemical characterization and physiological properties. Circ. Res. **17** (1965), 57
95. LEE, J. B., J. Z. GOUGOUTAS, B. H. TAKMAN, E. G. DANIELS, M. F. GRASTIC, J. E. PIKE, J. W. HINMAN and E. E. MUIRHEAD: Vasodepressor and antihypertensive prostaglandins of PGE type with emphasis on the identification of medullin as PGE_2-217. J. clin. Invest. **45** (1966), 1036
96. LEE, J. B.: Prostaglandins and the renal antihypertensive and natriuretic endocrine function. In: Recent Progr. in Hormone Res. **30** (1974b), 481 Academic Press
97. LEE, J. B.: Cardiovascular-renal effects of prostaglandins. Arch. Internat. Med. **133** (1974a) 56
98. LEE, S. C., S. S. PONG, D. KATZEN, K. Y. WU and L. LEVINE: Distribution of prostaglandin 9-ketoreductase and types I and II 15-Hydroxyprostaglandin dehydrogenase in swine kidney medulla and cortex. Biochemistry **14** (1975), 142
99. LEE, J. B.: The renal prostaglandins and blood pressure regulation. In: B. SAMUELSSON und R. PAOLETTI, Advances in Prostaglandin and Thromboxane Research. Vol. **2** (1976), 573 Raven Press, N. Y.
100. LONIGRO, A. J., H. D. ITSKOVITZ, K. CROWSHAW and J. C. MCGIFF: Dependency of renal blood flow on prostaglandins synthesis in the dog. Circ. Res. **32** (1973), 712

101. MACFARLANE, N. A. A., A. ADETUYIBI and J. H. MILLS: Changes in kallikrein excretion during arterial infusion of angiotensin. J. Endocrinol. **61** (1974), LXXII
102. MALIK, K. U., and J. C. MCGIFF: Modulation by prostaglandins of adrenergic transmission in the isolated perfused rabbit and rat kidney. Circ. Res. **36** (1975), 599
103. MANTHORPE, T.: The effect on renal hypertension of subcutaneous isotransplantation of renal medulla from normal or hypertensive rats. Acta path. microbiol. scand., Section A **81** (1973), 725
104. MARGOLIUS, H. S., R. GELLER, J. J. PISANO and A. SJOERDSMA: Altered urinary kallikrein excretion in human hypertension. Lancet **2** (1971), 1063
105. MARGOLIUS, H. S., R. GELLER, W. DE JONG, J. J. PISANO and A. SJOERDSMA: Altered urinary kallikrein excretion in rats with hypertension. Circ. Res. **30** (1972), 358
106. MARGOLIUS, H., D. HORWITZ, W. ALEXANDER, J. GILL and H. KEISER: Urinary kallikrein and aldosterone in essential hypertension. Circulation **48** (Suppl. 4) (1973), IV-83
107. MARGOLIUS, H. S., D. HORWITZ, J. J. PISANO and H. R. KEISER: Urinary kallikrein excretion in hypertensive man. Relationship to sodium intake and sodium-retaining steroids. Circ. Res. **35** (1974), 820
108. MARGOLIUS, H. S., D. HORWITZ, J. J. PISANO and H. R. KEISER: Relationship among urinary kallikrein, mineralocorticoids and human hypertensive disease. Fed. Proc. **35** (1976), 203
109. MATHIAS, C. J., K. HILLIER, H. L. FRANKEL and J. M. K. SPALDING: Plasma prostaglandin E during neurogenic hypertension in tetraplegic man. Clin. Sci. Mol. Med. **49** (1975), 625
110. MICHAILOV, M. L., K. HECHT, A. MINENKO, M. POPPEI und R. BAUMANN: Gaschromatographische Analyse der unveresterten und der Triglyzerid-Fettsäuren im Plasma der Albinoratte mit neurotisch induzierter hypertoner Blutdruckdysregulation. Acta biol. et med. germ. **32** (1974), 205
111. MILLER, R. E., A. J. VANDER, R. S. KOWALCZYK and G. W. GEELHOED: Aldosterone secretion and plasma renin during renin infusion and acute salt depletion. Amer. J. Physiol. **214** (1968), 228
112. MILLS, J. H., N. A. A. MACFARLANE, P. E. WARD and L. F. O. OBIKA: The renal kallikrein-kinin system and the regulation of salt and water excretion. Fed. Proc. **35** (1976), 181
113. MONCADA, S., R. GRYGLEWSKI, S. BUNTING and J. R. VANE: An enzyme isolated from arteries transforms prostaglandin endoperoxides to an unstable substance, that inhibitis platelet aggregation. Nature **263** (1976), 663
114. MONCADA, S., R. J. GRYGLEWSKI, S. BUNTING and J. R. VANE: A lipid peroxide inhibits the enzyme in blood vessel microsomes that generates from prostaglandin endoperoxides the substance (prostaglandin X) which prevents platelet aggregation. Prostaglandins **12** (1976), 715
115. MUEHRCKE, R. C., A. K. MANDAL, M. EPSTEIN and F. I. VOLINI: Cytoplasmic granularity of the renal medullary interstitial cells in experimental hypertension. J. Lab. Clin. Med. **73** (1969), 299
116. MUEHRCKE, R. C., A. K. MANDAL and F. I. VOLINI: Renal interstitial cells: prostaglandins and hypertension, a interstitial cells pathophysiological review of the renal medullary and their relationship to hypertension. Suppl. I to Circ. Res. **26/27** (1970b), I-109
117. MUIRHEAD, E. E., J. A. STIRMAN and F. JONES: Renal autoexplantation and protection against renoprival hypertensive cardiovascular disease and hemolysis. J. clin. Invest. **39** (1960), 266
118. MUIRHEAD, E. E., G. S. GERMAIN, B. E. LEACH, J. A. PITCOCK, P. STEPHENSON, B. BROOKS, W. L. BROSIUS, E. G. DANIELS and U. W. HINMAN: Synthesis of prostaglandins by renomedullary interstitial cells grown in tissue culture. In: S. BERGSTRÖM, Adv. in Biosci. **9** (1973), 341 Pergamon Press, Vieweg, Oxford, Braunschweig
119. MUIRHEAD, E. E.: Vasoactive and antihypertensive effects of prostaglandins and other renomedullary lipids. In: CUTHBERT, M. F., The Prostaglandins, William Heinemann Med. Books, London, S. 201 (1973)
120. MUIRHEAD, E. E., W. A. RIGHTSEL, M. F. HALL and B. BROOKS: Patterns of antihypertensive action of allogeneic transplants of renomedullary interstitial cells (Tr TCric). Circulation, Suppl. II zu **51/52** (1975), II-124

121. Muirhead, E. E., B. Brooks and W. L. Brosius: Indomethacin and blood pressure control. J. Lab. clin. Med. **88** (1976), 578
122. Muirhead, E. E.: Renomedullary antihypertensive endocrine function. Acta biol. et med. germ. **35** (1976), 1181
123. Mulrow, P. J., W. F. Ganong, G. Cera and A. Kuljian: Nature of the aldosterone-stimulating factor in dog kidney. J. Clin. Invest. **41** (1962), 505
124. Nasjletti, A., and J. Colina-Chouri: Interactions of mineralocorticoids, renal prostaglandins and the renal kallikrein-kinin system. Fed. Proc. **35** (1976), 189
125. Needleman, P., A. H. Kauffman, J. R. Douglas jr., E. M. Johnson jr. and G. R. Marshall: Specific stimulation and inhibition of renal prostaglandin release by angiotensin analogs. Am. J. Physiol. **224** (1973), 1415
126. Needleman, P., G. R. Marshall and B. E. Sobel: Hormone interactions in the isolated rabbit heart. Synthesis and coronary vasomotor effects of prostaglandins, angiotensin, and bradykinin. Circ. Res. **37** (1975a), 802
127. Needleman, P., S. L. Key, S. E. Denny, P. C. Isakson and G. R. Marshall: Mechanism and modification of bradykinin-induced coronary vasodilation. Proc. Nat. Acad. Sci. USA, **72** (1975b), 2060
128. Needleman, P., G. R. Marshall and B. E. Sobel: Hormone interactions in the isolated rabbit heart. Synthesis and coronary vasomotor effects of prostaglandins, angiotensin and bradykinin. Circ. Res. **37** (1975), 802
129. Needleman, P.: The synthesis and function of prostaglandins in the heart. Fed. Proc. **35** (1976), 2376
130. Negus, P., R. L. Tannen and M. J. Dunn: Indomethacin potentiates the vasoconstrictor actions of angiotensin II in normal man. Prostaglandins **12** (1976), 175
131. Neto, F. R., J. C. F. Brasil and A. Antonio: Bradykinin-induced coronary chemoreflex in the dog. Naunyn-Schmiedebergs Arch. Pharmacol. **283** (1974), 135
132. Nissen, H. M., and I. Bojesen: On lipid droplets in renal intestitial cells, IV. Isolation and identification. Z. Zellforschung **97** (1969), 274
133. Nitschkoff, S., M. L. Michailov und J. Pohl: Vergleichende gaschromatische Analyse der FFS-Muster im Plasma bei verschiedenen Hypertoniemodellen an der Ratte. Dt. Ges. Wesen **26** (1971), 1535
134. Obika, L. F. O., and I. H. Mills: Effect of arterial infusion of prostaglandin E_1 on the release of renal kallikrein. J. Endocrinol. **69** (1976), 45P
135. Oliw, E., G. Köver, C. Larsson and E. Änggard: Reduction by indomethacin of furosemide effects in the rabbit. Europ. J. Pharmacol. **38** (1976), 95
136. Orloff, J., J. S. Handler und S. Bergström: Effect of prostaglandin (PGE_1) on the permeability response of toad bladder to vasopressin, theophylline and adenosine 3′,5′-monophosphate. Nature **205** (1965), 397
137. Pace-Asciak, C. R.: Decreased renal prostaglandin catabolism precedes onset of hypertension in the developing spontaneously hypertensive rat. Nature, **263** (1976), 510
137a. Page, I. H. und F. M. Bumpus: Angiotensin, Handbuch der exp. Pharmakol. Neue Serie Bd. 37. Springer Verlag Berlin, 1974
138 Papanicolaou, N., Th. Mounttokalakis, M. Safar, J. Bariety and P. Milliez, Deficiency in renomedullary prostaglandin synthesis related to the evolution of essential hypertension. Experientia **32** (1976), 1015
139. Patak, R. V., B. K. Mookerjee, C. J. Bentzel, P. E. Hysert, M. Bebej and J. B. Lee: Antagonism of the effects of furosemide by indomethacin in normal and hypertensive man. Prostaglandins **10** (1975), 649
140. Peach, M. J., and A. T. Chiu: Stimulation and inhibition of aldosterone biosynthesis in vitro by angiotensin II and analogs. Suppl. I to Circ. Res. **34/35** (1974), I-7
141. Peskar, B., and G. Hertting: Release of prostaglandins from isolated cat spleen by angiotensin and vasopressin. Naunyn-Schmiedebergs Arch. Pharmacol. **279** (1973), 227

142. Pitt, B., J. Mason, C. R. Conti and R. W. Colman: Observation on the plasma kallikrein system during myocardial ischemia. Trans. Ass. Amer. Phys. 82 (1969), 98; Adv. Exp. Med. Biol. 8 (1970), 403

143. Pugsley, D. J., L. J. Beilin and R. Peto: Renal prostaglandin synthesis in Goldblatt hypertensive rat. Circ. Res. 36/37 (Suppl.) (1975), I-81

144. De Quattro, V., and Y. Miura: Neurogenic factors in human hypertension: mechanism or myth? Am. J. Med. 55 (1973), 362

145. McQueen, D., and K. Bell: The effects of prostaglandin E_1 and sodium meclofenamate on blood pressure in renal hypertensive rats. Europ. J. Pharmacol. 37 (1976), 223

146. Ripka, O., K. Kučerová, J. Linhartová, J. Ort and J. Peleška: Radioimmunassay of renal venous prostaglandins in essential hypertension. Acta biol. et med. germ. 35 (1976), 1221

147. Romero, J. C., J. J. Aguilo and C. G. Strong: Effects of indomethacin blockade of prostaglandin synthesis in rabbit renovascular hypertension. Circulation 51/52 (Suppl. II) (1975), 124

147a. Rosenthal, J., P. G. Simone u. A. Silbergleit: Effect of prostaglandin-deficiency on natriuresis, diuresis and blood pressure. Prostaglandins 5 (1974), 435

148. Rumpf, K. W., S. Frenzel, H. D. Lowitz and F. Scheler: The effect of indomethacin on plasma renin activity in man under normal conditions and after stimulation of the renin angiotensin system. Prostaglandins 10 (1975), 641

149. Sen, S., R. R. Smeby and F. M. Bumpus: Antihypertensive effect of an isolated phospholipid. Am. J. Physiol. 214 (1968), 337

150. Sen, S., R. R. Smeby and F. M. Bumpus: Isolation of a phospholipid renin inhibitor from kidney. Biochemistry 6 (1967), 1572

151. Sirois, P., and D. J. Gagnon: Release of renomedullary prostaglandins in normal and hypertensive rats. Experientia 30 (1974), 1418

152. Smeby, R. R., S. Sen and F. M. Bumpus: A naturally occurring renin inhibitor. Circ. Res. 21 Suppl. 2 (1967), 129

153. Somova, L., V. Orbetzova, F. Davidova, W. Förster und P. Hoffmann: Einfluß unterschiedlich polyenfettsäurereicher Diäten auf die Reaktivität isolierter Blutgefäße bei Ratten. Poster 18. Jahrestagung d. Ges. f. Pharmakologie u. Toxikologie der DDR, November 1976, Halle/S.

154. Spector, S., J. Tarver and B. Berkowitz: Catecholamine biosynthesis and metabolism in the vasculature of normotensive and hypertensive rats, in Okamoto K., Spontaneous hypertension, its pathogenesis and complications. Igaku Shoin Ltd. Tokyo, Springer, Verl. Berlin, S. 41 (1972)

155. Stein, J. H., S. Boonjarern, C. B. Wilson and T. F. Ferris: Alterations in intrarenal blood flow distribution. Circ. Res. 32/33 (Suppl. I) (1973), I-61

156. Stone, K. J., and M. Hart: Inhibition of renal PGE_2-9-ketoreductase by diuretics. Prostaglandins 12 (1976), 197

157. Swain, J. A., G. R. Heyndrickx, D. H. Boettcher and S. F. Vatner: Prostaglandin control of renal circulation in the unanesthetized dog and baboon. Amer. J. Physiol. 229 (1975), 826

158. Tannenbaum, J., J. A. Splawinski, J. A. Oates and A. S. Nies: Enhanced renal prostaglandin production in the dog, effects on renal function. Circ. Res. 36 (1975), 197

159. Taube, Ch., H.-J. Mest, H.-U. Block und W. Förster: Akute Prostaglandin-E-Veränderungen im Nierenmark nach intravenöser Gabe blutdrucksenkender Pharmaka am Kaninchen. Acta biol. et med. germ. 34 (1975), 1057

160. Taube, Ch., W. Förster, H.-U. Block and H.-J. Mest: Antihypertensive drugs and prostaglandin synthesis in rabbit kidney medulla. Second Congress of the Hungarian Pharmacol. Soc., Vol. 2. Knoll, J., u. K. Kelemen, Symposium on prostaglandins, S. 45, Akadémiai Kiadó, Budapest (1976a)

161. Taube, Ch., K. Pönicke, I. Heinroth, H.-U. Block, P. Mentz und W. Förster: The influence of antihypertensive drugs on the synthesis and metabolism of prostaglandins. Acta biol. et med. germ. 35 (1976b), 1227

162. Terragno, N. A., D. A. Terragno, D. Pacholczyk and J. C. McGiff: Prostaglandins and the regulation of uterine blood flow in pregnancy. Nature (Lond.) 249 (1974), 57

163. Terragno, D. A., K. Crowshaw, N. A. Terragno and J. C. McGiff: Prostaglandin synthesis by bovine mesenteric arteries and veins. Circ. Res. **36** (1975), 176
164. Tobian, L., M. Ishii and M. Duke: Relationship of cytoplasmic granules in renal papillary interstital cells to "postsalt" hypertension. J. Lab. Clin. Med. **73** (1969a), 309
165. Tobian, L., and M. Ishii: Interstitial cell granules and solutes in renal papilla in post Goldblatt hypertension. Am. J. Physiol. **217** (1969b), 1699
166. Tobian, L., and M. O'Donnell: Renal prostaglandins in relation to sodium regulation and hypertension. Fed. Proc. **36** (1976), 2388
167. Triebe, G., H.-U. Block and W. Förster: On the blood pressure response of salt-loaded rats under different content of linoleic acid in the food. Acta biol. et med. germ. **35** (1976), 1223
168. Vane, J. R., and J. C. McGiff: Possible contributions of endogenous prostaglandins to the control of blood pressure. Circ. Res. **36/37**, Suppl. I (1975), I-68
169. Vargaftig, B. B., and N. Dao Hai: Selective inhibition by mepacrine of the release of "rabbit aorta contracting substance" evoked by the administration of bradykinin. J. Pharm. Pharmacol. **24** (1972), 159
170. Venuto, R. C., T. O'Dorisio, T. F. Ferris and J. H. Stein: Prostaglandins and renal function II. The effect of prostaglandin inhibition on autoregulation of blood flow in the intact kidney of the dog. Prostaglandins **9** (1975), 817
171. Walaszek, E. J.: Pharmacological active lipid substances found in kidney tissue V. Congress of the Polish Pharmacological Society, Szczecin (1975)
172. Weber, P., H. Holzgreve, R. Stephan and R. Herbst: Plasma renin activity and renal sodium and water excretion following infusion of arachidonic acid in rats. Europ. J. Pharmacol. **34** (1975), 299
173. Webster, M. E., and J. P. Gilmore: Influence of kallidin — 10 on renal function. Am. J. Physiol. **206** (1964), 714
174. Wennmalm, A.: Hypertensive effect of the prostaglandin synthesis inhibitor indomethacin. IRCS **2** (1974), 1099
175. Wiley, R. A., D. D. Sumner and E. J. Walaszek: Structure determinations and synthesis of pharmacologically active phospholipids from kidney and intestine. Lipids **5** (1970), 803
176. Zehl, U., M. Weiss und W. Förster: Beziehungen zwischen PG-output und druckabhängiger koronarer Autoregulation am isolierten Kaninchenherzen in vitro. Poster 18. Jahrestagung d. Ges. f. Pharmakologie u. Toxikologie der DDR, November 1976, Halle/S.
177. Zusman, R., D. Spector, B. Caldwell, L. Speroff, B. Forman, G. Schneider and P. Mulrow: The effect of chronic sodium loading and sodium restriction on plasma prostaglandin A, E and F concentrations in normal humans. J. Clin. Invest. **52** (1973a), 1093
178. Zusman, R. M., B. V. Caldwell, P. Mulrow and L. Speroff: The role of prostaglandin A in control of sodium homeostasis and blood pressure. Prostaglandins **3** (1973b), 679
179. Zusman, R. M., J. J. Snider, A. Cline, B. V. Caldwell u. L. Speroff: N. Engl. J. Med. zit. nach Lee, J. B. (1974b)

Hypertoniemodelle und ihre pathophysiologischen Mechanismen

von

St. Nitschkoff

Das Modellieren bleibt eine künstliche Nachahmung biologischer Vorgänge, durch das man Informationen über komplizierte Prozesse erhält. Damit ist es ein wichtiger methodischer Weg zur Objektivierung physiologischer und pathophysiologischer Vorgänge. Die Modellierung deckt Gesetzmäßigkeiten auf und erlaubt teilweise das Erkennen neuer Mechanismen. Mathematik und Kybernetik haben zur Entwicklung der Modellierung in den Naturwissenschaften wesentlich beigetragen. Bei dieser Methode können auch Spieltheorien und Spezialmodelle eingebaut werden (Andrejev [3]).

Die Entdeckung des Blutkreislaufes durch William Harvey (1578—1657) [73] war die Voraussetzung für die Physiologie und Pathophysiologie der zukünftigen Zeit in bezug auf kardiovaskuläre Krankheiten. Harvey beschrieb lediglich, daß bei durchtrennten Arterien beim Hund das Blut in eine Entfernung von „4—5 Fuß" spritzte. Stephan Hales (1877—1761) [66] führte als erster blutige Blutdruckmessungen beim Hund und Pferd aus. Er benutzte dabei Messingrohre von 4,2 mm Durchmesser und einer Länge von 275 cm. 200 Jahre nach Harvey und fast 100 Jahre nach Hales verwendete Poiseuille (1828) [157] ein einfaches U-förmiges Quecksilbermanometer zur Messung des Blutdruckes beim Tier. 1847 folgte das Kymographion von Ludwig [99], und 1876 konstruierte Basch [7] mit Hilfe eines Membranmechanismus eine unblutige grobe Schätzung, was durch Druck auf die Art. radialis möglich war. 1896 benutzte Riva-Rocci ein Sphygmomanometer, die heute noch gebräuchliche Methode mit Hilfe einer Manschette, die um die Oberarme angelegt wird. Und schließlich beschrieb 1905 Korotkoff [90] die Auskultationstechnik der Blutdruckmessung. Mit dieser einfachen Methode wurde ein Merkmal und keine Krankheit registriert. Dieses Symptom wurde Mittelpunkt und dadurch teilweise Verhängnis einer ganzen Forschung; es gibt kaum etwas Einfacheres, als den Blutdruck zu messen [157, 30, 23].

Richard Bright (1827) [16] machte als erster auf den Zusammenhang zwischen Nierenerkrankungen, Herzhypertrophie und Schlaganfall aufmerksam. Die Hypertrophieforschung und Hypertoniemodellierung begann um die Jahrhundertwende nach Einführung blutiger und unblutiger genauerer Blutdruckmeßmethoden. Traube [187] hat schon 1856 darauf hingewiesen, daß die Herabsetzung des Blutabflusses durch eine geschrumpfte Niere genügt, um den Blutdruck zu erhöhen und eine Herzhypertonie zu verursachen (Huchard, Basch, Traube) [76, 7, 187]. Huchard und Basch meinen, daß die Hypertonie ein Stadium in der Entwicklung der Arteriosklerose darstellt und bezeichneten dieses als eine Präsklerose. Gull und Sutton (1872) [62] sehen die Hypertonie ebenfalls in einer Veränderung der kleinen Blutgefäße im Sinne einer Fibrose, die daher zu einer Arteriosklerose führte. Es wurde angenommen, daß die Niere primär für die Hypertonie verantwortlich ist. Erst Mahomed (1874) [100], der sich eines einfachen Blutdruckgerätes bediente, machte darauf aufmerksam, daß in vielen Fällen von „roter Schrumpfniere“ die Hypertonie primär und die Nierenveränderungen sekundär waren. Zur Historie sei noch erwähnt, daß bereits 200 Jahre v. u. Z. der chinesische Arzt Choun You I ausführte: „Der Puls wird hart, wenn zuviel Salz in der Nahrung gebraucht wird. Wenn der Puls beim Palpieren hart ist, hat die Krankheit ihren Sitz in den Nieren“ [19].

Sir Thomas Clifford Allbutt (1915) [2] ging einen Schritt weiter und prägte den Ausdruck „Hyperpiesia“ für eine Hypertonieform, die nicht auf Nephritis beruht und wahrscheinlich der heutigen Bezeichnung „essentielle Hypertonie“ entspricht. Erst mit der Entdeckung der wirksamen Nierensubstanz Renin 1898 von Tigerstedt und Bergmann [186] konnte die Bedeutung der Niere systematisch und experimentell untersucht werden. Daß ein Zusammenhang der Hypertonie mit dem Umfang des Nierengewebes bestehen könnte, wurde an einem ganz frühen Modell nach Paessler und Heinecke (1905) erwiesen. Die Entfernung eines beträchtlichen Teiles des Nierengewebes führte bei den überlebenden Tieren zu einer Herzhypertrophie [143].

Mit dem Modell von Goldblatt (1934) [42] sah man einen Durchbruch in der Hypertonieforschung; die große Bedeutung der Arbeiten von Goldblatt liegt darin, daß die erzeugte Blutdrucksteigerung nicht mehr passager war und ähnliche Höhen erreichte wie beim Menschen auftretender Hypertonus. In dieser euphorischen Phase schrieb Raab (1953) [162]: „die experimentelle Erzeugung einer anhaltenden renalen Hypertonie durch Goldblatt bewirkte eine solche Vernarrtheit in eine rein „renale“ Betrachtungsweise des Problems, daß es während mehrerer Jahre beinahe gegen die guten Manieren verstieß, wenn man in Gegenwart von Hypertonieforschern das Nervensystem oder das endokrine System auch nur erwähnte“. Man erkannte in den folgenden 20 Jahren, daß viele Mechanismen bei der Entstehung und Perpetuierung der Hypertonie eine Rolle spielen, was Page [146] in seinem Mosaikschema zum Ausdruck brachte. Das Übersichtsdiagramm nach Page zeigt diese Abhängigkeit vieler Faktoren und weist darauf hin, daß die Blutzufuhr zu den verschiedenen Körpergeweben von wesentlicher Bedeutung ist im Verhältnis zu den Faktoren, die die Höhe des Blutdruckes bestimmen.

Eine sinnvolle Modellierung muß ähnlich oder vergleichbar mit menschlichen Erkrankungen sein. Das komplexe Geschehen der arteriellen Hypertonie durch Modelle erlaubt noch nicht eine restlose Klärung dieses Problems, da es sich um eine rein „menschliche“ Krankheit handelt. Somit hat die tierexperimentelle Hochdruckforschung ihre Grenzen. Ein Modell der sogenannten essentiellen Hypertonie liegt noch nicht vor. Es sei darauf hingewiesen, daß die bevorzugten Versuchstiere wie Ratte, Hund, Kaninchen, Primaten nicht in gleicher Weise auf die Versuchsanordnungen reagieren. Der Effekt ist immer ein Teilergebnis. Nahe der menschlichen Hypertonie kommen die Modelle mit Drosselung der Nierenarterie und der in der Klinik bekannten verbreiteten Nierenarterienstenose. Die Modelle mit hohen Dosen Cortison und Aldosteron bei der Ratte zeigen Analogien mit Mb. Conn, und schließlich erinnert der durch Kortikoide hervorgerufende Hochdruck an das Cushing-Syndrom.

Die experimentelle Hochdruckforschung hat trotzdem ihre Berechtigung:

1. Man erfaßt Frühphasen und eruiert Anlaßmechanismen, die dem Kliniker entgehen.
2. Die Reproduzierbarkeit erlaubt das Durchspielen verschiedener Varianten unter Berücksichtigung verschiedener pathophysiologischer Faktoren, die auch für die menschliche Hypertonie von Bedeutung sind.

Hämodynamisch erreicht man im Endeffekt bei allen Modellen eine Diskrepanz zwischen Flußvolumen und Strömungswiderstand, wobei Anlaß- und Perpetuierungsmechanismen unterschieden werden müssen.

Das renale und perinephritische Hochdruckmodell

1930 erzeugte als erster ein Schüler VOLHARDS (HARTWICH) [72] durch Drosselung einer Nierenarterie eine Blutdrucksteigerung am Hund und Kaninchen. An der VOLHARDschen Klinik konnten einige Jahre später ENGER, LINDER und SARRE zeigen, daß der Drosselungshochdruck auch nach Exstirpation der Hypophyse und beider Nebennieren auftritt [36]. Ferner wurde festgestellt, daß schon eine geringe Drosselung der Nierenarterie, nachdem die Nierendurchblutung nach Entwicklung einer reaktiven Ischämie wieder zur Norm zurückgekehrt war, zu einer Erhöhung des Blutdruckes führte. 1934 konnte GOLDBLATT [42] durch eine verbesserte Technik (Schraubklemme) das bis heute weit verbreitete Modell einer nephrogenen Hypertonie ausarbeiten. Es konnte festgestellt werden, daß einseitige Klammerung der Nierenarterie beim Hund nur dann zu einem chronischen Hochdruck führt, wenn die kontralaterale Niere vorher exstirpiert wurde. BOUNOUS et al. [14] glauben, diese Beobachtung widerlegt zu haben. Außer beim Hund wurde dieses Modell auch beim Kaninchen praktiziert. Besonders geeignet erscheint die Ratte als Versuchstier, da nach einseitiger Drosselung der Nierenarterie bei erhaltener kontralateraler Niere sich regelmäßig ein Hochdruck entwickelt. Zwar werden bei doppelseitiger Drosselung oder bei Klammerung der verbleibenden Niere nach unilateraler Nephrektomie meist höhere Werte erreicht (GROSS et al.) [56, 57, 58, 59]. Die Differenz zwischen dem vor und nach der Drosselung in der Nierenarterie gemessenen Druck ist maßgebend für die Entwicklung des Hochdrucks — optimale Druckdifferenz beträgt 30—40 mm Hg. Die Stellschraube zur Kompression der Nierenarterie läßt sich besonders gut dosiert bei Hunden und Primaten anlegen. Für kleinere Tiere wird eine aus Silberdraht gebogene Klammer mit genau definiertem Abstand zwischen beiden Schenkeln über die Arterie geschoben; die lichte Weite der Klammer variiert nach dem Gewicht der Tiere und beträgt durchschnittlich 0,2 mm. 80—90% der Tiere beim Goldblatt-Modell bekommen binnen 3—4 Wochen einen hohen stabilen Blutdruck. Als untere Grenze beim Hochdruck der Ratte gilt ein systolischer Wert von 150 mm Hg. Über die blutigen oder unblutigen Blutdruckmeßmethoden gibt es verschiedene, in der letzten Zeit technisch perfektionierte Vorrichtungen, auf die hier näher nicht eingegangen werden kann.

Bei dem experimentell renalen Hochdruck kommt es nach GOLDBLATT (1938) [43] zu morphologischen Veränderungen der intrarenalen Arteriolen, die dem malignen Hochdruck beim Menschen ähneln. Bei einseitiger Drosselung der Nierenarterie können die Gefäßveränderungen in der kontralateralen Niere, also der nicht geklammerten, auch vorkommen, wobei die Schwere der Läsion der Höhe des Blutdruckes parallel verläuft (BYROM et al.) [18]. Zu anderen Varianten eines Drosselungshochdruckes sowie der sogenannten endokrinen Niere nach SELYE [168] siehe Abbildung 1 (nach GROSS [55]).

Drosselung der Aorta zwischen dem Abgang der beiden Nierenarterien mit gleichzeitiger Unterbindung des Ureters der distal von der Drosselung gelegenen Niere führen nach MASSON et al. [103, 104, 105] ebenfalls zu einem Hypertonus. Die nicht mehr exkretorisch tätige Niere mit verminderter Blutzufuhr hat SELYE [168] als „endokrine“ Niere bezeichnet in der Annahme, daß diese einen pressorischen Stoff sezerniert, welcher auch später als Renin verifiziert wurde. Die Unterbindung des Ureters ist für die Auslösung des Hochdruckes nicht unbedingt erforderlich. Eine Drosselung der Aorta oberhalb der Niere ist ein gemischtes Modell und betrifft hämodynamisch nicht nur die Niere. HARTWICH konnte durch eine partielle Infarzierung der Niere nach Unterbindung eines Hauptastes der Arterie beim Hund einen vorübergehenden Hochdruck erzeugen. Es liegen auch Nierenmodelle vor mit Injektion von Fremdkörpern (Kieselgur, Kaolin, Kunststoffkügelchen, Eisencarbonyl u. a.) in die Aorta mit dem Ziel, Thromben und Embolien hervorzurufen. Die Ergebnisse sind zuverlässig und verursachen einen deutlich erhöhten Blutdruck. Die Modelle durch Erzeugung größerer Infarkte der Nieren sind nicht befriedigend, die Druckanstiege meist passager.

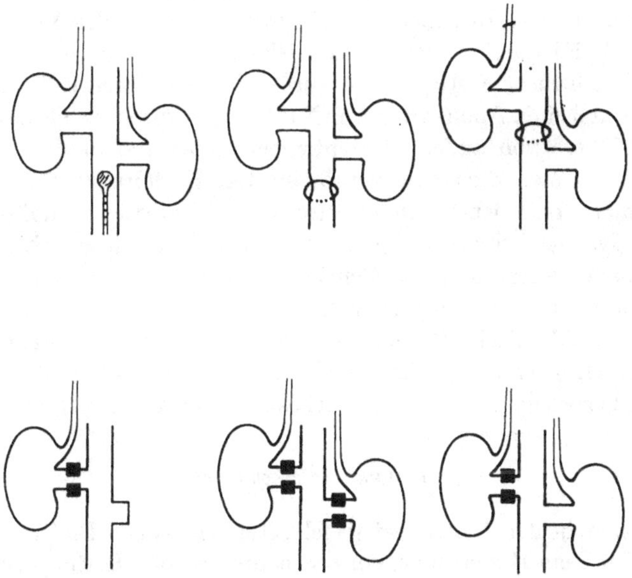

Abb. 1. „Aus HEINTZ, R., u. H. LOSSE (Hrsg.) Arterielle Hypertonie, Georg-Thieme-Verlag, D-Stuttgart, 1969"

Die verschiedenen Formen einer experimentellen Glomerulonephritis führen nicht regelmäßig zum Hochdruck. Dieses Modell wurde angeregt durch die Arbeiten von MASUGI, wobei offensichtlich hier immunbiologische Vorgänge eine wesentliche Rolle spielen. Eine Nephritis bei der Ratte läßt sich durch Cortexon verstärken und durch Cortison nicht verhindern (KNOWLTON et al.) [85, 86]. Auf jeden Fall können diffuse Nierenschädigungen bei der Ratte einen erhöhten Blutdruck hervorbringen. In der Niere finden sich z. B. nach Gabe von Methylzellulose eine Hyalinisierung der Glomeruli sowie Zeichen einer interstitiellen Nephritis und Perinephritis. Polyvinylalkohol, intraperitoneal appliziert, führt zu einer diffusen Nierenschädigung mit Hochdruck, verbunden jedoch mit einer Hepatosplenomegalie. Nach den Arbeiten von HALL et al. [67, 68, 69] läßt sich bei der Ratte ein Hochdruck erzeugen durch subcutane Injektion von Polyvinylalkohol mit gleichzeitiger unilateraler Nephrektomie und Gabe von Kochsalz. Die Histomorphologie der Nieren bei diesem Modell zeigt einen malignen Charakter: Glomerulosklerose, interstitielle Nephritis, tubuläre Atrophie.

Ein anderes verbreitetes Modell zur Erzeugung einer nephrogenen Hypertonie ist die Perinephritis: bei allen diesen Modellen existieren verschiedene Varianten bei verschiedenen Tierspezies, indem man den Hochdruck durch eine aseptische Perinephritis auslöst. Eine bindegewebige Reaktion auf den durch verschiedene Fremdkörper ausgelösten mechanischen Reiz scheint von besonderer Bedeutung zu sein. Die Methode besteht darin, daß die Niere mit Zellophan oder anderem Material eingehüllt wird, so z. B. auch mit einer festen Kapsel aus Latex oder Zelluloseazetat oder auch durch

Umschlingen des Organs mit einem Seiden- oder Baumwollfaden [49, 50, 144, 145, 146]. Durch das behinderte Wachstum der Niere kommt es zur Kompression der Nierenrinde mit einer partiellen Ischämie. Die besten Resultate erreicht man bei jüngeren Tieren, bei denen das weitere Wachstum der Niere beeinträchtigt wird. Ausgezeichnete Ergebnisse erzielt man, wenn vorher die kontralaterale Niere exstirpiert wird. In manchen Fällen, bei zu starker Kompression der Niere, kann es zu einer Niereninsuffizienz kommen mit Folgen einer Intoxikation. Hingewiesen sei auf das Modell nach NITSCHKOFF u. Mitarb. [129] durch Anlegen eines Glasringes um die eine Niere, wobei die kontralaterale Niere nicht exstirpiert zu werden braucht. Eine Perinephritis läßt sich auch erzeugen durch i. v. Applikation von Bakterienkulturen bei gleichzeitiger Massage (Druck auf die Niere von außen). Es entstehen dabei entzündliche Veränderungen, manchmal mit Abszessen, die später vernarben. Der Hochdruck ist dauerhaft und läßt sich durch Zugabe von Kochsalz und Cortexon noch günstig beeinflussen. Es sei bemerkt, daß ein pyelonephritischer Hochdruck, der beim Menschen oft beobachtet wird, experimentell nicht reproduziert werden kann. Lediglich durch die oben erwähnten zusätzlichen Maßnahmen ist eine ähnliche Modellierung möglich. Diese Modelle besitzen jedoch eine didaktische Bedeutung und zeigen, daß der bestehende Hochdruck die Anfälligkeit der Nieren gegenüber anderen Noxen erhöht und es zu einer Manifestierung bzw. Perpetuierung des Blutdruckes kommen kann.

Renopriver Hochdruck

Nach Exstirpation beider Nieren bei gleichzeitig wirksamer Dialyse entwickelt sich binnen einiger Tage ein Hypertonus, der sogenannte renoprive Hochdruck [50].

Bei der Ratte ist dieses Modell weniger zuverlässig. Am Hund wurden schwere Gefäßläsionen beschrieben, wenn die Tiere längere Zeit durch eine gut funktionierende Dialyse am Leben erhalten wurden [120, 121]. Der renoprive Hochdruck wird oft als Beispiel postuliert, daß die Niere offensichtlich einen blutdrucksenkenden Stoff produziert, dessen Fehlen den Blutdruck ansteigen läßt. Wie weit bei diesem Modell Flüssigkeits- und Salzretention eine Rolle spielen, läßt sich durch widerspruchsvolle Ergebnisse nicht entscheiden. Es scheint, daß bei gut funktionierender Dialyse und bei konstanter Flüssigkeits- und Elektrolytenbilanz ein Hochdruck nicht manifest zu werden braucht. Damit soll nicht gesagt sein, daß die Niere keine blutdrucksenkenden Substanzen produziert. Durch eine anhaltende Hypoxämie der Leber wurde beim Hund und bei Ratten eine Hypertonie erzeugt. Der Effekt ist vorübergehend und durch die polyvalente Funktion der Leber und bestimmte humorale Mechanismen zu erklären.

Kochsalzhochdruck

Bei langdauernder Zufuhr von Natriumchlorid, insbesondere bei gleichzeitiger Gabe von Cortexon entwickelt sich bei der Ratte ein stabiler Hochdruck (DAHL et al. [26, 27]). Bei genügend hohen Werten und längerem Persistieren des Hochdruckes beobachtet man morphologische Veränderungen am Herzen und an der Niere. Interessant ist die Tatsache, daß einzelne Rattenstämme, aber auch Tiere des gleichen Stammes eine unterschiedliche Empfindlichkeit sowohl im Hinblick auf die Blutdruckdynamik als auch auf die Folgekomplikationen zeigen. So berichtet DAHL [28, 29] von salzempfindlichen und salzresistenten Tieren, wobei die salzempfindlichen Tiere auch auf andere hochdruckauslösende Faktoren gut ansprechen. Eine Potenzierung des Kochsalzhochdruckes erreicht man auch durch gleichzeitige Fütterung mit Trijodthyronin.

Durch diese Methoden lassen sich die resistenten Tiere von den blutdrucksensiblen trennen. Offensichtlich sensibilisiert das Schilddrüsenhormon die Tiere betreffs ihrer Gefäßreagibilität, wobei auch Blutvolumendysregulationen eine Rolle spielen können. Ein Natriumentzug bei der Ratte verhindert die Entstehung eines nephrogenen Hochdruckes. Dasselbe wurde auch nach Adrenalektomie beobachtet und nach Hypophysektomie sogar unter gleichzeitiger Applikation von Rindenhormonen. Es gelingt jedoch bei beiderseits nephrektomierten Ratten, unter Applikation von Cortexon und 1%iger Kochsalzlösung als Trinkflüssigkeit einen Hochdruck zu erzeugen. Die Veranlagung der salzempfindlichen Stämme zur Hochdruckentwicklung ist vererbbar. LOSSE u. Mitarb. [97] konnten im Tierexperiment zeigen, daß DOCA und NaCl bei der Ratte mit dem Anstieg des Blutdruckes auch eine Steigerung des Natriumeinstromes in die Erythrozyten bewirken. Zur Bedeutung des Wasser- und Elektrolytenstoffwechsels beim Hochdruck wird auf ein anderes Kapitel verwiesen.

Endokrine Hypertoniemodelle

Mineralocorticoid-Hochdruck

Die verbreitetsten Modelle zur Erzeugung eines Hochdruckes sind die Anwendung von Natrium-retinierend wirkenden Hormonen — Cortexon (Desoxycorticosteron) und Aldosteron. Unter dem Einfluß dieser beiden Substanzen entsteht eigentlich der vorher beschriebene Kochsalzhochdruck, da eine 1%ige Natriumchloridlösung als Trinkflüssigkeit gegeben werden muß. Eine unilaterale Nephrektomie des endokrinen Modells potenziert die Entstehung eines Hypertonus, und eine doppelseitige Adrenalektomie hat keinen Einfluß auf den Steroidhochdruck [40, 51, 52, 57, 168].

Das Modell eines Mineralokortikoidhochdruckes ist nur bei der Ratte und beim Menschen möglich. Beim Hund ist dagegen auch unter Applikation hoher Dosen von Cortexon und Aldosteron mit und ohne Kochsalz ein signifikanter Hochdruck nicht zu provozieren. Es tritt lediglich eine Polydipsie und Polyurie ein. Auch das Kaninchen ist für dieses Modell nicht geeignet [58, 59, 60].

Bei der Ratte hat sich das Cortexon als Tablette bewährt (50—100 mg/Ratte) oder als Suspension (25—50 mg/kg) während 4 Wochen in 8tägigen Abständen injiziert. GROSS [60] empfiehlt auch tägliche Injektionen von 2,5 mg/kg Cortexonacetat in öliger Lösung. Von Aldosteron genügen niedrigere Dosen (0,5 mg/kg dl-Aldosteron oder die halbe Dosis d-Aldosteron täglich) nach GROSS [52]. Eine gleichzeitige Gabe einer 5%igen Sucroselösung und 1%igen Kochsalzlösung potenziert den Blutdruck. Der Aldosteronhochdruck gelingt nicht immer und führt nicht zu Gefäßveränderungen, die man bei dem Cortexonhochdruck gesehen hat [56, 57, 69].

Ein längere Zeit bestehender Cortexonhochdruck führt zu Herzhypertrophie mit schweren Gefäß- und Nierenveränderungen. Im Gegensatz zum experimentell-renalen Hochdruck führt Nephrektomie bei dem Cortexonhochdruck nicht zu einem raschen Druckabfall. Das Druckniveau kann noch höher ansteigen, bis die Tiere an einer Urämie eingehen. Auch synthetische Kortikoide, wenn sie natriumretinierend sind, können einen Hypertonus hervorrufen. Das klinische Bild eines Metakortikoidhochdruckes ist der primäre Aldosteronismus — Morbus Conn. Bei diesem Syndrom treten jedoch nicht so schwere Gefäßveränderungen auf wie beim Cortexonhochdruck der Ratte. Allerdings hängt dies wahrscheinlich von dem Schweregrad des Hypertonus ab. Zu dem Metakortikoidhochdruck sei gesagt, daß es meistens binnen 2—3 Monaten bei den Tieren zu einem hohen fixierten Blutdruck kommt, welcher anhält, auch wenn das

Hormon sowie das Salz nicht mehr zugeführt werden. Möglicherweise perpetuieren bei diesem sogenannten Metakortikoidhochdruck die aufgetretenen irreversiblen Gefäßschädigungen den Hypertonus. Auch hier gibt es empfindliche und weniger empfindliche Rattenstämme. Jedenfalls ist es nicht gerechtfertigt, dieses Modell mit dem sogenannten essentiellen Hochdruck beim Menschen zu vergleichen [45].

Einseitige Adrenalektomie mit gleichzeitiger Entfernung eines größeren Teiles der zweiten Nebenniere führt bei einseitig nephrektomierten jungen Ratten zum Auftreten eines Hochdruckes, wobei auch bei dieser Modellvariante eine 1%ige Kochsalzlösung als Trinkflüssigkeit zugeführt werden muß. Dieses Modell nach SKELTON wird als „Hochdruck nach Regeneration der Nebenniere" bezeichnet [171, 172]. Es handelt sich also auch um eine Form des Kochsalzhochdruckes, welche mit einer regenerierten Nebenniereninsuffizienz einhergeht. Wird nach Resektion der Nebenniere ein Rindenhormon appliziert, so unterbleibt die Entstehung eines Hochdruckes. Offensichtlich spielt hier eine kompensatorische Überproduktion von Aldosteron und Corticosteron eine Rolle. Der Hochdruck bei diesem Modell läßt sich auch durch Spirolactone, welche die Natriumausscheidung fördern, erzeugen. Außerdem konnte festgestellt werden, daß junge weibliche Tiere zu einem höheren Prozentsatz als die männlichen und älteren Tiere einen Nebennierenregenerationshochdruck entwickeln.

Glukokortikoidhochdruck

Nach Applikation von hohen Dosen Cortison, Cortisol, Corticosteron, Prednisolon entwickelt sich in 3—6 Wochen bei der Ratte ein nicht allzu hoher Blutdruck. Die Zugabe von Kochsalz beeinflußt den Hypertonus nicht. Eine einseitige Nephrektomie ist ebenfalls ohne Einfluß auf das Modell, dagegen begünstigt eine doppelseitige Adrenalektomie die Entstehung des Hypertonus [52, 86].

Durch die katabolische Wirkung der Glukokortikoide ist der Allgemeinzustand der Tiere schlecht, und es treten oft intercurrente Infektionen auf. Die Gefäße sind bei diesem Modell wenig verändert. Dagegen findet man eine Glomerulosklerose. Eine gleichzeitige Gabe von Cortison und Cortexon ohne Salzzufuhr entwickelt einen Hochdruck vom Cortisontyp. Der Glukokortikoidhochdruck läßt sich durch antihypertensive Pharmaka schnell und gut beeinflussen. Das Modell erinnert an das Cushing-Syndrom, welches charakterisiert ist durch eine endogene Überproduktion von Cortison.

Catecholaminhochdruck

Es liegen Versuche vor, durch Gabe von adrenergischen Substanzen einen Hochdruck zu erzeugen, der jedoch meistens vorübergehend ist. Ähnliche Ergebnisse erreicht man sowohl nach Applikation von Einzeldosen sowie unter Dauerinfusion von Adrenalin und Noradrenalin. Einige Autoren berichten über eine Herzhypertrophie und Gefäßschädigung mit Mediasklerose bei Kaninchen und Hunden. Diese Hypertoniemodelle zeigen gewisse Analogien mit dem Phäochromozytom [12, 160, 161].

Renin-Angiotensin-Hochdruck

Experimente neueren Datums berichten über eine Erhöhung des Blutdruckes bei lange dauernder Infusion von Renin oder Angiotensin [21, 11, 17, 30, 75]. Nach Unterbrechung der Infusion mit vasopressorischen Substanzen normalisiert sich jedoch der Blutdruck.

Interessant sind die Ergebnisse von McCUBBIN, welcher durch kontinuierliche Gabe von subpressorischen Dosen Angiotensin am wachen Hund zwar keine Hypertonie erzeugte, jedoch die Tiere auf verschiedene exogene Reize mit einem erheblichen, wenn auch vorübergehenden Druckanstieg reagierten. Subcutan applizierte hohe Dosen von Angiotensin in öliger Lösung führten bei der Ratte zu einem Hochdruck mit Gefäßveränderungen wie bei einem renalen Modell [101, 102]. Auch die tägliche Infusion von Angiotensin soll bei der Ratte nach 10—15 Tagen einen Hypertonus hervorrufen [88]. Wiederholte subcutane Injektionen von Schweine- oder Rattenrenin können bei der einseitig nephrektomierten Ratte einen vorübergehenden Hochdruck auslösen [106, 103]. Möglicherweise ist dieser Rückgang auf die Bildung von Antirenin gegen das nicht artspezifische Renin vom Schwein zurückzuführen [104]. Depot-Angiotensin in Dosen von 0,15—1,25 mg Angiotensin II (eine 50%ige wäßrige Lösung von Polyvinylpyvrolidon mit einem Molekulargewicht von 25000) führt in einem Zeitraum bis zu 14 Tagen zu einer anhaltenden Blutdruckerhöhung. Beim Schwein kommt es nach Verabreichung von 1 mg/kg Depot-Angiotensin zu einem starken Blutdruckanstieg [110, 111].

Graviditätshochdruck

Es existiert ein eklampsieähnliches Modell bei der Ratte: Die Tiere werden 3—4 Wochen mit Cortexon und Salz vorbehandelt und erhalten dann hohe Dosen Renin intraperitoneal injiziert. Außer dem Hochdruck entwickeln sich dabei Konvulsionen, peritoneale Ergüsse sowie Hirnblutungen, Störungen am Herzen und anderen Organen. Einige Versuche liegen auch beim Kaninchen vor [108, 109]. Möglicherweise führt die Gabe von Renin und Angiotensin nach anderen Autoren zu einer veränderten, meist erhöhten Kapillarpermeabilität. Mit der Schwangerschaftstoxikose kann jedoch dieses Modell kaum verglichen werden. Hohe Dosen von Cortexon und Kochsalz können bei unilateral nephrektomierten trächtigen Ratten neben einem Hypertonus zu einer Proteinurie und Oedembildung führen. Dabei sind die fötale und neonatale Mortalität gesteigert. Bei diesem Modell kommt es zu einer Schädigung der Glomerulokapillaren [108, 107]. Im allgemeinen herrscht die Meinung, daß bei dem Schwangerschaftshochdruck eine Verminderung des uteroplacentaren Blutstromgebietes vorliegt. Es ist nicht ganz eindeutig, ob diese Verminderung der Placentardurchblutung Ursache oder Folge des Schwangerschaftshochdruckes ist. Bei Modellen an graviden Hunden mit Drosselung der Placentardurchblutung kommt es zu einem Blutdruckanstieg mit einer Proteinurie und Oligurie. Es wird vermutet, daß die hypoxämische Placenta pressorische Substanzen („reninähnliche Substanzen") bildet. Offensichtlich kommt es in der normalen Schwangerschaft zu einer Aktivierung des Renin-Angiotensin-Aldosteron-Systems ohne eine Blutdruckerhöhung mit Natriumretention. Schwangerschaftshypertonien gehen manchmal ohne eine Erhöhung, ja sogar mit verminderter Menge von Renin-Angiotensin-Aldosteron einher [39].

Das Thymektomiemodell[1])

Schon Mendlowitz [112] hat auf die Bedeutung des endokrinen Systems für die Ätiologie der essentiellen Hypertonie hingewiesen. Die Bedeutung der Hypophyse und ihrer Hormone STH und ACTH kann als gesichert gelten, und Dillon [33] konnte durch Injektion dieser Substanzen einen Hypertonus bei der Ratte erzeugen.

---

[1]) Diese zusammenfassenden Ergebnisse wurden von Frau Prof. Dr. Kemilewa, Direktor des Instituts für Pathophysiologie, Sofia, zur Verfügung gestellt.

Bei hypophysektomierten Tieren mit einer Hypertonie, erzeugt durch eine Konstriktion der Aorta oder Applikation von DOCA konnte einer Perpetuierung und Potenzierung des Hypertonus erreicht werden durch Zugabe von STH und Thyroxin. 34% von Akromegaliekranken haben eine Hypertonie, deren Genese nicht ganz geklärt ist. Eine Blutdruckerhöhung durch Schilddrüsenhormone ist von DILLON [33] untersucht worden. Er nimmt an, daß durch Zunahme des mitochondrialen Sauerstoffbedarfes es zu einem erhöhten Fluß des Blutes mit Dilatation der Kapillaren und Zunahme des arteriellen Shunts kommt. Bei Hypothyreose haben wir den umgekehrten Vorgang. Die Bedeutung des Thymus für die Blutdruckregulation als eines der ersten endokrinen Organe nach der Geburt ist wenig untersucht worden. Nach LUCKEY [98] hat der Thymus eine besondere Bedeutung bei der Differenzierung der immunbiologischen Prozesse und der Calciumregulation verschiedener Zellen im Organismus. Die Bedeutung des Thymus für die Blutdruckregulation bzw. Hypertonie ist möglicherweise nicht eine thymusspezifische, sondern vollzieht sich über Kopplungsmechanismen mit anderen endokrinen Drüsen. Der Thymus soll nach COMSA [20] eine antagonistische Wirkung mit fast allen endokrinen Systemen haben mit einer Ausnahme, dem synergetischen Effekt

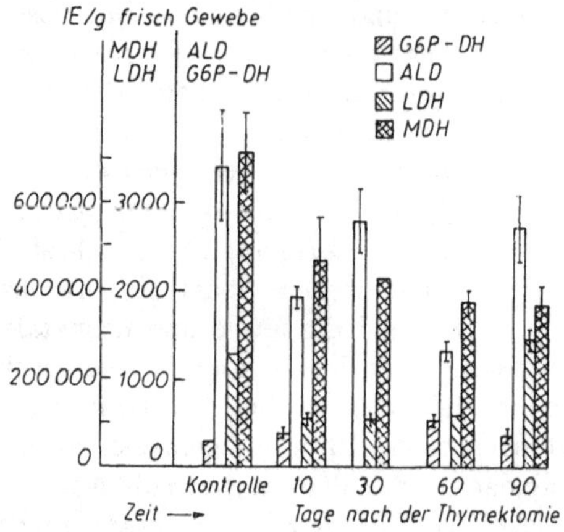

Abb. 2. Enzymverschiebungen des Myokards bei thymektomierten Ratten

mit dem somatotropen Hormon. So besteht auch zwischen Hypophyse und Thymus eine Wechselwirkung, die sich in der Wachstumsperiode als ein Wastingsyndrom manifestiert. PIERPAOLI und SORKIN [153] konnten feststellen, daß sich bei thymektomierten Ratten der SDH-Gehalt im Plasma erhöht. LEITZ [96] fand auch Beziehungen zwischen Thymus und Nebennierenrindenhormon. KEMILEWA u. Mitarb. [81] fanden nach Thymektomie eine Zunahme der Steroide im Plasma mit einer Verbreiterung der Zona reticularis der Nebennierenrinde. Dieser Prozeß ist reversibel, wenn in der neonatalen Phase gleichzeitig frisches Thymusgewebe implantiert wird. Andererseits ist bekannt, daß Glukokortikoide eine hemmende Wirkung auf den Thymus ausüben. KEMILEWA u. Mitarb. konnten feststellen, daß bei thymektomierten Ratten die Sekretion des thyreotropen Hormons der Hypophyse signifikant zunimmt. PIERPAOLI u. Mitarb. [154, 155] schließen aus eigenen Experimenten und Literaturangaben, daß die Thymusdrüse einen wesentlichen Anteil an der funktionellen Differenzierung des Gehirns hat, und zwar gezielt auf die Programmierung endokriner Funktionen in der Frühphase der Ontogenese. Der Thymus hat auch Einfluß auf metabolische Prozesse vorwiegend in der neonatalen Phase des Organismus. Er verändert auch die Aktivität der Glukose-6-Phosphatase mit einer Zunahme der Milchsäure in der Leber. Kemilewa u. Mitarb. fanden bei thymektomierten Ratten eine teilweise signifikante Abnahme im Myokard von G6P-DH, ALD, LDH, MDH).

Comsa nimmt an, daß es nach Thymektomie zu einer Störung der Eiweißsynthese kommt sowie zu einer Störung der Regulation des Cholesterols. Die Veränderungen der Adenylpyrophosphatase und der 5-Nucleosidase über das AMP spielen bei der Entstehung der Arteriosklerose eine Rolle und möglicherweise auch für die arterielle Hypertonie.

Die Wirkung des Thymus auf den Blutdruck sowie auch auf das kardiovaskuläre System hat wahrscheinlich immunbiologische und metabolische Aspekte, die bis jetzt nicht genügend untersucht worden sind. Schon 1936 fand Neimann [124] nach Thymektomie bei jungen Hunden einen Hypertonus, welcher durch Implantation von Thymus-

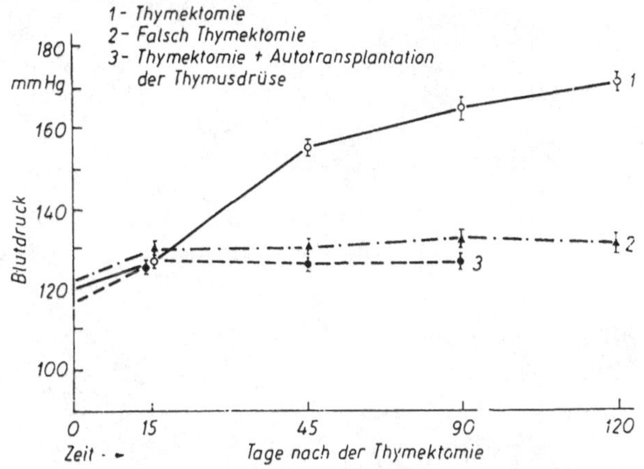

Abb. 3. Blutdruckdynamik nach Thymektomie mit Vergleichsgruppen

drüsen unterdrückt werden konnte. Popowitsch und Sechjano [158] berichten über ähnliche Untersuchungen und konnten unter Applikation von Thymusextrakten eine Hypotonie erzeugen. Svedson [179, 178], der vorwiegend immunbiologische Prozesse untersuchte, fand bei seinen neonatal thymektomierten Ratten im 3.—4. Monat einen Hypertonus. Kemilewa u. Mitarb. konnten im Laboratorium bei Wistarratten feststellen, daß zwischen 30. und 90. Tag nach der Geburt bei frühzeitiger Thymektomie ein Hypertonus entsteht.

Abbildung 3 veranschaulicht die Blutdruckdynamik bei den thymektomierten und bei den Vergleichstieren, wobei darauf hingewiesen wird, daß bei einer Autotransplantation von Thymusgewebe die Hypertonie nicht auftrat. Gleichzeitig fand diese Arbeitsgruppe bei den Tieren eine Hypertrophie des Myokards, eine Zunahme des Herzgewichtes mit einer Zunahme des Papillarmuskels und des linken Ventrikels (Abb. 4).

Es ist interessant, daß 15 Tage nach der Thymektomie bei noch normalen Schwankungen des Blutdruckes sich auch bereits Veränderungen des Myokards zeigen. Die Thymushypertonie ist noch nicht ganz geklärt. Möglicherweise beruht das auf den depressorischen Substanzen in der Thymusdrüse, was Kahana [79] und Popowitsch et al. [158] als Ursache ansehen. Eine weitere Möglichkeit ist die antagonistische Wirkung der Thymusdrüse auf andere endokrine Organe, welche für die Entstehung und Perpetuierung des Hypertonus von Bedeutung sind: Hypophyse, Steroidhormone, Gonaden u. andere. Es besteht aber auch die Variante, daß der Thymus über eine Alteration des Metabolismus in der Gefäßwand zu degenerativen Veränderungen und zu Veränderungen der Reagibilität der Gefäße führt. Weniger wahrscheinlich ist die Annahme von PIERPAOLI und BASEDOWSKI [154], welche vermuten, daß der Thymus eine Wirkung auf kreislaufrelevante Hirnstrukturen hat und deren Funktionen verändern kann. Alle diese Untersuchungen, die wir in komprimierter Form darlegen, zeigen, daß Beziehungen zwischen Thymus und der Pathogenese der Hypertonie bestehen, die jedoch noch nicht ganz geklärt sind. WARTAPEDOFF [195] erzielte beim männlichen Hund eine Hypertonie durch Ausschaltung des Geschlechtsapparates.

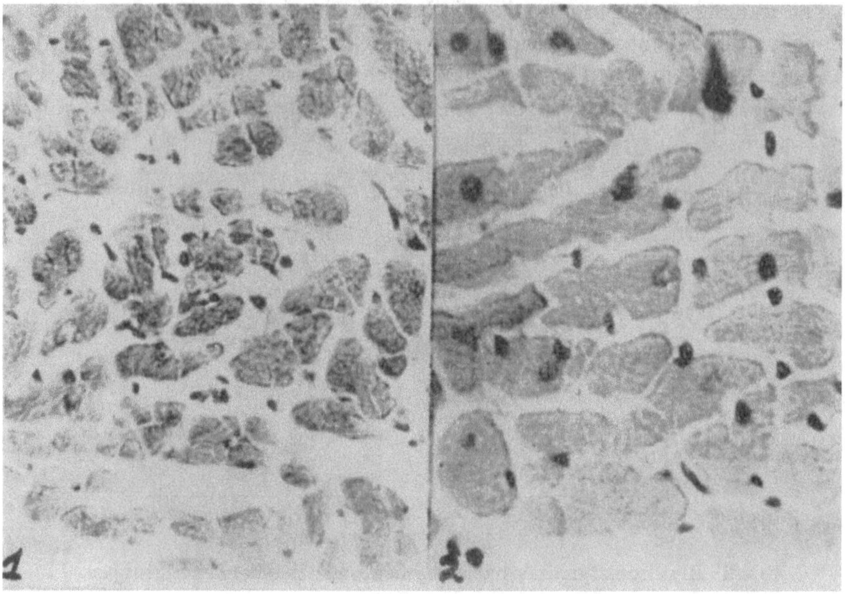

Abb. 4. Herzmuskelzellen vor und nach der Thymektomie.
4.1. normales Herzmuskelgewebe 4.2. Hypertrophie der Muskelzellen

Das neurogene Hypertoniemodell

Die neurogenen Hochdruckmodelle teilen wir in exterorezeptive und interorezeptive bzw. kombinierte ein. Vom zentrogenen Hochdruck sprechen wir bei dem Hypertoniemodell durch direkte Schädigung des ZNS. Ausschaltung der Blutdruckzügler (Durchschneidung des Sinusnerven und der depressorischen Aortennerven bzw. doppelseitige Entfernung der Carotisbifurkation) führen zu einem sich schnell entwickelnden und lang anhaltenden Hochdruck. Man kann das Hypertoniephänomen durch partielle Durchtrennung des rechten Vagus bei gleichzeitiger Durchschneidung des linken erzeugen. Beim erhaltenen Carotissinusnerven können die ausgehenden efferenten Fasern noch durch Pinseln der Arterienwände mit alkalischer Phenollösung total ausgeschaltet werden. Eine bilaterale Sympathektomie verhindert den Carotissinusdruck, und von besonderem Interesse ist die Tatsache, daß eine Denervierung der Nieren zu einem Abfall des Blutdruckes führt. Der Hochdruck nach Ausschaltung der Blutdruckzügler hat einen labilen Charakter. Der Carotissinushochdruck läßt sich gut an Ratten, Katzen, Kaninchen, Hunden und Primaten erzeugen. Bei der Ratte ist die Ausschaltung etwas schwieriger, wobei die Modifikation nach KREHER ein gut praktikables Modell darstellt [91]. Im Gegensatz zum Hund verlaufen bei der Ratte die von den Pressorrezeptoren stammenden Fasern in dem Sympathikushauptast und meistens noch in dem oberen Kehlkopfnerv. Eine Vagotomie ist nicht in jedem Falle notwendig. Es genügt eine Durchtrennung der Fasern und Denervierung beider Carotissinus. Nach unseren Erfahrungen ist das Carotissinusmodell besonders gut geeignet zu Untersuchungen von Regulationsvorgängen des Blutdruckes. Dieses interorezeptive Modell hat deutliche Analogien zu Regulationsvorgängen auch des menschlichen Blutdruckes. Im Experiment am Tier beträgt die Erfolgsquote ca. 85% [46, 47, 15, 74, 105, 185]. Der neurogen-zentrogene Hochdruck stellt ein sehr altes Modell in verschiedenen Varianten dar. Alle diese Modelle beruhen auf Ligaturen cerebraler Gefäße mit nachfolgender mangelhafter Gehirndurchblutung [37, 123]. GUYTON [64] konnte an seinem Modell nach Unterbindung der Carotiden und Vertebralarterien beim Hund einen anhaltenden Hypertonus erzeugen. Es liegen auch Modelle durch artefizielle Embolien der Hirngefäße nach Injektion von Lycopodiumsphären vor. Über eine chronische Ischämie der Medulla oblongata mit Hypertonus durch eine successive Unterbindung der Carotiden und Vertebralgefäße beim Hund berichten NOWAK und WALKER [134]. Eine akute Erhöhung des intrakranialen Druckes führt im Experiment und nach klinischen Beobachtungen zu einer Erhöhung des Blutdruckes beim normalen Schlagvolumen und erhöhtem peripheren Widerstand [22, 184]. 1932 zeigte DICKINSON et al. [32] eine Erhöhung des Blutdruckes beim Hund nach Injektion von Kaolin in die Cisterna cerebellum medullaris. Der erhöhte Blutdruck hielt bis $1^1/_2$ Jahre an. Man nimmt an, daß hier eine Hypoxämie der kreislaufrelevanten Hirnstrukturen die Ursache ist. Über den zentrogenen Hochdruck in Experiment und Klinik berichtet DICKINSON [32] ausführlich in seiner Monografie. Der Grundgedanke ist, daß eine gestörte vaskuläre Hirnfunktion sowohl als Anlaß- wie auch als Perpetuierungsmechanismus angesehen werden kann. Der Autor diskutiert ausführlich die Wechselbeziehungen zwischen Niere, Sympathikus, Parasympathikus usw. bei Hypertonie und Hirndurchblutung. Eine besondere Rolle spielen bei seiner Analyse die Vasomotorenzentren in der Medulla oblongata.

Unter neurogen-exterorezeptiven Hochdruckformen verstehen wir die neurotischen bzw. solche, die durch exogene Reize ausgelöst oder unterhalten werden. Wir verweisen auf das Kapitel über die neurotisch induzierte Hypertonie. Psychoemotioneller Stress bei dem Hypertoniesyndrom ist in der sowjetischen Schule vielseitig klinisch und experimentell behandelt worden. Diese Untersuchungen beruhen auf den Arbeiten von PAVLOV [149]. Nach der Methode des bedingten Reflexes wurde von TSCHERNOV mit Hilfe von Adrenalin als unbedingtes Agens beim Hund eine Hypertonie erzeugt [189]. KURCIN [95] hat durch mehrere Methoden dieser Art eine passagere Hypertonie beim Hund hervorrufen können, was auf kortikale (cerebro-viszerale) Mechanismen, auch wenn sie keine Analogien zu der essentiellen Hypertonie hat, deutet; MJASNIKOV [116] erzielte ebenfalls durch die bedingt-reflektorische Methode beim Hund mit Hilfe von Renin einen Hypertonus. Sós [176] hat verschiedene exogene Reize appliziert (Licht, akustische und elektrische Reize unter Verabreichung einer eiweißhaltigen Kost) und konnte bei der Ratte einen arteriellen Hypertonus erzeugen. USSIEWITSCH [192], ein Schüler PAVLOVS, zeigte 1949, daß beim Hund vom schwachen Nerventyp das Zusammenprallen von positiven und negativen Reflexen zu einer Erhöhung des Blutdruckes führt. TSCHERNIGOVSKI und JAROSCHEVSKI [188] führten ähnliche Versuche bei verschiedenen Nerventypen am Hund durch. Bei Tieren mit Überwiegen der Hemmung der höheren Nerventätigkeit waren die Blutdruckanstiege beträchtlich höher. KUPALOV [93, 94] zeigte, daß 50% der Hypertoniekranken einen starken Typ der höheren Nerventätigkeit nach PAVLOV hatten. GUREVITSCH und Mitarb. [63] untersuchten die höhere

Nerventätigkeit beim Carotissinusmodell am Hund und stellten fest, daß diese Tiere eine erhöhte innere Hemmung mit einer Abnahme der Differenzierung zeigten. Auf dem Höhepunkt der Hypertonie stellten sie eine „chaotische bedingt-reflektorische Tätigkeit" fest. Nach GUREVITSCH u. Mitarb. [63] fand sich auch beim nephrogenen Modell am Hund eine alterierte höhere Nerventätigkeit. WISCHATINA [196] fand beim nephrogenen Hypertoniemodell Veränderungen der peripheren Gefäßreaktionen und nimmt an, daß diese eine Folge des veränderten funktionellen Zustandes der zentralen Kreislaufregulation darstellen. Bei der reflexogenen Theorie fanden ANOCHIN und Mitarb. im Experiment veränderte elektrische Biopotentiale des Aortennerven im Anfangsstadium, welche sich später normalisierten. ANOCHIN u. Mitarb. [4] nehmen an, daß eine Ausschaltung des depressorischen Systems zu einer Adaptation der Rezeptoren auf das erhöhte Blutdruckniveau führt und eine pressorische Dominante im ZNS irradiiert. Interessant sind die Versuche von HAJUTIN [65], welche durch Ligatur der Kranzgefäße eine passagere Hypertonie erzeugten und eine anhaltendere bei chronischer Reizung des Vagus oder Plexus solaris. TUPIKOVA [190] konnte die Carotissinushypertonie durch zusätzliche Ischämie des Gehirns potenzieren. SUTSCHKOV [177] fand Veränderungen im kortikalen und medullären Kreislauf der Niere bei zentrogenen Formen der arteriellen Hypertonie (cerebral-ischämisches Modell). Über veränderte reflektorische Regulation des Kreislaufes (pressorische und depressorische Reflexmechanismen) bei chronischen experimentellen Hypertoniemodellen berichtet KONDRATOVIC [89] ausführlich in seiner Monografie. PARIN [148] mißt dem psycho-emotionalen Trauma eine gewisse Bedeutung bei der Entstehung der Hypertonie, insbesondere dem dabei veränderten Tonus des arteriellen Systems bei. Bei der Neurotisierung kommt es nach PARIN zu einer Erregung der vegetativen und pressorischen Zentren. Diese reflektorischen Mechanismen übertragen sich auch auf die Niere, welche sekundär die humoralen pathogenen Mechanismen in Gang setzen. PARIN nimmt kritische Stellung zu einer ausschließlichen Interpretation psycho-emotionaler Reize für die Entstehung der Hypertonie und führt viele andere klinische Bilder an, die auch ähnliche gestörte reflektorische Mechanismen und einen veränderten Gefäßtonus aufweisen.

Der hereditäre Hochdruck an der Ratte (SHR)

Im Hinblick auf die Annahme einer hereditären Komponente bei dem essentiellen Hochdruck sind Beobachtungen über eine vererbbare Anlage bei der Ratte von Bedeutung (OKAMOTO [135]). Es lassen sich Rattenstämme des sogenannten spontanen Hochdruckes züchten. Es sei jedoch bemerkt, daß auch labile spontan hypertone Ratten eine gewisse Empfindlichkeit auf verschiedene Eingriffe zeigen, wie z. B. Drosselung der Niere, Salzzufuhr u. ähnliches. Dadurch kann angenommen werden, daß die Neigung und die Disposition zum Hochdruck vererbt werden. Eine der menschlichen Hypertonie vergleichbare Interpretation wäre die von japanischen Autoren festgestellte gesteigerte Aktivität des Sympathikus bei der SH-Ratte, welche zu einem erhöhten Tonus der peripheren Arterien führt. Die an der Ratte erhobenen Befunde sprechen dafür, daß die Heredität des Hochdruckes durch ein einzelnes Gen übertragen wird und offensichtlich eine Rolle spielt. Es sei auf die wichtige Tatsache hingewiesen, daß die SH-Ratte unter allen Situationen ihre Hypertonie bekommt, auch ohne jegliche neurotisierende Faktoren. Wie weit dieses Modell analog der essentiellen Hypertonie entspricht, wird noch weiter diskutiert.

Bemerkenswert ist, daß zahlreiche Untersuchungen in verschiedenen Laboratorien und in verschiedenen Richtungen bisher nicht den Faktor feststellen konnten, der spezifisch die spontane Hypertonie bei Ratten charakterisiert, sie grundsätzlich von den normotonen Ratten vom Stamm Wistar unterscheidet, von dem die SHR abstammen, und der das Auftreten der Hypertonie für diesen erklären könnte. Mit Sicherheit ist bekannt, daß die SH-Ratten (SHR) normoton geboren werden [1, 83, 137, 138, 191], sie haben den gleichen arteriellen Druck wie die neugeborenen normotonen Ratten, werden jedoch allmählich mit fortschreitendem Alter hyperton, so daß mit 4 Monaten sowohl die männlichen als auch die weiblichen SHR eine dauerhafte, hohe Hypertonie entwickelt haben [38, 83, 137, 140, 147]. In der weiteren Generationsfolge übersteigt der arterielle Druck in immer früherem Lebensalter die obere normotone Grenze [5, 141, 181], so daß gegenwärtig die SHR schon gegen Ende des 2. Monats nach der Geburt hyperton werden [141].

Die Hypertonie ist progressiv und erreicht nach dem 4. Monat sehr hohe Werte (210–240 mm Hg [141]). Das betrifft nicht nur den systolischen Druck, wie es in der Literatur beschrieben ist, sondern auch den diastolischen Druck. Für den diastolischen Druck ist charakteristisch, daß er höher ist als bei der essentiellen Hypertonie beim Menschen und auch wie der systolische Druck exzessive Werte erreicht (140 bis 170 mm Hg).[1])

An zweiter Stelle muß betont werden, daß die SH zweifellos ein Beweis für die Rolle des genetischen Faktors bei der Entwicklung dieser Form der Hypertonie ist [70, 140, 150, 174, 183], unabhängig davon, daß ihre Entstehung, ihre Entwicklung, die Schwere des Verlaufes von äußeren und inneren Faktoren beeinflußt werden [38, 83, 140, 151]. Wie bereits erwähnt, wird der genetische Faktor in Abhängigkeit von der Beeinflußbarkeit des Grundstammes bei der inbreden Aufzucht bis auf 100%ige Vererbbarkeit konzentriert. In einigen Fällen wird das schwieriger und langsamer erreicht (innerhalb 15 Jahren), wie es beim neuseeländischen Stamm von Smirk [150, 174] der Fall war, gelegentlich jedoch schon in der dritten Generation [141, 174]. Ein sicheres Zeichen für die Bedeutung des genetischen Faktors in der Entstehung der SH ist die allmähliche Normalisierung des arteriellen Druckes der SHR nach „Dekonzentrierung" des genetischen Faktors durch Kreuzung der SHR mit normotonen Ratten [70, 141, 151, 183]. Bei dieser Vermehrungart sinkt der arterielle Druck jeder neuen Generation immer mehr ab, so daß bei späteren Geschlechterfolgen keine Hypertonie mehr vorkommt und die Tiere wieder normoton werden [151]. Dieser Fakt ist von wesentlicher Bedeutung bei Gegenüberstellung mit den pathologischen Abweichungen des Blutdruckes beim Menschen. Die Rolle der Vererbung bei der essentiellen Hypertonie des Menschen ist heute unbestritten [78]. Bekannt ist, daß die Nachkommenschaft hypertoner Eltern in 28,3 bis 45,5% einen Risikofaktor zur Erkrankung an Hypertonie trägt. Der genetische Einfluß ist besonders bei jüngeren Hypertonikern erkennbar und drückt sich nicht nur auf das gehäufte Erscheinen, sondern auch auf Verlauf und Prognose der Hypertonie aus [78]. Möglicherweise wird das Zunehmen dieser Erkrankung beim Menschen außer mit den besseren diagnostischen Möglichkeiten und der Aufgeklärtheit der Patienten auch mit dem gehäuften Vorkommen von Familien zu erklären sein, bei denen einer oder beide Elternteile Hypertoniker oder Träger des Risikofaktors für Hypertonie sind, d. h. erblich belastet sind. In dieser Hinsicht sind experimentelle Untersuchungen über die Prophylaxe der SH und über die Reninaktivität im Plasma normotoner Kinder, hypertoner Kinder und Kinder, deren Eltern an Hypertonie leiden, von Interesse. Kiprov u. Mitarb. [83] gingen von den Untersuchungen Freis [38] aus, der

---

[1]) Die Ergebnisse über die SH-Ratte wurden in der Forschungsgruppe für Hypertonie der Medizinischen Akademie Sofia, Leiter Prof. Dr. D. Kiprov, erarbeitet.

3 Monate alte SHR mit Resperin und Hydralazin behandelte und ein späteres Auftreten der genetischen spontanen Hypertonie beobachtete, das solange anhielt, wie die Behandlungsdauer mit Antihypertensiva. Da die SHR normoton geboren werden, führten sie eine antihypertensive Behandlung analog der beim Menschen angewendeten (mit Antihypertensiva und Diuretika) im möglichst frühesten Moment des prähypertonen Stadiums bei SHR durch, mit der Aufgabenstellung, das Auftreten oder die Entwicklung der spontanen Hypertonie zu verhindern [83]. Die Untersuchungsergebnisse zeigten, daß der genetische Faktor nicht medikamentös (Serpasil und Lasix) beseitigt werden kann. Im prähypertonen und im hypertonen Frühstadium kann der arterielle Druck mit subtherapeutischen Dosen im normotonen Bereich gehalten werden; mit Fortschreiten der Hypertonie bei unbehandelten Kontrolltieren kann der arterielle Druck der behandelten SHR nur noch mit subtherapeutischen Dosen, später mit hohen therapeutischen Dosen in subhypertonen Grenzen gehalten werden. Trotz dauernder 7monatiger Therapie stieg der arterielle Druck sowohl bei Freis als auch bei Kiprov u. Mitarb. nach Abbruch der Behandlung steil an und erreichte 2 Wochen später hypertone Werte. Die Behandlung hatte jedoch in beiden Fällen eine günstige Nachwirkung: der maximale Anstieg des arteriellen Druckes vollzog sich nun langsamer (bis zu 4 Monate) als bei den unbehandelten Kontroll-SHR [83, 38]. Diese Untersuchungen lassen die Schlußfolgerung zu, daß die genetische Hypertonie nicht durch ununterbrochene medikamentöse Behandlung beeinflußt werden kann, daß jedoch eine frühe Prophylaxe (bei uns Einleitung der medikamentösen Behandlung im prähypertonen Stadium) den Verlauf der 100% vererbbaren Hypertonie ändern, den arteriellen Druck auf subhypertonem Niveau halten kann und die Weiterentwicklung der Hypertonie für einen Zeitraum, der dem Behandlungs- oder Prophylaxekurs entspricht, aufzuhalten vermag.

Einige Pathomechanismen der experimentellen Hypertonie

Die einzelnen Modelle klären einzelne Mechanismen. Das gilt besonders für die pressorischen Substanzen renalen Ursprungs. An erster Stelle steht das Renin-Angiotensin-System, das schon 1898 von Tigerstedt und Bergmann in normalen Kaninchennieren festgestellt wurde [186]. Auf die Entstehung von Angiotensin II über Angiotensin I und Angiotensinogen mit Hilfe des Converting-Enzyms braucht in diesem Kapitel nicht näher eingegangen zu werden.

Das Angiotensin II stellt das wirksame Endprodukt der Enzymsubstrate dar und hat eine sehr kurze biologische Halbwertszeit.

Mit Hilfe von radioaktiv markiertem Angiotensin (^{125}J) gelingt es, radioimmunologisch kleinste Mengen von Angiotensin im Plasma nachzuweisen. Auf die physiologische Bedeutung des Renin-Angiotensin-Systems sei in anderen Kapiteln hingewiesen. Die Mechanismen des Renin-Angiotensin-Systems im Experiment beinhalten:

1. Regulation des arteriellen Blutdruckes
2. Regulation des Natriumhaushaltes
2.1. Einfluß auf Glomerulusfiltrat
2.2. Einfluß auf Nierentubuli, d. h. vermehrte Natriumresorption
2.3. Anregung der Aldosteronsekretion
3. Regulation des intravasalen Volumens
4. Zunahme des Sympathikotonus
5. Regulation der Widerstandsgefäße

Es ist wahrscheinlich, daß die Bildung und Abgabe von Renin intrarenal gesteuert ist. Beim renalen Hochdruck nimmt der Gehalt an Renin innerhalb einiger Tage zu und bleibt einige bis mehrere Wochen erhöht. In der nicht gedrosselten Niere fällt das Renin ab, und zwar nach Gross 2—3 Tage später als der Anstieg in der gedrosselten Niere einsetzt (Regoli et al. [165]). Der Reningehalt der gedrosselten Niere nimmt nur dann zu, wenn die kontralaterale Niere intakt ist. Wird die kontralaterale Niere jedoch entfernt, so steigt zwar der Blutdruck, jedoch ohne eine Erhöhung des Reningehaltes in der gedrosselten Niere. Werden beide Nierenarterien eingeengt, so entscheidet hier der Grad der Drosselung. Die besser durchblutete Niere ist ärmer an Renin [61]. Die Konzentration von Renin im Plasma geht parallel mit dem Reningehalt der Nieren.

Offensichtlich sind hier zwei Anlaßmechanismen zu berücksichtigen, einmal der humorale Renin-Angiotensin-Mechanismus und zum zweiten eine Störung der Volumenregulation über den Elektrolytenhaushalt. Es kann auch angenommen werden, daß bei diesen Modellen eine erhöhte Empfindlichkeit gegenüber dem physiologisch vorhandenen Angiotensin vorliegt. Untersuchungen mit Ligatur des Ureters bei Drosselungshochdruck zeigen, daß Renin in der gedrosselten Niere nur dann steigt, wenn die kontralaterale Niere ihre exkretorische Funktion noch hat [55]. Beim Salzhochdruck ist bei allen Modellen in 2—3 Wochen eine erhöhte Reninkonzentration weder in der Niere noch im Plasma nachweisbar. Wenn dem Futter das Kochsalz entzogen wird, so steigt der Reningehalt wieder an und erreicht innerhalb kurzer Zeit normale Werte. Dies ist begleitet von einem Abfall bzw. einer Normalisierung des Blutdruckes. Ähnlich wird bei dem Hochdruckmodell infolge Nebennierenregeneration kein Renin in den Nieren nachgewiesen. Beim Kaninchen, welches auf eine Überdosierung von Cortexon oder Aldosteron und Salz nicht mit einem Hypertonus reagiert, sinkt der Reningehalt in den Nieren. Dies spricht dafür, daß dieser Mechanismus nicht für den Hochdruck verantwortlich gemacht werden kann. Somit läßt sich noch nicht mit absoluter Sicherheit nachweisen, daß für diese Hochdruckformen das Renin-Angiotensin-System von dominierender Bedeutung ist. Wie es auch sei, die Niere steht im Mittelpunkt bei allen diesen Hypertoniemodellen. Wird bei vorhandener oder fehlender kontralateraler Niere die ischämische Niere entfernt oder wieder durchblutet, so normalisiert sich der Blutdruck in einigen Stunden, und zwar unabhängig von der Zeit seines Bestehens. Die Gefäßveränderungen der Arterien und Arteriolen in der nicht gedrosselten kontralateralen Niere spielen offensichtlich bei der Perpetuierung des Hochdruckes auch bei Entfernung der gedrosselten Niere ein Rolle. Bei Tieren mit Cortexonhochdruck verändert sich dieser auch nicht nach Entfernung der Nieren, und die Tiere gehen zugrunde mit hohem Butdruck an einer Niereninsuffizienz. Diese Beobachtung zeigt, daß bei dem Cortexon-Kochsalz-Hochdruck die Nieren eine zweitrangige Rolle haben.

Die Kortikosteroide sind auch wichtig für die modulierende Regulation des ZNS von spezifischen Strukturen, wie Formatio reticularis, limbisches System, Hypothalamus (Gaidina, Maltschenko zit. b. Kemilewa [81]), Dessi-Fulgheri [31]. Nach Kalner [80] ist das Hydrocortison notwendig, um den pressorischen Effekt der Katecholamine in den Gefäßen zu realisieren. Bigliebi et al. [10] untersuchten den blutdrucksteigernden Effekt der Kortikosteroide und beschrieben verschiedene Formen eines genetischen Effektes des Steroidmetabolismus, woraus auch eine arterielle Hypertonie resultieren kann.

Die Reagibilität der Arterien beim experimentellen Hochdruck ist bei den meisten Modellen verändert. Die Widerstandsgefäße sprechen bei verschiedenen Formen des experimentellen Hochdruckes stärker auf vasokonstriktorische Reize auch beim normalen Blutdruck an. Dies wurde auch am isolierten durchströmten Gefäßpräparat festgestellt [46].

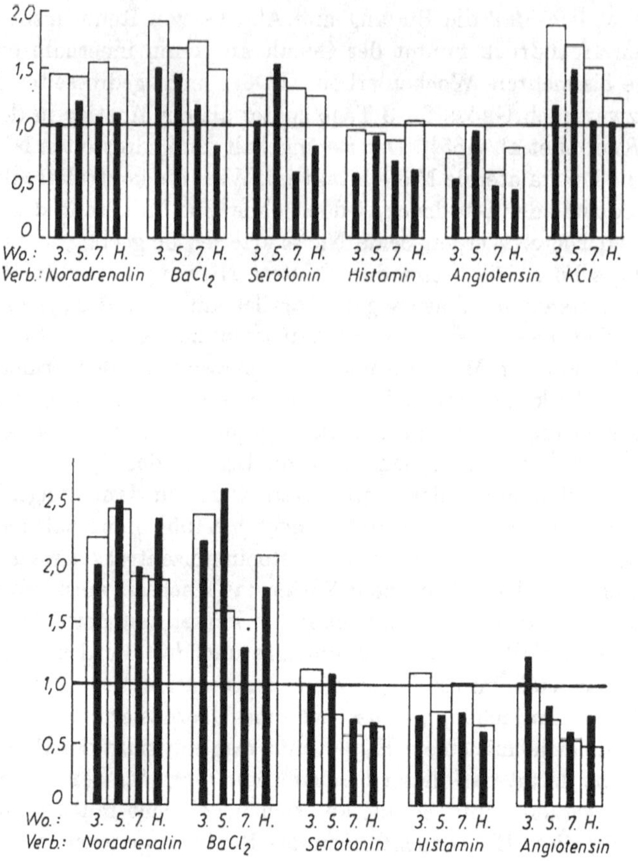

Abb. 5a, b u. c. Entwicklung der Gefäßreagibilität während der Ausbildung des Hochdrucks. a) isolierte Aorta, b) isolierte Pulmonalarterie, c) isolierte A. femoralis. □ = neurogen-interorezeptives Modell; ■ = nephrogenes Modell; maximale Kontraktionshöhe im Verhältnis zur Kontrolle (= 1,0). Abszisse: Wochen post operationem; H = stabile Phase. Na = Noradrenalin; 5-HT = Serotonin; Hist. = Histamin; Ang. = Angiotensin

Injektion von Katecholaminen ruft bei renal hypertonen Modellen einen stärkeren Druckanstieg hervor als bei normotonen Tieren [46]. Beim Cortexonhochdruck der Ratte ist dieses Phänomen noch ausgeprägter. Klinische Untersucher fanden auch bei Hypertonikern eine verstärkte vasokonstriktorische Reaktion mit Blutdrucksteigerung nach Injektion von pressorischen Substanzen (Adrenalin, Noradrenalin, Angiotensin) [144]. Eine doppelseitige Nephrektomie verändert die Ansprechbarkeit der Widerstandsgefäße auf pressorische Substanzen nicht [58]. Dagegen zeigen nierenlose Tiere eine Blutdrucksteigerung nach Renininjektion, die auch länger anhält. Dieser Effekt soll nicht auf eine erhöhte Empfindlichkeit der Widerstandsgefäße zurückzuführen sein, sondern auf Veränderungen in den Renin-Angiotensin-Reaktionen [58]. Beim Mb. Conn (primärer Aldosteronismus) ist die Wirkung von Angiotensin ebenfalls verstärkt.

Eine Überprüfung der Gefäßreagibilität mit Angiotensin neurotisch hypertoner Paviane ergab gemessen an der Blutdruckreaktion, daß das systolische Druckmaximum im Vergleich zu Kontrolltieren früh erreicht wurde, auch der diastolische Blutdruckverlauf war erhöht (Starcev et al. [180]). Paegelow et al. [142] fanden, daß die Reagibilität der isolierten A. thoracica, A. pulmonalis, A. femoralis bei Carotissinus- und nephrogener Hypertonie gegenüber Noradrenalin, Histamin und Serotonin verändert war. Eine erhöhte Empfindlichkeit zeigte die Aorta insbesondere bei den neurogen-hypertonen Tieren. Eine potenzierte Reagibilität fanden wir auch bei der neurogenen Form an der A. pulmonalis und der A. femoralis bei den nephrogen-hypertonen Tieren. Die veränderte Reaktionsfähigkeit tritt bereits in der 3. Woche nach der Operation auf und läßt die Schlußfolgerung zu, daß eine primäre Überempfindlichkeit der Gefäßmuskelzelle bei den Modellen (sog. true supersensitivity) vorliegt. Abbildung 5 a, b, c veranschaulicht die Gefäßreagibilität während des Hochdruckes [142].

Abbildung 6 zeigt das Verhalten der Kontraktion der Pulmonalarterien unter Noradrenalin und Angiotensin.

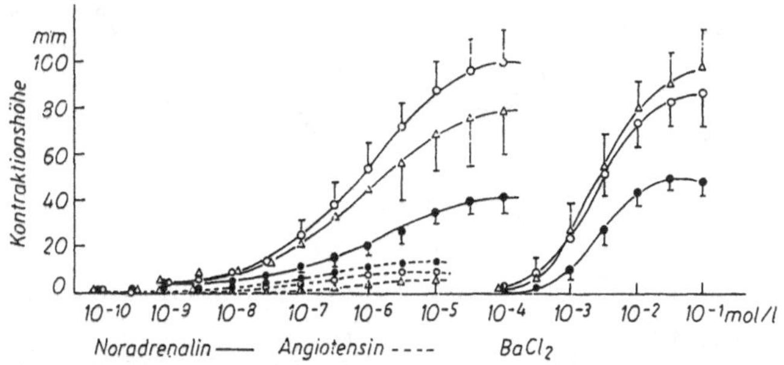

Abb. 6. Dosis-Wirkungs-Kurven für Noradrenalin, Angiotensin und Bariumchlorid an der isolierten Pulmonalarterie hypertoner Kaninchen (stabile Phase). △ = neurogen-interorezeptiver Hypertonus; ○ = nephrogener Hypertonus; ● = Kontrollstreifen Abszisse: Konzentration in Mol/l; Ordinate: Absolute Kontraktionshöhe in mm

Abbildung 7 verdeutlicht die Kontraktionszunahme der isolierten Pulmonalarterie beim Carotissinusmodell unter Serotonin.

Vergleichende Untersuchungen über die Blutdruckreaktionen auf exogenes Angiotensin II bei experimenteller nephrogener und neurogen-interorezeptiver Hypertonie der Ratten ergaben, daß normotone, bilateral nephrektomierte Tiere einen stärkeren pressorischen Effekt zeigten als die normotonen nierenintakten Ratten. Andererseits war bei hypertonen Tieren der pressorische Effekt signifikant höher auf Angiotensin II im Vergleich zu normotonen intakten und normotonen nephrektomierten Tieren. Dabei war bei den neurogen-interorezeptiv-hypertonen Tieren der pressorische Effekt ausgeprägter als bei den nephrogenen. Offensichtlich beruhen diese Mechanismen auf Verschiebungen des Elektrolytstoffwechsels mit erhöhter Sensibilität des arteriellen Systems auf pressorische Substanzen. Die besonders erhöhte Sensibilität beim neurogenen Modell

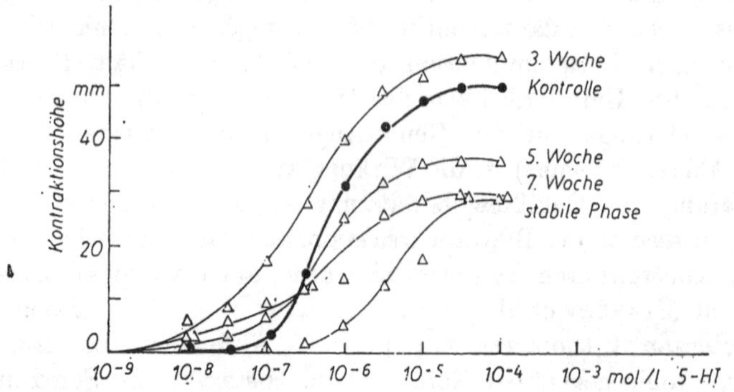

Abb. 7. Isolierte Pulmonalarterie hypertoner Kaninchen (neurogen-interorezeptives Modell). Dosis-Wirkungs-Kurven von Serotonin im Verlaufe der Entwicklung des fixierten Hochdrucks. Abszisse: Konzentration in Mol/l; Ordinate: Kontraktionshöhe in mm

hat außerdem direkte Beziehungen des Carotissinus zu kortikalen und subkortikalen Hirnstrukturen (Nitschkoff et al. [132]). Die folgende Abbildung 8 zeigt die Blutdruckdynamik beim nephrogenen und Carotissinushypertoniemodell bei der Ratte.

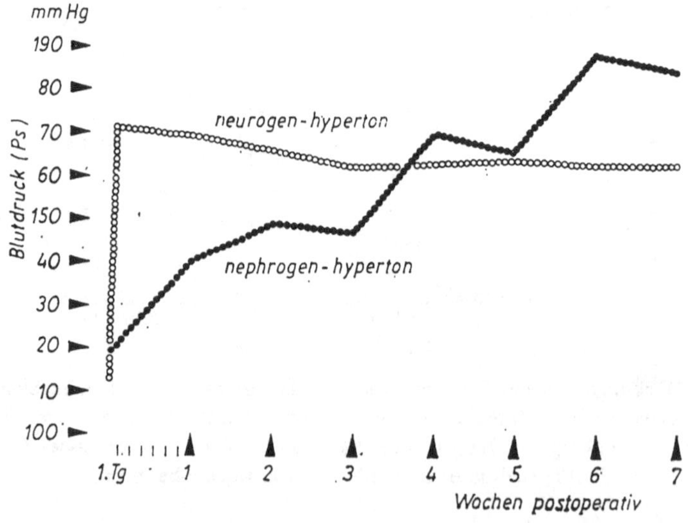

Abb. 8. Blutdruckdynamik bei dem neurogenen und nephrogenen Hypertoniemodell

Abbildung 9 demonstriert die vergleichenden Blutdruckreaktionen auf Hypertensin in 3 verschiedenen Dosen bei den 2 Modellen im Vergleich zu normotonen nierenintakten und bilateral nephrektomierten Tieren. Wir konnten auch Konzentrationsunterschiede des Angiotensins im Plasma experimentell renal- und neurogen-interorezeptiv-hypertoner Ratten feststellen (Nitschkoff et al. [131]).

Abbildung 10 veranschaulicht die Hypertensinogenkonzentration im manifesten Stadium bei den 2 Hypertoniemodellen im Vergleich zu normotonen Tieren, und auf Abbildung 11 kann man den unterschiedlichen Verlauf der Angiotensinogen-Konzentration bei verschiedenen Modellen in der labilen Frühphase der Hypertonieentwicklung

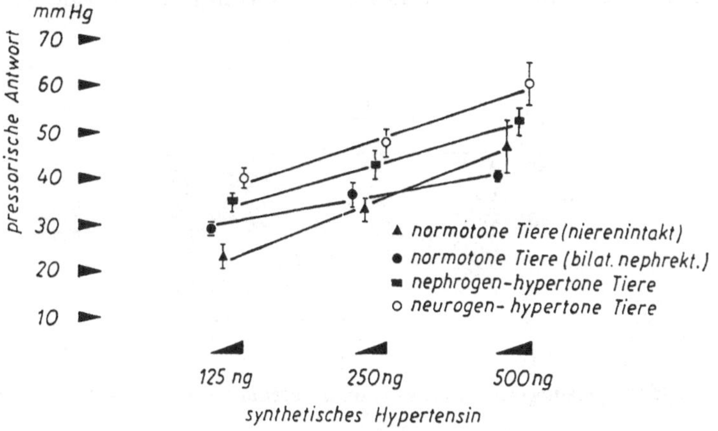

Abb. 9. Empfindlichkeit gegen synthetisches Hypertensin bei verschiedenen Testgruppen

erkennen. Die auftretenden Veränderungen in der pressorischen Wirksamkeit der Plasma-Angiotensinogen-haltigen Testsubstanz war also in dem postoperativ beobachteten Zeitraum bei beiden Modellen unterschiedlich: die nephrogenen Ratten wiesen in der labilen Phase einen signifikanten Konzentrationsverlust des Angiotensinogens auf, der sich in den folgenden Wochen langsam normalisierte [132]. Bei den neurogen-interorezeptiv-hypertonen Tieren stieg das Plasmaangiotensinogen nach einem operativ

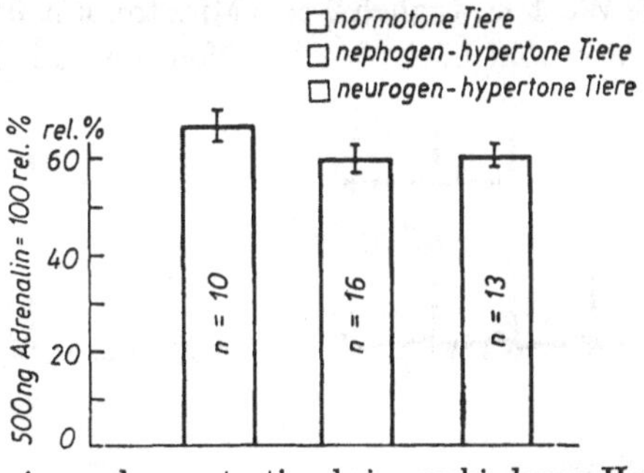

Abb. 10. Hypertensinogenkonzentration bei verschiedenen Hypertoniemodellen

bedingten Abfall in den ersten 24 Stunden über die Norm an, um in der 4. Woche auf das Niveau der renal-hypertonen Tiere abzufallen. Wir interpretieren dieses Phänomen als eine neurohumorale Dysregulation mit verschiedenen Anlaßmechanismen [131].

In Experimenten an Ratten wurde festgestellt, daß es unter Lärmbelastung (95 db), permanent 96 Stunden und chronisch intermittierend 2 mal 5 min täglich über 28 Wochen, zu Dysregulationen verschiedener Organsysteme kommt: Hyper- und Hypoelektrolytämien, Vermehrung des Serumcholesterins, Vermehrung der biogenen Amine, Hypertrophie der Nebennieren, Blutdruckerhöhungen und Ekg-Veränderungen, außerdem teilweise signifikante Verschiebungen der Erythro- und Leukopoese sowie des Blutgerinnungssystems. Die Veränderungen bei den 28 Wochen intermittierend beschallten

Tieren sind ausgeprägter als bei den 96 Stunden permanent beschallten. Es wird auf das komplizierte Spiel des Neuroendokriniums unter Stress, auf Regulation, Gegenregulation, Adaptation und Erschöpfung hingewiesen. Aufschlußreich und interessant sind die histomorphologischen Untersuchungen des Gehirns. Kortikale Areale (sensomotorische Zonen, akustischer Analysator, limbische Region) zeigen sehr früh morphologische

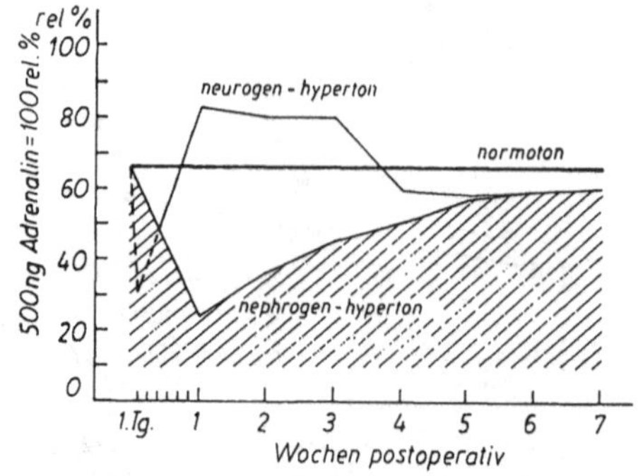

Abb. 11. Hypertensinogenkonzentrationen im Serum verschiedener Testgruppen

Veränderungen. Im Anfangsstadium sind diese teilweise reversibel. Subkortikale Areale (Hypothalamus, Thalamus) werden später geschädigt; dafür sind die degenerativen Veränderungen massiver und irreversibel. Diese bestehen in Vakuolisierung von Kernen und Plasma, Chromatolyse, Deformierung myelinreicher Nervenfasern und der Dendritenfortsätze sowie Hyperplasie der Mikroglia. In den geschädigten Arealen konnte auch eine Kapillarisation mit Intimaverdickung und Thrombosierung gefunden werden [130].

Die Abbildung 12 zeigt das Ekg bei einer audiogenen Hypertonie bei der Ratte nach einer Beschallung von 28 Wochen, täglich 2 × 5 Minuten mit 95 db. Der Blutdruck war vorübergehend signifikant erhöht (siehe Kapitel Neurose und Hypertonie) [130].

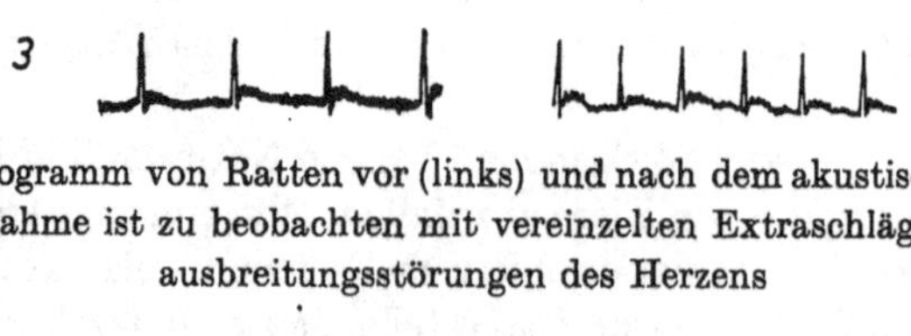

Abb. 12. Elektrokardiogramm von Ratten vor (links) und nach dem akustischen Stress. Eine deutliche Frequenzzunahme ist zu beobachten mit vereinzelten Extraschlägen und Erregungsausbreitungsstörungen des Herzens

Die Abbildung 13 veranschaulicht die histologisch-morphologischen Veränderungen.

Die Untersuchung der Durchblutung verschiedener Organe mit Hilfe der prozentualen Ablagerung von ^{96}Rb beim nephrogenen Hypertonie-Modell an der Ratte zeigte, daß die Verteilung des Herzzeitvolumens bei den hypertonen Tieren teilweise signifikant verändert war im Vergleich zu den normotonen. Daraus resultieren Störungen in der Regulation der parallel und hintereinander geschalteten Kreisläufe, die offensichtlich für die Hypertonie typisch sind. Die Verteilung des Herzzeitvolumens bei unseren hypertonen Tieren verhält sich im allgemeinen wie ein Angiotensineffekt bzw. wie ein emotionaler Stress.

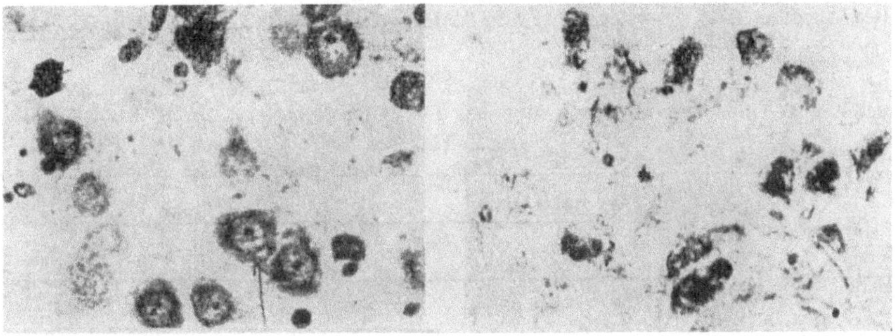

Abb. 13. Links normale, rechts nach längerer Lärmbelastung im Plasma und in der Kernstruktur degenerierte Nervenzellen von Ratten

Abbildung 14 zeigt den Verlauf des Minuten- und Schlagvolumens sowie des peripheren Gesamtwiderstandes bei den nephrogen-hypertonen Tieren im Verlauf von 40 Tagen nach der Operation. Wir sehen anfangs eine Erhöhung des Herzzeitvolumens mit Senkung des peripheren Widerstandes und am 20. Tag das umgekehrte Phänomen [133]. Tabelle 1 verdeutlicht die regionale Blutverteilung, und zwar ↑ Tendenz zur Erhöhung der Durchblutung, ↓ Tendenz zur Abnahme der Durchblutung, s = Signifikanz.

Abbildung 15 demonstriert die Blutverteilung in Milz, Niere, Pankreas und Lunge im Vergleich zu Normaltieren innerhalb 40 Tagen. Bei den Hypertoniemodellen müssen wir auch feststellen, daß sich bei diesem Syndrom Stoffwechselvorgänge im Sinne einer

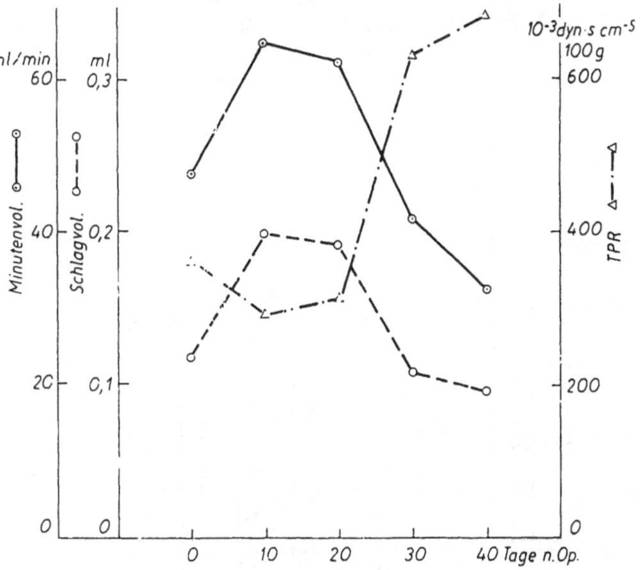

Abb. 14. Herzzeitvolumen und peripherer Widerstand innerhalb von 14 Tagen bei dem nephrogenen Hypertoniemodell an der Ratte

Maladaptation nach R. Baumann [8] verändern; insbesondere kommt es zu einer Fehlregulation des Kohlenhydrat- und Fettstoffwechsels. Vergleichende gaschromatografische Analysen der FFS-Muster im Plasma beim nephrogenen und Carotissinus-Hypertoniemodell bei der Ratte zeigen gleichsinnige und auch diametrale Veränderungen der Lipide. Alle gesättigten FFS: Palmitin-, Stearin-, Myristinsäure u. a. sowie

Tabelle 1

Verschiebungen der Organdurchblutung bei den Hypertonietieren unter Berücksichtigung des Zeitfaktors

Organ	Tage nach Op.				
	0	10	20	30	40
Leber		↑	↓ s	↓	↑
Herz		↑	↓	↑	↓ s
Niere		↓ s	↓ s	↓ s	↓ s
Milz		↓	↓ s	↓ s	↓ s
Muskel		↓	↓	↓ s	↑
Lunge		↑	↓	↑	↑
Haut		↑	↑	↑	↑
Fett		↓ =	=	=	=
Darm		↑ s	↓	↓	↓ s
NN		↑ s	↓	↓	↓ s
Pankreas		↓	↓	↓ s	↓ s

alle ungeraden FFS waren bei beiden Modellen erhöht. Erniedrigt waren die ungesättigten FFS wie die Öl-, Linol-, Arachidonsäure u. a. Die vermehrte Oxidationsbereitschaft der ungesättigten FFS und der erhöhte energetische Bedarf erschöpfen schneller die ungesättigte Reihe der FFS im Blutplasma bei hypertonem Zustand (Tab. 2). Bei diesem Prozeß sind die gesättigten FFS für das Energiegleichgewicht von großer Bedeutung, zum Teil auch die Palmitinsäure. Die verschiedenen Grade der Veränderungen

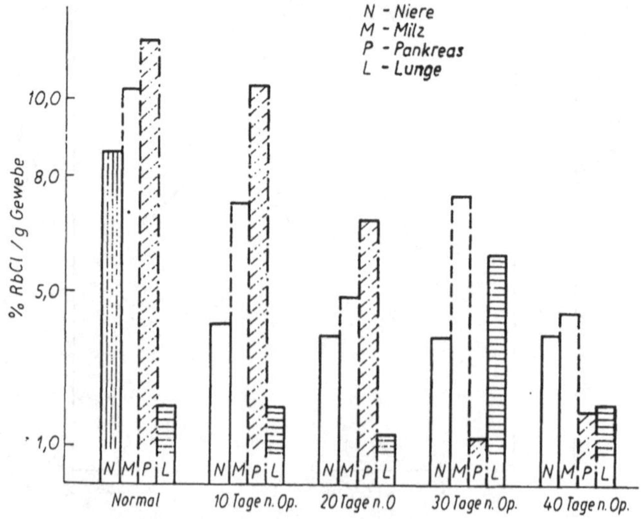

Abb. 15. Organdurchblutung bei der nephrogenen Hypertonie an der Ratte innerhalb14 Tagen

des FFS-Musters bei beiden Hypertoniemodellen werden in Zusammenhang mit der vorwiegenden Beteiligung des Renin-Angiotensin-Aldosteron-Mechanismus bei der nephrogenen Form interpretiert im Vergleich zu der neurogenen, wobei ersterer humorale

Tabelle 2

C-Zahl	Normotontiere %	Hypertontiere %	
I. Gesättigte veresterte Fettsäuren — Cholesterolester			
C_{12}	0,8	1,0	
C_{14}	3,4 ± 0,5	2,1 ± 0,4	
C_{16}	19,6 ± 2,1	16,1 ± 1,7	($p < 0,05$)
C_{18}	1,8 ± 0,2	4,6 ± 0,5	($p < 0,05$)
C_{20}	1,4 ± 0,2	5,0 ± 0,6	($p < 0,05$)
	27,0	28,8	
II. Ungesättigte veresterte Fettsäuren — Cholesterolester			
$C_{14:1}$	1,6	—	
$C_{16:1}$	11,4 ± 1,4	6,8 ± 0,8	($p < 0,01$)
$C_{18:1}$	22,8 ± 2,1	12,2 ± 1,4	($p < 0,01$)
$C_{18:2}$	12,8 ± 1,4	17,5 ± 1,8	($p < 0,01$)
$C_{18:3}$	8,6 ± 1,0	11,1 ± 1,3	($p < 0,05$)
$C_{20:4}$	16,0 ± 1,8	23,6 ± 2,5	($p < 0,01$)
	73,0	71,2	

Dysregulationen im Vordergrund stehen [128]. Die qualitativen und quantitativen Veränderungen der FFS-Muster können eine Aussage über den Schweregrad des hypertonen Zustandes wiedergeben. Der Abbildung 16 sind die Verschiebungen der gesättigten und ungesättigten freien Fettsäuren bei Hypertoniemodellen im Vergleich zu

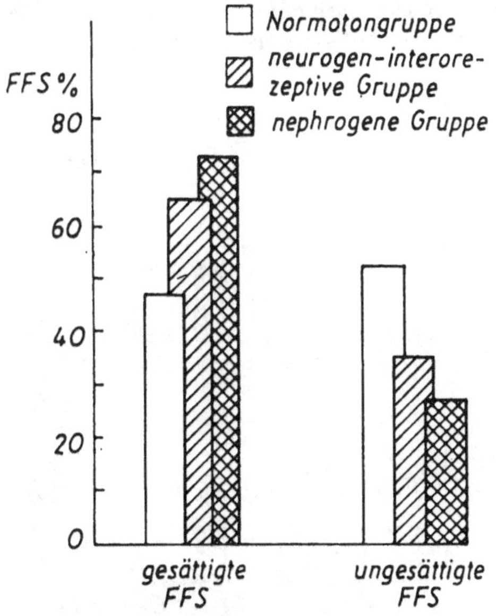

Abb. 16. Erhöhung der gesättigten FFS und Abnahme der ungesättigten beim nephrogenen und Carotissinushypertoniemodell

normotonen Tieren zu entnehmen. Eine Analyse der einzelnen Fraktionen ist in Abbildung 17 ersichtlich (MICHAILOV et al.). Die gaschromatografische Analyse der veresterten Fettsäure-Cholesterolester im Plasma bei dem nephrogenen Hypertoniemodell an der Ratte zeigt eine signifikante Verminderung des Cholesterolpalmitats und Cho-

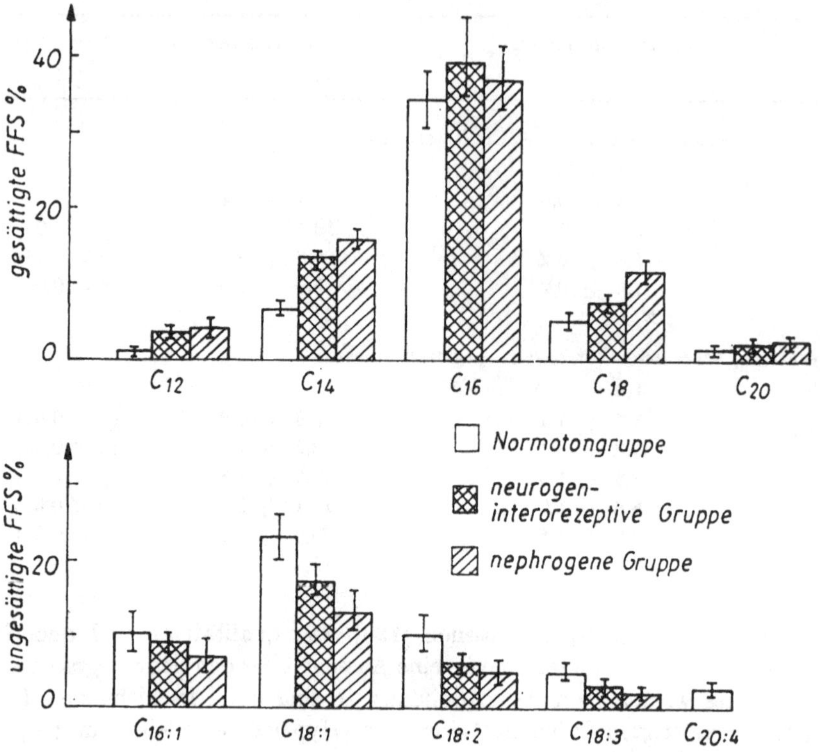

Abb. 17. Vergleichende Veränderungen der einzelnen Fraktionen des FFS-Musters bei den 2 Formen der Hypertonie

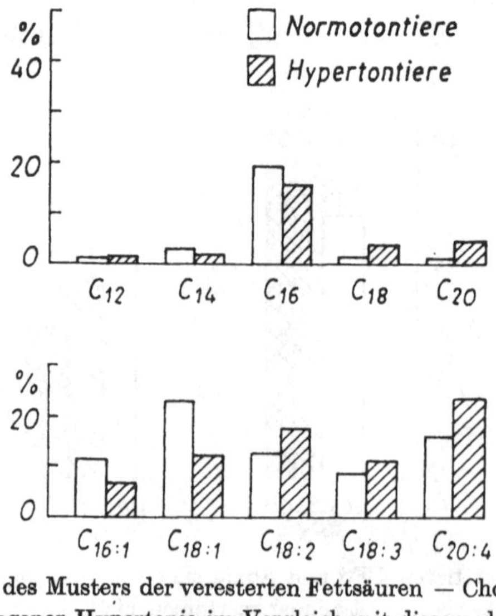

Abb. 17a. Die Verteilung des Musters der veresterten Fettsäuren — Cholesterolester — bei experimenteller nephrogener Hypertonie im Vergleich mit diesem der Normotontiere

lesterololeats sowie eine Erhöhung der mit Cholesterol veresterten polyenen Fettsäuren und Cholesterollinolat, Cholesterollinolenat sowie Cholesterolarachidonat.

Wir haben auch Untersuchungen des Fettstoffwechsels unter Angiotensin II bei normotonen Kaninchen durchgeführt und fanden ebenfalls Veränderungen in dem FFS-Spektrum. Es konnte eine biphasische Schwankung der FFS festgestellt werden, und zwar anfangs mit einer Abnahme, gefolgt von einem Rebound-Phänomen, das 30–60 min nach Abschluß der Angiotensin-Infusion am ausgeprägtesten war. Die gesättigten Fettsäuren waren in dieser Phase vermindert, die langkettigen ungesättigten erhöht. Die Glukose zeigt diametral gegensätzliche Verschiebungen, wahrscheinlich modifiziert das Angiotensin II die Noradrenalin-induzierte Wirkung auf die FFS (114).

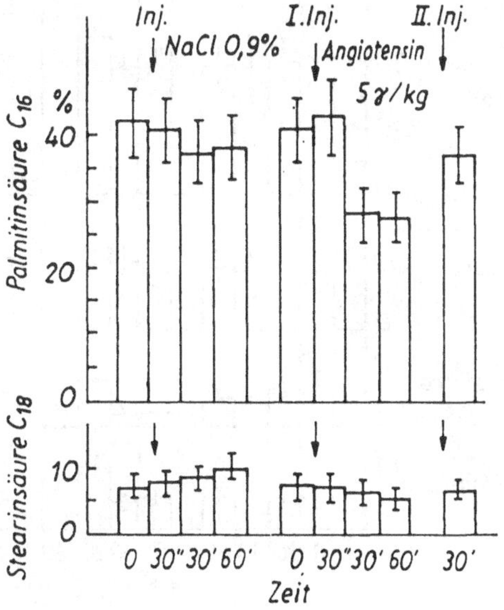

Abb. 18. Grafische Darstellung der Abnahme der gesättigten Fettsäuren nach Hypertensinwirkung im Vergleich zu den Kontrollwerten nach NaCl-Applikation

Abbildung 18 gibt eine graphische Darstellung der Verschiebungen der gesättigten und Abbildung 19 die der ungesättigten FFS unter Angiotensin.

Bei kurzfristig wirkenden Stressoren (Immobilisation, emotionale Belastungen von Affen (Paviane)) wurden Veränderungen in einigen metabolischen Parametern des Lipidstoffwechsels gefunden. Es wird Hyperlipacidämie mit einer Erhöhung der ungesättigten freien Fettsäuren im Blutplasma respektive der Ölsäure und einem relativen Abfall der gesättigten freien Fettsäuren respektive der Palmitinsäure registriert. Dieser Befund erscheint deutlicher bei dem Immobilisationsstress. Die Zusammensetzung der Triglyceride zeigt nicht wesentliche Verschiebungen bei dem Belastungsgrad des Experimentes [194].

Wir analysierten auch den Effekt von Angiotensin auf den Blutzuckerspiegel bei normotonen und nephrogen-hypertonen Kaninchen und konnten feststellen, daß bei normotonen Kaninchen das Angiotensin II in verschiedenen Dosen eine signifikante Erhöhung der Blutzuckerkonzentration verursacht. Die im Frühstadium einer experimentell-nephrogenen Hypertonie bei Kaninchen durchgeführte Hypertensininfusion ergab zu unterschiedlichen Zeitpunkten ein von der Norm abweichendes Verhalten der basalen Blutglukose. Drei Monate nach Erzeugung des experimentellen Hypertonus kam es zu einer signifikanten Steigerung der Blutglukosekonzentration bei einer noch im Bereiche der Norm sich bewegenden Glukosetoleranz. Auch hier sehen wir ein Phänomen cerebroviszeraler Dysregulation bei dem Hypertoniemodell, wobei gleichzeitig die Stoffwechselreaktion auf Hypertensin nicht abgetrennt werden kann [194]. Ab-

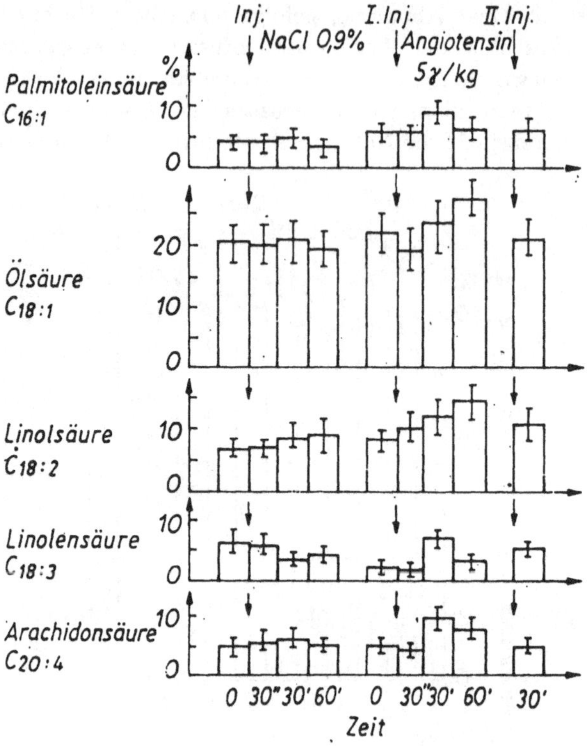

Abb. 19. Grafische Darstellung der Zunahme der ungesättigten FFS im Vergleich zur Applikation von Kochsalzlösung

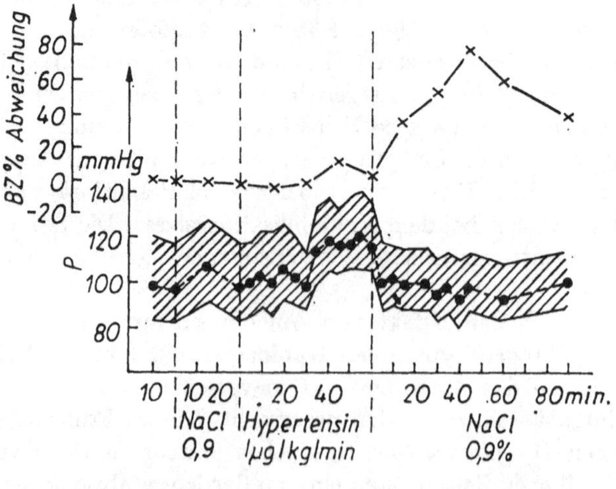

Abb. 20. Systolisch-diastolischer Blutdruckverlauf und Blutglukosekonzentration bei Applikation von Hypertensin (1 μg/kg/min i. v. am nicht narkotisierten Kaninchen (····· P_m)

bildung 20 veranschaulicht den beschriebenen Effekt betreffs Blutdruck- und Blutzucker-alteration im Laufe einer Hypertensin-II-Infusion.

Lipofundinbelastung führte bei Kaninchen mit experimenteller nephrogener bzw. neurogen-interorezeptiver Carotissinushypertonie zu einem steileren Anstieg sowie langsameren Abfall der FFS-Konzentration im Blutplasma, verglichen mit einer normotonen Kontrollgruppe. Der nach Fettbelastung zu erwartende Anstieg des Blutzuckers infolge konsekutiver Hemmung des Glukosetransportes in die Zelle war in

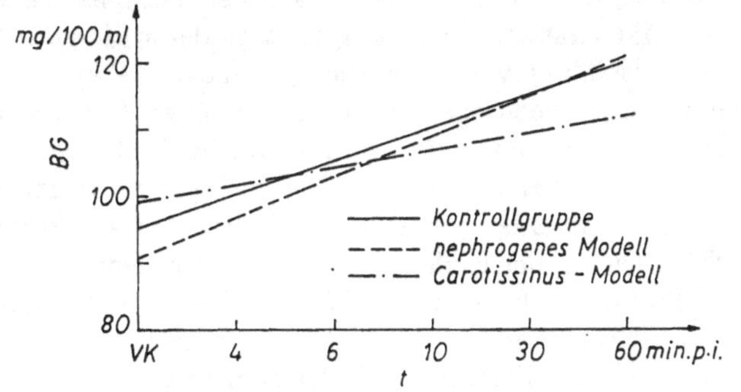

Abb. 21. Blutglukose-Konzentrationen nach Injektion von Lipofundin bei Kaninchen mit experimenteller Hypertonie

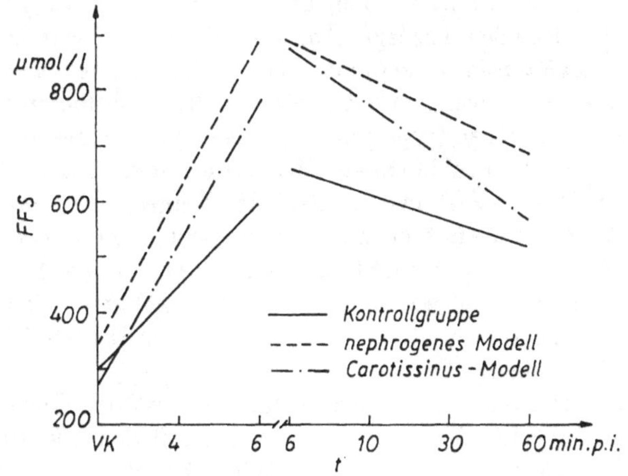

Abb. 22. Dynamik der freien Fettsäuren nach Injektion von Lipofundin bei Kaninchen mit experimenteller Hypertonie

etwa gleicher Weise bei der Kontrollgruppe und beim nephrogenen Modell nachweisbar [194]. Abbildung 21 zeigt den Verlauf der Blutglukose und Abbildung 22 die Dynamik der freien Fettsäuren nach Lipofundinbelastung.

Wir konnten bei histochemischen Untersuchungen am Aortenbogen bei einer neurogen-interorezeptiven (Carotissinus-) und nephrogenen Hypertonie beim Kaninchen konstatieren, daß sich trotz mancher Gemeinsamkeit das Bild der Aortenschäden bei den hypertonen Tieren doch von der Fütterungssklerose unterscheidet. Bei der letzteren sieht man bekanntlich degenerative Bezirke vorwiegend in der absteigenden Aorta mit Intimaverfettung sowie Fettpolstern, Cholesterinablagerung und Kalkeinlagerungen in der Media. Bei den Hypertoniemodellen dagegen sind diese am ausgeprägtesten im

Aortenbogen und nehmen im Bereich der absteigenden Aorta ab. Die Media ist hier stark verdünnt mit Aussparungen, die im histologischen Schnitt entweder leer erscheinen oder Lipidablagerungen enthalten, die Intima ist durch Fibrose verdickt, die Muskelzellen der Media zeigen Kerndegenerationen, die degenerierten Fibrillen lassen Kalkablagerungen mit Bildung von Knorpelzellen erkennen. Diese Schäden sind bei dem neurogenen Modell massiver als bei dem nephrogenen (Woossmann u. Mitarb. [197]). Histochemische Untersuchungen bei den beiden Hypertoniemodellen an der Ratte machen Aktivitätsveränderungen der alkalischen Phosphatase sichtbar. In der Frühphase wird eine Aktivitätssteigerung ausgelöst, in der späteren tritt ein Absinken dieser Aktivität mit Ausbildung von Reparationsgewebe ein [198].

Die Untersuchung einer nephrogen-hyperton bedingten Sklerose der Aorta und Coronararterien bei der Ratte mit Hilfe von ^{3}H- und ^{14}C-Prolin zeigt eine gesteigerte Kollagenbildung in der Gefäßbahn mit einem erhöhten Hydroxyprolingehalt, einem verstärkten ^{3}H-Prolineinbau mit einer vermehrten Prolylhydroxylaseaktivität. Kunz et al. [92] fanden eine Stimulierung der Kollagensynthese in den Mediazellen bei den Hypertonietieren. Die ^{3}H-Prolinaufnahme ist vergrößert, und zwar in der Aorta stärker als in den Coronararterien. Sowohl Aorta als auch Coronararterien weisen eine Mediahypertrophie auf sowie Intimazellproliferation und Plasmainsudate. Somit können wir sagen, daß sowohl Aorta als auch Coronararterien bei diesem Hypertoniemodell primär mit einer elastisch-muskulären Hyperplasie und einer Wandfibrose verbunden sind.

Zur Morphologie der Pankreasinselzellen bei der Carotissinus- und nephrogen-hypertonen Ratte konnte festgestellt werden, daß schon in der Frühphase eine deutliche Degranulierung der B-Zellen vorliegt. Ähnliche Ergebnisse wurden nach Stress und Applikation von Angiotensin II gefunden. Diese Befunde sprechen für eine Störung der Insulinsynthese, -speicherung oder -sekretion in den Frühstadien einer experimentell-nephrogenen bzw. -neurogenen Hypertonie. Dieses Phänomen bestätigt die Angaben von R. Baumann über kortiko-subkortikale Regulation und neuroendokrine Störungen bei der arteriellen Hypertonie, insbesondere der Vergesellschaftung im Frühstadium der essentiellen Hypertonie mit einem latenten oder symptomatischen diabetischen Kohlenhydratstoffwechseldefekt [118]. Zu den cerebro-viszeralen Mechanismen im Experiment verweisen wir auch auf andere Kapitel. Erwähnt sei die veränderte Plasma-Renin-Aktivität bei Elektrostimulation hypothalamischer Hirnstrukturen, den Nucleus supraopticus [71].

Für die Blutdruckregulation und ihre Entgleisung ist der Carotissinus mit seinen anatomischen und funktionellen Beziehungen zu kortikalen und subkortikalen Hirnstrukturen von besonderer Bedeutung [129]. Wir haben die Biopotentiale des Carotissinusnerven unter verschiedenen Bedingungen abgeleitet und in Beziehung gesetzt zu Blutdruckdynamik und körpereigenen pressorischen Substanzen (synthetisches Hypertensin II, Renin, Plasmaangiotensin II) bei normotonen und nephrogen-hypertonen Kaninchen. Wir konnten erkennen, daß auch humorale Faktoren die efferenten Impulse des Carotissinusnerven verstellen (Schönfelder [167a]). Neben den Sinuspotentialen wurden snychron Blutdruck und Elektrokardiogramm registriert. Während unter Angiotensin II die Blutdruckanstiege bei normotonen und hypertonen Tieren signifikant und stark ausgeprägt waren, so war das Blutdruckniveau bei normotonen und hypertonen Kaninchen unter Renin nur gering. Deutlicher wurde dieses unter Plasmaangiotensin II. Abbildung 23 zeigt normale Entladungsmuster des Carotissinus und Abbildung 24 die Biopotentiale beim nephrogenen Kaninchen. Abbildung 25 veranschaulicht die Biopotentiale des Carotissinus unter Angiotensin II und die Beziehung der Blutdruckdynamik beim normotonen Tier.

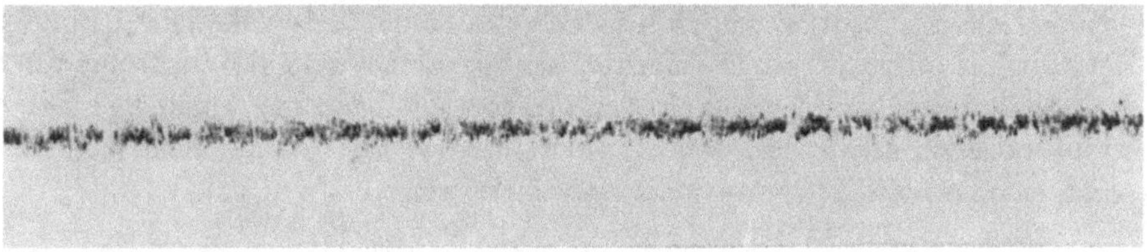

Abb. 23. Pulssynchrone Entladungsmuster eines normotonen Kaninchens

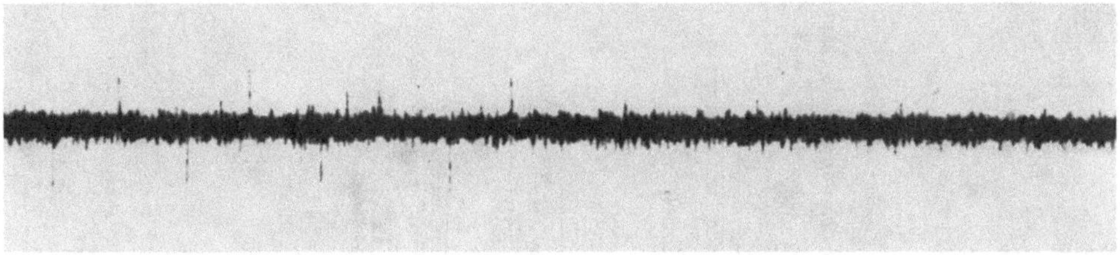

Abb. 24. Biopotentiale eines nephrogen hypertonen Kaninchens mit Verlust der Pulssynchronizität, links: eingeblendeter Eichimpuls

Abbildung 26 zeigt die Biopotentiale unter verschiedenen pressorischen körpereigenen Substanzen bei den normotonen Tieren. Wir fanden unter Angiotensin bei den hypertonen Tieren signifikant mehr Reizbildungs- und Reizleitungsstörungen im Ekg im Vergleich zu normotonen Tieren. Diese Ergebnisse zeigen, daß der Carotissinusnerv verstellt werden kann durch körpereigene pressorische Substanzen (Resetting), so daß seine Afferentation zum ZNS regulatorische Konsequenzen mit Blutdruckerhöhung und Rhythmusstörung des Herzens zeigt. Renin und Plasmaangiotensin II verändern

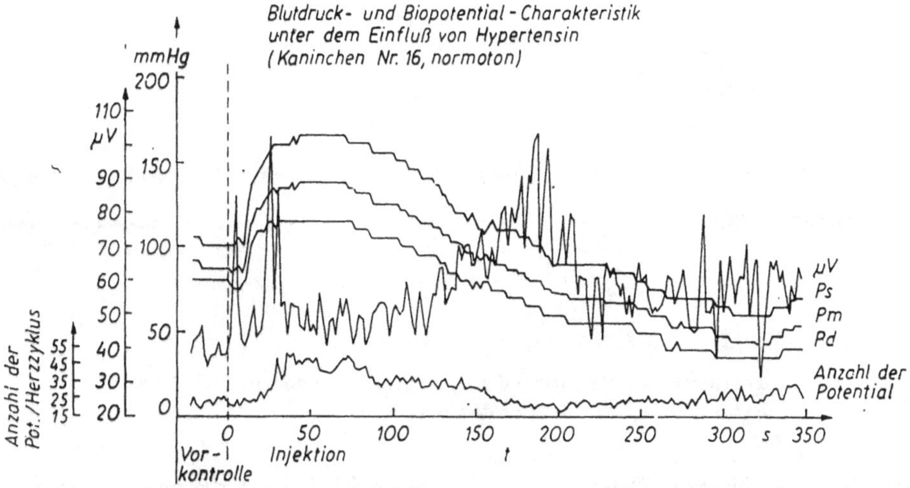

Abb. 25. Blutdruckdynamik und Verlauf des Impulsmusters des Carotissinusnerven eines normotonen Kaninchens unter dem Einfluß von Hypertension (5 µg/kg Körpergewicht)

Blutdruck: P_s = systolischer Blutdruck in mm Hg
P_m = arterieller Mitteldruck in mm Hg
P_d = diastolischer Blutdruck in mm Hg

Biopotentiale: Anzahl der Potentiale/Herzzyklus (Frequenz), Amplituden in µV die Biopotentiale des Carotissinus, ohne jedoch eine eindeutige Wirkung auf Blutdruck und Herztätigkeit auszuweisen. Die sinuaortalen Afferenzen sind also nicht nur von den Blutdruckänderungen, sondern auch von humoralen Faktoren abhängig. Bei den Hypertoniemodellen scheint es, daß die Meßfühler des Carotissinus nicht mehr in der Lage sind, eine normale Afferentation zu gewährleisten.

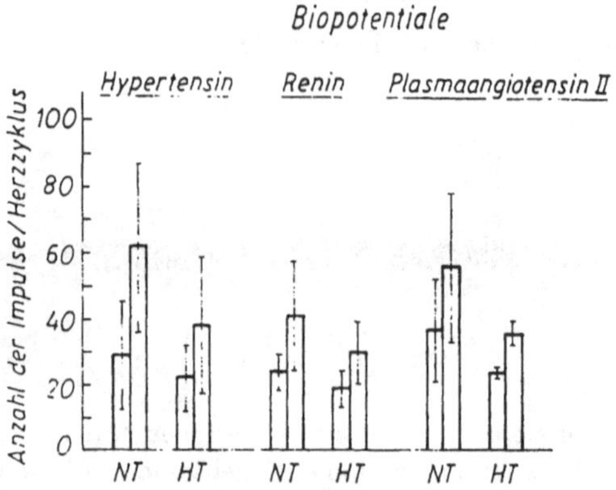

Abb. 26. zeigt die Anzahl der Impulse/Herzzyklus mit den Standardabweichungen, die Ausgangswerte (1. Säule) sind den Werten unter der jeweiligen Substanz (2. Säule) gegenübergestellt; NT = normotone Tiergruppe, HT = hypertone Tiergruppe

Wichtig erscheint uns die veränderte Informationsverarbeitung kortikaler und subkortikaler Hirnstrukturen bei den verschiedenen Hypertoniemodellen einschließlich des neurotisch induzierten. Über den Einfluß des Hypertensins auf die elektrische Aktivität emotionsrelevanter und kreislaufaktiver Hirnstrukturen berichtet das Kapitel über Angiotensin II und ZNS. Die nervalen zentripetalen und zentrifugalen Impulse

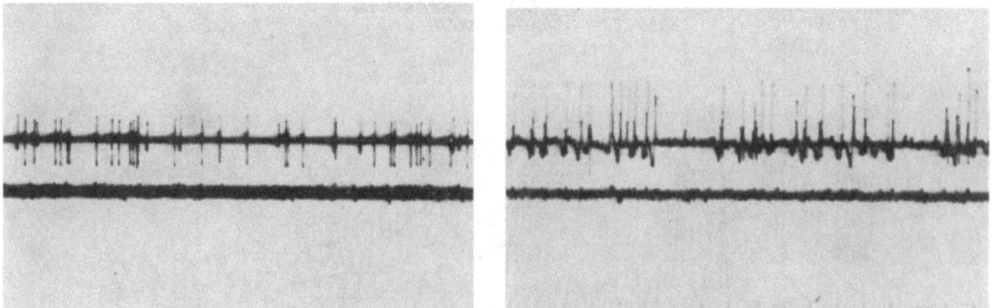

Abb. 27. Bioelektrische Potentiale des Sympathikus a) vor, b) nach Ausschalten des Carotissinusnerven

sowie die Vorstellung des Carotissinus haben einen Einfuß auf die vegetativen Funktionen des Organismus und erstrecken sich bis zu einer Beeinflussung der Membranmechanismen bzw. Umwandlung von Generator- in Aktionspotentiale. Wir konnten z. B. unter chronischer Ausschaltung des Carotissinus in Erfahrung bringen, daß die Rheobase des M. bizeps, des M. quadriceps sich kaum veränderte und die des N. femoralis ansteigt. Die Chronaxie ergibt dagegen eine signifikante Zunahme an allen 3 Untersuchungsstellen (SCHÖNFELDER). Die folgenden 2 Abbildungen [27, 28] bringen die Veränderungen der Entladungsmuster als bioelektrische Summationspotentiale von dem N. sympathicus und N. vagus im akuten Versuch bei Ausschaltung des Carotissinusnerven. Wir sehen ein diametrales Bild der Entladungspotentiale.

Wir untersuchten die elektrische Aktivität primärer bulbärer Kreislaufzentren bei dem Carotissinus- und nephrogenen Hypertoniemodell synchron mit Ekg und Atmung. Der dominierende Grundrhythmus der Vasomotorenzentren (4—5 Hz, 30—50 μV) zeigte eine Stabilisierung einer Carotissinushypertonie, eine signifikante Frequenz-

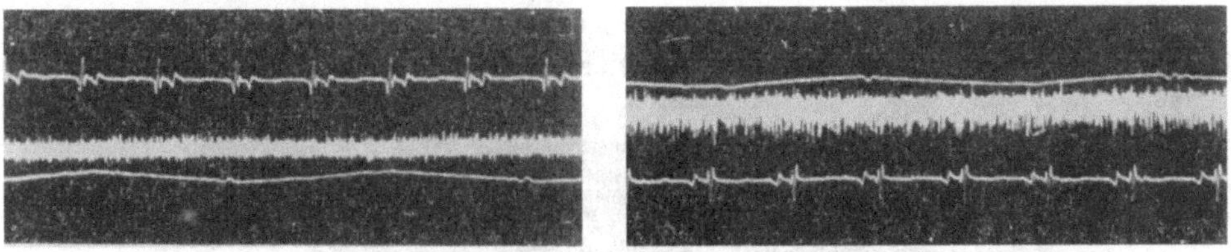

Abb. 28. Bioelektrische Potentiale des Vagus a) vor, b) nach Ausschalten des Carotissinusnerven

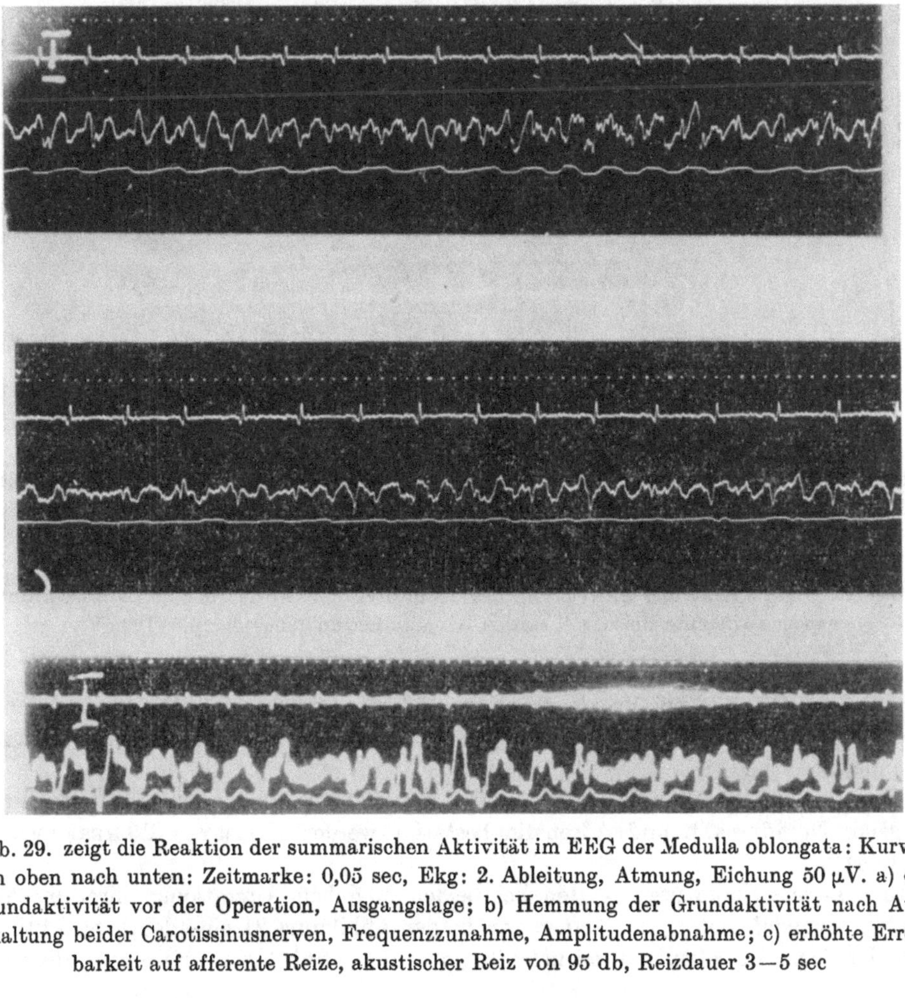

Abb. 29. zeigt die Reaktion der summarischen Aktivität im EEG der Medulla oblongata: Kurven von oben nach unten: Zeitmarke: 0,05 sec, Ekg: 2. Ableitung, Atmung, Eichung 50 μV. a) die Grundaktivität vor der Operation, Ausgangslage; b) Hemmung der Grundaktivität nach Ausschaltung beider Carotissinusnerven, Frequenzzunahme, Amplitudenabnahme; c) erhöhte Erregbarkeit auf afferente Reize, akustischer Reiz von 95 db, Reizdauer 3—5 sec

und Amplitudenzunahme (12 Hz, 40—50 μV). Nach 5 Wochen normalisierte sich das Bild. Die Erregbarkeit jedoch auf afferente Reize war signifikant erhöht im Vergleich zum normotonen Kaninchen (Abb. 29).

Beim nephrogenen Modell konnten wir eine andere Charakteristik der bioelektrischen Potentiale der primären Vasomotorenzentren feststellen. Nach der Manifestation der Hypertonie dominierten hier schnellere Frequenzen (12 Hz) und stark erhöhte Amplituden von 120 μV. Auch bei diesem Modell war eine verstärkte Erregbarkeit der Afferenzverarbeitung auf exogene Reize zu erkennen (Abb. 30).

Man kann also sehen, daß in den labilen Phasen bei den neurogenen Formen eine Abnahme, bei den nephrogenen eine Aktivierung vorlag. Beide Bilder normalisierten

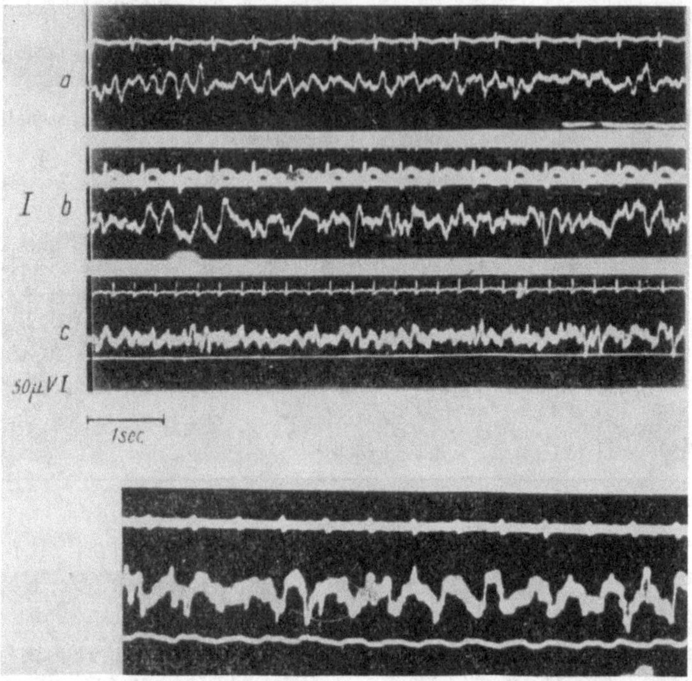

Abb. 30. a) Grundaktivität vor der Hypertonie (EEG der Medulla oblongata), Ausgangslage
b) Aktivierung in der labilen Phase nach Erzeugung einer nephrogenen Hypertonie mit Frequenz- und Amplitudenzunahme
c) Rückgang zur Ausgangslage nach Stabilisierung des Blutdruckes
d) Erhöhte Erregbarkeit und Aktivierung des Grundrhythmus in der manifesten Phase durch exogene afferente Reize, mit starker Amplitudenzunahme von 100—120 μV

sich in 3—5 Wochen bei Erhaltung einer größeren Erregbarkeit. Die verschiedenen Bilder sprechen dafür, daß verschiedene Mechanismen die bioelektrischen Potentiale verändern.

Diese erhöhte Sensibilität der medullären Kreislaufzentren konnte ebenfalls durch exogenes Noradrenalin und Adrenalin bestätigt werden (Klimowa-Tscherkassowa et al. [84]).

Auch andere Strukturen zeigten bei beiden Modellen Alterationen ihrer bioelektrischen Grundaktivität. So können wir in der Abbildung 31 eine deutliche Aktivierung der Formatio reticularis, mediales Tegmentum — Substantia grisea centralis beim nephrogenen Modell erkennen. Dieses Bild ist typisch für die labile Phase und normalisiert sich nach 3—4 Wochen, zeichnet sich jedoch aus durch eine deutliche Instabilität. Im selben Bild II sehen wir die bioelektrischen Potentiale der Formatio reticularis mesencephali (FRM) beim neurogenen Modell. Während im ersten Falle bei Beibehaltung des dominierenden Rhythmus von 4—6 Hz eine deutliche signifikante Erhöhung

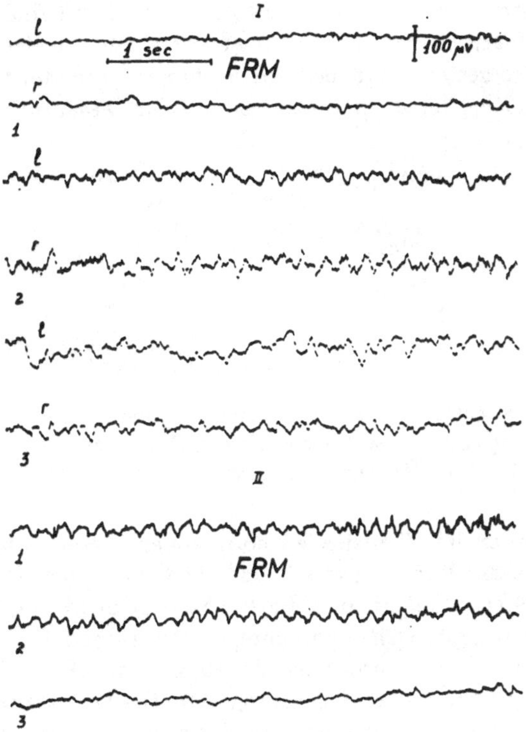

Abb. 31. I — 1, r = Ausgangslage der Grundaktivität bilateral der FRM
I — 1, 2, 3 zeigen die Aktivierung der retikulären Hirnstrukturen in der labilen Phase beim nephrogenen Modell
II — 1, 2, 3 zeigen eine Hemmung derselben Strukturen bei der neurogenen Hypertonieform

der Amplitude um 30% zu beobachten ist, so kann beim neurogenen interorezeptiven Modell die Umkehrung festgestellt werden. Bei hypothalamischen Hirnstrukturen fanden wir auch eine deutliche Aktivierung der summarischen EEG bei Beibehaltung der Grundfrequenz von 5—6 Hz, eine signifikante Erhöhung der Amplitude von 60 auf 85 µV.

Die Abbildung 32 demonstriert die hypothalamischen Hirnstrukturen (posterolateral) 1. beim nephrogenen Hypertoniemodell, 2. beim neurogenen Hypertoniemodell nach Applikation von Angiotensin. Bei beiden Hypertoniemodellen wurde auch die Blutdruckdynamik nach Elektrostimulation und Koagulation verschiedener Strukturen der FRM untersucht. Nach Elektrokoagulation mesencephaler Strukturen zeigt der Blutdruck bei beiden Modellen einen langsameren Anstieg und weist ein niedrigeres Niveau im Vergleich zu nicht koagulierten Tieren auf. Wir wollen nicht behaupten, daß die FRM eine eigene pathogenetische Bedeutung bei der Entstehung und Perpetuierung der Hypertonie hat, sie kann jedoch regulativ einmal als Regelglied in der Führungsgröße (ZNS) bei der Kreislaufsteuerung eingreifen, andererseits über die Pyramidenbahnen direkt das pressorische, dilatatorische Spiel des arteriellen Systems beeinflussen. Die Bedeutung der FRM spielt wahrscheinlich als eine „Relaisstation" bei Stress und Konfliktsituationen eine Rolle (NITSCHKOFF [127]).

Durch stereotaktisch implantierte heizbare Thermoelemente im Glasschaft (Halbleiterdedektoren) mit bipolaren Reizelektroden in kortikalen und subkortikalen kreislaufrelevanten Hirnstrukturen konnten ZESCHKE et al. [199] finden, daß es bei verschiedenen Verhaltenszuständen zu Veränderungen der lokalen Hirntemperaturen kommt. Es wurde festgestellt, daß bei den nephrogen hypertensiven Kaninchen die lokale Hirndurchblutung im Hypothalamus anterior wesentlich größer ist als im

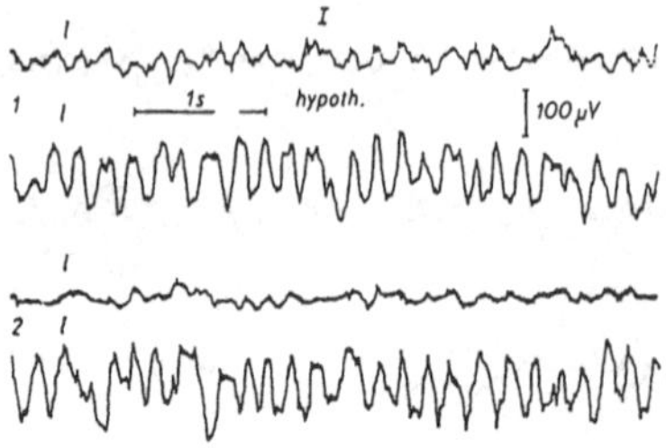

Abb. 32. 1 – hypothalamische Hirnstrukturen beim nephrogenen Modell vor und nach Applikation von subpressorischen Dosen von Hypertensin
2 – Dasselbe beim neurogenen Hypertoniemodell

Hypothalamus posterior im Vergleich zu normotonen Tieren. Außerdem wurde eine wesentliche Zunahme der Strömungsgeschwindigkeit im Hypothalamus posterior festgestellt. Es wurde geschlußfolgert, daß die Reaktivität des lokalen Gefäßsystems des Hypothalamus bei den nephrogen- und neurogen-hypertonen Tieren größer ist als bei den normalen Tieren. Beim nephrogenen Modell sind die Abweichungen der lokalen Durchblutung ausgeprägter als bei den neurogenen. Die veränderte lokale Hirndurchblutung verläuft nicht analog in den einzelnen Hirnstrukturen. Wir sehen, daß durch die Modellierung der arteriellen Hypertonie, wenn auch nicht schlechthin, die sogenannte essentielle Hypertonie als Komplexmodell dargestellt werden kann, doch einzelne Mechanismen zu klären sind. Wir müssen feststellen, daß Hypertoniemodelle zu einer zeitlich verschiedenen Veränderung bis Störung der Informationsverarbeitung im ZNS führen. Diese Dysregulationen sind mannigfaltig und stellen eine Wechselwirkung kortikaler und subkortikaler Hirnstrukturen dar. Damit resultieren zentripetal und zentrifugal cerebro-viszerale veränderte Funktionskreise, die auch humorale und hormonelle Mechanismen alterieren bzw. zu Entgleisungen führen können. Es scheint, daß die „Reafferenz" und „Afferenzsynthese" des ZNS bei der arteriellen Hypertonie verändert sind. Die experimentellen Ergebnisse erlauben auch eine gewisse Interpretation der essentiellen Hypertonie, und möglicherweise wird es sich für die Zukunft als notwendig erweisen, eine andere Klassifikation der verschiedenen Hypertonieformen zu postulieren. Als Schlußfolgerung der angeführten experimentellen Ergebnisse können wir die arterielle Hypertonie als eine Regulationskrankheit betrachten mit einer vielschichtigen Polyvalenz. Ihre Anlaß- und Perpetuierungsmechanismen sind offensichtlich abhängig von einer Pathokonstellation verschiedener Faktoren mit quantitativ und qualitativ verschiedener Bedeutung.

Literatur

1. ALBRECHT, I., M. VIZEK and J. KREČEK: In: Spontaneous Hypertension. Ed. K. OKAMOTO, Springer-Verlag Berlin—Heidelberg—New York (1972), 121
2. ALLBUTT, T. C.: Diseases of the arteries including angina pectoris. Mac Millan, London 1915
3. ANDREEV, S. E.: Modellirovanje cabolevanii, Medicina Moskau 1973 (russ.)
4. ANOCHIN, O. K.: Die nervale Regulation des Kreislaufes und der Atmung. Thesen und Berichte der Akademie der Medizinischen Wissenschaften der UdSSR, 1951, S. 6—7
5. AOKI, K., N. IKEDA and K. HOTTA: In: Spontaneous Hypertension. Ed. K. OKAMOTO, Springer-Verlag Berlin—Heidelberg—New York, 1972, S. 173
6. ASSAYKEEN, A. T.: Control of Renin Secretion, New York—London. Plenum Press 1972
7. BASCH, S. v.: Über latente Arteriosklerose und deren Beziehung zu Fettleibigkeit, Herzerkrankungen und anderen Begleiterscheinungen, Urban & Schwarzenberg, Wien 1893
8. BAUMANN, R.: Arch. Phys. Ther. Bln. Klim. **9** (1957), 28
9. BAUMANN, R., und CH. GRAFF: Dtsch. Ges.wesen **23** (1968), 1585
10. BIGLIERI, E., J. R. STOCKIGT and M. SCHAMBELAN: Adrenal mineralcorticoids causing hypertension. In: Hypertension manual, Yorke med. books, New York, Ed. by J. H. LARAGH, 1973, 461—483
11. BLACKET, R. B., A. DEPOORTER, G. W. PICKERING, A. L. SELLERS and G. M. WILSON: Clin. Sci. **9** (1950a), 223—245
12. BLACKET, R. B., G. W. PICKERING and G. M. WILSON: Clin. Sci. **9** (1950b), 247—257
13. BLOMGNER, H., and B. ANDERSSON: Clin. exp. Immunol. **10** (1972), 297—303
14. BOUNOUS, G., and H. B. SHUMACKER: Surgery **52** (1962), 458—462
15. BREUNINGER, H.: Arzneimittelforschung **6** (1956), 222—225
16. BRIGHT, R.: Gnys. Hosp. Rep. **1** (1893), 380
17. BROWN, J. J., G. CHAPIUS and J. I. S. ROBERTSON: Clin. Sci. **26** (1964), 165—175
18. BYROM, F. B., and L. F. DODSON: J. Path. Bact. **60** (1948), 357—368
19. COUN YOU I.: zit. nach D. KLAUS. Med. Welt (1974), 20
20. COMSA, J.: Physiologie et physiopathologie du thymus. Doin Paris, 1959
21. MCCUBBIN, J. W., R. S. DEMOURA, I. H. PAGE and F. OLMSTEDT: Science **149** (1965), 1394—1395
22. CUSHING: H.: Am. J. med. Sci. **124**, 1952, 375—400
23. DAHL, L. K.: Genetic influences on experimental hypertension in the rat. In: L'hypertension arterielle. Hrsg.: P. MILLIEZ, P. TSCHERDAKOFF. L'Expansion Scientifique Française, Paris 1966, S. 268—279
24. DAHL, L. K.: Der mögliche Einfluß der Salzzufuhr auf die Entwicklung der essentiellen Hypertonie. In: Essentielle Hypertonie, Internat. Symp. Hrsg. K. D. BOCK, P. COTTIER, Springer Berlin, 1960, S. 61—75
25. DAHL, L. K.: Lecture series No. 12, BNL 733 (T-263), December 13 (1961)
26. DAHL, L. K., M. HEINE and L. TASSINARI: Nature **194** (1962), 480—482
27. DAHL, L. K., M. HEINE and L. TASSINARI: J. exp. Med. 115 (1962), 1173—1190
28. DAHL, L. K., and E. SCHAKOW: Canad. med. Ass. J. **90** (1964), 155—160
29. DAHL, L. K., M. HEINE and L. TASSINARI: Circulation **30** (1964), II-11—22
30. DAY, M. D., J. W. MCCUBBIN and I. H. PAGE: Am. J. Physiol. **209** (1965), 264—268
31. DESSI-FULGHERI, F., C. LUPO and P. VALERI: Exp. Brain Res. **33**, Suppl. 1 (1975), 226
32. DICKINSON, C. J., and D. M. BLACKWELL: Scientific Publications Oxford 1965
33. DILLON, R. S.: Handbook of Endocrinology. Lea & Febiger, Philadelphia, 1973, 389—433
34. DOYLE, A. E., and H. BLACK: Circulation **12** (1955), 974—980
35. EBIHARA, A.: In: Spontaneous Hypertension. Ed. K. OKAMOTO, Springer-Verlag 1972, 214
36. ENGER, R., F. LINDER and H. SARRE: Z. Exp. Med. **104** (1938), 1
37. EVANS, J. P., and A. SAMAAN: J. Physiol. (Lond.) 1968 **87**, 33—34
38. FREIS, E. D.: In: Spontaneous Hypertension. Springer-Verlag 1972, 231
39. FRIEDBERG, V., und A. W. SCHMIDT: Schwangerschaftshochdruck: In: Aktuelle Hypertonieprobleme. Franz Volhard-Gedächtnistagung Bad Salzuflen 1972. (Hrsg.) H. LOSSE u. R. HEINTZ, Thieme-Verlag Stuttgart

40. Friedman, S. M., J. R. Polley and C. L. Friedman: J. exp. Med. **87** (1948), 329–338
41. Gnüchtel, U., G. Schönfelder, R. Baumann, St. Nitschkoff und R. Gürke: Dtsch. Ges.wesen **29** (1974), 1065–1067
42. Goldblatt, H., J. Lynch, R. Hanzal and N. Summerville: J. exp. Med. **59** (1934), 347
43. Goldblatt, H.: J. exp. Med. **67** (1938), 809–825
44. Goldblatt, H.: Physiol. Rev. **27** (1947), 120–165
45. Green, D. M.: Am. intern. Med. **39** (1953), 333–344
46. McGregor, D. D.: J. Physiol. **177** (1965), 21–30
47. Grimson, K. S.: Arch. Surg. **43** (1941), 284–305
48. Grimson, K. S., C. E. Kernodle and H. C. Hill: J. Am. Med. Ass. **126** (1944), 218–221
49. Grollmann, A.: Proc. Soc. exp. Biol. (N.Y.) **57** (1944), 102–104
50. Grollmann, A., E. E. Muirhead and J. Vanatta: Am. J. Physiol. **157** (1949), 21–30
51. Gross, F.: Arch. int. Pharmacodyn. **81** (1950), 211–221
52. Gross, F.: Naunyn Schmiedebergs Arch. exp. Path. Pharmak. **232** (1957), 161–197
53. Gross, F.: In: Essentielle Hypertonie. Internat. Symp. S. 105–124. K. D. Bock, P. Cottier (Hrsg.) Springer, Berlin 1960
54. Gross, F.: Natriumhaushalt u. Hochdruck: Schweiz. Med. Wschr. **93** (1963), 1065–1072
55. Gross, F.: unveröffentlicht 1968
56. Gross, F., P. Loustalot and R. Meier: Acta endocrin. **26** (1957), 417–423
57. Gross, F., P. Loustalot and F. Sulser: Naunyn Schmiedebergs Arch. exp. Path. Pharmak. **229** (1956), 381–388
58. Gross, F. und P. Lichtlen: Naunyn-Schmiedebergs Arch. exp. Path. Pharmak. **233** (1958), 323–337
59. Gross, F. und H. Schmidt: Naunyn-Schmiedebergs Arch. exp. Path. Pharmak. **232** (1958), 408–418
60. Gross, F. und H. Schmidt: Acta endocrin. **28** (1958), 467–478
61. Gross, F., H. Brunner and M. Ziegler: Recent Progr. Hormone Res. **21** (1965), 119–177
62. Gull, W. W. und H. G. Sutton: Mod.-chir. Trans. **55** (1872), 273
63. Gurevitsch, M. I.: Arch. Path. Nr. 1, Moskau 1955
64. Guyton, A. C.: Am. J. Physiol. **154** (1948), 45–54
65. Hajutin, W. M.: Bull. exp. Biol. Med. XLVI (1958), 18–28
66. Hales, S.: Statical essays. Innys & Manby. London 1733
67. Hall, C. E., and O. Hall: Proc. Soc. exp. Biol. (N.Y.) **71** (1949), 690–693
68. Hall, C. E., and O. Hall: Proc. Soc. exp. Biol. (N.Y.) **114** (1963), 617–620
69. Hall, C. E., and O. Hall: Lab. Invest. **14** (1965), 285–294
70. Hansen, C. T.: In: Spontaneous Hypertension, Springer-Verlag 1972, 13
71. Hartrodt, W., St. Nitschkoff, K.-H. Brosowski, G. Schönfelder und Ch. Kreher: Gefäßwand u. Blutplasma IV, 1972, S. 143–145
72. Hartwich, A.: Z. Ges. exp. Med. **69** (1930), 462–481
73. Harvey, W.: Fitzeri, Francafurti, 1628
74. Heymans, C., and J. J. Bouckaert: C. R. Soc. Biol. (Paris) **117** (1934), 252–255
75. Hill, J. R., and G. W. Pickering: Clin. Sci. **4** (1939), 207–216
76. Huchard, H.: Traité clinique des maladies du coeur et des vaisseaux. Doin, Paris 1893
77. Jaroschewski, A. Ja.: Bull. exp. Biol. Med. N. 3, 1951 Moskau
78. Jörgensen, G. In: Arterielle Hypertonie. Ed.: R. Heintz, H. Losse, G.-Thieme-Verlag, Stuttgart, 1969, 169
79. Kahana, M. S.: Pathophysiologie des endokrinen Systems, Verlag Medizina, Moskau 1968 (russ.)
80. Kalner, S.: Circ. Res. **24** (1969), 383–387
81. Kemilewa, S. S.: Aktuelle Probleme der Medizinisch-biologischen Wissenschaften, Mf. Sofia, 1976 (bulg.)
82. Kezdi, P.: Baroreceptors and Hypertension. Proceedings of an International Symposium held at Dayton, Ohio, 16–17 Nov. 1965. Oxford, London, Pergamon Press (1967), 460
83. Kiprov, D., and T. Dimitrov: Cor et vasa **19** (1977), 1

84. KLIMOWA-TSCHERKASSOWA, W. I., und St. NITSCHKOFF: Acta biol. med. germ. 15 (1965), 763–773
85. KNOWLTON, A. J., E. N. LOEB, H. C. STOERK and B. C. SEEGAL: Proc. Soc. exp. Biol. (N.Y.) 72 (1949), 722–725
86. KNOWLTON, A. J., E. N. LOEB, H. C. STOERK, J. P. WHITE and J. F. HEFFERMAN: J. exp. Med. 96 (1952), 187–205
87. KOLETSKY, S., and J. M. RIVERA-VELEZ: Arch. Path. 85 (1968), 1–9
88. KOLETSKY, S., J. M. RIVERA-VELEZ and W. H. PRITCHARD: Circulation 32 (1965), II–128
89. KONDRATOVIČ, M. A.: Verlag der Akademie der Wissenschaften der Ukrainischen SSSR, Kiev 1956
90. KOROTKOFF, N. S.: Izd. voenomed. Akad. 11 (1905), 365
91. KREHER, Ch., und St. NITSCHKOFF: Acta biol. med. germ. 35 (1976), 943–950
92. KUNZ, J., Ch. KREHER, H. BRASELMANN und St. NITSCHKOFF: Vortrag beim Symposium „Gefäßwand und Blutplasma", Leipzig, 5./6. 5. 1977
93. KUPALOV, P. S.: 20. Internationaler Kongreß über Physiologie, Brüssel 1956, 34–56
94. KUPALOV, P. S.: Journal f. höhere Nerventätigkeit, Teil II, H. 4 (1952), 457–473
95. KURCIN, I. T.: Kortiko-viszerale Pathologie. VEB Verlag Volk und Gesundheit, Berlin 1966, 504–506
96. LEITZ, H.: Beitr. Pathol. Anat. Allg. Pathol. 136/3 (1968), 245–260
97. LOSSE, H., H. ZUMKLEY, H. WEHMEYER: Z. Kreisl.-Forsch. 51 (1962), 43
98. LUCKEY, T. D. Ed.: Thymic hormones, Urban & Schwarzenberg. München etc. 1973
99. LUDWIG, C.: Arch. Anat. Physiol. Wiss. Med. (1847) p. 242
100. MAHOMED, F. A.: Med.-chir. Trans 57 (1974), 197
101. MARX, A. J., H. W. DEANE, T. F. MOWLES and H. SHEPPADR: Life Sci. 2 (1963), 16–21
102. MARX, A. J., H. W. DEANE, T. F. MOWLES and H. SHEPPARD: Endocrinology 73 (1963), 329–337
103. MASSON, G. M. C., C. KASHII, M. MATSUNAGA and I. H. PAGE: Circ. Res. 18 (1966), 219 to 227
104. MASSON, G. M. C., K. AOKI and S. D. DEODHAR: Experientia (Basel) 22 (1966), 531–532
105. MASSON, G. M. C., K. AOKI and I. H. PAGE: Am. J. Physiol. 211 (1966), 99–104
106. MASSON, G. M. C., C. KASHII and J. C. PANISSET: Canad. med. Ass. J. 90 (1964), 231–235
107. MASSON, G. M. C., A. C. CORCORAN, I. H. PAGE and F. DEL GRECO: Proc. Soc. exp. Biol. (N. Y.) 84 (1953), 284–287
108. MASSON, G. M. C., L. A. LEWIS, A. C. CORCORAN and I. H. PAGE: J. clin. Endocrin. 13 (1953), 300–315
109. MASSON, G. M. C., A. C. CORCORAN and I. H. PAGE: Arch. Path. 53 (1952), 217–225
110. MATTHIAS, D., E. ENGLER, H. BAUMANN und I. WOLF: Acta biol. med. germ. 30 (1973), 505–514
111. MATTHIAS, D., W. WACHTEL, I. WOLF, C. H. BECKER und H.-J. HERRMANN: Acta biol. med. germ. 35 (1976), 491–499
112. MENDLOWITZ, M.: The pathogenesis of essential hypertension. In: Pathobiology Annual, Ed. by H. L. JOACHIM. Appleton-Centuri-Croftes, New York. V. 4, 1974, 225–245
113. MENEELY, G. R., R. G. TUCKER, W. J. DARBY and S. H. AUERBACH: Ann. intern. Med. 39 (1953), 991–998
114. MICHAILOV, M. L.: Res. exp. Med. 158, (1972), 165–170
115. MICHAILOV, M. L., St. NITSCHKOFF, R. BAUMANN und J. POHL: Dtsch. Ges.wesen 26 (1971), 483–488
116. MJASNIKOV, A. L.: Die Hypertoniekrankheit (russ.), Moskau 1954
117. MOORE, S., and W. A. MERSEREAU: Canad. med. Ass. J. 92 (1965), 221–224
118. MORITZ, V., H. BAUMANN, M. POPPEI und St. NITSCHKOFF: Acta biol. med. germ. 27 (1971), 961–970
119. MOROCHOW, A. In: PARIN, W. W.: Fragen der pathol. Physiologie des Herz-Kreislaufsystems. 3. Allunionskonferenz für Pathophysiologie, Moskau 1963, Verlag Medizinische Literatur, 88–90

120. MUIRHEAD, E. S., L. B. TURNER and A. GROLLMANN: Arch. Path 52 (1951), 266–279
121. MUIRHEAD, E. C., L. B. TURNER and A. GROLLMAN: Arch. Path. 51 (1951), 575–592
122. NEFF, A. W., and J. T. CORRELL: Proc. Soc. exp. Biol. (N.Y.) 95 (1957), 227–229
123. NEIL, E.: Arch. int. Pharmacodyn. 105, 468–476 (1956)
124. NEUMANN: Physiologie und Pathophysiologie der inneren Sekretion. Verlag Medizina, Moskau 1965 (russ.)
125. NITSCHKOFF, St.: Über die Bedeutung der Formatio reticularis beim experimentellen Hypertoniemodell. Habilitation 1971
126. NITSCHKOFF, St.: Wissenschaft und Fortschritt 22 (1972), 10
127. NITSCHKOFF, St.: Acta biol. med. germ. 32 (1974), 43–53
128. NITSCHKOFF, St., M. L. MICHAILOV und J. POHL: Dtsch. Ges.wesen 26 (1971), 1535–1540
129. NITSCHKOFF, St. und G. SCHÖNFELDER: Dtsch. Ges.wesen 16 (1961), 2285–2291
130. NITSCHKOFF, St., G. N. KRIWITZKAJA und U. GNÜCHTEL: Acta biol. med. germ. 19 (1967), 33–45
131. NITSCHKOFF, St., U. GNÜCHTEL, P. JONAS und L. WOLNIK: Dtsch. Ges.wesen 24 (1969), 2401–2408
132. NITSCHKOFF, St., U. GNÜCHTEL, L. WOLNIK und P. JONAS: Dtsch. Ges.wesen 25 (1970), 49–56
133. NITSCHKOFF, St., W. WARBANOW und R. GÜRKE: Dtsch. Ges.wesen 31 (1976), 254–259
134. NOWAK, S. J. G. and I. J. WALKER: New Engl. J. Med. 220 (1939), 269–274
135. OKAMOTO, K.: Spontaneous Hypertension. Tokyo, Igaki Shoin Ltd. 1972
136. OKAMOTO, K., and K. AOKI: Jap. Circ. J. 27 (1963), 282
137. OKAMOTO, K., R. TABAI, M. FUKUSHIMA, S. NOSAKA, Y. YAMORI, K. ICHIJIMO, H. HAEBARA, M. MATSUMOTO, T. MARUYAMA, Y. SUZUKI and M. TAMEGAI: Jap. Circ. J. 30 (6) (1966), 703
138. OKAMOTO, K., F. HAZAMA, T. TAKEDA, R. TABAI, S. NOSAKA, M. FUKUSHIMA, Y. YAMORI, M. MATSUMOTO, H. HAEBARA, K. ICHIJIMA and Y. SUZUKI: Jap. Circ. J. 30 (8) (1966), 987
139. OKAMOTO, K., S. NOSAKA, Y. YAMORI and M. MATSUMOTO: Jap. Heart J. 8 (1967), 168–180
140. OKAMOTO, K., F. HAZAMA, H. HAEBARA, S. AMANO, T. TANAKA and A. OOSHIMA: In: Spontaneous Hypertension. Springer-Verlag 1972, 129
141. OKAMOTO, K., Y. YAMORI, A. OOSHIMA, C. PARL, H. HAEBARA, M. MATSUMOTO, T. TANAKA, T. OKYDA, F. HAZANA and M. KYOGOKU: In: Spontaneous Hypertension. Springer-Verlag, 1972, 1.
142. PAEGELOW, I., G. SCHÖNFELDER, St. NITSCHKOFF und B. FLEGEL: Acta biol. med. germ. 35 (1976), 1301–1310
143. PAESSLER, H. und D. HEINECKE: Verh. dtsch. path. Ges. 9 (1905), 99
144. PAGE, I. H., Y. KANEKO and J. W. MCCUBBIN: Circ. Res. 18 (1966), 379–387
145. PAGE, I. H.: Am. J. Phyiol. 130 (1940), 22–28
146. PAGE, I. H.: Science 89 (1939), 273–274
147. PALAIC, D., and P. A. KHAIRALLAH: J. Neurochem. 15 (1968), 1195
148. PARIN, W. W.: Fragen der pathologischen Physiologie des Herz-Kreislaufsystems. 3. Allunionskonferenz für Pathophysiologie, Moskau 1963. Verlag Medizinische Literatur (russ.) 60–80
149. PAVLOV, I. P., zit. nach K. M. BYKOV u. I. T. KURCIN (Hrsg.): Kortiko-Viszerale Pathologie, VEB Verlag Volk und Gesundheit, Berlin 1966
150. PHELAN, E. L., D. W. J. CLARK, C. R. CRESSON and D. R. JONES: In: Spontaneous Hypertension, Springer-Verlag 1972, 18
151. PHELAN, E. L., D. R. LEE, A. J. WOOD and F. O. SIMPSON: Clin. Exp. Pharmacol. Physiol. Suppl. 2, 1975, 137
152. PICKERING, G. W.: The concept of essential hypertension as a quantitative disease. In: The Pathogenesis of essential Hypertension. Proc. Joint W. H. O. CZECH. Cardiol. Soc. Symp. Prague 1960, S. 43–54, H. J. CORT et al. (Hrsg.) State Medical Publishing House, Prague, 1961
153. PIERPAOLI, W. und K. SORKIN: Experientia 82 (1972), 1385–1387
154. PIERPAOLI, W. und H. O. BASEDOWSKI: Clin. exp. Immunol. 20 (1975), 323–338

155. PIERPAOLI, W., H. G. KOPP and E. BIANCHI: Clin. exp. Immunol. **24** (1976), 501–506
156. PLATT, R.: Das Wesen der essentiellen Hypertonie. In: Essentielle Hypertonie, ein Internationales Symposium. K. D. BOCK, F. REUBI (Hrsg.) Springer Berlin 1960, 45–51
157. POISEUILLE, J. L. M.: Recherches sur la force du coeur aortique, Didot Le Jeune, Paris 1828
158. POPOWITSCH, T. und W. SECHJANO: Hormone und kardiovaskuläre Pathologie (russ.) Medizina, Moskau 1969
159. POTOP, I., und S. MILCO: Biochem. J. **101** (1966), 454
160. PUGH, R. R. B., G. W. PICKERING and R. B. BLACKET: Clin. Sci. **11** (1952), 241–249
161. RAAB, W.: Z. ges. exp. Med. **105** (1939), 657–678
162. RAAB, W.: Hormonal and neurogenic cardiovascular disorders. Williams & Wilkins, Baltimore 1953
163. RAPP, J. P.: Endocrinology **75** (1964), 326–332
164. RAU, G. C.: Science **111** (1950), 229
165. REGOLI, D., H. BRUNNER, G. PETERS and F. GROSS: Proc. Soc. exp. Biol. (N.Y.) **109** (1962), 142–145
166. RIVA-ROCCI, S.: Gazz. med. ital. **47** (1896), 981
167. ROSENFELD, S.: Am. J. Physiol. **169** (1952), 733–737
167a. SCHÖNFELDER, G.: unveröffentlicht
168. SELYE, H.: Brit. med. J. 1950/I, 203–206
169. SHAPIRO, A. P., and J. L. KOBERNIK: Circ. Res. **9** (1961), 869–880
170. SHAPIRO, A. P., and J. I. KOBERNIK: Circ. Res. **7** (1959), 936–942
171. SKELTON, F. R.: Physiol. Rev. **39** (1959), 162–182
172. SKELTON, F. R.: Proc. Soc. exp. Biol. (N.Y.) **90** (1955), 342–346
173. SMIRK, F. H.: Academic Press, New York 1967
174. SMIRK, F. H.: In: Spontaneous Hypertension. Springer-Verlag 1972, 250
175. SOMOVA, L., D. KIPROV and V. ORBETZOVA: Cor et Vasa **17** (2) (1975), 119
176. SÓS, J.: Acta med. Adac. Sci. Hung. (1964) 123
177. SUTSCHKOV, V. V.: Persönliche Mitteilung
178. SVEDSEN, U. G.: Acta Path. Microbiol. Scand. Sect. A, **84** (1976), 235–243
179. SVEDSEN, U. G.: Acta Path. Microbiol. Scand. Sect. A, **83** (1975), 199–205
180. STARZEV, V. G., U. GNÜCHTEL, St. NITSCHKOFF und N. I. REPIN: Dtsch. Ges.wesen **28** (1973), 2349–2351
181. TAKATSU, I., and C. KASHII: In: Spontaneous Hypertension, Springer-Verlag 1972, 166
182. TAKATSU, I., and C. KASHII: In: Spontaneous Hypertension, Springer-Verlag 1972
183. TANASE, H., Y. SUZUKI, A. OOSHIMA, Y. YAMORI and C. OKAMOTO: In: Spontaneous Hypertension, Springer-Verlag 1972, 9
184. TAYLOR, R. D., and I. H. PAGE: Circulation **3** (1951), 551–557
185. THOMAS, C. B.: John Hopkins Hosp. Bull. **74** (1944), 335–377
186. TIGERSTEDT, R. und P. G. BERGMANN: Niere und Kreislauf. Skand. Arch. Physiol. 8 (1898), 223–271
187. TRAUBE, L.: Über den Zusammenhang von Herz- und Nierenkrankheiten. Hirschwald, Berlin 1856, p. 59. Zit. b. A. RUSKIN, Classics in arterial hypertension. Thomas, Springfield (III). 1956, 188
188. TSCHERNIGOVSKI, W. N. und A. Ja. JAROSCHEVSKIJ: Journal f. höhere Nerventätigkeit. V. 1, 1951, Moskau
189. TSCHERNOV, W. M.: (russ.) In: Neues in der Medizin. 7. Folge: Die Hypertoniekrankheit, Moskau 1948, 11
190. TUPIKOVA, T. M.: Kardiologija **3** (1963), 14–21
191. UEBA, Y., K. MORI and T. TOMOMATSU: In: Spontaneous Hypertension, Springer-Verlag 1972, 64
192. USSIEVITSCH, M. A.: Med. Neuigkeiten **14**, Moskau 1949
193. WAKERLIN, G. E.: Circulation **26** (1962), 1

194. WALLRABE, D., St. NITSCHKOFF und U. GNÜCHTEL: Dtsch. Ges.wesen 24 (1969), 2209 bis 2214
195. WARTAPEDOFF, R. A.: Bull. exp. Biol. Med. XII (1941) 3—4 (Moskau)
196. WISCHATINA, A. I.: In: Fragen zur pathologischen Physiologie des Herz-Kreislauf-Systems. 3. Allunionskonf. 4.—9. Juli 1960 in Sverdlovsk.Verl. Med. Lit. Moskau, 1963
197. WOOHSMANN, H. und St. NITSCHKOFF: Abhandlg. Dtsch. Akad. Wiss. Berlin, Klasse für Medizin Jg. 1966, No. 2 BAUMANN, R. u. K. FICHTEL (Hrsg.)
198. WOOHSMANN, H., A.-Ch. KREHER und St. NITSCHKOFF: Acta histochem. 58 (1977), 11—16
199. ZESCHKE, G., V. G. KRASILNIKOV, U. GNÜCHTEL, G. SCHÖNFELDER, D. WALLRABE und Ch. KREHER: Abhandlg. Akad. Wiss. DDR, Symposium über Probleme der kardiovaskulären Regulation vom 12.—16. November 1973. Hrsg. R. BAUMANN u. J. K. SCHCHWAZABAJA. Akademie-Verlag Berlin 1975.

Die hypertonen Dysregulationen auf der Grundlage experimenteller Neurosen

von

Christa KREHER, Ursula GNÜCHTEL, Tamara HECHT und St. NITSCHKOFF

Für die Untersuchung ätiologischer und pathogenetischer Probleme der Humanmedizin im Tierexperiment ist es von Bedeutung, solche experimentellen Modellierungen zu finden, die bezüglich ihrer Symptome und, soweit bekannt, ihrer Pathogenese und Ätiologie, den in Frage stehenden Krankheitsbildern weitgehend entsprechen. Wenn, wie bei der sogenannten essentiellen Hypertonie, die Kenntnisse über Entstehung und Entwicklung der Erkrankung noch sehr lückenhaft sind und noch kein überzeugendes analoges tierexperimentelles Modell vorliegt, ist es notwendig, auf Grund bereits vorhandener Teilergebnisse Konzeptionen zu entwickeln, die man der weiteren experimentellen Arbeit zugrunde legt.

In den letzten Jahrzehnten lenkte man bei der Suche nach ätiologischen Faktoren und pathogenetischen Prozessen der Hochdruckerkrankung die Aufmerksamkeit nicht nur auf periphere Mechanismen der Kreislaufregulation [62, 125], sondern in immer stärkerem Maße auch auf Störungen der Organismus-Umwelt-Beziehungen. Zahlreiche klinische Beobachtungen und tierexperimentelle Befunde weisen darauf hin, daß zentralnervöse Dysregulationen, provoziert durch eine akute oder chronische Stress-Situation, von wesentlicher Bedeutung für die Genese hypertoner Entgleisungen sein können [14—16, 18, 21, 22, 41, 58, 72, 82, 88, 102, 114, 121, 124, 126, 128, 136, 139, 141, 156, 166].

Ausgehend von der Konzeption, daß ein intensiver, protrahiert einwirkender Stressor über primär neurotische Veränderungen in den höchsten Abschnitten des ZNS als sekundäre Erscheinungen pathologische Alterationen auch in vegetativen Systemen hervorrufen kann, fehlte es in den letzten Jahrzehnten nicht an Versuchen, tierexperimentell eine neurotisch bedingte Hypertonie zu modellieren. Einen wesentlichen Vorteil gegenüber vielen Formen experimentell-symptomatischer Hypertonien sah man dabei in der relativ langen Manifestationslatenz und damit in der Möglichkeit einer gründlichen Analyse der cerebro-viszeralen Störungen, vor allem in der prämorbiden Phase des Hochdruckes.

Zur Erzeugung neurotischer Zustände bei verschiedenen Tierspezies bediente man sich einer ganzen Reihe methodischer Varianten, wobei die zu verwendenden Stressoren konzeptionell entweder im Sinne der klassischen Untersuchungen PAVLOVS und seiner Schüler eingesetzt wurden oder ihr primär emotiogener Charakter in den Mittelpunkt des methodischen Vorgehens rückte. In Übereinstimmung mit PAVLOVS Vorstellungen zur experimentellen Neurose als einer chronischen Abweichung der höheren Nerventätigkeit von der Norm mit Veränderungen bedingt-reflektorischer Reaktionen, des Allgemeinverhaltens und der bioelektrischen Aktivität des Gehirns [35, 67] wären all jene Versuche zu nennen, die durch Reizüberflutungen oder überstarke Stimuli, durch zu lang anhaltende Differenzierungsreize oder die Anwendung zu vieler unterschiedlicher positiver und negativer Stimuli zur Überbeanspruchung der Erregungs- oder Hemmungsprozesse im ZNS führen. Hierzu zählen auch Methoden auf der Basis einer Überlastung der Beweglichkeit der Nervengrundprozesse durch Ausarbeitung zu komplizierter Differenzierungen oder infolge zu schnellen Wechsels von positiven und negativen Reizen sowie eine Neurotisierung durch Zusammenstoß von Erregungs- und Hemmungsprozessen, z. B. durch eine qualitativ oder quantitativ veränderte Bekräftigung der ausgebildeten bedingten Reflexe. Diese zumeist unter definierten, experimentell reizverarmten Umweltbedingungen einer Pawlowkammer durchgeführten Experimente werden durch eine breit gefächerte Palette methodischer Varianten bereichert, deren Orientierung auf der Erzeugung permanenter emotioneller Spannungen durch psychophysischen, sozio- oder psychoemotionalen Stress liegt. Hierzu gehören Methoden der chronischen oder intermittierenden Immobilisation, der Störung von unbedingten sozialen Reflexen wie z. B. der Rangordnung oder Eingriffe in phylogenetisch alte cerebro-viszerale Triggermechanismen wie beispielsweise den natürlichen circadianen Rhythmus. Im weiteren Sinne wären hierzu auch solche Versuchsbedingungen zu zählen, die im Zusammenhang mit Simonovs [144] Informationstheorie der Emotionen sogenannte Informationsneurosen im Sinne Chananašvilis [26] zu erzeugen suchen. Nach Chananašvili sind derartige Informationsneurosen durch einen pathologischen Zustand der höheren Nerventätigkeit charakterisiert, der infolge einer Informationsüberlastung des Gehirns oder auf Grund eines für das Individuum biologisch bedeutsamen Informationsdefizits entsteht und somit ein Resultat psychisch-emotioneller Anspannung mit konsekutiver Erregung der limbischen Strukturen und der Hirnrinde darstellt. Derartige Erregungsherde in emotionsrelevanten cerebralen Strukturen können nach Chananašvili [26] auch vasokonstriktorische Zentren der Medulla oblongata erreichen und damit hypertone Dysregulationen induzieren. Aus den Ergebnissen von K. Hecht [70], Choinowski [27] und Sudakov [152] geht hervor, daß nach chronischem Stress von Versuchstieren Störungen der zentral-nervalen Informationsverarbeitung den viszeralen pathologischen Auslenkungen vorausgehen. Dabei ist wahrscheinlich, daß insbesondere stark negativ gefärbte emotionelle Zustände Prozesse des Langzeitgedächtnisses aktivieren und damit dauerhaft pathologische, bedingt-reflektorisch gebundene Reaktionen induzieren, die bei experimentellen Neurosen häufig zu beobachten sind. Diese Vorstellungen werden durch die Tatsache gestützt, daß die Gedächtnisfunktion hemmende Substanzen eine Bildung derartiger pathologischer zentralnervöser Verbindungen verhindern [26]. Detaillierte neurophysiologische Untersuchungen am emotionalstress-induzierten Hypertoniemodell von Affen und Ratten liegen von H. Baumann u. Mitarb. [11—13] vor, über die im anderen Kapitel ausführlich berichtet wird. Nach Anochena [5] ist anzunehmen, daß an den stressinduzierten zentralnervösen Funktionsstörungen, insbesondere auf der Ebene des Stammhirns, Veränderungen in Neurotransmitterprozessen beteiligt sind. Untersuchungen von Miljukina [115] an dekortizierten Ratten und Tauben sprechen ebenfalls für die Bedeutung des Stammhirns in der Pathogenese neurotischer Zustände. Nach Entfernung höherer Anteile des ZNS wurde ein besonders schwerwiegender Verlauf der experimentellen Neurosen beobachtet, der darüber hinaus die Rolle des Kortex bei der Organisation von Schutzmechanismen gegen neurotisierende Faktoren nachweist.

Ausgehend vom Phänomen der Situationshypertonie vertreten von Uexküll und Wick [159] die Auffassung, daß wiederholte, kurzfristige, situativ bedingte Blutdruckerhöhungen bei der Entstehung der essentiellen Hypertonie eine Rolle spielen, d. h., daß es infolge einer häufigen Reproduktion und eines längeren Andauerns blutdrucksteigernder emotioneller Reize zu permanenten Auslenkungen des Blutdruckes kommen kann. Folgende Situationen können nach OSTFELD und SHEKELLE [124] hypertensive Reaktionen herbeiführen:

1. Die Ungewißheit eines zu erwartenden Resultats
2. Potentielle körperliche oder psychische Beeinträchtigung
3. Sinnlosigkeit eines Flucht- oder Abwehrverhaltens
4. Der Zwang, eine wachsame Einstellung bis zur Klärung der Situation zu behalten.

Auch hier entstehen als Kompensationsmechanismus eines Informationsdefizits negative Emotionen [143], und es kommt zu neurotischen Erscheinungen, wenn ein Ausgleich des Informationsmangels ausbleibt. In ähnlicher Weise mißt auch MECHEDOVA [111] dem Faktor der Unbestimmtheit innerhalb der Organismus-Umwelt-Beziehungen für die Entstehung experimenteller Neurosen eine große Bedeutung bei.

Überblickt man die umfangreiche Literatur vor allem unter dem Aspekt der Blutdruckwirksamkeit neurotisierender Faktoren, so ist eine große Inhomogenität hinsichtlich der Qualität, Quantität und Dauer der beobachteten Normabweichungen im Herz-Kreislauf-System nicht zu übersehen, was im folgenden anhand von Beispielen nachgewiesen werden soll.

Bei Hunden, Katzen, Kaninchen und Ratten gelang es durch Applikation starker Schmerzreize oder infolge einer Überlastung durch physikalische Stressoren Blutdrucksteigerungen zwischen 25 und 125 mmHg gegenüber dem Ausgangsniveau zu erreichen [28, 29, 35, 52, 53, 57, 63, 74, 75, 78, 101, 141, 145, 147, 149, 118, 137], die zum Teil von morphologischen Alterationen in den Gefäßwänden des Myokards bzw. der Aorta [8], Ekg-Veränderungen [52, 100, 109, 120] oder anderen vegetativen Parametern begleitet waren. Die beobachteten Druckerhöhungen waren dabei entweder transitorischer Natur oder überdauerten in Abhängigkeit von der Intensität und Häufigkeit der neurotisierenden Noxen des Absetzen der psychonervalen Belastung mehr oder weniger lange. In einer umfangreichen Studie beschäftigten sich NITSCHKOFF und Mitarbeiter [119, 120] mit der Wirkung des Lärms auf den tierischen Organismus und stellten dabei Dysregulationen in verschiedenen Organsystemen fest. So beobachteten sie bei Ratten nach chronisch intermittierender Lärmbelastung neben Hypo- und Hyperelektrolyt-

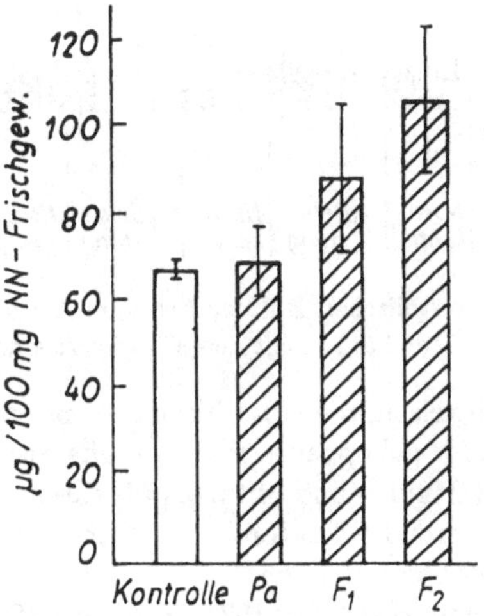

Abb. 1. Katecholamingehalt der Nebennieren (µg/100 mg Frischgewebe) von Albinoratten nach 7monatiger intermittierender Verabreichung eines Lärmstresses von 95 db. Vergleich der Mittelwerte von Eltern (Pa), zwei Folgegenerationen (F 1 und F 2) und Kontrollgruppe

ämie, Serumcholesterinanstieg und Hyperkoagulation eine Massezunahme der Nebennieren mit Erhöhung des Katecholamingehaltes vor allem bei den Nachfolgegenerationen. Der arterielle Druck zeigte eine signifikante Erhöhung im systolischen Bereich, die jedoch ab 7. Versuchsmonat wieder verschwand. Aufschlußreich und interessant waren auch die histomorphologischen Untersuchungen des Gehirns [95], wobei in

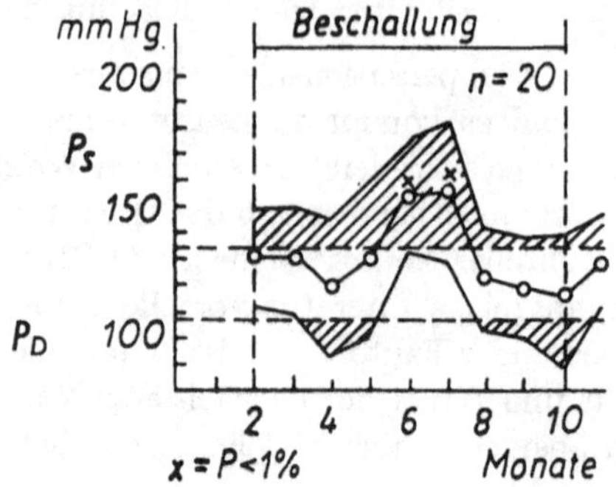

Abb. 2. Blutdruckverlauf bei Albinoratten nach 11monatiger intermittierender Einwirkung eines akustischen Stressors von 95 db

kortikalen Arealen bereits sehr früh Veränderungen nachweisbar waren. Alterationen im Subkortex, z. B. in Thalamus und Hypothalamus, traten später auf, jedoch erwiesen sich hier die degenerativen Prozesse als besonders massiv und irreversibel.

Untersuchungen von KREHER [93] über den Einfluß optisch-akustischer Störreize auf die Blutdruckregulation der Albinoratte erbrachten Blutdruckanstiege, die ihre Maximalwerte erst in der Nachkontrollperiode nach Absetzen des physikalischen Stressors erreichten. Daß jedoch nicht in jedem Falle bedingt-reflektorisch gesicherte neurotische Verhaltensweisen mit Blutdruckanstiegen einhergehen, konnten GRÜNER und NITSCH-

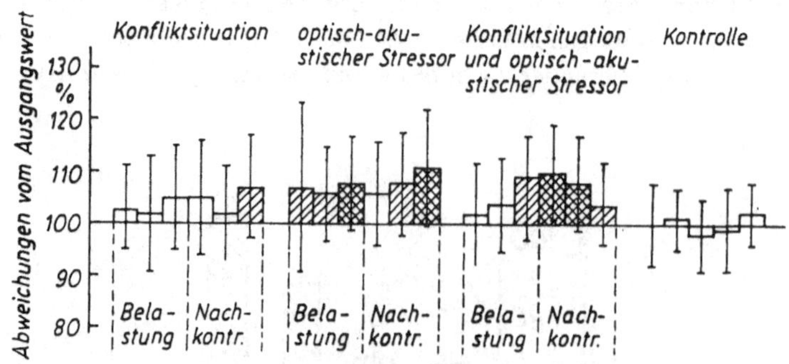

Abb. 3. Abweichungen des systolischen Blutdruckes vom Ausgangswert unter dem Einfluß verschiedener Störfaktoren. Jede Säule zeigt den Mittelwert einer vierwöchigen Meßperiode

KOFF [61] an Hunden nachweisen, die trotz intensiver psychonervaler Belastung durch unterschiedliche, miteinander gekoppelte physikalische Störfaktoren keine hypertonen Reaktionen zeigten. Auch HECHT und Mitarb. [76] fanden nach kombinierter Verabreichung mehrerer neurotisierender Faktoren bei Ratten nicht in jedem Falle eine Wirkungsverstärkung im vegetativen Bereich.

Nach Untersuchungen von HAVLIČEC [67], KOPTEVA [89], ANDREEV [4], USSIEVIČ [161], JAROŠEVSKI [85] u. a. führt eine Umarbeitung der Signalbedeutung ausgearbeiteter bedingter Reize bei Versuchstieren, insbesondere beim Hund, zum Teil zu deutlichen Blutdruckanstiegen bis auf systolische Maximalwerte zwischen 160 und 270 mmHg.

Hypertone Dysregulationen auf der Grundlage eines Zusammenstoßes zwischen Hemmungs- und Erregungszuständen beobachteten z. B. HAVLIČEC [67], PRICHOTKOVA [131] und DANILOVA [32] in Untersuchungen an Hunden, bei denen sie durch Umstellung vorher ausgearbeiteter Stereotype bzw. Kombination von Nahrungsmotivation mit Abwehrerregung Monate bis Jahre andauernde Hypertonien mit systolischen Druckanstiegen bis 250 mmHg erzielen konnten. Deutliche Anstiege des arteriellen Druckes nach Ausarbeitung einer derartigen experimentellen Neurose beschrieben auch

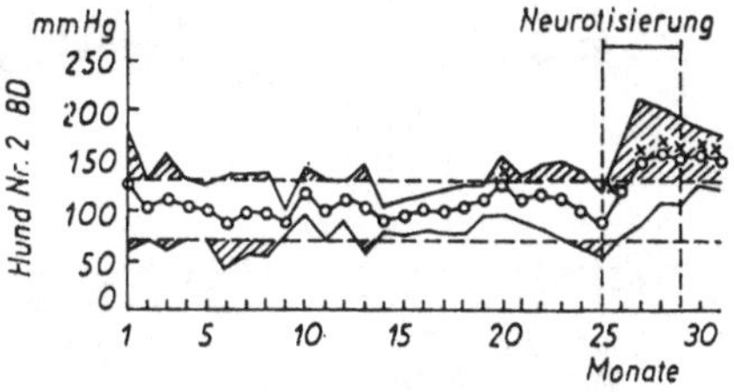

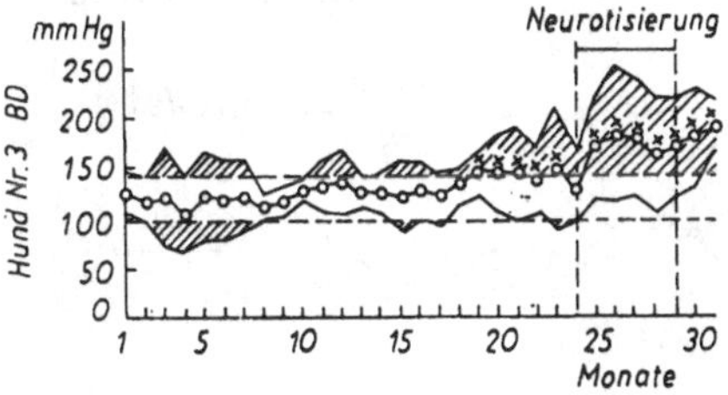

Abb. 4. Dynamik der Monatsmittelwerte des systolischen Blutdruckes bei 2 Hunden während der Ausarbeitung eines Stereotyps und der Prüfung des Typs der höheren Nerventätigkeit sowie anschließende Neurotisierung durch Zusammenstoß von Erregungs- und Hemmungsprozessen. Die waagerechten unterbrochenen Linien geben den 2 σ-Bereich der mittleren quadratischen Streuung der Ausgangsblutdruckwerte an. $x = p < 0{,}001\%$

GRÜNER und NITSCHKOFF [61] beim Hund (Abb. 4) sowie URMANČEEVA u. Mitarb. [160] und H. BAUMANN et al. [13] bei niederen Affen.

Ähnliche Konfliktsituationen ergaben bei Ratten ebenfalls eine Blutdrucksteigerung [93], die jedoch hinsichtlich ihres Ausmaßes und der Dauer nach Absetzen der Neurotisierung wesentlich geringer war.

Auch die Verletzung des Prinzips der Paar-Reizung innerhalb eines Analysators stellt für das ZNS eine neurotisierende Noxe dar, die von verschiedenen vegetativen Störungen begleitet wird [31]. Auf diese Weise gelang es GNÜCHTEL [54], durch kurzzeitige, über insgesamt 11 Monate einwirkende Asynchronreizung des optischen Analysators beim Hund mittels Flickerlicht unterschiedlicher Frequenz auf beide Augen signifikante Blutdruckanstiege um durchschnittlich 35 mmHg hervorzurufen, wobei ein Tier mit besonders niedrigem Ausgangsniveau Maximalanstiege um 80 mmHg systolisch aufwies. 3 Wochen nach Absetzen der insgesamt 11 Monate einwirkenden Reizung lag der Blutdruck bei 2 Tieren noch durchschnittlich 33 mmHg über dem Ausgangsniveau und kehrte dann allmählich zur Norm zurück. Auffällig war eine deutliche Zuordnung der Koagulationsbereitschaft des Blutes zum Verlauf des arteriellen Druckes während der gesamten Versuchsdauer. Mit zunehmender Erhöhung des systolischen Druckes unter der Neurotisierung nahmen die Gerinnungszeiten signifikant ab und normalisierten sich nur in einer zwischengeschalteten 4wöchigen reizfreien Erholungsphase sowie in der Nachkontrollperiode. Damit ergeben sich möglicherweise Parallelen zur Thrombose- und Emboliegefährdung hypertoner Patienten.

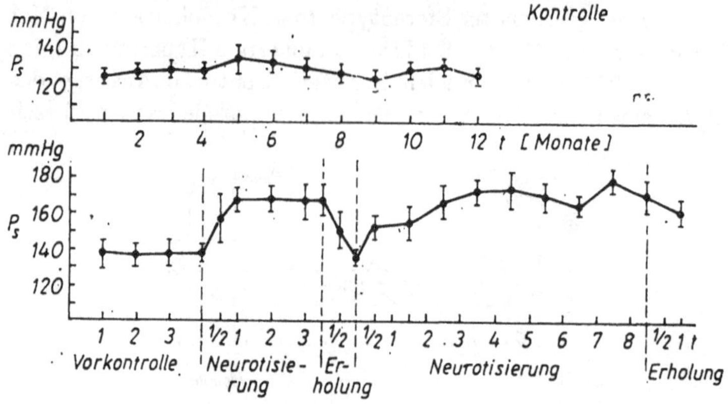

Abb. 5. Mittlerer Blutdruckverlauf bei Hunden während der Ausarbeitung einer experimentellen Neurose durch Asynchronreizung des optischen Analysators

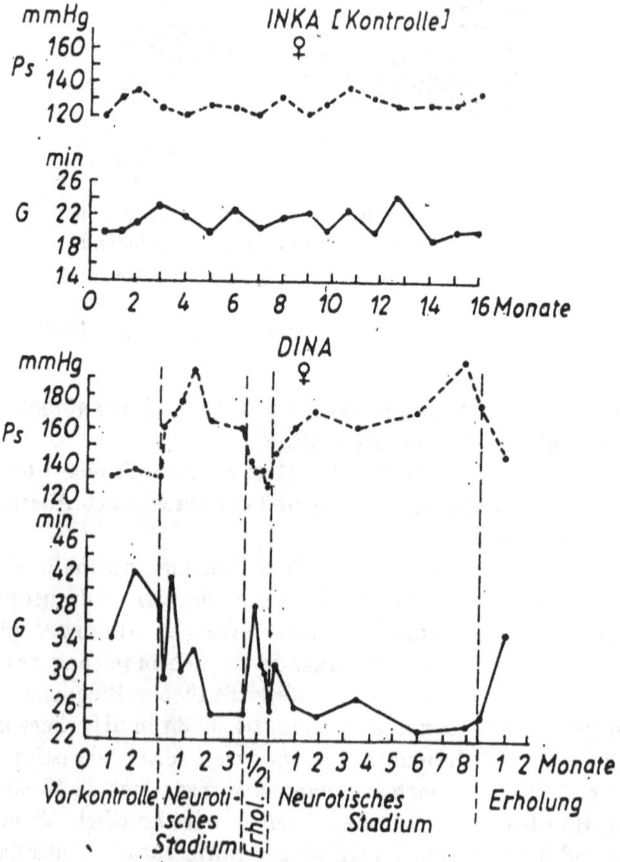

Abb. 6. Beziehungen zwischen Blutdruckhöhe und Koagulabilität des Blutes im Verlaufe einer experimentellen Neurose beim Hund im Vergleich zu einem Kontrolltier
G = Gesamtgerinnungszeit

Veränderungen in der Blutdruckdynamik von Albinoratten durch intermittierende Einschränkung der lokomotorischen Bewegungsreaktion beobachteten POPPEI u. K. HECHT [130], die in Abhängigkeit von Dauer und Häufigkeit der Immobilisation Blutdruckanstiege zwischen 30 und 130 mmHg erzielten (Abb. 7).

Ähnliche Versuche von STARCEV und NITSCHKOFF [150], STARCEV [151] sowie STARCEV und GNÜCHTEL [152] an Affen mit experimenteller Immobilisationsneurose ergaben ebenfalls z. T. langanhaltende Erhöhungen des arteriellen Mitteldruckes, die in einigen Fällen mit pathologischen Ekg-Ableitungen einschließlich irreversibler Präinfarktbilder gekoppelt waren und darüber hinaus auch einen veränderten Phasengang von arteriellem Druck und Herzfrequenz im 24-Stunden-Experiment aufwiesen [123]. Das Blutdruckverhalten dieser Tiere nach Applikation minimaler Dosen Angiotensin II war

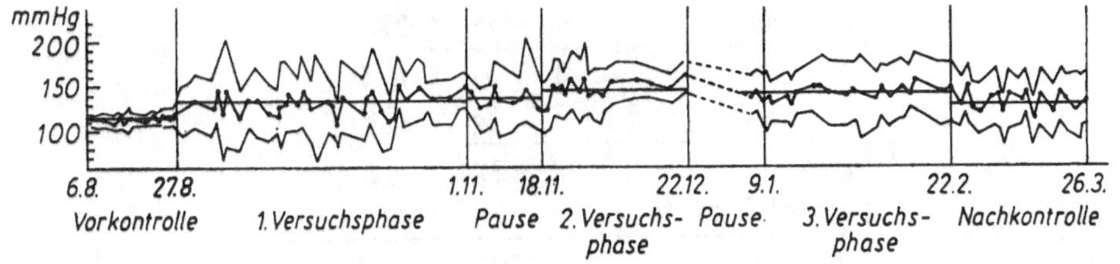

Abb. 7. Blutdruckzeitkurve eines Rattenkollektivs im Verlaufe von 3 Immobilisationsphasen. Die Hüllkurven geben die jeweiligen Mittelwertsstreuungen, die waagerechten Linien die Etappenmittelwerte an

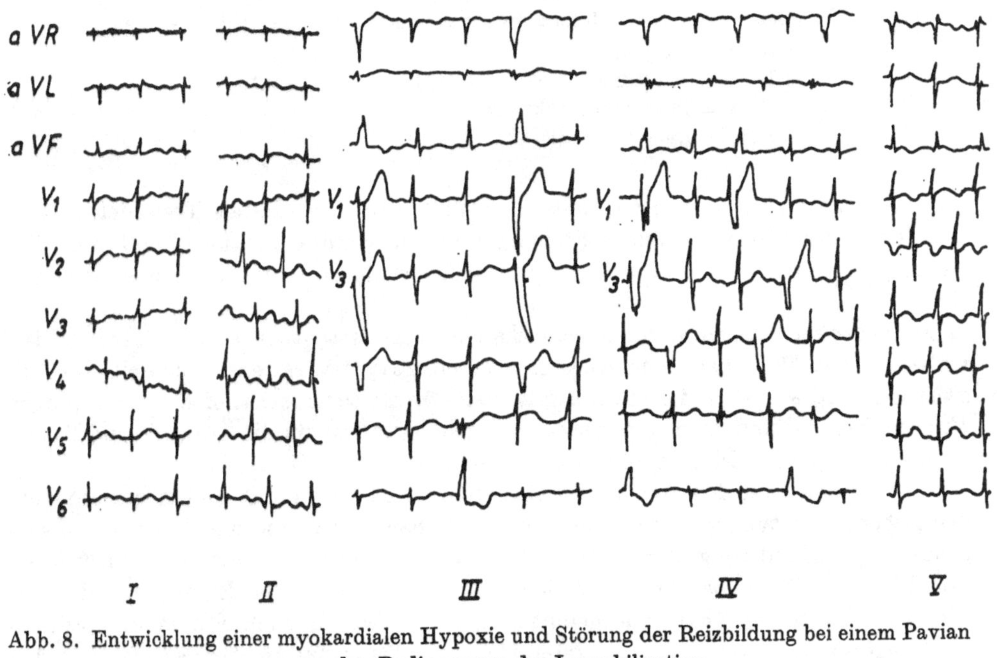

Abb. 8. Entwicklung einer myokardialen Hypoxie und Störung der Reizbildung bei einem Pavian unter den Bedingungen der Immobilisation

I = Ruhe-Ekg
II = Ekg nach 5minütiger körperlicher Belastung
III = Ekg nach 5stündiger Immobilisation
IV = Ekg nach erneuter 5minütiger körperlicher Belastung
V = Ekg am Ende des mehrmonatigen Versuchszeitraumes

gekennzeichnet durch früheres Erreichen des systolischen Druckmaximums bei Erhöhung des diastolischen Druckes bis zur 10. Minute p. i. [152]. GNÜCHTEL et al. [55], die im Gegensatz zu den Versuchen STARCEVS der Immobilisation keine physische Kreislaufbelastung vorausgehen ließen, beobachteten bei weiblichen Pavianen eine signifikante Steigerung der Plasmareninaktivität um durchschnittlich 60%, jedoch ohne Anstieg des arteriellen Mitteldruckes (Abb. 9).

Beim Studium der Auswirkungen experimenteller Eingriffe in das Öko-System verschiedener Tierspezies im Sinne psychoemotionaler bzw. psychosozialer Stress-Situa-

		♀	
P_S [mmHg]	A	131 ± 16,6	
	B	145 ± 23,8	
P_D [mmHg]	A	82 ± 10,1	
	B	88 ± 12,8	
PRA [ng AT II/ml/16^h]	A	37,5 ± 8,6	++
	B	61,0 ± 14,1	
Blutglukose [µg/100ml]	A	108,0 ± 24,7	+++
	B	201,5 ± 29,6	
FFS [µmol/l]	A	468,0 ± 214,5	
	B	592 ± 170,5	

Abb. 9. Gruppenmittelwerte nach kurzzeitiger Immobilisation bei weiblichen Pavianen

A = Ausgang ×× = p < 1%
B = Belastung +++ = p < 0,1%
PRA = Plasmarenin-Aktivität
FFS = freie Fettsäuren

tionen bediente man sich in zunehmendem Maße des Primaten als Testobjekt, da er auf Grund der phylogenetischen Stellung und seiner stark emotionell gefärbten Beziehung zur Umwelt gerade für derartige psychonervale Belastungen geeignet erscheint [79].

Das gegenüber vielen anderen Versuchstierspezies wesentlich ausgeprägtere Sozialverhalten von Pavianen oder Rhesusmaccacen gestattet es, experimentelle Modellsituationen zu schaffen, die in etwa mit gestörten zwischenmenschlichen Beziehungen vergleichbar sind und denen eine pathogenetische Relevanz für die Ätiologie und Pathogenese von Herz-Kreislaufkrankheiten zugeschrieben wird [15, 40, 88].

So wurden für die Erzeugung experimenteller Neurosen an Primaten insbesondere den Lebensstereotyp störende Belastungssituationen [38] wie soziale Isolierung, Paartrennung, Verhinderung der Futtererlangung, Konfrontation mit dem natürlichen Feind bei unterbundener Fluchtmöglichkeit oder experimentelle Eingriffe in den natürlichen Tag-Nacht-Rhythmus genutzt. Daneben kamen auch Pferchung, Störung der Rangordnung durch räumliche Vereinigung von Tieren aus unterschiedlichen Herden oder Hungerstress zur Anwendung. Die mit Hilfe der oben skizzierten Methoden von den verschiedenen Autoren beschriebenen und durch bedingt-reflektorische Untersuchungen verifizierten neurotischen Zustände waren durch ein breites Spektrum vegetativer Störungen in unterschiedlichen funktionellen Systemen gekennzeichnet. So beobachtete ČERKOVIČ [24, 25] nach langdauernder experimenteller Beeinflussung des

Tag-Nacht-Rhythmus bei 11 Pavianen in drei Fällen Koronarinsuffizienz, dreimal pathologische Bradykardie und einmal Hypertonie; 5 Tiere zeigten keine Veränderungen im Herz-Kreislauf-System. Daneben wurden auch Verhaltensstörungen mit Bewegungsstereotypie, Achylie oder Amenorrhoe nachgewiesen [98]. Ähnliche Experimente von GNÜCHTEL et al. [55] ergaben neben transitorischen systolischen Blutdruckerhöhungen bei 2 von 8 untersuchten Tieren ein starkes Überwiegen der zentralnervösen Erregungsprozesse sowie einen Anstieg der Plasma-Renin-Aktivität bei eingeschränkter Nierendurchblutung in der Hälfte der Fälle. MARTIN u. Mitarb. [108] sowie DEGEN et al. [33], die in ein Stufenbelastungsprogramm bei Rhesusaffen eine 4wöchige Schlafdeprivation einschalteten, stellten neben stärkeren Blutdruckschwankungen bis in den hypertonen Bereich absinkende Herz- und Atemfrequenzen sowie vereinzelt Sinusarrhythmien fest Die jeweilige aktuell-habituelle Balance zwischen Erregungs- und Hemmungsprozessen war jedoch hier zugunsten letzterer verschoben, was möglicherweise auf eine physische Überlastung der Tiere infolge des reduzierten Dunkelanteils zurückzuführen ist. In Übereinstimmung mit den bereits erwähnten Versuchen von NITSCHKOFF u. Mitarb. [123] bei Affen mit Immobilisationsneurose konnte auch DŠALAGONIJA [39] bei Pavianen nach langdauernder Störung des circadianen Rhythmus das Fehlen normaler periodischer Veränderungen bei Herz-Kreislauf- und anderen vegetativen Parametern nachweisen. Hypertone Auslenkungen des Blutdruckniveaus durch experimentelle Verschiebungen des erworbenen Aktivitäts-Ruhe-Rhythmus und zusätzliche Immobilisation beschrieben außerdem TREPTOW und Mitarb. [157] für die Albinoratte (Abb. 10).

In umfangreichen neurophysiologischen Studien an subhumanen Primaten bedienten sich H. BAUMANN u. Mitarb. einer Reihe sozio-emotionaler Belastungskategorien wie soziale Isolierung, Verabreichung von Elektroreizen sowie optisch-akustischen Signalen während der Schlafphase der Tiere, Störung der sozialen Hierarchie sowie der Nahrungsaufnahme [9—12, 33, 108, 160]. In Abhängigkeit von der Validität des jeweiligen Stress-

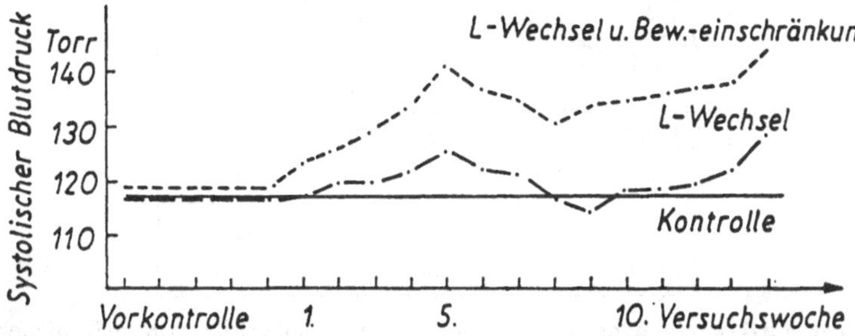

Abb. 10. Verlauf des gemittelten systolischen Druckes von Rattenkollektiven im Vergleich zu einer Kontrollgruppe. Wöchentlicher Wechsel des Hell-Dunkel-Regimes mit bzw. ohne intermittierende Bewegungseinschränkung

musters sowie von der zentralnervösen Ausgangslage der einzelnen Versuchstiere konnten sie neben strukturspezifischen Verschiebungen des zentralnervösen bioelektrischen Aktivitätsniveaus [13] Dysregulationen unterschiedlichen Grades innerhalb der Blutdruckhomöostase, der Herztätigkeit, der Atmung sowie im Verhaltensrepertoire der Rhesusaffen nachweisen.

Eine chronische Traumatisierung des ZNS von Pavianen als Resultat des Aufenthaltes in einem speziellen Elektrokäfig führte nach MAGAKJAN [105] im Anschluß an eine transitorische Hypertoniephase zur stabilen Erhöhung des arteriellen Druckes, die bei 4 von 20 Tieren einen Myokardinfarkt zur Folge hatte. MIMINOŠVILI [116] sah an

Affen unter Bedingungen der sozialen Isolierung bei gleichzeitiger ständiger Veranlassung von Eifersucht Störungen von seiten des Herzens als auch der Kreislaufregulation, die wir durch eigene Experimente an männlichen Pavianen bestätigen konnten [55]. Auch hier war eine gesteigerte Plasma-Renin-Aktivität bei signifikant verminderter ^{131}J-Nierenclearance nachzuweisen (Abb. 11). In Übereinstimmung mit den beschriebenen Befunden bei Primaten wiesen Folkow und Rubinstein [46] bei isoliert gehaltenen Mäusen und T. Hecht u. a. [71] an Albinoratten (Abb. 12) ebenfalls systolische Blutdrucksteigerungen bis 160 mmHg nach. Folkow und Rubinstein [46] beschrieben

		♂		
P_S [mmHg]	A	143	± 11,3	++
	B	167	± 11,6	
P_D [mmHg]	A	93	± 6,1	
	B	101	± 11,2	
PRA [ng AT II/ml/16^h]	A	108	± 46,0	
	B	156	± 74,0	
Vol. abs. [ml]	A	3307	± 928	
	B	2699	± 91	
Vol. rel. [ml/kg]	A	151,7	± 47,2	
	B	122,0	± 8,9	
HWZ 7'/17' [min]	A	12,2	± 2,5	
	B	12,1	± 0,9	
Cl total [ml/min]	A	188,8	± 7,8	++
	B	150,5	± 15,8	
^{131}J-o-JHS total [ml/min/kg]	A	8,75	± 0,94	+++
	B	6,78	± 0,48	
Eff. NBF [ml/min]	A	367,5	± 23,3	++
	B	290,6	± 22,5	
HK [%]	A	48,5	± 4,0	
	B	48,2	± 4,1	

Abb. 11. Gruppenmittelwerte nach kurzzeitiger sozialer Isolierung von männlichen Pavianen
A = Ausgang ++ = $p < 1\%$
B = Belastung +++ = $p < 0,1\%$

darüber hinaus auch experimentelle Hypertonien bei primär isoliert gehaltenen Mäusen, die zu großen Populationen zusammengefaßt wurden. Weitere Untersuchungen bezüglich der Korrelation eines experimentell gestörten Sozialverhaltens zu Blutdruckerhöhungen liegen von Schunk [141] und Waldmann [164] an der Katze, von Lukina [103] an Kaninchen und von Smith et al. [146] am Laborschwein vor, die durch Konfrontation ihrer Versuchstiere mit aggressiven Vertretern derselben oder einer anderen Spezies [103, 141, 164] bzw. durch Hungerstress [146] eine transitorische Hypertonie erzeugen konnten. Aus Befunden von Henry u. Mitarb. [79—82] geht ebenfalls hervor, daß experimentelle Eingriffe in das Öko-System von Mäusen durch Mischen vorher getrennt gehaltener Tiere, Aggregation in kleinen Käfigen, Bedrohung durch ein Raubtier oder territoriale Konflikte zwischen verschiedenen Sexualpartnern in Abhängigkeit von der Stressdauer und -häufigkeit neben einer Erhöhung des arteriellen Mitteldruckes von 125 auf 160 mmHg auch eine Zunahme des Herzgewichtes, Aorten-Arteriosklerose und Myokardfibrose, Zunahme der Nebennierengewichte, der adrenalen Katecholamine und verschiedener Enzyme bewirkten. Untersuchungen von Candland u. Mitarb. [23] an Totenkopfaffen weisen ebenfalls auf die Bedeutung sozialer Komponenten — in ihrem

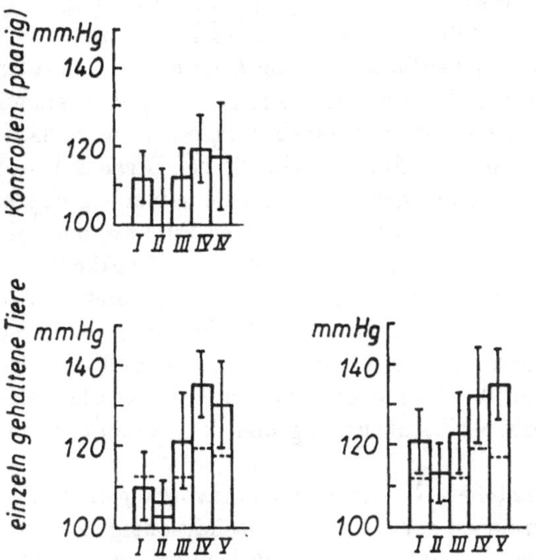

Abb. 12. Blutdruckmittelwerte von männlichen und weiblichen Rattenkollektiven während länger dauernder sozialer Isolierung in 5 Versuchsetappen von

I = 21 Tagen IV = 35 Tagen
II = 44 Tagen V = 18 Tagen
III = 55 Tagen

Falle der Rangordnung eines Tieres — für das individuelle vegetative und Verhaltensmuster hin, wobei sie zum Beispiel zwischen der Herzfrequenz und dem Stellenwert eines Individuums im Verband ein umgekehrt proportionales Verhältnis beobachteten. Eine generelle Sichtung der an Affen gewonnenen Forschungsdaten von Lagutina u. Mitarb. [97] zeigte, daß in 80 bis 90% der Fälle neurotische Störungen der höheren Nerventätigkeit mit vegetativen Entgleisungen gekoppelt waren.

Für die Frage der Spezifität neurotischer zentralnervöser Störungen im vegetativen Bereich halten wir eine Zusammenstellung von Lapin und Čerkovič [99] von besonderem Interesse. Daraus geht hervor, daß die von verschiedenen Mitarbeitern des Suchumer Arbeitskreises im Laufe der Jahre bei Verwendung unterschiedlicher Neurotisierungsmethoden erhobenen Befunde außerordentlich heterogener Natur waren. Von 54 Pavianen und 3 Rhesusaffen entwickelten 16 Tiere Hypertonien, 19 Koronarinsuffizienz, 5 Myokardinfarkte, 15 gastrische Achylie, 3 Vagotonie, 2 Amenorrhoe, 4 andersartige Störungen des Sexualzyklus. Dabei scheinen Alterationen in weiteren, jedoch nicht überprüften Funktionskreisen möglich.

In Kontrast zum unspezifischen generalisierten Stress-Konzept für die Interpretation sogenannter psychosomatischer Erkrankungen stehen solche Theorien, die den hohen spezifischen Charakter derartiger neurotisch induzierter Krankheiten hervorheben und die durch Termini „gelernte“ oder „konditionierte“ Stressreaktionen charakterisiert werden [162]. Es wurde lange Zeit angenommen, daß Körperfunktionen wie Blutdruckhöhe, Herzfrequenz, intestinale Kontraktion u. a. ausschließlich autonom ablaufen und durch Lernvorgänge nicht beeinflußt werden können. Neuere Ergebnisse scheinen diesen Vorstellungen jedoch zu widersprechen [37], wobei ebenfalls Untersuchungen bei Affen von besonderer Bedeutung sind.

Auf die Rolle von Lernmechanismen in der Pathogenese der stressinduzierten arteriellen Hypertonie verweisen u. a. Hecht [72], Vedjaev [163], Lukjanova [104], Trofimova u. a. [158], wobei nach Untersuchungen von H. Baumann und Hecht [10] bei Ratten unter bedingt-reflektorischer Lernbelastung bereits bei nur mäßig verändertem Druckniveau im Initialstadium der Erkrankung Kriterien einer akkumulierten bioelektrischen Leistungsdissoziation im ZNS nachweisbar waren. Auch Schaefer [140] schließt die Möglichkeit fehlgesteuerten bedingt-reflektorischen Lernens nicht aus, wenn er bemerkt, daß maligne Verläufe der arteriellen Hypertonie immer das Ergebnis eines „Umkippens von Rückkopplungen" bei Überschreiten eines Punktes sind, jenseits dessen es keine Rückkehr zum ursprünglichen Zustand gibt. Diese Rückkopplungen sind sehr mannigfaltig und bei der Hypertonie offensichtlich so, daß immer wiederholte Anstiege des Blutdruckes schließlich zu Veränderungen der Struktur der Gefäße und damit zu einer manifesten Widerstandserhöhung mit Anstieg des Blutdruckes führen. Gromova u. Mitarb. [60] sehen darüber hinaus auch Beziehungen zwischen emotionellen Reaktionen bei bedingt-reflektorischer Lernbelastung und dem cerebralen Serotonin- und Noradrenalingehalt.

Für den experimentellen Nachweis von Lernvorgängen im Bereiche des autonomen Nervensystems wird neben dem klassischen conditioning im Sinne Pavlovs das instrumentelle Lernen oder operant conditioning benutzt, wobei auf die Frage, ob es sich dabei tatsächlich um zwei eigenständige Phänomene oder vielmehr um zwei Manifestationen desselben Phänomens im Lernprozeß handelt, an dieser Stelle nicht eingegangen werden soll. Derartige bedingt-reflektorische Druckanstiege, vorwiegend auf der Grundlage einer Schockvermeidungsreaktion, wurden z. B. von Di Cara [36] und K. Hecht u. Mitarb. [72] bei Ratten, Anderson und Brady [3] beim Hund, Benson u. a. [19], Plumlee [129], Forsyth [47, 48], Herd u. Mitarb. [83] sowie Harris et al. [65, 66] bei Affen beschrieben, die z. T. mit gesteigerter Herzfrequenz [2, 47, 66] oder erhöhtem Herzzeitvolumen [48] verbunden waren. Auch Randall et al. [131, 132] beobachteten während eines klassischen appetitiven und aversiven conditioning bei Rhesusaffen eine deutliche Erhöhung des arteriellen Druckes und der Herzfrequenz sowie signifikante Anstiege in der Kontraktilität des rechten und linken Ventrikels. Degen u. a. [33] sowie Martin et al. [108] integrierten in ein komplexes Stufenbelastungsprogramm bei Rhesusaffen soziale operante Konditionierungsverfahren und stellten besonders unter deren Einfluß Blutdruck- und Herzminutenfrequenz-Elevationen fest, die den Charakter von dysregulativen Funktionslageveränderungen trugen (Abb. 13).

Bei kritischer Sichtung der auf der Grundlage klassischer oder operanter Konditionierungsmethoden erhobenen Befunde ergeben sich jedoch auch hier nicht zu übersehende Unterschiede innerhalb der kardiovaskulären Antwortreaktionen, die nicht nur als artspezifische oder methodologische Besonderheit interpretiert werden können, da sie auch innerhalb eines Tierkollektivs unter denselben Versuchsbedingungen auftreten.

Unter dem Aspekt der Schlüsselstellung des limbischen Systems [10] bei der Formierung emotioneller Stress-Syndrome wurde zur Klärung der pathogenetischen Mechanismen der arteriellen essentiellen Hypertonie in zunehmendem Maße auch die direkte Elektrostimulation spezifischer emotionsrelevanter Hirnstrukturen verwendet [86, 155, 163]. Die Ergebnisse, auf die an dieser Stelle nicht näher eingegangen werden soll, lassen zwar einerseits Beziehungen zwischen Lokalisation, Intensität und zeitlichem Ausmaß der elektrischen Reizung zu kardiovaskulären Veränderungen erkennen, zeichnen sich jedoch andererseits ebenfalls durch Heterogenität und Unbestimmtheit der resultierenden vegetativen und verhaltensspezifischen Antwortreaktionen aus.

Aus dem bisher Dargelegten ergibt sich die Annahme, daß die individuelle Verarbeitung umweltinduzierter Störreize von systemimmanenten Faktoren abhängig ist.

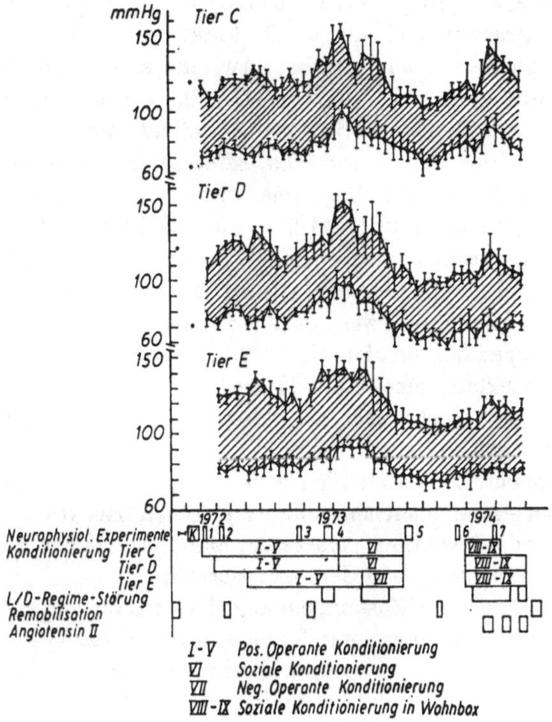

Abb. 13. Blutdruckverläufe von Rhesusaffen während eines psychonervalen Stufenbelastungsprogrammes

Als einige der möglichen Ursachen für die qualitativ und quantitativ verschiedenartigen Reaktionsnormen von Versuchstieren auf psychonervale Belastungssituationen werden neben einer unterschiedlichen Adaptationsfähigkeit [17, 61, 73] auch geschlechtsspezifische Differenzen [130] oder der Typ der höheren Nerventätigkeit diskutiert [84].

Nach Mjasnikov [113], Kurcin [94], R. Baumann u. Graff [15], Hecht und Treptow [69], Richter [135] und v. Eiff [41] spielt bei der vegetativen Manifestation psychonervaler Störungen die individuelle Erregbarkeit des ZNS bzw. die aktuelle zentralnervöse Reaktionslage eine wesentliche Rolle. Andere Autoren weisen darauf hin, daß Umwelteinflüsse für ein bestimmtes Organsystem erst dann pathogenen Charakter gewinnen können, wenn dort eine entsprechende Disposition vorliegt. So formulierten Lacey und Lacey [96] die These, daß jedes Individuum auf Umweltreize mit einem charakteristischen hierarchisch aufgebauten Antwortmuster reagiert. Als besonders krankheitsgefährdet werden die Systeme bezeichnet, in denen eine zu hohe oder zu geringe Aktivierung vorliegt. Ähnliche Vorstellungen entwickelten Dolin [38], Saragea [138] und Starcev [150, 151]. Sie gehen davon aus, daß auf der Grundlage zentralnervöser neurotischer Störungen jeweils das System erkrankt, das schon im Normzustand überwog bzw. von vornherein geschädigt oder belastet wurde.

Starcev[1]) ließ z. B. neurotisierende Reize auf nüchterne Tiere einwirken und beobachtete eine Magenachylie, nach vorheriger Zuckerbelastung jedoch einen Diabetes, vorangehende kardiovaskuläre Aktivität durch Jagen der Versuchstiere im Käfig führte dagegen zu Dysfunktionen im Kreislaufsystem. Bei einer Kombination kardiovaskulärer Belastungen mit einer Immobilisationsneurose konnten stärkere hypertone Auslenkungen registriert werden als bei Kreislaufbelastungen allein. Auch Anochin [6], Micheev [114], Šarikov [139], Pavlenko [126], Wein [165] und Erina [42] betonen, daß für die Entstehung neurotisch bedingter Dysfunktionen in einem bestimmten Organsystem eine konstitutionelle Prädisposition oder eine erworbene Verletzbarkeit eben dieses Systems Vorbedingung sei. Kurcin [94] mißt bei der wahlweisen Schädigung eines Organs infolge einer Neurose neben bedingt-reflektorischen Vorgängen auch veränderten Mechanismen der interorezeptiven Afferentation eine Bedeutung bei und verweist damit ebenfalls auf das Zusammenwirken zentralnervöser und viszeraler Prinzipien. Das Konzept von Selye [142] über die „conditioning factors" geht von bestimmten, in jedem Organismus vorhandenen Faktoren aus, die selektiv den einen oder anderen Stressor verstärken oder hemmen. Diese können exogener oder endogener Natur sein und führen dazu, daß normalerweise gut zu tolerierende Stressoren pathogen werden und Adaptationsstörungen hervorrufen. So führt Selye z. B. als wichtige „conditioning factors" für die Entwicklung einer DCA-Hypertonie — dem entsprechenden Modell zur klinischen Form des Hochdrucks bei adrenokortikalen Tumoren — unilaterale Nephrektomie und hohe Kochsalzzufuhr an. Die konstitutionelle Bereitschaft für die Entwicklung einer sogenannten essentiellen Hypertonie wird von Delius u. Fahrenberg [34] in einer simultanen somatischen und psychischen Reaktionsschwäche gesehen. Reiser [134] weist auf die Bedeutung genetischer, prä-, peri- und neonataler Einflüsse für die Ausbildung eines hyperreaktiven Gefäßsystems hin.

Von Folkow [44, 45] wird der Zusammenhang eines gehäuft einwirkenden schwachen Umweltstresses mit pathologischen Veränderungen des Kreislaufsystems hervorgehoben. Er vertritt die Auffassung, daß Individuen mit einer sogenannten mesomorphen Konstitution auf wiederholte situative Blutdruckerhöhungen mit einer übersteigerten Adaptationsfähigkeit des Gefäßsystems in Form von Mediahyperplasie reagieren, wodurch eine Hypertonie ausgelöst werden kann. Am Beispiel spontanhypertoner Ratten demonstriert er die mögliche Beschleunigung einer strukturell-vaskulären Adaptation durch eine genetisch vermittelte neurogene Hyperreaktivität gegenüber Umwelteinflüssen, wobei es durch wechselseitige Bekräftigung zwischen funktionellen exzitatorischen Einflüssen und strukturellen autoregulativen Vorgängen in den Widerstandsgefäßen zur Ausbildung eines circulus vitiosus kommt. Es gibt eine Anzahl weiterer tierexperimenteller Untersuchungen, die die dargelegten theoretischen Vorstellungen am Beispiel der Pathogenese arterieller Dysregulationen überprüfen. Umweltbedingte zentralnervale Belastungen wurden mit entsprechenden hereditären Faktoren bzw. experimentell induzierten Veränderungen im inneren Milieu des Organismus, speziell im Gesamtsystem der Blutdruckregulation, gekoppelt.

So gelang es Yamori u. Mitarb. [167] durch Immobilisation, Kombination einer visuellen, auditorischen und elektrischen Reizung oder einen Kältestress eine spontane Hypertonie bei Ratten zu verstärken. Ältere Arbeiten von Farris u. Mitarb. [43] und Rothlin u. Mitarb. [137] lassen ebenfalls auf die Beteiligung eines genetischen Faktors bei der Entwicklung einer neurotischen Hypertonie schließen. Farris u. Mitarb. setzten soge-

[1]) Wir danken unserem sowjetischen Kooperationspartner Dz. V. G. Starcev (Suchumi) für das Überlassen des wissenschaftlichen Materials.

nannte emotionelle Ratten einem akustischen Reiz aus. Daraufhin ergab sich bei fast allen Tieren ein Blutdruckanstieg, während „nicht emotionelle" Tiere keine Hypertonie entwickelten. ROTHLIN u. Mitarb. konnten durch Einwirkung akustischer Reize bei einer Kreuzung von Albino- und Norway-Ratten eine Hypertonie auslösen, während sich Albinoratten als resistent erwiesen. Auch FRIEDMAN und DAHL [50] und FRIEDMAN und IWAI [51] konnten zeigen, daß es bei Ratten mit einer entsprechenden genetischen Disposition durch Einwirken belastender Umweltfaktoren zu Blutdruckerhöhungen kommt; die stress-sensitiven Tiere weisen eine verstärkte vaskulare Reaktivität gegenüber pressorischen Substanzen wie Noradrenalin und Angiotensin auf. Während YAMORI u. Mitarb. von einer schon manifesten Hypertonie ausgehen und diese durch nervale Belastung verstärken, liegt in den anderen Fällen offensichtlich eine erblich fixierte Disposition vor, die die Tiere auf Einwirken äußerer Reize mit Blutdruckauslenkungen reagieren läßt.

Weiterhin wären Versuche von HÄNDEL u. Mitarb. [63] zu nennen, die durch Kombination eines optisch-akustisch-elektrischen Stressors mit einem Analeptikum bei Ratten eine wesentlich stabilere Hypertonie hervorrufen konnten als bei alleiniger Einwirkung der physikalischen Reize. Das Pharmakon bewirkte per se keine Hypertonie. HALL und HALL [64] beobachteten ebenfalls an Ratten, daß ein allein nicht blutdruckwirksamer Elektroschock eine durch STH-Gaben hervorgerufene Hypertonie intensivierte. MARKOV [106, 107] beobachtete nach Ausarbeitung einer experimentellen Neurose an Affen, daß sich bei Kombination neurotisierender Reize mit appliziertem Fremdserum, das im Sinne einer toxischen Sensibilisierung des arteriellen Systems wirkt, sowohl zentralnervös-neurotische als auch hypertensive Zustände schneller entwickelten als bei alleiniger Einwirkung der exterorezeptiven Störfaktoren. Er weist unter anderem auch auf Untersuchungen von LUKINA [103] hin, die bei der Katze eine Verstärkung neurotisch induzierter Blutdruckerhöhungen durch vorherige Coffeingabe feststellte. Von MCCUBBIN u. Mitarb. [110] wird eine Verstärkung angiotensininduzierter Blutdruckerhöhungen durch Lärm beschrieben. Von diesen Untersuchungen ausgehend konnten HECHT u. Mitarb. [70] durch Kopplung einer nicht blutdruckwirksamen sozialen Belastung (Aggressions-Stress) mit Applikation gering pressorischer Angiotensin-II-Gaben länger anhaltende Blutdruckerhöhungen hervorrufen. Den sozialen Faktor berücksichtigten auch BERNARDIS u. SKELTON [20], die verstärkte hypertone Reaktionen bei Kombination einer Nebennierenregenerationshypertonie mit erhöhter Populationsdichte erzielten.

Wir selbst führten zu dieser Problematik an Albinoratten folgende Untersuchungen durch: Unter dem Aspekt der Bedeutung humoral-hormoneller Regulationsvorgänge im Bereich des Nieren-Nebennierenrindensystems für die Aufrechterhaltung der Blutdruckhomöostase kombinierten wir exogene Störfaktoren mit einer unilateralen Nierenkapselung [92] bzw. einer Desoxycorticosteronazetat (DCA)- und Kochsalzbelastung [91]. Wir stellten fest, daß eine unilaterale Nierenkapselung, die selbst keinen Einfluß auf das Blutdruckniveau ausübte, zur Verstärkung der durch einen optisch-akustischen Stressor (Blinklicht: Minutenfrequenz 30; rhythmisch unterbrochenes Klingelgeräusch, 90 db) und eine Konfliktsituation (Zusammenstoß unbedingter Nahrungs- und Abwehrreflexe auf der Basis eines periodischen Trinkwasserentzuges) induzierten Blutdruckerhöhungen führte (Abb. 14). Noch 3 Monate nach Absetzen der exogenen Störfaktoren konnten wir signifikant erhöhte systolische Blutdruckwerte registrieren. Der Mittelwert der diastolischen Drucke, die nach der Nierenkapselung im Bereiche der Norm lagen, waren gegen Ende der 3monatigen Reizapplikation von $83 \pm 8{,}4$ mmHg auf $96 \pm 16{,}4$ mmHg angestiegen. Koppelten wir den operativen Eingriff mit den für die Auslösung des Konfliktes notwendigen Durstperioden, so beobachteten wir ebenfalls beachtliche Blutdruckerhöhungen, wohingegen bei Normaltieren wiederholte kurzfristige Durstzustände keinerlei Blutdruckalterationen hervorriefen. Die Blutdruckregulation war starken individuellen Unterschieden unterworfen. Bei einigen Tieren registrierten wir Werte zwischen 170 und 200 mmHg, andere veränderten ihren Ausgangsblutdruck nur wenig.

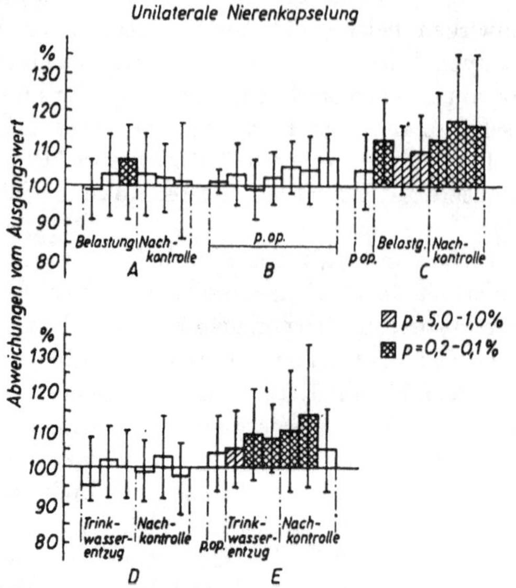

Abb. 14. Prozentuale Blutdruckabweichungen nach unilateraler Nierenkapselung, kombiniert mit optisch-akustischem Stressor und Konfliktsituation

A = Einwirkung des optisch-akustischen Stressors und der Konfliktsituation
B = Unilaterale Nierenkapselung
C = Kombinierte Belastung
D = Periodischer Trinkwasserentzug als Voraussetzung für die Provokation des Konfliktes
E = Kombination von unilateraler Nierenkapselung und periodischem Trinkwasserentzug
Jeder Säule liegt der Mittelwert einer 4wöchigen Meßperiode zugrunde

Die Applikation von DCA (10 Dosen von je 50 mg/kg KG in 8- bis 11tägigen Abständen) und Kochsalz (1%ige Lösung als Trinkflüssigkeit) führte sowohl per se als auch in Kombination mit dem optisch-akustischen Stressor zu signifikanten Blutdruckerhöhungen, die jedoch bei gleichzeitigem Einwirken der exogenen Störfaktoren wesentlich intensiver und anhaltender waren (Abb. 15).

Die nur der DCA- und Kochsalzapplikation ausgesetzten Ratten blieben im Versuchszeitraum alle am Leben, während die kombinierte Belastung bei 40% der Tiere ad exitum führte.

In einem Stufenbelastungsprogramm bei Pavianen über einen Versuchszeitraum von insgesamt 3 Jahren kombinierten Gnüchtel et al. [56] eine experimentelle Störung des circadianen Rhythmus mit der Verabreichung von DCA und Kochsalz in minimalen, nicht blutdruckwirksamen Konzentrationen. Wie aus der Abbildung 16 hervorgeht, kam es mit Einführung der psychonervalen Belastung in das Untersuchungsschema zu kurzfristigen Auslenkungen des systolischen Blutdruckes bei gleichzeitiger Erhöhung des zentralnervösen Erregungsniveaus, die durch eine deutliche Zunahme der Versagerquote bei der Differenzierung sowie der Intersignalreaktionen gekennzeichnet war. Während die bedingt-reflektorische Tätigkeit mit Ausnahme der Versuchsetappe III auch weiterhin signifikant verändert war, zeigte der arterielle Druck eine rückläufige Tendenz und stieg erst in der Kombinationsphase IV auf ein signifikant hypertones Niveau. Mit der schrittweisen Elimination der Störfaktoren ging ein Absinken des arteriellen Druckes einher, obgleich die höhere Nerventätigkeit nach wie vor Symptome einer experimentellen Neurose zeigte.

Daß eine transitorische Hypertonie im Blutkreislaufsystem Veränderungen im Sinne einer erhöhten Ansprechbarkeit auf später einwirkende Umweltreize zur Folge haben kann, zeigen die Untersuchungen von ROTHLIN u. Mitarb. [137]. Sie beschreiben, daß

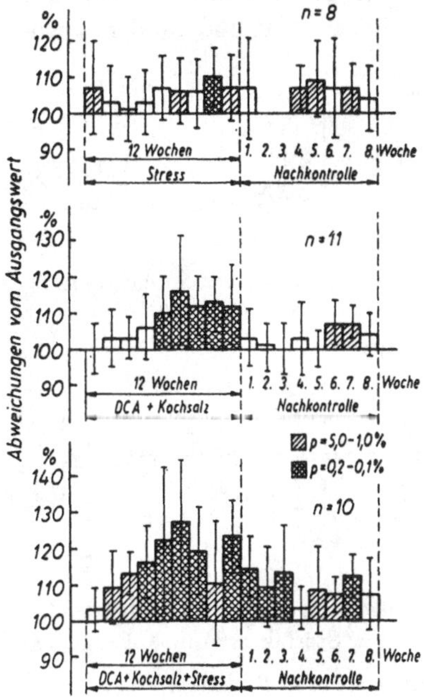

Abb. 15. Veränderungen des systolischen Blutdruckes unter Einwirkung von optisch-akustischem Stressor, DCA und Kochsalz

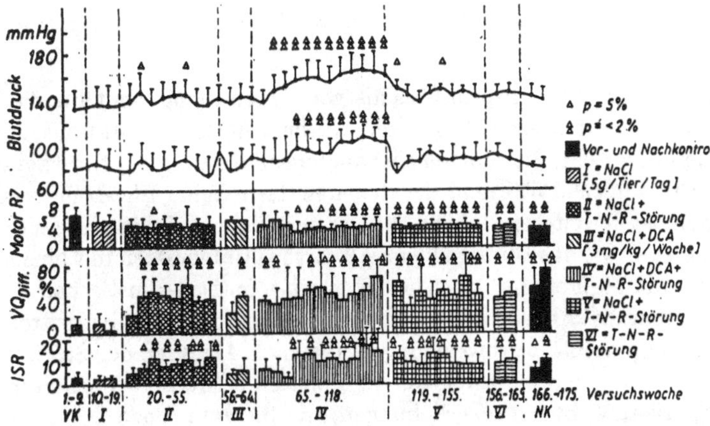

Abb. 16. Blutdruckdynamik und bedingtreflektorische Tätigkeit während eines Stufenbelastungsprogrammes bei Pavianen. Motorische Reaktionszeit, Versagerquote bei der Differenzierung und intersignale Reaktionen

nach offensichtlich kompletter Erholung von Stress und Hypertonie eine erneut einsetzende akustische Belastung blutdruckwirksamer ist als das erste Mal. Untersuchungen von SUČKOV [153] weisen auf eine erhöhte Reaktivität im Blutdruckregelsystem nach einer vorangegangenen Hirnischämie hin, die er durch partielle Drosselung der Karotiden und der Vertebralarterien erzielte. Im Zusammenhang damit ergab sich auch eine Blutdrucksteigerung von etwa 110 mmHg auf 200 mmHg. Obwohl sich der Druck im Laufe der Zeit durch Ausbildung von Kollateralen normalisierte, blieb die Ansprechbarkeit auf pressorische Substanzen deutlich erhöht. Wurden nun Strukturen der Formatio reticularis gereizt, fiel die Druckantwort bedeutend stärker aus als vorher. Auch die Erregungsprozesse waren intensiviert und die Bereitschaft für Neurosen gesteigert.

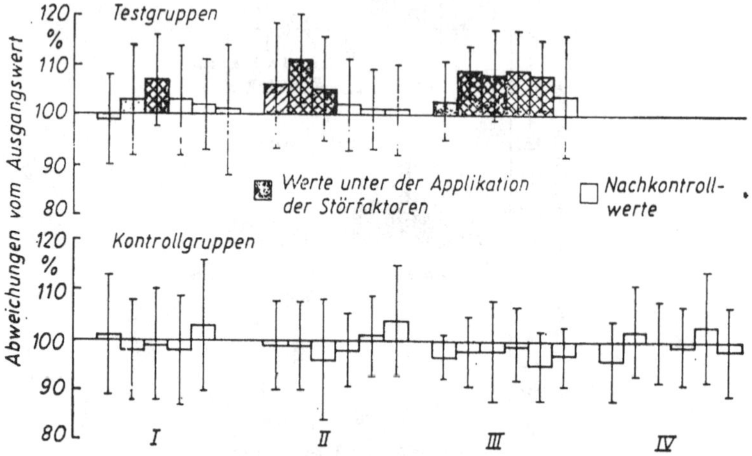

Abb. 17. Prozentuale Abweichungen des systolischen Blutdruckes vom Ausgangswert unter dem Einfluß exogener Störfaktoren in Abhängigkeit vom Alter

I = Alter der Tiere bei Versuchsbeginn 7 Monate
II = Alter der Tiere bei Versuchsbeginn 10 Monate
III = Alter der Tiere bei Versuchsbeginn 14 Monate
IV = Kontrollgruppe mit periodischem Trinkwasserentzug, Alter der Tiere bei Versuchsbeginn 7 Monate

Jeder Säule liegt der Mittelwert einer 4wöchigen Meßperiode zugrunde

Die Bedeutung des Alterungsprozesses als verstärkendes Moment für die Blutdruckwirksamkeit umweltbedingter Störfaktoren wurde bereits von MEDOFF und BONGIOVANNI [112] herausgestellt. Sie führten eine audiogene Reizung bei Norwayratten unterschiedlichen Alters durch. Während die jüngeren Tiere keine Blutdruckveränderungen zeigten, wurden bei der älteren Gruppe 60% hypertensiv. Anknüpfend an diese Experimente beobachteten wir das Blutdruckverhalten von Albinoratten mit einem Ausgangsalter von 7, 10 und 14 Monaten bei Einwirken eines optisch-akustischen Stressors und einer Konfliktsituation (Abb. 17). Die jüngsten Tiere zeigten erst im dritten Monat der Reizeinwirkung hypertensive Abweichungen, die nach Absetzen der Störfaktoren rasch abklangen. Bei einem Ausgangsalter von 10 Monaten ergaben sich schon in den ersten 4 Wochen signifikante Blutdruckerhöhungen, die bis zum Ende der Reizapplikation anhielten. In den ersten Nachkontrollwochen kehrten die Werte jedoch zur Norm zurück. Die ältesten Tiere wiesen bereits im zweiten Monat nach Reizapplikation signifikante hypertone Reaktionen auf, die erst im dritten Monat der Nachkontrollphase abklangen.

Der Blutdruck der Kontrollen blieb im Bereiche der Norm. Die unterschiedlichen Blutdruckauslenkungen der drei Gruppen ergaben sich dadurch, daß mit zunehmendem Alter ein größerer Prozentsatz der Tiere auf die Reizüberflutung mit hypertonen Entgleisungen reagierte, und zwar 10% der 7, 20% der 10 und 50% der 14 Monate alten Tiere [90]. Auch HECHT u. Mitarb. [77] fanden bei Albinoratten, daß sich stressbedingte Blutdruckerhöhungen mit zunehmendem Alter verstärken. Die Ursache für eine solche altersabhängige Effektivität exogener Reizfaktoren dürfte in funktionellen und strukturellen Veränderungen des Gefäßsystems zu suchen sein. So wurde an Rattenarterien nachgewiesen, daß es im Verlauf des Alterungsprozesses zu einer Entkoppelung der oxidativen Phosphorylierung kommt [59], einem Prozeß, der experimentell induziert offensichtlich infolge einer veränderten Natriummetabolismus zur Hypertonie führt [1].

Von besonderem Interesse erscheinen uns Eingriffe in das Blutdruckregelsystem, die per se keine oder aber nur vorübergehende hypertensive Reaktionen hervorrufen. Ergeben sich bereits manifeste Blutdruckerhöhungen, so haben wir das Modell einer sekundären Hypertonie vor uns, die, wie einige der erwähnten Experimente zeigen, durch zentral-nervale Belastungen verstärkt werden kann. Die unterschwellige latente Störung dagegen ist mit einer gewissen Disposition des Organismus vergleichbar, und der pathologische Vorgang kommt erst durch Einwirkung eines Triggers in Form störender Umwelteinflüsse in Gang, die auch, wie oben geschildert, per se blutdruckwirksam sein können. So verweist MICHEEV [114] darauf, daß ein starkes psychisches Trauma bereits allein vegetative Dysfunktionen auszulösen vermag, während es bei Einwirken schwacher Traumen nur dann zu pathologischen Auslenkungen kommt, wenn eine leichte Verwundbarkeit des Systems vorliegt. Nach R. BAUMANN [16—18] kann „bereits innerhalb einer praktisch normalen Auseinandersetzung des Individuums mit seiner Umwelt im Verlaufe der Ontogenese eine pathologische Labilität oder Sensibilität auf relativ harmlose und schwache Belastungssituationen entstehen und pathogenetisch wirken“. Die angeführten tierexperimentellen Untersuchungen untermauern die theoretischen Überlegungen, daß für Ätiologie und Pathogenese hypertoner Zustände das Zusammenwirken exterorezeptiver Störfaktoren mit systemimmanenten, hinsichtlich ihrer Blutdruckwirksamkeit latenten Schädigungen des Herz-Kreislaufsystems und mit diesem gekoppelter Funktionskreise Bedeutung gewinnen können. Sie sprechen dafür, daß situative Blutdruckerhöhungen auf der Grundlage psychonervaler Belastungsfaktoren im allgemeinen erst dann zu dauerhaften Sollwertverstellungen des Blutdruckes führen, wenn eine individuelle Disposition vorliegt, wobei diese sowohl auf molekularer Ebene genetisch determiniert als auch in Form funktioneller oder struktureller Alterationen im Laufe des Lebens erworben sein kann. So wird von NITSCHKOFF und WALLRABE [122] darauf hingewiesen, daß Faktoren, die für bestimmte symptomatische Hypertonien ursächlich verantwortlich sind, wie z. B. Störung renaler oder suprarenaler Mechanismen, Verschiebungen im Elektrolythaushalt oder Katecholaminmetabolismus, in subklinischer Form bereits für die essentielle Hypertonie von potentieller Bedeutung sein können und in Korrelation mit Störungen der Organismus-Umwelt-Beziehungen hypertonieauslösend werden können.

Wenn man die angeführten tierexperimentellen Befunde in Beziehung zur humanmedizinischen Hypertonieforschung setzen will, ist eine gewisse Vorsicht geboten, da beim Menschen auf Grund der hohen Komplexität hirnphysiologischer Vorgänge, die im integrierten Zusammenwirken des 1. und 2. Signalsystems zum Ausdruck kommt und in individueller Bewußtheit resultiert, qualitativ andere Reaktionsweisen als beim Tier [73] zu erwarten sind, obwohl hinsichtlich gewisser neurophysiologischer

Grundprozesse Übereinstimmungen zu bestehen scheinen [72]. Außerdem weisen verschiedene Autoren darauf hin, daß der menschliche Organismus auf störende Umweltreize in entsprechender Weise reagiert [30, 59, 87] wie der anderer Wirbeltiergruppen. Unter den angegebenen Aspekten halten wir es für erfolgversprechend, sich beim Versuch der tierexperimentellen Simulierung der sogenannten essentiellen Hypertonie auf solche Modelle zu orientieren, bei denen der Bluthochdruck durch Koppelung exterorezeptiver nervaler Belastungen mit experimentell induzierten hypertoniebegünstigenden Faktoren im Kreislaufsystem ausgelöst wird. Wir glauben, mit Hilfe derartiger zerebroviszeraler Pathokonstellationen Aussagen über bestimmte Bedingungen des Wirksamwerdens zerebraler Alterationen im Kreislaufsystem machen zu können und damit einen Beitrag zur Klärung pathogenetischer Mechanismen bestimmter Formen der sogenannten essentiellen Hypertonie zu leisten.

Literatur

1. Abe, T.: Jap. Circ. J. **30** (1966), 1345
2. Ainslie, G. W. und B. T. Engel: J. Comp. Physiol. Psychol. **87** (1974), 373
3. Anderson, D. A. und J. V. Brady: Psychosom. Med. **35** (1973), 4
4. Andreev, S. V.: Arb. Inst. exp. Kardiologie, Tbilissi 1953, S. 279
5. Anochena, J. P.: Symposium „Emotionen und viszerale Funktionen", Baku 1974, Sammelband S. 50 (russ.)
6. Anochin, P. K.: In: Der emotionelle Stress und die arterielle Hypertonie. Ministerium f. Gesundheitswesen der UdSSR, Moskau 1973 (russ.)
7. Atanassova, M.: Ärztl. Forschung **12**, (1958), 1
8. Balogh, J.: Zbl. allgem. Pathol. **101** (1960), 371
9. Baumann, H., J. Läuter, F. Wolter, F. Grieger und K. Hecht: Acta biol. med. germ. **30** (1971), 367
10. Baumann, H., und K. Hecht: Acta biol. med. germ. **30** (1973), 675
11. Baumann, H., T. G. Urmančeeva, F. Wolter, G. Martin und Ch. Gurk: Acta biol. med. germ. **31** (1973), 415
12. Baumann, H., T. G. Urmančeeva, Ch. Gurk, G. Martin und F. Wolter: Acta biol. med. germ. **33** (1974), 419
13. Baumann, H., G. Martin, T. G. Urmančeeva, G. Degen, F. Wolter, V. A. Chasabova, Ch. Gurk, I. Hinays und J. Läuter: Acta biol. med. germ. **35** (1976), 889
14. Baumann, R.: Physiologie des Schlafes und Klinik der Schlaftherapie. VEB Verlag Volk und Gesundheit, Berlin 1953
15. Baumann, R. und Ch. Graff: Dtsch. Ges.wesen **23** (1968), 1585 u. 1633
16. Baumann, R.: Dtsch. Ges.wesen **29** (1974), 673 u. 721
17. Baumann, R.: Z. inn. Med. **30**, (1975), Ber. Ges. Inn. Med. 15 (1974)
18. Baumann, R., und H. Baumann: VIII. Kongreß der Gesellschaft für Kardiologie und Angiologie der DDR, Berlin 1976
19. Benson, H., J. A. Herd, W. H. Morse und R. T. Kelleher: Am. J. Physiol. **217** (1969), 30
20. Bernardis, L. L., und F. R. Skelton: Proc. Soc. Exp. Biol. Med. **113** (1963), 952
21. Brod, J.: Therapiewoche **16** (1974), 1737
22. Bykov, K. M. und I. T. Kurcin: Kortikoviszerale Pathologie. VEB Verlag Volk und Gesundheit, Berlin 1966
23. Candland, D. K., L. Dresdale, J. Leiphart, D. Bryan, C. Johnson und B. Nazar: Folia primatol. **20** (1973), 211
24. Čerkovič, G. M.: Buill. exp. biol. i med. **47**, (1959), 8, 21
25. Čerkovič, G. M.: Buill. exp. biol. i med. **50** (1960), 8, 46
26. Chananašvili, M. M.: Vortragsthesen der med.-biol. Abt. Akad. Wiss. UdSSR, Moskau 1974, S. 12 (russ.)

27. CHOINOWSKI, S., T. HECHT, K. HECHT und K. TREPTOW: Acta biol. med. germ. **27** (1971), 933
28. CHRANOVA, A. und E. CANKOVA: Med. SU u. Volksdemokrat. Ref. **11**, (1964), 944
29. CSALAY, L., R. FRENKL und Cs. HEGYVARY: Acta Physiol. Acad. Sci. Hung. **22** (1962), 81
30. CHRISTIAN, J. J. und D. E. DAVIS: Trans. 20th. North Amer. Wildlife Conf. 1955, S. 177
31. DANILOV, J. V.: Pavlov-Z. höhere Nerventätigkeit **8** (1958), 537
32. DANILOVA, L. K.: zit. b. BYKOV, K. M., und I. T. KURCIN: Kortikoviszerale Pathologie, Verlag Medgiz, Moskau 1960, S. 203 (russ.)
33. DEGEN, G., H. BAUMANN, D. WALLRABE, G. MARTIN, I. HINAYS und F. WOLTER: Acta biol. med. germ. **35** (1976), 915
34. DELIUS, L., und J. FAHRENBERG: Med. Klin. **58** (1963), 1102
35. DESI, I., L. CSALAY, T. GAT, J. NICOLITS und B. HAJTMAN: Act. nerv. Sup. **7** (1965), 19
36. DI CARA, L. V., und N. E. MILLER: Psychosom. Med. **30** (1968), 489
37. DI CARA, L. V.: In: Human-Physiology and the Environment in Health and Disease. W. H. Freeman and Co., San Francisco 1976, S. 167
38. DOLIN, A. O., und S. A. DOLIN.: In: Pathologie der höheren Nerventätigkeit. Verlag Vyššaja Skola, Moskva 1972, S. 78 (russ.)
39. DŠALAGONIJA, Š. L.: Pavlov-Z. höh. Nerv.tätigk. **24** (1974), 236
40. v. EIFF, A. W.: Essentielle Hypertonie. Thieme, Stuttgart 1967
41. v. EIFF, A. W.: Therapiewoche **16** (1974), 1713
42. ERINA, E. V.: Die Therapie der Hypertoniekrankheit. Verlag Medizina, Moskau 1973 (russ.)
43. FARRIS, E. J., E. H. YEAKEL und H. S. MEDOFF: Am. J. Physiol. **144**, (1945), 331
44. FOLKOW, B.: Circulation. Oxford University Press, Oxford 1971, S. 572
45. FOLKOW, B.: In: Pathophysiology and Management of Arterial Hypertension. Konferenz Kopenhagen 1975, G. BERGLUND, L. HANSSON u. L. WERKÖ (Hrsg.), S. 95
46. FOLKOW, B., und RUBINSTEIN: zit. b. HENRY, J. P.: Proc. internat. union physiol. sci. **8** (1971), 50
47. FORSYTH, R.: Psychosom. Med. **30** (1968), 125
48. FORSYTH, R. und R. E. HARRIS: Circ. Res. **26**, Suppl. I (1970), 1
49. FRONKOVA, K., V. EHRLICH und L. SLIGH: Ber. Ges. Physiol. exp. Pharmakol. **208** (1959), 64
50. FRIEDMAN, R. und L. K. DAHL: Psychosom. Med. **37** (1975), 402
51. FRIEDMAN, R. und J. IWAI: Science **193** (1976), 161
52. GANTT, W. J.: Physiol. Rev. **40**, Suppl. 4 (1960), 266
53. GAVRILESCU, S.: Z. Ges. inn. Med. **14** (1959), 54
54. GNÜCHTEL, U., M. GRÜNER und G. ZESCHKE: Acta biol. med. germ. **22**, (1969), 123
55. GNÜCHTEL, U., G. SCHÖNFELDER, D. WALLRABE, I. HAJDÚ, W. HARTRODT, E. NAUMANN und V. MORITZ: In: Abh. Akad. Wiss. DDR, Akademie-Verlag Berlin 1975, S. 197
56. GNÜCHTEL, U., G. SCHÖNFELDER, D. WALLRABE, R. BODEWEI und St. NITSCHKOFF: unveröffentlicht
57. GOETZ, F. R., Ch. W. BIEN und G. LU: J. appl. Physiol. **4** (1951), 161
58. GRAFF, Ch., R. BAUMANN, St. NITSCHKOFF, A. KATZENSTEIN, H. MITSCHKE und E. RICHTER: In: Abh. dt. Akad. Wiss. Berlin, Kl. med. Wiss. **2**, (1966), 238
59. GRIMM, H.: Z. ärztl. Fortbildung **51** (1957), 945
60. GROMOVA, E. A., A. N. SOVETOV, T. P. ISSEMENOV u. N. L. VEKŠINA: Symp. „Emotionen und viszerale Funktionen", Baku 1974, Sammelband S. 66 (russ.)
61. GRÜNER, M., und St. NITSCHKOFF: Acta biol. med. germ. **24** (1970), 593
62. GUYTON, A. C., D. B. YOUNG, J. W. DE CLUE, J. D. FERGUSON, R. E. MCCAA, A. CEVES, N. C. TRIPPODO und J. E. HALL: In: Pathophysiol. and Management of Arterial Hypertension. Konferenz Kopenhagen, 1975, G. BERGLUND, L. HANSSON u. L. WERKÖ (Hrsg.), S. 78
63. HÄNDEL, M., P. KERATAI, J. SÓS, K. WEIZS und I. BALKÁNYI: Acta Physiol. Akad. Sci. Hung. **4** (1953), 315
64. HALL, C. E., and O. HALL: Fed. Proc. **18** (1959), 63

65. Harris, A. H., J. D. Findley u. J. V. Brady: Conditional-Reflex 6 (1971), 215
66. Harris, A. H., W. J. Gilliam, J. D. Findley u. J. V. Brady: Science 182 (1973), 175
67. Havlíček, V. A.: Pavlov-Z. höh. Nerventätigk. 2 (1952), 963
68. Havlíček, V. A.: Activ. nerv. sup., Prag, 4 (1962), 322
69. Hecht, K. und K. Treptow: Acta Physiol. Acad. Sci. Hung. 2 (1961), 1036
70. Hecht, K., St. Nitschkoff und R. Gürke: Verhdlg. Dtsch. Ges. exp. Med. 20 (1967), 27
71. Hecht, T., S. Choinowski und K. Hecht: Acta biol. med. germ. 27 (1971), 403
72. Hecht, K., K. Treptow, M. Poppei und T. Hecht: Acta biol. med. germ. 27 (1971), 869
73. Hecht, K.: Materialien der Weiterbildungstagung der Bezirks- und Kreiskardiologen, Berlin 1972
74. Hecht, K., R. Baumann, St. Nitschkoff, H. Baumann und M. Poppei: Ergebn. exp. Med. 21 (1976), 109
75. Hecht, K., S. Choinowski, T. Hecht und L. Shahab: Acta biol. med. germ. 31 (1973), 827
76. Hecht, K., M. Poppei, M. Peschel, K. Treptow und V. Moritz: Acta biol. med. germ. 31 (1973), 813
77. Hecht, K., M. Poppei, T. Hecht, K. Treptow, S. Choinowski und V. Moritz: In: Abh. Akad. Wiss. DDR, Berlin 1975, S. 143
78. Hecht, K., K. Treptow, M. Poppei, T. Hecht, S. Choinowski und M. Peschel: In: Umweltbiophysik. Abh. Akad. Wiss. DDR, Akademie-Verlag, Berlin 1976, S. 247
79. Henry, J. P., J. P. Meehan und P. M. Stephens: Psychosom. Med. 29 (1967), 408
80. Henry, J. P.: Proc. internat. union physiol. sci. 8 (1971), 50
81. Henry, J. P., D. L. Ely und P. M. Stephens in Verh. dtsch. Ges. inn. Med., 80. Kongreß, J. F. Bergmann-Verlag, München 1974
82. Henry, J. P., P. M. Stephens und G. A. Santisteban: Circ. Res. 36 (1975), 156
83. Herd, J. A., W. H. Morse, R. T. Kelleher und L. G. Jones: Am. J. Physiol. 217 (1969), 24
84. Horvath, M.: In: Verh. dtsch. Ges. Kreislaufforschg. 32 (1966), 57
85. Jaroševski, A. E.: Pavlov-Z. höh. Nerventätigk. 4 (1954), 674
86. Jastrebceva, N. L. und L. V. Simutenko: 24. Allunionskonf. über Probleme der höheren Nerventätigkeit, Moskau 1974, 1, 75
87. Jöchle, W. und H. Ungeheuer: Z. Naturforschg. 126 (1957), 48
88. Katzenstein, A., I. Gaefke und E. Kriegel: Verh. dtsch. Ges. exp. Med. 20 (1968), 79
89. Kopteva, E. G. und S. Ja. Kaplun: Pavlov-Z. höh. Nerventätigk. 2 (1952), 734
90. Kreher, Ch. und St. Nitschkoff: Dt. Ges.wesen 25 (1970), 93
91. Kreher, Ch., St. Nitschkoff und R. Baumann: Dt. Ges.wesen 25, (1970), 1005
92. Kreher, Ch. und St. Nitschkoff: Dt. Ges.wesen 26 (1971), 189
93. Kreher, Ch: Inaugural-Diss., Berlin 1973
94. Kurcin, I. T.: Abhandlg. Dtsch. Akad. Wiss. Berlin 2 (1966), 125
95. Krivickaja, G. N.: In: Lärmbelastung, akustischer Reiz und neurovegetative Störungen. St. Nitschkoff und G. N. Krivickaja (Hrsg.). VEB Georg Thieme-Verlag, Leipzig 1968, S. 176
96. Lacey, J. J., and B. C. Lacey: Am. J. Psychol. 71 (1958), 50
97. Lagutina, N. J., L. N. Norkina und A. F. Sisoeva: In: Probleme der Physiologie und Pathologie der höheren Nerventätigkeit, Leningrad 1970, S. 94 (russ.) zit. b. 158
98. Lapin, B. A.: Acta cardiol. (Brux.), Suppl. 11 (1965), 276
99. Lapin, B. A. und G. M. Čerkovič: Vortragsmanuskript 1971, unveröffentlicht
100. Liddel, H. S.: zit. b. 82
101. Lovšina, I. P., K. Hecht, M. Poppei, V. Moritz, T. Schlegel, D. Kranz, A. Wollenberger und R. Geppert: In: Stress, Neurose und Herz-Kreislauf. R. Baumann und K. Hecht (Hrsg.). Dtsch. Verlag der Wiss., Berlin 1977
102. Losse, H. und F. Wessels: In: Aktuelle Hypertonieprobleme. H. Losse und R. Heintz (Hrsg.). Georg-Thieme-Verlag, Stuttgart 1973, S. 62

103. LUKINA, V. A.: zit. b. 105, S. 33
104. LUKJANOVA, S. N.: Symposium „Emotionen und viszerale Funktionen", Baku 1974, Sammelband S. 87 (russ.)
105. MAGAKJAN, G. O.: Medizinische Primatologie. Tbilissi 1967, zit. b. 149, S. 16
106. MARKOV, Ch. M.: Allergičeskaja sensibilisacija i nevrogennaja gipertonija. Medicina i Fiskultura, Sofia 1967
107. MARKOV, Ch. M.: Patofiziologia arterialnoj gipertonii. Medicina i Fiskultura, Sofia 1970
108. MARTIN, G., T. G. URMANČEEVA, H. BAUMANN, G. DEGEN, N. A. CHASABOVA und F. WOLTER: In: Abhandl. Akad. Wiss. DDR, Akademie-Verlag Berlin 1975, S. 167
109. MASSERMAN, J. H.: J. Neuropsychiat. **3**, Suppl. **1** (1962), 104
110. McCUBBIN, J., R. DE MOURA, I. H. PAGE und F. OLMSTEDT: Science **149** (1965), 1394
111. MECHEDOVA, A. J., K. HECHT, K. TREPTOW und T. HECHT: Acta biol. med. germ. **35** (1976), 867
112. MEDOFF, H. S., and A. M. BONGIOVANNI: Am. J. Physiol. **143** (1945), 300
113. MJASNIKOV, A. L.: Hypertoniekrankheit. VEB Verlag Volk und Gesundheit, Berlin 1961
114. MICHEEV, V. V.: In: Der emotionelle Stress und die arterielle Hypertonie. Ministerium für Gesundheitswesen der UdSSR, Moskau 1973 (russ.)
115. MILJUKINA, L. A.: 24. Allunionskonf. über Probleme der höheren Nerventätigkeit, Moskau 1974, Bd. 1, S. 161 (russ.)
116. MIMINOŠVILI, D. J.: In: Theoretische und praktische Fragen der Medizin und Biologie in Experimenten an Affen. J. UTKIN (Hrsg.). Pergamon Press, Oxford 1960, S. 53 (engl.)
117. NAKAMURA, M.: The Saisin Igaku **18** (1963), 804
118. NAPALKOV, A. V., u. A. JA. KARAS: Pavlov-Z. höh. Nerventätigk. **7/3** (1957), 244
119. NITSCHKOFF, St., G. N. KRIVICKAJA und U. GNÜCHTEL: Acta biol. med. germ. **19** (1967), 33
120. NITSCHKOFF, St. und U. GNÜCHTEL: In: Lärmbelastung, akustischer Reiz und neurovegetative Störungen. St. NITSCHKOFF u. G. N. KRIVICKAJA (Hrsg.), VEB Georg Thieme-Verlag, Leipzig 1968, S. 148
121. NITSCHKOFF, St., M. GRÜNER, R. BAUMANN, U. GNÜCHTEL und Ch. KREHER: Dt. Ges.wesen **25** (1970), 1876
122. NITSCHKOFF, St., und D. WALLRABE: Ergebn. exp. Med. **16** (1974), 13
123. NITSCHKOFF, St., G. M. ČERKOVIČ und S. K. TATOYAN: Dtsch. Ges.wesen **30** (1975), 739
124. OSTFELD, K. M., and R. B. SHEKELLE: In: The Epidemiology of Hypertension. J. STAMLER, R. STAMLER u. T. N. PÜLLMAN (Hrsg.). Grune and Stratton, New York, London 1967, S. 321
125. PAGE, I. H.: In: Essentielle Hypertonie. Internat. Symposium Bern 1960. K. D. BOCK und P. COTTIER (Hrsg.). Springer-Verlag, Berlin—Göttingen—Heidelberg 1960, S. 1
126. PAVLENKO, S. M.: In: Der emotionelle Stress und die arterielle Hypertonie. Ministerium f. Gesundheitswesen der UdSSR, Moskau 1973 (russ.)
127. PAVLOV, I. P.: Sämtliche Werke. Bd. 3/2, S. 431, Akademie-Verlag Berlin 1953
128. PFLANZ, M.: In: Arterielle Hypertonie, Pathogenese — Klinik — Therapie. R. HEINTZ u. H. LOSSE (Hrsg.). Georg Thieme-Verlag, Stuttgart 1969, S. 185
129. PLUMLEE, L. A.: Psychophysiologie **4** (1968), 507
130. POPPEI, M. und K. HECHT: Acta biol. med. germ. **27** (1971), 297
131. PRICHODKOVA, E. K., G. M. OMELČUK und L. D. CHALEEVA: Wiss. Tagung über Probleme der Physiologie und Pathologie der Verdauung, Kiev, 1955, S. 139 (russ.)
132. RANDALL, D. C. und O. A. SMITH: Am. J. Physiol. **226** (1974), 1051
133. RANDALL, D. C., J. V. BRADY und K. H. MARTIN: Pavlov. J. Biol. Sci. **10** (1975), 66
134. REISER, M. F.: In: Psychosomatics in Essentiell Hypertension. M. KOSTER, H. MUSAPH und P. VISSER (Hrsg.) Bibl. Psychiat. **144**, Karger-Verlag, Basel, München, New York 1970, S. 117
135. RICHTER, E.: Dt. Ges.wesen **19** (1964), 1990
136. RICHTER-HEINRICH, E., W. GÖDICKE, Ch. GRAFF, W. HARTRODT, J. LÄUTER, H. MITSCHKE, St. NITSCHKOFF, H. THIEL und H. ZIPRIAN: In: Zentralnervale Regulationsdynamik im Adaptationsprozeß der Organismus-Umweltbeziehungen. Deutsche Akademie der Wissenschaften zu Berlin, Institut für kortiko-viszerale Pathologie und Therapie, S. 57.

137. ROTHLIN, E., A. CERLETTI und H. EMMENEGGER: Acta med. scand. Suppl. **312** (1956), 27
138. SARAGEA, M. und I. FONI: Activ. nerv. sup. **4** (1962), 313
139. ŠARIKOV, N. M.: In: Der emotionelle Stress und die arterielle Hypertonie. Ministerium für Gesundheitswesens der UdSSR, Moskau 1973 (russ.)
140. SCHAEFER, H.: Therapiewoche **16** (1974), 1716
141. SCHUNK, J.: Z. Klin. Med. **152** (1954), 251
142. SELYE, H.: Amer. J. Cardiol. **26** (1970), 289
143. SIMONOV, P. V.: Čto takoje, emocii?: Nauk, Moskva 1966
144. SIMONOV, P. V.: Symposium „Emotionen und viszerale Funktionen", Baku 1974, Sammelband S. 32 (russ.)
145. SMIRK, F. H.: High arterial pressure. Blackwell Scientific Publikation, Oxford 1957
146. SMITH, G. S., M. S. MAMEESH und B. J. JOHNSON: Fed. Proc. **19**, (1960), 100
147. SMOOKLER, H. H., K. H. GOEBEL, M. S. SIEGEL und D. E. CLARKE: Fed. Proc. **32** (1973), 2105
148. SÓS, J., T. GÁTI, J. MOLNÁR, F. GELENCER und M. IHÁSZ: Acta physiol. Adad. Sci. Hung. **16** (1959), 57
149. SPIVAK, R. Ja.: Thesen der Konferenz über kortiko-viszerale Physiologie und Pathologie, Leningrad 1953, S. 175 (russ.)
150. STARCEV, V. G., St. NITSCHKOFF, J. M. REPIN und S. R. ŠESTOPALOVA: Dtsch. Ges.wesen **25** (1970), 2117
151. STARCEV, V. G.: Modellierung neurogener Erkrankungen des Menschen im Experiment am Affen. Verlag Medicina, Moskau 1971 (russ.)
152. STARCEV, V. G., U. GNÜCHTEL, St. NITSCHKOFF und J. M. REPIN: Dtsch. Ges.wesen **28** (1973), 2349
153. SUČKOV, V. V.: mündl. Mitteilung (1970)
154. SUDAKOV, K. V.: Septembersitzung des wiss. Rates des Sečenov-Instituts f. Physiologie, Moskau 1973 (russ.)
155. SUDAKOV, K. V.: Symposium „Emotionen und viszerale Funktionen", Baku 1974, Sammelband S. 36 (russ.)
156. THOMAS, C. B.: In: The epidemiology of Hypertension. J. STAMLER, R. STAMLER u. T. N. PULLMAN (Hrsg.). Grune and Stratton, New York, London 1967, S. 332
157. TREPTOW, K., K. HECHT, M. POPPEI, T. HECHT und S. CHOINOWSKI: In: Abhandlg. Akad. Wiss. DDR, Akademie-Verlag, Berlin 1975,
158. TROFIMOVA, G. A.: Symposium „Emotionen und viszerale Funktionen", Baku 1974, Sammelband S. 109 (russ.)
159. v. UEXKÜLL, Th. und E. WICK: Arch. Kreislaufforschg. **39** (1962), 236
160. URMANČEEVA, T. G., V. A. CHASABOVA, F. WOLTER, H. BAUMANN und G. MARTIN: In: Abhandl. Akad. Wiss. DDR, Akademie-Verlag, Berlin 1975, S. 159
161. USSIEVIČ, M. A.: Arb. Akad. med. Wiss. UdSSR **3**, 5 (1953) (russ.)
162. VANDER, A. J.: In: Human Physiology and the Environment in Health and Disease, W. H. FREEMAN u. Co., San Francisco 1976, 131
163. VEDJAEV, F. P.: 24. Allunionskonf. über Probleme d. höheren Nerventätigkeit, Moskau 1974, **2**, S. 231 (russ.)
164. WALDMANN, A. V.: Symposium „Emotionen und viszerale Funktionen", Baku 1974, Sammelbd. S. 7 (russ.)
165. WEIN, A. M.: In: Der emotionelle Stress und die arterielle Hypertonie. Ministerium für Gesundheitswesen der UdSSR, Moskau 1973 (russ.)
166. WESSELS, F. und H. WAGNER: In: Aktuelle Hypertonieprobleme. H. LOSSE u. R. HEINTZ (Hrsg.). Georg Thieme Verlag, Stuttgart 1973, S. 26
167. YAMORI, Y., M. MATSUMOTO, H. YAHAMBE und K. OKAMOTO: Jap. Circ. J. (Engl. Ed.) **33** (1969), 399

Die spontane Hypertonie der Ratten

von

Vera Moritz und R. Baumann

In den vergangenen Jahren hat sich die Vermutung einer hereditären Komponente der essentiellen arteriellen Hypertonie des Menschen immer mehr erhärtet. Damit wuchs das Interesse an der genetischen Selektion einer Tierpopulation zur Erforschung der Ätiologie und Pathogenese dieser Krankheit. Infolge der schnellen Generationsfolgen bietet sich neben anderen Tierarten die Ratte als besonders geeignet an.

Seit 1963 sind die von Okamoto und Aoki aus der Wistar-Kyoto-Rattenkolonie isolierten spontan-hypertonen Ratten (SHR) als brauchbares und beachtenswertes Modell für vergleichende Erwägungen zur menschlichen essentiellen Hypertonie bekannt [97]. Der stetige progressive Anstieg des Blutdruckes mit dem Alter sowie Läsionen der Blutgefäße des Gehirns, Herzens und der Nieren in Form von Gefäßkrankheiten wie zerebrale Hämorrhagie, Herzhypertrophie und Nephrosklerose [77, 90, 54, 80, 108, 40] erlauben gewisse Analogieschlüsse zu Patienten mit essentieller Hypertonie.

Tanase et al. [114] sowie Yamori et al. [126] analysierten den genetischen Mechanismus von SHR und Wistarrattenstämmen mit normalem Blutdruck. Ihre Ergebnisse sprechen für die große Bedeutung genetischer Faktoren und einen additiven Vererbungsmodus der SHR. Sie lassen weiterhin eine relativ kleine Zahl von Hauptgenen, die in die genetische Hypertonie einbezogen sind, vermuten [90, 128]. Männliche SHR haben stets einen höheren Blutdruck als gleichaltrige weibliche Tiere. Der Blutdruck steigt von Generation zu Generation. Zwischen den Nachkommen von Inzucht und Crossbreeding konnte kein Unterschied in der Blutdruckhöhe beobachtet werden.

Die Entstehung der Hypertonie der SHR ist nicht von einer besonderen Diät oder Salzaufnahme abhängig [103]. Nach Salzgabe konnte jedoch bei diesen spontan-hypertonen Ratten ein weiteres Ansteigen der hypertonen Blutdruckwerte beobachtet werden [126]. Das heißt, ein für die Hypertonieprogredienz verantwortlicher Faktor scheint u. a. das Natrium zu sein [4]. Verschiedene Substämme von SHR wiesen keine Unterschiede der Sensibilität gegenüber Salzaufnahme auf. Ratten mit spontaner Hypertonie (SHR)[1]) scheinen jedoch ähnlich wie einige Patienten mit essentieller Hypertonie einen gesteigerten Kochsalz-Appetit mit Polydipsie zu entwickeln [60].

Allgemein bevorzugen SHR Salzwasser gegenüber de-ionisiertem Wasser [103].

Die erhöhte Aktivität des sympathischen Nervensystems bei SHR ist ein bedeutender pathogenetischer Mechanismus [103]. Nach Iriuchijima [41] wird der hypertone Zustand der SHR im frühen Hypertoniestadium hauptsächlich durch erhöhte sympathische Aktivität unterhalten.

Der Noradrenalinspiegel ist bei SHR im Hypothalamus und Hirnstamm [103], nach

---

[1]) Soweit nicht gesondert aufgeführt, handelt es sich in dem vorliegenden Kapitel um den SHR-Stamm von Okamoto/Aoki.

Louis et al. [65] auch im Herzen vermindert, in anderen Organen normal, mit verzögertem Umsatz. Dies erklärt jedoch nicht vollständig die primäre Rolle der Katecholamine bei jedem Typ der Hypertonie. Nach Gudeska et al. [34] ist sowohl die initiale Noradrenalinaufnahme sowie -konzentration im Herzen von SHR vermindert.

Bei SHR gibt es keine übertragbare hypertone Substanz [20]. Das Plasma-Renin ist bei ihnen normal. Bei jungen Tieren kommt es allerdings während der Hypertonieentwicklung zur Reninerhöhung im Plasma und mit dem Alter erfolgt eine Abnahme [103].

Die SHR zeigen ein normales Herzzeitvolumen. Der Anstieg ihres arteriellen Blutdruckes ist verbunden mit einem Anstieg des peripheren Widerstandes [83]. Der Blutdruck steigt bei der nichtnarkotisierten SHR bis zu einem Lebensalter von 4–5 Monaten an und bleibt dann stabil erhöht [96]. Parallel dazu kommt es in den ersten Lebensmonaten zur Verminderung der Herzfrequenz und dann zur Stabilisierung auf normotone Werte [103].

Bei SHR sind deutliche Gefäßwandveränderungen zu beobachten, die zu einer Abnahme der Wand-Lumen-Rate und proportional zu einem erhöhten Blutdruck führen. Behrendt und Kühnel [12] beschreiben bei SHR u. a. Entwicklung und Vermehrung subendothelialer Ablagerungen, die zu einem Verlust der Elastizität der Arterienwände führen und morphologisch als Ablagerungen von atypischen Basalmembran-ähnlichen Material sichtbar werden.

Die SHR zeigen eine erhöhte Empfindlichkeit des ZNS auf Stress [103, 129]. Sowohl die genetischen Faktoren, die die Sensibilität des Signalsystems in Antwort auf externe Stimuli einschränken, als auch der Adaptationsmechanismus der strukturellen Veränderungen in den Gefäßwänden gegenüber dem erhöhten Blutdruck könnten für die Entwicklung und Erhaltung der Hypertonie verantwortlich sein.

Auch heute stellen deshalb nach Yamori [129] die SHR ein gutes Tiermodell für vergleichende Erwägungen zur menschlichen essentiellen Hypertonie dar. Alle Ratten dieses Stammes entwickeln eine primäre Hypertonie ohne jede Organläsion mit einem initialen Anstieg des peripheren Widerstandes und späten hypertonen Läsionen [88, 90]. Obgleich der Gesamtmechanismus auch heute noch nicht vollständig geklärt ist, zeigen die gegenwärtigen Studien die Bedeutung verschiedener Faktoren für die Pathogenese der spontanen Hypertonie der Ratte. Nach Yamori [129] sind neurogene Faktoren hauptsächlich bei den Entstehungsmechanismen der spontanen Hypertonie beteiligt und ihr Einfluß ist vermindert nach Manifestation, was durch Studien des Noradrenalin-Umsatzes u. a. an SHR nachzuweisen ist [83, 82, 26]. Die für die Erhaltungsmechanismen der Hypertonie bedeutsamen nicht-neurogenen Faktoren wurden hämodynamisch durch bleibend erhöhten peripheren Widerstand nach Sympathektomie und histologisch durch Einengung der Widerstandsgefäße mit medialer Hyperplasie oder Hypertrophie nachgewiesen. Sowohl während der neurogenen Entstehung als auch der späteren Erhaltung des erhöhten Blutdruckes scheint der erhöhte Einbau von markierten Aminosäuren in nicht-kollagenes und kollagenes Protein der Arterienwände, der Media-Hypertrophie und Arteriosklerose bewirkt, eine Rolle zu spielen. Bei jungen SHR ist der nicht-kollagene Proteinstoffwechsel der Arterienwände erhöht und teilweise abhängig von der neuralen Übertragung (Nachweis durch pharmakologische Untersuchungen oder Sympathektomie). Es zeigt sich eine enge Beziehung zwischen nervalen und strukturellen Veränderungen bei der Entstehung der spontanen Hypertonie der Ratte [129, 130].

Neben dem weltweit bearbeiteten SHR-Stamm sollen hier noch einige andere spontanhypertone Rattenstämme Erwähnung finden, wie der genetisch-hypertone New-Zealand-Wistarstamm von Smirk und Hall, die spontan hypertonen Sprague-Dawley-Rattenstämme von DAHL (nach Salzdiät) und von DUPONT, die mit Obesitas kombiniert auftretende spontan-genetische Hypertonie bei Ratten von KOLETSKY, die spontan-hypertonen Ratten von WESSELS und eine Wistarrattenkolonie spontan-hypertoner Tiere von BIANCHI.

Bereits 1958 haben SMIRK und HALL [109] durch Kreuzungen von Ratten mit erhöhtem Blutdruck einen genetischen Stamm spontan-hypertoner Wistar-Charles-River, den sogenannten *New-Zealand-Stamm*, selektiert. Diese Ratten besitzen ein niedrigeres Körpergewicht als ihre gleichaltrigen Kontrollen [14]. Nach MARUYAMA [66] ist der New-Zealand-Rattenstamm jedoch nicht adäquat für das Studium der essentiellen Hypertonie des Menschen, denn der hohe Blutdruck entwickelt sich nicht bei allen Tieren, die Werte liegen nur zwischen 140—160 mmHg und es treten keine markanten Veränderungen im Gefäßsystem auf.

Untersuchungen von McKENZIE und PHELAN [72] zeigten keinen Unterschied zwischen dem Juxtaglomerularindex der genetisch-hypertonen- und Kontroll-Wistarratten und auch keinen Unterschied in der pressorischen Antwort auf Angiotensin. Angiotensin und Noradrenalin produzierten eine stärkere vasokonstriktorische Anwort auf isolierte perfundierte Mesenterialgefäße von genetisch-hypertonen Ratten als bei Kontrollen. Es konnte kein Unterschied zwischen dem Plasma-Renin-Spiegel hypertoner und normotoner Kontrollratten (außer bei hypertonen Ratten im Alter von 120 Tagen etwas erniedrigt) festgestellt werden. Der renale Reningehalt von hypertonen Ratten aller Altersgruppen dieses New-Zealand-Stammes gegenüber normotonen Ratten war niedriger, wenn auch nicht signifikant. Die Autoren folgern, daß die nicht von einer erhöhten Reninaktivität im Plasma oder den Nieren begleitete Hypertonie der New-Zealand-Ratten nicht renalen Ursprungs ist.

Auch GRESSON [32] fand bei genetisch-hypertonen Ratten des New-Zealand-Stammes gegenüber normotonen Kontrollen eine um 22% erniedrigte Reninkonzentration in der Niere und außerdem eine erniedrigte Gesamtkörper-Na-Konzentration. Dies würde gegen eine erhöhte Mineralokortikoid-Aktivität bei den genetisch hypertonen Ratten des New-Zealand-Stammes sprechen.

MASSINGHAM und SHERDE [67] stellten bei Vergleichen der mechanischen und elektrophysiologischen Aktivitäten an Präparaten thorakaler glatter Aortenmuskulatur bei genetisch hypertonen New-Zealand-Ratten fest, daß die Aorta der hypertonen Tiere in Gegenwart von Noradrenalin und K^+ in der Mediumflüssigkeit weniger Druck entwickelte als die der normotonen. Die Ruhemembranpotentiale der hypertonen Ratten waren signifikant niedriger als die der Kontrollen. Die Autoren vermuten eine gesteigerte Reaktion von „intakten Gefäßketten“ bei hypertonen Ratten als Konsequenz von Veränderungen der Geometrie der Blutgefäße und Anstieg der kontraktilen Antwort der glatten Muskelzellen.

DAHL et al. selektierten 1962 einen Stamm Sprague-Dawley-Ratten [17] mit gegensätzlicher konstitutioneller Prädisposition (sensibel oder resistent) für die Entwicklung einer Hypertonie nach Salzdiät [14, 103]. KNUDSEN et al. [53] berichteten von Versuchen an diesem Rattenstamm, in denen zwei Tiere durch Parabiose vereinigt und anschließend ein parabiotischer Partner nephrektomiert worden war. Die Ergebnisse wurden so interpretiert, daß das für sensible Ratten spezifische hypertensive Agenz in den Nieren der sensiblen Tiere gebildet wird.

DUPONT und SASSARO haben 1974 durch wiederholte selektive Inzucht aus dem originalen *Sprague-Dawley-Stamm* drei Ratten-Substämme entwickelt: normoton, spontanhyperton und -hypoton. Die Gefäßantwort auf Noradrenalin der spontanhypertonen Ratten (Technik der Schätzung der Gefäßreaktivität mit der niedrigsten Hormonkonzentration, die zu sicheren biologischen Effekten führt), war signifikant höher als bei normotonen und hypotonen Tieren [19].

Die Untersuchung erfolgte an anästhesierten, ganglionblockierten, vagotomierten Ratten. Die Reaktivität auf Angiotensin II schien bei allen drei Substämmen gleich zu sein.

VINCENT et al. [116] untersuchten die Plasma-Reninaktivität an diesem spontanhypertonen Rattenstamm und seinem von den gleichen Elterntieren stammenden Kontrollstamm. Ätheranästhesie produzierte bei hypertonen und normotonen Tieren einen 2—3fachen Anstieg der Plasmareninaktivität. Letztere war bei jungen spontanhypertonen Ratten signifikant höher als bei normotonen im Alter von 5—7 Wochen. Nach 9 Wochen nahm die Plasmareninaktivität wieder ab und wurde von der 45. Lebenswoche ab signifikant niedriger bei hypertonen gegenüber normotonen Ratten. Bei der Herausbildung der Hypertonie gab es eine signifikant umgekehrte Beziehung zwischen der Plasmareninaktivität und dem systolischen Blutdruck. Den Autoren erscheint es unwahrscheinlich, daß das Renin-Angiotensin-System eine Rolle bei der Manifestation der spontanen Hypertonie dieses Rattenstammes spielt. Sie vermuten eine Bedeutung der Reninhypersekretion im prähypertonen Stadium der genetischen Hypertonie bei Ratten.

Eine mit *Obesitas kombiniert auftretende spontan-genetische Hypertonie* bei Ratten (KOLETSKY 1972) untersuchte eine Forschergruppe in Cleveland/Ohio.

BUTKUS et al. [16] beschrieben diesen Rattenstamm, der während einer besonderen Diät spontane Hypertonie und Fettsucht entwickelte. Fette Tiere entwickelten außerdem Atherosklerose, ihre Geschwister, obgleich auch hyperton aber normalgewichtig, nicht. Die fetten Ratten hatten höhere Lipidkonzentrationen in Leber- und Fettgewebe als die normgewichtigen. Hier wird ein Mangel an essentiellen Fettsäuren bei den fetten Ratten vermutet.

Durch die gleichen Autoren [16] wurden die Lipide im Plasma der Aorten-Intima-Media und in den Erythrozyten bei diesem Stamm spontan-hypertoner Ratten [57] untersucht. Eine Mutation im Verlaufe der Zucht dieser spontan-hypertonen Ratten erzeugte einen anormalen Phänotyp, der als homozygoter rezessiver Stamm von heterozygoten Eltern vererbt ist, von denen dasselbe rezessive Allel stammt. Morphologisch zeigten diese Tiere Fettakkumulation in der Arterienwand und entwickelten Atherosklerose im Gegensatz zu ihren auch hypertonen Geschwistern. Die Autoren schreiben die Hyperlipämie der fetten Ratten dem disproportionalen Anstieg der neutralen Lipide im Plasma zu. Eine höhere neutrale Lipidkonzentration wurde auch in der Aorten-Intima-Wand beobachtet, aber kein Unterschied in der Lipidkonzentration der Erythrozyten beider Rattengruppen.

Nach TAN et al. [113] wird bei diesem Rattenstamm die phänotypische Fettsucht als rezessives Merkmal vererbt. Die fetten Ratten entwickelten auch Hyperlipämie und Arterienläsionen bei normaler Diät, ihre heterozygoten Wurfgeschwister nicht. In vitro Experimente zeigten, daß die Leber fetter Ratten verminderte Cholesterol-Veresterungskapazität und reduzierte Cholesterol-7-α-Hydroxylierungskapazität als Funktion freier Cholesterolkonzentration und verminderte Cholesterolester-Hydrolytkapazität als Funktion der Cholesterolesterkonzentration im Vergleich zu normgewichtigen Ratten hat. Diese Veränderungen der enzymatischen Aktivität könnten teilweise an der erhöhten totalen Cholesterolkonzentration im Plasma und in der Leber dieser fetten Ratten mitwirken. Zwischen genetisch fetten und normgewichtigen spontanhypertonen Ratten [57] gibt es demnach einige Unterschiede der Leberenzyme, die für die Cholesterolsynthese und -veresterung verantwortlich sind.

1974 beschrieben BIANCHI et al. einen in Mailand, Italien, aus einer Wistarrattenkolonie gezüchteten *Stamm spontan-hypertoner Ratten*, der bei Tieren nach dem 50. bis 60. Lebenstag ein stabil erhöhtes Blutdruckplateau und einen signifikant höheren Index Organgewicht/Körpergewicht für Herz und Nieren (Nebennieren nicht signifikant) aufwies [14]. Das Körpergewicht der normotonen und hypertonen Ratten dieses Stammes zwischen altersgleichen Tieren war gleich und nahm bei hypertonen Tieren mit dem Alter ab. Bianchi sieht einen besonderen Vorteil der spontan-hypertonen Ratten dieses Stammes gegenüber dem New-Zealand-Stamm von Smirk und den SHR von Okamoto/Aoki, da sowohl Normaltiere als auch hypertone Tiere aus einem normalen Stamm isoliert wurden und somit blutsverwandte Kontrollen besitzen. Alle drei Stämme besitzen außerdem eine unterschiedliche genetische Konfiguration.

Die Variabilität der Werte hormonaler und hämodynamischer Parameter in Experimenten an spontan-hypertonen Ratten zeigt die Schwierigkeit, Ergebnisse verschiedener Autoren und Forschergruppen zu vergleichen, da sich verständlicherweise im Laufe der Jahre verschiedene Substämme, z. B. die SHR-Carworth (Vancouver/Canada, New York City/New Jersey), die SHR-CFSHR von Charles River Breeding Co., Wilmington/Mass., die SHR (Okamoto/Aoki) aus Indianapolis, USA (Chicago/Illinois, Toronto/Canada) oder aus Skopje/Jugoslawien, die von Trigg, New York (Alberto/Canada, Edmonton/Alto), ferner die aus Göteborg/Schweden sowie die aus Kyoto in Nutley und Vincentown/New Jersey herausgebildet haben.

Nur der Vergleich mit echten Kontroll- und Testgruppen, Einhaltung international üblicher Normen und Standards in der Zucht, Haltung und den Versuchsbedingungen sowie der Vergleich mit den von Okamoto/Aoki angegebenen Daten kann hier die Basis für eine Verständigung bieten.

Nach Okamoto gibt es bei den Subfamilien der SHR prozentual ein verschiedenes Auftreten von Komplikationen [103]. So wurden durch Selektion Substämme mit bestimmten arterio-sklerotischen Komplikationen wie Hirnerweichung, zerebrale Hämorrhagie und Myokardinfarkt [90] erhalten. Späterhin wurden diese zum Schlaganfall neigenden Linien von Okamoto et al. als stroke-prone-SHR (SHRSP) im Gegensatz zu den stroke-resistent (SHRSR) definiert [70, 71, 128, 89]. Die SHRSP entwickeln zu mehr als 80% spontan zerebrale Hämorrhagien und/oder Myokardinfarkte. Die Prädilektionsstellen des Schlaganfalles sind gewöhnlich im Cortex (anteromedialer und occipitaler) und im Telencephalon der Ratten und auch des Menschen zu finden, d. h. die SHRSP bilden ein gutes pathogenetisches Modell für das Studium des Schlaganfalls des Menschen.

Dieser Rattenstamm wurde zur Prüfung der Hypothese, inwiefern das Plasmarenin einen Hauptrisikofaktor der Entwicklung kardiovaskulärer Komplikationen darstellt, benutzt [70]. Die stroke-prone-SHR zeigten signifikant höhere Plasmareninspiegel vom 7. Lebensmonat ab, während die stroke-resistent-Tiere keinen Unterschied zur Kontrolle in jedem Lebensalter aufwiesen. Die hohen Plasmareninspiegel waren immer von nachweisbaren Gefäßkomplikationen in den Nieren und im Gehirn begleitet. Trotzdem konnte kein Beweis erbracht werden, daß ein höheres Plasmarenin der Entwicklung von Gefäßläsionen vorausgeht, sondern mehr Folge als Ursache hypertensiver Gefäßläsionen ist.

In diesem späten Hypertoniestadium mit hohem Plasmareninspiegel ist der Wasserumsatz gesteigert ohne Veränderungen des Elektrolytgleichgewichtes.

Im Alter von 14—16 Wochen vor der Entwicklung der zerebrovaskulären Läsionen war nach Untersuchungen von Okuma und Yamori [89] die Überlebenshalbwertszeit der Blutplättchen der SHRSP leicht aber signifikant kürzer als bei anderen Rattengruppen (SHRSR und normotone Tiere), wahrscheinlich durch einige extrakorpuskuläre gefäßalterationsbedingte Abnormalitäten. Viele Fragen dieses Mechanismus sind jedoch auch heute noch ungeklärt.

Im Rahmen der Erforschung der Ätiologie und Pathogenese der essentiellen arteriellen Hypertonie sowie der Klärung der Bedeutung früher Kohlenhydrat-Lipid-Stoffwechselstörungen für die Entstehung der Hypertonie und Herz-Kreislauf-Erkrankungen wurden in eigenen Untersuchungen neben anderen Hypertoniemodellen auch an dem Modell der genetisch-spontan-hypertonen Ratte SHR im Verlaufe der Entwicklung der Hypertonie unter definierten Bedingungen Glukosebelastungen vorgenommen und verschiedene Stoffwechselparameter untersucht [10, 11].

So konnten in Übereinstimmung zu Untersuchungen an jugendlichen Patienten mit essentieller arterieller Hypertonie (Baumann et al. [10, 11]) bei SHR verschiedenen Alters bereits bei jungen Tieren neben signifikant erhöhten systolischen und diastolischen Blutdruckwerten und erhöhter Herzfrequenz (Abb. 1 und 2) signifikante Störungen

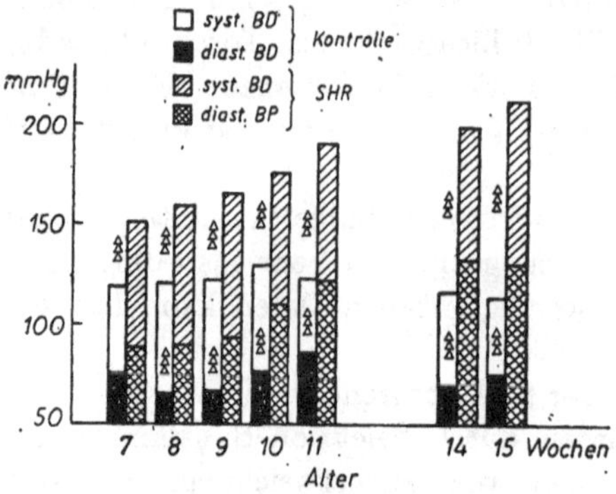

Abb. 1

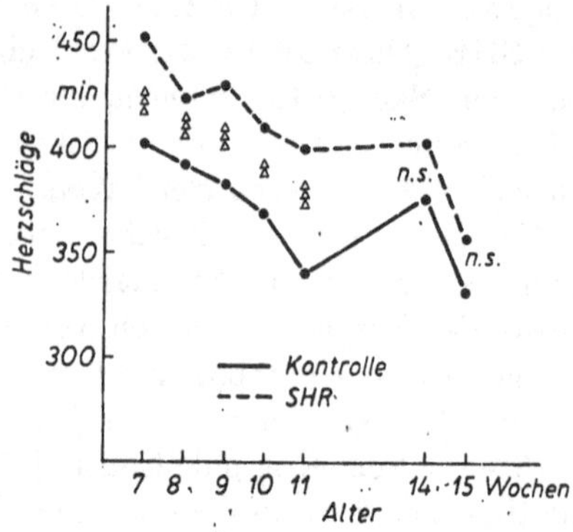

Abb. 2

im Kohlenhydrat-Fettstoffwechsel unter Belastungsbedingungen nachgewiesen werden. Diese Veränderungen waren in Form verschlechterter Glukosetoleranz nach i.p. Glukosebelastung (Abb. 3a und b) mit erhöhtem Plasma-Insulinspiegel (Abb. 4) und Reduktion der Plasmatriglyzeride und des Plasmacholesterols verschiedener Altersgruppen (Abb. 5) meßbar. Diese Ergebnisse bei SHR erlauben interessante Analogieschlüsse zu protodiabetischen Störungen des KH-Stoffwechsels bei Hypertonikern. R. Baumann et al. haben nämlich bei 58% aller Fälle jugendlicher menschlicher Hypertonie (Stadium I

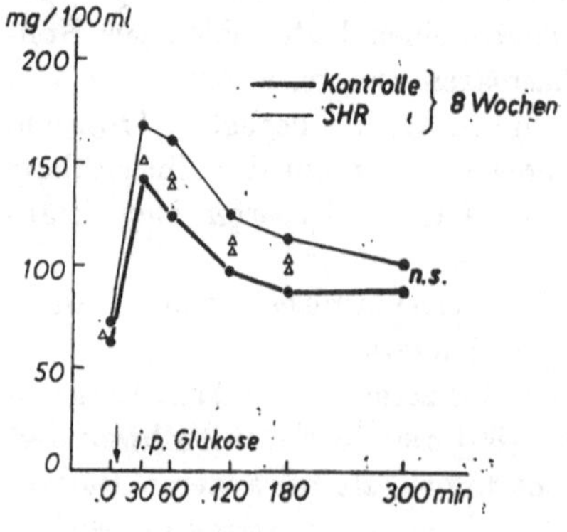

Abb. 3a

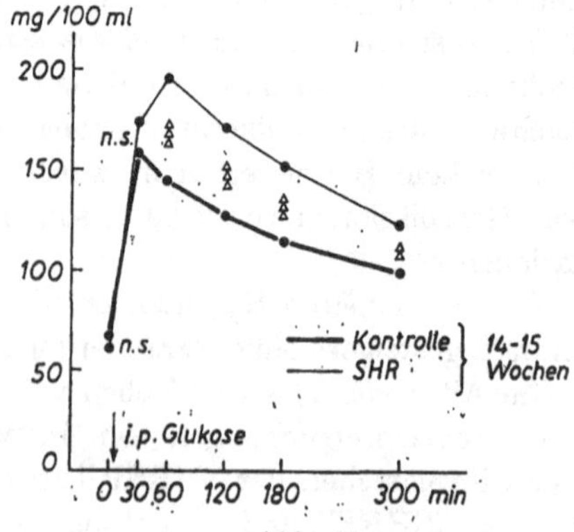

Abb. 3b

und II nach NITSCHKOFF und R. BAUMANN) nach Glukosebelastung eine „Insulin-enhancement" mit verminderter Glukose- und erhöhter lipogenetischer Aktivität nachgewiesen, in die möglicherweise hereditäre Faktoren einbezogen sind [6, 7, 8, 9]. Die

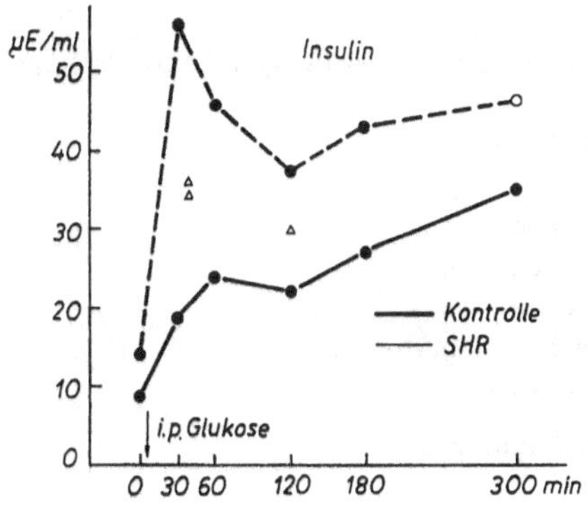

Abb. 4

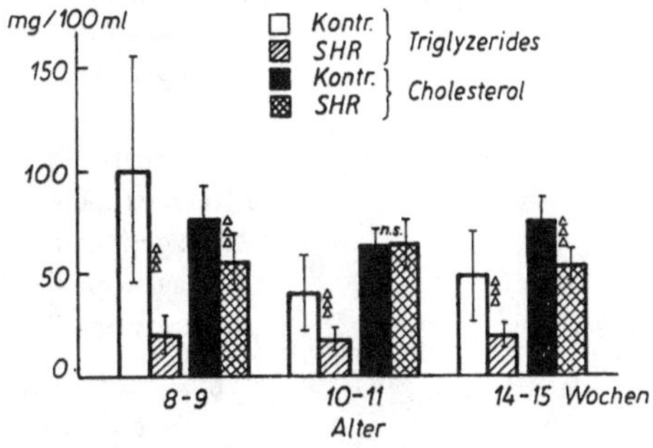

Abb. 5

erniedrigten Basiswerte der Triglyzeride und des Cholesterol nach 12—16stündigem Fasten sowie der verzögerte Glukoseabfall nach i.p. Glukose bei SHR könnten Ausdruck einer reduzierten Insulin-Glukoseaktivität sowie vorwiegend eines lipogenetischen und antilipolytischen Insulineffektes in der Frühphase der genetisch fixierten, spontanen Hypertonie der SHR sein. Möglicherweise gibt es vergleichsweise ähnliche Anlassermechanismen einer Kohlenhydrat-Fettstoffwechsel- und Blutdruckdysregulation bei diesem Tierstamm wie bei der menschlichen jugendlichen essentiellen Hypertonie.

In neuen Untersuchungen (MORITZ und R. BAUMANN [76a]) wurden sieben Altersgruppen von SHR (OKAMOTO/AOKI) und gleichaltrigen Kontrollratten eines hauseigenen Inzuchtstammes während der Entwicklung der Hypertonie nach den Kriterien von WEXLER und FISCHER [122], beschrieben in HAJDU et al. [38], im Hinblick auf eine maladaptive, protodiabetische Stoffwechselentgleisung geprüft (Abb. 6). Es wurden der systolische und diastolische Blutdruck, das Köpergewicht, der Nüchternblutzuckerspiegel sowie die Glukosetoleranz nach einer i.p. Glukosegabe gemessen. Bei statistisch nicht unterschiedlichen Ausgangs-Nüchternblutzuckerwerten (Abb. 7) waren deutlich

Prüfung der i. p. Glukosebelastungskurve für SHR und Kontrollen nach den Kriterien von WEXLER und FISCHER

Altersgruppe	Kriterien 1—4 bei Kontrollen				Kriterien 1—4 bei SHR			
	1	2	3	4	1	2	3	4
8— 9 Wochen	—	—	—	—	○	—	—	—
10—11 Wochen	—	—	—	—	—	—	—	—
14—15 Wochen	—	—	—	—	○	—	—	—
18—10 Wochen	—	—	—	—	○	—	○	—
25—26 Wochen	○	—	○	—	○	—	○	—
42—44 Wochen	—	—	○	—	○	—	○	—
52—56 Wochen	—	—	—	—	○	—	○	—

○ = Abweichung vom Normalwert im Sinne einer diabetischen Störung

Abb. 6.

veränderte Glukosetoleranzen aller SHR-Altersgruppen (mit Ausnahme der Altersgruppe 10—11 Wochen) gegenüber ihren gleichaltrigen Kontrollen festzustllen (Abb. 8). Von der Norm abweichende Glukosetoleranzen traten bei Kontrollratten nur im Alter von 25—26 bzw. 42—44 Wochen auf (Abb. 6).

Vergleich des Nüchternblutzuckers der SH-Ratten gegenüber ihrer gleichaltrigen Kontrollgruppe

Altersgruppe 1:	8— 9 Wochen	→ n. s.
Altersgruppe 2:	10—11 Wochen	→ △
Altersgruppe 3:	14—15 Wochen	→ n. s.
Altersgruppe 4:	18—20 Wochen	→ n. s.
Altersgruppe 5:	25—26 Wochen	→ n. s.
Altersgruppe 6:	42—44 Wochen	→ n. s.
Altersgruppe 7:	52—56 Wochen	→ n. s.

n. s. = statistisch nicht signifikant verändert
△ = p < 5%

Abb. 7

In neuen Untersuchungsreihen (Moritz und R. Baumann) wurden die Nüchtern-Plasmatriglyzerid- und cholesterolwerte von acht Altersgruppen (6, 8—9, 10—11, 14—15, 20, 26, 42—44 und 52—56 Wochen Lebensalter) der SHR (Okamoto/Aoki) und Kontrollratten überprüft. In allen Altersgruppen, mit Ausnahme der sechs Wochen alten Tiere, zeigten sich hoch signifikante Unterschiede zwischen beiden Rattenstämmen. Die Tri-

Unterschied der Glukosetoleranz (i.p. 3,5 g/kg KG) zwischen SHR und ihren jeweils gleichaltrigen Kontrollen

Alter in Wochen	Signifikanter Unterschied zwischen SHR und Kontrollen nach Glukose in Minuten				
	30	60	120	180	300
8	—	△	—	—	—
9	—	—	—	—	△
8— 9	—	△	△	△△	—
10—11	—	—	—	—	—
14—15	—	△△△	△△△	△△△	—
18—20	—	△	△	—	△
25—26	—	—	—	△	△△
42—44	—	—	—	—	—
52—56	—	△△△	△△△	△△△	△△△

Abb. 8

glyzeride der SHR waren gegenüber denen ihrer gleichaltrigen Kontrollen stets vermindert (Abb. 9). Bei den Cholesterolwerten zeigten die Altersgruppen 6, 20 und 52 bis 56 Wochen keine Signifikanzen, während die Nüchtern-Cholesterolwerte der SHR aller anderen Altersgruppen im Vergleich zu ihren altersgleichen Kontrollen signifikant vermindert waren (Abb. 10).

Außerdem wurde in diesen eigenen Untersuchungen (MORITZ und R. BAUMANN [76c]) auch die Kinetik der Plasma-Triglyzeride und des Plasma-Cholesterols unter einer i.p. Glukoseinjektion untersucht. Auch hier zeigten sich hochsignifikante Abweichungen bei den Hochdrucktieren im Vergleich zu ihren altersgleichen Kontrollen.

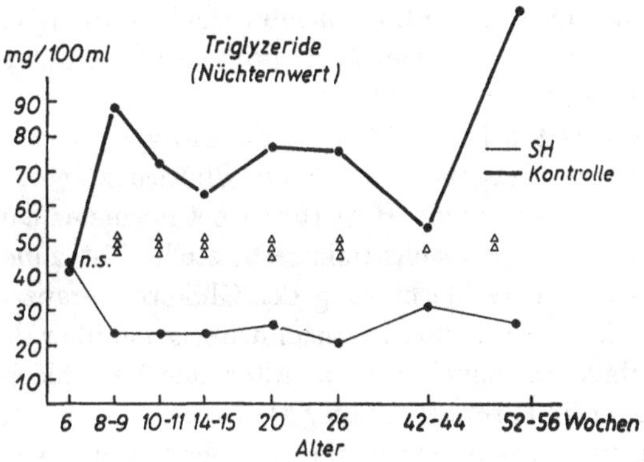

Abb. 9

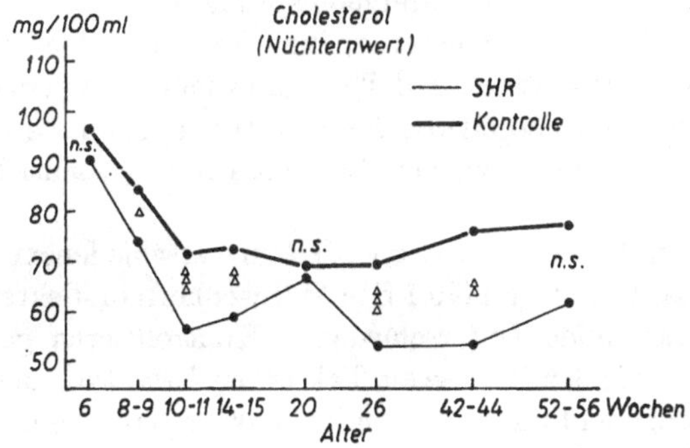

Abb. 10

An einem kleineren Kollektiv (je 5 Tiere pro Altersgruppe) genetisch spontan-hypertoner Ratten (SHR) führten wir außerdem bei den Altersgruppen 8—9, 10—11, 14—15, 18—20 und 25—26 Wochen histologisch-histochemische Untersuchungen des Pankreas-B-Zellsystems durch. Bei allen SHR, auch bei den jüngsten Altersgruppen, konnten neben anderen Veränderungen wie erweiterte Inselkapillaren bei den jungen Altersgruppen von der 18.—20. Lebenswoche ab bereits teilweise verdickte Gefäßwände, eingeengte Gefäßlumina und Inselfibrose sowie B-Zelldegranulierungen nachgewiesen werden.

Diese Ergebnisse an einem für die Erforschung der Ätiologie und Pathogenese der essentiellen arteriellen Hypertonie günstigen Modell, wie es die SHR darstellen, bieten zusammen mit unseren früheren Untersuchungen an verschiedenen experimentellen Hypertoniemodellen (renale, neurogene, neurotische Hypertonie der Ratte) [73, 74, 75, 76] interessante Analogien zu dem von R. BAUMANN et al. bei der essentiellen arteriellen Hypertonie auch schon bei jugendlichen Patienten im Stadium I und II nachgewiesenen Stoffwechseldefekt im Sinne einer protodiabetischen KH-Lipidstoffwechselstörung mit „Insulin-enhancement" nach Glukoseapplikation [6, 7, 8, 9]. Als Ergebnis dieser Untersuchungen war bereits in frühen Stadien der genetischen Hypertonie (SHR) bei mäßig erhöhtem Blutdruck eine funktionelle Maladaptation im Glukosestoffwechsel nachweisbar.

Postnov et al. [99] konnten bei SHR ähnliche Erscheinungen im Sinne einer höheren Insulinresistenz und einer Hemmwirkung auf spezifische Funktionen des insulinproduzierenden Gewebes der Pankreasinseln feststellen. Der i.v. Glukosetoleranztest und das radioimmunologisch nachweisbare Plasmainsulin (IRI) wurden von ihnen jedoch nur bei 12 Wochen alten Tieren unter tiefer Nembutalanästhesie untersucht. Es zeigte sich eine verminderte Inselzellmasse und Inselzahl.

Wagner et al. [117] hatten bei genetisch spontan-hypertonen Ratten eines eigenen Wistar-II-Rattenstammes, der einen mittleren Blutdruck von 168 mmHg in den Frühstadien der genetisch bedingten Hypertonie bei normaler Glukosetoleranz besaß, eine basale und reaktive Hyperinsulinämie festgestellt. Mit zunehmender Dauer des Hypertonus ließ sich eine Verschlechterung der Glukosetoleranz und der basalen wie auch der nach i.v. Glukosereiz meßbaren Insulintiter gegenüber dem Kontrollkollektiv nachweisen, das ebenfalls mit zunehmendem Alter eine Verschlechterung der Glukosetoleranz und Insulintiter im Serum aufzeigte. Als Ursache des gestörten KH-Haushaltes bei den Hochdrucktieren wurden hormonale Veränderungen sowie Störungen im Elektrolythaushalt für möglich gehalten.

In Arbeiten von Wessels [120, 121] wurden die obigen Ergebnisse nochmals zusammengetragen und durch Untersuchungsergebnisse mit Bestimmung des Blutspiegels an Thyroxin, Kortikosteron u. a. Parameter ergänzt. Es wurde eine signifikante Erhöhung des Plasmaspiegels an Kortikosteron und Thyroxin spontan-hypertoner Tiere gegenüber Kontrollen festgestellt. Die hypophysäre Hyperaktivität bei der erblich spontan-hypertonen Ratte steht im Gegensatz zu den Ergebnissen der essentiellen Hypertonie des Menschen.

Untersuchungen von Yamabe [124] an SHR in verschiedenem Lebensalter zeigten erhöhte Schilddrüsenaktivität (erhöhte Schilddrüsenhormon-Sekretionsrate). Bei sehr jungen Tieren konnten keine Unterschiede zu Kontrolltieren gefunden werden. Es wird angenommen, daß die Schilddrüse ein Faktor der Erhaltung des hohen Blutdruckes der SHR ist und daß darüber hinaus noch andere Faktoren für die Blutdruckunterschiede zwischen SHR und Kontrollen verantwortlich sein müssen. Die Schilddrüsenaktivität bei SHR blieb hoch, auch nachdem der Unterschied der Nebennierenrindenaktivitäten zwischen SHR und Kontrollratten durch Adrenalektomie (mit zusätzlicher Verabreichung von NaCl und kleinen Dosen Hydrocortison) beseitigt worden war, ebenso nach Verabreichung von Hexamethonium, einer Ganglien-blockierenden Droge, nach akuter und chronischer Kälte wie auch nach emotionalem Stress. Somit wird die erhöhte Schilddrüsenaktivität bei SHR weder durch die Nebenniere noch durch das autonome Nervensystem vermittelt.

Koizumi et al. [54] und Kojima et al. [55] vermuten andererseits trotz des bei SHR nachgewiesenen manifestierten hypothyreoiden Status (erhöhtes Schilddrüsengewicht, erhöhte Blutspiegel von Hypophysen-TSH, verminderter Spiegel von Plasmathyroxin-T_4 und Trijodthyronin-T_3), daß die Abnormalität der Schilddrüsenfunktion weder die Ursache noch der bestimmende Faktor der Entwicklung der Hypertonie bei SHR und beim Menschen ist. Die Schilddrüsenanormalität bei SHR erscheint bereits am 15. Lebenstag, die Hypertonie erst einige Wochen später. Verabreichung von Schilddrüsenhormon brachte den metabolischen Status bei SHR und bei hypothyreoiden Patienten zum Normalen, beeinflußte aber nicht den Blutdruck. Die thyreoidale Radiojodaufnahme bei SHR war signifikant erhöht [55]. In Tierexperimenten an SHR wurden durch Nebennierenregenerationshypertonie bei nicht gepaarten Ratten reduzierte Cholesterol-,

Glukose- und Kortikosteron-Spiegel, bei Sprague-Dawley-Ratten dagegen erhöhte Spiegel vermutlich durch während der Nebennierenregenerationshypertonie produzierte Veränderungen des Spektrums der sezernierten Nebennierensteroide hervorgerufen [123].

Das spricht für stammspezifische Unterschiede der hypothalamisch-hypophysären Nebennierenaktivität zwischen diesen beiden Rattenstämmen [40].

Elektronenmikroskopische Untersuchungen der Nebenniere [68] von der Mutter entwöhnter junger SHR und Wistarkontrollen zeigten nach Gabe von 1% NaCl in das Trinkwasser bei Kontrollen eine Verschmälerung der Zona glomerulosa und Abnahme der Fetttropfen in dieser Zellschicht sowie Zellschrumpfungen, Verminderung der Zahl der Mitochondriencristae und Verkleinerung des Golgiapparates [40]. Bei SHR kam es ebenfalls zu einer bemerkenswerten Abnahme der Zahl und Größe der Fetttropfen aber zu keinen deutlichen Veränderungen der Zellorganellen und geringfügigerer Verschmälerung der Zona glomerulosa, d. h. bei diesen jungen Ratten gab es kaum morphologische Unterschiede zwischen SHR und Kontrollen. Die Zona glomerulosa der SHR scheint sich jedoch nach diesen histologischen Befunden an der Nebennierenrinde in einem hyperfunktionellen Zustand zu befinden. Nach hypercholesterolämischer Diät + Salzgabe konnten bei SHR verschiedene Antworten des Serumcholesterolspiegels beobachtet werden, die als weitere Differenzierung einiger Linien zwischen Substämmen dienten und scheinbar in Beziehung zu kardiovaskulären Läsionen stehen [88].

Yamori et al. [127] untersuchten ein neues experimentelles System für das Studium der initialen Mechanismen der Atherosklerose der zerebralen und peripheren Arterien hypertoner Ratten (SHR) durch Ernährung mit hypercholesterolämischer Diät über einige Wochen. Es entwickelten sich sichtbare ringähnliche Fettablagerungen in zerebralen und peripheren Arterien, auch in den Mesenterialarterien, die eine Ähnlichkeit zu der Gefäß-Fettdegeneration des Menschen besitzen. Die arteriellen Fettablagerungen in den zerebralen Arterien wurden durch den Blutdruck, die Serumcholesterolkonzentration, Stammunterschiede und das Alter beeinflußt. Die größte Bedeutung für die Bildung dieser arteriellen Fettablagerungen hatte der erhöhte Blutdruck. Die Autoren sehen in der Hypertonie *einen* bedeutenden Faktor für die Entstehung arterieller Fettablagerungen.

Von Keim und Sigg [48] wurde die Plasmakortikosteronantwort von fünf verschiedenen normotonen Rattenstämmen sowie SHR, seinen normotonen Kontrollen und experimentell-hypertonen Sprague-Dawley-Ratten gegenüber Einsperr-Stress getestet. Sie ist bei letzteren drei gesteigert. Vergleich mit anderen Stressoren (elektrischer Schock, fremde Umwelt) zeigte, daß die Antworten auf Einsperren zwar nicht qualitativ, aber im Zeitverlauf unterschiedlich sind.

Bei der Charakterisierung der Besonderheiten der SHR wurden von den verschiedenen Autoren bestimmte Faktoren und Systeme analysiert. So gibt es viele Angaben in bezug auf die Plasmarenin-Aktivität (PRA) [49, 50, 51, 52, 58, 110]. Die Faktoren sind nicht einheitlich, ja sogar widersprüchlich [51].

Kiprov et al. erzielten folgende Ergebnisse an spontan-hypertonen Ratten (SHR, Okamoto/Aoki). Es wurde bei PRA bei SHR mit der PRA bei 1, 2 und 6 Monate alten normotonen Wistarratten, parallel mit der Plasmarenin-Aktivität im Hirn (Cortex, Subcortex, Medulla oblongata) und dem Index von Herz- und Körpergewicht und dem arteriellen Druck untersucht [51]. Die Untersuchungsergebnisse zeigten, daß am Ende des ersten Lebensmonats der arterielle Druck bei normotonen und hypertonen Ratten gleich war, jedoch um 20 mmHg niedriger als der arterielle Druck bei ausgewachsenen normotonen Ratten. Die Plasmarenin-Aktivität war in diesem Zeitraum bei beiden

Tierstämmen ebenfalls gleich und ebenfalls bedeutend niedriger als bei ausgewachsenen normotonen Ratten. Jedoch war der Index Herz- zu Körpergewebe, bezogen auf 1 g, bei hypertonen Ratten statistisch signifikant höher als bei normotonen Tieren. Das zeigte bei den spontan-hypertonen Ratten eine Myokardhypertrophie am Ende des ersten Lebensmonats an, obwohl die Tiere zu diesem Zeitpunkt noch normoton waren. Die Herzmuskelhypertrophie geht demnach bei SHR dem Anstieg des arteriellen Druckes voraus und ist eventuell seine Ursache und nicht dessen Folge.

Ob die Ursache der an erster Stelle auftretenden Herzmuskelhypertrophie, die Kyogoki [61] und Sen et al. [107] beschrieben, eine genetische Besonderheit mit „idiopathischer" Hypertrophie ist oder ob sie von einem anderen genetischen Faktor abhängig ist, ist noch nicht geklärt. Sie persistiert jedoch auch während des 2. Lebensmonats, wenn die Tiere noch nicht hyperton sind. Die hypertone Komponente tritt erst Ende des zweiten Lebensmonats in Erscheinung, zu einem Zeitpunkt, wo die Plasma-renin-Aktivität sowohl bei normotonen als auch bei hypertonen Ratten bedeutend höher als Ende des ersten Lebensmonats ist. Jedoch liegt die PRA bei normotonen Ratten in Normgrenzen, übersteigt aber bei den SHR diese signifikant und kann nach Sen et al. [107] die Herzmuskelhypertrophie durch Stimulation der Proteinsynthese im Myokard verursachen. Am Ende des 6. Lebensmonats ist die PRA bei beiden Tiergruppen gleich und liegt im Normbereich für ausgewachsene Ratten. Hervorzuheben ist die Tatsache, daß die Renin-Aktivität (RA) im verlängerten Mark sowohl bei SHR als auch bei normotonen Ratten im ersten Lebensmonat um das Zweifache des Normwertes ausgewachsener Ratten erhöht ist. Möglicherweise ist dies die Ursache für den Druckanstieg bei normotonen Ratten um 20 mmHg, d. h. auf den Normwert geschlechtsreifer Ratten. Später, gegen Ende des zweiten Lebensmonats sinkt die Renin-Aktivität in der Medulla oblongata bei normotonen Ratten auf die Normwerte ausgewachsener Ratten ab. Bei den SHR steigt im Gegensatz dazu die Reninaktivität im verlängerten Mark um das Zweieinhalbfache weiter an und ist nach zwei Monaten sehr hoch. Bei SHR ist also am Ende des zweiten Lebensmonats sowohl die PRA als auch die RA im verlängerten Mark erhöht. Dies ist die einzige Ausnahme von der von Kiprov et al. konstatierten gegensinnigen Beziehung zwischen Nieren-PRA und Hirn-Reninaktivität. Diese Veränderung des normalen Verhältnisses zwischen beiden Systemen ruft möglicherweise den Anstieg des arteriellen Druckes auf hypertone Werte bei SHR am Ende des zweiten Lebensmonats hervor. Im 6. Lebensmonat, wenn die Hypertonie fixiert ist, liegen die Hirn- und Plasma-Reninaktivitäten im Normbereich ausgewachsener Ratten.

Untersuchungsergebnisse von Koletsky et al. [56] sprechen dafür, daß weder die Entwicklung noch die Erhaltung des hohen Blutdruckes bei Ratten mit spontaner Hypertonie (SHR) auf eine erhöhte Aktivität des Renin-Angiotensin-Systems zurückzuführen sind. Der Juxtaglomerularindex dieser Tiere im prähypertonen, frühhypertonen und chronischen Stadium des hohen Blutdruckes war signifikant niedriger als bei Kontrollen. Die vasopressorische Aktivität des Nierenvenenblutes war konstant negativ bei hypertonen Ratten und die renale Venenplasma-Reninaktivität lag innerhalb normaler Grenzen außer bei Ratten mit länger erhöhtem Blutdruck, der eine signifikante Reduktion der Aktivität anzeigt. Nach Meinung dieser Autoren scheint die spontane Hypertonie bei Ratten mehr an die menschliche benigne essentielle Hypertonie zu erinnern als andere Typen des exprimentell induzierten hohen Blutdruckes.

In einer Übersichtsarbeit stellten Guyton et al. [35] Ergebnisse zur Untersuchung der Wasser- und Salzretention der Nieren zur Klärung der Entstehungsmechanismen einer Hypertonie zusammen. Aufgrund quantitativer Untersuchungen der Wirkung von Aldosteron und ADH (antidiuretischem Hormon) auf die Na- und K-Ionenkonzentration der Extrazellularflüssigkeit könnte ihrerseits vermutet werden, daß ein Aldosteron-Feedback-Mechanismus wahrscheinlich der Hauptmechanismus für die Kontrolle der K-Ionenkonzentration der Extrazellularflüssigkeit ist, während ein ADH-Durst-Feedback-Kontrollsystem die Hauptrolle bei der Kontrolle der Na-Ionenkonzentration spielt.

Parabiotische Vereinigung von jeweils einer vier Wochen alten männlichen spontanhypertonen und einer gleichaltrigen männlichen normalen Wistar-Ratte und gleichzeitiger Uninephrektomie jeder Ratte [20] sowie nachfolgende renale Operation eines parabiotischen Partners acht Wochen nach der Parabiose-Operation zeigten, daß die durch Einengung der Nierenarterie oder Hemiinfarkt der Niere induzierte Hypertonie im Gegensatz zur Hypertonie der spontan-hypertonen Ratten durch parabiotische Verbindung auf einen normalen Partner übertragbar ist. Aus diesen Ergebnissen folgert der Autor, daß bei den beiden experimentellen Hypertonieformen möglicherweise eine Beziehung zwischen Renin und dem akuten Hypertoniestadium bestehen könnte, was bei der spontanen Hypertonie nach diesen Untersuchungen nicht der Fall zu sein scheint.

1976 erbrachte Pace-Asciak [94] den Nachweis einer Anormalität des renalen Prostaglandinkatabolismus bei SHR und schrieb die Hypertonie der SHR renalen Veränderungen zu. Diese Anormalität entwickelte sich im prähypertonen Stadium und erreichte den Erwachsenenspiegel bevor der erhöhte Blutdruck auftrat. Gegenüber Kontrollratten wurde bei erwachsenen SHR eine höhere Prostaglandin (PG)-Biosynthesekapazität beobachtet, aber dies reflektiert die geringere 15-PGDH (Prostaglandin-Dehydrogenase)-Aktivität. Daher wäre es möglich, daß die Hypertonie, die sich mit ca. 5—7 Wochen Lebenalter bei SHR entwickelt, renalen Veränderungen zuzuschreiben ist, die von der Unfähigkeit herrührt, Prostaglandine abzubauen, besonders in der „kritischen-PG-Periode". Nieren normotoner Ratten zeigen dramatische altersbezogene Veränderungen im Katabolismus aber nicht in der Biosynthese der PG. Obgleich die PG-katabolen Enzyme in der späten pränatalen Periode aktiv sind, steigen sie am 19. Tag postnatal zu einem peak (60faches des Erwachsenen) an, fallen dann aber bis zum 40. Tag wieder auf den Erwachsenenspiegel ab, sog. „kritische Prostaglandinperiode". Das Muster der verminderten 15-PGDH-Aktivität mit dem Alter ist wahrscheinlich nicht typisch für alle Formen experimenteller Hypertonie der Ratte. Armstrong et al. [5] berichteten über ähnliche Beobachtungen wie diese mit erwachsenen genetisch-hypertonen Ratten (GH) des New-Zealand-Stammes und bemerkten keine Unterschiede zu den SHR. Diese Autoren unternahmen jedoch weder ontogenetische Studien mit diesen Stämmen, noch gaben sie einen Nachweis der Typen von Prostaglandinen, die bei diesen Ratten gebildet werden.

Leach et al. [62] untersuchten an SHR die vasodepressorische Wirkung von Prostaglandin A_2 und E_2. Depressorisches Prostaglandin A_2 und E_2 bewirkten verlängerte Depression des Blutdruckes bei anästhesierten SHR. Die Pulsrate fiel signifikant nur nach Prostaglandin A_2 ab. Durchtrennen des Vagus bei niedrigem Blutdruck bewirkte prompten Anstieg des Blutdruckes über den initalen Wert. Nach diesen Autoren handelt es sich scheinbar um einen indirekten Typ der depressorischen Wirkung, vermittelt durch den Vagus.

Somova untersuchte Korrelationen zwischen dem Prostaglandingehalt, Prostaglandinoutput und der -synthetaseaktivität bei SH-Ratten [111]. Es wurden keine signifikanten Veränderungen des Prostaglandingehaltes des Nierenmarkes und der biosynthetischen Aktivität der Nieren weder während des prähypertonen, noch während des hypertonen Stadiums gefunden. Erhöhte Gangliengröße, Nervenaktivität und Nebennieren-Katecholamingehalt wurde von einigen Autoren so interpretiert, daß SH-Ratten allgemein eine erhöhte sympathische Aktivität besitzen, die durch die Wirkung von Prostaglandin F 2α gesteigert wird.

Schon seit 1930 erfolgten Testungen antihypertensiver Substanzen an der Ratte, jedoch nur am seinerzeit verfügbaren Modell der renalen Hypertonie [103]. Es erwuchs somit die Notwendigkeit eines Hypertoniemodells genetischen Ursprungs. Das spontanhypertone-genetische Modell ist wegen des geringen Aufwands dem experimentellen vorzuziehen. Außerdem ist eine bessere Vergleichsmöglichkeit zur menschlichen Hypertonie gegeben, die sich langsam über verschiedene Jahre entwickelt und eventuell in ihrer Endphase bösartig wird oder Gefäßläsionen zu sicheren organischen Veränderungen führen, während die opterative experimentelle Erzeugung einer Hypertonie bei einer normalen Ratte nur wenige Tage oder Wochen in Anspruch nimmt.

1971 demonstrierte Ohkusu [85] die hypotensive und kardialverlangsamende Wirkung eines neuen Imidazolanalogon 2-(2,6-Dichlorphenylamino-2-Imidazolinhydrochlorid) bei SHR und bei renal hypertonen Ratten. Diese bemerkenswerte hypotensive Wirkung ist durch die Supersensitivität der peripheren glatten Gefäßmuskulatur bei hypertonen Ratten zu erklären.

1972 beschrieben Folkow et al. [25], daß durch kontinuierliche Behandlung von Ratten des Okamoto/Aoki-Stammes mit Antihypertensiva die Entwicklung der hypertonen Folgeerscheinungen verhindert wird. Es treten weder noduläre Arteritis der Mesenterialarterien, noch Nephrosklerose auf. Ebenso verhindert werden Komplikationen wie zerebrale Hämorrhagie, linke Ventrikelhypertrophie, Dilatation und Herzversagen.

Orale und i.v. Metoprololgabe bei erwachsenen SHR (Okamoto/Aoki) mit manifester Hypertonie erniedrigten den Blutdruck innerhalb 4 Tagen der Behandlung [64]. Die Plasmareninkonzentrationen an Metoprolol waren ähnlich denen bei Patienten während antihypertensiver Behandlung. Die Neuroeffektor-Funktion der Portalvenen der SHR nach 4 bzw. 14 Tagen Behandlung war dagegen nicht beeinträchtigt. Die Befunde stehen im Gegensatz zu früheren Ergebnissen nach Langzeitbehandlung. Die antihypertensive Wirkung von Metroprolol bei SHR erinnert in vieler Hinsicht der bei Patienten beobachteten. Vermutlich könnte eine Beeinträchtigung der Vasomotoren-Steuerung der Gefäßmuskulatur bei der antihypertensiven Wirkung von β-Adrenorezeptor-Antagonisten mitwirken.

Sweet und Wenger [112] injizierten Propranolol in die lateralen zerebralen Ventrikel der nicht narkotisierten Ratte (SHR) und erniedrigten dadurch 24 Stunden danach den arteriellen Blutdruck, nachdem es zunächst zu einem vorübergehenden Blutdruckanstieg gekommen war.

Levy [63] testete 11-β-adrenerg-rezeptorblockierende Agentien und Derivate auf ihre Fähigkeit, den systolischen Blutdruck und die Pulsrate von nicht narkotisierten SHR und ihren Wistar-Kyoto-Kontrollen zu beeinflussen. Depressorische Wirkungen verschiedenen Ausmaßes konnten durch Metoprolol, Pindolol, Sotalol, Alprenolol, Propranolol und Oxprenolol-4-Hydroxypropranolol in Abhängigkeit von Dosis und Lebensalter der SHR registriert werden. Im prähypertonen Stadium bei SHR im Alter von 7 Wochen war die depressorische Wirkung des Propranolol nicht zu beobachten. Es handelt sich scheinbar um keine beständige Beziehung zwischen der Potenz der β-blockierenden Drogen und blutdruck-erniedrigenden Wirkung. Obgleich die SHR ein wertvolles Modell der menschlichen essentiellen Hypertonie darstellt, fordern die verschiedenen hier und in der Literatur berichteten Wirkungen Vorsicht beim Abschätzen der Testergebnisse der β-adrenerg-blockierenden Drogen im Hinblick auf ihre potentielle antihypertensive Wirkung bei dieser Form der experimentellen Hypertonie.

Ein peripherer Hemmer Carbidopa hatte keine Wirkung auf den direkt gemessenen arteriellen Blutdruck von SHR. Er steigerte aber die antihypertensive Wirkung von Methyldopa, Hydralazin, Guanethidin und Clonidin und etwas geringer die von Reserpin und Hydrochlorothiazid [106].

Der Mechanismus blieb bisher unbekannt, evtl. könnte Carbidopa wie andere Antihypertensiva die Aktivität des sympathischen Nervensystems reduzieren.

Pessina et al. [95] bemerkten nach Propranolol über mehrere Tage bei SHR und anderen experimentellen Hypertonieformen der Ratte keine Korrelation zwischen dem Abfall des arteriellen Blutdruckes und Reduktion der Herzrate und des Plasmavolumens. Sie fanden aber eine direkte Korrelation zwischen der hypotensiven Antwort und der Plasma-Reninaktivität. Ratten mit hohem Reningehalt zeigten eine maximale, die mit niedrigem Reningehalt keine Antwort. An jungen SHR wurde mit Hydralazin- oder Hexamethoniumbehandlung oder Splanchnikotomie und dadurch Hemmung der Hypertonie für zwei Wochen die Einbaurate von ^{3}H-Lysin in nichtkollagenes Protein in vivo von Herz, Aorta und Mesenterialarterien bestimmt. Es wurde gegenüber normalen Wistarratten nach Hexamethonium oder Splanchnikotomie keine Erhöhung gefunden. Nach Hydralazin erfolgte keine Beeinflussung des erhöhten Lysineinbaues bei SHR. Vermutlich ist die sympathische Innervation bedeutend für die erhöhte Synthese des nichtkollagenen Gefäßproteins während der frühen hypertonen Phase der SHR.

Eine Mischung von Antihypertensiva (Chlorothiazid, Reserpin, Hydralazin) über mehrere Monate in das Trinkwasser von SHR gegeben, bewirkte einen Abfall des Blutdrucks auf 90—95 mmHg, während derselbe bei SHR ohne Antihypertensiva im Trinkwasser ständig anstieg [27, 28]. Die Blutdruckwerte wurden indirekt am Schwanz von Ratten unter leichter Ätheranästhesie gewonnen und waren niedriger als die der nichtnarkotisierten Ratten. Nach dem Absetzen der Antihypertensiva stieg der Blutdruck während einer Nachkontrollzeit von 4 Monaten an, blieb aber unter dem der Kontrollratten.

Roba [103] fand bei Testungen folgender Antihypertensiva bei SHR eine blutdrucksenkende Wirkung: α-Methyldopa, Clonidin, Reserpin, Guanethidin, Hydralazin und Pargylin. Die Wirkung von Diuretika bei spontan-hypertonen Ratten blieb umstritten. Nach längerer Verabreichung waren die β-blockierenden Agentien bei SHR wirksam, blieben aber bei Ratten und Hunden mit experimenteller Hypertonie ohne Wirkung, d. h. auch hier liegt eine Vergleichbarkeit der essentiellen Hypertonie des Menschen mit dem genetisch spontan-hypertonen Rattenmodell (SHR) vor.

Neuvonen [79] konnte eine blutdruckerniedrigende Wirkung bei SHR nach Hydrochlorothiazid, Furosemid und Diazoxid (10, 30 oder 100 mg/kg i.p.) feststellen. Die pressorischen Antworten auf Noradrenalin waren durch eine einmalige Gabe oder eine Woche Behandlung mit Hydrochlorothiazid oder Diazoxid (30 mg/kg i.p.) vermindert. Hydrochlorothiazid oder Furosemid über eine Woche vorabfolgt, erniedrigten schwach die Natrium- und Kalium-Konzentration im Plasma und Hydrochlorothiazid oder Diazoxid die Natrium-Konzentration der Arterienwand bei hypertonen und normotonen Ratten. Keine der Drogen beeinflußte Natrium oder Kalzium beträchtlich, jedoch waren die Magnesiumkonzentrationen der Arterienwand bei hypertonen Ratten, die mit Hydrochlorothiazid behandelt waren, niedrig. Hydrochlorothiazid reduzierte die Kalium-Konzentration des Herzens. Alle verwendeten Drogen hatten aber nur geringe Wirkung auf die spektrophotometrisch gemessenen Natrium-, Magnesium- oder Kalziumwerte im Herzen. Die Ergebnisse sprechen dafür, daß die Ionen bedeutend sind für die Regulation des Blutdruckes und die Noradrenalinspeicherung.

Nach Aoi et al. [3] ist die Tragzeit der SHR von einem markanten und signifikanten

Abfall des Blutdruckes auf Normalwerte (1 Woche vor der Geburt) begleitet. Bei normotonen tragenden Ratten kommt es während der drei letzten Tage der Tragzeit zu einem schwachen Blutdruckabfall. Der Mechanismus ist noch ungeklärt. Weitere Untersuchungen über die Beziehung zwischen Blutdruck und Schwangerschaft bei SHR wären für die Klärung der Pathophysiologie dieses Modells der experimentellen Hypertonie nötig. Bei der unbehandelten Ratte, dem Hund und Menschen wird die Schwangerschaft von einem erhöhten Na-Verbrauch und erniedrigten Blutdruck begleitet. Vergleichbares kann man auch bei der renal-hypertonen Ratte, aber nicht bei der DOCA-Hypertonie, kombiniert mit unilateraler Nephrektomie beobachten. Die SHR stellt das Modell der idiopathischen Hypertonie dar.

Eine weitere charakteristische Besonderheit der spontan hypertonen Ratten (SHR) im prä-hypertonen Stadium (1. und 2. Lebensmonat) ist die Reaktivität der Gefäßwand gegenüber der vasodilativen Wirkung einiger Prostaglandine [61].

So ist nach Kiprov et al. gegen Ende des ersten Lebensmonats die Kontraktilität eines isolierten Abschnittes der thorakalen Aorta bei SHR gegenüber der maximalen physiologischen Konzentration von Angiotensin II im Durchschnitt um 54% größer als bei normotonen Ratten gleichen Alters. Er nimmt weiterhin zu und liegt im Alter von 6 Monaten um etwa 110% höher als bei normotonen Kontrollratten. Die Steigerung der Gefäßreaktivität bei SHR kann nach Jones [43, 44] eventuell mit einem Anstieg der Ionenpermeabilität, die bekannterweise den Tonus der glatten Muskulatur regelt, erklärt werden. Jedoch ist auch die Auffassung von Folkow et al. [23, 24, 25] über die Rolle eventueller Veränderungen der Gefäßstruktur nicht auszuschließen. Scholtysik und Unda [105] prüften in vergleichenden Untersuchungen das kardiovaskuläre Reaktionsvermögen von SHR, DOCA-hypertoner und normotoner Ratten. Es wurde die Blutdruckreaktion auf Noradrenalin und Angiotensin II nach i.v. Injektion über chronisch implantierte Aortenkatheter gemessen. Zwischen den drei Gruppen war kein statistisch signifikanter Unterschied feststellbar.

Bereits 1970 hatten Folkow et al. [22] in den Nierenwiderstandsgefäßen von SHR erhöhte Mediaverdickung sowie Anstieg ihrer Wand-Lumen-Rate und maximalen kontraktiven Stärke festgestellt. Die verdickten Gefäßwände in den Nieren scheinen mit erhöhten Gefäßlumina bei maximaler Dilatation kombiniert zu sein, während in anderern Bezirken die Wand auf das Lumen überzugreifen schien. Dies könnte einen größeren renalen Blutvorrat bei SHR bei niedrigem Gefäßtonus bedeuten, während bei gesteigertem Tonus, bezogen auf die steilere „Resistenzkurve“ bei SHR das Gegenteil der Fall ist.

Nach Haeusler und Finch [37] scheint die erhöhte Reaktivität des arteriellen Gefäßsystems auf verschiedene vasokonstriktorische Stimuli (5-Hydroxytryptamin-5-HT) ein gemeinsames Merkmal verschiedener Typen der experimentellen Hypertonie der Ratten und der essentiellen Hypertonie des Menschen zu sein, deren grundlegende Mechanismen in den Blutgefäßen selbst lokalisiert sind.

Von den gleichen Autoren [36] wurden bereits 1970 in Experimenten mit isolierten Mesenterialarterienpräparationen von normotonen und hypertonen Ratten (SHR) eine Supersensibilität der Mesenterialarterien auf Noradrenalin und KCL (Kaliumchlorid) sowie eine Korrelation des arteriellen Blutdruckes und der Sensibilität der isolierten Mesenterialarterien auf Noradrenalin bei der experimentellen Hypertonie der Ratte nachgewiesen.

Unabhängig vom Mechanismus dieser Prozesse lassen die Ergebnisse von Kiprov et al. erkennen, daß die Pathogenese der Hypertonie bei spontan-hypertonen Ratten nicht direkt mit der Reaktion der adrenergen Rezeptoren in der Aortenwand gegenüber

Noradrenalin korreliert, da kein Unterschied zwischen der normalen Reaktivität der Aorta auf Noradrenalin und der Kontraktilität der glatten Muskelfasern in der Aorta bei SHR [18, 39, 43], d. h. zwischen adrenergen Rezeptoren bei normotonen und spontan-hypertonen Ratten, existiert. Dies läßt jedoch eine Erhöhung der Reaktivität der „spezifischen Angiotensinrezeptoren" in der glatten Muskulatur der Aorta auf Angiotensin bei SHR wahrscheinlich erscheinen. Wahrscheinlich sind genetisch festgelegte Veränderungen in der Sensibilität der Angiotensinrezeptoren bei SHR annehmbar, die eine gesteigerte Reaktivität der Gefäßwand bei SHR und dementsprechend auch die Myokardhypertrophie im prä-hypertonen Stadium hervorrufen. Als Folge der oben erwähnten genetischen Dysfunktion treten möglicherweise morphologische Reaktionen und Strukturveränderungen auf. Beide genannten Mechanismen sind Ursache des Blutdruckanstieges und haben dementsprechend Bedeutung für die Entstehung und später für die Fixierung der Hypertonie.

Bhattacharya et al. [13] hegen nach Perfusionsversuchen, Mesenterialarterienpräparationen und Aussetzen einer erhöhten Reaktivität gegenüber Noradrenalin und Angiotensin II Zweifel an der erhöhten vaskulären Reaktivität der Blutgefäße bei der Entwicklung und Erhaltung des erhöhten Blutdruckes bei SHR. Trotz „steilerer Schleifen" und höherer Maxima der Dosis-Antwort-Kurven auf Noradrenalin der SHR wird angenommen, daß die erhöhte Gefäßreaktivität der Blutgefäße unabhängig von der Entwicklung und Erhaltung des erhöhten Blutdruckes bei SHR ist. Wahrscheinlich sind zusätzlich zur Hyperreaktivität der Blutgefäße einige andere Faktoren wie neurohumorale oder chemische für den erhöhten Blutdruck der SHR verantwortlich (z. B. Klärung der Rolle der zentralen biogenen Amine, Veränderungen der adrenergen Mechanismen der SHR usw.).

Shibata et al. [108] nehmen dagegen aufgrund von Untersuchungen an 30 bis 35 Tage alten, noch nicht hypertonen SHR im Vergleich zu gleichaltrigen normotonen Wistar- und Sprague-Dawley-Ratten eine geringere Kontraktilität von Aortenstreifen auf Noradrenalin und Kalium an. Nach ihrer Meinung handelt es sich um wesentliche Unterschiede in der Aortenmuskulatur von SHR und normotonen Ratten, die auf Stammunterschieden beruhen.

Besonderheiten konnten Kiprov et al. [49—52] auch in der Gefäßreaktion von SHR auf die vasodilatativen Prostaglandine (PG) E_1, E_2 und A_1, A_2 feststellen. So reagierte die thorakale Aorta von spontan-hypertonen Ratten schwächer auf Prostaglandine als die Aorta von normotonen Kontrollratten, so daß die Wirkung auf die Aorta von SHR bei bedeutend höheren PG-Konzentrationen als bei normotonen Kontrollen erreicht wurde. Außerdem reagierte die Aorta sowohl von normotonen Kontrollratten als auch von spontan-hypertonen Ratten paradox auf die gefäßerweiternden Prostaglandine [50], d. h. anstatt Relaxation, wie sie bei resistenten Gefäßen auftritt, kam es bereits unter kleinen Dosen PG zur Kontraktion der Aorta. Es wird angenommen, daß die Aortenkontraktionen bei SHR schwächer sind als bei normotonen Tieren, da die Prostaglandine in die glatten Muskelfasern der Aorta von SHR durch ihre infolge der Hypertonie veränderten Strukturen später eindringen [131].

Nach Kiprov et al. kann die isolierte Aorta zur Prüfung der Angiotensinwirkung auf die Gefäßwand verwendet werden. Für die Prüfung der depressiven Wirkung der PG auf die Gefäßreaktivität bei bestimmtem Zustand (Hypertonie) und besonders für die Reaktivität der Widerstandsgefäße ist sie jedoch ungeeigent, da sich deren Reaktion auf PG paradox verhält [50].

Der Zellmetabolismus bei spontan-hypertonen Ratten charakterisiert sich durch Besonderheiten, die wesentliche Bedeutung für die Wirkung einiger Enzyme der glykolytischen Kette, die Glykogenogenese, die Ketogenese und die Lipogenese haben. So wurde durch Orbetzova [92] eine bedeutende Vermehrung des Lebergehaltes an Azetyl-Coenzym A im Vergleich zu Kontrollen festgestellt, während in der Niere der Azetyl-Coenzym A-Gehalt weniger und in der Aorta nur unbedeutend angestiegen war. Diese Befunde lassen erkennen, daß die Hypertonie und insbesondere die spontangenetische Hypertonie (SHR) von Veränderungen im Lebermetabolismus begleitet wird. Die Vermehrung von Azetyl-Coenzym A bei SHR wird wahrscheinlich durch den erhöhten Fettsäurestoffwechsel, d. h. der beschleunigten Lipolyse des Fettgewebes hervorgerufen. Diese wird von der konstatierten Verminderung des Verhältnisses Nikotinsäureamid-adenin-dinukleotid, oxidierte Form (NAD) : Nikotinsäureamid-adenin-dinukleotidphosphat, reduzierte Form (NADP) bei SHR gestützt. Die Untersuchungen des NAD^+/NADH-Systems bei SHR ergaben einen verhältnismäßig hohen Gehalt an NAD^+ in der Leber, während das Verhältnis NAD^+/NADH niedrig blieb. Außerdem wurde festgestellt, daß der NAD^+-Gehalt in der Niere und Aorta vermindert, der NADH-Gehalt jedoch erhöht ist. Das Verhältnis NAD^+/NADH in der Niere und Aorta ist dabei bedeutend niedriger als bei den normotonen Kontrollratten [93]. Diese Untersuchungen stützen die Annahme, daß der Leberstoffwechsel der SHR gesteigert ist, während die Möglichkeit der biologischen Oxidation in den Nieren und der Gefäßwand eingeschränkt wird.

Darüber hinaus läßt eine Ähnlichkeit zwischen den Veränderungen im NAD-System der Niere bei SHR (Okamoto/Aoki) und Ratten mit renaler Hypertonie (Goldblatt) [93] die Annahme zu, daß seine Analogie in der Pathogenese beider Erkrankungen besteht, insbesondere was die Beteiligung von renalen Faktoren in der Unterhaltung des hohen arteriellen Druckes bei SHR anbelangt. Interessanterweise erwiesen sich die Veränderungen im NAD-System der Aortenwand bei diesen beiden Hypertonie-Rattenmodellen als völlig gegensätzlich. Während nämlich bei genetisch spontan-hypertonen Ratten sowohl der Gehalt an oxidiertem als auch im Gesamt-NAD verringert ist, ist dagegen der Gehalt beider Coenzyme in der Aortenwand bei renaler Hypertonie (Goldblatt) erhöht.

Biochemische Untersuchungen von Yurukova [131] zeigten ebenfalls deutliche Unterschiede im Stoffwechsel des zyklischen Adenosinmonophosphats (cAMP) in der Aortenwand von SHR (Okamoto/Aoki) und Kontrollen. So war bei SHR der cAMP-Gehalt erniedrigt, die Adenylzyklase-Aktivität normal oder leicht erhöht, die Phosphodiesterase-Aktivität jedoch statistisch signifikant um ein Vielfaches höher als bei normotonen Ratten.

Während das niedrige intrazelluläre cAMP-Niveau auch von anderen Autoren bestätigt wurde [1, 2], sind die Angaben über die das cAMP kontrollierenden Enzyme im Aortengewebe (Adenylzyklasen und Phosphodiesterasen) widersprüchlich [102, 115].

Die ausgeprägte Aktivierung der Phosphodiesterase in der Aortenwand, wie sie von Yurukova [132] bei SHR (Okamoto/Aoki) festgestellt wurde, stimmt mit den Ergebnissen von Amer [1, 2] überein und kann das niedrige Intrazellulärniveau von cAMP bei SHR gut erklären. Da diese Stoffwechselveränderungen des cAMP sowohl in der Aorta von vier Wochen alten SHR im normotonen, prähypertonen Stadium, als auch bei SHR im Alter von drei Monaten ohne für SHR charakteristische (histologische) Veränderungen der Aortenwand festgestellt wurden [132], scheinen diese Abweichungen des cAMP mit größter Wahrscheinlichkeit während der Entwicklung der Hypertonie zu entstehen und nicht Folge des erhöhten arteriellen Druckes zu sein. Außerdem könnte die erniedrigte Konzentration an intrazellulärem cAMP in der Aortenwand bei SHR die biologische Grundlage des erhöhten Muskeltonus und des peripheren Gefäßwiderstandes bei SHR sein, da die Konzentration des cAMP in umgekehrtem Verhältnis zum Tonus der glatten Gefäßmuskulatur steht [132]. Möglicherweise bedingt sie auch die abnorme Reaktivität der Aorta bei SHR auf Katecholamine.

Im Gegensatz zu normotonen Wistarratten zeigten Untersuchungen von OGATA et al. [84] an SHR nach bilateraler Carotisarterienligation einen deutlichen Anstieg der Laktat/Laktat-Pyruvat-Rate des Gehirns und eine frühe Mortalität. Es wurden diffuse und ausgedehnte zerebrale Infarkte im Versorgungsgebiet der Arteria carotis bei SHR gefunden. Die posterior kommunizierenden Arterien (Verbindung Carotis und Vertebrobasiliarsystem) waren auch bei SHR gut entwickelt und zeigten keine Anomalien. Sekundär zur Hypertonie waren keine Gefäßveränderungen wie z. B. fibrinoide Nekrose oder Wandverdickungen nachzuweisen. Wegen der nur geringfügigen strukturellen Unterschiede der Blutgefäße sind die diffusen und ausgedehnten zerebralen Infarkte bei SHR nach Carotisverschluß wahrscheinlich auf hämodynamische Faktoren zurückzuführen. Die Ergebnisse deuten darauf hin, daß auch eine hyperkinetische Arbeitsweise bei der Hypertonie für die Entwicklung des Zerebralinfarktes mit entscheidend sein könnte.

In Vergleichsuntersuchungen verschiedener Altersgruppen SHR konnten PFEFFER und FROHLICH [97] bei der jüngsten Altersgruppe (9—12 Wochen) eine hyperkinetische Zirkulation nachweisen. Diese Tiere hatten außer der signifikant erhöhten Herzfrequenz und Herzvolumina bereits erhöhten arteriellen Blutdruck, aber normalen peripheren Widerstand. Bei älteren SHR-Kollektiven (18—33 und 62—97 Wochen) war der erhöhte arterielle Blutdruck dagegen von einem erhöhten Gefäßwiderstand und normalen Herzzeitvolumina begleitet. Die hämodynamischen Charakteristika während der Entwicklung der spontanen Hypertonie der Ratte geben den ersten direkten Beweis für den Übergang von einem hyperkinetischen zirkulatorischen Stadium mit normalem Widerstand zu jenem mit einem normalen Herzzeitvolumen und einer Zunahme des Gefäßwiderstandes. Dieses experimentelle Modell (SHR) zeigt gewisse Analogien zur menschlichen, essentiellen Hypertonie.

KAWAMURA et al. [47] untersuchten ultrastrukturelle Veränderungen im hypertrophierten Myokard von SHR (OKAMOTO/AOKI) im Alter von 3, 5, 9, 11, 15 und 21 Wochen bei Messung des systolischen Blutdruckes speziell im linken ventrikulären Papillarmuskel und der lateralen Wand. Dieser lag bei SHR immer über dem der gleichaltrigen Kontrollen. Im Alter von 3 Wochen konnten noch keine Unterschiede in der Feinstruktur nachgewiesen werden. Diese zeigten sich aber bereits im Alter von 5 und 9 Wochen.

Die Kontraktilität des Herzens während der Entwicklung der linken Ventrikelhypertrophie durch erhöhten Venendruck bei SHR und Kontroll-Wistarratten wurde von PFEFFER et al. [98] gemessen. Von der 11. bis 24. Lebenswoche ab stieg der peak des Herzzeitvolumens direkt proportional zur anormal vergrößerten Ventrikelmasse. Trotzdem blieb der peak des Herzzeitvolumens/g linker Ventrikelmasse stabil. Ähnliche Ergebnisse wurden bei zwei Stämmen normotoner Ratten erhalten. Trotzdem fand sich mit der progredienten Erhöhung des arteriellen Blutdruckes bei alter SHR (83 Wochen) eine sichere Ventrikelhypertrophie und eine markante Reduktion der Kontraktilität/g linke Ventrikelmasse (nicht bei altersgleichen Kontrollen). Die SHR demonstrieren somit ein stabiles Stadium der Hypertrophie, in dem die erhöhte linke Ventrikelmasse die Kontraktilität erhöht und ein spätes Stadium, in dem ein Verlust der normalen Beziehung zwischen Ventrikelmasse und Kontraktilität vorherrscht.

OPARIL et al. [91] vermuten aufgrund ihrer Untersuchungen, daß hämodynamische Unregelmäßigkeiten (erhöhter peripherer Gefäßwiderstand, verminderter Herzindex) und das Muster des myokardialen Wachstums bei SHR charakteristisch und teilweise unabhängig vom Blutdruck sind. Destruktion der zentralen und peripheren noradrenergen Strukturen haben verschiedene Wirkung auf die kardiovaskuläre Homöostase junger SHR. Nach Oparil et al. ist der Blutdruck nicht der einzige Faktor, der zur myokardialen Hypertrophie der SHR beisteuert. So soll das Renin-Angiotensin-System ebenfalls eine bedeutende Rolle spielen.

In Versuchen an der perfundierten hinteren Extremität von SHR haben Folkow et al. [22] einen erhöhten Strömungswiderstand übereinstimmend zur maximalen Dilatation auf Noradrenalin, proportional zum erhöhten Blutdruck gefunden. Die Ergebnisse sprechen für eine Zunahme der Gefäßwandmasse in den Gesamtwiderstandsgefäßen der SHR und Lumeneinengung während maximaler Dilatation.

Mittels isogravimetrischer Technik untersuchten die gleichen Autoren [26] die Wirkung von Noradrenalin auf die Widerstandsgefäße bei verschiedenen Ca-Konzentrationen. Perfusionsversuche an der Hinterpfote von 3—4 Monate alten SHR (82) sprechen ebenfalls für einen hohen peripheren Widerstand der Gefäße der SHR in Abhängigkeit vom sympathischen Tonus. Diese stärkere „nervale Komponente" wird einer erhöhten Gefäßreaktivität auf Noradrenalin zugeschrieben, die tonisch von den sympathischen Nervenendigungen freigesetzt wird. Trotzdem erklärt nach Meinung der Autoren die erhöhte Gefäßreaktivität allein nicht die stark erhöhte nervale Komponente.

Folkow et al. [26] untersuchten mit isogravimetrischen Methoden den Auf- und Abstrom prä- und postkapillärer Widerstandsgefäße in Hinterpfoten von SHR und Kontrollratten. Dabei wurden die Dosis-Antwort-Kurven auf Noradrenalin unter niedrigen oder normalen Ca-Bedingungen registriert. Je weiter peripher gemessen wurde, um so größer war die Reagibilität der Gefäße gegenüber Calcium sowohl bei den SHR als auch bei den Kontrolltieren. Kleinere prä- und postkapilläre Widerstandsgefäße waren mehr, größere Arterien weniger abhängig, was nicht ausschließt, daß eventuell Unterschiede zwischen SHR und Kontrollen im Hinblick auf Calcium in kleinen prä- und postkapillären Gefäßen vorhanden sind.

Busse et al. [15] fanden bei Vergleichen der viskös-elastischen Eigenschaften der Schwanzarterien von SHR und normotonen Ratten einen deutlichen Unterschied der Wirkung der spontanen Hypertonie auf Schwanzarterien und periphere Widerstandsgefäße. Hierbei handelte es sich bei den SHR um Veränderungen der Struktur der nichtmuskulären Wandelemente aber nicht um Veränderung der glatten Muskulatur [22].

In diesem Zusammenhang sind die Ergebnisse der morphologischen Untersuchungen bei SHR von Yurukova [131] von Interesse. Die histologischen und elektronenmikroskopischen Befunde ergaben bei SHR im Alter von 5, 8 und 12 Monaten eine stärkere Aortenwand als bei normotonen Kontrollen. Die Verdickung war einerseits durch Verbreiterung der lamellaren Strukturen infolge Hypertrophie der glatten Muskelfasern der Media bedingt, andererseits bestand auch eine Vermehrung der intrazellulären Grundsubstanz, hauptsächlich der sauren Mucopolysaccharide und des Kollagens. Des weiteren wurden Schäden im Aufbau der hyperplastischen Aortenmedia gefunden. Die elastischen Lamellen waren verdickt, gespalten oder zerrissen und die glatten Muskelfasern unregelmäßig um die Lamellen angeordnet. Die vermehrte Menge der kontraktilen Substanz und die Zunahme der Gefäßwanddicke mit Lumenverengung könnten die hämodynamischen Besonderheiten des arteriellen Kreislaufs bei SHR erklären. Die Veränderungen im Aufbau der glatten Muskelfasern der Media könnten gleichfalls bedeutende Funktionsstörungen zur Folge haben. Sie verhindern die Wirkung der vielschichtigen Gefäßwand, durch Veränderungen ihres Tonus das Gefäßlumen den

Veränderungen im arteriellen Druck anzupassen ebenso wie die Fähigkeit der Gefäßwand, Blutdruckanstieg mit adäquater Dilatation entgegenzuwirken. Auf diese Weise könnten die festgestellten strukturellen Veränderungen in der Aortenwand der spontanhypertonen Ratten den vergrößerten Widerstand dem Blutstrom gegenüber sowie die erhöhte Gefäßreaktivität bei SHR erklären.

Jurukova et al. [46] führten nebeneinander morphometrische, karyometrische und ultrastrukturelle Studien der Aortenwand von SHR mit kurzzeitiger (3—6 Monate) und langzeitiger (12—16 Monate) spontaner Hypertonie durch. Es ergab sich Multiplikation der intrazellulären Komponenten der glatten Muskelzellen als Ursache ihrer Vergrößerung sowie teilweise Muskelhyperplasie im Bereich der inneren interlamellaren Hohlräume in den Teilen der Aortenwand mit Intimaverdickung. Die Reaktion der Aortenwand auf den erhöhten Blutdruck wurde als Manifestation der normal begrenzten Teilungskapazität der glatten Muskelzellen bei Säugetieren interpretiert, die keinen Anstieg ihrer Zellkomponenten erlaubt.

Die Beziehung zwischen dem Blutdruck von SHR und Veränderungen der Membraneigenschaft der Mesenterialarterien (d. h. Veränderung im Kalzium-Transport und der Ca-Bindung) wurde von Wei et al. [118] untersucht. Dabei ließen sich gegenüber normotonen Ratten bei 5—6 Monate alten SHR erhöhte alkalische Phosphatase, 5-Nukleotidase, Mg-ATPase und erhöhte abhängige Kalzium-Akkumulation nachweisen. Die alkalische Phosphatase war bei 33 Tage alten frühhypertonen und bei 3—4 Monate alten SHR erhöht, die anderen erwähnten Fermente nicht. Es wurden Unterschiede der Ca-Aufnahme zwischen den Membranen kleiner Arterien und der Aorta der SHR beobachtet. Des weiteren [119] wurden qualitative und quantitative Unterschiede der Wirkung von Kationen (Sr^{+++}, Ba^{++} und Mn^{++}) auf die Ca-Aufnahme durch die arterielle Plasmamembran von SHR und Kontrollen gefunden. Diese Ergebnisse lassen vermuten, daß die Plasmamembran der SHR Ca-bindende und -transportierende Eigenschaften hat, die von denen der Kontrollratten abweicht. Jedoch konnte keine vollständige Korrelation zwischen der Wirkung der Kationen auf die Kontraktion anderer Arterien bei der Hypertonie und auf die Ca-Aufnahme der Membranen von SHR und Kontrollratten gefunden werden.

Die Beziehungen zwischen den Elektrolytmustern in Aorta, Herz und Serum bei der Entwicklung der Hypertonie weiblicher SHR verschiedener Altersgruppen wurden von Nagaoka et al. [78] untersucht. Es ließ sich kein Unterschied im Na-, K- und Wassergehalt der Gewebe und Elektrolytkonzentrationen im Serum zwischen hypertonen Ratten in der Prä- oder Frühhypertoniephase und Kontrollratten gleichen Alters feststellen. Jedoch ergab sich ein markanter Anstieg im Elektrolyt- und Wassergehalt der Aorta und verminderte K-Konzentration im Serum bei hypertonen Ratten in fortgeschrittenen Phasen. Es wird daher angenommen, daß die Störungen der Gewebselektrolyte nicht an der Entstehung, jedoch an der Progredienz der Hypertonie beteiligt sind.

Postnov et al. [100, 101] fanden in Untersuchungen an 8—10 Wochen alten SHR gegenüber normotonen Wistar- und Sprague-Dawley-Ratten eine höhere Permeabilität der Erythrozytenmembranen der SHR für Na^+- und K^+-Ionen. Diese erhöhte Permeabilität bei SHR soll auf einen weit verbreiteten Zellmembrandefekt hinweisen, der allgemein für die Aktivierung der Mechanismen, hauptsächlich für die Aufrechterhaltung des hohen Blutdruckes verantwortlich sein kann.

In diesem Zusammenhang fanden Friedman et al. [29] bei Inkubation der roten Blutzellen von SHR eine mäßig aber signifikant erhöhte Aufnahmerate für Lithium.

Die niedrige Rate der Na-Aufnahme wurde bei unmodifizierten Gesamtblutproben von SHR mehr als verdoppelt.

Bereits 1967 hatten Okamoto et al. [87] die bedeutende Rolle des ZNS bei der Erhaltung des hohen Blutdruckes der SHR sowie eine merkbare Beeinflussung des peripheren sympathischen Tonus bei SHR unterstrichen. Transsektionsexperimente bewiesen, daß die pontobulbäre Portio des Hirnstammes in die tonische Erhaltung des hohen Blutdruckes der SHR einbezogen ist. Danach soll die erhöhte sympathische vasokonstriktorische Entladung, die im hinteren Hirnstamm ihren Ursprung hat, einen bedeutenden Faktor in der Pathogenese oder schließlich bei der Erhaltung der Hypertonie der SHR darstellen.

Matsumoto [68, 69] wies mittels Fluoreszenzmethode bei SHR in den oberen Zervikal-Ganglien eine vermehrte sympathische Aktivität nach.

Grobecker et al. [33] untersuchten die Aktivität der peripheren und zentralen katecholaminergen Neuronen bei SHR und bei DOCA-Salzhypertonie der Ratte. Bei 4 Wochen alten SHR waren die Plasmawerte von Noradrenalin und Dopamin-β-Hydrolase-Aktivität gegenüber Kontrollen erhöht. Es ist bekannt, daß die peripheren und zentralen katecholaminergen Neuronen eine Rolle bei der Regulation des Blutdruckes einiger Formen der experimentellen Hypertonie spielen. Bei 4 Wochen alten SHR war die sympathische neurale Aktivität erhöht, die Nebennierenmark-Aktivität vermindert. Die vergrößerte sympathische neuronale Aktivität in diesem Alter könnte ein essentieller Faktor der Entwicklung der Hypertonie der SHR sein. Vermutlich handelt es sich um die Einbeziehung der zentralen katecholaminergen Neuronen in die Hypertonie.

Yamori et al. [125] sowie Roba [103] konnten eine Verminderung des Noradrenalinspiegels im Hypothalamus und Hirnstamm von SHR und außerdem eine 50%ige Reduktion der aromatischen α-Aminosäure-Decarboxylase nachweisen und sehen eine mögliche Relation dieses zentralen Katecholaminmangels zur Hypertonie. Danach könnten die Katecholaminmechanismen im ZNS eine bedeutende Rolle bei der Regulation des Blutdruckes spielen, und die genetische Hypertonie der Ratte, möglicherweise auch die des Menschen, mit einem Mangel an Katecholaminen in gewissen Hirnbezirken in Beziehung gesetzt werden. Bei normotonen Ratten erniedrigen bilaterale Läsionen der medialen Bezirke des Hypothalamus den Blutdruck, während jene anterior ihn nicht erhöhen. Posteriore Hypothalamusläsionen haben signifikant stärkere hypotensive Nachwirkungen bei renaler und spontaner Hypertonie (SHR) als bei normotonen und DOCA-hypertensiven Ratten, d. h. die sympathische Hyperaktivität geht von den posterior hypothalamischen Zentren aus und wirkt mit auf die Blutdruckerhöhung von spontaner oder chronisch renaler Hypertonie, aber nicht bei experimenteller DOCA-Hypertonie. Trotzdem wären wegen der Komplexität der Blutdruckregulation bei wachen Tieren auch andere Erklärungen möglich.

Nach Nosaka und Okamoto [81] wird die Aortenbarorezeptorfunktion von SHR in physiologischen Untersuchungen in Beziehung zum höheren Blutdruck gesetzt. Daneben wird vermutet, daß die SHR nicht begünstigt sind mit einer so effektiven Pufferwirkung der Barorezeptoren gegen anormale Blutdruck-erhöhende Störungen wie z. B. von Stress gegenüber den Kontrollratten.

Sapru und Wang [104] fanden bei 35–70 Wochen alten SHR eine Verstellung der Barorezeptorsschwelle. Die Autoren erklären dieses „Resetting" des Barorezeptors bei SHR als sekundäre Reaktion auf die Hypertonie. Die Hypertonie induziert Hypertrophie der Tunica medica der Aorta. Histologisch findet sich eine nahe Beziehung zwischen Aortenhypertrophie und Barorezeptor-„Resetting." Diese Verstellung der Barorezeptor-Schwelle während der Hypertonie kommt beim Menschen genauso wie bei experimentellen Tiermodellen vor.

Judy et al. [45] untersuchten die sympathische Nervenaktivität (SNA) und hochpressorische Barorezeptorregulation der SNA bei SHR. Die SNA stieg in den viszeralen sympathischen Nerven bis zum Alter von 24 Wochen rapide und danch langsamer an. Im gleichen Zeitverlauf erhöhte sich der mittlere arterielle Druck. Die SNA war signifikant höher als bei gleichaltrigen normotonen Kontrollen. Somit spielt die SNA eine bedeutende Rolle bei der Entwicklung und Erhaltung der Hypertonie der SHR.

Johansson und Henning [42] studierten das klinische Verhalten von Ratten auf abrupte Blutdruckerhöhung. Wie früher beschrieben, sind die SHR weniger anfällig für Störungen der Blut-Hirn-Barriere als normotone Kontrollen. Der Blutdruckanstieg wurde durch i.v. Angiotensin hervorgerufen. 1—2 Minuten nach Blutdruckanstieg kam es bei einigen Kontrolltieren zu Konvulsionen und danach zu Herzversagen mit Lungenödem. Die rechte Hälfte des Gehirns dieser Tiere zeigte Blut-Hirn-Barriere-(BHB) Läsionen, die typisch für eine akute Hypertonie sind. Die linke Hemisphäre zeigte keine Läsionen. Bei 3 Ratten ohne klinische Symptome kam es zu leichten BHB-Läsionen. Bei Tieren ohne BHB-Läsionen wurden niemals Konvulsionen beobachtet. Bei SHR kam es niemals zu Konvulsionen oder BHB-Läsionen. Die Konvulsionen traten nur bei Ratten mit BHB-Läsionen auf, da die klinischen Symptome pathogenetisch mit Permeabilitätsstörungen verknüpft sind. Der Triggermechanismus dieser Symptome bleibt ungeklärt. BHB-Störung führt nicht unbedingt zu akuten neurologischen Symptomen. Ischämie kann nicht von pathogenetischer Bedeutung sein, weil der zerebrale Blutfluß im akuten Hypertoniestadium bei unverändertem Energiestoffwechsel hoch ist. Bei kurz dauernder Hypertonie tritt auch kein klinisch relevantes Ödem auf. Eventuell könnte das Angiotensin, das in Gehirnbezirke mit BHB-Störungen eindringt, durch direkte Wirkung auf die Neuronen die Symptome bewirken.

Ganton et al. [31] fanden, daß die immun-reaktive Angiotensin II-Konzentration in der Zerebrospinalflüssigkeit bei SHR höher ist als bei Kontrollen. Ihrer Meinung nach spielt das Gehirn-Isorenin-Angiotensin-System eine Rolle in der Pathogenese der SHR.

Nach bilateralem Carotisarterienverschluß bei SHR fiel der Carotis-Gegendruck deutlich auf 50 mmHg ab [30]. Injektion von Angiotensin II-Antagonisten in zerebrale Ventrikel von normotonen und SHR erzielten bei beiden Tiergruppen keine hypotensive Wirkung [21]. Vermutlich spielt intracraniales Isoangiotensin nur eine untergeordnete Rolle in der Pathogenese der spontanen Hypertonie der Ratte.

Fujishima und Omae [30] untersuchten die zerebrale Autoregulation bei normotonen Ratten und SHR unter dem Aspekt, ob die untere Grenze der Autoregulation bei hypertonen Ratten nach oben verlagert ist. Obgleich der morphologische Unterschied der zerebralen Gefäße zwischen Kontrollen und SHR minimal ist, scheint die vasodilatatorische Antwort der zerebralen Arterien bei Erniedrigung des Hauptarteriendruckes bei SHR insuffiziert zu sein, was in einem Anheben der unteren Grenze der Autoregulation auf 95 mmHg resultiert, die höher ist als bei Kontrollen.

Die in diesem Kapitel dargelegten Untersuchungen über das Modell der spontangenetischen Hypertonie der Ratte und die daran gewonnenen Erkenntnisse lassen bei aller Zurückhaltung hinsichtlich der Vergleichbarkeit tierexperimenteller Forschungen mit der humanen Pathophysiologie doch bestimmte Ergebnisse in den Vordergrund der Betrachtungen rücken, wie z. B. die Störungen des KH-Fettstoffwechsels, die Reninstimulierung, die Na-Reabsorption u. a. Sie erhärten die Möglichkeit, daß der hereditären Belastung bei der Ätiologie und Pathogenese der primären essentiellen arteriellen Hypertonie neben späteren exogenen Einflüssen eine akzeptable Bedeutung zukommt.

Ob sich diese hereditäre Belastung vordergründig auf die gestörte Regulation des Blutdruckes per se oder auf komplizierte intrazerebrale Regulationsstörungen innerhalb des limbisch-hypothalamisch-retikulären Systems einschließlich der Medulla oblongata erstreckt oder auf eine gestörte genetisch geprägte Informationsverarbeitung des ZNS einschließlich der Regulation normonaler und humoraler Systeme, wie sie die zerebroviszerale Regulationsforschung in manchen Bereichen aufgedeckt hat, (siehe Kapitel 2), muß weiteren Forschungen vorbehalten bleiben.

Literatur

1. Amer, M. S.: Science **179** (1973), 807
2. Amer, M. S., and G. K. McKinney: Fed. Proc. **33** (1974), 480
3. Aoi, W., D. Gable, R. E. Cleary and P. C. M. Young: Proc. Soc. Exp. Biol. Med. **153** (1976), 13–15
4. Aoki, K., Y. Yamori, A. Ooshima and K. Okamoto: Jap. Circ. J. **36** (1972), 539–545
5. Armstrong, J. M., C. Bell, N. Lattimer, J. C. McGiff and K. M. Mullane: Clin. Sci **51** (1976), 275–278
6. Baumann, R. und Ch. Graff: Dtsch. Ges.wesen **23** (1968), 1585 u. 1633
7. Baumann, R., D. Thybusck, W. Gödicke, und D. Bansi: Dtsch. Ges.wesen **26** (1971), 525–535
8. Baumann, R., H. Ziprian, W. Gödicke, H. Thiel, W. Hartrodt, E. Naumann and J. Läuter: Psychother. Psychosom. **22** (1973), 131 (1973), Topics of Psychosom. Research Conf. Psychosom. Research, Vienna 1972, S. Karger AG, Basel
9. Baumann, R.: Ber. Ges. inn. Med. **8** (1972), 191
10. Baumann, R., V. Moritz, W. Gödicke, Y. W. Postnov and M. Ziegler: Acta biol. med. germ. **35** (1976), K 33–K 39
11. Baumann, R., V. Moritz und W. Gödicke: VIII. Kongr. Ges. Kardiol. Angiol. DDR, 8.–11. Juni 1976 in Berlin
12. Behrendt, H. und W. Kühnel: Virchows Arch. Abt. B Zell Path. **20** (1976), 347–350
13. Bhattacharya, B. K., N. K. Dadkar and A. N. Dohadwalla: Brit. J. Pharmacol. **59** (1977), 243–246
14. Bianchi, G., U. Fox and E. Imbasciati: Life Sci. **14**, 339–347 (1974)
15. Busse, R., R. D. Bauer, Y. Summa, H. Körner und Th. Pasch: Pflügers Arch. Eur. J. Physiol. **364** (1976), 175–181
16. Butkus, A., E. Tan and S. Koletsky: Artery **2** (1976), 208–218
17. Dahl, L. K., M. Heine and L. Tassinari: J. Exp. Med. **115** (1962), 1173–1190
18. Dimitrov, T. G., and D. J. Kiprov: Compt. Rend. BAS **29** (1976), 1845
19. Dupont, J., and J. Sassard: Brit. J. Pharmacol. **50** (1974), 185–188
20. Ebihara, A.: Jap. Circ. J. **36** (1972), 603–605
21. Elghozi, J. L., J. Altman, M. A. Devynck, J. F. Liard, J. P. Grunfeld and P. Meyer: Clin. Sci. **51** (1976), 385–389
22. Folkow, B., M. Hallbäck, Y. Lundgren and L. Weiss: Acta physiol. scand. **80** (1970), 9
23. Folkow, B., M. Hallbäck, Y. Lundgren and L. Weiss: Acta physiol. scand. **80** (1970), 93–106
24. Folkow, B.: Clin. Sci. **41** (1971), 1
25. Folkow, B., M. Hallbäck, Y. Lundgren, R. Silvertsson und L. Weiss: In: Spontaneous Hypertension; its Pathogenesis and Complications, p. 112, Ed. Okamoto, K. Springer, New York (1972)
26. Folkow, B., M. Hallbäck, J. V. Jones and M. Sutter: Clin Sci. **51** (1976), 53–55
27. Freis, E. D., D. Ragan, H. Pillsbury and M. Mathews: Circ. Res. **41** (1972), 1
28. Freis, E. D., and D. Ragan: Clin. Sci. **51** (1976), 635–637

29. FRIEDMAN, S. M., M. NAKASHIMA, R. A. MCINDOE and C. L. FRIEDMAN: Experientia 32 (1976), 476–478
30. FUJISHIMA, M., and T. OMAE: Experientia 32 (1976), 1019–1020
31. GANTON, D., J. S. HUTCHINSON and P. SCHELLING: Clin. Sci. 48 (Suppl. 2) (1975), 265–268
32. GRESSON, C. R.: Proc. Univ. Otago Med. Sch. 50 (1972), 51–52
33. GROBECKER. H., J. M. SAAVEDRA, M. F. ROIZEN, V. WEISE, J. J. KOPIN and J. AXELROD: Clin. Sci. 51 (1976), 377–380
34. GUDESKA, S., E. GLAVAS, D. STOJUNOVA, S. PETKOV, T. TRAJKOV and B. NIKODIJOVIC: Biomedicine 25 (1976), 157–159
35. GUYTON, A. C., A. W. COWLEY, D. B. YOUNG, J. W. DECLUE, R. D. MANNING, R. FAGARD, R. E. MCCAN and N. C. TRIPPODO: Clin. Sci. 51 (1976), 319–320
36. HAEUSLER, G., and W. HAEFELY: Naunyn-Schmiedebergs Arch. Pharm. 266 (1970), 18–33
37. HAEUSLER, G., and L. FINCH: Naunyn-Schmiedebergs Arch. Pharm. 272 (1972), 101–116
38. HAJDU, A., F. HERR and G. RONA: Diabetologia 4 (1968), 44–47
39. HALLBÄCK, M., Y. LUNDGREN and L. WEISS: Acta physiol. scand. 81 (1971), 176–181
40. HIRANO, T.: Acta Pathol. Jap. 26 (1976), 589–601
41. IRIUCHIJIMA, J.: Jap. Heart. J. 14 (1973), 350–356
42. JOHANSSON, B., and M. HENNING: Acta physiol. scand. 98 (1976), 376–378
43. JONES, A.: Circ. Res. 33 (1973), 563
44. JONES, D. R., and R. L. PHELAN: Proc. Univ. Otago Med. School 52 (1974), 29
45. JUDY, W., A. WATANABE, D. HENRY, H. BESCH, W. MUPFHY and G. HOCKEL: Circ. Res. 38 (1976), 21–29
46. JURUKOWA, Z., P. HADJISKY, J. RENAIS and L. SCEBAT: Pathol. Europ. 11 (1975), 105–115
47. KAWAMURA, K., Ch. KASHIL and K. IMAMURA: Jap. Circ. J. 40 (1976), 1119–1145
48. KEIM, K. L., and E. B. SIGG: Pharmacol. Biochem. Behav. 4 (1976), 289–297
49. KIPROV, D., V. ORBETZOVA, A. PUCHLEV, S. TERZIISKA and T. DIMITROV: Congr. Pathophys. Internat. II Praha, 1975, 191
50. KIPROV, D., and L. SOMOVA: Cor. et Vasa 17 (1975), 292
51. KIPROV, D., and T. DIMITROV: Comp. Rend. BAS 29 (1976), 1543
52. KIPROV, D., V. ORBETZOVA and T. DIMITROV: Cor et Vasa 19 (1977) 346–354
53. KNUDSEN, K. D., J. IWAI, M. HEINE, G. LEITL und L. K. DAHL: J. Exp. Med. 130 (1969), 1353–1365
54. KOIZUMI, Y., T. AIZAWA, M. TAWATA, T. YAMADA, Y. YAMORI and K. OKAMOTO: J. Am. Geriat. Soc. XXIV, 454–457
55. KOJIMA, A., T. KUBOTA, A. SATO, T. YAMADA, A. HARADA, M. UTSUMI, M. SAKODA, S. BABA, Y. YAMORI and K. OKAMOTO: Endocrinology 98 (1976), 1109–1115
56. KOLETSKY, S., P. SHOOK and J. RIVERA-VELEZ: Soc. Exp. Biol. Med. 134 (1970), 1187–1190
57. KOLETSKY, S.: In: "Spontaneous Hypertension – Its Pathogenesis and Complications", K. Okamoto, ed., pp. 194–197, (1972), Igaku Shoin Ltd. Tokyo
58. KOLETSKY, S., P. SHOOK and J. RIVERA-VELEZ: In: "Spontaneous Hypertension", Springer-Verlag 1972, 199
59. KOLETSKY, S.: Exp. Mol. Pathol. 19 (1973), 53–60
60. KRAMER, P. und B. OCHWADT: Pflügers Arch. Eur. J. Physiol. 332 (1972), 56–72
61. KYOGOKI, M., H. HAEBARA, A. OOSHIMA, Y. YAMORI, S. JKEHARA, T. OHTA, T. OKUDA and K. OKAMOTO: In: "Spontaneous Hypertension", Springer-Verlag, 1972, 155
62. LEACH, B. E., F. B. ARMSTRONG, G. S. GERMAIN and E. E. MUIRHEAD: J. Pharmacol. Exp. Ther. 185 (1973), 479–485
63. LEVY, J. V.: Am. J. Med. 61 (1976), 779–789
64. LJUNG, B., B. ABLAD, L. DREWS, E. FELLENIUS, A. KJELLSTEDT and M. WALLBORG: Clin. Sci. 51 (1976), 434–445
65. LOUIS, W. J., K. R. KRAUSS, I. J. KOPIN and A. SJOERDSMA: Circ. Res. 27 (1970), 589–594
66. MARUYAMA, C.: Jap. Circ. J. 33 (1969), 1271–1284
67. MASSINGHAM, R., and S. SHERDE: Brit. J. Pharmacol. 43 (1971), 868–870
68. MATSUMOTO, M.: Jap. Circ. J. 33 (1969), 37–50

69. Matsumoto, M.: Jap. Circ. J. **33** (1969), 411–416
70. Matsunaga, M., J. Yamomoto, A. Hara, Y. Yamori, K. Ogino and K. Okamoto: Jap. Circ. J. **39** (1975), 1305–1311
71. Matsunaga, M., J. Yamamoto, T. Komuro, A. Hara, Y. Yamori, N. Saito and K. Ogino: Jap. Circ. J. **40** (1976), 889–894
72. McKenzie, J. K. M., and E. L. Phelan: Proc. Univ. Otago Med. Sch. **47** (1969), 23–24
73. Moritz, V., R. Baumann, H. Baumann, M. Poppei und St. Nitschkoff: Dtsch. Ges.wesen **26** (1971), 899
74. Moritz, V., H. Baumann, M. Poppei und St. Nitschkoff: Acta biol. med. germ. **27** (1971), 961–970
75. Moritz, V., R. Baumann, K. Hecht, M. Poppei und K. Treptow: Acta biol. med. germ. **30** (1973), 231–240
76. Moritz, V., R. Baumann, St. Nitschkoff und J. Läuter: Dtsch. Ges.wesen **28** (1973), 1948–1953
77. Nagaoka, A., H. Kawaji, Y. Imai and H. Fukui: Jap. J. Pharmacol. **20** (1970), 509–516
78. Nagaoka, A., K. Kikuchi and Y. Aramaki: Jap. Circ. J. **34** (1970), 489–497
79. Neuvonen, P. J.: Am. Med. Exp. Biol. Fenn. **49** (1971), 108–119
80. Nickerson, P. A.: Am. J. Pathol. **84** (1976), 545–556
81. Nosaka, S., and K. Okamoto: Jap. Circ. J. **34** (1970), 685–693
82. Nosaka, S., Y. Yamori, T. Ohta and K. Okamoto: In: "Spontaneous Hypertension – Its Pathogenesis and Complications", ed. by K. Okamoto, Igaku Shoin Ltd; Tokyo 1972, pp. 67–72
83. Nosaka, S.: Jap. Circ. J. **36** (1972), 569–573
84. Ogata, J., M. Fujishima, Y. Morotomi and T. Omae: Stroke **7** (1976), 54–60
85. Ohkuso, Y.: Jap. Circ. J. **35** (1971), 1175–1181
86. Okamoto, K., and K. Aoki: Jap. Circ. J. **27** (1963), 282–293
87. Okamoto, K., S. Nosaka, Y. Yamori and M. Matsumoto: Jap. Heart J. **8** (1967), 168 to 180
88. Okamoto, K., Y. Yamori, A. Ooshima and T. Tanaka: Jap. Circ. J. **36** (1972), 461–470
89. Okuma, M., and Y. Yamori: Stroke **7** (1976), 60–64
90. Ooshima, A., Y. Yamori and K. Okamoto: Jap. Circ. J. **36** (1972), 797–812
91. Oparil, S., L. Erinoff and A. Cutiletta: Clin. Sci. **51** (1976), 454–459
92. Orbetzova, V. Z., D. J. Kiprov and A. R. Puchlev: Compt. Rend. BAS **28** (1975), 1121
93. Orbetzova, V., D. Kiprov and A. R. Puchlev: Res. exp. Med. **167** (1976), 61
94. Pace-Asciak, C. R.: Nature **263** (1976), 510–512
95. Pessina, A. C., A. Corgnati, P. Palatini, C. Oneglia and C. Dal Palo: Clin. Sci. **51** (1976), 447–450
96. Pfeffer, J. M., M. A. Pfeffer and E. D. Frohlich: J. Lab. Clin. Med. **78** (1971), 957 to 962
97. Pfeffer, M. A., and E. D. Frohlich: Circ. Res. XXXII und XXXIII, Suppl. I, I 28–38 (1973)
98. Pfeffer, M. A., J. M. Pfeffer and E. D. Frohlich: Circ. Res. **38** (1976), 423–429
99. Postnov, Y., V. S. J. Gorkova and L. P. Solovyova: Virchows Arch. Abt., A Path. Anat. **371** (1976), 79–87
100. Postnov, Y., S. N. Orlov, P. V. Gulak and A. S. Shevchenko: Clin. Sci. **51** (1976), 169 bis 172
101. Postnov, Y., S. N. Orlov, P. V. Gulak und A. S. Shevchenko: Pflügers Arch. Eur. J. Physiol. **365** (1976), 257–263
102. Ramanathan, S., and S. Shibata: Blood Vessels **11** (1974), 312
103. Roba, J. L.: Lab. Anim. Sci. **26** (1976), 305–319
104. Sapru, H. N., and S. C. Wang: Am. J. Physiol. **230** (1976), 664–674
105. Scholtysik, G. und R. Unda: Arzneimittel-Forsch. **21** (1971), 891–892
106. Scriabine, A., C. T. Ludden, C. A. Stone, R. J. Wurtman and C. J. Watkins: Clin. Sci. **51** (1976), 407–410

107. SEN, S., R. C. RARAZI, P. A. KHAIRALLAH and F. M. BUMPUS: Circ. Res. **35** (1974), 775
108. SHIBATA, S., K. KURAHASHI and M. KUCHII: J. Pharmacol. Exp. Ther. **185** (1973), 406 to 417
109. SMIRK, F. H., and W. J. HALL: Nature **182** (1958), 727–728
110. SOKABE, H.: Nature **205** (1965), 90
111. SOMOVA, L.: Acta biol. med. germ. **35** (1976), 1207–1211
112. SWEET, C. S., and H. C. WENGER: Neuropharmacology **15** (1976), 511–513
113. TAN, E., A. BUTKUS and S. KOLETSKY: Exp. Mol. Pathol. **25** (1976), 142–151
114. TANASE, H., Y. SUZUKI, A. OOSHIMA, Y. YAMORI and K. OKAMOTO: Jap. Circ. J. **34** (1970), 1197–1212
115. TRINER, L., Y. VULLIEMOZ, M. VEROSKY and W. M. MANGER: Biochem. Pharm. **24** (1975), 743
116. VINCENT, M., J. DUPONT and J. SASSARD: Clin. Sci. **50** (1976), 103–107
117. WAGNER, K., F. WESSELS, E. ZIERDEN, W. OBERWITTLER und H. LOSSE: Med. Welt **23** (1972), 907–910
118. WEI, J.-W., R. A. JANIS and E. E. DANIEL: Circ. Res. **40** (1977), 299–305
119. WEI, J.-W., R. A. JANIS and E. E. DANIEL: Blood Vessels **14** (1977), 55–64
120. WESSELS, F. und H. WAGNER: In: „Aktuelle Hypertonieprobleme", Herausgeber Heinz Losse und Robert Heintz; Georg Thieme Verlag Stuttgart 1972, pp. 26–43
121. WESSELS, F.: In: „Essentielle Hypertonie, Untersuchungen zur Ätiologie und Pathogenese", Urban und Schwarzenberg, München–Berlin–Wien, 1975
122. WEXLER, B. C., and C. T. FISCHER: Nature **200** (1963), 133–136
123. WEXLER, B. C., S. G. JAMS and I. T. JUDD: Atherosclerosis **26** (1977), 1–15
124. YAMABE, H.: Jap. Circ. J. **34** (1970), 245–255
125. YAMORI, Y., W. LOVENBERG and A. SJOERDSMA: Science **170** (1970), 544–546
126. YAMORI, Y., A. OOSHIMA and K. OKAMOTO: Jap. Circ. J. **36** (1972), 561–568
127. YAMORI, Y., R. HORIE, H. HANDA, Y. NARA, M. OHTAKA and M. FUKASE: Clin. Sci. **51** (1976), 37–39
128. YAMORI, Y., R. HORIE, H. HANDA, M. SATO and M. FUKASE: Stroke **7** (1976), 46–53
129. YAMORI, Y.: Clin. Sci. **51** (1976), 431–434
130. YAMORI, Y., T. NAKADA and W. LOVENBERG: Europ. J. Pharmacol. **38** (1976), 349–355
131. YURUKOVA, Z. B., and D. KIPROV: Compt. Rend. BAS **26** (1973), 1113
132. YURUKOVA, Z., und B. BOZHKOV: Compt. Rend. BAS (in print)

Das Renin-Angiotensin-Aldosteron-System (RAAS) und seine Beziehung zur Hypertoniepathogenese

von

W. Hartrodt

1. Einleitung

Mit der Erkenntnis verschiedener Wechselbeziehungen des Renin-Angiotensin-Systems (RAS) zum Aldosteron, sympathischen Nervensystem, einschließlich Adrenalin (A) bzw. Noradrenalin (NA) und Elektrolytstoffwechsel des Natriums (NA^{+}) bzw. Kaliums (K^{+}) wurde ein multifaktorieller Pressorkomplex sichtbar, der die Regulation des Blutdrucks, aber auch seine mögliche pathophysiologische Auslenkung erhöht. Hierbei sollte die funktionelle Beurteilung des Renin-Angiotensin-Aldosteron-Systems (RAAS) weitere Einblicke in die Pathomechanismen einzelner Hypertonieformen ermöglichen bzw. die Diagnose und Therapie verbessern.

Da nach Baumann [1] die Notwendigkeit besteht, die Hypothese einer primären oder sekundären Beteiligung des sympathischen Nervensystems am Pathomechanismus der essentiellen Hypertonie durch gleichzeitige Untersuchungen von vegetativen, hämodynamischen und biochemischen Parametern zu objektivieren, sind bisherige Literatur-Hinweise über periphere und zentral blutdruckwirksame Verknüpfungen des RAAS und speziell seine Mobilisation durch nervale Prozesse von Interesse (Laragh [2], Werning [3], Meurer [4], Hartrodt [5], Kuchel [6], Starke [7], Schchwazabaja [8], Gildenberg [9], Davis [10] usw.).

Zudem existieren Ergebnisse, daß zumindest im frühen bzw. labilen Hypertoniestadium („boderline Hypertonie") unter Orthostase erhöhte Katecholamin-Werte (Sturm [11], Kuchel [6, 12], Lohmann [13]) und PRA-Werte[1]) (Kuchel [6, 12], Werning [14]) vorliegen.

Neben dieser nervalen Aktivierbarkeit des pressorischen RAAS scheint in der Regel für die Entwicklung permanenter Hypertonieformen eine hämodynamische kardiovaskuläre Störung maßgebend zu sein [15—17], die entsprechend den Vorstellungen von Ledingham u. a. [18—20] bzw. Guyton u. a. [21—23] initial auf einer Volumenexpansion mit erhöhtem Herzminutenvolumen (HMV) beruhen kann und später autoregulativ von einem dominant erhöhten total-peripheren Widerstand (TPW) mit möglichen vaskulären Schädigungen [24, 25] abgelöst wird. Der Anteil des RAAS an diesem hämodynamischen Wechsel-Mechanismus, einschließlich der renalen Funktion könnte daher für die Hypertonieentwicklung nach der momentan vorherrschenden Volumenhypothese von Ledingham oder Guyton bzw. Vasokonstriktions-Volumen-Theorie von Laragh [26, 27] von allgemein pathogenetischer Relevanz sein. Wegen der Möglichkeit sekundärer kardiovaskulärer Veränderungen bei fixierter Hypertonie (Barorezeptor [28], Herzleistungsparameter [29], Morphologie der Widerstandsgefäße [15, 24, 25]) bedeutet die Untersuchung von Hypertonikern im „borderline"- oder

---

[1]) PRA = Plasma-Renin-Aktivität

Frühstadium bzw. von biochemischen und hämodynamischen Verlaufsprofilen tierexperimenteller Hypertoniemodelle eine wesentliche Voraussetzung, um die pathogenetischen Faktoren verschiedener Hypertonieformen weiter abzuklären.

2. Vorkommen, Bildung und Eigenschaften der Komponenten des RAAS und seine physiologische Komplexität

2.1. Allgemeine Erkenntnisse

Mit dem Nachweis des blutdruckwirksamen Renins in i.v. applizierten Extrakten aus Kaninchennieren entdeckten bereits TIGERSTEDT und BERGMAN (1898) [30] eine endokrine Blutdruckfunktion der Nieren, die später von HESSEL [31] bzw. PICKERING und PRINZMETAL [32] in ähnlicher Weise bestätigt wurde.

Indessen haben erst die Experimente von GOLDBLATT u. a. [33] darauf hingewiesen, daß die renale Hämodynamik und die damit verbundene Freisetzung renal-pressorischer Stoffe wesentliche Faktoren einer Hypertonie-Entwicklung darstellen. Die Autoren konnten nach Einengung (Silberklammer) einer renalen Arterie bei Hunden („two-kidney Modell") eine arterielle Hypertonie erzeugen, die der menschlichen renovaskulären Form ähnlich war, aber sich im Gegensatz zu Mensch und Ratte [34] nach wenigen Wochen wieder normalisierte [35, 36].

Demgegenüber ergab die Konstriktion beider renaler Arterien bzw. einer renalen Arterie und Entfernen der Gegenniere („one-kidney Modell") eine jahrelang bestehende Hypertonie.

Vermutlich erschwert die intakt gelassene, z. T. hypertrophierte Niere im „two-kidney Modell" auf Grund ihrer kompensatorischen Mechanismen einer erhöhten Na^+-Wasser-Exkretion (FEKETE, [37, 38]) oder Abgabe depressorischer Substanzen (Kinine, Prostaglandine, neutrales renomedulläres Lipid, Renin-Inhibitor [39, 40]) bzw. reduzierten Reninsekretion [41] die Ausbildung einer bleibenden Hypertonie.

Inzwischen wurde aber auch beim Hund, Affe und Schaf [37] durch modifizierte unilaterale Eingriffe an der Niere eine permanente Hypertonie erreicht.

Auch die unter renaler Ischämie von GOORMAGHTIGH (1939) [42] beobachtete verstärkte Granulierung der juxtaglomerulären granulierten Zellen (JGZ) wurde als Ausdruck einer vermehrten Produktion und Lagerung des Renins eingeschätzt.

Diese JGZ bilden als modifizierte glattmuskuläre Epithelzellen der präglomerulären Arteriolen (Vas afferens) in enger Nachbarschaft mit den Macula densa-Zellen (MDZ) des frühdistalen Tubulus bzw. GOORMAGHTIGH-Zellen (nichtgranulierte JGZ) und Mesangium-Zellen im Winkel zwischen prä- und postglomerulärer Arteriole (Vas efferens) einen z. T. innervierten Zellkomplex (vgl. Abb. 1), der von GOORMAGHTIGH [43] als juxtaglomerulärer Apparat (JGA) benannt wurde und eine entscheidende endokrine und hämodynamische Nierenfunktion ausübt [3, 44—48].

Die Innervierung vaskulärer (Vas afferens, Tubulus) und zellulärer Elemente (MDZ, JGZ) des JGA mit cholinergen und überwiegend adrenergen Nervenfasern ist durch die licht- und elektronenmikroskopischen Studien von BARAJAS [49—51], HARTROFT [52] und WÄGERMARK u. a. [53] sowie den histochemischen Nachweis katecholaminerger Vesikeln an den adrenergen Nervenendigungen der reninhaltigen JGZ [53—55] mehrfach bestätigt worden. Lit. auch bei [10, 54].

Die selektive Reninbildung und Nieren-Renin-Aktivität (NRA) in den JGZ wurde sowohl durch Versuche mit fluoreszierendem Antirenin [56, 57] als auch durch die Tatsache erhärtet, daß bei experimentellen und einigen pathologischen Zuständen zwischen der extrahierbaren NRA oder Plasma-Renin-Aktivität (PRA) und dem Granulationsgrad der JGZ, d. h. dem sogenannten juxtaglomerulären Index (JGI)[1]) nach HARTROFT u. HARTROFT [58], eine positive Korrelation bestand [41, 59].

So ergaben experimentelle Manipulationen (Salzbelastung, DOCA[2]), intakte Niere im „two-kidney“ Modell) bei Mensch, Hund und Ratte eine parallele Reduktion der

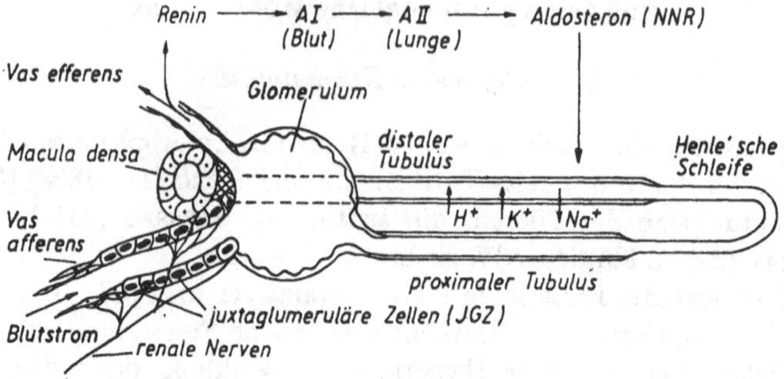

Abb. 1. Schematische Darstellung der morphologisch-funktionellen Bestandteile eines Nieren-Nephrons

PRA, NRA und des JGI, wogegen Untersuchungen an der gedrosselten Niere oder Patienten mit BARTTER-Syndrom [60, 61] bzw. Diabetes insipidus renalis [62] eine simultane Erhöhung dieser Parameter erkennen ließen.

Der oft beobachtete gleichzeitige Anstieg des energieliefernden Enzyms Glukose-6-phosphat-dehydrogenase (G-6-PDH) in den MDZ [41, 63, 64] und des JGI sollte eine gemeinsame Funktionssteigerung im JGA reflektieren. Indessen lassen morphologische Studien von BOHLE u. a. [65] analog zur Ansicht von TOBIAN [66] vermuten, daß der Funktionszustand der JGZ eher vom Blutdruck oder Blutvolumen, als von den MDZ reguliert wird, jedoch die MDZ durch Na^+- und Flüssigkeitsveränderungen wahrscheinlich die Reagibilität der modifizierten glattmuskulären Mesangium-Zellen auf Angiotensin II (AII) und somit die glomeruläre Filtrationsrate (GFR) im Sinne der Macula densa-Theorie von THURAU und SCHNERMANN [44] beeinflussen können.

Außer diesen grundlegenden morphologisch-funktionellen Erkenntnissen zum Verhalten des Renins in den Nieren war von entscheidender Bedeutung, daß in den Jahren 1939–1940 unabhängig voneinander BRAUN-MENÉNDEZ u. a. (Argentinien) [67, 68] bzw. PAGE u. HELMER (USA) [69, 70] das Renin lediglich als Enzym charakterisierten, welches erst aus dem plasmatischen Substrat Angiotensinogen eine pressorisch-vasokonstriktorische Wirksubstanz erzeugte (Abb. 2).

Es erhielt die Namen „Hypertensin“ [68] bzw. „Angiotonin“ [70], ehe man sich nach Jahren auf den gemeinsamen Terminus „Angiotensin“ einigte. Nach diesen Erkenntnissen intensivierten vor allem SKEGGS u. a. [71] ihre Versuche, das Angiotensin aus dem Blut hypertoner Tiere bzw. aus Inkubationsansätzen von vorgereinigtem Schweinenieren-Renin mit Reninsubstrat (Angiotensinogen) aus Pferdeplasma zu isolieren. Die Sequenzanalyse [72] erbrachte ein Dekapeptid mit 9 verschiedenen Aminosäuren (vgl. Abb. 2).

Überraschend ergab ein Reninsubstrat, welches abweichend mittels einer NaCl-Dialyse statt Wasser-Dialyse vorgereinigt wurde, nach der Inkubation mit Renin ein pressorisches Angiotensin (Rattenbiotest) mit anderen chemischen Eigenschaften [73].

[1]) JGI = Anzahl der Granula/angeschnittene JGZ

[2]) DOCA = Desoxykortikosteron-azetat

Dieser Zufall führte SKEGGS u. a. [74] zu der relevanten Erkenntnis, daß im rohen Reninsubstrat, wie auch im Organismus, ein Chloridionen (Cl^-) aktivierbares Converting-Enzym (Angiotensin I-Convertingenzym; AI-CE) vorliegt, welches das initial erzeugte Angiotensin-Dekapeptid (Angiotensin I; AI) durch Abspaltung des Dipeptids His^9-Leu^{10} in das eigentlich pressorisch wirksame Angiotensin-Oktapeptid (Angiotensin II; AII) umwandelt (Abb. 2).

Die augenblicklichen Grundkenntnisse über die Biochemie des Reninsubstrats erstrecken sich auf die Bildung in der Leber [75] und sein Vorkommen als Globulin der α_2-Fraktion mit Glykoprotein-Zusammensetzung und Molekulargewicht (MG) von ungefähr 58000 [76].

Darüber hinaus erhielten SKEGGS u. a. (1957) [77] nach Trypsinspaltung des Reninsubstrats aus Pferdeplasma ein Tetradekapeptid (Abb. 2), welches als Restsubstrat

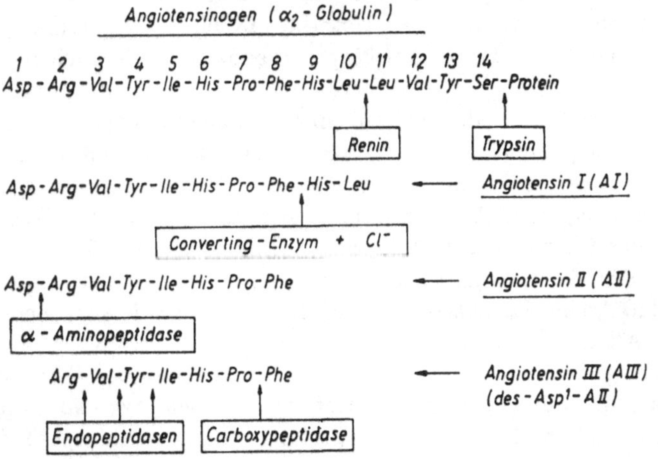

Abb. 2. Aminosäure-Sequenz und enzymatischer Abbau im Renin-Angiotensin-System (RAS)

die Sequenzformel des AI mit einem zusätzlichen C-terminalen Tetrapeptid besaß und auch in synthetischer Form [78] durch Renin an der Leu^{10}-Leu^{11}-Bindung zum AI und einem biologisch inaktiven Tetrapeptid gespalten wurde.

Durch Sequenz-Analysen fanden schließlich SKEGGS u. a. [74, 79] bzw. BUMPUS u. a. [80] für Pferd und Schwein sowie ARAKAWA u. a. [81] für den Menschen ein strukturell identisches AII, während nach ELLIOT und PEART [82] das Rinder-AII an Stelle des Isoleucins in Position 5 ein Valinmolekül enthält (vgl. Abb. 2).

Unmittelbar danach erbrachten die AII-Synthesen von RITTEL u. a. [83] bzw. SCHWARZ u. a. (1957) [84] entscheidende Voraussetzungen für Experimente, mit denen die physiologischen und pathophysiologischen Zusammenhänge des RAAS in der Regulation der Na^+-Wasser-Balance und des Blutdrucks erkannt wurden.

So konnten LARAGH u. a. (1960) [85] bzw. GENEST u. a. (1960) [86] sowie weitere Autoren [87, 88] eine adrenale Aldosteron-Stimulation durch AII nachweisen und den bereits von GROSS (1958) [89] vermuteten negativen Feedback-Mechanismus der Na^+-Bilanz zur Aldosteron-Sekretion und NRA bestätigen (Abb. 1, 3 und 9).

Inzwischen zeigten BLAIR-WEST u. a. (1971) [90] und andere Autoren [91—93], daß auch das Des-$Aspartyl^1$-AII (Angiotensin III; AIII) (Abb. 2) für die Aldosteronfreisetzung eine wesentliche Rolle spielt (vgl. Abb. 10). Dieses Heptapeptid besitzt in bezug auf die Aldosteron-Sekretion und Reduktion der Reninfreisetzung und des renalen

Blutflusses (RBF) in Hundenieren ähnliche potente Effekte wie das AII, aber nur ungefähr 30% der pressorischen AII-Wirkung [93—96].

Die relativ unpressorische Natur des AI, die im Organismus hauptsächlich durch den Umwandlungseffekt des pulmonären AI-CE zum pressorischen AII [97] maskiert ist, konnte inzwischen auch mit entsprechenden AI-CE-Hemmern bestätigt werden. So waren Ng und Vane [98] in der Lage, mit dem von Ferreira u. a. [99] aus dem Gift der südamerikanischen Schlange Bothrops jararaca isolierten Nonapeptid-Hemmer Pca[1])-Trp-Pro-Arg-Pro-Gln-Ile-Pro-Pro (SQ 20881) die in vivo vorhandene „pressorische" AI-Wirkung zu blockieren.

Dieses Hemmer-Prinzip für einzelne Faktoren der biochemischen Kaskade des RAS ist inzwischen für die Beurteilung der physiologischen und pathophysiologischen Blutdruck-Relevanz des RAS von ausschlaggebender Bedeutung geworden.

Bereits Wakerlin u. a. [100] berichteten, daß der Blutdruck hypertoner Hunde nach Injektion eines Schweine-Nierenextrakts abfiel, da vermutlich das heterologe Schweine-Renin im Hund Renin-Antikörper produzierte, die auch das Hunde-Renin inaktivierten.

Ähnliche blutdrucksenkende Effekte mit Renin-Antikörpern wurden auch bei anderen Tierspezies gefunden [101, 102, 103], so daß die Reninaktivität im Hypertonie-Pathomechanismus einen wesentlichen Stellenwert einzunehmen scheint.

Neben dieser experimentellen Immunisierung mit Renin bzw. Renin-Antikörpern stehen neuerdings für partielle Untersuchungen die schon erwähnten AI-CE-Hemmer auf der Basis der Schlangengifte und synthetische kompetitive AII-Hemmer, wie Sar^1-Ile^8-AII [104] oder Sar^1-Ala^8-AII [105] (Saralasin), sowie verschiedene Antikörper gegen AI oder AII zur Verfügung.

Die Anwendung eines oder mehrerer dieser Antagonisten des RAS konnte meistens den Blutdruck beim akut-hypertensiven Tier bzw. stabilen „two-kidney Modell" senken [106—111], während im Prinzip die Hypertonie am „one-kidney Modell" kaum zu beeinflussen war.

In diesem Zusammenhang bestehen von der Autorengruppe Laragh, Brunner, Gavras [112—115] bzw. Haber u. a. [116] berechtigte Hinweise, daß entsprechend den eingangs erwähnten Theorien von Ledingham, Guyton und Laragh im „one-kidney Modell" die Hypertoniespezifität des RAS bereits durch den Na^+-Volumen-Mechanismus abgelöst wurde (vgl. Abschnitt 3).

2.2. *Angiotensinogen (Reninsubstrat; Hypertensinogen)*

Im Gegensatz zu AI und AII sind bisher sowohl Angiotensinogen [117] als auch Renin nur in partiell gereinigten Fraktionen gewonnen und noch keineswegs physiko-chemisch ausreichend definiert worden. Da bekanntermaßen das Trypsin als Endopeptidase Amid- und Esterbindungen rechts der basischen Aminosäuren Arginin und Lysin hydrolysiert (vgl. auch Abb. 2), war die von Skeggs u. a. [77] erzielte Spaltung des Reninsubstrats mit Trypsin rechts des Serins zum Tetradekapeptid neuartig.

Hieraus haben Lee und Wilson [118] für die Struktur des natürlichen Reninsubstrats geschlußfolgert, daß der Tetradekapeptid-Teil mit seiner Hydroxylgruppe des C-terminalen Serins esterartig an die Carboxylgruppe eines C-terminalen Arginin- oder Lysinmoleküls einer zweiten längeren Eiweißkette gebunden ist.

---

[1]) Pca = Pyroglutaminsäure (Pyr; Pyrglu)

Inzwischen zeigten SKEGGS u. a. [119, 120] an 9 synthetisch gewonnenen Reninsubstrat-Präparaten mit unterschiedlicher Peptidlänge und teilweiser Endsequenz des Tetradekapeptids, daß nur bei voller Tetradekapeptid-Struktur eine optimale Reninspezifität besteht. Bereits das Entfernen der N-terminalen Asp^1-Arg^2-Gruppe ergab eine Reduktion der Reninaffinität und darüber hinaus Hinweise, daß solche verkürzten Polypeptide mit einer Leu-Leu-Bindung als kompetitive Hemmer auf die Renin-Reninsubstrat-Reaktion (vom Schwein) äußerst wirksam waren.

Auch HABER u. a. [121, 122, 116] synthetisierten in dieser neuen substratbezogenen Klasse von kompetitiven Reninhemmern einige Verbindungen, welche wie der Phospholipid-Renininhibitor [40, 123], die Renin-Antikörper [100—103] und das aus Streptomycen-Kulturen isolierte Pentapeptid Pepstatin [124, 125] in die Renin-Reninsubstrat-Reaktion hemmend eingreifen könnten (vgl. Abb. 5).

Bezüglich der vorrangigen hepatischen Synthese des Angiotensinogens gibt es seit den Versuchen mit perfundierten Lebern [75], Leberschnitten [126] oder dem Abfall der plasmatischen Angiotensinogen-Konzentration nach Gabe experimenteller Lebergifte (CCl_4, D-Galaktosamin, Thioazetamid [127, 128] kaum noch Zweifel. Damit besitzt nach WERNZE [129] die Leber durch hepatozelluläre Synthese- (Angiotensinogen, Angiotensinasen) und Abbaufunktionen (Renin, AII, Aldosteron) einen wesentlichen polyvalenten Einfluß auf das RAAS.

Auf dieser Basis ist es verständlich, daß bei parenchymaler Leberschädigung ein Abfall [128, 130], jedoch nach unilateraler [131] und besonders bilateraler Nephrektomie [75, 131—135] ein 3- bis 10facher Anstieg des Reninsubstrats zu verzeichnen ist, der unter anderem aus einer schnellen hepatischen Inaktivierung des restlichen zirkulierenden Renins resultieren könnte.

Demgegenüber scheint bei renal intakten Tieren der Anstieg des Reninsubstrats nach Applikation von Renin [134, 136] bzw. AII [136, 137] nicht nur die Folge des seit VANDER und GEELHOED [138] bekannten negativen Feedback-Mechanismus einer Reninsuppression zu reflektieren, sondern nach NASJLETTI und MASSON [136] auf einer direkten AII-Stimulation zu beruhen. Die Autoren zeigten bei Ratten, daß nach Renin- oder AII-Gabe und anschließender Leberperfusion bzw. nach einer direkten AI- oder AII-Leberperfusion die Angiotensinogen-Konzentration im Plasma bzw. Leberperfusat anstieg.

Möglicherweise ist für die vermehrte Angiotensinogen-Biosynthese nach Binephrektomie [139] oder in Gegenwart eines erhöhten AII-Spiegels [75, 140] auch eine stimulierte adrenale Kortikosteroid-Produktion zu berücksichtigen.

In der Tat stimulierten zugeführte [141, 142] oder unter verschiedenen Bedingungen (Stress, Hypovolämie, Hypotension, ACTH-Gabe, Cushing-Syndrom [130, 142, 143]) sezernierte Glukokortikoide die hepatische Biosynthese des Reninsubstrats, während bei adrenalektomierten Tieren die Applikation von Mineralokortikoiden ohne Wirkung blieb [144]. Auch während der Schwangerschaft [145] bzw. der Applikation von Östrogenen [146, 147] erhöht sich der Angiotensinogen-Spiegel, so daß aus dem gesteigerten enzymatischen Umsatz mit Renin [147] der Anstieg der PRA und Aldosteron-Exkretion [148], sowie des Blutdrucks [147] resultieren könnte. Wahrscheinlich bewirkt die Östrogenkomponente der oralen Kontrazeptiva auf dieser Basis, daß bei Frauen nach Einnahme von Ovulationshemmern erhöhte Reninsubstrat-Spiegel, PRA und Aldosteron-Exkretionen auftreten [149, 150] (vgl. Abb. 3), wogegen das uterine Renin [151] und die Plasma-Renin-Konzentration (PRC) [149] sichtbar abfallen.

Das diametrale Verhalten zwischen PRA und PRC sollte aus einem vermehrten enzymatischen Umsatz (PRA) trotz reduzierter Reninsekretion (PRC) erklärbar sein. Hierbei resultiert die verminderte Reninsekretion offensichtlich aus den negativen

Feedback-Mechanismen, die bei erhöhtem AII-Spiegel [138, 152, 153] bzw. vermehrter Na^+-Flüssigkeit-Retention durch Aldosteron [85—89, 146, 154] auftreten (vgl. Abb. 1, 3 und 9).

Zudem können Östrogene infolge einer direkten Na^+-Rückresorption in den Nierentubuli [156] ebenfalls antinatriuretisch und reninhemmend wirken, so daß gegenüber dem Na^+-eliminierenden [157, 158] und hypoton wirksamen [159] Progesteron ein Antagonismus besteht (Abb. 3).

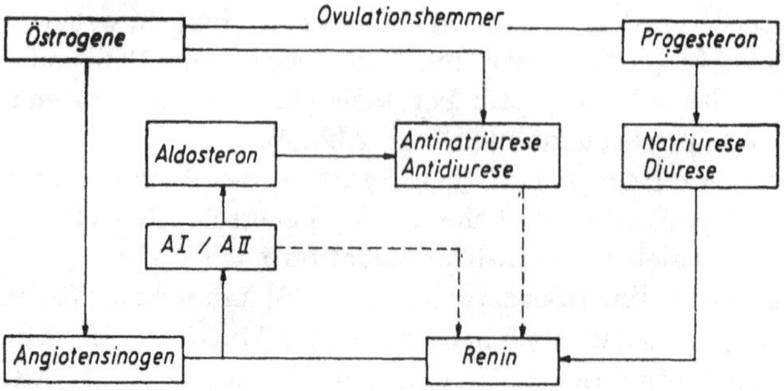

Abb. 3. Wirkungsspektrum der Ovulationshemmer auf das RAAS.
→ Stimulation; ---→ Suppression (modifiziert n. WERNING, 1972 [155])

Aus diesen Zusammenhängen leitet sich momentan die Hypothese ab [149, 160], daß die primäre Stimulation des RAAS nach Ovulationshemmern nur dann zur Hypertonie führt, wenn die vorhandene Reninsekretion durch die stimulierten AII- und Aldosteron-Spiegel bzw. östrogene Na^+-Retention (Antinatriurese) nicht adäquat gesenkt wird.

Hieran könnte das Progesteron mit einer unpassenden natriuretischen, aber reninstimulierenden Wirkung beteiligt sein, zumal auch GENEST u. a. [161] bei Patientinnen mit essentieller Hypertonie einen erhöhten Progesteron-Spiegel fanden.

2.3. Renin (EC 3.4.99.19)[1])

Neben der Charakterisierung des Renins als Enzym mit einem isoelektrischen Punkt bei pH 6,5 bis 7,0 [89] und einem Molekulargewicht (MG) zwischen 40000 und 45000 [162—164] wurde über viele Jahre mit chromatographischen Verfahren versucht, das Schweine- [165—167] und Menschen-Renin [162, 163, 168, 169] rein darzustellen.

Hierbei fanden SKEGGS u. a. [166, 162] für das Renin aus Schweine- [166] bzw. Menschennieren [162] je 4 Formen (A, B, C, D), welche sich beim menschlichen Renin mittels Gegenstromverteilungs-Verfahren in 7 weitere Komponenten auftrennen ließen.

Inzwischen hat die Entdeckung relativ inaktiver Reninformen beim Mensch (Plasma, amniotische Flüssigkeit, Schwangerschaft, Nieren, Nierentumoren) [120, 170] bzw. in den Nieren von Kaninchen [171, 172], Schweinen [173—175] und Ratten [176] sowie ihre Aktivierung durch kurze Säurebehandlung (pH 2,5—4,0) [170—176] oder Pepsin bzw. Trypsin [177, 178] die Reninverhältnisse noch weiter kompliziert.

---

[1]) Enzymatische Nomenklatur der Int. Union für Biochemie. Elsevier Publishing Co., New York 1972; GANTEN, D.: Nomenclature of the Renin-Angiotensin-System. Klin. Wschr. 56 (Suppl. I) (1978), 187—190

Während es Hinweise gibt, daß das inaktive Renin als sogenanntes „big renin" bzw. „Prorenin" ein höheres MG von ungefähr 60000 besitzt [171–174, 176, 180], fanden DAY u. a. [179–181] bei der Aktivierung des „big renin" im Plasma einiger Patienten mit „Wilms-Tumor" bzw. renaler Hypertonie keine Veränderung im MG.

Die Zunahme der PRA bei kühl gelagerten Plasmen führen OSMOND u. a. [182] bzw. SEALEY und LARAGH [183] ebenfalls auf eine Kälteaktivierung des „big renin" zurück.

Inzwischen wurde von BARRETT u. a. [184] nach einer NaCl-Extraktion von menschlichem Nierengewebe eine weitere Reninform mit einem MG von rund 150000 beschrieben. Dieses sogenannte „big big renin" (BBR) produziert aus menschlichem Plasma bei pH 7,4 Angiotensin I und wird nicht wie das „big renin" durch Säurebehandlung aktiviert, sondern unterhalb pH 3,0 inaktiv.

Unter diesen Aspekten hat es nicht an Versuchen gefehlt, die Funktion des RAAS an Hand der Verhältnisse von aktivem zu inaktivem Renin neu einzuschätzen.

So scheint unter normalen Bedingungen das inaktive Renin bei Mensch, Schwein und Kaninchen (Plasma, Niere) einen Anteil von 55–66% zu besitzen [170–174, 179, 181], welcher bei der Ratte [176] und auch im Plasma von renalen Hypertonikern [170] mit durchschnittlich 33% erheblich niedriger liegt.

Eine akute Stimulation der Reninfreisetzung durch Blutdruckabfall (Saralasin-Infusion) [170] oder Isoprenalin-Infusion (β-adrenerges Stimulans) [185] zeigte einen Anstieg im aktiven Renin, ohne hierbei die inaktive Reninmenge zu verändern. Demgegenüber ergaben jedoch nach DERXX u. a. [185] eine orthostatische Haltung (Tilting) oder Diazoxid-Infusion bei gesteigerter PRA einen Abfall des inaktiven Renins, so daß offensichtlich beide Reninformen auf differente Stimuli unterschiedlich reagierten.

Entsprechend den Experimenten von THURAU u. a. [186] mit isolierten JGA bestehen Vermutungen, daß eine erhöhte Na^+-Konzentration in der Nähe der Macula densa (MD) eine intrarenale Renin-Aktivierung infolge einer vermehrten Fusion von enzymhaltigen Lysosomen (Cathepsin D; EC: 3.4.4.23) mit Reningranula auslöst.

Zudem existieren von JAMES und HALL [187] Hinweise, daß Stimuli des Macula densa-Mechanismus einen größeren Anteil aktiven Renins freisetzen als Stimuli mit einer direkten Wirkung auf die JGZ.

Darüber hinaus ist nicht auszuschließen, daß das zirkulierende inaktive Renin unter gewissen Bedingungen an bestimmten Targetorganen oder Geweben aktiviert wird bzw. andere „renin-like"-Enzyme auftreten. Diese Beobachtungen über die Existenz multipler Reninformen, ihre Aktivierbarkeit und die wahrscheinlich von Aktivatoren bzw. Inhibitoren beeinflußte Umsatzgeschwindigkeit der Renin-Reninsubstrat-Reaktion eröffnen nach SAMBHI [188] neue hypertoniepathogenetische Aspekte bezüglich des RAAS, die nicht allein mit der Bestimmung der PRA, PRC oder des Reninsubstrats zu erfassen sind, sondern zusätzliche reaktionskinetische Messungen erfordern.

Das Vorkommen eines Renins in der renalen Lymphe, welches zuerst von LEVER und PEART [189] gefunden und später von HOSIE u. a. [190] bzw. BAILIE u. a. [191] bestätigt wurde, beruht auf einer intrarenalen Reninsekretion der JGZ.

Da nach PEART [192] das glomerulär filtrierbare Renin im Nephron weitgehend rückresorbiert wird und nur Hemmer dieser Rückresorption (Quecksilber-chlorid, Maleinsäure) bzw. nach HAYDUK u. a. [193] chronischer Na^+-Entzug oder renovaskuläre Hypertonieformen die Renin-Exkretion im Urin drastisch erhöhen, sollte normalerweise die Leber als hauptsächlichster Ort des Renin-Metabolismus fungieren [129, 194]. Hierbei scheint die arterio-hepatovenöse Renin-Differenz (Extraktion) in direkter Korrelation zum Funktionszustand der Leber und der Länge der Passage-Kontaktzeit (hepatischer Blutfluß, Lebervenen-Verschlußdruck) zu stehen [129, 195].

In diesem Zusammenhang ist keinesfalls eine allgemein gültige biologische Halbwertszeit ($T_{1/2}$) des Renins zu erwarten.

So fanden CHRISTLIEB u. a. [196] bzw. SKRABAL [197] aus der hepatischen Berechnung bzw. nach einer Propranolol induzierten Renin-Suppression für die $T_{1/2}$ der PRA von Normalpersonen 10—15 min, welche wesentlich kürzer lag als die $T_{1/2}$ von 30 min bei Ratten [198]. Auch Patienten mit terminaler Niereninsuffizienz [199] oder maligner Hypertonie [197] zeigten nach Binephrektomie eine 2—3fach bzw. 4—5fach längere $T_{1/2}$ des Renins gegenüber Normalpersonen.

Der verzögerte Renin-Abbau sollte im defekten Angiotensin-Renin-Feedback-Mechanismus der malignen Hypertonie einen zusätzlichen Faktor darstellen und die hypertoniepathogenetische Rolle des RAS erweitern.

2.4. Extrarenales Renin (Pseudorenin; Isorenin; „renin-like"-Aktivität)

Schon GOULD u. a. [200] konnten in den Arterienwänden von Hunden eine sogenannte „renin-like"-Aktivität nachweisen, und SKEGGS u. a. (1969) [201] beschrieben bei der Reinigung und Bestimmung des Renins aus renalem und extrarenalem Gewebe die störende Anwesenheit eines zusätzlichen „Pseudorenins".

Dieses Enzym produziert wie das Renin mit gereinigtem Reninsubstrat bzw. Tetradekapeptid Angiotensin I, aber es hydrolysiert diese Substrate nicht in Gegenwart von Plasma (plasmatischer Inhibitor). Auch das pH-Optimum 4,5 für die maximale Umsatzrate des „Pseudorenins" liegt im Vergleich zum menschlichen Renin mit 6,0 bzw. Schweinerenin mit pH 7,0 erheblich tiefer. Zudem wird das Renin bei allen Spezies

Tabelle 1

Mittlere Konzentrationen der „Pseudorenine" in verschiedenen Geweben (n. GANTEN u. a., 1976)[202]). a = (1×10^{-4} GU/g Gewebe)[212]); b und c = (ng AII bzw. AI/Std. Inkub./mg Eiweiß)

Gewebe	Konzentration	Methode	Literatur
Lungentumor (Mensch)	44530	a	[204]
Speicheldrüse (Maus)	9200000	a	[205]
Uterus (Kaninchen)	100000	a	[206]
Herzmuskel (Hund)	33	a	[207, 208, 209]
Lunge (Hund)	18	a	[207, 209]
Leber (Hund)	140	a	
Milz (Hund)	77	a	
Niere (Hund)	23500	a	
Plasma (Hund)	1	a	
Nebennierenrinde (NNR; Rind)	15	b	[210]
Nebennierenmark (NNM; Rind)	27	b	
Cerebellum (Mensch)	28	c	[211]
Hypothalamus (Mensch)	17	c	
Kortex (Mensch)	14	c	
Hippocampus (Mensch)	16	c	
Aorta (Hund)	4	a	[207, 208, 209]
Mesenterium-Gefäße (Hund)	3	a	
Carotis (Hund)	2	a	
Choroid plexus	40	a	[209, 202]

primär in den renalen JGZ synthetisiert und gelagert, während „Pseudorenine" in fast allen Körperflüssigkeiten und Geweben in z. T. beträchtlichen Mengen vorliegen (Tab. 1).

Trotz verschiedener Bestimmungsverfahren dieser extrarenalen „Pseudorenine", deren Bezeichnung nach GANTEN u. a. [202] als Angiotensinogenasen in Anlehnung an die Kininogenasen [203] biochemisch zutreffender wäre, zeigten Speicheldrüse, Uterus und Niere gegenüber anderen Geweben (Hirn, Nebenniere, Blutgefäßwände usw.) besonders hohe „Pseudorenin"-Aktivitäten (Tab. 1).

Inzwischen konnten COHEN u. a. [213] das „Pseudorenin" aus der Speicheldrüse der Maus als Glykoprotein in reiner kristalliner Form isolieren und ebenfalls in 4 Isoenzymformen (A, B, C, D) mit MG zwischen 36000 und 43000 differenzieren. Auch bei der Ratte sind die „Pseudorenin"-Konzentrationen in der Speicheldrüse, Milz und im Thymus bemerkenswert hoch [120, 214].

Die sichtbare Differenz der „Pseudorenin"-Aktivität zwischen Plasma und Geweben beruht vermutlich auf einem plasmatischen Inhibitor. Dennoch sollte die meßbare Reninaktivität im Plasma anephritischer Patienten und Tiere [202] auf einen extrarenalen Ursprung hinweisen, wobei die Speicheldrüsen [215, 216], der Uterus [217, 218] und das Splanchnikus-Gebiet [209, 219] als hauptsächliche Quellen anzunehmen sind.

So ist von der Speicheldrüse der Maus bekannt, daß die Freisetzung des „Pseudorenins" durch eine α-adrenerge Stimulation erhöht [216], aber durch α-Blocker, DOCA, NaCl und Isoproterenol (β-adrenerges Stimulans) herabgesetzt wird [215, 216]. Zudem bewirkten Ischämie [218] bzw. größere Blutverluste [209, 219] im venösen Effluat des Uterus von nephrektomierten Kaninchen [218] bzw. in der Portalvene des Splanchnikus-Gebietes nephrektomierter Hunde [219] einen Anstieg der „Pseudorenine".

Damit scheinen die extrarenalen „Pseudorenine" auf verschiedene Weise stimulierbar und zusammen mit den in vielen Geweben nachweisbaren Aktivitäten des AI-Converting enzyme (AI-CE) eigenständige Pseudorenin-Angiotensin-Systeme (Pseudo-RAS) zu bilden, die hauptsächlich lokale Funktionen ausüben.

In diesem Zusammenhang sind für die hypertoniepathogenetischen Mechanismen das Vorkommen und Verhalten eines Pseudo-RAS in den Blutgefäßwänden [200, 207, 219, 220, 222], Nebennieren [207—210, 223—225] und im Hirn von Hund [209, 226—229], Ratte [227, 230, 231], Schaf [209] und Mensch [209, 211] von größtem Interesse.

Neben der schon erwähnten Freisetzung des „Pseudorenins" aus dem Splanchnikus-Gebiet bei Blutverlust [219], fanden HAYDUK u. a. [222] beim Hund unter verschiedenen pathophysiologischen Bedingungen (congestives Herzversagen, „one- und two-kidney"-Modell, Einengung der A. superior mesenterii) ebenfalls einen Anstieg des „Pseudorenins" in den Mesenterial-Arterien, der auch nach Na^+-Entzug und Aldosteron-Gabe in den Mesenterial-Arterien, A. saphena und Aorta thoracica auftrat. Demgegenüber zeigten chronische Gaben von Hydrochlorothiazid und Progesteron einen signifikanten Abfall des „Pseudorenins" in diesen Gefäßen.

Auch ROSENTHAL [232] beobachtete am hypertonen Aldosteron-Salz-Modell uninephrektomierter Ratten trotz herabgesetzter PRA- und Nierenrenin-Werte einen Anstieg der „Pseudorenin"-Aktivität in der Aorta. Bei gleichzeitiger Applikation von Spironolakton entwickelte sich keine Hypertonie und die aortale „Pseudorenin"-Aktivität entsprach derjenigen von Normalratten.

Diese Ergebnisse unterstützen die Vorstellungen, daß in den peripheren vaskulären Wandungen ein selbstständiges, aber vermutlich Aldosteron-abhängiges Pseudo-RAS mit blutdruckregulativer Funktion existiert, welches lokal AII erzeugt [233, 234] und wegen der Dissoziation in den Aktivitäten des Arterien-"Pseudorenins" und Plasmarenins nach Aldosterongabe selbst in Abwesenheit eines erhöhten AII-Plasmaspiegels an der Erhaltung der Hypertonie teilnehmen kann.

Die Anwesenheit des AI-CE in den Nebennieren von Ratte und Rind [230] sowie das Vorkommen eines Reninsubstrates [225] bzw. „Pseudorenins" im adrenalen Gewebe von Ratte [224, 230], Schaf [209], Kaninchen [223], Hund [207, 209], Rind [209, 210] und Mensch [208, 225] läßt die Schlußfolgerung zu, daß neben dem plasmatischen AII auch lokal-adrenal produziertes AII auf die adrenale Steroid-Synthese stimulierend einwirkt [208].

In dieser Hinsicht fanden Williams u. a. [235] mit Suspensionen adrenaler Kortexzellen der Ratte und Ganten u. a. [225, 208] mit adrenalem Gewebe von Ratte und Mensch bei der in vitro Inkubation in Gegenwart des AII-Antagonisten Saralasin eine Abnahme der Aldosteron- und Kortikosteron-Produktion.

Zudem könnte die von Peach [236] nachgewiesene AI- und AII-Stimulation der Katecholamine in der adrenalen Medulla eine weitere blutdruckrelevante Funktion des adrenalen Pseudo-RAS darstellen.

Da seit den Experimenten von Bickerton und Buckley [237] vielfach gezeigt wurde, daß intravenöse, -arterielle, -ventrikuläre und -zerebrale AII-Applikationen den arteriellen Blutdruck [237, 239], den Na^+-Wasserhaushalt (Durst, Natriurese) [240 bis 243] und die Freisetzung von antidiuretischem Hormon (ADH; Vasopressin) [244—247] über Mechanismen im ZNS erhöhten [208, 248—250], haben die Erkenntnisse eines kompletten Pseudo-RAS im Hirn (Reninsubstrat [226, 228, 250], „Pseudorenin" [226, 227, 228], AI-CE [251, 252, 253], AI und AII [227, 228, 252, 254]) neue Aspekte in der Regulation der Na^+-Wasser-Homöostase und des Blutdrucks bzw. ihrer hypertonie-pathogenetischen Auslenkungen erbracht.

Die bisher gefundenen optimalen Vorkommen der AI-CE-Aktivität im Striatum, Hypophysen-Hinterlappen (HHL) und Cerebellum der Ratte [252, 253] bzw. dem Nc. caudatus beim Menschen [255] entsprechen im Prinzip den höheren „Pseudorenin"-Konzentrationen im Cerebellum [208, 211, 227], Nc. caudatus [226, 228] und Hypophyse [209], so daß innerhalb der Hypothalamus-Hypophysen-Achse genügend AI und AII produziert werden kann.

Obwohl im Vergleich zum Plasma die wesentlich geringere Reninsubstrat-Konzentration im Hirngewebe vermutlich eine lokale AII-Bildung begrenzt, so bietet die relativ hohe Reninsubstrat-Menge in der cerebrospinalen Flüssigkeit (CSF) [256] eine weitere Möglichkeit, mit dem zerebralen „Pseudorenin" aus dem Hirn oder Plexus chorioideus AII zu produzieren, zumal im Plexus chorioideus auch hohe Konzentrationen an AI-CE gefunden wurden [209, 257].

Die Produktion und Anwesenheit von AII in der CSF ist für die zentralen Mechanismen der Blutdruckregulation und Na^+-Wasser-Homöostase (Durstinduktion; ADH-Freisetzung) von ausschlaggebender Bedeutung, da diese Mechanismen nach intraventrikulärer Gabe von AII, Renin oder hypertonischer NaCl-Lösung aktiviert werden konnten [240, 256]. Inzwischen wurde in der CSF verschiedener Spezies (Mensch, Ratte, Schaf) [208, 258—260] eine AII- bzw. AI-like Substanz [258] gefunden, deren Konzentration bei SHR (New Zealand-Stamm) [208] und fixierten essentiellen Hypertonikern [258] erhöht war.

Die Beteiligung des zerebralen Pseudo-RAS am Hypertonie-Pathomechanismus der SHR und möglicherweise essentiellen Hypertonie wird durch den Befund bekräftigt, daß bei SHR (New Zealand- [208] oder „Okamoto stroke prone"-Stamm [261]) nach einer ventrikulären Perfusion bzw. Injektion von Saralasin eine Blutdrucksenkung zu erzielen war.

Auch KIPROV u. a. [231, 262] fanden während der Hypertonie-Entwicklung der SHR, daß die „Pseudorenin"-Aktivität in der Medulla oblongata über eine gewisse Zeit (> 2 Monate) mit der PRA weiter anstieg, wogegen bei den Kontrollratten durch den laufenden Abfall des zerebral-medullären „Pseudorenins" relativ frühzeitig eine negative Korrelation zwischen den renalen und zerebralen Renin-Aktivitäten auftrat.

Insgesamt zeigen die in Hirn, Nebenniere und Arterienwänden nachgewiesenen Pseudo-RAS für die Regulation des Blutdrucks und der Na^+-Flüssigkeit-Homöostase neue Perspektiven, die auch in der Hypertonie-Pathogenese zu berücksichtigen sind.

Die Stimulation des Blutdrucks, Durstes und ADH nach Injektion von AII, Renin oder Reninsubstrat in das Hirngewebe oder die Hirnventrikel sowie ihre jeweilige Hemmung mit AI-CE-Blockern oder AII-Antagonisten [242] unterstreichen die biologische und eventuell pathophysiologische Rolle des zerebralen Pseudo-RAS im Blutdruckverhalten.

2.5. Angiotensin I-Converting Enzym (AI-CE; Dipeptidyl-Carboxypeptidase; Peptidyldipeptid-Carboxyhydrolase; EC: 3.4.15.1)

Wie bereits erwähnt fand SKEGGS [73] mit einem durch NaCl-Dialyse gereinigten Reninsubstrat nach Inkubation mit Renin und der nachfolgenden Abtrennung von AI und AII den entscheidenden Hinweis für das plasmatische Angiotensin I-Converting Enzym (AI-CE). Dieses für die AII-Produktion maßgebende Enzym wurde kurz danach von SKEGGS u. a. [74, 263] aus Pferdeplasma gewonnen und ist inzwischen in den Plasmen und Geweben zahlreicher Spezies gefunden und isoliert worden. Wegen der nahezu identischen Blutdruck-Erhöhung nach i.v. Applikation von AI und AII wurde lange Zeit angenommen, daß die AI-Umwandlung zu AII vorrangig im Blut erfolgt.

Jedoch zeigten die Befunde von NG und VANE [97, 264] mit der Organbad-Methode [265, 266] am blutüberströmten Rattendarm, daß im Hundeblut erst nach ungefähr 3 min eine deutliche Umwandlungsrate des AI auftrat, die später von OPARIL u. a. [267] mit ^3H-markiertem AI als biologische $T_{1/2}$ bestätigt wurde.

Demgegenüber erfolgte in vivo bei einer Lungenpassage eine schnelle (3—5 sec) [97] und intensive (bis 80%) [264] hydrolytische Spaltung des AI zu AII durch das pulmonale AI-CE, während eine intraarterielle AI-Injektion in die A. renalis oder A. femoralis nur wenig AII im venösen Blut ergab.

Die bevorzugte pulmonale AI-Umwandlung wird nach den Befunden von BARRETT und SAMBHI [268] zusätzlich von einer pulmonalen Carboxypeptidase regulativ beeinflußt. Bei einem pulmonalen Überangebot an AI bewirkt dieses Enzym eine erhöhte C-terminale Leucin-Abspaltung, welche zur vermehrten Bildung von Des-Leu^{10}-AI führt und somit einen übermäßigen Gesamtumsatz zum AII verhindert.

Außer der intensiven pulmonalen AII-Produktion wird die Sonderstellung der Lunge durch die Tatsache ergänzt, daß die allgemein rasche organvaskuläre Inaktivierung des Bradykinins besonders in der Lunge ausgeprägt ist [266, 269].

Obwohl bereits NG und VANE [264] vermuteten, daß die von FERREIRA u. VANE [270] bemerkte völlige Inaktivierung des Bradykinins und die hochgestellte Umwandlung des AI zu AII bei einer Lungenpassage durch dasselbe Lungenenzym erfolgen könnte, haben erst YANG, ERDÖS und LEVIN [271] den dualen Mechanismus des AI-CE identifiziert.

Hierbei konnte gezeigt werden, daß das von ERDÖS und YANG [272, 273] aus Plasma und Niere isolierte und als „Kininase II" bezeichnete Enzym nicht nur C-terminal vom Bradykinin, sondern auch vom AI und anderen Kurzpeptid-Substraten, wie Hip-Gly-Gly, Hip-His-Leu usw. entsprechende Dipeptide abspaltete.

Ein ähnliches Wirkungsspektrum fanden sowohl ELISSEEVA u. a. [274] für ein aus Rinder-Niereextrakt gewonnenes („Carboxy-cathepsin“), als auch IGIC u. a. [275] für ein aus Schweinelunge isoliertes Enzym, welches bei der Dipeptid-Hydrolyse keine Cl^- erforderte.

Die duale Wirkungsweise dieser AI-CE betreffs der Erzeugung des pressorisch potenten AII bei gleichzeitigem Abbau des depressorisch wirkungsvollen Bradykinins scheint in der Lunge und anderen Geweben eine blutdruckrelevante Basis zu repräsentieren, welche das pressorische RAAS mit dem depressorischen Kallikrein-Kinin-System (KKS) verknüpft [276] (Abb. 4).

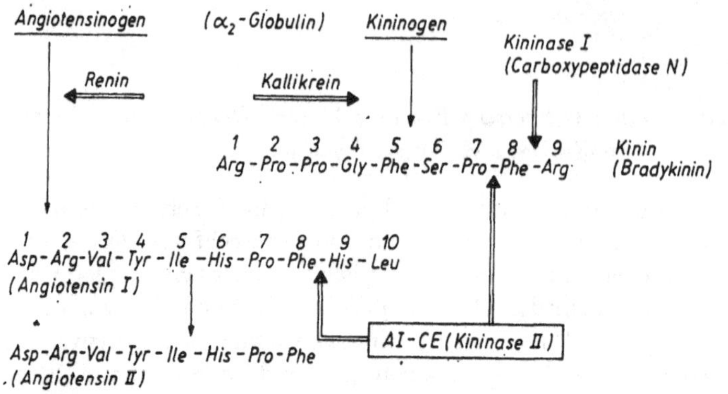

Abb. 4. Der duale Wirkungsmechanismus des AI-CE (Kininase II) auf das RAAS und KKS

Hierbei kann das Bradykinin zusätzlich durch die Kininase I (Carboxypeptidase N; EC: 3.4.12.7) inaktiviert werden, wie das auch für das AI und AII durch die sogenannten Angiotensinasen (α-Aminopeptidase; Endopeptidasen: Trypsin, Pepsin, Chymotrypsin; [277] Carboxypeptidase) der Fall ist (vgl. Abb. 2).

Obwohl seit Jahren den Kininen eine direkte gefäßerweiternde und blutdrucksenkende Wirkung zugeschrieben wird, sollte nach HABERLAND [278] das AI-CE als integrierendes Enzym des RAAS und KKS diese Blutdrucksenkung dahingehend steuern, daß bei einem vermehrten Angebot an Bradykinin infolge kompetitiver Hemmung der AI-Umwandlung am AI-CE die AII-Produktion gemindert wird und folglich eine Vasodilatation bzw. Blutdrucksenkung auftritt.

Da nach den bereits erwähnten Ergebnissen einer Reninhemmung (Abschnitt: 2.2) strukturelle Substratanaloge oft gute Enzym-Inhibitoren darstellen [119—122, 279], existieren auch auf der Strukturbasis des AI verschiedene kompetitive AI-CE-Hemmer, die nach OPARIL u. a. [280] in der Position 8 bis 10 ihre kritischen Stellen für die Enzym-Affinität besitzen.

Darüber hinaus fanden PAIVA u. a. [281] beim Einbau der bekannten AII-Hemmer (Ile^8)-AII oder (Val^8)-AII in die AI-Struktur, daß das (Ile^8)-AI ein besserer Hemmer als das (Ile^8)-AII am Rattenblutdruck ist, während (Ile^8)-AI und (Val^8)-AI am Meerschweinchen-Ileum, Ratten-Uterus und Kaninchen-Aorta vergleichbare Kontraktionswerte wie die entsprechenden AII-Analoge ergaben.

Hieraus ist zu schließen, daß die Konkurrenz zwischen Inhibitorsubstrat und AI nicht nur von der Hydrolyse-Aktivität des AI-CE (intrinsic activity) bestimmt wird, sondern auch von der Affinität zum Rezeptor-Bindungsort der AI-CE-Hydrolyse abhängt.

Inzwischen sind die Peptide des Schlangengiftes von der südamerikanischen Viper Bothrops jararaca, die zunächst als Bradykinin-potenzierender Faktor (BPF) von FERREIRA [282] isoliert wurden, als weitere Substanzklasse von AI-CE-Hemmern in vitro [283] und in vivo [98, 284] erkannt worden.

Während FERREIRA u. a. [99, 285] den BPF in 9 Hemmer des AI-CE fraktionierten und vom Pentapeptid (BPF 5a) die Sequenz bestimmten, isolierten ONDETTI u. a. [286] 6 Hemmer und synthetisierten diese nach der Sequenz-Aufklärung (Tab. 2).

Tabelle 2

Struktur-Vergleich der AI-CE-Peptidhemmer aus Schlangengift (in Anlehnung an MARSHALL, 1976) [279]

Peptid	Aminosäure-Sequenz	Lit.
SQ 20718; V-9	Pca-Gly-Gly-Trp-Pro-Arg-Pro-Gly-Pro-Glu-Ile-Pro-Pro	[286]
SQ 20661; V-2	Pca – – Trp-Pro-Arg-Pro-Thr-Pro-Gln-Ile-Pro-Pro	
SQ 20859; V-8	Pca – Ser-Trp-Pro-Gly – – Pro-Asn-Ile-Pro-Pro	
SQ 20858; V-7	Pca – Asn-Trp-Pro-His – – Pro-Gln-Ile-Pro-Pro	
SQ 20881; V-6-I	Pca – – Trp-Pro-Arg – – Pro-Gln-Ile-Pro-Pro	
SQ 20861; V-6-II	Pca – Asn-Trp-Pro-Arg – – Pro Gln-Ile-Pro-Pro	
BPF_{5a}	Pca-Lys-Trp-Ala-Pro- – – – – – – – –	[99]

Insgesamt eröffnet die Blockade des AI-CE die Möglichkeit zur selektiven Ausschaltung der zahlreichen AII-Effekte und gleichzeitig mit den bereits erwähnten Hemmern der Renin-Reninsubstrat-Reaktion [100–103, 116, 120, 123–125, 279] bzw. strukturanalogen AII-Antagonisten [104, 105, 116, 279, 287–291] vielfältige Angriffspunkte im RAS (Abb. 5), welche zur Beurteilung der physiologischen und pathophysiologischen Rolle des RAS, besonders bei Erkrankungen mit arterieller Hypertonie in vivo und in vitro herangezogen werden können [106–116, 289, 291] (vgl. Abschnitte: 2.1 und 3).

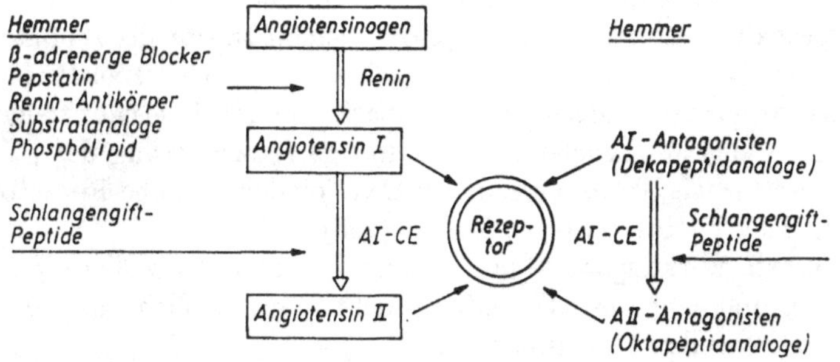

Abb. 5. Antagonisten des RAS und ihre selektiven Wirkungspunkte (modifiziert n. HABER, 1976 [116] bzw. NEEDLEMAN u. MARSHALL, 1976) [290]

Während die Hemmer der linken Seite der Abb. 5 in die Biosynthese des AI und AII eingreifen, sind die Dekapeptid-Hemmer sowohl am AI-CE als auch an den funktionell unterschiedlichen Rezeptoren (glattmuskuläre Kontraktion; sekretorische Prozesse; periphere bzw. zentrale Nervenfunktionen) in ähnlicher Weise wie die Oktapeptid-Hemmer kompetitiv wirksam [281, 290, 292].

Inzwischen existiert nach den Untersuchungen von BOUCHER u. a. [293—295] ein zweites Converting-Enzym, welches als sogenanntes β-AI-CE oder „Tonin" in hohen Konzentrationen in der Speicheldrüse von Ratten vorkommt, aber auch im Plasma (Mensch, Ratte) nachweisbar ist und keine stufenartige Wirkungsweise mit dem Renin erfordert (Kaskaden-Mechanismus; vgl. Abb. 2).

So kann dieses „Tonin" ohne Renin-Zwischenwirkung das natürliche Angiotensinogen, Tetradekapeptid, AI und (des-Asp^1)-AI direkt zum AII bzw. AIII abbauen [293—296], wobei nach SCHILLER u. a. [296] Kurzpeptide auf AI-Basis keine Substrate darstellen (Tab. 3).

Tabelle 3

Substrat-Spezifität von AI und AI-Fragmenten zum β-AI-CE (Tonin) (nach SCHILLER u.a., 1976) [296]

Sequenz-Position 1 2 3 4 5 6 7 8 9 10	Hydrolyse (%)
Asp-Arg-Val-Tyr-Ile-His-Pro-Phe-His-Leu	100
Arg-Val-Tyr-Ile-His-Pro-Phe-His-Leu	100
Val-Tyr-Ile-His-Pro-Phe-His-Leu	20
Tyr-Ile-His-Pro-Phe-His-Leu	0
Ile-His-Pro-Phe-His-Leu	0
Pro-Phe-His-Leu	0
Z-Phe-His-Leu	0

Außer dieser engen Substrat-Spezifität des β-AI-CE bestehen mit dem pH-Optimum 6,5—7,2 (statt 7,0—8,0), dem Nichterfordernis von Cl^-, dem MG von 287000—314000 (statt 150000—480000), der mangelhaften Kininase II-Aktivität und der Nichthemmbarkeit durch EDTA, Dipyridyl und BPF_{5a} weitere gravierende Differenzen gegenüber dem α-AI-CE [293—296].

Die Anwesenheit eines kräftigen Plasmainhibitors des „Tonins" [293—295] deutet daraufhin, daß das „Tonin" für die lokale AII-Produktion im Gewebe eine entscheidende Rolle spielt, wobei auch das natürliche Angiotensinogen direkt an seiner Phe^8-His^9-Bindung aufgespaltet werden kann. Dennoch demonstrierte die erhöhte Abgabe des „Tonins" aus der isolierten Speicheldrüse nach einer Isoproterenol-Perfusion, daß das „Tonin" unter geeigneter β-adrenerger Stimulation in den Kreislauf freigesetzt werden könnte. Hierbei dient möglicherweise die sofortige Inaktivierung des „Tonins" durch den Plasmainhibitor als Transportform zu den lokalen Gewebe-Rezeptoren, wo eine Reaktivierung des „Tonins" erfolgen könnte [295].

Diese angeführte Wirkungsweise des „Tonins" verändert die Konzeption des RAAS beträchtlich, da nunmehr die AII-Bildung nicht ausschließlich aus der Aktivität des renalen bzw. extrarenalen RAS resultiert.

2.6. *Angiotensin II und sein Wirkungsspektrum*

Im Gegensatz zu den wenigen intrinsic Aktivitäten des AI, die sich auf die Stimulation der adrenalen Katecholamin-Produktion [236, 297], den dipsogenen Effekt bei i.v. [298] oder zerebro-ventrikulärer Applikation [299] und die Verminderung des innerkortikalen RBF [300] erstrecken, besitzt das AII an zahlreichen Wirkungsorten im Organismus extrem hohe biologische Aktivitäten, aus denen vor allem bedeutsame

Funktionen im physiologischen und pathophysiologischen Verhalten des Blutdrucks und der Na^+-Flüssigkeit-Homöostase resultieren (Abb. 6).

Einzelheiten über Biosynthese, Wirkungen und Metabolismus des AII sind in zahlreichen Monographien [155, 301—303] und Übersichtsarbeiten [7, 154, 192, 248, 277, 287, 288, 304—306] zu finden.

In der kardiovaskulären Rolle des AII zur Erhaltung des arteriellen Blutdrucks steht der direkte vasokonstriktive Effekt des AII an der glatten Muskulatur von Gefäßwänden

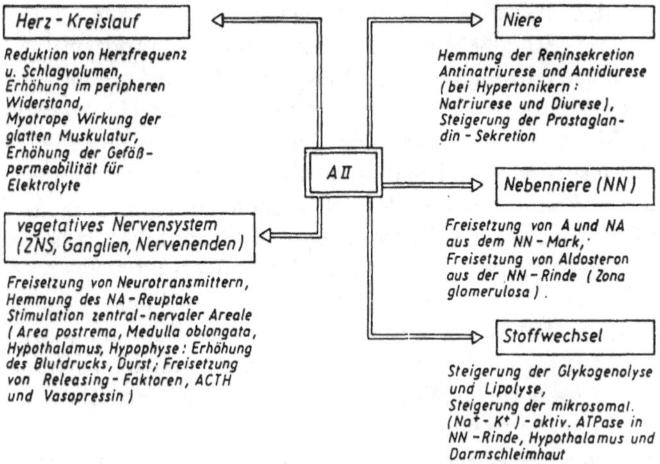

Abb. 6. Wirkungsspektrum und Regulationssysteme des Angiotensin II

[307, 308], Hautgefäßen und Muskel [309] sowie in Leber [310] und Nieren [308, 311] an erster Stelle.

Hierbei ist dieser AII-Effekt an der arteriolären glatten Muskulatur bei einer positiven Na^+-Flüssigkeits-Bilanz [312, 313] speziell in Gegenwart eines Mineralokortikoids am stärksten ausgeprägt und bei einer negativen Na^+-Flüssigkeit-Bilanz merklich abgeschwächt [313—317]. Da ferner eine reziproke Beziehung zwischen der Na^+-Flüssigkeit-Bilanz und PRA gut dokumentiert ist [318, 319] und z. B. bei einem Na^+-Flüssigkeit-Defizit ein erhöhter Reninspiegel zu finden ist [313—317], so scheint die pressorische AII-Wirkung direkt mit der Na^+-Flüssigkeit-Bilanz, aber umgekehrt mit der PRA zu korrelieren.

Auf Grund dieser Verhältnisse kamen Kaplan und Silah [316] zur Ansicht, daß ein hoher endogener Renin-AII-Spiegel im Sinne einer Tachyphylaxie die Blutdruck-Antwort der Rezeptoren auf infundiertes AII dämpft, was in gewissem Umfang als sogenannter „Angiotensin-Infusionstest" eine grobe Einschätzung der zirkulierenden Renin- bzw. AII-Menge im Blut erlaubt [320—323].

Inzwischen konnten Thurston und Laragh [324] am vaskulären Rezeptor die individuelle Rolle des Na^+ und AII durch die Anwendung des AI-CE-Hemmers SQ 20881 dahingehend klären, daß die AI-CE-Blockade bei binephrektomierten oder Na^+-belasteten (NaCl-Trinkflüssigkeit) Ratten wenig Blutdruckveränderung, aber bei Tieren mit niedriger Na^+-Diät einen starken Blutdruckabfall hervorrief. Unter SQ 20881, d. h. reduziertem AII-Spiegel reagierten nunmehr auch die salzarm ernährten Ratten wie vorher die Na^+-belasteten Tiere auf eine AII-Injektion mit einem vermehrten Blutdruck-Anstieg.

Diese Beobachtungen lassen im Sinne KAPLANS die Schlußfolgerung zu, daß bei negativer Na^+-Flüssigkeit-Bilanz die verminderte Pressor-Antwort auf AII aus einer Erstbesetzung der Rezeptoren durch endogenes AII resultiert.

Hiernach übernimmt bei Na^+-Entzug [112, 324—326] oder ähnlichen Bedingungen, wie Diuretikagabe [325], Adrenalektomie + Na^+-Entzug [116, 325], Na^+-Entzug + Orthostase bis 70° [116, 327] und Einengung der V. cava thoracii [328] der vasokonstriktive Mechanismus des endogenen RAS die Hauptfunktion in der Blutdruck-Stabilisierung [116], was durch den sichtbaren Blutdruck-Abfall und einen Anstieg der PRA (Wegfall des renalen AII-Feedback-Mechanismus) [116] nach akuter Applikation von AI-CE-Hemmern (SQ 20881) bzw. AII-Antagonisten (Saralasin) nachzuweisen ist. Im Fall einer normalen Salzdiät oder Na^+-Belastung, d. h. bei normaler bzw. reduzierter Aktivität des RAS bewirken solche kompetitiven Hemmer [111, 112, 325, 328—330] nur geringfügige Blutdruck-Senkungen, da das ausgedehnte Flüssigkeitsvolumen ausreicht, um einen normalen Blutdruck auch ohne einen vordergründigen Beitrag des RAS zu unterhalten. Dennoch deutet der von WORCEL u. a. [331] mit Anti-Angiotensin-Plasma erzielte Blutdruck-Abfall bei normalen und binephrektomierten Ratten daraufhin, daß das renale und extrarenale (Uterus, Gefäß) RAS durchaus an der Blutdruck-Homöostase bei normaler Na^+-Flüssigkeit-Bilanz beteiligt bleibt.

Insgesamt zeigen die Befunde eindeutig eine reziproke Beziehung zwischen RAS und Na^+-Flüssigkeit-Status für die Kontrollfunktion des normalen Blutdrucks, wobei diese Beziehung auch das wesentliche Wirkprinzip in den „one- und two-kidney-Modellen" darstellt [106—111] (vgl. Abschnitt: 2.1 und 3.2).

Demgegenüber besteht mit der Stimulation der Aldosteron-Produktion in der Zona glomerulosa der Nebennieren-Rinde (NNR) [85—89, 332, 333] eine zweite wichtige AII-Funktion, welche entscheidend zur Na^+-Flüssigkeit-Homöostase und Blutdruck-Stabilität beiträgt.

Hierbei wird die Steroid-Biosynthese schon durch geringe AII-Dosen bereits vor der Cholesterin-Synthese [334] bzw. bei der Umwandlung des Cholesterins [335—337] zu Δ^5-Pregnenolon beeinflußt, wo auch andere Stimuli, wie ACTH und K^+ eingreifen können (Abb. 7) [335—337].

Darüber hinaus kann ein Na^+-Defizit indirekt über die vermehrte Renin-Freisetzung und AII-Produktion als Stimulans der Aldosteron-Synthese wirken, jedoch wird dem

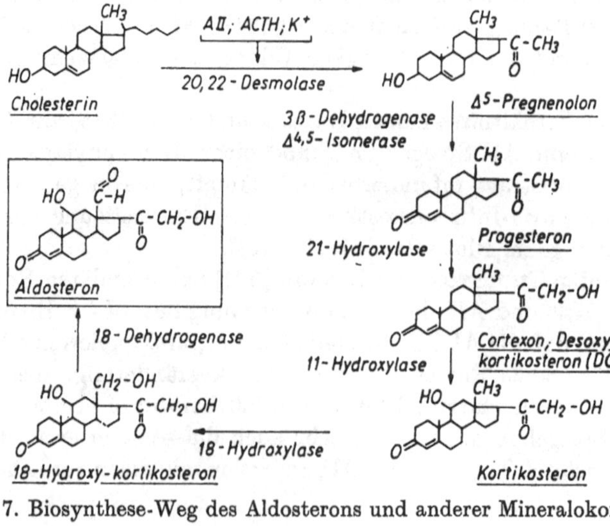

Abb. 7. Biosynthese-Weg des Aldosterons und anderer Mineralokortikoide

Salzverlust auch zusätzlich eine direkte fördernde Umwandlung des Kortikosterons zu Aldosteron zugeschrieben [305, 337—341]. Während die parallele Aktivierung des RAS und Aldosterons durch Na^+-Entzug bei Mensch, Hund und Schaf die Regel bildet [332, 342—344] und z. B. beim hypophysektomierten Hund der Abfall im Aldosteron- und Kortikosteron-Spiegel nach Binephrektomie klar die primäre Rolle des RAS nachweist, bestehen bei der Ratte über diesen Mechanismus verschiedene negative Befunde [344], die z. T. auf eine bevorzugte Aldosteron-Sekretion durch ACTH [345] hindeuten.

Dennoch existieren zahlreiche Hinweise, daß auch bei nicht-narkotisierten [346] und vor allem Na^+-verarmten Ratten [345, 347], wie beim Hund [348] und Mensch [349] der Aldosteron-Sekretionsmechanismus auf AII empfindlicher reagiert.

Außer dem Natrium- und Mineralokortikoid-induzierten Verstärkungsfaktor [312 bis 317, 350—353] der myotropen AII-Wirkung besteht durch die vielfältigen neurotropen Wechselbeziehungen des AII zum vegetativen Nervensystem auf allen Ebenen auf der Basis freigesetzter Katecholamine (A; NA) bzw. nervaler Erregungsprozesse (STARKE [7]) eine weitere synergistische Blutdruck-Reaktivität.

Auch aus dem Nebennieren-Mark (NNM) können A und NA durch AII freigesetzt werden [354, 355], und es gibt eindeutige Hinweise, daß das AII auf den Reuptake des NA in seine synaptische Speicher einen hemmenden Einfluß ausübt [356, 357], welcher durch eine erhöhte Na^+-Konzentration noch gesteigert wird [358].

Schließlich existieren seit BICKERTON und BUCKLEY [237] zahlreiche Befunde, daß der AII-induzierte Blutdruck-Anstieg zusätzlich über zentral-sympathische Strukturen vermittelt werden kann [238, 239] (weitere Lit. bei BUCKLEY [359, 360]).

Hierbei bewirkten bereits niedrige AII-Infusionen in die A. vertebralis von Kaninchen [361] oder Hund [362] eine Tachykardie und Blutdruckerhöhung, die von SMOOKLER u. a. [363] bzw. ANDERSSON u. a. [240] auch bei direkter intraventrikulärer Applikation kleinster AII-Mengen (0,1 μg) erhalten wurden.

Eine gleichzeitige intraventrikuläre Gabe von AI bzw. AII mit SQ 20881 [364] oder Saralasin [365] bei narkotisierten Katzen reduzierte in jedem Fall den zentral vermittelten cardiovaskulären Effekt des AI bzw. AII, so daß selektive zentral-nervale AI- und AII-Rezeptoren anzunehmen sind, die wahrscheinlich durch die Abnahme des Vagotonus [362] über einen vermehrten sympathischen Output [366] das Myokard und die periphere Vaskulatur beeinflussen (Vasokonstriktion).

Schließlich repräsentieren die Befunde über zentrale AII-Effekte auf den Durst-Mechanismus [240—243] und die Freisetzung von ADH [244—247] und ACTH [367—369] eine zweite fundamentale Regulation der Na^+-Flüssigkeit-Homöostase und Blutdruck-Stabilität.

Hierbei hat die verstärkte Reninsekretion durch β-Sympathikomimetika (Isoprenalin, Isoproterenol, Diazoxid) bzw. infolge einer reflektorischen Sympathikus-Aktivierung hypotensiver Wirkstoffe (Hydralazin, Phentolamin, Phenoxybenzamin) und der gleichzeitige dipsogene Effekt all dieser Substanzen die Vorstellung entwickelt, daß der Durst-Mechanismus auch β-adrenerg über das renale RAS ausgelöst werden kann [370—372] (Abb. 8).

Eine Blockade des dipsogenen Effekts der β-adrenergen Agonisten durch Nephrektomie [370, 371] bzw. l-Propranolol [373] unterstützt diesen Mechanismus.

Bezüglich der ADH-Freisetzung gibt es seit BONJOUR und MALVINE [374] genügend Anhaltspunkte [248], daß intravenös [245, 247, 374], -arteriell [245] und -ventrikulär [241, 244—246] appliziertes AII die ADH-Konzentration im Plasma erhöht [245—247, 374] bzw. eine in vitro Inkubation von Hypophysengewebe mit AII die ADH-Freisetzung steigert [247, 375].

Insgesamt resultiert aus den angeführten Daten eine kardinale Rolle des RAAS in der Kontrolle der Na^+-Flüssigkeit-Homöostase und Blutdruck-Adaptation. Hierbei ist der renale antinatriuretische Effekt des AII und seine zusätzliche zerebrale Modulierung des Durstes, Blutdrucks und der ADH-Sekretion von maßgebender Bedeutung, um das

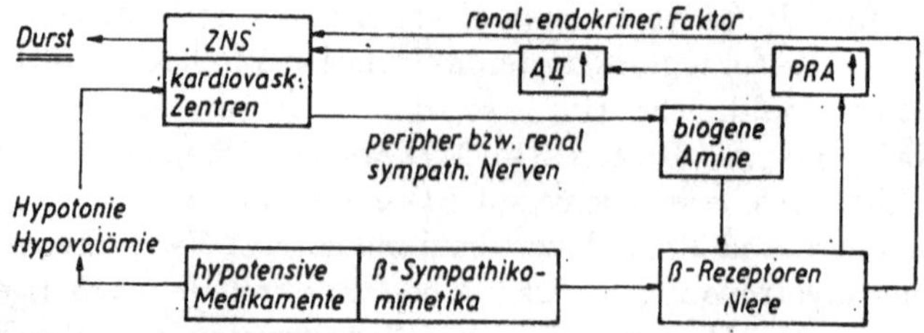

Abb. 8. Dipsogener Mechanismus hypotensiver und β-adrenerger Wirkstoffe (modifiziert n. MEYER u. a., 1973 [372])

extrazelluläre Flüssigkeitsvolumen (ECFV) für die Blutdruck-Homöostase und das Ionenmilieu für die peripher bzw. zentral ablaufenden biochemischen und nervalen Prozesse optimal aufrechtzuerhalten. In diesen Funktionen wird das RAS durch seine Fähigkeit zur Aldosteron-Stimulation und den vasopressorischen Effekt des AII intensiv wirksam.

2.7. *Aldosteron (Pregnen(4)-11β, 21-diol-3,20-dion-18-al), Sekretion, Metabolismus und Stimulation*

Die Entdeckung des adrenal-kortikal (Z. glomerulosa) sezernierten Aldosterons durch die Arbeitsgruppe um TAIT (1952, 1954) [376, 377] bzw. LUETSCHER [378] hat infolge seines renalen Na^+-retinierenden Effekts im Austausch gegen K^+ und H^+ am distalen Tubulus [379] (vgl. Abb. 1) wesentlich zum Verständnis der Na^+-Balance und dem Auftreten hypokaliämischer Alkalosen bei Zuständen mit Hyperaldosteronismus beigetragen.

Tabelle 4

Sekretionsraten der wesentlichsten Nebennierenrinden-Steroide

Nebennierenrinden-Steroide	Sekretion (mg/24 h)	Literatur
Aldosteron	0,06– 0,25	WOLFF u. a. [380–382]
11-Desoxy-kortikosteron	0,09– 0,63	HERTOG [384]
Kortikosteron	1,5 – 4,0	PETERSON u. PIERCE [385]
11-Desoxy-kortisol	0,88– 1,5	HERTOG [384]
Kortisol	9,4 –21,8	KARL u. a. [386]

Die tägliche adrenale Aldosteron-Sekretion liegt bei Normalpersonen mit 60–250 μg/24 h [380–382] deutlich unter den 24 h-Mengen des Kortikosterons und Kortisols (Tab. 4), jedoch übertrifft nach HÄNZE [383] die mineralokortikoide Wirksamkeit des Aldosterons bei weitem alle anderen Steroide.

Für die Verteilung und den Metabolismus des Aldosterons existieren verschiedene Kompartment-Modelle [387, 388], die im Prinzip darauf hinweisen [380–382], daß das Aldosteron in der Leber zu 95% und in der Niere zu 10–15% aus dem Blutfluß extrahiert wird. Anschließend erfolgt der Metabolismus [389] in der Niere zu 50% in das Aldosteron-18-glukuronid und in der Leber hauptsächlich in das Tetrahydro-Aldosteron-glukuronid (50%) bzw. Aldosteron-18-glukuronid (5%).

Diese Metaboliten werden mit weiteren Abbauprodukten und Konjugaten [390] renal ausgeschieden. Hierbei läßt sich das säurelabile Aldosteron-18-glukuronid im Urin leicht zu Aldosteron hydrolysieren (24 h bei pH 1—2) und kann nach seiner Extraktion, chromatographischen Reinigung und Bestimmung mittels Doppelisotopen-Derivatverfahren [391, 392] oder Doppelisotopen-Tetrazoliumverfahren nach VECSEI [333] bzw. HARTRODT und BROSOWSKI [393] als „Aldosteron-Exkretionsrate" zur funktionellen Beurteilung des RAAS herangezogen werden.

Zudem ist mit einer komplexen Tracer-Methodik von TAIT u. a. (1961) [387] bzw. COPE u. a. [394] durch eine einmalige i.v. Injektion von ^{3}H-Aldosteron zu erreichen, daß aus der Verschwindekurve der radioaktiven Impulse im Plasma bzw. der Bestimmung der spezifischen Aktivität des Aldosterons im 24 h- bis 48 h-Urin die metabolische Clearancerate (MCR) bzw. Sekretionsrate (SR) des Aldosterons errechnet werden kann, aus deren Division die mittlere Plasmakonzentration (mPC) über 24 h zu erhalten ist. Mit diesem Verfahren konnte die Arbeitsgruppe um WOLFF (1967, 1968, 1969) [380—382] durchschnittliche Normalbereiche für die SR (130 $\pm$ 65 µg/24 h), MCR (1700 $\pm$ 460 l/24 h) und mPC (9,0 $\pm$ 4,5 ng/100 ml Plasma) ermitteln.

Die Entwicklung eines Radioimmunoassay (RIA) für Aldosteron [395] erlaubt neuerdings die Erfassung im pg-Bereich und damit die direkte Bestimmung der Aldosteron-Plasmakonzentration aus etwa 0,5 ml Plasma.

Hinsichtlich der Regulation der Aldosteron-Sekretion besteht an der primären Rolle des RAS wenig Zweifel [85—89, 332, 333, 396], jedoch existiert hierfür keine absolute Dominanz [344] oder Steroid-Spezifität [333] und eine neurosekretorische Kontrolle (Pinealkörper) [333] bzw. Veränderungen im Na^+-, K^+- und ACTH-Status [336, 333, 337, 338, 397—402] oder Einflüsse des Adenyl-Zyklase-Systems [344, 403] und der A- bzw. E-Prostaglandine [403—406] sind als weitere Faktoren der Aldosteron-Stimulation in Betracht zu ziehen.

Zudem besteht offensichtlich unter Na^+-Mangelzuständen für das AII [408, 345—349, 397, 407], ACTH [348, 397, 407] und K^+ [409] eine Sensibilisierung der Aldosteron-Sekretion und darüber hinaus scheinen das K^+ [336] bzw. ACTH [410] den AII-Effekt auf die Aldosteron-Produktion verstärken zu können.

Die AII-Kontrolle des Aldosterons bildet vor allem das Wirkprinzip der Erhaltung der Na^+-Flüssigkeit-Homöostase, wie es bereits von GROSS [89] als inverse Beziehung des RAAS zur Na^+-Bilanz formuliert wurde (vgl. Abb. 9).

So erfolgte unter Na^+-Entzug in der Regel ein paralleler Anstieg des Renins, AII und Aldosteron [332, 338, 342—344, 411] (vgl. auch Abschnitt 2.6) und im Tierexperiment (Hund, Schaf) verhinderte eine Nephrektomie [87, 332, 412] die Aldosteron-Überproduktion, was jedoch bei Ratten mit SQ 20881 selbst nach ACTH-Blockade (Dexamethason) nicht gelang [345, 413].

Trotz dieses deutlichen Na^+Flüssigkeit-induzierten AII-Effekts auf die Aldosteron-Sekretion scheint noch ein alternativer direkter Zugang der Na^+-Bilanz zur adrenalen Aldosteron-Biosynthese zu bestehen, der bei Na^+-Mangelzuständen an Hand der in vitro Inkubationsversuche von Nebennieren mit verschiedenen Steroid-Präkursoren zwischen der Umwandlung von Kortikosteron [337, 339, 340] bzw. 18-Hydroxy-kortikosteron [333, 341] zu lokalisieren ist (Abb. 7).

In ähnlicher Weise unterstützten in vivo Ergebnisse eine direkte negative Beziehung zwischen Na^+ und Aldosteron. So berichteten BLAIR-WEST u. a. [398, 332, 397] bei

Na^+-verarmten Schafen, daß die schnelle Korrektur des Salzdefizits mit $NaHCO_3$-Trinkflüssigkeit nur den Aldosteron-Spiegel, aber nicht den AII-Spiegel senkte.

Auch der intakte Aldosteron-Anstieg bei anephritischen Patienten im Verlauf der Hämodialyse [414] (Na^+-Flüssigkeit-Entzug) oder bei essentiellen Hypertonikern mit starrer Reninstimulation („low renin"-Gruppe) durch akuten Salz-Entzug (Diät, Furosemid, Chlorothiazid) [415, 416] sprechen für einen vom RAS dissoziierten direkten Na^+-Einfluß.

Darüber hinaus vermag unabhängig von Veränderungen im RAS eine erhöhte K^+-Konzentration die Aldosteron-Sekretion zu fördern [399, 400, 409] bzw. eine K^+-Verarmung die Aldosteron-Freisetzung zu reduzieren [399, 417].

In ähnlicher Weise besteht für das ACTH ein direkter Aldosteron-stimulierender Effekt [333], der besonders in Stress-Situationen ausgeprägt scheint, aber gewöhnlich nur eine vorübergehende Stimulation auslöst [402, 418].

Während Newton und Laragh [418] hierfür eine Hemmung durch die gleichzeitig ACTH-bedingte Kortisol-Überproduktion verantwortlich machten, die auch für das

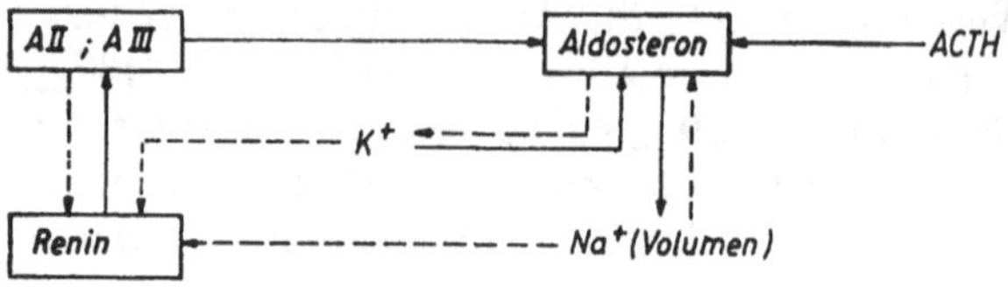

Abb. 9. Der Elektrolyt-abhängige Renin-Angiotensin-Aldosteron Feedback-Mechanismus.
------ umgekehrt proportionale Wirkung ——— proportionale Wirkung

Desoxy-kortikosteron nachgewiesen wurde [419], fanden Vecsei u. a. [420], daß eine chronische ACTH-Gabe mit einer konsekutiven adrenalen Hyperplasie und beträchtlichen Aktivitäts-Abnahme der 18-Hydroxylase und 18-Dehydrogenase verknüpft war.

Damit verkörpert der negative Feedback-Mechanismus zwischen dem Elektrolyt-Status und RAAS eine relativ komplexe Funktionseinheit, welche vom Zustand des Na^+, K^+, Renins, AII, Aldosterons und ACTH maßgeblich getriggert wird (Abb. 9). Aus diesen Zusammenhängen ist es erklärlich, daß klinische Krankheitsbilder mit Hyponatriämie bzw. Hypovolämie (Blutverlust, Na^+-Restriktion, Diuretika, Schwitzen, Ödeme usw.) oder mit Herzinsuffizienz, Leberzirrhose, Anorexia nervosa und renovaskulärer Hypertonie eine beträchtliche Stimulation des RAAS aufweisen und als Syndrome mit sekundärem Hyperaldosteronismus zu definieren sind.

Demgegenüber sind bei Syndromen mit primär überschüssigem Aldosteron bzw. Kortikosteron oder Desoxy-kortikosteron (Conn-, Pseudo-Conn- und New-Laidlaw-Syndrom) die auftretende Hypokaliämie und die durch eine vermehrte Na^+-Retention reduzierte PRA folgerichtige Merkmale des angeführten negativen Feedback-Mechanismus, die vor allem aufgrund der Dissoziation zwischen Aldosteron (hoch) und PRA (tief) analytisch erfolgreich zur Differentialdiagnose von Hypertonikern mit primärem und sekundärem Hyperaldosteronismus benutzt werden können.

Im Vergleich zur positiven Blockade des AII-Effekts an den vaskulären (Blutdruckabfall) und intrarenalen (PRA-Anstieg) Rezeptoren durch AII-Antagonisten erfordert die Hemmresistenz des steroidgenetischen AII-Effekts gegenüber Sar^1-Ala^8-AII [345, 413, 421] bzw. Sar^1-Ile^8-AII [422, 423] beim Hund [423], Kaninchen [421] und bei der Ratte [345, 413, 422] die Annahme einer agonistischen NNR-Aktivität dieser AII-

Blocker oder eine steriche adrenale Rezeptor-Differenz [235, 279, 421—425], welche eine kompetitive Hemmung auf dieser Basis nicht zuläßt.

Eine Alternative zu diesen relativ undefinierten Verhältnissen am adrenalen Rezeptor bieten neue Erkenntnisse über das Des-Asp^1-AII, welches als sogenanntes AIII und potentes Aldosteron-Stimulans [90—93] mit geringerer Pressorwirkung [90, 93—96] (vgl. Abschnitt 2.1) für den eigentlichen adrenalen Stimulator [91, 426, 427] gehalten wird.

So fanden CHIU und PEACH [426] an adreno-kortikalen Zellsuspensionen zwar für das AII und AIII eine ähnliche Stimulation der Aldosteron-Sekretion, aber der AIII-Effekt wurde erst durch eine höhere Dosis Sar^1-Ala^8-AII gehemmt. Dieses Verhalten und die zunehmende Reduktion der Bindung von ^{3}H-AII an adrenale Kortexzellen in Gegenwart von AII, Saralasin und AIII [428] sprechen für eine höhere Affinität des AIII am adrenalen Rezeptor, so daß eine kompetitive Hemmung durch AII-Blocker erschwert ist.

Da außerdem nach SARSTEDT u. a. [422] die AII- und AIII-induzierte Aldosteron-Freisetzung in adreno-kortikalen Zellsuspensionen von Kaninchen durch das Heptapeptid Des-Asp^1-Ile^8-AII (Ile^8-AIII) gleich gut antagonisiert wurde und darüber hinaus mit diesem Hemmer auch bei Na^+-verarmten Ratten (stimuliertes RAS) eine 50%ige

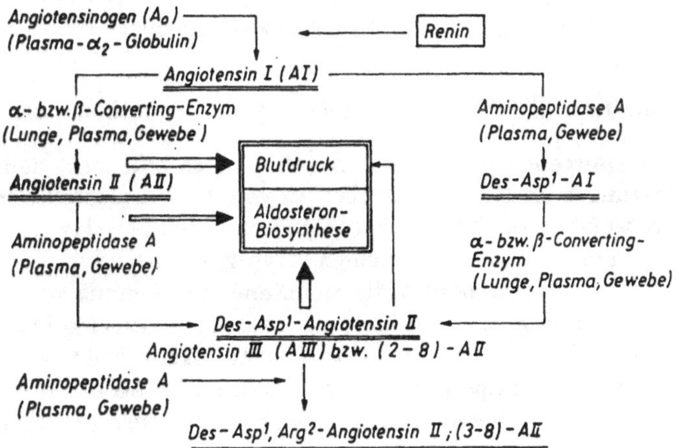

Abb. 10. Funktionelle Beziehungen des α- bzw. β-AI-CE und der Aminopeptidase A im Renin-Angiotensin-System

Senkung der Aldosteron-Exkretion erzielt wurde, sollte ein Abbau des AII durch die Aminopeptidase A [277, 429, 430] zu AIII in der Nebenniere als potenter steroidgenetischer Wirkungsmechanismus zu vermuten sein.

Somit scheinen im Vergleich zu den vaskulären Rezeptoren die adrenokortikalen Rezeptoren spezifischer auf AIII eingestellt zu sein und das AIII besonders bei Na^+-Entzug [225, 235, 422, 431] einen wesentlichen regulativen Einfluß auf die Aldosteron-Produktion auszuüben. Hierbei kann das über den AI/AII-Abbau gebildete AIII (Abb. 10) durch einen zweiten Biosyntheseweg ergänzt werden, nach welchem das pulmonal nicht umgewandelte oder in den Geweben (Pseudo-RAS) erzeugte AI zunächst wiederum durch die Aminopeptidase A im Plasma bzw. Gewebe zu Des-Asp^1-AI abgebaut wird [94, 432].

Diese Substanz ist wie das AI ein äquivalentes Substrat für das α-AI-CE (Lunge, Plasma) [427, 433] und β-AI-CE („Tonin"; Speicheldrüse, Gewebe) [295, 296], wobei durch die Abspaltung des C-terminalen His^9-Leu^{10} direkt das AIII entsteht (Abb. 10).

Auf dieser Basis wird durch das Zusammenwirken von α- bzw. β-AI-CE mit den Aminopeptidasen vor allem im Gewebe das Verteilungsmuster von AI, Des-Asp^1-AI, AII und AIII entscheidend geregelt und bei vermehrter Bildung von AI bzw. Des-Asp^1-AI über das AII/AIII-Verhältnis eine differenzierte Erhöhung des Blutdrucks hervorgerufen, besonders wenn die Na^+-Flüssigkeits-Retention (Aldosteroneffekt) ebenfalls ansteigt.

Diese sichtbare AII-AIII-Aldosteron-Korrelation in Verbindung mit dem ECFV und Blutdruck besitzt ihre physiologische Bedeutung durch die Tatsache, daß außer Na^+-Entzug bzw. Verluste im ECFV (vgl. Abschnitt 2.6) auch eine veränderte Körperhaltung (Orthostase) [14, 434, 435] oder erhöhte sympathische Aktivität [4—7, 10, 11—13, 435, 436] die renale Reninfreisetzung mobilisieren können.

Hierbei führen die konsekutiven Anstiege von AII und Aldosteron sowie die damit verbundene Verminderung im RBF [408] zur Na^+-Flüssigkeit-Konservierung, welche rückwirkend zusammen mit dem AII-Renin-Feedback-Mechanismus [116, 138] die Aktivität des RAAS drosselt. Dieser negative Feedback-Mechanismus zwischen Na^+-ECFV-Status und RAAS (Abb. 3 und 9) kann bei fast allen Säugetieren entscheidend zur Restoration und Regulation des ECFV und Blutdrucks beitragen, aber ebenso bei gestörter Rückkopplung oder ständig nicht adäquater Reninfreisetzung eine Schlüsselposition in der Entstehung von Hypertonie-Pathomechanismen einnehmen.

3. Die Rolle des RAAS in der Hypertoniepathogenese

Aus den Forschungsergebnissen der letzten Jahre ist zu erkennen, daß pathophysiologische Veränderungen im RAAS ursächlich an verschiedenen arteriellen Hypertonieerkrankungen beteiligt sind, die das Conn-Syndrom, Renin-produzierende Hämangioperizytom und die renovaskuläre bzw. maligne Hypertonie betreffen [3, 154, 437—439]. Bei diesen Krankheitsbildern besitzt die simultane Bestimmung der Parameter des RAAS eine differentialdiagnostische und prognostische Bedeutung [440, 444], welche zudem eine indirekte Abgrenzung essentieller Hypertoniker erlaubt [442].

Inzwischen scheinen nachweisliche Veränderungen im RAAS bei essentiellen Hypertonikern die Beteiligung an einem möglicherweise nerval ausgelöstem Hypertonieprozeß nicht auszuschließen und mit der Differenzierung in Patienten mit „high, normal und low“ Reninaktivität die nosologische Einheit einzugrenzen [443, 444].

3.1. Aspekte eines allgemeingültigen Mechanismus

Die aufgezeigten biochemischen und funktionellen Zusammenhänge im RAAS und sein regulativer Einfluß auf den arteriellen Blutdruck durch Vasokonstriktion (AII-Effekt) und Flüssigkeitsexpansion (Aldosteron, Na^+-Retention) sind nach der Vasokonstriktion-Volumen-Hypothese von Laragh [26, 27] entscheidende Zugänge zu den beiden wesentlichen Parametern einer Blutdruckkontrolle, die vermutlich auch für alle Hypertonieformen die pathogenetisch gültigen Kriterien darstellen. Es ist für die Hypertoniepathogenese bemerkenswert, daß das RAAS durch seine vasokonstriktiven und Na^+-Flüssigkeitsvolumen-retinierenden Eigenschaften in analoger Weise wie das sympathisch-kardiovaskuläre System die beiden maßgebenen Determinanten des Blutdrucks, den total-peripheren Widerstand (TPW) und das Herz-Minuten-Volumen (HMV) entscheidend erhöhen kann (Abb. 11).

Diese blutdruckrelevante Parallelität beider Systeme erhält durch die Verknüpfung der beiden Hauptstimuli im jeweils anderen System ein zusätzliches Gewicht.

So kann sowohl die sympathische Nervenaktivität über renale Mechanismen die Reninsekretion stimulieren, als auch die hämodynamisch- und elektrolytbezogene Nierenfunktion über den veränderten Blutdruck bzw. AII-Spiegel in die sympathische Aktivität zentral-nervaler Areale der Blutdruckregulation (Stammhirn, Hypothalamus) modulierend eingreifen.

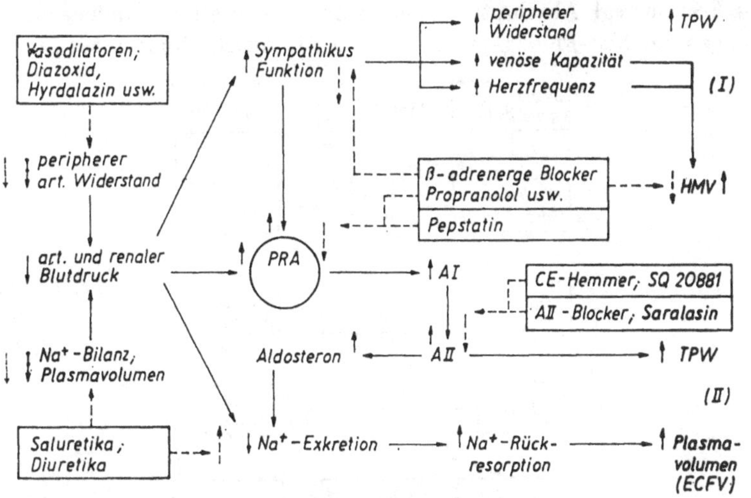

Abb. 11. Die Parallelität der blutdruck-relevanten Vasokonstriktion-Volumen-Hypothese (LARAGH im Kardiovaskulären-System (I) und RAAS (II), sowie ihre therapeutischen Beeinflußbarkeiten
---→ Pharmaka- und Hemmerreaktionen;
——→ physiologische Reaktionen;
↑↑↑ Steigerung; ↓↓↓ Senkung

Damit repräsentieren die aktuelle Nierenfunktion und Aktivität des sympathisch-adrenergen Systems kardinale Faktoren des Blutdruckanstiegs, der im Normalfall über verschiedene Feedback-Mechanismen (sinu-aortale Barorezeptoren, renale Baro- und Chemorezeptoren) die Signale für die kardiovaskuläre Stimulation und Reninfreisetzung abschaltet und eine mögliche Erhöhung im Blutvolumen bzw. ECFV durch vermehrte Natriurese und Diurese normalisiert.

Hierbei entstehen physiologisch angepaßte Verhältnisse im Renin-Angiotensin-Aldosteron-Spiegel und in der Na^+-Volumen-Bilanz. Dies entspricht einem bereits von LEDINGHAM und COHEN [18] vorgeschlagenen und von GUYTON u. a. [21—23] analysierten Mechanismus einer Na^+-Volumen abhängigen Hochdruck-Hypothese, nach der normalerweise eine initial vermehrte Na^+-Flüssigkeit-Retention über die Expansion des intra- und extrazellulären Na^+, Blutvolumens und HMV mit konsekutiver autoregulativer Vasokonstriktion folgerichtig zum Blutdruckanstieg führt, um durch eine Erhöhung des renalen Perfusionsdrucks und der GFR die unangepaßte Na^+-Flüssigkeit-Retention zu eliminieren (Natriurese, „pressure diuresis").

Bei Störungen dieser renalen Exkretionsfunktion bzw. Zuständen mit anhaltender Na^+-Flüssigkeit-Retention kann eine Fixierung der Hypertonie die Folge sein (Abb. 12).

In diesem hämodynamisch-induzierten Blutdruck-Mechanismus läßt sich das RAAS mit seinen Effekten der Na^+-Flüssigkeit-Retention und Vasokonstriktion wirkungsvoll einfügen, so daß die schematische Darstellung in Abbildung 12 eine detaillierte Fortsetzung der Abbildung 11 bezüglich der möglichen Rolle des RAAS in der Hypertonie-Pathogenese demonstriert. Wenn dieser Blutdruck-Mechanismus auf der Basis der

Vasokonstriktion und Na^+-Flüssigkeit-Retention zutreffend ist, so sollten entsprechende Stimulationen des RAAS einen Blutdruckanstieg hervorrufen und bei nicht adäquater Kompensation den Anlassermechanismus bei verschiedenen Hypertonieformen bilden bzw. unterstützen.

Von den möglichen hämodynamischen, elektrolytbezogenen und nervalen Stimuli der Reninsekretion (vgl. Abschnitt 2), welche im Normalfall vorhandene oder induzierte Veränderungen der Na^+-Flüssigkeit-Bilanz und Blutdruck-Homöostase über das RAAS

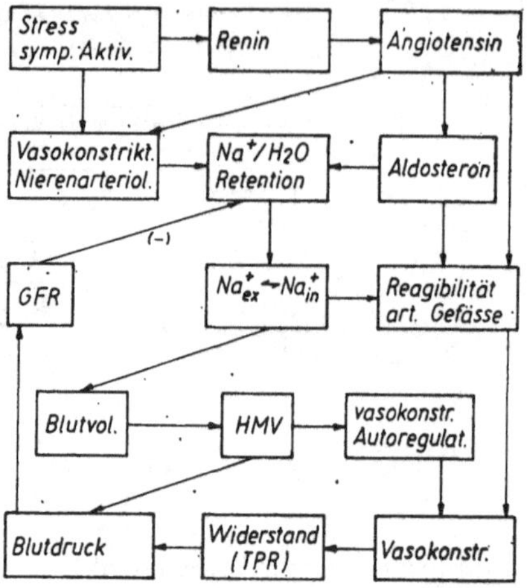

Abb. 12. Schematische Darstellung der Na^+-Volumen abhängigen Blutdruckregulation (Ledingham bzw. Guyton) und seine Verbindungen zum RAAS

regulativ ausgleichen, scheinen psychische und physische Überaktivierungen des Sympathikotonus (Stress) [1, 445—447], pathologisch eingeschränkte Nierenfunktionen (NAS [448], parenchymatöse Prozesse) sowie Geschwulsterkrankungen der Niere [449, 450] und Nebenniere [451—453] entscheidende hypertonie-pathogenetische Faktoren zu sein, welche die vasokonstriktive Wirkung des AII und die Aldosteron-induzierte Na^+-Retention auslösen.

Eine wesentliche Aktivierung des Aldosterons wird neuerdings auch dem AIII [90—96] (vgl. Abschnitt 2.1 und 2.7) zugeschrieben. Darüber hinaus ist für diesen hypertonen Anlassermechanismus von Bedeutung, daß vermehrtes Na^+, besonders in Verbindung mit Mineralokortikoiden die Pressorwirkung von AII und NA potenziert [312—317] und AII die Freisetzung und vasokonstriktorische Wirkung von A bzw. NA verstärkt [354—358] sowie der Blutdruckeffekt des AII zusätzlich über zentral-sympathische Areale vermittelt werden kann [237—239, 359, 360]. Hiernach scheint die Na^+-Retention aufgrund der Potenzierung der vasokonstriktiven Effekte des AII und NA und der Expansion im Flüssigkeitsvolumen eine wichtige Schlüsselposition bei solchen Hypertonieformen einzunehmen, die vom RAAS induziert werden. Die Na^+-Dominanz kommt auch darin zum Ausdruck, daß bereits Goldblatt [454] eine renal-experimentelle Hypertonie beim Hund in Abwesenheit der Nebenniere nicht aufrechterhalten konnte und McCubbin u. a. [352] mit subpressorischen AII-Dosierungen unter Na^+-freier Diät bei Hunden keine Hypertonieentwicklung erreichten.

Infolge der inversen Beziehungen des RAAS zu einem erhöhten Na^+-Flüssigkeit-Status (Feedback-Mechanismus; vgl. Abb. 3 u. 9) wäre zudem erklärlich, daß auch bei renalen Hochdruckformen (z. B. NAS, Pyelonephritis, Glomerulonephritis) und der Mehrzahl essentieller Hypertoniker trotz erhöhtem Blutdruck eine normale und beim

CONN-Syndrom eine geringe PRA gefunden wird, wogegen bei klinischen Zuständen mit eingeschränktem Na^+-Flüssigkeit-Status (Morbus ADDISON, BARTTER-Syndrom, nephrotisches Syndrom, hydropischer Leberzirrhose usw.) trotz erhöhter PRA normale bis erniedrigte Blutdruckwerte auftreten. Damit sollte aufgrund des jeweiligen Na^+-Flüssigkeit-Status eine geringe und z. T. umgekehrte Korrelation zwischen PRA und Blutdruck keineswegs gegen das Hypertonie-induzierende Prinzip des RAAS sprechen. Auch LARAGH u. Mitarbeiter [456, 457] haben infolge der inversen Beziehung der Aldosteron- bzw. PRA-Werte gegenüber einem weiten Bereich der Na^+-Aufnahme bzw. Na^+-Exkretion im Urin wiederholt auf die Berücksichtigung dieser Verhältnisse in einem Nomogramm für Normotoniker hingewiesen, um die analysierten Werte der PRA anhand des Renin/24 h-Na^+-Exkretion-Index exakter als hormonales Profil von Hypertonikern einzuschätzen.

Unter diesen Aspekten einer vielfältigen Stimulierbarkeit des RAAS und seinen Beziehungen zum hypertoniefördernden Na^+-Status (Volumenexpansion, vasokonstriktive Potenzierung) ist die kardinale Rolle der Niere für die Auslösung und Perpetuierung verschiedener Hypertonieformen im Rahmen der Vasokonstriktion-Volumen-Theorie transparenter geworden. Hierbei sollten nach TOBIAN [458] bzw. HOLLENBERG und ADAMS [459] folgende 3 entscheidende renale Faktoren angenommen werden:

1. verminderte exkretorische Funktionen (Elektrolyt-Wasser-Haushalt),
2. Freisetzung des Renins d. h. Stimulation des pressorischen RAAS und
3. mangelnde Sekretion vasodilatorischer Kinine und Prostaglandine.

Da die renale Perfusion in alle drei Mechanismen einbezogen werden kann, scheint das renale Gefäßsystem und seine Funktionen (exkretorisch, endokrin) nicht nur für die Pathogenese der renovaskulären Hypertonie verantwortlich zu sein, sondern möglicherweise auch zusammen mit der sympathischen Aktivität an der essentiellen Hypertonie pathogenetischen Anteil zu besitzen [460, 461].

Aus diesem Grund sollten Beobachtungen der hämodynamischen und biochemischen Verlaufsprofile während der Hypertonie-Entwicklung an nephrogenen Tiermodellen oder spontan hypertonen Ratten (SHR) die Erkenntnisse über den Mechanismus und die Rolle des Renin-Angiotensin-Natrium-Komplexes verbessern und auch die Interpretation menschlicher Hypertonieformen auf dieser Basis präzisieren.

3.2. Befunde zum Mechanismus der renovaskulären Hypertonie

Seit einiger Zeit ist bekannt, daß die beiden Modelle der „two-kidney"-Goldblatt-Hypertonie (2-KGH) und „one-kidney"-Goldblatt-Hypertonie (1-KGH) in der Initialphase eine Aktivierung des RAAS aufweisen. So fanden BROWN u. a. [462] bzw. HAYDUK u. a. [463] frühzeitig eine erhöhte PRA bzw. Reninexkretion im Urin und auch der indirekte Befund von NITSCHKOFF u. a. [464] über ein initial reduziertes Angiotensinogen kann in Richtung eines Frühmechanismus des RAAS interpretiert werden. Während allgemein im Modell der 2-KGH der Reninspiegel über eine längere Zeit erhöht bleibt, zeigt die 1-KGH ungefähr nach zwei Wochen eine Normalisierung der PRA [465].

Dieses wechselnde Verhalten der PRA wurde inzwischen bei verschiedenen 1-KGH registriert [466—468] und auch HARTRODT u. a. [469] fanden an einem perinephritischen Modell bei Kaninchen nach Umschließen der linken Niere mit einem locker sitzenden Glasring und Entfernen der rechten Niere nach 10—12 Tagen, daß die Verlaufskontrolle des Blutdrucks gegenüber Angiotensinogen und PRA unterschiedliches Verhalten ergab (Abb. 13).

Während das Angiotensinogen stets im reziproken Verhältnis zur PRA stand (nicht dargestellt), entsprach zunächst die leichte Steigerung der PRA und des Blutdrucks innerhalb 10—12 Tagen nach der ersten Op. dem üblichen Verlauf einer 2-KGH, wobei bekanntermaßen verschiedene Tierspezies (Hund [35, 36, 470], Kaninchen [470, 471])

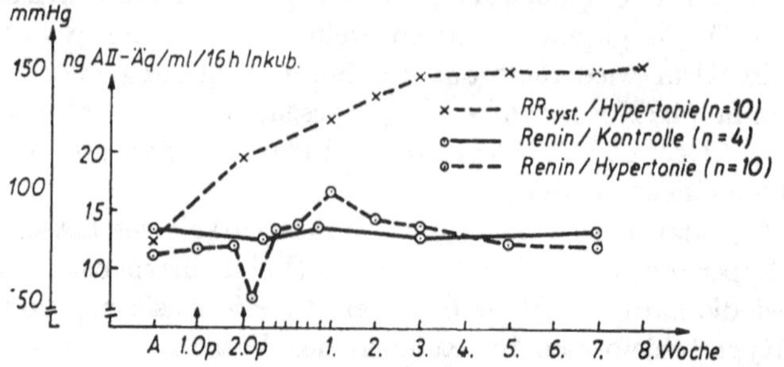

Abb. 13. Die Kinetik der PRA und des Blutdrucks bei der Entwicklung einer 1-KGH bei Kaninchen mit perinephritischer Niere

nur eine temporäre bzw. milde Hypertonie aufweisen, da vermutlich die intakte Gegenniere mit ihren inkretorischen und exkretorischen Funktionen [37, 38] (vgl. Abschnitt 2.1) eine zeitweilige antihypertensive Gegenwirkung entwickelt. Dieses Verhalten steht auch im Einklang mit der Volumen-abhängigen Hochdruck-Hypothese nach Ledingham bzw. Guyton (vgl. Abb. 12), bei welcher ein Blutdruckanstieg die Na^+-Flüssigkeit-Exkretion („pressure diuresis“) fördert, was die akute vasokonstriktive AII-Wirkung vermindert und oft zur Normalisierung des Blutdrucks ausreicht.

Erst bei nicht mehr adäquater Kompensationsfunktion der Gegenniere (Na^+-Exkretion; depressorische Substanzen) manifestiert sich eine permanente 2-KGH, die über längere Zeit „Renin-abhängig“ ist und z. B. durch AII-Antagonisten (Saralasin usw.) oder AI-CE-Hemmer (SQ 20881, BPF_{5a}) normalisiert werden kann [105—111, 472, 473).

Durch den relativ frühzeitigen Übergang zur 1-KGH (Abb. 13) fiel aufgrund der Eliminierung der intakten Gegenniere (zweite Op.) die PRA zunächst ab. Sie erreichte jedoch 7 Tage später ein signifikantes Maximum, welches danach relativ schnell abfiel (2. Woche) und sich anschließend kontinuierlich dem Ausgangswert der PRA näherte (7. Woche).

Auch Tagawa u. a. [474] fanden an uninephrektomierten, trainierten wachen Hunden, daß eine durchgeführte Stenosierung der Nierenarterie zum Anstieg des Blutdrucks und der PRA führte, aber nach einigen Tagen die PRA auf den Normwert zurückkehrte und zudem eine Na^+-Flüssigkeit-Retention auftrat.

Diese Ergebnisse unterstützten die Hypertonie-Hypothese von Ledingham bzw. Guyton dahingehend, daß die vom Renin-Angiotensin II produzierte Blutdruckerhöhung in kürzester Zeit die perinephritische bzw. stenosierte Niere in ihrer kompensatorischen Na^+-Exkretionsfunktion schädigen kann, wobei trotz normaler Na^+-Exkretion [475] die Aldosteron-induzierte Na^+-Retention kumuliert. Dieser Vorgang sollte nachhaltig die Reninsekretion reduzieren (Feedback-Mechanismus) und in der Lage sein, den Blutdruck weiter zu steigern (vgl. Abb. 13). Bereits Tobian u. a. [476] haben durch die nachweisliche Na^+-Retention bei 1-KGH auf die Wichtigkeit dieses Na^+-Faktors zur Erhaltung der Hypertonie bei chronisch renovaskulärer Erkrankung hingewiesen und auch Brunner [475] konnte mittels radioaktivem $^{22}Na^+$ bei Ratten mit 1-KGH im

Gegensatz zur 2-KGH keinen gesteigerten Na^+-Umsatz (Exkretion) feststellen. Durch die Versuche von Liard u. a. [477, 467] wurde die Na^+-Flüssigkeit-Retention als dominanter Hypertoniefaktor der 1-KGH noch deutlicher erkennbar, da die Entklammerung der gedrosselten Niere von einem Abfall der normalen PRA und einer massiven Na^+-Flüssigkeit-Exkretion mit nachfolgender Blutdrucksenkung begleitet war (Details und Interpretation siehe Lit. 467).

Offensichtlich bestehen in der 1-KGH und 2-KGH zwei differente Spät-Mechanismen [108, 114], die zunächst durch die Einengung einer renalen Arterie das stimulierte RAAS als gemeinsames hypertones Prinzip aufweisen, wobei die mögliche Na^+-Flüssigkeit-Retention auch in der 1-KGH durch die intrarenale Hämodynamik einige Zeit verhindert werden kann. Während diese Normalisierung der 2-KGH durch die intakte Gegenniere über längere Zeit aufrechterhalten wird und damit die „Renin-abhängige" Hypertonie erhalten bleibt, besteht in der 1-KGH eine progressive Salz-Wasser-Retention, welche den erhöhten Reninspiegel normalisiert und damit die anfängliche „Renin-abhängige" Hypertonie in eine „Na^+-Volumen-abhängige" Hypertonie umwandelt.

Diese Wertigkeit des RAAS im Anlasser- und Spät-Mechanismus renaler Hypertonieformen konnte inzwischen durch die Verfügbarkeit von kompetitiven AII-Hemmern (Sar^1-Ile^8-AII; Sar^1-Ala^8-AII) [104, 105] und AI-CE-Hemmern (SQ 20881; SQ 20858; BPF_{5a}) [99] hauptsächlich durch die Arbeitsgruppen um Laragh, Brunner, Gavras [112—114, 457, 472] bzw. Haber, Barger, Miller [116, 473, 474, 478] entscheidend überprüft werden.

So bestätigte sich die lediglich initiale Beteiligung des RAAS an der 1-KGH verschiedener Tierspezies (Hund, Kaninchen, Ratte) dadurch, daß nur während der Frühphase (bis 14 Tage) mit AII-Antagonisten [105, 110] bzw. AI-CE-Hemmern [478, 479] eine Blutdrucksenkung erzielt wurde, die zu einem späteren Zeitpunkt nicht mehr möglich war [107, 108, 480, 479], es sei denn, die Ratten wurden während der Hypertonieentwicklung salzarm ernährt (Gavras u. a. [112]) und somit der Übergang in die „Na^+-Volumen-abhängige" Hypertonie verhindert.

Tatsächlich ergab eine 0,9%ige NaCl-Zufuhr als Trinkflüssigkeit für 24 Std. die Umkehr dieser „Renin-abhängigen" 1 KGH in ihre „Na^+-Volumen-abhängige" Form, die nunmehr gegenüber Saralasin blutdruck-resistent war.

Die in dieser Hinsicht beschriebenen Ausnahmen [111, 481] sollten deshalb nach Ansicht von Gavras u. a. [112] auf einer negativen Na^+-Bilanz beruhen, welche die verborgene Teilnahme des RAAS an der 1-KGH demaskiert.

Danach scheint die Na^+-bedingte Suppression des RAAS in der 1-KGH einen Zwischenzustand zu repräsentieren, der hauptsächlich vom Na^+-Flüssigkeit-Überschuß, aber teilweise noch vom Renin abhängig ist. Auf diese hypertonierelevante Partizipierung des supprimierten RAAS bei Ratten mit chronischer 1-KGH haben die Untersuchungen von Helmchen und Kneissler [482] eindeutig hingewiesen, da die Exstirpation der Drosselniere bzw. ihre Entklammerung kurzfristig zum Abfall der PRA und des Blutdrucks führte, selbst wenn die damit verbundene vermehrte Na^+-Flüssigkeit-Exkretion [467, 477] über einen Harnblasen-Venen-Shunt verhindert wurde.

Im Gegensatz zur 1-KGH scheint die prädominante Abhängigkeit der 2-KGH vom RAAS eine Blutdrucksenkung nach Urinephrektomie [483] oder Applikation von Renin-Antikörpern [484], AII-Antikörpern [106, 108] und AI-CE-Hemmern bzw. AII-Antagonisten [105—111] zu ermöglichen, solange die kontralaterale Niere eine ausreichende Na^+-Exkretionskapazität besitzt. So ist verschiedentlich in Anwesenheit der intakten Gegenniere eine negative Flüssigkeitsbilanz [485, 486] oder erhöhte Aufnahme und Exkretion von Wasser und Salz [475, 487—490] beobachtet worden, die nach GIRNDT und OCHWADT [491] hauptsächlich der intakten Niere zuzuschreiben ist und als zusätzlicher Stimulus der Drosselniere zur Steigerung des RAAS [492, 493] und ihres Reningehalts [492] gelten muß. Indessen zeigten bereits Ratten mit einer 4 Monate dauernden 2-KGH bei normaler Diät gegenüber AII-Antagonisten keine Blutdrucksenkung mehr [114, 494], so daß eine Ähnlichkeit mit der „Na^+-Volumen-abhängigen" 1-KGH besteht.

Offensichtlich ist die intakte Gegenniere durch die ständige Renin-Angiotensin II-Produktion bzw. nach FOLKOW [495] unter dem permanenten Hochdruck funktionell und vaskulär geschädigt, so daß in Analogie zu den peripheren Arteriolen auch die renalen Arteriolen durch Erhöhung des Na^+-Wasser-Gehalts ("waterlogging") verdickt sind und auf Pressorsubstanzen empfindlicher reagieren sollten [458], wie das für verschiedene peripher-arterielle Gefäße renaler Hypertoniemodelle beschrieben wurde [353, 496—499].

Obwohl im hypertonen AII-Infusionsmodell von SALEH und HEINTZ [500] nur initial ein vermehrter Na^+-K^+-Gehalt in der Aortenwand gefunden wurde, sollten dennoch diese vaskulären Verhältnisse neben einer Anreicherung von Na^+ und Flüssigkeit mit möglicher Reduktion des RAAS vor allem zur Erhöhung des TPW führen, der besonders infolge weitgehender Angiopathien als sekundärer Hypertonie-Mechanismus die Dominanz aller Trigger-Mechanismen (RAAS, Sympathikotonus, Salz-Überschuß, Mineralokortikoismus) einschränkt und den entscheidenden hypertoniepathogenetischen Endzustand im Sinne der Vasokonstriktion-Volumen-Hypothese darstellt.

So ist es erklärlich, daß in der tierexperimentellen chronischen 2-KGH selbst nach Elimination der ischämischen Niere die Hypertonie erhalten bleibt [483, 501, 502] und in der malignen Hypertonieform vermutlich die renalen Gefäßeinengungen als Mikrostenosen die Stimulation des RAAS und den Blutdruck steigern, was rückwirkend die Gefäßalterationen beschleunigt.

Unter diesen Aspekten ist vor allem durch die Anwendung von AII-Antagonisten bzw. AI-CE-Hemmern deutlich geworden, daß außer der malignen Hypertonie das RAAS in den renalen Hypertonieformen ursächlich und permanent in Form einer „Renin-abhängigen" und später „Na^+-Volumen-abhängigen" Hypertonie beteiligt ist. Hierbei sollte die eigentliche pathogenetische Bedeutung darin liegen, daß selbst eine normale PRA in bezug auf den positiven Na^+-Status immer noch unangepaßt zu hoch ist [482]. Ferner existieren von THURSTON und SWALES [503] Hinweise auf eine anhaltende Blutdruck-Wirksamkeit des vaskulären Pseudo-RAS in der 2-KGH bei Ratten, die trotz Binephrektomie erst durch die Applikation von Saralasin bzw. SQ 20881 abgebaut werden konnte.

Diese Beobachtungen scheinen von diagnostischer Bedeutung für die klinische Bewertung der PRA-Werte und Behandlung renaler Hypertoniker. Zudem haben verschiedene Untersucher den diagnostischen Wert des Blutdruckabfalls durch AII-Antagonisten [113, 504, 505] bzw. SQ 20881 [457, 506] zur Identifizierung „Renin-abhängiger" Hypertonieformen betont und diesen Test bei Patienten mit NAS in Verbindung mit dem renalvenösen Renin-Index und hoher PRA als ausgezeichneten Indikator für einen chirurgischen Heilerfolg befunden.

3.3. Befunde zum Mechanismus der essentiellen Hypertonie

Trotz der relativen Unkenntnis der ursächlichen Pathomechanismen der arteriellen essentiellen Hypertonieform (primäre Hypertonie) werden nach den Auffassungen und Ergebnissen sowjetischer Autoren (LANG [507], MJASNIKOW [445], SUDAKOW [508]) und anderen Autoren (R. BAUMANN [1, 515], H. BAUMANN [509], RICHTER-HEINRICH [510], HECHT [511], HENRY [512], von HOLST [513], VON EIFF [446, 514]) infolge gestörter Organismus-Umwelt-Beziehungen den psycho-emotionalen und informationsverarbeitenden Prozessen im Zentralnervensystem (ZNS) an der hypertonen Blutdruckauslenkung ein beträchtlicher Anteil zugeordnet, wobei über zerebro-viszerale Funktionskreise (R. BAUMANN [1, 515], VON EIFF [446, 514]) das hämodynamisch-kardiovaskuläre System [15—17] und das pressorische RAAS nerval stimuliert und blutdruckaktiv werden können (vgl. Abb. 11).

Damit scheint das RAAS bei einer Aktivierung des sympathischen Nervensystems [1, 445—447, 457a, 457b] (z. B. psychische und physische Belastungen) aufgrund seiner Na^+-Flüssigkeit-retinierenden und vasokonstriktiven Eigenschaften im Zusammenwirken mit NA [356] wiederum im Sinne der Vasokonstriktion-Volumen-Hypothese (LARAGH) [26, 27] bzw. Na^+-Volumen-Hochdruck-Hypothese (LEDINGHAM [18—20], GUYTON [21—23]) als wesentlicher hypertoniepathogenetischer Faktor aufzutreten (vgl. Abb. 11 und 12).

Bereits LEDINGHAM [20] hat auf dieser Basis den pathogenetischen Mechanismus der essentiellen Hypertonie in Betracht gezogen. Zudem wird diese Vorstellung durch die Befunde erhärtet, daß nach verschiedenen Autoren (DE QUATTRO [516], ENGELMAN [517], LOUIS [518], JANUSZEWICZ [519]) bei essentiellen Hypertonikern die Plasmakatecholamine, speziell das NA [517, 518] und teilweise die Urinexkretion der Katecholamine bzw. ihrer Metabolite [519] erhöht sind. Darüber hinaus ist offensichtlich die Früh- bzw. labile Phase („borderline hypertension“) in Ruhe [12, 13] und besonders in Orthostase [6, 11, 13] durch erhöhte Katecholamine [11, 6, 12, 13] und PRA-Werte [6, 12, 14] bzw. reduzierte Dopamin-Exkretion im Urin [6] charakterisiert, wobei nach KÜCHEL u. a. [12] in Orthostase nur ein Teil der Patienten dieses biochemische Profil zeigen, während in Ruhe alle labilen Hypertoniker eine vermehrte Urinexkretion von Dopamin, NA, Homovanillinsäure und Na^+ aufweisen.

Ferner fanden KÜCHEL u. a. [6, 455, 520] mittels einer β-adrenergen Stimulation durch Isoproterenol-Infusion, daß im Vergleich zu Normalpersonen die β-adrenergen renalen Rezeptoren von labilen essentiellen Hypertonikern mit einer vermehrten PRA und Urin-Exkretion des cAMP reagierten. Darüber hinaus waren McCUBBIN u. a. [455] bzw. LARAGH [351] in der Lage, schon mit suppressorischen AII-Dosen bei Hunden infolge einer nachweislichen Na^+-Retention eine progressive Hypertonie zu entwickeln. Auf diese Weise würden nerval-relevante Faktoren der essentiellen Hypertonie durch einen „Renin-abhängigen“ Mechanismus unterstützt werden, der aufgrund zunehmender Na^+-Retention in einen „Na^+-TpW-abhängigen“ Typ wechseln könnte und so z. T. ein klinisches Gegenstück der experimentell-chronischen 2-KGH bzw. SHR darstellt.

Diese mögliche Na^+-Volumen-Expansion bzw. der damit verbundene potenzierende Effekt des Na^+ auf die Vasokonstriktion des AII oder NA bilden eine prägnante hypertone Basis im Modell von LEDINGHAM bzw. GUYTON und unterstreicht, daß auch für die essentielle Hypertonie-Pathogenese eine massive anhaltende Stimulation des RAAS keine notwendige Voraussetzung ist.

In der Tat fanden HARTRODT und BROSOWSKI (unveröff.) bei einem größeren Kollektiv essentieller Hypertoniker beiderlei Geschlechts nach der Schweregradeinteilung von NITSCHKOFF und BAUMANN [521], daß nur die Hypertonikergruppe vom Schweregrad I (HI) gegenüber Normalpersonen (NP) im Mittelwert der orthostatischen PRA[1]) einen signifikanten Anstieg zeigte (Abb. 14).

---

[1]) PRA $\triangleq$ ng AII-Äquivalent/ml Plasma/16 h-Inkubation (Methode: Rattenbiotest)

Entsprechende Befunde wurden von Schchwazabaja u. a. [8] publiziert, wobei der im Anfangsstadium arterieller Hypertoniker signifikant erhöhte Orthostase-Wert der PRA zudem mit einer überdurchschnittlichen Dopamin-Exkretion und im späteren Stadium mit einer verminderten Na^+-Exkretion im Urin korreliert war.

Hiernach ist die lediglich an einem größeren Patientengut erkennbare Steigerung der orthostatischen PRA nur bedingt zur Differentialdiagnose essentieller Hypertoniker geeignet, und eine individuelle Differenzierung in die jetzt üblichen Untergruppen [439] mit „high, normal und low" Renin zeigte, daß in der HI-Gruppe 25%, 68% und 7%,

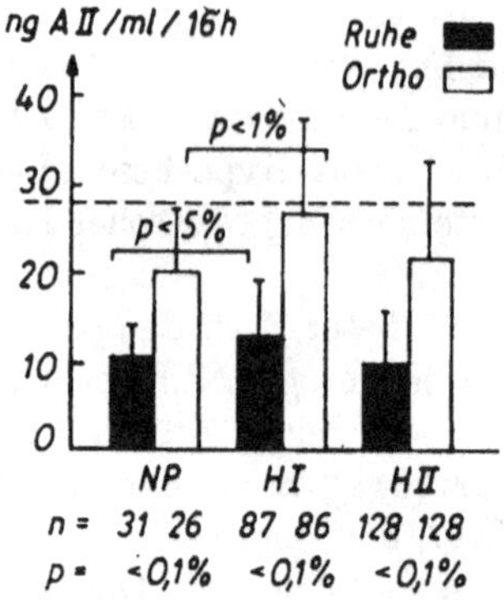

Abb. 14. Vergleich der Ruhe- und Orthostase-Werte der PRA zwischen Normalpersonen (NP) und essentiellen Hypertonikern der Schweregrade I und II (HI; HII); Ruhe ≙ liegende Position (8 Std.); Orthostase ≙ aufrechte Körperhaltung (Stehen, Laufen für 2—3 Std.)

dagegen in der HII-Gruppe 16%, 62% und 22% dieser Patienten vertreten waren (vgl. Abb. 16).

Diese Angaben stimmen mit der Literatur überein [444, 522, 523], wobei die „low renin"-Gruppe in der Größenordnung von 22% und mehr [523—527] angegeben und oft auch anderen Stimulationsverfahren mit Na^+-Entzug [528, 529] bzw. Diazoxid-Gabe [530] widersteht.

Augenblicklich wird die „low-renin"-Gruppe unter verschiedenen Gesichtspunkten als kausale Untergruppe der essentiellen Hypertonie [443, 444] angesehen, die sich therapeutisch mit Saluretika oder Spironolakton [444, 522, 523, 531] günstig beeinflussen läßt, aber auf β-Rezeptorblockade (Propranolol usw.) kaum mit einem Blutdruckabfall reagiert [13, 115, 456].

Auch die erfolglose Blutdrucksenkung mit AII-Antagonisten bzw. AI-CE-Hemmern [113, 114, 506] in Analogie zu Patienten mit Conn-Syndrom spricht eher für eine „Na^+-Volumen-abhängige" Hypertonie, der durchaus ein Hypermineralokortikoismus [533—535], speziell das 18-Hydroxy-11-desoxy-kortikosteron (18-OH-DOC) [534—536] zugrunde liegen könnte.

So berichteten bereits Woods u. a. [537] über ein vermehrt austauschbares Na^+ und einen signifikanten Blutdruckabfall nach Applikation von Aminoglutethimid (Hemmer der adrenalen Steroid-Biosynthese). Ferner wurde ein erhöhtes ECFV bei normalem Plasmavolumen [538], ein erhöhter Na^+-Einstrom in die Erythrozyten [539] und ein herabgesetztes Na^+/K^+-Verhältnis im Speichel [540] und Schweiß [539] beobachtet.

Obgleich frühere Befunde von Genest u. a. [541] über eine erhöhte Aldosteronexkretion bei essentiellen Hypertonikern einer Nachprüfung nicht Stand hielten, haben sich neuerdings besonders bei „low renin“-Patienten oft eine mangelhafte Stimulier- und Supprimierbarkeit der Aldosteronexkretion auf Na^+-Entzug bzw. Na^+-Belastung herausgestellt [542], die jedoch von Klumpp u. a. [543] im Plasma-Aldosteron nicht beobachtet wurde.

Unter diesen Aspekten sind bei einer Anzahl essentieller Hypertoniker mit „normal und low renin“ verschiedene Abnormalitäten im Elektrolyt-Wasser-Haushalt und RAAS zu erkennen, die mit einem „Na^+-Volumen-abhängigen“ Mechanismus in Einklang stehen. Dieser Mechanismus sollte sich aus der nervalen Stimulation des RAAS über renale β-adrenerge- bzw. Stretch-Rezeptoren entwickeln, wobei nach Genest [544, 545] die Na^+-Retention eine Perpetuierung der stabilen essentiellen Hypertonie unterstützt und die normalisierte bzw. herabgesetzte PRA eine suppressive Folge der anhaltenden Na^+-Retention bzw. Blutdruckerhöhung darstellt. Für diese adaptive Einstellung der PRA sprechen die Befunde von Klaus u. a. [546] bzw. Hartrodt, Baumann u. a. [547], wonach eine mangelhafte Stimulierbarkeit der PRA (low renin) auf Orthostase, Furosemid, Diazoxid usw. im Schweregrad I vergleichsweise weniger als im Schweregrad II auftrat (vgl. Abb. 16; 7,4% gegenüber 22%). Darüber hinaus sind nach Tobian [458] infolge der Na^+-Retention und Hypertoniedauer peripher- und renal-vaskuläre Schädigungen anzunehmen, die zur Steigerung des TPW und Blutdrucks beitragen und konsekutiv die Reninfreisetzung supprimieren.

So fanden Schalekamp u. a. [548, 549] bei essentiellen Hypertonikern eine negative Korrelation zwischen renalem Gefäßwiderstand und Plasmareninkonzentration. Auch Folkow (1971) [495] bzw. Sievertsson [550] konnten bei essentiellen Hypertonikern und SHR Verengungen der Arteriolen feststellen und Hallbäck u. a. [551] führten die erhöhte Vasokonstriktion der Aorten von SHR durch NA auf das erhöhte Wand/Lumen-Verhältnis zurück.

Ferner waren Bianchi u. a. [552] mit einem Unterstamm der Okamoto-Ratten und vor allem Dahl und Herne [553] mit ihrem „salt-sensitive“-Rattenstamm in der Lage, durch Transplantation von Nieren dieser SHR in Normalratten auch die Hypertonie zu übertragen, wobei simultan hierzu ein Anstieg im Blutvolumen und ECFV registriert werden konnte [554].

Damit scheinen verschiedene renale Faktoren im Hypertonie-Mechanismus der SHR und essentiellen Hypertonie eine anteilige Rolle zu spielen, die sich infolge der Na^+-Flüssigkeit-Retention mit konsekutiver Empfindlicheitssteigerung der renalen und peripheren Vaskulaturen auf AII bzw. NA sowie gewisser irreparabler vaskulärer Schädigungen hauptsächlich auf spätere Hypertoniestadien erstreckt.

Da bei SHR [555] und ebenfalls bei „low-renin“-Hypertonikern (Distler u. a. [556]; Schalekamp u. a. [557]) keine eindeutigen Erhöhungen im Plasmavolumen und Na^+-Status nachweisbar waren und trotzdem bei diesen Patienten verschiedene Diuretika den Blutdruck senkten bzw. nach Spironolakton die PRA anstieg [558, 559], könnte der Hochdruck und die reduzierte PRA möglicherweise auf einer speziellen Empfindlichkeit gegenüber Na^+ beruhen, wie das am genetischen „salt-sensitive“-Rattenstamm durch die Arbeitsgruppe von Dahl [560] beobachtet wurde.

Unter diesen Bedingungen steht offensichtlich die stimulierende Beziehung des sympathischen Nervensystems zur adrenergen, β-rezeptorischen Reninfreisetzung nicht mehr im Vordergrund des essentiellen Hypertonie-Pathomechanismus. So zeigte Bühler [561] an 315 essentiellen Hypertonikern mit zunehmenden Alter nicht nur einen Anstieg der „low-renin“-Gruppe, sondern darüber hinaus eine geringere antihypertensive Wirkung durch β-Blocker-Monotherapie. Obwohl auch Normalpersonen mit zunehmenden Alter eine verminderte orthostatische Reninstimulation aufweisen

[562], so scheint diese defekte sympathisch-nervale Stimulation der Reninfreisetzung bei „low-renin"-Hypertonikern ein Merkmal des Pathomechanismus zu sein, welches therapeutische Konsequenzen mit Saluretika (Thiazidpräparate) [531] und kaliumsparende Diuretika (Amilorid, Triamteren) erfordert [444] und auf der Annahme einer beeinträchtigten Sympathikusfunktion [563—565] bzw. Insuffizienz der renalen β-adrenergen Rezeptoren [455, 522, 566] beruht.

Für die Relevanz veränderter β-Rezeptoren existieren jetzt verschiedene nachdrückliche Befunde. So zeigten „low-renin"-Hypertoniker nach exogener adrenerger Stimulation mit Isoprenalin [564] bzw. NA [558] nur einen verminderten Reninanstieg. Außerdem fanden Bertel und Bühler [567] bei Normalpersonen und essentiellen Hypertonikern mit steigendem Alter eine gewisse Zunahme der basalen NA-Plasmakonzentration, aber im gleichen Zusammenhang eine stetige Abnahme der β-Rezeptoren-Responsibilität gegenüber dem β-adrenergen Stimulator Isoproterenol.

Damit ergaben sich Anhaltspunkte, daß bei essentiellen Hypertonikern mit zunehmendem Alter und Schweregrad im Hypertonie-Pathomechanismus der vasokonstriktive NA-Effekt an den α-adrenergen Rezeptoren überwiegt und die Insuffizienz der β-Rezeptoren für das vermehrte Auftreten von „low-renin"-Patienten verantwortlich ist.

Demgegenüber bestehen bei „high-renin"-Hypertonikern eindeutige hypertoniespezifische Beziehungen zwischen dem sympathischen System und dem RAAS, da nach Applikation von SQ 20881 oder Saralasin sofort eine Blutdrucksenkung eintritt [505, 506, 568, 569]. Auch eine erfolgreiche blutdrucksenkende Therapie mit β-Blockern [456] spricht für ein sympathisch-aktiviertes RAAS und seine Beteiligung am Hochdruck-Mechanismus. Der retrospektive Nachweis von Brunner u. a. [526] über vermehrte Infarkthäufigkeit (Herz, Niere) bzw. Schlaganfälle (Hirn) bei essentiellen Hypertonikern mit „high und normal renin" infolge der möglichen vaskulotoxischen Renin-AII-Effekte [570—575] konnte von anderen Untersuchern nicht bestätigt werden [573 bis 575].

Innerhalb der Hauptgruppe der essentiellen Hypertoniker mit „normal renin" verläuft die Quantifizierung des hypertonie-spezifischen Beitrags des sympathischen Systems und des RAAS entschieden problematischer. Zwar erbrachte die Analyse der Plasma-Katecholamine mit einer empfindlichen Doppelisotopen-Derivat-Methode nach Engelman u. a. [576] (1968) im Mittel erhöhte Werte (Engelman [517], Quattro [516, 577], Louis [518]), jedoch traten hierbei relativ breite Überlappungen der Werte auf, so daß dieser keineswegs konstant erhöhte basale Katecholamin-Spiegel mit einer meistens im Normbereich gefundenen Urinexkretion der Katecholamine [519, 578] übereinstimmte. Auch die Applikation von SQ 20881 oder Saralasin ergab bei „normal renin"-Hypertonikern keinen Hinweis auf einen vordergründigen „Renin-abhängigen"-Mechanismus und erst nach einem zusätzlichen Na^+-Entzug zeigte eine positive Blutdrucksenkung mit diesen Pharmaka [506, 568], daß das RAAS innerhalb eines „Na^+-Volumen-abhängigen"-Mechanismus am essentiellen Hypertonie-Pathomechanismus beteiligt ist.

Darüber hinaus lassen verstärkte Blutdrucksenkungen bei essentiellen Hypertonikern nach sympathischer Blockade (zentral; Ganglion) vermuten, daß bei normalem sympathischen Tonus der Stimulationsgrad der kardiovaskulären adrenergen Rezeptoren erhöht ist und wahrscheinlich die Arteriolen essentieller Hypertoniker auf pressorische Stimuli mit einer überreaktiven Widerstandserhöhung reagieren [579, 580].

Diese pressorische Sensibilisierung konnten Philipp u. a. [581] dahingehend bestätigen, daß Normalpersonen auf exogen appliziertes NA (NA-Test) eine enge inverse

Beziehung zwischen vorhandenem NA-Spiegel und pressorischer NA-Wirkung zeigten, wogegen essentielle Hypertoniker mit normalem NA-Spiegel auf NA blutdruckempfindlicher reagierten und selbst bei höheren NA-Spiegeln keine adäquat erniedrigte pressorische NA-Wirkung wie die Normalpersonen aufwiesen.

Eine ähnliche blutdruckregulative Störung fanden Hartrodt u. a. [321] im AII-Infusionstest, wobei entgegen der Kaplan-Theorie essentielle Hypertoniker I mit erhöhter PRA eine empfindlichere Blutdruck-Antwort zeigten.

Anhand dieser inadäquaten Sensibilität vaskulärer Rezeptoren auf die pressorischen Stimuli NA und AII scheint die Aktivierung des sympathisch-adrenalen Systems und RAAS bei psychischen und physischen Belastungen von wesentlicher ursächlicher Bedeutung für den Hypertonie-Pathomechanismus zu sein und die PRA sollte besonders in den Frühformen der essentiellen Hypertonie einen Index der sympathischen Überaktivierung darstellen [569, 582].

Diese Beziehung tritt nach Küchel u. a. [6, 12, 455] in Orthostase und im „cold-pressor"-Test [457b, 583] sowie nach Hartrodt, Baumann u. a. [584, 547] gleichfalls unter einem definierten, 15 min dauernden Rechenstress (Multiplikation zweistelliger Zahlen im Kopf) deutlich in Erscheinung (Abb. 15) (vgl. auch Kapitel R. Baumann).

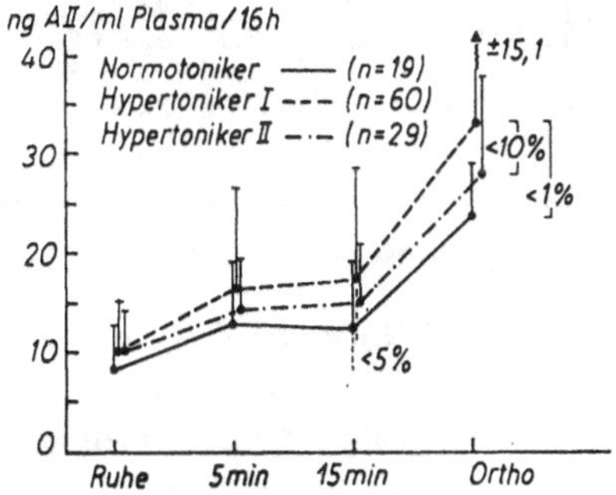

Abb. 15. Vergleich der Anstiege der PRA bei Normalpersonen, Hypertonikern I und Hypertonikern II unter einem 15 Min-Rechenstress in liegender Position (Klinostase) mit anschließender orthostatischer Stimulation (2 Std.)

Unter diesen Bedingungen zeigte sich, daß die ähnlichen Basalwerte der PRA (6 bis 8 Std. Bettruhe) der HI, HII und Normalpersonen bei den HI am deutlichsten anstiegen. Während eine anschließende Erholungsphase von ungefähr 105 min im Liegen (nicht dargestellt) keine wesentlichen Veränderungen erbrachte, führte eine nachfolgend 2 Std.-Orthostase besonders bei den HI zu einer exzessiven Steigerung der PRA.

Diese markante orthostatische Reninmobilisation beim größten Teil der HI und einem Teil der HII im Vergleich zu den Normalpersonen sollte eine nachhaltige maladaptive Wirkung des sympathisch-adrenalen Systems reflektieren, welches induktiv oder summarisch die nervale Komponente [435, 585] der orthostatischen Renin-Stimulation vergrößern könnte und eine weitere Abnormalität mit hypertoniespezifischer Bedeutung darstellt. Die übernormale Reaktion der PRA auf die Kombination von Rechenstress und Orthostase bietet zudem einen wertvollen Ansatz für einen biochemischen Screening essentieller Hypertoniker (Abb. 16).

Anhand der Differenzierung der orthostatischen PRA in > 27 ng AII (schwarze Areale), Normbereich (20 ± 7 ng AII; helle Areale) und < 13 ng AII (schraffierte Areale) stieg der normale Anteil der HI mit 25% „high renin" unter dem Doppelstress auf 60% und bei den HII von 15,5% auf 34,5% an. Während die Normotoniker in keinem Fall die obere Normgrenze der PRA überschritten, verringerte sich überraschend durch dieses Stimulationsverfahren auch der Anteil der „low renin"-Patienten in beiden Hypertoniestadien.

Eine ähnliche Überreaktivität im Blutdruck und in der Urinexkretion der Katecholamine fand bereits NESTEL [586] bei jungen essentiellen Hypertonikern unter einem Rechenstress.

Auch der von SKRABAL (1975) [587] beschriebene Differenzierungs-Test von essentiellen und renalen Hypertonikern mittels d,l-Propranolol-Applikation betont nachdrücklich den dominanten β-rezeptorischen Einfluß des sympathisch-adrenalen Systems

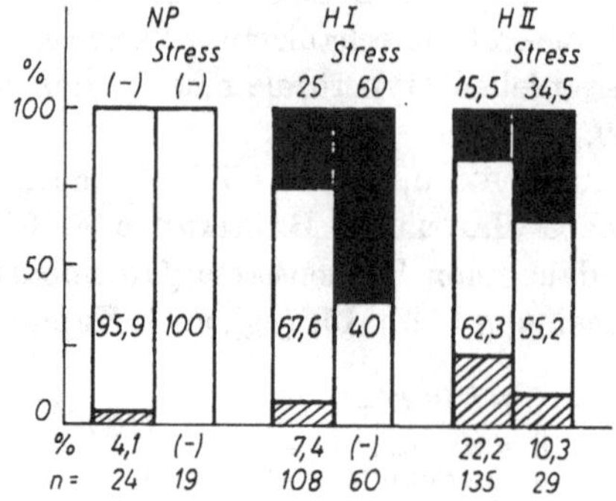

Abb. 16. Prozentuale Anteile von „high ■, normal □ und low ▨ renin"-Hypertonikern in den Schweregraden I und II sowie deren Verschiebung unter einem psycho-emotionalen Stress (Rechenstress + Orthostase)

auf die basale Reninsekretion, da nur Normotoniker und essentielle Hypertoniker einen deutlichen Abfall der PRA bis zu 47% zeigten und somit bei renalen Hypertonikern andere intrarenale und hämodynamische Mechanismen der Reninsekretion vorherrschen sollten.

Darüber hinaus existieren für physische Belastungen (Ergometrie, Handergometer, usw.) verschiedene Hinweise [457a, 457b, 581, 588, 589], daß bei essentiellen Hypertonikern die PRA und Katecholamine übermäßig ansteigen und BERTEL und BÜHLER [567] stellten sogar eine altersdifferenzierte Zunahme der plasmatischen NA-Konzentration fest (Tab. 5).

Im Zusammenhang aller Ergebnisse läßt sich interpretieren, daß bereits in der Initialphase der essentiellen Hypertonie eine gesteigerte sympathische Aktivität in Verbindung mit einer Aktivierung des RAAS auftreten kann, die besonders bei physischen und nach den Untersuchungen von BAUMANN u. a. [1] bzw. HARTRODT, BAUMANN u. a. (584, 547) auch unter psycho-emotionalen Belastungen ausgeprägt ist.

Tabelle 5

Das Verhalten des plasmatischen NA bei ess. Hypertonikern nach ergometrischer Belastung und seine altersabhängige Differenzierung (n. PHILIPP u. a., 1977 [581]) bzw. BERTEL u. BÜHLER, 1977 [567]).

	Basalwert (pg/ml)	Ergometer-Belastung	< 35 Jahre	35–50 Jahre	> 50 Jahre
Normotoniker	173 ± 44	563 ± 301	–	–	–
[581] ess. Hypertoniker	217 ± 73	1213 ± 558	–	–	–
[567] ess. Hypertoniker	308 ± 268	1393 ± 117	1092 ± 342	1326 ± 146	1731 ± 683

Zudem sollte die von BERTEL und BÜHLER [567] selbst bei älteren essentiellen Hypertonikern gefundene stressempfindliche erhöhte Sympathikus-Aktivität (vgl. Tab. 5) infolge der mit dem Alter und höherem Blutdruck abnehmende Sensibilität der β-adrenergen Rezeptoren („low renin"-Phase) zu einem Überwiegen der α-adrenorezeptorischen Vasokonstriktion (Widerstandshochdruck) führen. Dieser Status wird durch das konstant gestörte Verhältnis der plasmatischen NA-Konzentration zum pressorischen NA-Effekt bzw. den vom RAAS induzierten „Na^+-Volumen abhängigen"-Mechanismus im Sinne der Vasokonstriktions-Volumen-Hochdruck-Hypothesen von LARAGH bzw. LEDINGHAM oder GUYTON hinreichend gefördert und durch die simultan zunehmenden Alterationen der Gefäßstrukturen unterstützt. Die überwiegend „normale" Na^+-Volumen-Bilanz bei essentiellen Hypertonikern [532] muß hierbei im Sinne der GUYTONschen Druckbeziehung dennoch als hypertonierelevante Störung mit zu geringer Na^+-Volumen-Exkretion angesehen werden.

Literatur

1. BAUMANN, R.: Theoretische und klinische Aspekte der zerebro-viszeralen Regulationskrankheit arterielle essentielle Hypertonie. I. und II. Mittl. Dtsch. Ges.wesen **29** (1974), 673—76 u. 721—33
2. LARAGH, J. H.: Renin, angiotensin, aldosterone and humoral regulation of arterial pressure and salt balance. Fedn. Proc. **26** (1967), 39
3. WERNING, C. und W. SIEGENTHALER: Das Renin-Angiotensin-Aldosteron-System in pathophysiologischer Sicht. Klin. Wschr. **47** (1969), 1247—55
4. MEURER, K. A.: Die Bedeutung des sympathico-adrenalen Systems für die Reninfreisetzung. Klin. Wschr. **49** (1971), 1001
5. HARTRODT, W., K. H. BROSOWSKI und R. BAUMANN: Ein Beitrag zur Beziehung zwischen Renin-Angiotensin-Aldosteron-System und ZNS bei der Hypertoniegenese. Dtsch. Ges.wesen **26** (1971), 237—43
6. KUCHEL, O., J. L. CUCHE, P. HAMET, R. BOUCHER, A. BARBEAU und J. GENEST: The relationship between adrenergic nervous system and renin in labile hyperkinetic hypertension. In: Hypertension 1972 (eds. J. GENEST u. E. KOIW). Springer-Verlag, Berlin—Heidelberg—New York 1972, S. 118—25
7. STARKE, K.: Beziehungen zwischen dem Renin-Angiotensin-System und dem vegetativen Nervensystem. Klin. Wschr. **50** (1972), 1069—81
8. SCHCHWAZABAJA, I. K., YU. A. SEREBROVSKAJA, O. N. LUKIJANOVA, Z. M. KISELEVA und I. A. UCHITEL: Activity of renin in the blood plasma of patients with arterial hypertension. Kardiologija **1973** (2), 59
9. GILDENBERG, P. L.: Site of angiotensin vasopressor activity in the brain stem. Fedn. Proc. **30** (1973), 432
10. DAVIS, J. O. und R. H. FREEMAN: Mechanisms regulating renin release. Physiol. Rev. **56** (1976), 1—56
11. STURM, A.: Hypertonie und erhöhte Katecholaminausscheidung. Arch. Kreisl.-Forsch. **51** (1966), 103
12. KUCHEL, O., J. L. CUCHE, P. HAMET, G. TOLIS, F. H. MESSERLI, A. BARBEAU, R. BOUCHER und J. GENEST: Labile (borderline) hypertension; new aspects of a common disorder. Angiology **26** (1975), 619—31
13. LOHMANN, F. W., Th. DISSMANN, R. GOTZEN und M. MOLZAHN: Der Funktionszustand des sympathico-adrenalen Systems bei essentieller Hypertonie. Dtsch. Med. Wschr. **98** (1973), 1539—41
14. WERNING, C., N. FISCHER, E. KAIP, D. STIEL, G. K. TRÜBESTEIN und H. VETTER: Erhöhte Reninstimulation nach Orthostase bei labiler oder Grenzwerthypertonie. Dtsch. Med. Wschr. **97** (1972), 1038—39

15. LUNDGREN, Y.: Adaptive changes of cardiovascular design in spontaneous and renal hypertension. Acta physiol. scand. Suppl. **408** (1974)
16. WALLACE, J. M.: Hemodynamic lesions in hypertension. Amer. J. Cardiology **36** (1976), 670–84
17. JULIUS, S., und M. ESLER: Autonomic nervous cardiovascular regulation in borderline hypertension. Amer. J. Cardiology **36** (1976), 685–96
18. LEDINGHAM, J. M., und R. D. COHEN: Circulatory changes during the reversal of experimental hypertension. Clin. Sci. **22** (1962), 69
19. LEDINGHAM, J. M., und R. D. COHEN: Changes in extracellular fluid volume and cardiac output during the development of experimental renal hypertension. Canad. Med. Ass. J. **90** (1964), 292
20. LEDINGHAM, J. M.: Ätiologie und Pathogenese der Hypertonie. Internist **15** (1974), 114–23
21. GUYTON, A. C., und T. G. COLEMAN: Quantitative analysis of the pathopysiology of hypertension. Circulat. Res. **24/25** (Suppl. I) (1969), 1–19
22. GUYTON, A. C., T. G. COLEMAN, A. W. COWLEY, K. W. SCHEEL, R. D. MANNING and R. A. NORMAN: Arterial pressure regulation. Amer. J. Med. **52** (1972), 584–94
23. GUYTON, A. C., T. G. COLEMAN, A. W. COWLEY u. a.: A system analysis approach to understanding long-range arterial blood pressure control and hypertension. Circulat. Res. **35** (1974), 159–76
24. FOLKOW, B., G. GRUMBY und O. THULESIUS: Adaptive structural changes of the vascular wall in hypertension and their relationship to control of the peripheral resistance. Acta Physiol. Scand. **44** (1958), 255–72
25. SIVERTSON, R.: The hemodynamic importance of structural vascular changes in essential hypertension. Acta Physiol. Scand. **79** (1970), Suppl. **343**, 3–56
26. LARAGH, J. H.: Vasoconstrictor-volume analysis for understanding and treating hypertension; the use of renin and aldosterone profiles. Amer. J. Med. **55** (1973), 261–74
27. LARAGH, J. H., und F. R. BÜHLER: Propranolol, renin and hypertension; a review. Postgrad. Med. J. **52** (Suppl. 4) (1976), 109–15
28. KORNER, P. I., M. J. WEST, J. SHAW u. a.: „Stady state“ properties of the baroreceptor-heart rate reflex in essential hypertension in man. Clin. Exp. Pharmacol. Physiol. **1** (1974), 65–76
29. FROHLICH, E. D., R. C. TARAZI und H. P. DUSTAN: Clinical-physiological correlation in the development of hypertensive heart disease. Circulation **44** (1971), 446–55
30. TIGERSTEDT, R., und P. G. BERGMAN: Niere und Kreislauf. Scand. Arch. Physiol. **8** (1898), 223–71
31. HESSEL, G.: Über das Renin. Ein experimenteller Beitrag zur Pathogenese des renalen Hochdrucks. Arch. Exp. Path. Pharmakol. **190** (1938), 180
32. PICKERING, G. W., und M. PRINZMETAL: Some observations on renin, a pressor substance contained in normal kidney, together with a method for its biological assay. Clin. Sci. **3** (1938), 211
33. GOLDBLATT, H., J. LYNCH, R. F. HANZAL und W. W. SUMMERVILLE: Studies in experimental hypertension. I. The production of persistent elevation of systolic pressure by means of renal ischemia. J. Exp. Med. **59** (1934), 347–79
34. WILSON, C., und F. R. BYROM: Renal changes in malignant hypertension. Lancet I (1939), 136
35. GOLDBLATT, H.: Studies on experimental hypertension due to renal ischemia. Ann. Intern. Med. **69** (1937), 11
36. BERMAN, L. B.: The Goldblatt kidney. Arch. Intern. Med. **128** (1971), 306–08
37. FEKETE, A., und E. TARJAN: Renal hypertension induced by a new procedure in the rat. Acta Med. Acad. Sci. hung. **30** (1973), 177–84
38. FEKETE, A., P. MEZES und L. TOTH: Plasma, blood and total water volume in experimental renal hypertension in the rat. Acta Med. Acad. Sci. hung. **30** (1973), 185–91
39. DE CARVALHO, I. F.: Studies on the kinin-forming enzyme (kininogenin) of rat kidney. In: Kidney Hormones (ed. J. W. FISHER). Acad. Press, London–New York 1971, S. 585–601

40. Muirhead, E. E., B. E. Leach, L. W. Byers, B. Brooks, E. G. Daniels und J. W. Hinman: Antihypertensive neutral renomedullary lipids (ANRL). In: Kidney Hormones (ed. J. W. Fisher). Acad. Press, London—New York 1971, S. 485—506
41. Gross, F.: Renin stores in the kidney and plasma renin activity. In: Kidney Hormones (ed. J. W. Fisher). Acad. Press, London—New York 1971, S. 93—116
42. Goormaghtigh, N.: La présence de cellules endocrines dans le paroi des artérioles du rein et leur comportement dans l'ischémie renale. C. R. Soc. Biol. (Paris) **132** (1939), 465
43. Goormaghtigh, N.: Existence of an endocrine gland in the media of the renal arterioles. Proc. Soc. Exp. Biol. Med. **42** (1939), 688—89
44. Thurau, H., und J. Schnermann: Die Natriumkonzentration an den Macula densa-Zellen als regulierender Faktor für das Glomerulumfiltrat (Mikropunktionsversuche). Klin. Wschr. **43** (1965), 410—13
45. Tobian, L.: Sodium, renal arterial distension and the juxtaglomerular apparatus. Canad. Med. Ass. J. **90** (1964), 160—62
46. Vander, A. J., und R. Miller: Control of renin secretion in the dog. Amer. J. Physiol. **207** (1964), 537—45
47. Peart, W. S.: Renin-angiotensin system in hypertensive disease. In: Kidney Hormones (ed. J. W. Fisher). Acad. Press, London—New York 1971, S. 217
48. Gross, F., u. a.: Renin content of kidneys (Chapter 4); Pharmacology of angiotensin (Chapter 5). In: Renal Hypertension (eds. I. H. Page u. J. W. McCubbin). Year book med. Publishers, Inc., Chicago 1968, S. 118—133 bzw. 134—159
49. Barajas, L.: The innervation of juxtaglomerular apparatus. Lab. Invest. **13** (1964), 916—29
50. Müller, J., und L. Barajas: Electron microscopic and histochemical evidence for a tubular innervation in the renal cortex of the monkey. J. Ultrastruct. Res. **41** (1972), 533—49
51. Barajas, L.: Anatomical considerations in the control of renin secretion. In: Control of renin secretion (ed. T. A. Assaykeen). Advances exp. Med. Biol. **17** (1972), 1—16; Plenum Press, New York—London 1972
52. Hartroft, P. M.: Electron microscopy of nerve endings associated with juxtaglomerular cells and macula densa. Lab. Invest. **15** (1966), 1127—28
53. Wägermark, J., U. Ungerstedt and A. Ljungqvist: Sympathetic innervation of the juxtaglomerular cells in the kidney. Circulat. Res. **22** (1968), 142—53
54. Gomba, Sz., W. Bostelmann, V. Szokoly und M. B. Soltész: Histochemische Untersuchung der adrenergen Innervation des juxtaglomerulären Apparates. Acta biol. med. germ. **22** (1969), 387—92
55. Silverman, A. J., and L. Barajas: Effect of reserpin on the juxtaglomerular granular cells and renal nerves. Lab. Invest. **30** (1974), 723—31
56. Nairn, R. C., K. B. Fraser and C. S. Chadnik: The histological localisation of renin with fluorescent antibody. Brit. J. Exp. Path. **40** (1959), 155
57. Hartroft, P. M., L. E. Sutherland and W. S. Hartroft: Juxtaglomerular cells as the source of renin; further studies with the fluorescent antibody technique and the effect of passive transfer of antirenin. Canad. Med. Ass. J. **90** (1964), 163—66
58. Hartroft, P. M., and W. S. Hartroft: Studies on renal juxtaglomerular cells. I. Variations produced by sodium chloride and desoxycorticosterone acetate. J. Exp. Med. **97** (1953), 415—28
59. Cook, W. F.: Cellular localisation of renin. In: Kidney Hormones (ed. J. W. Fisher). Acad. Press, London—New York 1971, 117—128
60. Wegmann, W.: Der juxtaglomeruläre Apparat der Niere bei primärem und sekundärem Hyperaldosteronismus. Virchows Arch. Abt. A **349** (1970), 21
61. Nakada, T., G. Momose, T. Yoshida, Y. Tateno, H. Shigematsu and T. Saito: Renin-angiotensin-aldosterone system of a women with Bartter's syndrom; juxtaglomerular cell hyperplasia without hypertension. J. Urology **112** (1974), 293—98
62. Dembowski, J., D. Gekle, W. Thoenes und H. Wernze: Hyperreninämie und Hypertrophie des juxtaglomerulären Apparates bei familiärem Diabetes insipidus renalis. Klin. Wschr. **51** (1973), 1159—63

63. HESS, R., und D. REGOLI: Correlation of enzymatic activity of the juxtaglomerular complex with renin content in renal hypertensive rats. Brit. J. Exp. Path. **45** (1964), 666
64. SCHNEIDER, U., W. THOENES und H. WERNZE: Morphologische Untersuchungen an der Macula densa und granulierten juxtaglomerulären Zellen der Rattenniere bei experimentellem Drosselungshochdruck. Klin. Wschr. 48 (1971), 1463–64
65. BOHLE, u. a.: Referiert in: Renin-Angiotensin-Aldosteron-System und Pharmaka. Int. Klausurgespräch Titisee, Schwarzwald 1970. Med. Welt **21** (1970), 1631–50
66. TOBIAN, L.: Sodium, renal arterial distension and the juxtaglomerular apparatus. Canad. Med. Ass. J. **90** (1964), 160–62
67. BRAUN-MENÉNDEZ, E., J. C. FASCIOLO, L. F. LELOIR und J. M. MUNOZ: The substance causing renal hypertension. J. Physiol. **98** (1940), 283
68. FASCIOLO, J. C.: The story of hypertensin. Acta physiol. latino-amer. **24** (1974), 11–13
69. PAGE, I. H., und O. M. HELMER: A crystalline pressor substance (angiotonin) resulting from the reaction between renin and renin activator. J. Exp. Med. **71** (1940), 29
70. PAGE, I. H.: The story of angiotonin. Acta physiol. latino-amer. **24** (1974), 15–17
71. SKEGGS, L. T., W. H. MARSH, R. J. KAHN und N. P. SHUMWAY: The purification of hypertensin I. J. Exp. Med. **100** (1954), 363
72. SKEGGS, L. T., W. H. MARSH, J. R. KAHN und N. P. SHUMWAY: Amino acid composition and electrophoretic properties of hypertensin I. J. Exp. Med. **102** (1955), 435
73. SKEGGS, L. T., W. H. MARSH, J. R. KAHN and N. P. SHUMWAY: The existence of two formes of hypertensin. J. Exp. Med. **99** (1954), 275
74. LENTZ, K. E., L. T. SKEGGS, K. R. WOODS, J. R. KAHN and N. P. SHUMWAY: The amino acid composition of hypertensin II and its biochemical relationship to hypertensin I. J. Exp. Med. **104** (1956), 183
75. NASJLETTI, A., und G. M. C. MASSON: Studies on angiotensinogen formation in a liver perfusion system. Circulat. Res. **30/31** (Suppl. II) (1972), 187
76. SKEGGS, L. T., K. E. LENTZ, H. HOCHSTRASSER und J. R. KAHN: The purification and partial characterization of several forms of hog renin substrate. J. Exp. Med. **118** (1963), 73
77. SKEGGS, L. T., J. R. KAHN, K. E. LENTZ und N. P. SHUMWAY: The preparation, purification, and amino acid sequence of a polypeptide renin substrate. J. Exp. Med. **106** (1957), 439
78. SKEGGS, L. T., K. E. LENTZ, J. R. KAHN und N. P. SHUMWAY: The synthesis of a tetradecapeptide renin substrate. J. Exp. Med. **108** (1958), 283
79. SKEGGS, L. T., K. E. LENTZ, N. P. SHUMWAY und K. R. WOODS: The amino acid sequence of hypertensin II. J. Exp. Med. **104** (1956), 193
80. BUMPUS, F. M., H. SCHWARZ und I. H. PAGE: Synthesis and pharmacology of the octapeptide angiotonin. Science **125** (1957), 886
81. ARAKAWA, K., and M. NAKAMURA: Studies on human angiotensin. Circulat. Res. **20/21** (Suppl. II) (1967), 101
82. ELLIOT, D. F., und W. S. PEART: The amino acid sequence in a hypertensin. Biochem. J. **65** (1957), 246
83. RITTEL, W. B., B. ISELIN, H. KAPPELER, B. RINIKER und R. SCHWYZER: Synthese eines hochwirksamen Hypertensin II-amids. Helv. chim. Acta **40** (1957), 614
84. SCHWARZ, H., F. M. BUMPUS and I. H. PAGE: Synthesis of a biological active octapeptide similar to natural isoleucine angiotonin octapeptid. J. Amer. chem. Soc. **79** (1957), 5697
85. LARAGH, J. H., M. ANGERS, W. G. KELLY and S. LIEBERMAN: Hypotensive agents and pressor substances. The effect of epinephrine, norepinephrine, angiotensin II and others on the secretory rate of aldosterone in man. J. Amer. Med. Ass. **174** (1960), 234–40
86. GENEST, J., W. NOWACZYNSKI, E. KOIW, T. SANDOR und P. BIRON: Nebennierenrindenfunktion bei essentieller Hypertonie. Essentielle Hypertonie; ein Intern. Symposium. Springer-Verlag, Berlin–Göttingen–Heidelberg 1960, S. 143–64
87. DAVIS, J. O., C. C. J. CARPENTER, C. R. AYERS, J. H. HOLMAN and R. C. BAHN: Evidence for secretion of an aldosterone-stimulating hormone by the kidney. J. Clin. Invest. **40** (1961), 684
88. GANONG, W. F., and P. J. MULROW: Evidence of secretion of an aldosterone-stimulating hormone by the kidney. Nature (L), **190** (1961), 115

89. Gross, F.: Renin und Hypertensin, physiologische oder pathologische Wirkstoffe? Klin. Wschr. **36** (1958), 693–706
90. Blair-West, J. R., J. P. Coghlan, D. A. Denton, J. W. Funder, B. A. Scoggins and R. D. Wright: The effect of the heptapeptide (2–8) and hexapeptide (3–8) fragments of angiotensin II on aldosteron secretion. J. Clin. Endocr. Metab. **32** (1971), 575
91. Campbell, W., S. N. Brooks and W. A. Pettinger: Angiotensin II- and angiotensin III-induced aldosterone release in vivo in the rat. Science **184** (1974), 994
92. Goodfriend, T. L., and M. J. Peach: Angiotensin III: (des-aspartic acid)-angiotensin II. Evidence and speculation for its role as an important agonist in the renin-angiotensin system. Circulat. Res. **36/37** (Suppl. I) (1975), 38
93. Freeman, R. H., J. O. Davis and T. E. Lohmeier: Des-1-asp-angiotensin II. Possible intrarenal role in homeostasis in the dog. Circulat. Res. **37** (1975), 30
94. Campbell, W. B., J. M. Schmitz and H. D. Itskovitz: (Des-Asp[1]) angiotensin I; A study of its pressor and steroidgenic activities in conscious rats. Endocrinology **100** (1977), 46–51
95. Semple, P. F., A. S. Boyd, P. M. Dawes and J. J. Morton: Angiotensin II and its heptapeptide (2–8), hexapeptide (3–8), and pentapeptide (4–8) metabolites in arterial and venous blood of man. Circulat. Res. **39** (1976), 671
96. Kono, T., F. Oseko, S. Shimpo, M. Nanno and J. Endo: Biological activity of Des-Asp[1]-angiotensin II (angiotensin III) in man. J. Clin. Endocr. Metab. **41** (1975), 1174
97. Ng, K. K. F., and J. R. Vane: Conversion of angiotensin I to angiotensin II. Nature (L) **216** (1967), 762
98. Ng, K. K. F., and J. R. Vane: Some properties of angiotensin converting enzyme in the lung in vivo. Nature (L) **225** (1970), 1142
99. Ferreira, S. H., D. C. Bartelt and L. J. Greene: Isolation of bradykinin-potentiating peptides from Bothrops jararaca venom. Biochemistry **9** (1970), 2583
100. Wakerlin, G. E.: Antibodies to renin as proof of the pathogenesis of sustained renal hypertension. Circulation **17** (1958), 653
101. Deodar, S. D., E. Haas and H. Goldblatt: Production of antirenin to homologous renin and its effect on experimental renal hypertension. J. Exp. Med. **119** (1969), 425
102. Frank, M. H.: Renin in experimental renal hypertension in monkeys. Circulat. Res. **12** (1963), 241
103. Hill, R. W., J. E. Chester and P. E. Wisenbaugh: The effect of intravenous antirenin injection on chronic experimental and acute renininduced hypertension in dogs. Lab. Invest. **22** (1970), 404
104. Khosla, M. C., R. A. Leese, W. L. Maloy, T. T. Ferreira, R. R. Smeby and F. M. Bumpus: Synthesis of some analogs of angiotensin II as specific antagonists of the parent hormone. J. med. Chem. **15** (1972), 792
105. Pals, D. T., F. D. Masucci, G. S. Denning jr., F. Sipos and D. C. Fessler: Role of the pressor action of angiotensin II in experimental hypertension. Circulat. Res. **29** (1971), 673
106. Carretero, O. A., P. Kuk, S. Piwonska, J. A. Houle and M. Marin-Grez: Role of the renin-angiotensin system in the pathogenesis of severe hypertension in rats. Circulat. Res. **29** (1971), 654
107. Krieger, E. M., H. C. Salgado, C. J. Assan, L. J. Greene and S. H. Ferreira: Potential screening test for detection of overactivity of renin angiotensin system. Lancet I (1971), 269
108. Brunner, H., J. D. Kirshman, J. E. Sealey and J. H. Laragh: Hypertension of renal origin; evidence for two different mechanisms. Science **174** (1971), 1344
109. Engel, S. L., T. R. Schaeffer, M. H. Waugh and B. Rubin: Effects of the nonapeptide SQ 20881 on blood pressure of rats with experimental renovascular hypertension. Proc. Soc. Exp. Biol. Med. **143** (1973), 483
110. Bumpus, F. M., S. Sen, R. R. Smeby, C. Sweet, C. M. Ferrario and M. C. Kohsla: Use of angiotensin II antagonists in experimental hypertension. Circulat. Res. **32/33** (Suppl. I) (1973), 150
111. Bing, J., and K. Nielson: Role of the renin system in normo- and hypertension. Acta Pathol. Microbiol. Scand. **81** A(1973), 254

112. GAVRAS, H., H. R. BRUNNER, E. D. VAUGHAN jr. and J. H. LARAGH: Angiotensin-sodium interaction in blood pressure maintenance of renal hypertensive and normotensive rats. Science **180** (1973), 1369
113. BRUNNER, H. R., H. GAVRAS, J. H. LARAGH and R. KEENAN: Hypertension in man. Exposure of the renin and sodium components using angiotensin II blockade. Circulat. Res. **34/35** (Suppl. I) (1974), 35
114. BRUNNER, H. R., and H. GAVRAS: The role of renin and sodium in high blood pressure regulation. In: Pathophysiology and Management of arterial Hypertension (eds. G. BERGLUND, L. HANSON u. L. WÖRK). Proc. Conf. Copenhagen, 1975, S. 32–42
115. LARAGH, J. H., and F. R. BÜHLER: Propranolol, renin and hypertension; a review. Postgrad. Med. J. **52** (Suppl. 4) (1976), 109–15
116. HABER, E.: The role of renin in normal and pathological cardiovascular homeostasis. Circulation **54** (1976), 849–61
117. EGGENA, P., and M. P. SAMBHI: Partial purification and characterization of human angiotensinogen. In: Mechanisms of Hypertension. (ed. M. P. SAMBHI). Excerpta Medica Amsterdam, Amer. Elsevier Publ. Co., Inc. New York 1973, S. 232–37
118. LEE, H. J., and I. B. WILSON: On the structure of renin substrate. Biochim. Biophys. Acta **243** (1971), 530
119. SKEGGS, L. T., K. E. LENTZ, J. R. KAHN and H. HOCHSTRASSER: Kinetics of the reaction of renin with nine synthetic peptide substrates. J. Exp. Med. **128** (1968), 13
120. SKEGGS, L. T., F. E. DORER, J. R. KAHN, K. E. LENTZ and M. LEVINE: The biochemistry of the renin-angiotensin system and its role in hypertension. Amer. J. Med. **60**, (1976), 737–48
121. POULSEN, K., J. BURTON and E. HABER: Competitive inhibitors of renin. Biochemistry **12** (1973), 3877
122. BURTON, J., K. POULSEN and E. HABER: Competitive inhibitors of renin; inhibitors effective at physiological pH. Biochemistry **14** (1975), 3892
123. SMEBY, R. R., S. SEN and F. M. BUMPUS: A naturally occuring renin inhibitor. Circulat. Res. **21** (Suppl. II) (1967), 129–34
124. UMEZAWA, H., T. AOYAGI, H. MORISHIMA, M. MATSUZAKI, H. HAMADA and T. TAKEUCHI: Pepstatin, a new pepsin inhibitor produced by actinomycetes. J. Antibiol. **23** (1970), 259
125. GAM GUYENE, T., C. DEVAUX, J. MENARD and P. CORVOL: Inhibition of human plasma renin activity by pepstatin. J. Clin. Endocr. Metab. **43** (1976), 1301
126. FREEMAN, R. H., and H. H. ROSTORFFER: Hepatic changes in renin substrate biosynthesis and alkaline phosphatase activity in the rat. Amer. J. Physiol. **223** (1972), 364–70
127. TATEISHI, H., and G. M. C. MASSON: Role of the liver in the regulation of plasma angiotensinogen and renin levels. Proc. Soc. Exp. Biol. Med. **139** (1972), 304–9
128. WERNZE, H., A. SEKI und H. MICHEL: Veränderungen der Serum-Angiotensinogen Konzentration bei akuter Hepatitis und Lebercirrhose. Klin. Wschr. **50** (1972), 53–55
129. WERNZE, H.: Das Renin-Angiotensin-Aldosteron-System bei parenchymatösen Lebererkrankungen. Internist **17** (1976), 136–41
130. AYERS, C. R.: Plasma renin activity and renin-substrate concentration in patients with liver disease. Circulat. Res. **20** (1967), 594–98
131. KOKUBU, T., K. HIWADA and Y. YAMAMURA: Effects of unilateral nephrectomy on plasma renin substrate and renin concentration in rats. Pflügers Arch. **358** (1975), 303–10
132. NASJLETTI, A., and G. M. C. MASSON: Hepatic origin of renin substrate. Canad. J. Physiol. Pharmacol. **49** (1971), 931–32
133. BING, J., and K. POULSEN: Cause of increased plasma angiotensinogen after nephrectomy. Acta Pathol. Microbiol. Scand. **78** A (1970), 669–73
134. CARRETERO, O., and F. GROSS: Evidence for humoral factors participating in the renin-substrat reaction. Circulat. Res. **21** (Suppl. II) (1967), 115–26
135. MONTAGUE, D.: Kinetics of renin-angiotensinogen reaction in plasma of normal and nephrectomized rats. Amer. J. Physiol. **215** (1968), 78–83
136. NASJLETTI, A., and G. M. C. MASSON: Stimulation of angiotensinogen formation by renin and angiotensin. Proc. Soc. Exp. Biol. Med. **142** (1973), 307–10

137. KHAYYALL, M., J. MAC GREGOR, J. J. BROWN, A. F. LEVER and J. I. S. ROBERTSON: Increase of plasma renin-substrate concentration after infusion of angiotensin in the rat. Clin. Sci. **44** (1973), 87–90
138. VANDER, A. J., and G. W. GEELHOED: Inhibition of renin secretion by angiotensin II. Proc. Soc. Exp. Biol. Med. **120** (1965), 399–403
139. BING, J.: Relation between renin substrate and acute phase proteins. Acta Pathol. Microbiol. Scand. **80** (1972), 646–50
140. NASJLETTI, A., and G. M. C. MASSON: Effects of corticosteroids on plasma angiotensinogen and renin activity. Amer. J. Physiol. **217** (1969), 1396
141. LAZAR, J., and S. W. HOOBLER: Studies on the role of the adrenal in renin kinetics. Proc. Soc. Exp. Biol. Med. **138** (1971), 614–18
142. HAYNES, F. W., P. H. FORSHAM and D. M. HUME: Effects of ACTH, cortisone, desoxycorticosterone and epinephrine on the plasma hypertensinogen and renin concentration of dogs. Amer. J. Physiol. **172** (1953), 265–75
143. KRAKOFF, L. R.: Measurement of plasma renin substrate by radioimmunoassay of angiotensin I; concentration in syndroms associated with steroid excess. J. Clin. Endocr. Metab. **37** (1973), 110–17
144. REID, I. A., W. H. TU, K. OTSUKA, T. A. ASSAYKEEN and W. F. GANONG: Studies concerning the regulation and importance of plasma angiotensinogen concentration in the dog. Endocrinology **93** (1973), 107–14
145. HELMER, O., and W. JUDSON: Influence of high renin substrate levels on renin-angiotensin system in pregnancy. Amer. J. Obst. Gyn. **99** (1967), 9–17
146. MENARD, J., A. MALMEJAC and P. MILLIEZ: Influence of diethylstilbestrol on the renin-angiotensin system of male rats. Endocrinology **86** (1970), 774
147. NASJLETTI, A., M. MATSUNAGA and G. M. C. MASSON: Effects of estrogens on pressor responses to angiotensin and renin. Proc. Soc. Exp. Biol. Med. **133** (1970), 407
148. CRANE, M. G., and J. J. HARRIS: Plasma renin activity and aldosterone excretion rate in normal subjects. I. Effect of ethinyl and medroxyprogesterone acetate. II. Effect of oral contraceptive agents. J. Clin. Endocr. Metab. **29** (1969), 550–57 und 558–62
149. SKINNER, S. L., E. R. LUMBERS and E. M. SYMONDS: Alteration by oral contraceptives of normal menstrual changes in plasma renin activity, concentration and substrate. Clin. Sci. **36** (1969), 67
150. WERNING, C., and W. SIEGENTHALER: Ovulationshemmer und Hypertonie. Schweiz. Med. Wschr. **101** (1971), 543
151. GEELHOED, G. W., A. J. VANDER and J. CARLSON: Renin activity in human uterus. Proc. Soc. Exp. Biol. Med. **133** (1970), 479
152. NEWTON, M. A., J. E. SEALEY, J. G. G. LEDINGHAM and J. H. LARAGH: High blood pressure and contraceptives. Amer. J. Obstet. Gynecol. **101** (1968), 1037–45
153. BLAIR-WEST, J. R., J. P. COGHLAN, D. A. DENTON, J. W. FUNDER, B. A. SCOGGINS and R. D. WRIGHT: Inhibition of renin secretion by systemic and intrarenal angiotensin infusion. Amer. J. Physiol. **220** (1971), 1309–15
154. OPARIL, S., and E. HABER: The renin-angiotensin system. New Engl. J. Med. **291** (1974), 389–401 und 446–457
155. WERNING, C.: Das Renin-Angiotensin-Aldosteron-System. G. Thieme-Verlag, Stuttgart 1972
156. ROBB, C. A., J. O. DAVIS, J. A. JOHNSON, E. H. BLAINE, E. G. SCHNEIDER and J. S. BAUMBER: Mechanisms regulating the renal excretion of sodium during pregnancy. J. Clin. Invest. **49** (1970), 871
157. LANDAU, R. L., and K. LUGIBIHL: Inhibition of the sodium retaining influence of aldosterone by progesterone. J. Clin. Endocr. Metab. **18** (1958), 1237
158. LAIDLAW, J. C., J. R. RUSE and A. G. GORNALL: The influence of estrogen and progesteron on aldosterone excretion. J. Clin. Endocr. Metab. **22** (1962), 161
159. MOORE, H. C., I. CSERHATI and K. WILSON: The duration of the fall of blood pressure following the induction of deciduomata and the administration of progesterone in steroid hypetensive rats. Acta endocr. (Kbh.) **63** (1970), 242

160. SARUTA, T., G. A. SAADE and N. M. KAPLAN: A possible mechanism for hypertension induced by oral contraceptives. Diminished feedback supression of renin release. Arch. Int. Med. **126** (1970), 621
161. GENEST, J., W. NOWACZYNSKI, O. KUCHEL and C. SASAKI: Plasma progesterone levels and 18-hydroxydeoxy-corticosterone secretion rate in benign essential hypertension in humans. In: Hypertension 1972 (eds. J. GENEST u. E. KOIW). Springer-Verlag, Berlin—Heidelberg—New York 1972, S. 293—98
162. SKEGGS, L. T., K. E. LENTZ, J. R. KAHN, M. LEVINE and F. E. DORER: Multiple forms of human kidney renin. In: Hypertension 1972 (eds. J. GENEST u. E. KOIW). Springer-Verlag, Berlin—Heidelberg—New York 1972, S. 149
163. HAAS, E., H. GOLDBLATT and E. C. GIPSON: Extraction, purification and acetylation of human renin and the production of antirenin to human renin. Arch. Biochem. **110** (1965), 534
164. KEMP, E., and I. RUBIN: Molecular weight of renin determined by sephadex gel-filtration. Acta Chem. Scand. **18** (1964), 2403
165. HAAS, E., H. LAMFROM and H. GOLDBLATT: Isolation and purification of hog renin. Arch. Biochem. Biophys. **42** (1953), 368
166. SKEGGS, L. T., K. E. LENTZ, J. R. KAHN and H. HOCHSTRASSER: Studies on the preparation and properties of renin. Circulat. Res. **21** (Suppl. II) (1967), 91
167. POULSEN, K., J. BURTON and E. HABER: Purification of hog renin by affinity chromatography using the synthetic competitive inhibitor (D-Leu^{6})-octapeptide. Biochim. Biophys. Acta **400** (1975), 258
168. WALDHAUSL, W. K., C. P. LUCAS, J. W. CONN, J. H. LUTZ and E. L. COHEN: Studies on the partial isolation of human renin. Biochim. Biophys. Acta **221** (1970), 536
169. McKOWN, M. M., R. J. WORKMAN and R. I. GREGERMAN: Pepstatin inhibition of human renin. Kinetic studies and estimation of enzym purity. J. Biol. Chem. **249** (1974), 7770
170. LECKIE, B. J., A. McCONNELL, J. GRANT, J. J. MORTON, M. TREE and J. J. BROWN: An inactive renin in human plasma. Circulat. Res. **40** (Suppl. I) (1977), 46
171. LECKIE, B. J.: The activation of a possible zymogen of renin in rabbit kidney. Clin. Sci. Mol. Med. **44** (1973), 301—04
172. LECKIE, B. J., and A. McCONNELL: A renin inhibitor from rabbit kidney, conversion of a large inactive renin to a smaller active enzyme. Circulat. Res. **36** (1975), 513—19
173. BOYD, G. W.: The nature of renal renin. In: Hypertension 1972 (eds. J. GENEST u. E. KOIW). Springer-Verlag, Berlin—Heidelberg—New York 1972, S. 161—69
174. BOYD, G. W.: A protein-bound form of porcine renal renin. Circulat. Res. **35** (1974), 426
175. RUBIN, I.: Purification of hog renin. Properties of purified hog renin. Scand. J. Lab. Invest. **29** (1972), 51
176. MORRIS, B. J., and C. I. JOHNSTON: Isolation of renin granules from rat kidney cortex and evidence for an inactive form of renin (prorenin) in granules and plasma. Endocrinology **98** (1976), 1466—74
177. MORRIS, B. J., and E. R. LUMBERS: The activation of renin in human amniotic fluid by proteolytic enzymes. Biochim. Biophys. Acta **289** (1972), 385
178. OSMOND, D. H., K. O. SCAIFF, R. M. COOPER and L. J. ROSS: Trypsin-induced increase in human plasma renin activity. Proc. Canad. Fedn. Biol. Soc. **17** (1974), 27
179. DAY, R. P., and J. A. LUETSCHER: Big renin; a possible prohormone in kidney and plasma of a patient with Wilms tumor. J. Clin. Endocr. Metab. **38** (1974), 923
180. DAY, R. P., J. A. LUETSCHER and C. M. GONZALES: Occurrence of big renin in human plasma, amniotic fluid and kidney extracts. J. Clin. Endocr. Metab. **40** (1975), 1078
181. DAY, R. P., and J. A. LUETSCHER: Biochemical properties of big renin extracted from human plasma. J. Clin. Endocr. Metab. **40** (1975), 1085
182. OSMOND, D. H., L. J. ROSS and K. D. SCAIFF: Increased renin activity after cold storage of human plasma. Canad. J. Physiol. Pharmacol. **51** (1973), 705
183. SEALEY, J. E., and J. H. LARAGH: „Prorenin“ in human plasma? Methodological and physiological implications. Circulat. Res. **36/37** (Suppl. I) (1975), 10

184. Barrett, J. D., P. Eggena and M. P. Sambhi: "Big big renin". Enzymatic and partial physical characterization of a new high molecular weight renin from normal human kidney. Circulat. Res. **40/41** (Suppl. II) (1977), 7–11
185. Derxx, F. H. M., J. M. G. Gool, G. J. Wenting, R. P. Verhoeven, A. J. Man, In't Veld and M. A. D. H. Schalekamp: Inactive renin in human plasma. Lancet II (1976), 496–98
186. Thurau, K., H. Dahlheim, A. Grüner, J. Mason and P. Granger: Activation of renin in the single juxtaglomerular apparatus by sodium chloride in the tubular fluid at the macula densa. Circulat. Res. **30/31** (Suppl. II) (1972), 182–86
187. James, S. K., and R. C. Hall: The nature of renin release in the dog following haemorrhage and frusemide. Pflügers Arch. **347** (1974), 323–28
188. Sambhi, M. P.: Renin-substrat-reaction; an embarkation premise. Circulat. Res. **40/41** (Suppl. II) (1977), 1–4
189. Lever, A. F., and W. S. Peart: Renin and angiotensin-like activity in renal lymphe. J. Physiol (L). **160** (1962), 548–63
190. Hosie, K. F., J. J. Brown, A. M. Harper, A. F. Lever, R. F. MacAdam, J. MacGregor and J. I. S. Robertson: The release of renin into the renal circulation of anaesthetized dog. Clin. Sci. **38** (1970), 157–74
191. Bailie, M. D., F. C. Rector and D. W. Seldin: Angiotensin II in arterial and renal venous plasma and renal lymphe in the dog. J. Clin. Invest. **50** (1971), 119–26
192. Peart, W. S.: A history and review of the renin-angiotensin system. Proc. Roy. Soc. B **173** (1969), 317–25
193. Hayduk, K., D. Ganten, R. Boucher und J. Genest: Arterial and urinary renin activity. In: Hypertension 1972 (eds. J. Genest u. E. Koiw). Springer-Verlag, Berlin—Heidelberg—New York 1972, S. 435–43
194. Heacox, R., A. M. Harvey and A. J. Vander: Hepatic inactivation of renin. Circulat. Res. **21** (1967), 149–52
195. Wernze, H., A. Seki, K. W. Schneider and R. Jesse: Hepatische Extraktion und Clearance von Renin bei Lebercirrhose. Klin. Wschr. **50** (1972), 302–10
196. Christlieb, A. R., N. P. Couch, E. A. Amsterdam, S. J. Dobrzinsky und R. B. Hickler: Renin extraction by the human liver. Proc. Soc. Exp. Biol. (N. Y.) **128** (1968), 841
197. Skrabal, F.: Half-life of plasma renin activity in normal subjects and in malignant hypertension. Klin. Wschr. **52** (1974), 1173–74
198. Schaechtelin, G., D. Regoli and F. Gross: Quantitative assay and disappearance rate of circulating renin. Amer. J. Physiol. **206** (1964), 1361
199. Devaux, C., J. Menard, J. M. Alexandre, J. M. Idatte, P. Meyer and P. Milliez: Variations in renin and its substrate after binephrectomy. Lancet I (1968), 300
200. Gould, A. B., L. T. Skeggs and J. R. Kahn: The presence of renin activity in blood vessel walls. J. Exp. Med. **119** (1964), 89
201. Skeggs, L. T., K. E. Lentz, J. R. Kahn, F. E. Dorer and M. Levine: Pseudorenin, a new angiotensin-forming enzyme. Circulat. Res. **25** (1969), 451
202. Ganten, D., P. Schelling, P. Vecsei and U. Ganten: Iso-renin of extrarenal origin. "The tissue angiotensinogenase systems". Amer. J. Med. **60** (1976), 760–72
203. "Bradykinin, kallidin and kallikrein"; Handbook of Exp. Pharmacology. Vol. **25** (eds. E. G. Erdös u. A. F. Wilde). Springer-Verlag, Heidelberg 1970
204. Genest, J., J. M. Rojo-Ortega, O. Kuchel, R. Boucher, W. Nowaczynski, R. Lefebvre, M. Chretien u. M. Cantin: Malignant hypertension with hypokalemia in a patient with renin producing pulmonary carcinoma. Clin. Res. **23** (1975), A 448
205. Bing, J., and K. Poulsen: The renin system in mice. Effects of removal of kidneys or (and) submaxillary glands in different strains. Acta Pathol. Microbiol. Scand. **79** (1971), 134
206. Eskildsen, P. C.: Renin in the femal genitale tract. Kopenhagen, F. A. D. L. s Forlag, 1974
207. Hayduk, K., R. Boucher and J. Genest: Renin activity content in various tissues of dogs under different physiopathological states. Proc. Soc. Exp. Biol. Med. **134** (1970), 252
208. Ganten, D., J. S. Hutchinson, P. Schelling, U. Ganten and H. Fischer: The isorenin angiotensin system in extrarenal tissue. Clin. Exp. Pharmacol. Physiol. **3** (2) (1976), 103–126

209. Ganten, D.: Studies on the existence of an independent brain-angiotensin system; a model for extrarenal tissue renin. Ph. D. Thesis, Dept. of Exp. Med., McGill University, Montreal 1972
210. Ryan, J. W.: Distribution of a renin-like enzyme in the bovin adrenal gland. Experientia **29** (4) (**1973**), 407
211. Daul, C. B., R. G. Heath and R. E. Garey: Angiotensin-forming enzyme in human brain. Neuropharmacology **14** (1975), 75
212. Haas, E., H. Goldblatt, L. Lewis and E. C. Gipson: Studies on renin. 1. Purification of dog renin and micromethod for the determination of renin in dog serum and tissue. Circulat. Res. **31** (1972), 65
213. Cohen, S., J. M. Taylor, K. Murakami, A. M. Michelakis and T. Inagami: Isolation and characterization of renin-like enzymes from mouse submaxillary glands. Biochemistry **11** (1972), 4286–93
214. Hackenthal, E., C. Koch, T. Bergemann and F. Gross: Partial purification and characterization of a renin-like enzyme from rat submandibular gland. Biochem. Pharmacol. **21** (1972), 2779
215. Takeda, T., J. De Busk and A. Grollman: Physiologic role of the renin like constituent of submaxillary gland of the mouse. Amer. J. Physiol. **216** (5) (1969), 1194
216. Menzie, J. M., A. M. Michelakis and H. Yoshida: Sympathetic nervous system and renin release from submaxillary glands and kidneys. Amer. J. Physiol. **226** (6) (1974), 1281
217. Skinner, S. L., E. R. Lumbers and E. M. Symonds: Renin concentration in human fetal and maternal tissues. Amer. J. Obstet. Gynecol. **101** (1968), 529
218. Ferris, T. F., J. H. Stein and J. Kauffman: Uterine blood flow and uterine renin secretion. J. Clin. Invest. **51** (1972), 2827
219. Ganten, D., K. Hayduk, H. M. Brecht, R. Boucher and J. Genest: Evidence of renin release or production in splanchnic territory. Nature (L) **226** (1970), 551
220. Genest, J., S. Simard, J. Rosenthal and R. Boucher: Norepinephrine and renin content in arterial tissue from different vascular beds. Canad. J. Physiol. Pharmacol. **47** (1969), 87–91
221. Basso, N., and A. C. Taquini: Effect of bilateral nephrectomy on the renin activity of blood vessel walls. Acta Physiol. Latino-amer. **21** (1971), 8
222. Hayduk, K., D. Ganten, R. Boucher and J. Genest, Arterial and urinary renin activity. In: Hypertension 1972 (eds. J. Genest u. E. Koiw). Springer-Verlag, Berlin–Heidelberg–New York 1972, S. 435–43
223. Ryan, J. W.: Renin-like enzyme in the adrenal gland. Science **158** (1967), 1589
224. Ganten, D., U. Ganten, S. Kubo, P. Granger, W. Nowaczynski, R. Boucher and J. Genest: Iso-renin in rat adrenal glands. Influence of sodium, potassium and pituitary hormones. Amer. J. Physiol. **227** (1974), 224
225. Ganten, D., J. W. Conn, A. Helber, P. Vecsei, H. Horning, J. S. Hutchinson and P. Schelling: Evidence for a role of adrenal iso-renin for corticosteroid synthesis. Eur. J. Clin. Invest. **5** (1975), 16
226. Ganten, D., J. L. Minnich, P. Granger, K. Hayduk, H. M. Brecht, A. Barbeau, R. Boucher and J. Genest: Angiotensin-forming enzyme in brain tissue. Science **173** (1971), 64–65
227. Fischer-Ferraro, C., V. E. Nahmod, D. J. Goldstein and S. Finkielman: Angiotensin and renin in rat and dog brain. J. Exp. Med. **133** (1971), 353
228. Ganten, D., P. Granger, U. Ganten, R. Boucher and J. Genest: An intrinsic renin-angiotensin system in the brain. In: Hypertension 1972 (eds. J. Genest u. E. Koiw). Springer-Verlag, Berlin–Heidelberg–New York 1972, S. 423–32
229. Finkielman, S.: The brain renin-angiotensin system. Its physiological role. Acta Physiol. Latino-amer. **23** (1973), 111
230. Ganten, D., U. Ganten, P. Schelling, R. Boucher and J. Genest: The renin and iso-renin angiotensin system in rats with experimental pituitary tumors. Proc. Soc. Exp. Biol. Med. **148** (1975), 568

231. KIPROV, D., and T. DIMITROV: Renin activity in the prehypertensive and early hypertensive stage of spontaneously hypertensive rats. Compt. Rend. Acad. bulg. Sci. **29** (1976), 1543–46
232. ROSENTHAL, J.: Effects of aldosterone and spironolactone on arterial renin in rats. Clin. Sci. Mol. Med. **51** (Suppl. 3) (1976), 121s–123s
233. BRUNNER, H. R., P. CHANG, R. WALLACH, J. E. SEALEY and J. H. LARAGH: Angiotensin II vascular receptors; their avidity in relationship to sodium balance, the autonomic nervous system and hypertension. J. Clin. Invest. **51** (1972), 58–67
234. THURSTON, H., and J. D. SWALES: Action of angiotensin antagonists and antiserums upon the pressor response to renin; further evidence for the local generation of angiotensin II. Clin. Sci. Mol. Med. **46** (1974), 273–76
235. WILLIAMS, G. H., L. M. McDONNELL, M. C. RAUX and N. K. HOLLENBERG: Evidence for different angiotensin II receptors in rat adrenal glomerulosa and rabbit vascular smooth muscle cells. Circulat. Res. **34** (1974), 384–90
236. PEACH, M. J.: Adrenal medullary stimulation induced by angiotensin I, angiotensin II and analogues. Circulat. Res. **28** (Suppl. II) (1971), 107–17
237. BICKERTON, R. K., and J. P. BUCKLEY: Evidence for a central mechanism in angiotensin induced hypertension. Proc. Soc. Exp. Biol. (N. Y.) **106** (1961), 834
238. UEDA, H., S. KATAYAMA and R. KATO: Area postrema—angiotensin sensitive site in brain. In: Advances in Exp. Med. and Biol. Vol. **17** (1972), 109–16. (ed. T. A. ASSAYKEEN). Plenum Press, New York—London 1972
239. FERRARIO, C. M., P. L. GILDENBERG and J. W. McCUBBIN: Cardiovascular effects of angiotensin mediated by the central nervous system. Circulat. Res. **30** (1972), 257–62
240. ANDERSSON, B., L. ERIKSSON and O. FERNANDEZ: Reinforcement by Na^+ of centrally mediated hypertensive response to angiotensin II. Life Sci. **10** (I) (1971), 633–38
241. ANDERSSON, B.: Thirst — and brain control of water balance. Amer. Scientist **59** (1971), 408–15
242. FITZSIMONS, J. T.: Thirst. Physiol. Rev. **52** (1972), 468–561
243. STURGEON, R. D., P. D. BROPHY and R. A. LEVITT: Drinking elicited by intracranial microinjection of angiotensin in the cat. Pharmacol. Biochem. Behav. **1** (1973), 353–55
244. SEVERS, W. B., J. SUMMY-LONG, J. S. TAYLOR and J. D. CONNOR: A central effect of angiotensin; release of pituitary substance. J. Pharmacol. Exp. Ther. **174** (1970), 27
245. MOUW, D. R., J. P. BONJOUR, R. L. MALVIN and A. VANDER: Central action of angiotensin in stimulating ADH release. Amer. J. Physiol. **220** (1971), 239–42
246. MALVIN, R. L.: Some factors controlling the secretion of antidiuretic hormone and renin. Rev. Invest. Clin. **24** (4) (1972), 317–28
247. UHLICH, E., P. WEBER, J. EIGLER and U. GRÖSCHEL-STEWART: Angiotensin stimulated AVP-release in humans. Klin. Wschr. **53** (1975), 177–80
248. SEVERS, W. B., and A. E. DANIELS-SEVERS: Effects of angiotensin on the central nervous system. Pharmacol. Rev. **25** (1973), 415–49
249. SEVERS, W. B., J. SUMMY-LONG and A. E. DANIELS-SEVERS: Angiotensin interaction with thirst mechanisms. Amer. J. Physiol. **226** (1974), 340–44
250. EPSTEIN, A. N., J. T. FITZSIMONS and B. J. ROLLS: Drinking induced by injection of angiotensin into the brain of the rat. J. Physiol (L.) **210** (1970), 457–74
251. ROTH, M., A. F. WEITZMAN and Y. PIQUILLOUD: Converting enzyme content of different tissues of the rat. Experientia **25** (1969), 1247
252. YANG, H. Y. T., and N. H. NEFF: Distribution and properties of angiotensin converting enzyme of rat brain. J. Neurochem. **19** (1972), 2443–50
253. YANG, H. Y, T., and N. H. NEFF: Differential distribution of angiotensin converting enzyme in the anterior and posterior lobe of rat pituitary. J. Neurochem. **21** (1973), 1035
254. GANTEN, D., A. MARQUEZ-JULIO, P. GRANGER, K. HAYDUK, K. P. KARSUNSKY, R. BOUCHER and J. GENEST: Renin in dog brain. Amer. J. Physiol. **221** (1971), 1733
255. POTH, M. M., R. G. HEATH and M. WARD: Angiotensin-converting enzyme in human brain. J. Neurochem. **25** (1975), 83

256. REID, I. A., and D. J. RAMSEY: The effects of intracerebroventricular administration of renin on drinking and blood pressure. Endocrinology **97** (1975), 536
257. ERDÖS, E. G.: Angiotensin I converting enzyme. Circulat. Res. **36** (1975), 247
258. FINKIELMAN, S., C. FISCHER-FERRARO, A. DIAZ, D. J. GOLDSTEIN and V. E. NAHMOD: A pressor substance in the cerebrospinal fluid of normotensive and hypertensive patients. Proc. Nat. Acad. Sci. (USA) **69** (1972), 3341–44
259. SAAD, W., A. N. EPSTEIN, J. B. SIMPSON and L. A. CAMARGO: Brain and bloodborne angiotensin II in the control of thirst. Neuroscience Abstracts **1** (1975), 470
260. ABRAHAM, S. F., R. M. BAKER, E. H. BLAINE, D. A. DENTON and M. J. MCKINLEY: Water drinking induced in sheep by angiotensin — a physiological or pharmacological effect? J. comparative physiological Psychology **88** (1975), 503–18
261. OKAMOTO, K., Y. YAMORI and A. NAGAOKA: Establishment of the stroke prone spontaneously hypertensive rats. Circulat. Res. **34/35** (Suppl. I) (1974), 143–53
262. KIPROV, D., V. ORBETZOVA and T. DIMITROV: Brain and kidney renin-angiotensin activity in spontaneously hypertensive rats. Cor vasa **19** (2) (1977), 141–50
263. SKEGGS, L. T., J. R. KAHN and N. P. SHUMWAY: The preparation and function of the hypertensin-converting enzyme. J. Exp. Med. **103** (1956), 295
264. NG, K. K. F., and J. R. VANE: Fate of angiotensin I in the circulation. Nature (L) **218** (1968), 144
265. REGOLI, D., and J. R. VANE: A sensitive method for the assay of angiotensin. Brit. J. Pharmacol. **23** (1964), 351
266. VANE, J. R.: The release and fate of vasoactive substances in the circulation. Brit. J. Pharmacol. **35** (1969), 209
267. OPARIL, S., C. A. SANDER and E. HABER: In vivo and in vitro conversion of Angiotensin I to angiotensin II in dog blood. Circulat. Res. **26** (1970), 591–99
268. BARRETT, J. D., and M. P. SAMBHI: Pulmonary activation and degradation of Angiotensin I; a dual enzyme system. Res. Commun. Chem. Pathol. Pharmacol. **2** (1971), 128
269. KRONEBERG, G., and K. STOEPEL: Vergleichende Untersuchungen über die Kreislaufwirkung von Kallikrein (Padutin), Kallidin und Bradykinin. Arch. Exp. Path. Pharmacol. **245** (1963), 284
270. FERREIRA, S. H., and J. R. VANE: The disappearance of bradykinin and eledoisin in the circulation and vascular beds of the cat. Brit. J. Pharmacol. Chemother. **30** (1967), 417
271. YANG, H. Y. T., E. G. ERDÖS and Y. LEVIN: Characterization of a dipeptide hydrolase (kininase II; angiotensin I converting enzyme). J. Pharmacol. Exp. Ther. **177** (1971), 291
272. ERDÖS, E. G., and H. Y. T. YANG: An enzyme in the microsomal fraction of kidney that inactivates bradykinin. Life Sci. **6** (1967), 569
273. ERDÖS, E. G., and H. Y. T. YANG: Kininases. Handbook of Exp. Pharmacology. Vol. **25** (ed. E. G. ERDÖS). Springer-Verlag, Heidelberg 1970, S. 289
274. ELISSEEVA, Y. E., V. N. OREKHOVICH, L. V. PAVLIKHINA and L. P. ALEXENKO: Carboxycathepsin — a key regulatory component of two physiological systems involved in regulation of blood pressure. Clin. Chim. Acta **31** (1971), 413
275. IGIC, R., E. G. ERDÖS, H. S. J. YEH, K. SORRELLS und T. NAKAJIMA: The angiotensin I converting enzyme of the lung. Circulat. Res. **31** (Suppl. II) (1972), 51
276. ERDÖS, E. G.: Conversion of angiotensin I to angiotensin II. Amer. J. Med. **60** (1976), 749 to 759
277. GROSS, F.: Angiotensin. Naunyn Schmiedeberg's Arch. Exp. Path. Pharmakol. **245** (1963), 196–229
278. HABERLAND, G. L.: Esteroproteinasen in der Pathophysiologie des Hochdrucks. Med. Welt **28** (8) (1977), 369–73
279. MARSHALL, G. R.: Structure-activity relations of antagonists of the renin-angiotensin system. Fedn. Proc. **35** (13) (1976), 2494–2501
280. OPARIL, S., T. KOERNER, G. W. TREGEAR, B. A. BARNES and E. HABER: Substrate requirements for angiotensin I conversion in vivo and in vitro. Circulat. Res. **32** (1973), 415

281. PAIVA, A. C. M., V. L. A. NOUAILHETAS, M. E. MIYAMOTO, G. MENDES and T. B. PAIVA: New specific angiotensin antagonists. (8-valine)-, (8-isoleucine)-, and chloroambucil- des-1-aspartic, 8-valine-angiotensin I. J. Med. Chem. **16** (1973), 6
282. FERREIRA, S. H.: A bradykinin potentiating factor (BPF) in the venom of Bothrops jararaca. Brit. J. Pharmacol. **24** (1965), 163
283. BAHKLE, Y. S.: Conversion of angiotensin I to angiotensin II by cellfree extracts of dog lung. Nature (L) **220** (1968), 919
284. BAKHLE, Y. S.: Inhibition of angiotensin I converting enzyme by venom peptides. Brit. J. Pharmacol. **43** (1971), 252–54
285. FERREIRA, S. H., L. J. GREENE, V. A. ALABASTER, Y. S. BAKHLE and J. R. VANE: Activity of various fractions of bradykinin-potentiating factor against angiotensin I converting enzyme. Nature (L) **225** (1970), 379
286. ONDETTI, E. C., N. J. WILLIAMS, E. F. SABO, J. PLUSCEC, E. R. WEAVER and O. KOCY: Angiotensin converting enzyme inhibitors from the venom of Bothrops jararaca. Isolation, elucidation of structure and synthesis. Biochemistry **19** (1971), 4033
287. PIESCHE, L., H. HILSE und E. SCHEER: Struktur-Wirkungs-Beziehungen von Angiotensin II und Analogen. Die Pharmazie **29** (1974), 233–51
288. REGOLI, D., W. K.PARK and F. RIOUX: Pharmacology of angiotensin. Pharmacol. Rev. **26** (1974), 69
289. DAVIS, O. J., R. H. FREEMAN, J. A. JOHNSON and W. S. SPIELMAN: Agents which block the action of the renin-angiotensin system. Circulat. Res. **34** (1974), 279–85
290. NEEDLEMAN, P., and G. R. MARSHALL: Angiotensin antagonists; overview and projection. Fedn. Proc. **35** (13) (1976), 2486–87
291. NEEDLEMAN, P., J. R. DOUGLAS, B. A. JAKSCHIK, A. L. BLUMBERG, P. C. ISAKSON and G. R. MARSHALL: Angiotensin antagonists as pharmacological tools. Fedn. Proc. **35** (13) (1976), 2488–93
292. NEEDLEMAN, P., E. M. JOHNSON jr., W. VINE, E. FLANINGAN and G. R. MARSHALL: The pharmacology of antagonists of angiotensin I and II. Circulat. Res. **31** (1972), 862–68
293. BOUCHER, R., M. SAIDI and J. GENEST: A new "angiotensin I converting enzyme" system. In: Hypertension 1972 (eds. J. GENEST u. E. KOIW). Springer-Verlag, Berlin—Heidelberg—New York 1972, S. 512–23
294. BOUCHER, R., J. ASSELIN and J. GENEST: A new enzyme leading to the direct formation of angiotensin II. Circulat. Res. **34** (Suppl. I) (1974), 203–09
295. BOUCHER, R., S. DEMASSIEUX, R. GARCIA and J. GENEST: Tonin, Angiotensin II system; a review. Circulat. Res. **40/41** (Suppl. II) (1977), 26–29
296. SCHILLER, P. W., S. DEMASSIEUX and R. BOUCHER: Substrate specificity of tonin from rat submaxillary gland. Circulat. Res. **39** (1976), 629–32
297. PEACH, M. J., F. M. BUMPUS and P. A. KHAIRALLAH: Release of adrenal catecholamines by angiotensin I. J. Pharmacol. Exp. Ther. **176** (1971), 366
298. HERTTING, G., and D. K. MEYER: Effect of converting enzyme blockade on isoprenaline — and angiotensin I-induced drinking. Brit. J. Pharmacol. **52** (1974), 381
299. BRYANT, R. W., and J. L. FALK: Angiotensin I as a dipsogen; efficacy in brain independent of conversion to angiotensin II. Pharmac. Biochem. Behav. **1** (1973), 469–75
300. ITSKOVITZ, H. D., and J. C. MCGIFF: Hormonal regulation of renal circulation Circulat. Res. Res. **34/35** (Suppl. I) (1974), 65
301. PAGE, I. H., and F. M. BUMPUS (eds.): Angiotensin. Handbuch der Exp. Pharmakologie. Vol. **37** (1974), Springer-Verlag, Berlin—Heidelberg—New York 1974
302. PAGE, I. H., and J. W. MCCUBBIN (eds.): Renal Hypertension. Year book med. Publishers, Inc., Chicago 1968
303. FISHER, J. W. (ed.): Kidney Hormones. Academic Press, London—New York 1971
304. GROSS, F., H. BRUNNER and M. ZIEGLER: Renin-Angiotensin System, aldosterone and sodium balance. Recent Prog. Hormone Res. **21** (1965), 119–67
305. WERNING, C. und W. SIEGENTHALER: Die Niere als endokrines Organ. Schweiz. Med. Wschr. **100** (1970), 1897–1903

306. SEREBROVSKAYA, YU.: Angiotensin II, Bildung und Metabolismus. (russisch) Kardiologia **1974** (12), 114–21
307. BOCK, K. D. und F. GROSS: Venendruckänderungen nach Gabe von Renin, Angiotensin und Noradrenalin. Naunyn Schmiedeberg's Arch. **242** (1961), 188
308. DEBONO, E., G. J. LEE, F. R. MOTTRAM, G. W. PICKERING, J. J. BROWN, H. KEEN, W. S. PEART and P. H. SANDERSON: The action of angiotensin in man. Clin. Sci. **25** (1963), 123
309. BOCK, K. D., and H. M. KUHN: Untersuchungen über die Wirkung von synthetischem Hypertensin II auf Blutdruck, Atmung und Extremitätendurchblutung des Menschen. Klin. Wschr. **36** (1958), 254
310. SEGEL, N., J. BAYLEY, A. PATON, P. W. DYKES and J. M. BISHOP: The effects of synthetic vasopressin and angiotensin on the circulation in cirrhosis of the liver. Clin. Sci. **25** (1963), 43
311. BOCK, K. D. und H. J. KRECKE: Die Wirkung von synthetischen Hypertensin II auf die PAH- und Inulin-Clearance, die renale Hämodynamik und die Diurese beim Menschen. Klin. Wschr. **36** (1958), 69
312. BIRON, P., M. CHRETIEN, E. KOIW and J. GENEST: Effects of angiotensin infusions on aldosterone and electrolyte excretion in normal subjects and patients with hypertension and adrenocortical disorders. Brit. J. Med. **1** (1962), 1569
313. REID, W., and J. H. LARAGH: Sodium and potassium intake; blood pressure and pressor response to angiotensin. Proc. Soc. Exp. Biol. Med. **120** (1965), 26
314. BLAIR-WEST, J. R., J. P. COGHLAN, D. A. DENTON, J. R. GODING, J. A. MUNRO and R. D. WRIGHT: The reduction of the pressor action of angiotensin II in sodium-deficient conscious sheep. Aust. J. Exp. Biol. Med. Sci. **41** (1963), 369
315. LARAGH, J. H.: Interrelationships between angiotensin, norepinephrine, epinephrine aldosterone secretion and electrolyte metabolism in man. Circulation **25** (1962), 203–11
316. KAPLAN, N. M., and J. G. SILAH: Effects of angiotensin II on the blood pressure in humans with hypertensive disease. J. Clin. Invest. **43** (1965), 659
317. BARACLOUGH, M. A., N. F. JONES, C. D. MARSDEN and B. C. BRADFORD: Renal and pressor action of angiotensin in salt loaded and depleted rabbits. Experientia **23** (1967), 553–55
318. BROWN, J. J., D. L. DAVIES, A. F. LEVER and J. I. S. ROBERTSON: Influence of sodium deprivation and loading on plasma renin in man. J. Physiol (L). **173** (1964), 408–19
319. LARAGH, J. H., J. E. SEALEY and S. C. SOMMERS: Patterns of adrenal secretion and urinary excretion of aldosterone and plasma renin activity in normal and hypertensive subjects. Circulat. Res. 18 (Suppl. I) (1966), 158
320. KAPLAN, N. M., and J. G. SILAH: The angiotensin infusion test; a new approach to the differential diagnosis of renovascular hypertension. New Engl. J. Med. **271** (1964), 536–41
321. HARTRODT, W., K. H. BROSOWSKI, H. R. GOHLKE and Ch. KREHER: Zur Beziehung der Plasma-Renin-Aktivität und Aldosteron-Exkretionsrate zum Angiotensin II-Test und sein diagnostischer Wert bei arteriellen Hypertonikern. Dtsch. Ges.wesen **26** (1971), 1500–07
322. CHINN, R. H., and G. DÜSTERDIECK: The response of blood pressure to infusion of angiotensin II relation to plasma concentration of renin and angiotensin II. Clin. Sci. **42** (1972), 489–504
323. DEHENEFFE, J., and A. BERNARD: The pressor response to intravenously infused angiotensin II; correlation with plasma renin activity. Clin. Sci. Mol. Med. **46** (1974), 149–61
324. THURSTON, H., and J. H. LARAGH: Prior receptor occupancy as a determinant of the pressor activity of infused angiotensin II in the rat. Circulat. Res. **36** (1975), 113–17
325. SAMUELS, A. I., E. D. MILLER, C. S. FRAY, E. HABER and A. C. BARGER: Regulation of pressor by renin-angiotensin system (abstr.). Fedn. Proc. **32** (1973), 380
326. JOHNSON, J. A., and J. O. DAVIS: Effects of a specific competitive antagonist of angiotensin II on arterial pressure and adrenal steroid secretion in dogs. Circulat. Res. **32** (Suppl. I) (1973), 159–68
327. SANCHO, J., R. RE, J. BURTON, A. C. BARGER and E. HABER: The role of the renin-angiotensin-aldosterone system in cardiovascular homeostasis in normal human subjects. Circulation **53** (1976), 400
328. JOHNSON, J. A., and J. O. DAVIS: Angiotensin II; important role in the maintenance of arterial blood pressure. Science **179** (1973), 906–07

329. PALS, D. T., F. D. MASUCCI, F. SIPPOS and G. S. DENNING: A specific competitive antagonist of the vascular action of angiotensin II. Circulat. Res. **29** (1971), 664
330. BIANCHI, A., D. B. EVANS, M. COBB, M. T. PESCHKA, T. R. SCHAEFFER and R. J. LAFFAN: Inhibition by SQ 20881 of vasopressor response to angiotensin I in conscious animals. Europ. J. Pharmacol. **23** (1973), 90
331. WORCEL, M., P. MEYER, G. A. D'AURIAC and P. MILLIEZ: Role of angiotensin in normal blood pressure regulation. Pflügers Arch. **310** (1969), 251–63
332. BLAIR-WEST, J. R., J. P. COGHLAN, D. A. DENTON, J. W. FUNDER and B. A. SCOGGINS: The role of the renin-angiotensin system in control of aldosterone secretion. In: Control of Renin Secretion (ed. T. A. ASSAYKEEN). Adv. Exp. Med. Biol. **17** (1962), 167–87. Plenum Press, New York 1972.
333. GLÁZ, E., and P. VECSEI: Aldosterone. Akadémiai Kiado, Budapest 1971
334. LOMMER, D., and H. P. WOLFF: Stimulation of the in vitro biosynthesis of corticosteroids by angiotensin II. Experientia **22** (1966), 699
335. MÜLLER, J.: Aldosterone stimulation in vitro. III. Sites of action of different aldosterone-stimulating substances on steroid biosynthesis. Acta endocr. (Kbh.) **52** (1966), 515
336. KAPLAN, N. M.: The biosynthesis of adrenal steroids; effects of angiotensin II, adrenocorticotropin and potassium. J. Clin. Invest. **44** (1965), 2029
337. BARTTER, F. C.: In: Renin-Angiotensin-Aldosteron-System und Pharmaka. (eds. A. HELBER, K. A. MEURER, D. MEYER, L. MIKSCHE u. E. ROSSKAMP). Klausurgespräch, Titisee 1970, S. 21, ref. Med. Welt **21** (1970), 1631–50
338. SIEGENTHALER, W., C. WERNING, P. WEIDMANN, D. STIEL und W. VETTER: Aldosteron im Nierenhaushalt. Med. Klin. **65** (1970), 1149
339. MARUSIC, E. T., and P. J. MULROW: Stimulation of aldosterone biosynthesis in adrenal mitochondria by sodium depletion. J. Clin. Invest. **46** (1967), 1092, 2101
340. DAVIS, W. W., L. R. BURWELL, G. T. CASPER and F. C. BARTTER: Sites of action of sodium depletion on aldosterone biosynthesis in the dog. J. Clin. Invest. **47** (1968), 1425–34
341. VECSEI, P., D. LOMMER, H. G. STEINACKER and H. P. WOLFF: Changes of 18-hydroxycorticosterone and aldosterone synthesis in rat adrenals in vitro after renal hypertension, nephrectomy and variation of sodium intake in vivo. Europ. J. Steroids. **1** (1966), 91
342. DAVIS, J. O.: Regulation of aldosterone secretion. In: Adrenal Cortex, (ed. A. B. EISENSTEIN), Little, Brown u. Co., Boston 1967, S. 203–47
343. JOHNSON, J. A., and J. O. DAVIS: Effects of a specific competitive antagonist of angiotensin II on arterial pressure and adrenal steroid secretion in dogs. Circulat. Res. **32** (Suppl. I) (1973), 159–68
344. MÜLLER, J.: Regulation of aldosterone biosynthesis. Springer-Verlag, New York 1971
345. SPIELMAN, W. S., and J. O. DAVIS: The renin-angiotensin system and aldosterone secretion during sodium depletion in the rat. Circulat. Res. **35** (1974), 615–24
346. COLEMAN, T. G., R. E. MCCAA and C. S. MCCAA: Effect of angiotensin II on aldosterone secretion in the conscious rat. J. Endocrinol. **60** (1974), 421–27
347. KINSON, G. A., and B. SINGER: Sensitivity to angiotensin and adrenocorticotropic hormone in the sodium deficient rat. Endocrinology **83** (1968), 1108–16
348. GANONG, W. F., A. T. BORYCZKA and R. SHACKELFORD: Effect of renin on adrenocortical sensitivity to ACTH and angiotensin II in dogs. Endocrinology **80** (1967), 703–06
349. OELKERS, W., J. J. BROWN, R. FRASER, A. F. LEVER, J. J. MORTON and J. I. S. ROBERTSON: Sensitization of adrenal cortex to angiotensin II in sodium-depleted man. Circulat. Res. **34** (1974), 69–77
350. GROSS, F., K. D. BOCK und H. TURRIAN: Untersuchungen über die Blutdruckwirkung von Angiotensin. Helv. Physiol. Acta **19** (1961), 42–57
351. LARAGH, J. H.: Renin, angiotensin, aldosterone and humoral regulation of arterial pressure and salt balance. Fedn. Proc. **26** (1967), 39
352. MCCUBBIN, J. W., R. S. DEMOURA, I. H. PAGE and F. OLMSTED: Arterial hypertension elicited by subpressor amounts of angiotensin. Science **149** (1965), 1394

353. Kiprov, D. und L. Somova: Die Bedeutung der Gefäßwandreaktivität („Gefäßtonus") bei verschiedenen Arten experimenteller Hypertonie. Verh. Dtsch. Ges. Exp. Med. **20** (1967), 143
354. Feldberg, W., and G. P. Lewis: Further studies on the effects of peptides on the suprarenal medulla of cats. J. Physiol (L). **178** (1965), 239
355. Cession, G., et A. Cession-Fossion: Stimulation par l'angiotensine du systêm adrenergique. Ann. endocrinol. **27** (1966), 3
356. Panisset, J. C., and P. Bourdois: Effect of angiotensin on the response to noradrenaline and sympathetic nerve stimulation and on ^{3}H-noradrenaline uptake in cat mesenteric blood vessels. Canad. J. Physiol. Pharmacol. **46** (1968), 125.
357. Palaic, D., and P. A. Khairallah: Inhibition of norepinephrine reuptake by angiotensin in brain. J. Neurochem. **15** (1968), 1195–1202
358. De Champlain, J., D. L. Krakoff and J. Axelrod: Interrelationships of sodium intake, hypertension and norepinephrine storage in the rat. Circulat. Res. **24** (1969), 75
359. Buckley, J. P.: Actions of angiotensin on the central nervous system. Fedn. Proc. **31** (1972), 1332–57
360. Buckley, J. P., and B. S. Jandhyala: Central cardiovascular effects of angiotensin. Life Sci. **20** (1977), 1485–94
361. Dickinson, C. J., and R. Yu: Mechanisms involved in the progressive pressure response to very small amounts of angiotensin in conscious rabbits. Circulat. Res. **21** (Suppl. II) (1967), 157–65
362. Scroop, G. C., and R. D. Lowe: Efferent pathways of the cardiovascular response to vertebral artery infusions of angiotensin in the dog. Clin. Sci. **37** (1969), 605–19
363. Smookler, H. H., W. B. Severs, W. J. Kinnard and J. P. Buckley: Centrally mediated cardiovascular effects of angiotensin II. J. Pharmacol. Exp. Ther. **153** (1966), 484–94
364. Solomon, T. A., I. Cavero and J. P. Buckley: Inhibition of central pressor effects of angiotensin I and II. J. Pharmaceut. Sci. **63** (1974), 511–15
365. Vollmer, R., J. P. Buckley, T. A. Solomon and B. S. Jandhyala: Central hypertensive actions of angiotensin. Acta Physiol. Latino-amer. **24** (1974), 582
366. Ferrario, C. M., C. J. Dickinson and J. M. McCubbin: Central vasomotor stimulation by angiotensin. Clin. Sci. **39** (1970), 239
367. Gann, D. S.: Parameters of the stimulus initiating the adrenocortical response to hemorrhage. Ann. N. Y. Acad. Sci. **156** (1969), 740–55
368. Daniels-Severs, A., E. Ogden and J. Vernikos-Danellis: Centrally mediated effects of angiotensin II in the unanesthetized rat. Physiol. Behav. **7** (1971), 786–87
369. Yates, F. E., S. M. Russell, M. F. Dallman, G. A. Hedge, S. M. McCann and A. P. S. Dhariwal: Potentation by vasopressin of corticotropin release induced by corticotropin-releasing factor. Endocrinology **88** (1971), 3
370. Gutman, Y., F. Benzakein and P. Livneh: Polydipsia induced by isoprenaline and by lithium; relation to kidneys and renin. Europ. J. Pharmacol. **16** (1971), 380–84
371. Houpt, K. A., and A. N. Epstein: The complete dependence of beta-adrenergic drinking on the renal dipsogen. Physiol. Behav. **7** (1971), 897–902
372. Meyer, D. K., W. Rauscher, B. Peskar and G. Hertting: The mechanism of the drinking response to some hypotensive drugs; activation of the renin-angiotensin system by direct or reflex-mediated stimulation of β-receptors. Naunyn Schmiedeberg's Arch. Pharmak. **276** (1973), 13–14
373. Meyer, D. K., and G. Hertting: Influence of neuronal uptake-blocking agents on the increase in water intake and in plasma concentrations of renin and angiotensin I induced by phentolamine and isoprenaline. Naunyn-Schmiedebergs Arch. Pharmak. **280** (1973), 191–200
374. Bonjour, J. P., and R. Malvin: Stimulation of ADH release by the renin-angiotensin system. Amer. J. Physiol. **218** (1970), 791–99, 1555–59
375. Gagnon, D. J., D. Cousineau and P. Boucher: Release of vasopressin by angiotensin II and prostaglandin E_2 from the rat neurohypophysis in vitro. Life Sci. **12** (1973), 487

376. SIMPSON, S. A., and J. F. TAIT: Quantitative method for bioassay of effect of adrenal cortical steroids on mineral metabolism. Endocrinology **50** (1952), 150–61

377. SIMPSON, S. A., J. F. TAIT, A. WETTSTEIN, R. NEHER, J. VON EUW, O. SCHINDLER und I. REICHENSTEIN: Aldosteron, Isolierung und Eigenschaften. Helv. Chim. Acta 37 (1954), 1163

378. LUETSCHER, J. A., and R. H. CURTIS: Aldosterone; observations on the regulation of sodium and potassium balance. Ann. Intern. Med. **43** (1955), 658

379. HIERHOLZER, K., and H. STOLTE: The proximal and distal tubular action of adrenal steroids on Na^+ reabsorption. Nephron **6** (1969), 188

380. WOLFF, H. P.: Aldosterone in clinical medicine. Acta endocrinologica Suppl. **124** (1967), 68–86

381. LOMMER, D., G. DÜSTERDIECK, J. JAHNECKE, P. VECSEI und H. P. WOLFF: Sekretion, Plasmakonzentration, Verteilung, Stoffwechsel und Ausscheidung von Aldosteron bei Gesunden und Kranken. Klin. Wschr. **46** (1968), 741–51

382. VECSEI, P., G. DÜSTERDIECK, J. JAHNECKE, D. LOMMER and H. P. WOLFF: Secretion and turnover of aldosterone in various pathological states. Clin. Sci. **36** (1969), 241–56

383. HÄNZE, S.: Die endokrin bedingten hypokalämischen Alkalosen. Dtsch. Med. Wschr. **92** (1967), 1033–39

384. DE HERTOG, R.: Research on Steroids. Vol. II (Rom 1966), S. 245

385. PETERSON, R. E., and C. E. PIERCE: The metabolism of corticosterone in man. J. Clin. Invest. **39** (1960), 741

386. KARL, H. J., L. RAITH und W. DECKER: Untersuchungen über die Cortisolsekretion beim Menschen. In: Aldosteron (ed. H. NOWAKOWSKI). Springer-Verlag, Berlin–Göttingen–Heidelberg 1963, S. 84–88

387. TAIT, J. F., S. A. S. TAIT, B. LITTLE and K. R. LAUMAS: The disappearance of 7-^{0}H-d-aldosterone in the plasma of normal subjects. J. Clin. Invest. **40** (1961), 72–80

388. CHEVILLE, R. A., J. A. LUETSCHER, E. W. HANCOCK, A. J. DOWDY and G. W. NOKES: Distribution, conjugation and excretion of labeled aldosterone in congestive heart failure and in controls with normal circulation; development and testing of a model with an analog computer. J. Clin. Invest. **45** (1966), 1302–16

389. LUETSCHER, J. A., E. W. HANCOCK, C. A. CAMARGO, A. J. DOWDY and G. W. NOKES: Conjugation of 1,2-^{3}H-aldosterone in human liver and kidneys and renal extraction of aldosterone and labelleed conjugates from blood plasma. J. Clin. Endocr. Metab. **25** (1965), 628–38

390. KELLY, W. G., and S. LIEBERMAN: Isolation and characterization of human urinary metabolits of aldosterone. In: Aldosterone (eds. E. E. BAULIEU u. P. ROBEL). Blackwell Sci. Publ. Oxford 1964, S. 102–130

391. KLIMAN, B., and R. E. PETERSON: Double isotope derivative assay of aldosterone in biological extracts. J. Biol. Chem. **235** (1960), 1639

392. NEW, M. I., B. MILLER and R. E. PETERSON: Aldosterone excretion in normal children and in children with adrenal hyperplasia. J. Clin. Invest. **45** (1966), 412–28

393. HARTRODT, W., and K. H. BROSOWSKI: Determination of urinary excretion rate of aldosterone with ^{131}J-labelled triphenyl tetrazolium chloride (^{131}J-TTC). Symposium: Aldosterone and salt-water-homeostasis (Abstr.) S. 195, Novosibirsk, Mai 1968

394. COPE, C. L.: Measurement of aldosterone secretion rates. In: Aldosterone (eds. E. E. BAULIEU u. P. ROBEL). Blackwell Sci. Publ., Oxford 1964, S. 73

395. BAYARD, F., J. Z. BEITINS, A. KOWARSKI and J. J. MIGEON: Measurement of plasma aldosterone by radioimmunoassay. J. Clin. Endocr. Metab. **31** (1970), 1

396. DAVIS, J. O.: The renin angiotensin system in the control of aldosterone secretion. In: Angiotensin (eds. I. H. PAGE u. F. M. BUMPUS). Springer-Verlag, Berlin–Heidelberg–New York 1974, S. 322–36

397. BLAIR-WEST, J. R., J. P. COGHLAN, D. A. DENTON and B. A. SCOGGINS: Aldosterone regulation in sodium deficiency; role of ionic factors and angiotensin II. In: Angiotensin (eds. I. H. PAGE u. F. M. BUMPUS). Springer-Verlag, Berlin–Heidelberg–New York 1974, S. 337 to 368

398. Blair-West, J. R., M. D. Cain, K. J. Catt, J. P. Coghlan, D. A. Denton, J. W. Funder, B. A. Scoggins and R. D. Wright: Dissociation of aldosterone secretion and systemic renin and angiotensin II levels during the correction of sodium deficiency. Acta endocrinol. (Kbh.) **66** (1971), 229–47

399. Funder, W., J. R. Blair-West, J. P. Coghlan, D. A. Denton, B. A. Scoggins and R. D. Wright: Effects of plasma K^+ on the secretion of aldosterone. Endocrinology **85** (1969), 381–84

400. Bartter, F. C., B. H. Barbour, A. A. Carr and C. S. Delea: On the role of potassium and the central nervous system in the regulation of aldosterone secretion. In: Aldosterone (eds. E. E. Baulieu u. P. Robel). Blackwell Sci. Publ., Oxford 1964, S. 221

401. Bartter, F. C., B. H. Barbour, A. A. Carr, C. S. Delea and J. D. H. Slater: Control of adrenocortical steroid secretion dependent upon and independent of pituitary and kidneys. Canad. Med. Ass. J. **90** (1964), 240

402. James, V. H. T., J. Landon and R. Fraser: The investigation of hypothalamic-pituitary-adrenal function. Mem. Soc. Endocrinol. **17** (1968), 141

403. Melby, J. C.: Intermediary metabolism of aldosterone. In: Angiotensin (eds. I. H. Page u. F. M. Bumpus). Springer-Verlag, Berlin—Heidelberg—New York 1974, S. 298–321

404. Saruta, T., and N. M. Kaplan: Prostaglandins and other stimuli of beef adrenal steroidgenesis. J. Clin. Invest. **51** (1971), 2246

405. Spät, A., and S. Jozan: Role of prostaglandins in the regulation of aldosterone secretion. Int. Congress on Endocrinology, Martin (CSSR) 1975, Abstr. S. 21

406. Pullmann, R., M. Sámel, M. Stránska, J. Holan and M. Ochodnicky: The influence of prostaglandine E_1 on aldosterone biosynthesis. Int. Congress on Endocrinology, Martin (ČSSR) 1975, Abstr., S. 37

407. Csansky, M. F., D. B. v. d. Wal and D. De Wied: The regulation of aldosterone production in normal and sodium deficient rats. J. Endocrinol. **41** (1968), 179

408. Hollenberg, N. K., W. R. Chenitz, D. F. Adams and G. H. Williams: Reciprocal influence of salt intake on adrenal glomerulosa and renal vascular responses to angiotensin II in normal man. J. Clin. Invest. **54** (1974), 34

409. Boyd, G. W., A. R. Adamson, A. E. Fitz and W. S. Peart: The role of the renin-angiotensin system in the control of aldosterone in man. Proc. Roy. Soc. Med. **62** (1969), 1253

410. Spark, R. F., S. J. Gordon, S. L. Dale and J. C. Melby: Aldosterone production after suppression of corticotropic secretory activity. Arch. Intern. Med. **122** (1968), 394

411. Brown, J. J., R. Fraser, A. F. Lever, J. J. Morton, W. Oelkers, J. I. S. Robertson and J. Young: Further observations on the relationship between plasma angiotensin II and aldosterone during sodium deprivation. In: Mechanisms of Hypertension (ed. M. P. Sambhi). Amer. Elsevier Publ. Co., Inc., New York 1973, S. 148–54

412. Davis, J. O.: Mechanisms regulating the secretion and metabolism of aldosterone in experimental secondary hyperaldosteronism. Recent Prog. Hormone Res. **17** (1961), 293

413. Davis, J. O., and W. S. Spielman: The renin-angiotensin-system in the control of aldosterone secretion in the rat. Acta Physiol. Latino-amer. **24** (1974), 399–404

414. McCaa, R. E., J. D. Bower and C. S. McCaa: Relative influence of acute sodium and volume depletion on aldosterone secretion in nephrectomized man. Circulat. Res. **33** (1973), 555–62

415. Klumpp, F., D. Klaus, R. Lembke und P. Zöfel: Das Verhalten des Plasmaaldosterons und der Plasmareninaktivität bei primärer und renaler Hypertonie unter Stimulations- und Suppressionsbedingungen. Klin. Wschr. **53** (1975), 221–29

416. Luetscher, J. A., M. H. Weinberger, A. J. Dowdy and G. W. Nokes: Effects of sodium loading, sodium depletion and posture on plasma aldosterone concentration and renin activity in hypertensive patients. J. Clin. Endocr. Metab. **29** (1969), 1310–18

417. Laragh, J. H., J. Sealey and H. R. Brunner: The control of aldosterone secretion in normal and hypertensive man; abnormal renin-aldosterone patterns in low renin hypertension. Amer. J. Med. **53** (1972), 649

418. Newton, M. A., and J. H. Laragh: Effect of corticotropin on aldosterone excretion and plasma renin in normal subjects, in essential hypertension, and primary aldosteronism. J. Clin. Endocr. Metab. **28** (1968), 1006—13
419. Shade, R. S., and C. E. Grim: Suppression of renin and aldosterone by small amounts of DOCA in normal man. J. Clin. Endocr. Metab. **40** (1975), 652—58
420. Vecsei, P., W. Nolten, I. Purjesz and H. P. Wolff: Studies on the secretion and metabolism of desoxycorticosterone (DOC). Acta endocrinol. (Kbh.) Suppl. **119** (1967), 141
421. Steele, J. M., and J. Lowenstein: Differential effects of an angiotensin II analogue on pressor and adrenal receptors in the rabbit. Circulat. Res. **35** (1974), 592—600
422. Sarstedt, Ch. A., E. D. Vaughan and M. J. Peach: Selective inhibition by des-1-asp-8-ile-angiotensin II of the steroidgenic response to restricted sodium intake in the rat. Circulat. Res. **37** (1975), 350—58
423. Bravo, E. L., M. C. Khosla and F. M. Bumpus: Vascular and adrenocortical responses to a specific antagonist of angiotensin II. Amer. J. Physiol. **228** (1975), 110—14
424. Peach, M. J., and J. A. Ackerly: Angiotensin antagonists and the adrenal cortex and medulla. Fedn. Proc. **35** (13) (1976), 2502—07
425. Davis, J. O., and R. H. Freeman: The use of angiotensin II blockade to study adrenal steroid secretion. Fedn. Proc. **35** (13) (1976), 2508—11
426. Chiu, A. T., and M. J. Peach: Inhibition of induced aldosterone biosynthesis with a specific antagonist of angiotensin II. Proc. Natl. Acad. USA **71** (1974), 341—44
427. Chiu, A. T., J. W. Ryan, J. M. Stewart and F. E. Dorer: Formation of angiotensin III by angiotensin converting enzyme. Biochem. J. **155** (1976), 189
428. Brecher, P., M. Tabacchi, H. Y. Pyun and A. V. Chobanian: Angiotensin binding to rat adrenal capsular cell suspensions. Biochem. Biophys. Res. Commun. **54** (1973), 1511—17
429. Bumpus, F. M., R. R. Smeby, L. H. Page and P. A. Khairallah: Distribution and metabolic fate of angiotensin II and various derivatives. Canad. Med. Ass. J. **90** (1964), 190—93
430. Cheung, H. S., and D. W. Cushman: A soluble aspartate aminopeptidase from dog kidney. Biochim. Biophys. Acta **242** (1971), 190—93
431. Williams, G. H., N. K. Hollenberg and L. M. Braley: Influence of sodium intake on vascular and adrenal angiotensin II receptors. Endocrinology **98** (1976), 1343—50
432. Vaughan, E. D., M. J. Peach, J. A. Ackerly, B. S. Tsai and A. Larner: Pressor and steroidgenetic actions of (des-Asp[1])angiotensin I; dependency on conversion to angiotensin III. Circulat. Res. **40** (Suppl. I) (1977), 94—97
433. Tsai, B. S., M. J. Peach, M. C. Khosla and F. M. Bumpus: Synthesis and evaluation of (des-Asp[1])-angiotensin I as a precursor for (des-Asp[1])-angiotensin II (Angiotensin III). J. Med. Chem. **18** (1975), 1180—83
434. Gordon, R. D., L. K. Wolff, D. P. Island and G. W. Liddle: A diural rhytm and plasma renin activity in man. J. Clin. Invest. **45** (1966), 1587—92
435. Gordon, R. D., O. Kuchel, G. W. Liddle and D. P. Island: Role of sympathetic nervous system in regulating renin and aldosterone production in man. J. Clin. Invest. **46** (1967), 599—605
436. Osborn, J. L., J. B. Hook and M. D. Ballie: Control of renin release; effects of d-propranolol and renal denervation on furosemide-induced renin release in the dog. Circulat. Res. **41** (1977,) 481—86
437. Werning, C., P. Weidmann, W. Vetter, D. Stiel, H. U. Schweikert und W. Siegenthaler: Die Bedeutung des Renin-Angiotensin-Aldosteron-Systems bei verschiedenen Hypertonieformen. Schweiz. Rundsch. Med. Praxis **59** (1970), 730
438. Valloton, M. B., D. Scholer und A. F. Muller: Das Renin-Angiotensin-Aldosteron-System. Schweiz. Med. Wschr. **100** (1970), 1666
439. Laragh, J. H., L. Baer, H. R. Brunner, F. R. Bühler, J. E. Sealey and E. D. Vaughan: Renin, angiotensin and aldosterone system in pathogenesis and management of hypertensive vascular disease. Amer. J. Med. **52** (1972), 633—52
440. Weidmann, P., und W. Siegenthaler: Das Renin-Angiotensin-Aldosteron-System bei hypertensiven Zuständen. Dtsch. Med. Wschr. **92** (1967), 1953

441. SIEGENTHALER, W., und P. WEIDMANN: Aktuelle Hypertonieprobleme. Schweiz. Med. Wschr **97** (1967), 355

442. WOLFF, H. P., Ch. BARTH, A. DISTLER, G. DÜSTERDIECK, F. KRÜCK, S. ROSCHER, P. VECSEI und K. F. WEINGES: Hypokalämischer und normokalämischer primärer Aldosteronismus. Ein Beitrag zur Differentialdiagnose der essentiellen Hypertonie. Dtsch. Med. Wschr. **94** (1969), 760

443. DISTLER, A.: Ist die essentielle Hypertonie noch eine Krankheitseinheit? Abgrenzung der hyporeninämischen Hypertonie. Internist (Berlin) **15** (1974), 146

444. DISTLER, A.: Renin-Angiotensin-Aldosteron-System bei der essentiellen Hypertonie. Med. Klinik **70** (1975), 691—97

445. MJASNIKOW, A. L.: Ther. Arch. **1965** (6), 5—9 (in russisch); vergl. I. K. SCHCHWAZABAJA u. a. [8]

446. VON EIFF, A. W.: Die Rolle des autonomen Nervensystems in der Ätiologie und Pathogenese der essentiellen Hypertonie. In: Hypertonie, Pathogenese, Klinik und Therapie (ed. H. SARRE) Schattauer-Verlag, Stuttgart—New York, 1969

447. BROD, J.: Essentieller Hochdruck. Medical Tribune **7** (25) (1972), 34

448. SKINNER, S. L., J. W. MCCUBBIN and I. H. PAGE: Control of renin secretion. Circulat. Res. **15** (1964), 64—76

449. CONN, J. W., E. L. COHEN, C. P. LUCAS, W. J. MCDONALD, G. H. MAYOR, W. M. BLOUGH, W. C. EVELAND, J. J. BOOKSTEIN and J. LAPIDES: Primary reninism. Arch. Intern. Med. **130** (1972), 682—96

450. HAYDUK, K.: Renin-sezernierende Tumoren. Dtsch. Med. Wschr. **98** (1973), 1874

451. CONN, J. W.: Primary aldosteronism; a new syndrom. J. Lab. Clin. Med. **45** (1955), 617

452. CONN, J. W.: Plasma renin activity in primary aldosteronism; importance in differential diagnosis and in research of essential hypertension. JAMA **190** (1964), 222—25

453. KAPLAN, N. M.: Commentary on incidence of primary aldosteronism; current estimations based on objective data. Arch. Intern. Med. **123** (1969), 152—54

454. GOLDBLATT, H.: The renal origin hypertension. Physiol. Rev. **27** (1947), 120

455. KUCHEL, O., N. T. BUU, P. HAMET, G. P. GUTHRIE, J. L. CUCHE, R. BOUCHER und J. GENEST: Catecholamines, cyclic AMP and renin in two contrasting forms of essential hypertension. Contr. Nephrol. Vol. **8** (1977), 27—36 (Karger, Basel)

456. BÜHLER, F. R., J. H. LARAGH, L. BAER, E. D. VAUGHAN and H. R. BRUNNER: Propranolol inhibition of renin secretion; a specific approach to diagnosis and treatment of renin-dependent hypertensive disease. New Engl. J. Med. **287** (1972), 1209—14

457. CASE, D. B., J. M. WALLACE, H. J. KEIM, M. A. WEBER, J. E. SEALEY and J. H. LARAGH: Possible role of renin in hypertension as suggest by renin-sodium profiling and inhibition of converting enzyme. New Engl. J. Med. **296** (1977), 641—46

457a. HRYNYSCHYN, K., und K. KIRSCH: Plasma-Renin-Aktivität (PRA) während und nach Körperarbeit. Med. Welt **27** (1976), 214

457b. ROSENTHAL, J., Th. SCHMIDT, R. SAUTER und N. SCHÄFER: Emotioneller Stress und Plasmarenin. Med. Welt **27** (1976), 214

458. TOBIAN, L.: How sodium and the kidney relate to the hypertensive arteriole. Fedn. Proc. **33** (1974), 138—42

459. HOLLENBERG, N. K., and D. F. ADAMS: The renal circulation in hypertensive diseases. Amer. J. Med. **60** (1976), 737

460. KOLSTERS, G., M. A. D. H. SCHALEKAMP, W. H. BIRKENHÄGER and A. F. LEVER: Renin and renal function in benign essential hypertension; evidence for a renal abnormality. In: Pathophysiology and management of arterial hypertension (eds. G. BERGLUND, L. HANSON u. L. WÖRK). Proceedings Conf., Copenhagen, 10.—11. 4. 1975, S. 54—65

461. BERGLUND, G., M. AURELL, I. WALLENTIN, J. WIRKSTRAND and L. WILHELMSEN: Plasma renin acivity, sodium excretion and organ manifestations in essential hypertension. In: Pathophysiology and management of arterial hypertension (eds. G. BERGLUND, L. HANSON u. L. WÖRK). Proceedings. Conf., Copenhagen, 10.—11. 4. 1975, S. 67—75

462. BROWN, T. C., J. O. DAVIS, M. J. OLICHNEY and C. I. JOHNSTON: Relation of plasma renin to sodium balance and arterial pressure in experimental renal hypertension. Circulat. Res. **18** (1966), 475–83

463. HAYDUK, K., D. GANTEN, H. M. BRECHT, R. BOUCHER und J. GENEST: Erhöhte Reninausscheidung im Urin der ischämischen Niere bei experimentell einseitiger NAS des Hundes. Klin. Wschr. **48** (1970), 1124

464. NITSCHKOFF, St., U. GNÜCHTEL, L. WOLLNIK und P. JONAS: Über Konzentrationsunterschiede des Angiotensinogens im Plasma normotoner, experimentell renal und neurogen-interorezeptiv hypertoner Ratten. Dtsch. Ges.wesen **25** (1970), 49–56

465. GROSS, F.: The renin-angiotensin system and hypertension. Ann. Intern. Med. **75** (1971), 777–87

466. BIANCHI, G., L. T. TENCONI and R. LUCCA: Effect in the conscious dog of constriction of the renal artery to a sole remaining kidney on haemodynamics, sodium balance, body fluid volumes, plasma renin concentration and pressor responsiveness to angiotensin. Clin. Sci. **38** (1970), 741–66

467. HELMCHEN, U. und J. F. LIARD: Die Regulation der Reninfreisetzung und der Natrium-Wasserausscheidung bei experimenteller renaler Hypertonie (one-kidney-Goldblatt-Hypertonie). In: Hypertension, Current Problems (eds. A. DISTLER u. H. P. WOLFF). Symposium, Mainz 1973. G. Thieme-Verlag Stuttgart 1974, S. 52–65

468. FERNANDES, M., G. ONESTI, A. WEDER, R. DYKYJ, A. B. GOULD, K. K. KIM and Ch. SCHWARTZ: Experimental model of severe renal hypertension. J. Lab. Clin. Med. **87** (1976), 561–67

469. HARTRODT, W., K. H. BROSOWSKI, G. SCHÖNFELDER, R. GÜRKE, St. NITSCHKOFF und R. BAUMANN: Das Verhalten der Plasma-Renin-Aktivität (PRA) bei der Entwicklung einer renalen Hypertonie bei Kaninchen. VI. National Congress in internal diseases with symposium on the pathogenesis and prophylaxis of arterial hypertension. Plovdiv (Bulgaria), 3.–6. 10. 1976

470. MASSON, G. M. C., F. DEL GRECO, A. GROLLMAN, J. M. LEDINGHAM, J. P. MERILL and E. E. MUIRHEAD: Renoprival hypertension. In: Renal Hypertension (eds. J. W. MCCUBBIN u. I. H. PAGE), Year book med. publishers, Inc., Chicago 1968, Chapter 12, S. 278

471. PICKERING, G. W., and M. PRINZMETAL: Experimental hypertension of renal origin in the rabbit. Clin. Sci. (1937–38), 357

472. BRUNNER, H. R., H. GAVRAS and J. H. LARAGH: Specific inhibition of renin-angiotensin systeme; a key to understanding blood pressure regulation Cardiovasc. Dis. **17** (1974), 87

473. MILLER, E. D., A. I. SAMUELS, E. HABER and A. C. BARGER: Inhibition of angiotensin conversion in experimental renovascular hypertension. Circulation **46** (Suppl. 2) (1972), 82

474. TAGAWA, H., F. D. GUTMANN, E. HABER, E. D. MILLER, A. I. SAMUELS and A. C. BARGER: Reversible renovascular hypertension and renal arterial pressure. Proc. Soc. Exp. Biol. Med. **146** (1974), 975

475. BRUNNER, H.: Gesteigerter Na^+-Umsatz bei renal hypertonischen Ratten. Naunyn-Schmiedebergs Arch. Exp. Path. **267** (1970), 278–92

476. TOBIAN, L., K. COFFEE and P. MCCREA: Contrasting exchangeable sodium in rats with different types of Goldblatt hypertension. Amer. J. Physiol. **217** (1969), 458–60

477. LIARD, J. F., and G. PETERS: Mechanism of the fall in blood pressure after "unclamping" in rats with Goldblatt-type hypertension. Experientia (Basel) **26** (1970), 743–45

478. MILLER, E. D., A. I. SAMUELS, E. HABER and A. C. BARGER: Inhibition of angiotensin conversion and prevention of renovascular hypertension. Amer. J. Physiol. **228** (1975), 448

479. ROMERO, J. C., S. W. MAK and S. W. HOOBLER: Effect of blockade on angiotensin I converting enzyme on the blood pressure of renal hypertensive rabbits. Cardiovasc. Res. 8 (1974), 681–87

480. JOHNSON, J. A., J. O. DAVIS, W. S. SPIELMAN and R. H. FREEMAN: The role of the renin angiotensin system in experimental renal hypertension in dogs. Proc. Soc. Exp. Biol. Med. **147** (1974), 387

481. Johnson, J. A., J. O. Davis and B. Braverman: Role of angiotensin in experimental renal hypertension in the rabbit. Amer. J. Physiol. **228** (1975), 11

482. Helmchen, U. und U. Kneissler: Die pathogenetische Bedeutung der normalen Plasmareninaktivität für die chronische Phase des experimentellen Hochdrucks nach einseitiger Nierenarteriendrosselung und kontralateraler Nephrektomie. In: Fortschritte der Nephrologie (eds. A. Bohle u. G. E. Schubert). VII. Symposium der Ges. für Nephrologie, 24. bis 26. 9. 1970 in Tübingen; Schattauer-Verlag, Stuttgart—New York 1971, S. 407—10

483. Pickering, G. W.: The role of the kidney in acute and chronic hypertension following renal artery constriction in the rabbit. Clin Sci. **5** (1945), 229—47

484. Romero, J. C., S. W. Hoobler, T. J. Kozak and R. J. Warzynski: Effect of antirenin on blood pressure of rabbits with experimental renal hypertension. Amer. J. Physiol. **225** (1973), 810—17

485. Gotzen, R. und G. Schultze: Das Blutvolumen in den verschiedenen Stadien der tierexperimentellen renovaskulären Hypertonie. Verh. dtsch. Ges. inn. Med. **75** (1969), 194

486. Möhring, J., E. J. Näumann, B. Möhring, A. Philippi and F. Gross: Sodium balance and plasma renin activity in renal hypertensive rats. Europ. J. Clin. Invest. **1** (1971), 384

487. Blair-West, J. R., J. P. Coghlan, D. A. Denton, E. Orchard, B. A. Scoggins and R. D. Wright: Renin-angiotensin-aldosterone system and sodium balance in experimental renal hypertension. Endocrinology **83** (1968), 1199

488. Schultze, G., F. W. Lohmann and R. Fraser: Haemodynamics, fluid balance and plasma concentrations of epinephrine, norepinephrine, renin and aldosterone during the development of renovascular hypertension in sheeps. In: Hypertension, Current Problems (eds. A. Distler u. H. P. Wolff). Symposium Mainz 1973; G. Thieme-Verlag, Stuttgart 1974, S. 46—52

489. Fujii, J., and Y. Yazaki: Renin, electrolytes, and water intake in two types of experimental renal hypertension. Amer. J. Physiol. **222** (1972), 979

490. Kramer, P. und B. Ochwadt: Wassergehalt und Elektrolytstoffwechsel bei Ratten mit experimentellen und spontanem Hochdruck. Pflügers Arch. ges. Physiol. **332** (1972), 56

491. Girndt, J. und B. Ochwadt: Durchblutung des Nierenmarks, Gesamtnierendurchblutung und cortico-medulläre Gradienten beim experimentellen renalen Hochdruck der Ratte. Pflügers Arch. ges. Physiol. **313** (1969), 30—42

492. Gross, F.: Experimentelle Grundlagen zur Pathophysiologie des Renin-Angiotensin-Systems. Verh. dtsch. Ges. inn. Med. **74** (1968), 27—41

493. Singer, B., C. Losito and S. Salmin: Aldosterone and corticosterone secretion rates in rats with experimental renal hypertension. Acta endocr. (Kbh.) **44** (1963), 505—18

494. Gavras, H., H. R. Brunner, H. Thurston and J. H. Laragh: Reciprocation of renin dependency with sodium volume dependency in renal hypertension. Science **188** (1975), 1316—17

495. Folkow, B.: The haemodynamic consequences of adaptive structural changes of the resistance vessels in hypertension. Clin. Sci. **41** (1971), 1

496. Jones, A. W.: Reactivity of ion fluxes in rat aorta during hypertension and circulatory control. Fedn. Proc. **33** (1974), 133—37

497. Bohr, D. F.: The role of altered vascular reactivity in hypertension. Hosp. Pract. **9** (1974), 107—116

498. Pegelow, I., G. Schönfelder, St. Nitschkoff und B. Flegel: Zur Reagibilität isolierter Arterien hypertoner Kaninchen. Acta biol. med. germ. **35** (1976), 1301—10

499. Davis, J. O.: The pathogenesis of chronic renovascular hypertension. Circulat. Res. **40** (1977), 439—44

500. Saleh, M. und R. Heintz: Permanente Hypertonie und Veränderung des Na—K-Gehalts der Aortenwand nach AII-Infusionen bei der Ratte. Z. ges. exp. Med. **152** (1970), 306

501. Floyer, M. A.: Role of the kidney in experimental hypertension. Brit. Med. Bull. **13** (1957), 29

502. Fekete, A., I. Forgacs, K. Gaal and T. Meszaros: Renin activity of renal venous blood in experimental hypertension induced by ligation of one renal artery in dogs. Acta Med. Acad. Sci. Hung. **28** (1971), 181—96

503. THURSTON, H., and J. D. SWALES: Blood pressure response of nephrectomized hypertensive vascular renin activity. Clin. Sci. Mol. Med. **52** (1977), 299—304

504. DONKER, A. J. M., and F. H. H. LEENEN: Infusion of angiotensin-II analogue in two patients with unilateral renovascular hypertension. Lancet **2** (1974), 1535

505. STREETEN, D. H. P., G. H. ANDERSON, J. M. FREIBERG and T. G. DALAKOS: Use of an angiotensin II antagonist (saralasin) in the recognition of "angiotensinogenic" hypertension. New Engl. J. Med. **292** (1975), 657

506. GAVRAS, H., H. R. BRUNNER, J. H. LARAGH, J. E. SEALEY, I. GAVRAS and R. A. VUKOVICH: An angiotensin converting enzyme inhibitor to identrify and treat vasoconstrictor and volume factors in hypertensive patients. New Engl. J. Med. **291** (1974), 817

507. LANG, G. F.: Die Hypertoniekrankheit (1948); (russisch), ref. bei I. K. SCHCHWAZABAJA u. a. [8]

508. SUDAKOW, K. W.: Neurophysiologische Grundlagen emotioneller Anspannungen. 23. Pawlowsche Konferenz, 1972. Zurn. vyss. neuron. dejat. **23** (1973), 416

509. BAUMANN, H., J. LÄUTER, Ch. GURK, F. WOLTER, F. GRIEGER und K. HECHT: Störungen bioelektrischer Informationsverarbeitungsphänomene unter belastender Lernsituation. (I. Neokortex). Diskriminanzanalytische Verfahren in der evoked potential-Forschung. Acta biol. med. germ. **27** (1971), 367

510. RICHTER-HEINRICH, E. W. GÖDICKE, Ch. GRAFF, W. HARTRODT, J. LÄUTER, H. MITSCHKE, St. NITSCHKOFF, H. THIEL und H. ZIPRIAN: Zerebro-viszerale Disregulation als Ausdruck gestörter Organismus—Umwelt-Beziehungen. In: Zentral nervale Regulationsdynamik und Adaptationsprozeß der Organismus—Umwelt-Beziehungen. Festschrift zum 60. Geburtstag von Prof. R. Baumann des Institutes für Herz-Kreislauf-Regulationsforschung der Akad. der Wiss. der DDR, 1971, S. 57—69

511. HECHT, K., M. POPPEI, M. PESCHEL, K. TREPTOW und V. MORITZ: Optimierungsaspekte in der zerebro-viszeralen Blutdruckregulation unter chronischem Einfluß kombinierter Stressoren. Acta biol. med. germ. **31** (1973), 813—25

512. HENRY, J. P., U. P. MEEHAN and P. M. STEPHENS: The use of psychosocial stimuli to induce prolonged systolic hypertension in mice. Psychosom. Med. **29** (1967), 408

513. VON HOLST, D.: Renal failure as the cause of death in Tubaia belangarie exposed to persistent social stress. J. comp. physiol. **78** (1972), 236—73

514. VON EIFF, A. W.: Zentralnervöse und psychosomatische Aspekte der Hypertonie. Med. Welt **25** (1974), 2077—82

515. BAUMANN, R., und Ch. GRAFF: Die Vergesellschaftung des Frühstadiums der essentiellen Hypertonie mit latenten und asymptomatisch diabetischen Kohlenhydrat-Stoffwechseldefekten. Dtsch. Ges.wesen **23** (1968), 1585 und 1633

516. DE QUATTRO, V., and Y. MIURA: Neurogenic factors in human hypertension; mechanism or myth? Amer. J. Med. **55** (1973), 362

517. ENGELMAN, K., B. PORTNOY and A. SJOERDSMA: Plasma catecholamine concentrations in patients with hypertension. Circulat. Res. **27** (Suppl. 1) (1970), 141—45

518. LOUIS, W. J., A. E. DOYLE and S. ANAVEKAR: Plasma norepinephrine levels in essential hypertension. New Engl. J. Med. 288 (1973), 599—601

519. JANUSZEWICZ, W., and B. WOCIAL: Dopa, catecholamines and their metabolites in essential hypertension. Clin. Sci. Mol. Med. **48** (1975), 295—98

520. HAMET, P., O. KUCHEL and J. GENEST: Effect of upright posture and isoproterenol infusion on cyclic adenosine monophosphate excretion in control subjects and patients with labile hypertension. J. Clin. Endocr. Metab. **36** (1973), 218

521. NITSCHKOFF, St., und R. BAUMANN: Die klinischen Schweregrade des arteriellen Hypertoniesyndroms. Dtsch. Ges.wesen **23** (1968), 4—11 und 49—55

522. KOKOT, F.: Endokrine Störungen bei Kranken mit essentieller Hypertonie. Z. ges. inn. Med. **31** (1976), 734—36

523. GAVRAS, H., J. A. OLIVER and P. J. CANNON: Interrelations of renin, angiotensin II, and sodium in hypertension and renal failure. Ann. Rev. Med. **27** (1976), 485—521

524. CRANE, M. G., J. J. HARRIS and V. J. JOHNS: Hyporeninämic hypertension. Amer. J. Med. 52 (1972), 457–66
525. LARAGH, J. H.: Biochemical profiling and the natural history of hypertensive diseases; low renin essential hypertension, a benigne condition. Circulation 44 (1971), 971–74
526. BRUNNER, H. R., J. H. LARAGH, L. BAER, M. A. NEWTON, F. T. GOODWIN, L. R. KRAKOFF, R. H. BARD and F. R. BÜHLER: Essential hypertension, renin and aldosterone, heart attack and stroke. New Engl. J. Med. 286 (1972), 441–49
527. BRUNNER, H. R., J. E. SEALEY and J. H. LARAGH: Renin subgroups in essential hypertension. Circulat. Res. 32/33 (Suppl. 1) (1973), 99–115
528. CHANNIK, B. J., E. V. ADLIN and A. D. MARKS: Suppressed plasma renin activity in hypertension. Arch. Intern. Med. 123 (1969), 131–40
529. KLAUS, D., A. BOCSKOR, K. FLEISCHER und A. SIMSCH: Stimulier- und Supprimierbarkeit der Reninsekretion durch Natriumentzug bzw. Natriumbelastung bei primärer und renaler Hypertonie. Klin. Wschr. 48 (1970), 1024
530. KLAUS, D., R. SCHMELZLE, A. SIMSCH und G. TRÜBESTEIN: Plasmareninaktivität nach Orthostase und nach Diazoxid bei primärer und renaler Hypertonie. Klin. Wschr. 48 (1970), 1033
531. VAUGHAN, E. D., J. H. LARAGH, I. GAVRAS, F. R. BÜHLER, H. GAVRAS, H. R. BRUNNER and L. BAER: Volume factor in low and normal renin essential hypertension. Treatment with either spironolactone or chlorthalidone. Amer. J. Cardiol. 32 (1973), 523–32
532. HAUX, R., H. ABHOLZ, R. GOTZEN und M. SCHWAB: Plasmareninaktivität, Plasmavolumen, extrazelluläres Flüssigkeitsvolumen und Herzzeitvolumen bei essentieller Hypertonie. Klin. Wschr. 57 (1979), 319–29
533. HELBER, A., K. A. MEURER, E. ROSSKAMP, G. WAMBACH, H. A. DICKMANS und W. KAUFMANN: Aldosteronexkretion und Plasmareninaktivität von Patienten mit essentieller Hypertonie und mit reninsupprimiertem Hyperaldosteronismus. Klin. Wschr. 52 (1974), 966–73
534. SPARK, R. F., and J. C. MELBY: Hypertension and low plasma renin activity; presumptive evidence for mineralocorticoid excess. Amer. Intern. Med. 75 (1971), 831–36
535. SAMBHI, M. P., M. G. CRANE and J. GENEST: Essential hypertension; new concepts about mechanisms. Ann. Intern. Med. 79 (1973), 411–24
536. LIDDLE, G. W., and J. A. SANNETT: New mineralocorticoids in the syndrom of low renin essential hypertension. J. Steroid Biochem. 6 (1975), 751–53
537. WOODS, J. W., G. W. LIDDLE, E. G. STANT jr., A. M. MICHELAKIS and A. B. BRILL: Effect of an adrenal inhibitor in hypertensive patients with suppressed renin. Arch. Intern. Med. 123 (1969), 366–70
538. JOSE, A., and N. M. KAPLAN: Plasma renin activity in the diagnosis of primary aldosteronism; failure to distinguish primary aldosteronism from essential hypertension. Arch. Intern. Med. 123 (1969), 141–46
539. WESSELS, F., H. WAGNER, N. WENNING and H. LOSSE: Natriumhaushalt der Erythrozyten sowie Natriumausscheidung im Schweiß bei essentieller Hypertonie mit niedrigem Renin. In: Hypertension, Current Problems (eds. A. DISTLER u. H. P. WOLFF). Symposium, Mainz 1973; G. Thieme-Verlag, Stuttgart 1974, S. 150–57
540. ADLIN, E. V., B. J. CHANNIK and A. D. MARKS: Salivary sodium-potassium ratio and plasma renin activity in hypertension. Circulation 39 (1969), 685
541. GENEST, J., E. KOIW, W. NOWACZYNSKI and G. LEBOEUF: Further studies on urinary aldosterone in human arterial hypertension. Proc. Soc. Exp. Biol. 97 (1958), 676
542. HELBER, A., K. A. MEURER, G. WAMBACH und W. KAUFMANN: Aldosteronexkretion von Patienten mit essentieller Hypertonie nach unterschiedlicher Natriumbelastung. Klin. Wschr. 52 (1974), 90–96
543. KLUMPP, F., D. KLAUS, R. LEMKE, J. ZEHNER und P. ZÖFEL: Das Verhalten des Plasmaaldosterons und der Plasmareninaktivität bei primärer und renaler Hypertonie unter Stimulations- und Suppressionsbedingungen. Klin. Wschr. 53 (1975), 221–29
544. GENEST, J., and W. NOWACZYNSKI: Aldosterone and electrolyt balance in human hypertension. J. Roy. Coll. Phycis. (London) 5 (1970), 77

545. Nowaczynski, W., O. Kuchel, J. Genest, F. H. Messerli, M. Honda, G. Tolis, R. Parvin-Pande, S. Kubo, J. Grose and M. Lebel: Dynamic aldosterone and 18-Hydroxydeoxy-corticosterone studies in labile and stabile benigne essential hypertension. Congr. on Hormonal Steroids. 2.—7. 9. 1974, Mexico.
546. Klaus, D., F. Klumpp and J. Zehner: Suppressed plasma renin in advanced primary hypertension. In: Hypertension, Current Problems (eds. A. Distler u. H. P. Wolff). Symposium, Mainz 1973; G. Thieme-Verlag, Stuttgart 1973, S. 130—32
547. Hartrodt, W., R. Baumann, H. Ziprian, K. H. Brosowski und W. Gödicke: Die Konstellation des Renin-Angiotensin-Aldosteron-Systems bei essentiellen Hypertonikern unter exogener Belastungssituation. In: Symposium über Probleme der kardio-vaskulären Regulation (eds. R. Baumann u. J. K. Schchwazabaja). Symposium, Berlin 1973; Akademie-Verlag, Berlin 1975, S. 57—61
548. Schalekamp, M. A. D. H., M. P. A. Schalekamp-Kuyken and W. H. Birkenhäger: Abnormal renal hemodynamics and renin suppression in hypertensive patients. Clin. Sci. **38** (1970), 101
549. Schalekamp, M. A. D. H., W. H. Birkenhäger, G. Kolsters and A. F. Lever: Pathogenetic aspects of low-renin hypertension. In: Hypertension, Current Problems (eds. A. Distler u. H. P. Wolff). Symposium, Mainz 1973; G. Thieme-Verlag, Stuttgart 1974, S. 133—42
550. Sievertsson, R.: The haemodynamic importance of structural vascular changes in essential hypertension. Acta Physiol. Scand. Suppl. **343** (1970), 3—56
551. Hallbäck, M., Y. Lundgren and L. Weiss: Reactivity to noradrenaline of aortic strips and portal veins from spontaneously hypertensive and normotensive rats. Acta Physiol. Scand. **81** (1971), 176
552. Bianchi, G., U. Fox, G. Di Francesco, U. Bardi and M. Radice: The hypertensive role of the kidney in spontaneously hypertensive rats. Europ. J. Clin. Invest. **3** (1973), 213
553. Dahl, L. K., and M. Herne: Genetic influence of the kidney on blood pressure; evidence from chronic renal homografts in rats. Presented at annual meeting of the American Heart Ass. Council for high blood pressure Research, Cleveland 1973; ref. Lit. 554
554. Coleman, Th. G., R. D. Manning, R. A. Norman and J. De Clu: The role of kidney in spontaneous hypertension. Amer. Heart J. **89** (1975), 94—98
555. Gresson, L. R., D. L. Bird and F. O. Simpson: Plasma volume, total body sodium, and total body water volume in young genetically hypertensive rats. Life Sci. **12** (1973), 393
556. Distler, A., H. J. Keim, Th. Philippi, U. Walter und E. Werner: Austauschbares Natrium, Gesamtkörperkalium, Plasmavolumen und blutdrucksenkende Wirkung verschiedener Diuretika bei Patienten mit essentieller Hypertonie und niedrigem Plasmarenin. Dtsch. Med. Wschr. **99** (1974), 864
557. Schalekamp, M. A. D. H., M. Lebel, D. G. Beevers, R. Fraser, G. Kolsters and W. H. Birkenhäger: Body fluid volume in low-renin hypertension. Lancet II (1974), 310—11
558. Jose, A., J. R. Crout and M. N. Kaplan: Suppressed plasma renin activity in essential hypertension. Ann. Intern. Med. **72** (1970), 9—16
559. Liebau, H., and W. Jarosch-v. Schweder: Effect of spironolactone on plasma renin activity and catecholamine excretion in patients with essential hypertension. In: Hypertension, Current Problems (eds. A. Distler u. H. P. Wolff). Symposium, Mainz 1973; G. Thieme-Verlag, Stuttgart 1974, S. 259—62
560. Iwai, J., L. K. Dahl and K. D. Knudsen: Genetic influence on the renin-angiotensin system. Low renin activities in hypertension-prone rats Circulat. Res. **32** (1973), 678
561. Bühler, F. R.: Int. Symposium über Beta-adrenerge Blocker und Hochdruck; Kongreßbericht. Medical Tribune **1976** (3), 28
562. Weidmann, P., S. De Myttenaere-Bursztein, M. H. Maxwell and J. De Lima: Effect of aging on plasma renin and aldosterone in normal man. Kidney Int. **8** (1975), 325 bis 333
563. Distler, A., Ch. Barth, H. Liebau, P. Vecsei und H. P. Wolff: Zur Frage einer Beziehung zwischen Sympathikusfunktion und Reninsekretion bei Patienten mit Hochdruck und Aldosteronismus und niedrigem Plasmarenin. J. d'Urol. **75** (1969), 648

564. Esler, M., O. Randall, J. Bennet, A. Zweifler, S. Julius, P. Rydelek, E. Cohen and V. de Quattro: Suppression of sympathetic nervous function in low-renin essential hypertension. Lancet II (1976), 115–18
565. Frohlich, E. D., R. C. Tarazi, M. Ulrych, H. P. Dustan and I. H. Page: Tilt test for investigating a neural component in hypertension. Circulation **36** (1967), 387
566. Swales, J. D.: Low renin hypertension; nephrosclerosis? Lancet 1 (1975), 75–77
567. Bertel, O. und F. R. Bühler: Altersabhängige Plasmanoradrenalinzunahme und Abnahme der Betarezeptorempfindlichkeit beim essentiellen Hochdruck. Therapiewoche **27** (1977), 7770
568. Brunner, H., R. Gavras, J. H. Laragh and R. Keenan: Hypertension in man. Exposure of the renin and sodium components using angiotensin II blockade. Circulat. Res. **34/35** (Suppl. I) (1974), 35–43
569. De Quattro, V., B. H. Barbour, V. Campese, E. J. Finck, L. Miano and M. Esler: Sympathetic nerve hyperactivity in high-renin hypertension; effects of saralasin infusion. Mayo Clin. Proc. **52** (1977), 369–73
570. Gavras, H., H. R. Brunner and J. H. Laragh: Renin and aldosterone and the pathogenesis of hypertensive vascular damage. Prog. Cardiovasc. Res. **28** (1974), 39–49
571. Gavras, H. und H. R. Brunner: Renin und Natrium und die Entstehung vaskulärer Läsionen bei Hypertonie. Schweiz. Med. Wschr. **104** (1974), 1301–10
572. Robertson, A. L., and Ph. A. Khairallah: Effects of angiotensin II and some analogues on vascular permeability in the rabbit. Circulat. Res. **29** (1972), 923–31
573. Dunn, M. J., and R. L. Tanner: Low-renin hypertension. Kidney Int. **5** (1974), 317–25
574. Genest, J.: Renin in hypertension; how important as a risk factor? Canad. Med. Ass. J. **109** (1973), 475–78
575. Stroobandt, R., R. Fagard and A. K. P. C. Amery: Arc patients with essential hypertension and low renin protected against stroke and heart attack? Amer. Heart J. **86** (1973), 781–87
576. Engelman, K., B. Portnoy and W. Lovenberg: A sensitive and specific double-isotope derivative method for determination of catecholamines in biological specimens. Amer. J. Med. Sci. **225** (1968), 259–68
577. De Quattro, V., and S. Chan: Raised plasma-catecholamines in patients with primary hypertension. Lancet I (1972), 806–09
578. Nestel, P. J., and M. D. Esler: Patterns of catecholamine excretion in urine in hypertension. Circulat. Res. **27** (Suppl. II) (1970), 75–81
579. Tobian, L.: A viewpoint concerning the enigma of hypertension. Amer. J. Med. **52** (1972), 595–609
580. Koch-Weser, J.: Sympathetic activity in essential hypertension. New Engl. J. Med. **288** (1973), 627–29
581. Philipp, Th., U. Cordes und A. Distler: Welche Bedeutung hat der Plasmanoradrenalinspiegel für die Aufrechterhaltung des erhöhten Blutdrucks bei essentieller Hypertonie? Therapiewoche **27** (1977), 7768
582. Julius, S., and M. Esler: Autonomic nervous cardiovascular regulation in borderline hypertension. Amer. J. Cardiology **36** (1975), 685–96
583. Galdwell, J. R., and O. A. Carretero: Plasma renin and blood pressure after sympathetic stimulation in normotensive and hypertensive patients. Amer. J. Cardiology **29** (1972), 466
584. Hartrodt, W., K. H. Brosowski, Ch. Kreher, Ch. Graff, H. Ziprian und R. Baumann: Die Plasmarenin-Aktivität bei exogener Belastung von essentiellen Hypertonikern und Normotonikern. Acta biol. med. germ. **26** (1971), 1013–19
585. Winer, N., D. S. Chokshi, M. S. Yoon and A. D. Freedman: Adrenergic receptor mediation of renin secretion. J. Clin. Endocr. Metab. **29** (1969), 1168
586. Nestel, P. J.: Blood pressure and catecholamine excretion after mental stress in labile hypertension. Lancet 1 (1969), 692–94

587. SKRABAL, F.: Unterschiedliches Verhalten der Plasmareninaktivität nach Propranolol bei essentieller und renaler Hypertonie. Klin. Wschr. **53** (1975), 629–32

588. KOTCHEN, T. A., L. H. HARTLEY, T. W. RICE, E. H. MOUGEY, L. G. JONES and J. W. MASON: Renin, norepinephrine and epinephrine, responses to graded exercise. J. Appl. Physiol. **31** (1971), 178–84

589. CHADAKOWSKA, J., K. NAZAR, B. WOCIAL, M. JARECKI and B. SKORKA: Plasma catecholamines and renin activity in responses to exercise in patients with essential hypertension. Clin. Sci. Mol. Med. **49** (1975), 511–14

Das Renin-Angiotensin-System und seine zerebralen Mechanismen im Experiment

von

St. NITSCHKOFF, K. HECHT, D. KIPROV, M. POPPEI und I. P. LJOWSCHINA

Mit der Entdeckung des Angiotensin II 1940 (BRAUN-MENENDEZ et al. [18]) standen fast über 15 Jahre hämodynamische bzw. kardiovaskuläre Untersuchungen mit dieser Substanz im Vordergrund (Übersicht bei BROD [19]). Nach der Klärung der chemischen Struktur erwies sich das Angiotensin als ein wesentliches Glied in dem Renin-Angiotensin-Aldosteron-Mechanismus (BRUNNER [20], LARAGH [73] u. a.). Dabei wurden bestimmte Beziehungen zwischen Renin-Angiotensin-Aldosteron-System (RAAS), Volumenregulation und Elektrolytenstoffwechsel aufgedeckt (GUYTON et al. [46], WESSELS et al. [116], WERNING [115], MERTZ [79] u. a.). BUCKLEY und BICKERTON [21] wiesen 1963 außerdem auf den zentralen Effekt des Angiotensin II hin. Die Reninaktivität (RA) wurde erstmalig und unabhängig voneinander von den Arbeitsgruppen FISCHER-FERRARO und GANTEN [35a, 36] beschrieben. Im gleichen Jahr berichtete GENEST über die Hirnreninaktivität auf dem XXV. Physiologie-Kongreß in München [43]. Innerhalb kurzer Zeit stellte man fest, daß das Hirn Renin [34, 35a, 37], Angiotensin I [33, 37a, 38, 36, 37], Angiotensin II [38, 36] konvertierendes Enzym [38, 42, 95, 104] und sogar Angiotensinase [42] enthält, so daß im folgenden Jahr (1972) GANTEN den Begriff „intrinsic renin-angiotensin-system" einführte; dieses System ist unabhängig vom renalen Reninsystem [38]. Da Angiotensin nicht die Blut-Hirn-Schranke [30] wegen ihrer relativen Undurchlässigkeit für Polypeptide [37, 85] passieren kann, liegt nahe, anzunehmen, daß das im Hirn nachgewiesene Renin und Angiotensin auch dort gebildet wird.

Aus demselben Grund wurde lange Zeit angenommen, daß Angiotensin kaum eine Wirkung auf das Zentralnervensystem (ZNS) hat. 1961 stellten BICKERTON und BUCKLEY [15] jedoch fest, daß Angiotensin einen zentralen hypertensiven Effekt durch das sympathische Nervensystem ausübt. Etwa zur selben Zeit versuchte DICKINSON [30] mit pathoanatomischen Untersuchungen der arteriellen Hirn- und Nierengefäße, die Möglichkeit einer zentralen „nervensystembedingten" Ursache der Hypertonie abzuklären. Er stellt die Hypothese auf, nach der bei Erhöhung des Hirngefäßwiderstandes eine relative Ischämie der Vasmotorenzentren bei Patienten mit Hypertonie eintritt und so der basale Blutdruck ansteigt. DICKINSON [36] nahm an, daß die Hirngefäße sich nicht nur infolge struktureller Veränderungen verengen können, und war der Meinung, daß sich die großen Hirngefäße auch durch renale hormonale Mechanismen kontrahieren [30]. Wenn in diesem Fall der auslösende Faktor Angiotensin ist, so müßte es bei direkter Applikation in den Hirnkreislauf eine deutlichere Pressorwirkung haben, besonders in dem Hirnbezirk, der das verlängerte Mark versorgt, als bei Injektion in den Gesamtkreislauf. Zur Bestätigung dieser Hypothese injizierten DICKINSON und YU [30] Angiotensin in die vertebralen Arterien narkotisierter Kaninchen und erhielten von sehr niedrigen Dosen, die bei venöser Applikation keine Wirkung haben, eine Hypertonie. BENETATO und Mitarb. [30] teilten mit, daß Angiotensin eine Wirkung auf die Vasomotorenstrukturen des ZNS hat und bestätigten damit die Ergebnisse von Bickerton und Buckley [15]. Scroop und Lowe [100], Ferrario und Mitarb. [29] stellten ebenfalls eine zentralnervöse Wirkung des Angiotensins auch unter Narkose fest. Der Pressoreffekt tritt schnell (nach 30—45 Sekunden) und bei sehr niedrigen Dosen (0,01 ng/kg/min) ein [75, 101]. Ferrario und Mitarb. [29] fanden, daß der Blutdruckanstieg unter Angiotensininfusionen in die A. vertebralis allein durch Erhöhung des gesamten peripheren Widerstandes zustande kommt. Die Herzfrequenz und das Herzschlagvolumen sollen dabei nach denselben Autoren unbeeinflußt bleiben. Dies zeigt, daß der Effektorenweg über das sympathische und nicht über das parasympathische Nervensystem verläuft, um so mehr, da sich die Pressorenreaktion mit Bretylium tosylate und zervikaler Durchtrennung des Rückenmarkes aufheben läßt [45]. Fukiama, Ferrario und McCubbin [30] maßen die elektrische Aktivität von Herz-, Nieren- und Splanchnicusnerven und wiesen nach, daß es sich tatsächlich um eine Erhöhung des allgemeinen Gefäßwiderstandes, hervorgerufen durch zentrale vasomotorische Sympathikusimpulse, handelt. Angiotensin hat seinen Angriffspunkt am unteren Abschnitt des verlängerten Markes [45, 56, 57], und zwar an der Area postrema, die im kaudalen Abschnitt der Medulla oblongata liegt und sich in das Lumen des 4. Ventrikels vorwölbt. Mikroinjektionen von Angiotensin direkt in die Area postrema [5, 111] haben Pressorwirkung, während die Injektionen in benachbarte Gebiete keinen Blutdruckanstieg zur Folge haben. Nach bilateraler Beseitigung der Area postrema [30, 56] ruft die Injektion von Angiotensin II

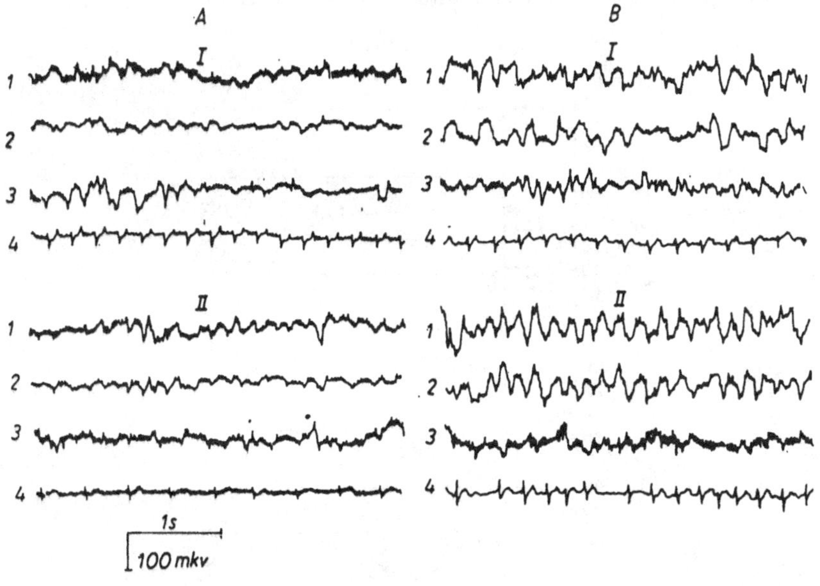

Abb. 1. Veränderungen in Elektrokortiko- und -subkortikogrammen bei Kaninchen 50 sec nach Hypertensininjektion 2 Gamma/kg

A I beim Normaltier vor, BI nach Hypertension
A II beim neurogenen (Carotissinus) Hypertoniemodell
B II nach Hypertension

Die Kurven von oben:

1. Formatio reticularis mesencephali (mediale Strukturen)
2. Thalamus, rechts (Nucl. med.)
3. sensomotorischer Kortex
4. EKG II

in die A. vertebralis keine Pressorwirkung mehr hervor, die Pressorwirkung ist dann nach venöser Angiotensininjektion weniger ausgeprägt [102]. Die Area postrema befindet sich im kaudalen Drittel des Nucleus vagus und steht mit dem Tractus solitarius [30] in Verbindung. Dieser wiederum steht in Verbindung mit dem N. glossopharyngeus und dem Sinus caroticus. NITSCHKOFF et al. [70] untersuchten den Einfluß des Hypertensins auf verschiedene Hirnstrukturen beim Kaninchen[1]). An normalen und experimentell-neurogen hypertonen Kaninchen wurde die Wirkung des Hypertensins auf einige Hirnstrukturen beobachtet. Registriert wurde die elektrobiologische Aktivität des sensomotorischen Kortex, der Formatio reticularis mesencephali, des Hypothalamus und der Medulla oblongata. Wir konnten feststellen, daß die Frequenz- und Amplitudenveränderungen nach Hypertensinapplikation in drei Zeitphasen verlaufen. Die erste Phase ist charakterisiert durch das Verschwinden der mittleren Frequenzen und das Erscheinen höherer Frequenzen niederer Amplitude. In der zweiten Phase dominiert eine Zunahme der Amplituden in allen EEG-Frequenzbereichen, und in der dritten (nach ca. 50 min) weisen Kortex und tiefere Hirnstrukturen diametrales Verhalten auf. Nach Erzeugung einer experimentellen neurogenen Hypertonie und Hypertensinapplikation stellten wir die gleichen Veränderungen fest. Die Abweichungen der bioelektrischen Aktivität bestehen, bezogen auf die EEG-Ausgangscharakteristiken der untersuchten Hirnstrukturen, unabhängig von der Höhe des Blutdruckes.

In der Abbildung 1 sehen wir die signifikant veränderten bioelektrischen Muster, bezogen auf Amplitude und Frequenz unter Angiotensin II.

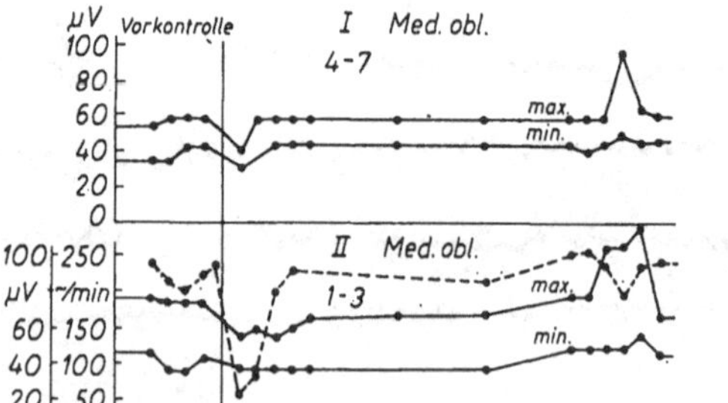

Abb. 2. Dynamik der Veränderungen der langsamen Rhythmen in den Elektrokortikogrammen und Elektrogrammen bei Kaninchen nach Hypertensininjektion (5 μg/kg). I. Amplitudencharakteristik der Thetawellen; II. Amplitudencharakteristik der Deltawellen im EEG der Medulla oblongata; III. Amplitudencharakteristik der Thetawellen; IV. Amplitudencharakteristik der Deltawellen im sensomotorischen Kortex. Bei II, 2. Skala (Ordinate): Herzfrequenz/min und deren Dynamik; Abszisse: Zeit in min. Vertikale Linie; Hypertensininjektion; links davon: Ausgangscharakteristik

---

[1]) Diese Untersuchungen wurden gemeinsam mit Frau Dr. V. I. KLIMOVA-TSCHERKASSOVA im Institut für experimentelle Medizin, Abt. Neurophysiologie der Akademie der Wissenschaften der UdSSR in Leningrad durchgeführt.

Abbildung 2 demonstriert die Dynamik der Biopotentiale der Medulla oblongata (Boden des 4. Ventrikels) und sensomotorischen Kortex und Ekg-Frequenz beim Kaninchen.

Unsere Untersuchungen wurden mit einer bedingt-reflektorischen lokomotorischen Abwehrmethode durchgeführt [51]. Hierbei wurden folgende Ergebnisse erzielt:

Der zweidimensionale bedingt-reflektorische Entscheidungsprozeß erfuhr bei normotonen Blutdruckwerten durch die einmalige Angiotensin II-Applikation (10 Nanogramm/kg) eine erhebliche Störung, die sich zu den zwei verschiedenen Untersuchungs-

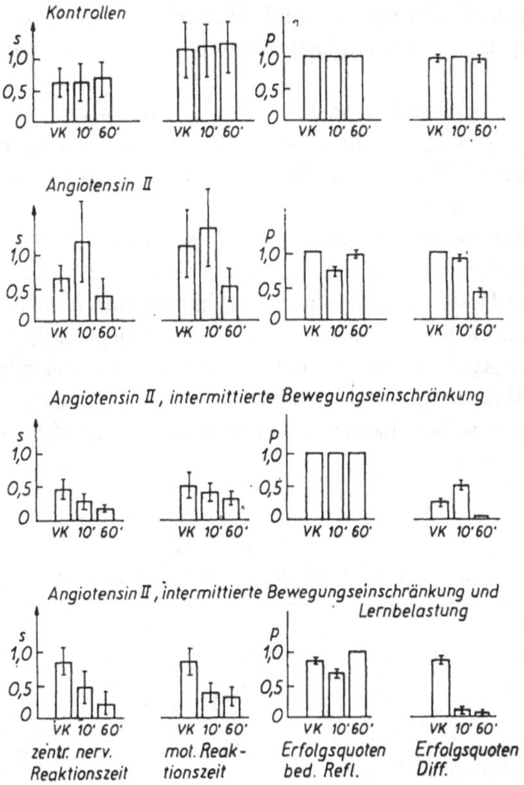

Abb. 3. Kriterien der bedingt-reflektorischen Prozesse in einer zweidimensionalen Entscheidungssituation unter Kontrollbedingungen mit NACl (obere Reihe) und unter dem Einfluß von Angiotensin II an gesunden Tieren (zweite Reihe) sowie an neurotisch blutdruckdysregulierten Tieren unter verschiedenem chronischen Stresseinfluß (dritte und vierte Reihe) 10 und 60 Minuten nach i. v. Applikation von Angiotensin II.

(Einmalige intravenös verabreichte Dosis von 10 Nanogramm (Kg)).

VK = Vorkontrolle
10′ = 10 Minuten post injectionem
60′ = 60 Minuten post injectionem

Erste Säulengruppe (von links): Zentral-nervale Reaktionszeiten in Sekunden

Zweite Säulengruppe (von links): Motorische Reaktionszeiten in Sekunden

Dritte Säulengruppe (von links): Erfolgsquoten des bedingten Reflexes
p = Ereignishäufigkeit

Vierte Säulengruppe (von links): Erfolgsquoten der Differenzierungshemmung
p = Ereignishäufigkeit

zeitpunkten (10 und 60 Minuten nach der Applikation) in Qualität und Quantität unterschied (Abb. 3).

Die Erfolgsquoten des bedingten Reflexes waren 10 Minuten nach der Verabreichung des Angiotensins verringert und erreichten nach 60 Minuten annähernd das Ausgangsniveau. Die Differenzierungsreaktion war nach 10 Minuten Angiotensineinfluß unwesentlich verändert, 60 Minuten danach hingegen stark vermindert. Das Wesen dieser gestörten Entscheidungsfähigkeit der Tiere läßt sich durch eine Quote verdeutlichen, die durch eine additive Verknüpfung der Erfolgsquoten des bedingten Reflexes und der Differenzierungsreaktion zustande kommt und die die Synthese der Wechselbeziehungen zwischen zentralnervalen Erregungs- und Hemmungsprozessen während der Informationsverarbeitung in Entscheidungsprozessen quantitativ zum Ausdruck bringen kann [51].

Ist die Entscheidungsquote 1,0 oder nahezu 1,0, dann gibt sie einen Ausweis über eine hohe Entscheidungsfähigkeit. Je niedriger die Entscheidungsquote ist, um so geringer ist die Differenzierungsfähigkeit der Tiere im zweidimensional bedingt-reflektorischen Entscheidungsprozeß zu werten.

Unter Berücksichtigung der Dynamik der zentralnervalen Grundprozesse Erregung und Hemmung lassen die gewonnenen Ergebnisse darauf schließen, daß das Angiotensin II in der angegebenen Dosis bei einmaliger Applikation zum Zeitpunkt der ersten Untersuchung ein Dominieren der zentralnervalen Hemmungsprozesse hervorruft, während eine Stunde nach der Applikation eine generalisierte zentralnervale Erregung zu beobachten war. Dieser biphasische Effekt des Angiotensin II drückte sich auch in den zentralnervalen und motorischen Reaktionszeiten aus, die 10 Minuten post injectionem

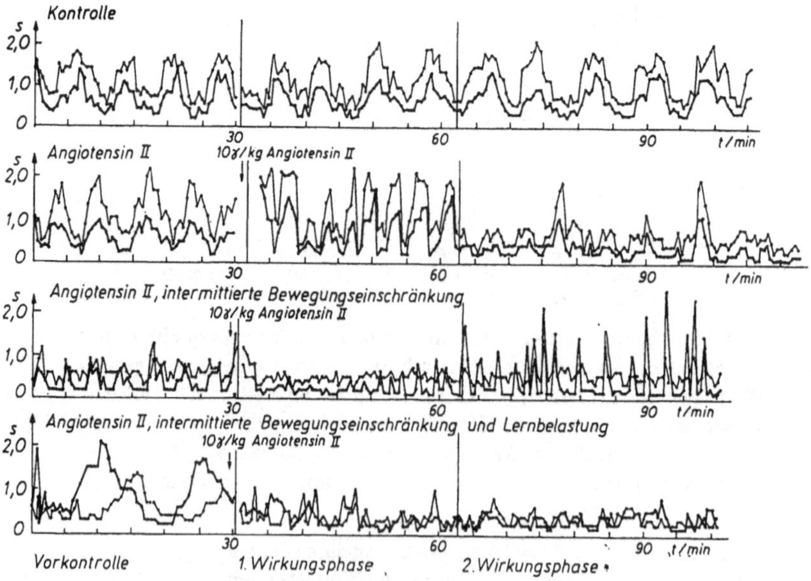

Abb. 4. Gemessene zentral-nervale (stark ausgezogene Linie) und motorische (dünn ausgezogene Linie) Reaktionszeiten des bedingten lokomotorischen Abwehrreflexes eines Kontrolltieres (erste Reihe) und eines mit Angiotensin II behandelten Tieres (zweite Reihe) sowie zwei mit Angiotensin II behandelten chronisch gestressten Tieren (dritte und vierte Reihe), die in einhalbminütigen Intervallen für die gesamte Versuchsdauer einen unbekräftigten bedingten Reiz appliziert bekamen. Der periodische Verlauf wurde unterteilt in Kontrollperioden sowie in erste und zweite Wirkphase. Der Pfeil gibt den Zeitpunkt der Injektion von Angiotensin II an

eine Verlängerung aufwiesen und 60 Minuten nach der Applikation erheblich verkürzt waren. Weiterhin wurde beobachtet, daß zur Zeit der zweiten bedingt-reflektorischen Untersuchung die Intersignalreaktionen vermehrt auftraten und sich schon bei geringsten Umweltreizen zeigten. Außerdem besteht eine erhöhte Empfindlichkeit der Tiere gegenüber taktilen Reizen.

Die periodischen Verläufe der bedingt-reflektorischen Prozesse (Abb. 4) ließen unter der verabreichten Dosis (10 Nanogramm/kg) Angiotensin II gleichfalls einen biphasischen Effekt erkennen, der sich in den veränderten Periodenlängen und im mittleren Niveau der Schwingungen ausdrückt. Während unter Kontrollbedingungen in den gemessenen Reaktionszeiten Periodenlängen von 6—7 Minuten auftraten, verursachte das Angiotensin II in der ersten Wirkphase von ca. 20—30 Minuten Dauer eine Verkürzung der Periodenlängen (3—4 Minuten) und eine Reduktion der Häufigkeit der statistisch nachgewiesenen Perioden. Das mittlere Niveau der Schwingungen war vor allem bei den zentralnervalen Reaktionszeiten erhöht. 20—30 Minuten nach der Applikation erfolgte ein spontaner Umschlag des mittleren Niveaus der Schwingungen, welches in den zentralnervalen und motorischen Reaktionszeiten erheblich verringert wurde [98]. Dieser Effekt demonstriert ebenfalls das Vorhandensein einer generalisierten zentralnervalen Erregung.

Die nachgewiesene biphasische Wirkung (Abb. 4 oben) des Angiotensin II auf die bedingt-reflektorische Tätigkeit von Albinoratten mit einer 20—30minütigen initialen zentralnervalen Hemmphase und einer darauffolgenden Phase der generalisierten Erregung der zentralnervalen Prozesse läßt ohne weiteres Parallelen zu den Ergebnissen von Nitschkoff und Klimowa-Tscherkassowa [70] erkennen, die bei hirnelektrischen Untersuchungen an Kaninchen einen triphasischen Effekt beobachten konnten. Lediglich die in den ersten 3—4 Minuten post injectionem von Nitschkoff/Klimowa-Tscherkassowa [70] registrierte Initialphase mit Anzeichen zentralnervaler Erregung war in unseren bedingt-reflektorischen Untersuchungen nicht zu sehen.

Zu den wichtigsten Funktionen des ZNS gehören die informationsverarbeitende und regulatorische Tätigkeit. Diese Vorgänge werden auch bei unseren bedingt-reflektorischen Untersuchungen sichtbar. Ohne beide zentralnervalen Funktionen streng voneinander trennen zu können, vertreten wir die Auffassung, daß in der zweidimensionalen Entscheidungssituation vorwiegend informationsverarbeitende Funktionen in Erscheinung treten, während bei den periodischen Abläufen der bedingt-reflektorischen Prozesse sowohl die informationsverarbeitende (ausgedrückt durch das mittlere Niveau der Schwingung) als auch die regulatorische (periodische Verläufe) Tätigkeit offenbar wird. Auf die Bedeutung periodischer Abläufe in der regulatorischen Tätigkeit des Gehirns verweisen vor allem jene Arbeiten [17, 31, 62], die über Synchronisationen zwischen Periodizitäten zentralnervaler und vegetativer Funktionen berichten. Wenn wir unsere Ergebnisse unter dem Aspekt der Tätigkeitsmerkmale des ZNS betrachten, dann kann eine selektive Wirkung des Angiotensin II mit einer gewissen hierarchischen Charakteristik festgestellt werden. Hierbei ist die informationsverarbeitende Tätigkeit am stärksten gestört, was sich in der eingeschränkten Entscheidungsfähigkeit und in der Veränderung der Nervengrundprozesse Hemmung und Erregung widerspiegelt. Die zentralnervalen regulatorischen Prozesse (Periodizitäten der bedingt-reflektorischen Tätigkeit) werden zwar, vor allem in der ersten Wirkphase, gestört, zeigen aber gegen Ende der 70minütigen Beobachtungszeit unter dem Angiotensin II-Einfluß bereits Tendenzen zur Wiederherstellung der Periodizitäten und ihrer Synchronisation. Dagegen sind die Reaktionszeiten, die das mittlere Niveau der Schwingung bestimmen und informationsverarbeitenden Charakter des ZNS besitzen, noch erheblich verändert. Am geringsten ist der Effekt des Angiotensin II auf die Blutdruckregulation. Mit diesen Befunden zeigen sich Parallelen zu Untersuchungen von H. BAUMANN et al. [11, 10], CHOINOWSKI et al. [22] und HECHT et al. [52], die nachweisen konnten, daß unter dem Einfluß von chronischem Umweltstress zunächst eine Störung in den informationsverarbeitenden Prozessen auftritt. Je nach den Umständen waren in den vegetativen Regulationsvorgängen die Störungen erst Tage oder sogar Wochen später zu beobachten. In diesem Zusammenhang erhebt sich die Frage, ob das Angiotensin II primär ein zentralnervaler Wirkstoff ist, der auch sekundär, über das ZNS reguliert, das Blutdruckregulationssystem beeinflussen kann.

Deshalb war es von Interesse, wie die Angiotensin II-Applikation (einmalige Dosis von 10 Nanogramm/kg) Einfluß auf ausgebildete und gefestigte bedingt-reflektorische Reaktionsmuster von Albinoratten mit Emotionsstress-induzierter Blutdruckdysregulation nimmt [52, 53]. Die emotionelle Stressung der Tiere vollzogen wir ebenfalls in zwei Varianten. Wir verwendeten einen Stressor bzw. ein Stressorenmuster, das jeweils an 135 Tagen den Tieren verabreicht wurde. In der ersten Stressorenvariante belasteten wir die Tiere mit einer intermittierten Bewegungseinschränkung. In der zweiten Stressorenvariante unterlagen sie einer Kombination, in der alternierend die intermittierte Bewegungseinschränkung [94] und die Lernbelastung [50] zur Anwendung kamen.

Die Untersuchungen des bedingt-reflektorischen zweidimensionalen Entscheidungsprozesses zeigten, daß ein Vergleich der Ausgangswerte (VK) aller bedingt-reflektorischen Kriterien (Erfolgsquoten des bedingten Reflexes und der Differenzierungshemmung, zentralnervale und motorische Reaktionszeiten) der gestressten Tiere mit den gesunden Kontrolltieren bereits erhebliche Unterschiede gibt.

Während die erste Stressvariante (intermittierte Bewegungseinschränkung) ein Überwiegen der zentralnervalen Erregungsprozesse ausweist, die sich in kurzen Reaktionszeiten, hohen Erfolgsquoten des bedingten Reflexes und niedrigen Erfolgsquoten der Differenzierung äußern, hat die zweite Stressvariante (intermittierte Bewegungseinschränkung und Lernbelastung) zur Folge, daß die zentralnervalen Hemmungsprozesse dominieren, die sich in verlängerten Reaktionszeiten, verminderten Erfolgsquoten des bedingten Reflexes und hohen Erfolgsquoten der Differenzierung ausdrücken. Die Entscheidungsfähigkeit ist gleichfalls beeinträchtigt.

Unter dem Einfluß der verabreichten Dosis Angiotensin II wird bereits 10 Minuten nach der Applikation in beiden Stressvarianten eine generalisierte zentralnervale Erregung in Form von verkürzten Reaktionszeiten, erhöhten Erfolgsquoten des bedingten Reflexes und verringerten Erfolgsquoten der Differenzierungshemmung deutlich, die 60 Minuten nach der Gabe des Oktapeptids noch ausgeprägter in Erscheinung tritt. Einhergehend mit dieser generalisierten zentralnervalen Erregung erfährt auch die Entscheidungsfähigkeit der Tiere eine Einschränkung, wie es die Entscheidungsquoten folgender Tabelle demonstrieren.

Auch die periodischen Verläufe bedingt-reflektorischer Prozesse zeigen deutlich die unterschiedlichen Reaktionslagen, die sich bei den Tieren unter dem Einfluß der beiden Stressvarianten repräsentieren. Tiere der ersten Stressvariante weisen gegenüber den Kontrollen beträchtliche Veränderungen der Periodizitäten auf, die in einer sprunghaften Demultiplikation der Periodendauer von ca. 7 Minuten, bei den Kontrollen auf 3—4 Minuten bei den gestressten Tieren tendieren. Außerdem werden verringerte Häufigkeiten statistisch verifizierter Periodizitäten und Störungen der Synchronisation ausgewiesen.

Die Untersuchung des Blutdruckes unmittelbar nach der Verabreichung des Angiotensin II führten bei den Stresstieren nur zu einer vorübergehenden, höchstens bis zu 5 Minuten anhaltenden, 20—30 Torr betragenden Erhöhung der bereits erhöhten Blutdruckwerte dieser Tiere, so daß die mit der bedingt-reflektorischen Methode nachgewiesenen Veränderungen unter der Angiotensin II-Wirkung nicht unmittelbar in Zusammenhang mit dem pressorischen Effekt des Oktapeptids stehen.

Gesunde Kontrolltiere	
Vorkontrolle	1,0
10 Minuten post injectionem	0,81
60 Minuten post injectionem	0,66
Tiere nach Einfluß der ersten Stressvariante	
Vorkontrolle	0,63
10 Minuten post injectionem	0,75
60 Minuten post injectionem	0,50
Tiere nach Einfluß der zweiten Stressvariante	
Vorkontrolle	0,87
10 Minuten post injectionem	0,30
60 Minuten post injectionem	0,52

Im Gegensatz zu der bei gesunden Albinoratten nachgewiesenen biphasischen Wirkung des Angiotensins II auf die bedingt-reflektorische Tätigkeit zeigen chronisch gestresste Tiere lediglich einen monophasischen Effekt, der sich ausschließlich in einer ausgeprägten generalisierten zentralnervalen Erregung äußert und unabhängig von der durch unterschiedlichen emotionellen Stress hervorgerufenen differenten neurotischen Reaktionslage der beiden Tiergruppen nachzuweisen ist (Abb. 5 unten). Nach Sudakow [110] soll

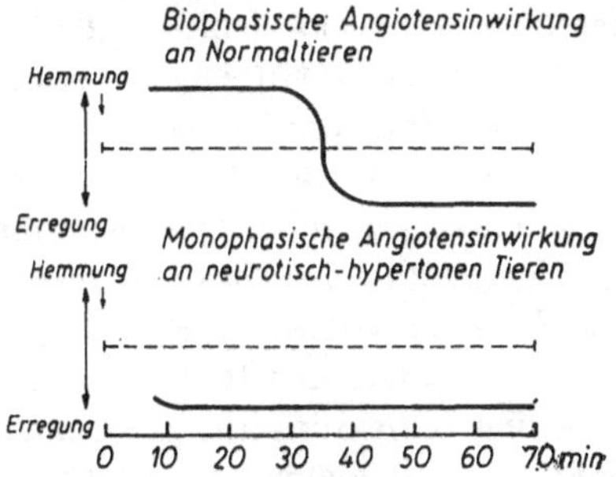

Abb. 5. Halbschematische Darstellung des biphasischen Verlaufs der Angiotensin II-Wirkung auf zentralnervale Prozesse

neben dem exogenen Stress auch ein endogener Stress für die Entstehung einer permanenten negativen emotionellen Erregung als Ursache einer beständigen arteriellen Hypertonie verantwortlich sein. Der endogene Stress soll durch eine permanente Einwirkung vorwiegend humoraler Faktoren auf emotionelle Zentren hervorgerufen werden.

Da das exogen zugeführte Angiotensin II bei normalen und neurotischen Tieren offensichtlich eine endogene stressende Wirkung zeigte, ließe sich von dem Befund, der unter akutem Stresseinfluß gewonnen wurde, ableiten, daß die durch wiederholten exogenen Stresseinfluß mobilisierten Wirkstoffe mit adrenergischem Charakter — wozu auch das Angiotensin zählt — zusätzlich eine endogene Stressung in den emotionsrelevanten Arealen des Gehirns verursachen.

Die Rolle der neurotropen Wirkung des Angiotensin II in der zentralnerval beeinflußten Pathogenese der Hypertonie wird schließlich auch durch die Untersuchungen von Finkielman et al. [32] bestätigt. Sie fanden ein pharmakologisch dem Angiotensin ähnliches pressorisch wirkendes Polypeptid, welches sie aus der zerebro-spinalen Flüssigkeit von normotonen und hypertonen Patienten isolierten. Bei den Hypertonikern wurde in einer signifikanten Differenz zu den Normotonikern eine Korrelation zwischen der Konzentration des Polypeptids und der Höhe des Blutdruckes ($\bar{x} = 140/90$) nachgewiesen.

Mit der ersten Wirkphase des Angiotensin II auf die bedingt-reflektorische Tätigkeit sollte eine Überlastungshemmung vorliegen, der Pawlow [93] eine Schutzfunktion zuschrieb und die Adaptationsvorgänge im Organismus zu unterstützen vermag. Hierbei könnte neurochemisch der von Euler, v. [28] beschriebenen Substanz „P“, der eine „transquillizerartige“ Wirkung im ZNS [118] und eine hypotensive Wirkung auf den Blutdruck [78] zugesprochen wird, als möglichen Antagonist des Angiotensin II eine Bedeutung beigemessen werden.

Die in der zweiten Wirkphase des Angiotensin II nachgewiesene außerordentliche Sensibilität auf akustische, optische und taktile Reize scheint ein Ausdruck einer herabgesetzten Reizschwelle gegenüber Umweltreizen zu sein. So konnten Hecht u. Nitschkoff [49] zeigen, daß eine experimentelle Hypertonie auf chronischen Stresseinfluß sich schneller entwickelte, wenn den Tieren an 10—15 aufeinanderfolgenden Tagen subpressorische Dosen Angiotensin (2—3 Nanogramm/kg) verabreicht wurden. Die Ursache der erhöhten Sensibilität gegenüber Umweltreizen, wenn die Wirkphase der Erregung vorherrscht, ist noch ungeklärt. Es bietet sich bei der Beurteilung dieser nachgewiesenen Erscheinungen die Herstellung einer Beziehung in der algogenen Wirkung an, die dem Angiotensin und anderen kreislaufaktiven Stoffen, wie dem Bradykinin, Kallidin und Vasopressin (pain producing substance = P.P.S.) zugesprochen wird [119]. Es wäre unter diesem Aspekt denkbar, daß durch die Angiotensin II-Applikation entweder direkt oder über entsprechende schmerzproduzierende Substanzen die nocizeptiven Rezeptoren oder entsprechende Repräsentationen im ZNS stimuliert werden und infolgedessen die Reagibilität des Organismus oder von Funktionssystemen im Sinne einer erhöhten Sensibilität gegenüber Umweltreizen bestimmt wird.

Da das Angiotensin II die Empfindlichkeit des Organismus gegenüber Umweltreizen erhöhen soll (McCubbin u. Mitarb., Hecht u. Mitarb.), war für uns von Interesse, ob hierbei die aufgezeigten Wirkphasen eine Rolle spielen können. Zu diesem Zweck prüften wir [54], wie sich bedingt-reflektorisches Lernen und die stressende Wirkung der Lernbelastung entwickelt, wenn in dem einen Fall die Untersuchung in der zentralnervalen Hemmphase und im anderen in der zentralnervalen Erregungsphase der Angiotensinwirkung vorgenommen wird.

Unter den Bedingungen des normalen Lernens wurde an vier aufeinanderfolgenden Tagen der bedingt lokomotorische Abwehrreflex ausgebildet und vor jeder der vier Sitzungen, die jeweils ca. 15 Minuten dauerten, 10 ng/kg Angiotensin II intravenös appliziert. Bei der einen Versuchsgruppe begannen die bedingt-reflektorischen Untersuchungen 10 Minuten und bei der anderen Gruppe 60 Minuten nach der Applikation (Abb. 6).

Die Lernkurven, die in jedem Punkt die mittlere Erfolgsquote des bedingten Reflexes von je 5 applizierten bedingten Reizen einer Versuchsgruppe von 10 Tieren zum Ausdruck bringen, demonstrieren folgende Ergebnisse.

Lern- und Gedächtnisprozesse erfahren eine Stimulierung, wenn sie in der Erregungsphase der Angiotensin II-Wirkung durchgeführt werden.

Das Lernen ist gegenüber Kontrollen verzögert und die Wiedergabe von im Gedächtnis gespeicherten Informationen eingeschränkt, wenn das bedingt-reflektorische Lernen in der zentralnervalen Hemmphase der Angiotensin II-Wirkung erfolgt.

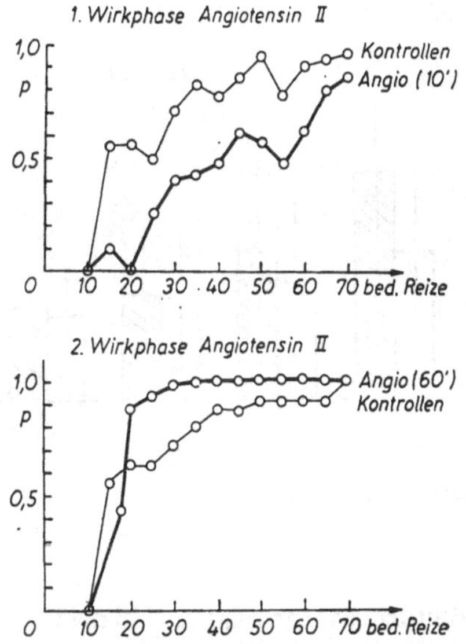

Abb. 6. Lernkurven des bedingten lokomotorischen Abwehrreflexes von Kontrolltieren ohne Angiotensingaben in der 1. und 2. Wirkphase des Angiotensins.

Ordinate: p = Ereignishäufigkeit
Abszisse: Anzahl der bedingten Reize

Dieses Ergebnis wurde aber nur dann erzielt, wenn die Angiotensin II-Wirkung nicht häufiger als 5–6mal an aufeinanderfolgenden Tagen täglich zur Anwendung kam. Bei häufigeren Angiotensin II-Applikationen wurde die Hemmphase aufgehoben, und Erregungsprozesse des ZNS dominierten. Deshalb führten wir weitere systematische Untersuchungen durch, bei denen eine Versuchsgruppe vor dem Lernversuch 5 Tage und eine zweite 10 Tage lang mit einer täglich applizierten Dosis von 10 ng/kg Angiotensin vorbehandelt wurden. Danach erfolgten die bedingt-reflektorischen Untersuchungen — in allen Fällen 10 Minuten nach der Angiotensinapplikation — in der bereits beschriebenen Weise (Abb. 7). Die nicht vorbehandelte Versuchsgruppe (0) weist das oben beschriebene Bild der Hemmung der Lern- und Gedächtnisprozesse aus. Fünf Tage mit Angiotensin II vorbehandelte Tiere haben eine Lernkurve, die mit den Kontrollen fast identisch ist. Werden die Tiere 10 Tage mit Angiotensin II vorbehandelt, so zeigen sie eine Lernkurve, die sich nahezu mit der jener Tiere deckt, die wir in der Erregungsphase der Angiotensin II-Wirkung, d. h. 60 Minuten nach der Applikation, getestet haben. Die Blutdruckwerte bewegen sich während dieser neurotropen Wirkung des Angiotensins II in normotonen Bereichen.

Diesen Ergebnissen zufolge kann durch häufige Angiotensin II-Applikation die Sensibilität des Organismus so beeinflußt werden, daß die nervale Erregung dominiert und für Umweltreize eine herabgesetzte Reizschwelle besteht. Diesen Fakt überprüften wir mit Untersuchungen zur emotionellen Stresswirkung in Abhängigkeit von den beiden Wirkphasen des Angiotensin II. Die Erfolgsquoten des belasteten Lernens zeigen ein analoges Bild zum normalen Lernvorgang: Wiederholt 10 Minuten nach der Applikation des Angiotensin II angewendete Lernbelastung (emotioneller Stress) zeigte gegenüber den Kontrollen (LB) ein stark verzögertes und kaum entwickeltes Lernen. 60 Minuten nach der Applikation wurde der belastete Lernprozeß sehr stark stimuliert.

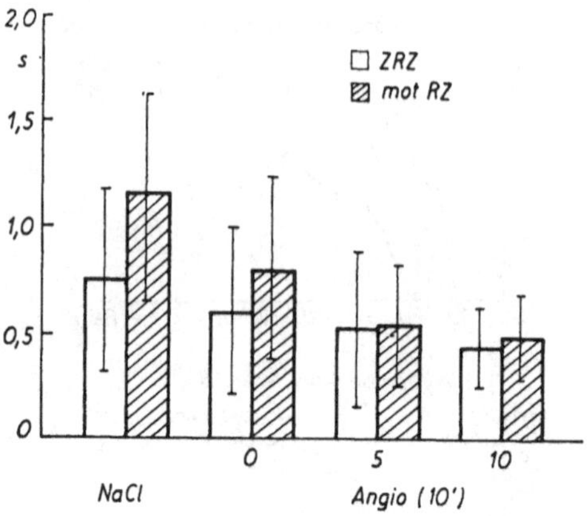

Abb. 7. Mittelwerte der zentralnervalen (ZRZ) und motorischen (MRZ) Reaktionszeiten des bedingten lokomotorischen Abwehrreflexes

Die mittleren systolischen Blutdruckwerte zeigten, daß die Wirkphase der zentralnervalen Hemmung des Angiotensins II die Entwicklung einer hypertonen Auslenkung infolge Stresseinfluß hemmt.

Der in der Erregungsphase der Angiotensin II-Wirkung angewendete Stress führt dagegen zu einem stärkeren Anstieg der systolischen Blutdruckwerte gegenüber den entsprechenden Kontrolltieren (LB). Dieser Effekt ist auch dann noch zu verzeichnen, wenn die Lernbelastung bei den Tieren über mehrere Wochen ohne Angiotensinapplikation fortgesetzt wurde.

Ausgehend von diesen Befunden untersuchten wir an 4 Tiergruppen, inwieweit eine höhere Dosis Angiotensin II (0,001 mg/kg/die), über längere Zeit verabreicht, einen prolongierten oder permanenten neurotisierenden bzw. stressverstärkenden Effekt auf zentralnervöse und viszerale Funktionen ausüben kann [74]. Der exogene Stress wurde 5mal wöchentlich in Form eines Stressmusters verabreicht: Alternierend unterlagen die Tiere an einem Tage einer 4stündigen Immobilisation und am anderen Tage einer zweistündigen motorischen Belastung mit elektrischer Stimulierung und einer einhalbstündigen Rotation mit alternierend wechselnder Körperlage (vertikal, horizontal-zentrifugal, horizontal-zentripedal).

Die Kontrollen zeigen über die gesamte Untersuchungszeit einen mittleren Verlauf um 115 Torr. Die höheren Blutdruckwerte an den ersten Untersuchungstagen sind das Ergebnis mangelnder Adaptation an die Blutdruckmeßapparatur. Unter dem chronischen Einfluß von exogenem Stress unterlagen die systolischen Blutdruckwerte großen Schwankungen, die sich in extremen Fällen zwischen 105 und 150 Torr bewegten. In der zweiten Untersuchungsphase wurden im Mittel Blutdruckwerte um 130 Torr erreicht (Abb. 8). Das Angiotensin bewirkte sowohl während der Injektionszeit (14 Tage) als auch in der nachfolgenden Zeit (46 Tage) größere Schwankungen des Blutdruckes um den mittleren Wert von 120 Torr. Eine arterielle Hypertonie konnte mit der Dauer-Injektion dieses Oktapeptids nicht erzielt werden. Die Einwirkung von exogenem Stress und Angiotensin II führte zu einer arteriellen Hypertonie mit Spitzenwerten um 160 Torr und einem mittleren Anstieg um 30 Torr (von 110 auf 140 Torr).

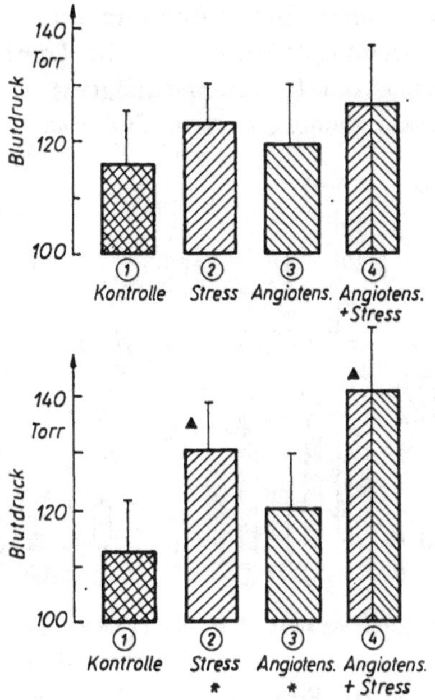

Abb. 8. Systolische Blutdruckmittelwerte und ihre Streuungen in der I. (oben) und II. (unten) Phase des dargestellten Versuchsschemas: signifikante Unterschiede gegenüber Kontrollen

Bedingt-reflektorisches Lernen

Diese Untersuchungen nahmen wir ebenfalls nach Beendigung der 60tägigen Belastungsdauer vor. Hierbei zeigte sich wie in früheren Untersuchungen von Hecht und Mitarb. nach dem chronischen Stresseinfluß eine starke Einschränkung der Lern- und Gedächtnisprozesse (Abb. 9). Angiotensin II zeigte, obgleich die letzte Injektion 46 Tage zurücklag,

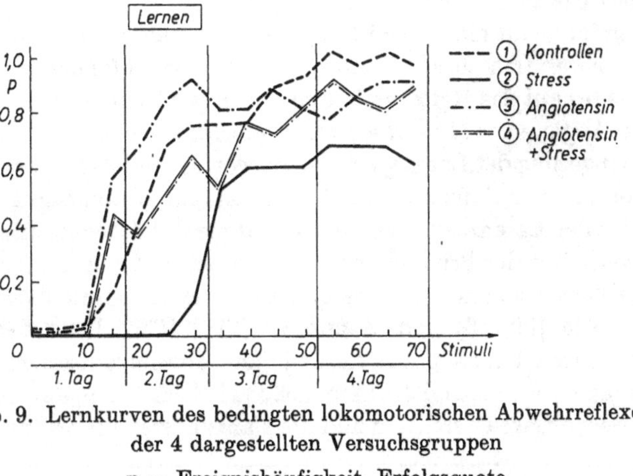

Abb. 9. Lernkurven des bedingten lokomotorischen Abwehrreflexes der 4 dargestellten Versuchsgruppen

p = Ereignishäufigkeit, Erfolgsquote

Abszisse: Anzahl der verabreichten bedingten Reize und die Versuchstage wie in den erwähnten Untersuchungen von HECHT und Mitarb. bei der Verabreichung einer subpressorischen Dosis gesteigerte Lern- und Gedächtnisprozesse, jedoch mit ungenauer Ausführung der lokomotorischen Abwehrreaktion. Der Einfluß von Angiotensin, in den ersten 14 Untersuchungstagen verabreicht, kombiniert mit einem 60tägigen exogenen Stresseinfluß, zeigt vom 4. Untersuchungstag an eine Störung der Lernens (Abb. 10). Unsere Ergebnisse demonstrierten, daß das in höheren Dosen über die

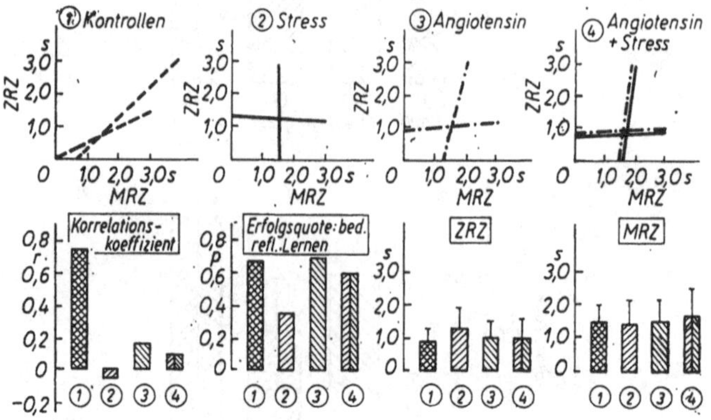

Abb. 10. *Oben:* Regressionsgeraden der zentralnervalen (ZRZ) und motorischen (MRS) Reaktionszeiten des bedingten lokomotorischen Abwehrreflexes

Unten: Korrelationskoeffizienten (r), Erfolgsquoten (p), zentralnervale (ZRZ) und motorische (MRZ) Reaktionszeiten der 4 dargestellten Versuchsgruppen

Dauer von zwei Wochen applizierte Angiotensin über den nachfolgenden Versuchsablauf von 46 Tagen den exogenen Stress erheblich in seiner pathogenen Wirkung verstärken kann.

In diesem Zusammenhang sei auch auf die klinisch-experimentellen Arbeiten von R. BAUMANN verwiesen, der in der Pathogenese der arteriellen Hypertonie der Stress-Sensibilität (genetisch bedingt und/oder postnatal ontogenetisch erworben) eine außerordentliche Bedeutung beimißt, weil durch sie eine pathologische Afferenzverarbeitung des ZNS verursacht wird und infolgedessen bereits moderierte Umwelteinflüsse eine hohe pathogenetische Wertigkeit erhalten.

Wir untersuchten weiterhin die Wirkung des Angiotensin II auf die höhere Nerventätigkeit der Primaten (Rhesusaffen und Paviane).[1]) Dabei fanden wir deutliche Unterschiede des Effektes auf das Reflexverhalten mit verschiedener biologischer Bedeutung. Applikation von Angiotensin II in Dosen von 1—2 γ/kg rief eine Hemmung der Nahrungsreflexe mit Verlängerung der Latenzperioden hervor. Das Abwehrverhalten unter Angiotensin II führte zu einer Zunahme der Reaktionen auf Abwehrsignale, verbunden mit einer Verkürzung der Latenzzeit und einer Zunahme der Intersignalreaktionen.

Das Abwehrverhalten der Primaten unter Angiotensin II wurde aktiviert (Abb. 11).

Über die Abwehrreflexe unter Adrenalin berichteten ANOCHIN 1957 [3] und 1968 [4], KALJUTSCHNOI 1964 [59, 58] und WEISSMAN [114] 1959. HAVLIČEC 1963 [48] fand ebenfalls unter Adrenalin eine Aktivierung der Abwehrreflexe mit entsprechenden EEG-Veränderungen. WADA und MCLEER 1966 [112] erklärten, daß adrenergische Substanzen die Abwehrreflexe erleichtern und die Nahrungsreflexe hemmen. Angiotensin II

---

[1]) gemeinsam mit Frau Dr. A. FUFATSCHEWA, Institut für experimentelle Pathologie und Therapie, Direktor Prof. LAPIN

mobilisiert also das Abwehrverhalten. MARTIN u. H. BAUMANN [76] erzielten unter Angiotensin II-Depotwirkung weniger intensiv die neokortikalen Informationsverarbeitungsprozesse als vielmehr die neuroelektrischen Funktionsmuster limbischer und retikulärer Strukturen. Die Autoren führen diese Veränderungen nicht nur auf das erhöhte Blutdruckniveau zurück, sondern schließen auch auf einen differenzierten zentralnervösen Wirkungsmechanismus, auf das Angiotensin II. Sie sprechen von einer „differenzierten strukturellen Sensibilität zentralnervöser Subsysteme" unter der langfristigen Angiotensin II-Wirkung. In späten Angiotensin II-Wirkphasen ist der Hippocampus

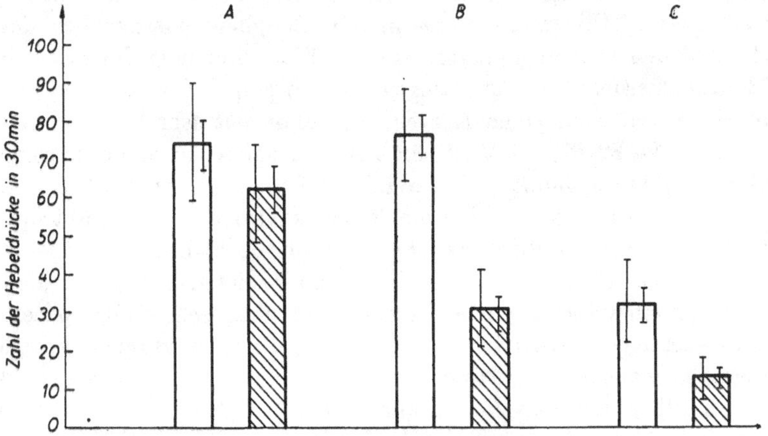

Abb. 11. Die Wirkung des Angiotensin II auf die Nahrungsreflexe innerhalb 15—30 min während des Versuches bei 8 Rhesusaffen.

A) Ausgangslage
B) Nach Applikation von 1 γ/kg Angiotensin II
C) Nach Applikation von 2 γ/kg Angiotensin II

Leere Säulen: Zahl der Hebeldrucke innerhalb von 30 min
Gestrichelte Säulen: nach den ersten 15 min

durch ein elektrografisches Synchronisationsphänomen mit hochamplitudiger AEP (Average evoked potentials) charakterisiert. Die Formatio reticularis, in geringem Maße auch der visuelle Kortex, wiesen eine Angiotensin-bedingte Aktivitätsreduktion der bioelektrischen Entladungsmuster (MARTIN et al. [77]) auf. Sie korrelieren nicht mit den maximalen Blutdruckauslenkungen. Diese Ergebnisse sprechen eindeutig für den zentralnervösen Wirkungsmechanismus von Angiotensin II. Ein hirneigenes Renin-Angiotensin-System zur Klärung des zentralen Effektes diskutieren SEVERS und DANIEL-SEVERS [103]. Die Literaturangaben und unsere Untersuchungen sprechen dafür, daß morphologisch und funktionell verschiedenartige Hirnstrukturen in differenzierter Art auf Angiotensin reagieren.

KLIMOWA-TSCHERKASSOWA et al. [70] sowie BENETTO et al. [14] meinen, daß kortikal-subkortikale kreislaufaktive Hirnstrukturen in ihrer Ansprechbarkeit auf exogene Reize durch Angiotensin II direkt zu sensibilisieren sind. Diskutiert werden außerhalb der Blut-Hirn-Schranke liegende zentrale Strukturen, die durch Angiotensin zu beeinflussen sind. Es mangelt nicht an Hinweisen, daß das zirkulierende Angiotensin über die ventrikuläre cerebro-spinale Flüssigkeit zentral wirksam wird. Schließlich wird noch das hirneigene Renin-Angiotensin-System zur Klärung des zentralen Effektes herangezogen. Eine gestörte Afferenzverarbeitung neokortikaler retikulärer und hippocampaler Funktionskreise besitzt nach R. BAUMANN [12] eine hohe Relevanz im pathogenetischen Mechanismus der Hypertoniekrankheit. Schließlich sei auf die Beziehungen zwischen Renin-Angiotensin-System und vegetativem Nervensystem hingewiesen [109]. Diese Wechselbeziehungen spielen sich auf Zellulär-Molekularebene ab. Die Mobilisierung von Katecholaminen über Angiotensin übt eine adrenerge Betarezeptorenwirkung auf die granulierten juxtaglomerulären Zellen aus und beschleunigt die Synthese von zyklischem AMP. Sie beeinflussen damit die Renin-Sekretion auf dieselbe Weise wie die Insulinsekretion. Neben dieser peripheren Angiotensinwirkung sei noch einmal auf die Tatsache hingewiesen, daß Angiotensin die Aktivität des Sympathikus über Rezeptoren im ZNS erhöht sowie in den Ganglien einschließlich des Nebennierenmarks und den postganglionären Nerven. Eine Erhöhung des pro Impuls freigesetzten Transmitterquantums ist nachgewiesen an präganglionären und postganglionären adrenergen und cholinergen Nerven und selbst mit sehr geringer Angiotensinkonzentration [80, 81, 82, 87, 90]. Vielleicht steigert Angiotensin den Einstrom und/oder die Mobilisierung von Calciumionen während des Erregungsvorganges. Es bleibt noch offen, ob endogenes Angiotensin in physiologisch bedeutsamer Weise neurotrope Wirkungen ausübt. Eine Antwort auf diese Frage wäre möglich durch Entfernung des endogenen Angiotensins aus dem Blut. Ob und wie das Renin-Angiotensin-System einerseits, das sympathische Nervensystem andererseits eine pathogenetische Rolle spielen, ist umstritten. Es existieren jedoch sowohl Parallelen zwischen der Funktion des sympathischen Nervensystems bei manchen Hypertonieformen als auch während Infusion von Angiotensin [60, 24, 13, 19]. Somit müssen wir annehmen, daß das Angiotensin II nicht nur eine hämodynamische, sondern auch eine direkte Wirkung auf das ZNS hat, einmal über das vegetative sympathische Nervensystem, und zum anderen greift es in molekularbiologische Mechanismen der Ganglienzellen und Hirnstrukturen ein. Unsere Versuche zeigen, daß dieser Effekt auch die Funktion der höheren Nerventätigkeit alteriert — die bedingt-reflektorische Tätigkeit und Motivationen verändert.

In letzter Zeit mehren sich die Veröffentlichungen [33, 35a, 35, 37] über das Vorkommen von Renin im Hirn von Ratten, Hunden und Menschen, das mit homologem Substrat Angiotensin bildet. Die Injektion von Aldosteron vermindert die Plasmareninaktivität, Progesteron erhöht sie beträchtlich [35]. Das Renin wird im Hirn intrazellulär in Form von Granula ähnlich den Reningranula in den Nieren gespeichert [37]. Wie die reninähnliche Enzymaktivität der Nieren lokalisiert sich auch die des Hirns in der dichten Subfraktion der primären Mitochondrienfraktion auf Gradienten mit Sukrosedichte [33]. Die reninähnliche Aktivität des Hirns ist ebenfalls in den synaptosomen Subfraktionen nachweisbar [85]. Da die Synaptosomen nach De ROBERTIS und Mitarb. [96] und WHITTAKER [117] isolierte Nervenendigungen sind, zeigt das Vorkommen reninähnlicher Aktivität in ihnen, daß die Nervenendigungen im Hirn wahrscheinlich Angiotensin auf Enzymwege synthetisieren. Man kann schließen, daß die reninähnliche Aktivität des Hirngewebes nicht nur an Elemente, wie Gefäßgewebe und Glia, gebunden ist, wie einige Autoren aufgrund von Subfraktionsuntersuchungen annehmen [37, 85]. Es wird die Existenz eines Hirnsystems Renin-Angiotensin für wahrscheinlich erachtet, das unabhängig von den Nieren ist [1], da im Hirn Renin, Reninsubstrat, konvertierendes Enzym [35a, 38, 42, 37, 85] und Angiotensin [33, 38a, 38, 36, 37] vorkommen. Die Aktivität des Hirnrenins bei der Angiotensinbildung ist größer als die des Nierenrenins [38]. Bei Hunden wurde selbst bei hoher Reninplasmaaktivität keine Reninaktivität im Liquor cerebrospinalis nachgewiesen. Das zeigt, daß Renin die Blut-Liquor-Schranke nicht durchdringt [38]. Ein weiterer Beweis dafür ist, daß bei Hunden mit außerordentlich hoher Plasmareninaktivität die Hirnreninaktivität niedrig gefunden wurde und umgekehrt bei niedriger Plasmareninaktivität eine hohe Hirnreninaktivität [38]. Fest steht, daß Angiotensin die Hirnschranke nicht in erfaßbarer Menge durchdringt; selbst mit Radioimmunoassay mit Empfindlichkeit bis 1 pg konnte es dort nicht nachgewiesen werden [38]. Im früheren Alter ist die Hirnreninaktivität niedrig, nimmt später zu und übersteigt die Plasmareninaktivität bedeutend. Drei bis zwölf Tage nach Nephrektomie wurde keine Verminderung der Hirnreninaktivität nachgewiesen, während die PRA bereits nach 24 Stunden nicht mehr nachweisbar war [38, 37]. Das Hirnrenin ist ein Isoenzym des Nierenrenins und ähnelt mehr dem arteriellen und dem Nebennierenrenin [38]. Es ist vom Pseudorenin, das mit dem natürlichen homologen Substrat im Plasma kein Angiotensin bildet, zu unterscheiden [105]. Nach Aldosteron- und Progesterongabe und bei Kaliummangel treten Veränderungen der Hirnreninaktivität auf und weisen hin, daß dieses gewebsgebundene Renin-Angiotensin-System wahrscheinlich an der Regulierung der Zellelektrolyte und des Wassers teilnimmt [38]. Eine Angiotensininfusion ins Hirn verändert die Gesamtwassermenge des Organismus und die Balance des Kochsalzes [2, 83]. Verschiedene Autoren [29, 38, 84] nehmen eine Kopplung zwischen dem Renin-Angiotensin-System von Hirn und Niere an. Nach Passo und Mitarb. [91, 92] wird die Reninsekretion der Niere durch zentralnervöse Stimulation über das adrenergische Nervensystem beeinflußt. Es ist also möglich, daß das Renin-Angiotensin-System des Gehirns über das ZNS auf die Reninsekretion der Niere Einfluß nimmt, indem es die Synthese und Freisetzung von Azetylcholin und der Katecholamine verändert [16, 27, 90, 89]. Es wird angenommen, daß Angiotensin die parasympathischen Impulse unterdrückt [30]. Nach Angaben einiger Autoren [30, 25, 107] wirkt Angiotensin auch auf andere Hirnbezirke. Das Vorkommen von Angiotensin und Renin im Hirngewebe zeigt, daß Angiotensin wahrscheinlich eine wichtige, bisher nicht geklärte Rolle in der Regulierung des Herz-Kreislauf-Systems spielt. Nach Ferrario u. Mitarb. [30] wird ein bedeutender Anteil des hypertensiven Effektes des zirkulierenden Angiotensins durch direkte Einwirkung auf den Hirnstamm hervorgerufen.

Der höchste Angiotensinspiegel wurde im Hypothalamusgebiet in Nähe des 3. Ventrikels gefunden. Mehr als ein Drittel davon ist Angiotensin II [33]. Das ist möglicherweise von großer physiologischer und pathophysiologischer Bedeutung für diese Hirnbezirke, die Beziehung zur Katecholaminbiosynthese haben, da Angiotensin II diese beschleunigt [16], ebenso für die Regulierung des Herz-Kreislaufsystems [33], für die Entstehung des Durstes [33a], da Angiotensin II die Freisetzung des Antidiuretins vergrößert, und auch für den Gesamtzustand des autonomen Nervensystems [33]. Im Rattenhirn wurden Angiotensin I und größere Mengen Angiotensin II nachgewiesen [33, 35a, 38, 36, 37], ebenso konvertierendes Enzym [38, 42, 95] und in kleinen Mengen Reninsubstrat. Die Renin- und Angiotensinkonzentrationen im Rattenhirn (11,2 ng/g Hirngewebe) ist höher als im Hundehirn (4,86 ng/g Hirngewebe). 62% des Angiotensingehaltes des Hirns ist Angiotensin I. Es wurde eine hochgradige Korrelation zwischen Angiotensingehalt in den einzelnen Hirngebieten und Norepinephrin gefunden [33].

Da die Existenz eines inneren (intrinsic) zerebralen Angiotensin erzeugenden Systems für sicher gilt [38], gewinnt die Frage der Wirkungsmechanismen des Angiotensins im Hirn selbst große Bedeutung. Die zentrale Pressorwirkung soll von der Aufrechterhaltung des physiologischen Katecholaminniveaus im Hirn abhängen [107]. Die periphere Wirkung wird z. T. vom Mechanismus: sympathisches Nervensystem-Katecholamine bedingt [88]. Angiotensin läßt die Menge des Neuro-„Transmitters" ansteigen, der bei jedem Nervenimpuls von den Katecholamine enthaltenden peripheren Nervenendigungen befreit wird [99, 108]. Die Angaben über das zentrale Angiotensin-Katecholamin-Zusammenspiel sind spärlich. Dopamin und Norepinephrin [7, 8, 55, 97, 113] spielen möglicherweise eine wichtige Rolle nicht nur bei der Regulierung des System-Blutdruckes [71, 72], sondern auch im ZNS [9]. Bekannterweise wirkt L-Dopa oder zusammen mit dem peripheren Dopa-Decarboxylase-Inhibitor ausgeprägt hypotensiv bei Normo- und Hypertonikern [6]. Gegenwärtig wird die physiologische Bedeutung und die Verbindung zwischen hypertensiven Mechanismen, übertragen von Katecholaminen [9, 55, 97, 107], und der hypertensiven Wirkung, die von Angiotensin [2, 25, 55, 107] auf den Hirnstamm und die hypothalamischen Zentren, die den Blutdruck regulieren [23], übertragen wird, untersucht. Vielleicht nimmt auch Azetylcholin als mächtiger Neurotransmitter [27] an der zentralen Wirkung von Angiotensin teil. Gegenwärtig nimmt man folgende Arbeitshypothese: Angiotensin übt zentral stimulierende Wirkung auf den Sympathikus aus, die eine Vasokonstriktion nach sich zieht, gleichzeitig wird der Vagus unterdrückt [30]. Die Untersuchungen darüber sind jedoch zahlenmäßig noch gering.[1])

Da dieses Problem von großem Interesse in Verbindung mit der Regulierung des arteriellen Druckes bei normalen und pathologischen Zuständen ist, speziell bei Hypertonie, führten wir vielseitige Untersuchungen an einer größeren Anzahl [270] Ratten mit den wichtigsten experimentellen Hypertoniemodellen durch (SHR $n = 78$), Goldblatt, akute und chronische neurogene Hypertonie ($n = 47$), Nebennierenregenerationshypertonie und Salzhypertonie), deren Mechanismus auch bei der Pathogenese der arteriellen Hypertonie des Menschen in Frage kommt [65, 66, 69, 67, 68, 63, 64]. Unsere Aufgabe war es, die Existenz einer selbständigen Renin-Angiotensin-Aktivität des Hirns zu überprüfen, die Reninaktivität (RA) in verschiedenen Hirnabschnitten festzustellen, das Verhalten der RA bei den verschiedenen Formen (Modellen) der Hypertonie, die Rolle der Hirn-RA sowie die Wechselbeziehung der Reninangiotensinaktivität zwischen Nieren (PRA und renale RA) und Hirn (Cortex, Subcortex, Medulla oblongata) [65, 66, 69, 67, 68, 63, 64] zu prüfen. Die PRA wurde nach der biologischen Methode (rat assay) nach Pickens in der Modifikation nach Serebrovskaja bestimmt, die RA in den Geweben (Hirn, Nieren) nach unserer Modifikation der Methode Serebrovskajas [66]. Die Gewebshomogenate wurden in Azetonstaub bearbeitet, dabei kam lyophilisiertes Substrat aus Pferdeserum und als Standard Hypertensin-CIBA (Val^5-Hypert. II.-asp.-amid) zur Anwendung.

Die Untersuchungen ergaben sowohl bei normotonen Tieren als auch bei sämtlichen erwähnten experimentellen Hypertoniemodellen RA im Hirn. Es fehlte eine Korrelation zwischen dem Niveau des arteriellen Druckes und der PRA, der Nierenreninaktivität und der Hirnreninaktivität. Außerdem wurde in den verschiedenen Hirngebieten eine unterschiedliche Reninaktivität gefunden. Am niedrigsten war sie in der Hirnrinde, sowohl bei normotonen Ratten als auch bei sämtlichen experimentellen Hypertoniemodellen. Dabei wurde kein Unterschied zwischen den Normwerten der RA in der Hirnrinde von NWR und hypertonen Ratten, unabhängig vom Hypertoniemodell, festgestellt. Die RA in dem Subcortex bei NWR, bei Goldblatt-Hypertonie und bei akuter neurogener Hypertonie ist etwas höher als in der Hirnrinde von NWR und in der Hirnrinde von Tieren mit diesen Hypertoniemodellen, während die RA in dem Subkortex von SHR und bei Kochsalzhypertonie etwas niedriger ist als bei NWR, aber annähernd gleich mit der RA in der Hirnrinde dieser beiden Hypertoniemodelle.

Auffällig ist jedoch, daß die RA im verlängerten Mark bei normotonen Ratten und

---

[1]) Die Untersuchungen wurden durchgeführt im Laboratorium von Prof. D. Kiprov, Medizinische Akademie der Wissenschaften, Sofia, Forschungsgruppe für Hypertonie.

bei sämtlichen Hypertoniemodellen höher ist als im Cortex und Subcortex, außer bei der Nebennierenregenerationshypertonie, bei der die RA im verlängerten Mark niedriger als bei NWR und gleichhoch wie im Subcortex. Die RA ist also bei fast allen Arten experimenteller Hypertonie und auch bei normotonen Ratten in der Medulla oblongata am höchsten, höher als im Cortex und im Subkortex. Erwähnenswert ist weiterhin, daß bei diesen Hypertonieformen (neurogen), bei denen die RA im verlängerten Mark größer ist als bei Kontroll-NWR, d. h. erhöht, die RA in den Nieren derselben Tiere vermindert erscheint. Umgekehrt zeigen sich Hypertonieformen (Nebennierenregenerationshypertonie), bei denen die RA im verlängerten Mark niedriger ist als bei den Kontroll-NWR, d. h. vermindert, die RA in den Nieren derselben Tiere erhöht. Es besteht also eine umgekehrte Wechselbeziehung zwischen Nieren- und Hirn- (Medulla oblongata) RA [65, 63, 64]. Aufgrund dieser Wechselbeziehung nehmen wir an, daß erstens beide Renin-Angiotensin-Systeme (Nieren und Hirn) Bedeutung für die Regulierung des Blutkreislaufes und des arteriellen Druckes haben, und zweitens, daß bei diesen Hypertonieformen, bei denen die RA im verlängerten Mark erhöht ist, wahrscheinlich das Hirn-Angiotensin-System eine größere Rolle spielt, während bei den Formen, bei denen die RA in den Nieren erhöht ist, das Nierenangiotensinsystem größere Bedeutung im Mechanismus des Blutdruckanstieges hat [65, 63]. Diese Annahmen wurden von uns durch eine weitere Versuchsserie über die Nebennierenregenerationshypertonie und die akute und chronische neurogene Hypertonie bestätigt [65, 64]. Wie bereits dargelegt, ist bei der Nebennierenregenerationshypertonie die RA im verlängerten Mark vermindert, in den Nieren jedoch wesentlich erhöht. Bei Behandlung von Ratten mit dieser Hypertonieform mit dem vasodilativen Prostaglandin E_1 wurde festgestellt, daß parallel mit Absinken des arteriellen Druckes von hypertensiven Werten (160 mmHg) auf Normwerte auch die Nieren-RA zur Norm absinkt, die verringerte RA im verlängerten Mark jedoch ansteigt und sich normalisiert, d. h. mit Beseitigung der Hypertonie stellt sich das normale Gleichgewicht zwischen Nieren- und Hirn-RA wieder her [65]. Umgekehrt sinkt bei Beseitigung einer Klemme an der A. carotis bei neurogener Hypertonie (die wir figurativ als Goldblatt des Hirns ansehen) parallel mit der Erniedrigung des hypertonen Blutdruckes die RA im verlängerten Mark, die stark erhöht war, zu Normwerten ab, und die RA der Nieren, die bei dieser Hypertonieform stark erniedrigt ist, steigt zur Norm an [64]. Diese Angaben sprechen für die o. g. Hypothese über die Rolle der Nieren- und Hirn-Renin-Angiotensin-Systeme (RAS) und deren Wechselbeziehung bei der Regulierung des arteriellen Druckes und den Mechanismen der verschiedenen Hypertonieformen. Bei der Beurteilung des Faktes, daß die RA im verlängerten Mark höher ist als in anderen Hirnteilen und bei einigen Hypertonieformen erhöht gefunden wurde, sollte beachtet werden, was auch Ueda [111] feststellte, daß dieser Teil des Hirns und insbesondere die Area postrema, in deren Tiefe die Vasomotorenzentren liegen, am empfindlichsten gegenüber Hypertensin reagiert. Die Injektion von Hypertensin in dieses Gebiet in so geringer Menge, daß bei i.v. Applikation derselben keine Beeinflussung des arteriellen Druckes eintritt, läßt den Druck bedeutend stärker werden. Wir halten auch eine Beziehung zwischen der größeren Empfindlichkeit des verlängerten Markes gegenüber Hypertensin und der von uns gefundenen vermehrten RA speziell in diesem sensitiven Gebiet des Hirns für möglich, die den zentralen Einfluß des Angiotensins auf die Blutdruckregulierung verwirklicht [30, 33]. Diesbezüglich sind die diffizilen Untersuchungen von Ganten und Mitarb. [41, 42] interessant, die erhöhte RA im Liquor cerebrospinalis (LCS) des 4. Ventrikels fanden, ohne daß abgeklärt werden konnte, ob dies eine Folge der vermehrten zellulären Angiotensin II-Produktion und eine Wirkung auf die Zellen selber ist oder die vermehrte Menge Angiotensin II auf die Rezeptoren des Ependymys des 4. Ventrikels wirkt, nachdem es in größerer Menge in den LCS ausgeschüttet wurde.

Unsere Hypothese über die Wechselbeziehung zwischen Nieren- und Hirn-RAS wird auch von einer Anzahl weiterer von uns durchgeführter Untersuchungen und z. T. gleichzeitig, z. T. später von GANTEN und Mitarb. gemachten Experimente gestützt [35a, 40, 42, 36, 37]. Nach GANTEN ist bei der experimentellen Nierenhypertonie bei Ratten die PR-Konzentration hoch, das Hirn-Isorenin bedeutend verringert. Umgekehrt wurden bei der einseitigen Goldblatthypertonie, bei der die PRA normal ist, keine Veränderungen im Hirnisorenin festgestellt. Unter i.v.-Infusion von 1 μg Angiotensin II/min über 1,5 Stunden sinkt die Hirnisoreninkonzentration bedeutend ab. Bei jungen Hunden mit hoher PRA ist das Hirnisorenin mengenmäßig gering, während bei ausgewachsenen Tieren, bei denen die Hirnreninaktivität groß ist, eine niedrige PRA gefunden wurde [42, 36]. Aufgrund dieser Beobachtungen nehmen GANTEN und Mitarb. an, daß es sich um einen Feed-back-Mechanismus zwischen dem lokalen Gewebs-Iso-RAS und dem Plasma-RAS handelt; der Mechanismus, der die Beziehung verwirklicht, bleibt unklar.

Wir stellten bei einer parallel mit NWR und SHR durchgeführten Versuchsserie fest, daß 24 Stunden nach Nephrektomie die PRA sowohl bei normotensiven als auch bei SH-Ratten um das 7fache absinkt [65] und 48 Stunden nach Nephrektomie nur noch in Spuren nachweisbar ist, dagegen die RA im verlängerten Mark sowie bei NWR als auch bei SHR bedeutend ansteigt. Diese Ergebnisse stützen einerseits die Auffassung, daß ein selbständiges RAS im Hirn existiert, andererseits spricht dies für unsere Hypothese über die Wechselbeziehung zwischen Nieren- und Hirn-RAS im Sinne eines Feed-back-Mechanismus [42] und sogar einer kompensatorischen Reaktion. Möglicherweise steigt nach Beseitigung der Nieren, d. h. des Ursprunges der PRA, kompensatorisch und vorübergehend die RA im verlängerten Mark an. Diese kompensatorische Reaktion scheint temporär zu sein und sofort nach Nephrektomie infolge starken Absinkens der PRA einzutreten, sie schwächt sich aber allmählich wieder ab, und in der 48. Stunde ist die RA im verlängerten Mark erneut normal. Daß diese Wechselwirkung zwischen beiden Systemen vielleicht eine Rolle bei der Entstehung bestimmter Hypertonieformen spielt oder eine kompensatorische oder eine Feed-back-Reaktion ist, schlußfolgern wir auch aus dem Verhältnis der Nieren- und Hirn-RA bei chronischer neurogener Hypertonie [64]. Bei dieser Hypertonieform ist die Korrelation zwischen Nieren-RA, PRA und RA im verlängerten Mark ähnlich wie bei akuter neurogener Hypertonie, jedoch schwächer ausgeprägt. Das mag auf eine gewisse Adaptierung bei chronischer neurogener Hypertonie mit Neigung zur Wiederherstellung des normalen Gleichgewichts zwischen beiden Systemen zurückzuführen sein. Möglicherweise greifen aber auch andere, sekundäre Faktoren in den Mechanismus der Unterhaltung des erhöhten arteriellen Druckes ein.

Darauf weist die Tatsache hin, daß das verhältnismäßige Absinken der RA im verlängerten Mark von einem Ansteigen der Nieren- und Plasma-RA begleitet wird. GANTEN und Mitarb. stellten fest, daß das im zerebrospinalen Perfusat von nephrektomierten Ratten gefundene Angiotensin II aus dem Hirn stammt und in das Ventrikelsystem sezerniert wird [41]. Auf diffizile Art, durch Perfusion des Hirnventrikelsystems, wurde nachgewiesen, daß Plasmarenin und Angiotensin als intaktes Molekül die Hirnbarriere von Hunden und Ratten nicht durchdringen können und daß trotz der Öffnung, die diese Schranke im Gebiet der Area postrema aufweist, in der zerebrospinalen Flüssigkeit nur Zerfallsprodukte des Angiotensins aus der peripheren Zirkulation kreisen [41, 42]. Darüber sind die Literaturangaben jedoch widersprüchlich.

Interessant sind auch die Versuche von SLAVEN, der nach Diuretikagabe und Verkleinerung des Extrazellulärvolumens und des Natriums einen bedeutenden Anstieg der Angiotensin I-Konzentration im Hirnstamm fand, während Expansion des Extrazellulärraumes und des Natriums zum Absinken von Angiotensin I im Hirnstamm von Ratten führte [106]. Nach Ausschaltung des renalen Renin-Angiotensin-Systems für den Wasser- und Salzhaushalt treten in der Angiotensin I-Konzentration des Hirnstammes dieselben Veränderungen auf wie bei der PRA. Diese Beobachtung sowie die Mitteilungen von Ganten und Mitarb. [39] und Haulica und Mitarb. [47] können im Sinne der Existenz einer kompensatorischen Reaktion oder eines Feed-back-Mechanismus zwischen Hirn- und Nieren-Renin-Angiotensin-System gedeutet werden. Es muß betont werden, daß die Nieren- und Plasmareninaktivität und ähnlich die Hirnreninaktivität eine altersabhängige Entwicklung zeigen. So ist Ende des 1. Monats die PRA bei NWR und SHR bedeutend niedriger als bei erwachsenen normotonen und hypertonen Ratten. Ende des 2. Monats steigt die PRA bei den normotonen Ratten bis zu Normwerten an, bei den SHR sogar bedeutend stärker. Parallel dazu sinkt die Hirn-RA im verlängerten Mark, die im 1. Monat sowohl bei NWR als auch bei SHR wesentlich höher ist als bei erwachsenen Ratten. Zum Ende des 2. Monats sinken die normotensiven zu normalen Werten ab [66] und nehmen bei den SHR noch mehr zu. Das ist die einzige Ausnahme von der von uns beobachteten gegensinnigen Wechselbeziehung zwischen Nieren- und Hirn-RAS, die sich mit gleichzeitigem Anstieg der Nieren (PRA) und der Hirn-RA (im verlängerten Mark) charakterisiert. Es ist möglich, daß gerade diese Dissoziation in der Wechselbeziehung zwischen beiden Systemen, d. h. die gleichzeitige Vermehrung der Nieren- und Hirn-RA den pathologischen raschen Anstieg des arteriellen Druckes bei SHR um die 6.—7. Woche und den schnellen Übergang vom prähypertonen Stadium (1.—2. Monat) in das hypertensive Stadium bei SHR verursacht. Bei erwachsenen Tieren tritt dann bekannterweise sowohl bei normotonen Ratten als auch bei SHR eine Einspielung der Plasma- und Hirn-RA auf Normwerte für normotensive erwachsene Ratten ein.

Unsere Darlegungen werfen die Frage der Darstellung der Pathogenese der Hypertonie in Übereinstimmung mit neuen Untersuchungen [44] über die Wechselbeziehung zwischen regulativen neuroendokrinen (humoralen) Mechanismen (Pressoren und Depressoren) auf, die noch genauer untersucht werden müssen und die verschiedenartige Pathogenese und die Polyätiologie der arteriellen Hypertonie klären können.

Literatur

1. Amer, M. S., and G. K. McKinney: Fed. Proc. **33** (1974), 480
2. Anderson, B., and L. Eriksson: Acta physiol. Scand. **81** (1971), 18
3. Anochin, P. K.: Physiol. J. **43** 11, (1957), 1072
4. Anochin, P. K.: Biologie und Neurophysiologie des bedingten Reflexes, „Medizina", Moskau, H. 4 (1968)
5. Assaykeen, A. T.: Control of Renin Secretion, New York—London, Plenum Press, 1972
6. Bandick, N. R., and H. V. Sparks: Am. J. Physiol. **219** (1970), 340
7. Barbeau, A., J. Brassard, O. Küchel, J. L. Cuche, R. Boucher and J. Genest: Trans. Amer. Neurol. Ass. **95** (1970), 69
8. Barbeau, A., L. Gillo-Joffroy und Y. Brassard: In: L. Dopa and Parkinsonism. Philadelphia, Davis, 1970
9. Barbeau, A.: Canad. Med. Ass. J. **103** (1970), 824
10. Baumann, H., J. Läuter, Ch. Gurk, F. Wolter, F. Grieger and K. Hecht: Acta biol. med. germ. **27** (1971), 367

11. Baumann, H., and K. Hecht: Acta biol. med. germ. **30** (1973), 675
12. Baumann, R.: Dtsch. Ges.wesen **29** (1974), 673
13. Baumann, R.: Dtsch. Ges.wesen **29** (1974), 721
14. Benetto, G. J., M. Haulica, E. Ulnito, E. Bubuiano, J. Mocodean, P. Stafanescu and G. Subacin: Int. J. Neuropharmacol. **3** (1964), 565
15. Bickerton, R. K., and J. P. Buckley: Proc. Soc. Exp. Biol. Med., **106** (1961), 834
16. Boadle, M. C., J. Hunges and R. H. Roth: Nature (Lond.), **222** (1969), 987
17. Bonvalett, M., P. Dell and G. Hiebel: Electroenceph. clin. Neurophysiol. **6** (1954), 119
18. Braun-Menéndez, E., J. C. Fasciolo, L. F. Loloir and J. M. Munoz: The substance causing renal hypertension. J. Physiol. (Lond.) **98** (1940), 283
19. Brod, J.: Hämodynamik der Hypertonie. In: Aktuelle Hypertonieprobleme. Franz Volhard-Gedächtnistagung Bad Salzuflen 1972, Thieme-Verlag Stuttgart 1973, 74—87
20. Brunner, H. R., J. H. Laragh, L. Baer, M. A. Newton, F. I. Goodwin, L. B. Krakoff, R. H. Bard and F. R. Bühler: Essential hypertension renin and aldosterone, heart attack and stroke, New England J. M. **286** (1972), 441
21. Buckley, J. P., and R. K. Bickerton: Fed. Proc. Am. Soc. exp. Biol. **20**/11 (1961), 2. Ann. N. Y. Acad. Sci. **104** (1963), 299
22. Choinowski, S., T. Hecht, K. Hecht und K. Treptow: Acta biol. med. germ. **27** (1971), 933
23. Clai, C. Y., and S. C. Wang: Am. J. Physiol. **215** (1968), 1310
24. McCubbin, J. H., and I. H. Page: Circ. Res. **12** (1965), 553
25. Deuben, R. R., and J. P. Buclkey: J. Pharmacol. exp. Ther. **1975** (1970), 139
26. Dickinson, C. I. — nach Ferrario et al. [21, 22]
27. Elie, R., and J. C. Panisset: Brain Res. **17** (1970), 297
28. v. Euler, W. S.: Acta physiol. scand. **4** (1971), 373
29. Ferrario, C. M., C. J. Dickinson und J. M. McCubbin: Clin. Sci. **39** (1970), 239
30. Ferrario, C. M., P. L. Gildenberg und J. M. McCubbin: Circ. Res. XXX (1972), 257
31. Fichtel, K., K. Hecht, M. Peschel und K. Treptow: Zur Periodizität zentralnervöser und vegetativer Funktionen. In: Baumann, R. u. K. Fichtel (Hrsg.) Kortikoviszerale Physiologie, Pathologie und Therapie. Abh. Dtsch. Akad. Wiss. Bd. **2**, S. 113, Berlin 1966
32. Finkielman, S., G. Fischer-Ferryro, A. Diaz, D. J. Golstein and V. E. Nahmod: Proc. Nat. Sci. (USA) **69** (1972), 3341
33. Fischer-Ferraro, C., V. E. Nahmod, D. J. Goldstein und S. Finkielman: J. exp. Med. **133** (1971), 353
33a. Fitz, A., und J. T. Simmons: Brit. Med. Bull. **27** T1966), 332
34. Folkow, B.: Clin. Sci. **41** (1971), 1
35. Ganten, D., J. Minnich, P. Granger, K. Hayduk, A. Barbeau, R. Boucher und J. Genest: Clin. Res. **19** (1971), 531
35a. Ganten, D., R. Boucher und J. Genest: Brain. Res. **33** (1971), 557
36. Ganten, D., A. Marquez-Julio, P. Granger, K. Hayduk, K. P. Karsunky, R. Boucher und J. Genest: Am. J. Physiol. **221** (6) (1971), 1733
37. Ganten, D., J. Minnich, P. Granger, K. Hayduk, H. M. Brecht, A. Barbeau, R. Boucher und J. Genest: Science **173** (1971), 64
38. Ganten, D., P. Granger, U. Ganten, R. Boucher und J. Genest: In: Hypertension, Springer-Verlag, Berlin 1972, 423
39. Ganten, D., M. Kusumoto, G. Constantopoulos, U. Ganten, R. Boucher und J. Genest: Life Sci. **12** (1), 1973, 1. Printed in Gt Britain
40. Ganten, D., U. Ganten, P. Schelling, R. Boucher und J. Genest: Proc. Soc. Exp. Biol. Med. **148** (1975), 568
41. Ganten, D., J. S. Hutchinson und P. Schelling: Clin. Sci. Molec. Med. **48** (1975), 265s
42. Ganten, D., J. S. Hutchinson, P. Schelling, U. Ganten und H. Fischer: Clin. Exp. Pharm. Physiol. **3** (1976), 103
43. Genest, J.: In: Proc. Intern. Union Physiol. Sci., XXV. Congress, Munich 8 (1971), 42
44. Genest, J., und E. Koiw: Hypertension '72, Springer-Verlag, Berlin 1972
45. Gildenberg, P. J.: Physiologist **12** (1969), 235

46. Guyton, A. C., and T. C. Coleman: Quantitative analysis of pathophysiology and of hypertension. Circ. Res. **24**, Suppl. No. 1, (1969), 1
47. Haulica, I., A. Stratone, V. Roska, Gh. Petresku, Gh. Balan und V. Berbeleu: J. Physiol. Paris **70** (1975), 149
48. Havličec, V.: In: Psychopharmacological methods, Pergamon Press Oxford 197 (1963)
49. Hecht, K., St. Nitschkoff und R. Gürke: Verh. dtsch. Ges. exp. Med. **20** (1967), 27
50. Hecht, K., K. Treptow, M. Poppei and T. Hecht: Acta biol. med. germ. **27** (1971), 869
51. Hecht, K., K. Treptow, S. Choinowski und M. Peschel: Die raum-zeitliche Organisation der Reiz-Reaktions-Beziehungen bedingt-reflektorischer Prozesse. Brain and Behaviour Research. Monograph Series Bd. 5, Jena 1972
52. Hecht, K., T. Hecht, M. Poppei, K. Treptow, W. Hartrodt and S. Choinowski: Acta biol. med. germ. **34**, 1453
53. Hecht, K., T. Hecht, M. Poppei, K. Treptow, S. Choinowski und St. Nitschkoff: Die Rolle der Angiotensin II-Wirkung in der Adaptations-Maladaptation zerebro-viszeraler Blutdruckregulationsvorgänge. Symposium über Probleme der kardiovaskulären Regulation, Akademie-Verlag 1975
54. Hecht, T. und K. Hecht: Die Bedeutung der Wechselbeziehungen zwischen exogenem Stress und endogener Stresswirkung des Angiotensin II bei der Entwicklung einer neurotisch-induzierten arteriellen Hypertonie bei Albinoratten. 2nd. International Congress of CIANS Prof. 1975
55. Henning, M., and A. Rubenson: J. Pharm. Pharmacol. **22** (1970) 553
56. Joy, M. D.: Clin. Sci. **41** (1971), 89
57. Joy, M. D., and R. D. Lowe: Clin. Sci. **39** (1970) 327
58. Kaljutschnoi, L. B.: Die Rolle des Hypothalamus bei bedingt-reflektorischen Reaktionen. Dissertation, Moskau 1963
59. Kaljutschnoi, L. B.: Fortschritte der Biologie der Gegenwart **57**, 2 (1964), 232
60. Kaneko, Y., T. Takeda, T. Ikeda, H. Tagawa, M. Ishii, Y. Takakatake and H. Ueda: Circ. Res. **27** (1970), 97
61. Katayama, S.: Jap. Circ. J. **36** (1972), 602
62. Kellerowa, E.: Physiologia bohemoslov. **13** (1964), 179
63. Kiprov, D., V. Orbetzova, A. Puchlev, S. Terziiska and T. Dimitrov: Congr. Pathophys. Internat. II. Praga, 1975, 191
64. Kiprov, D., and S. Terziyska: C. R. BAS **29** (5) (1976), 747
65. Kiprov, D., and T. Dimitrov: C. R. BAS **29** (5) (1976), 743
66. Kiprov, D., and T. Dimitrov: C. R. BAS **29** (10) (1976), 1543
67. Kiprov, D., V. Orbetzova and T. Dimitrov: C. R. BAS **29** (5) (1976), 751
68. Kiprov, D., V. Orbetzova and T. Dimitrov: Cor et Vasa **19** (2) (1977)
69. Kiprov, D., and T. Dimitrov: Cor et Vasa **19** (1) (1977)
70. Klimowa-Tscherkassowa, V. I., St. Nitschkoff und G. Bielecke: Acta biol. med. germ. **20** (1968), 173
71. Küchel, O., J. L. Cuche, A. Barbeau, M. Brecht, R. Boucher and J. Genest: In: L-Dopa and Parkinsonism. Philadelphia, Davis, 1970
72. Küchel, O., J. L. Cuche, P. Hamet, R. Boucher, A. Barbeau und J. Genest: In: Hypertension '72, Berlin, Springer-Verlag, 1972
73. Laragh, J. H., -L. Baer, H. R. Brunner, F. R. Bühler, J. E. Sealy and E. D. Vaughan: Renin, Angiotensin and aldosterone system in Pathogeneses and management of hypertensive vascular disease. Am. J. Med. **52** (1972), 633
74. Logotoschina, I. P., K. Hecht, M. Poppei, V. Moritz, R. Schlegel, D. Krauz, A. Wollenberg und R. Geppert. In: R. Baumann u. K. Hecht: Stress, Neurose und Kreislauf, Berlin 1977 (im Druck)
75. Lowe, R. D., and G. C. Scroop: Clin. Sci. **37** (1969), 593
76. Martin, G., and H. Baumann: 2nd. International Congress of C.I.A.N.S. Prague, June 30-July 3, 1975

77. MARTIN, G., H. BAUMANN und F. GRIEGER: Der Effekt von Angiotensin II-Depotapplikation auf die bioelektrischen funktionellen Prozesse des ZNS. Acta biol. med. germ. (im Druck)
78. MEINARD, H., and L. G. CRAIG: Studies on Substanz P. In: Hypotensive Peptides. Berlin—Heidelberg—New York, S. 594, 1966
79. MERTZ, D. P.: Elektrolytstoffwechsel und arterielle Hypertension Schattauer, Stuttgart 1971
80. MOHAMMED, S., A. F. FASOLA, P. J. PRIVITERA, R. J. LIPICKY, B. L. MERTZ and T. E. GAFFNEY: Circ. Res. **25** (1969), 543
81. MORRISON, J. F. B., and M. PICKFORD: Brit. J. Pharmacol. **41** (1971), 674
82. MOURA, R. S. DE, S. A. DE SOUZA MARTINS and L. SOLLERO: Pharmacology (Basel) **3** (1970), 15
83. MOUW, D. R., and A. J. VANDER: Am. J. Physiol. **219** (1970), 822
84. MOUW, D. R., J. P. BONJOUR, R. L. MALVIN and A. VANDER: Am. J. Physiol. **220** (1971), 239
85. MÜNNICH, J. L., D. GANTEN, A. BARBEAU und J. GENEST: In: Hypertension '72, Berlin, Springer-Verlag 1972
86. NICHOLAS, T. E.: J. Pharm. Pharmacol. **22** (1970), 37
87. NICOLL, R. A., and J. L. BARKER: Nature (Lond.), New Biol. **233**, (1971), 172
88. PAGE, I. H., and J. W. MCCUBBIN: Renal Hypertension. Chicago III. Year Book Medical Publishers, Inc., 1968
89. PALAIC, D., and P. A. KHAIRALLOH: J. Neurochem. **15** (1968), 1195
90. PALAIC, D.: Canad. J. Physiol. Pharmacol. **49** (1971), 495
91. PASSO, S. S., T. A. ASSAYKEEN, A. GOLDGIEN and W. R. GANONG: Neuroendocrinology **7** (1971), 97
92. PASSO, S. S., T. A. ASSAYKEEN, K. OTSUKA, B. L. WISE, A. GOLDFIEN and W. T. GANONG: Neuroendocrinology **7** (1971), 1
93. PAWLOW, J. P.: Sämtliche Werke Bd. 4, Berlin 1952.
94. POPPEI, M., and K. HECHT: Acta biol. med. germ. **27** (1971), 297
95. POTH, M. M., R. G. HEATH and M. WARD: J. Neurochemistry **25** (1975), 83 Pergamon Press. Gt Britain
96. ROBERTIS, E. DE.: In: Handbook of Neurochemistry, 2, New York, Plenum Press, 1969
97. ROBSON, R. D.: Circ. Res. **28** (1971), 662
98. SCHLEGEL, T. und K. HECHT: Über die Anwendung verschiedener statistischer Verfahren zur Analyse von Biorhythmen (Periodizitäten bedingt-reflektorischer Prozesse im Minutenbereich). Acta biol. med. germ. (eingereicht)
99. SCHUMANN, H. J., K. STARKE, U. WERNER and R. HELERFORTH: J. Pharm. Pharmacol. **22** (1970), 441
100. SCROOP, G. C., and R. D. LOWE: Nautre (Lond.) **22** (1968), 1331
101. SCROOP, G. C., and R. D. LOWE: Clin. Sci. **37** (1969), 605
102. SCROOP, G. C., F. KATIC, M. D. JOY and R. D. LOWE: Brit. Med. J. **1** (1971), 324
103. SEVERS, W. B., and A. E. DANIELS-SEVERS: Pharmacol. Rev. **25** (1973), 415
104. SKEGGS, L. T., J. K. KAHN and N. P. SHUMWAY: J. exp. Med. **103** (1956), 301
105. SKEGGS, L. T., K. E. LENTZ, J. R. KAHN, F. E. DORER and M. LEVING: Circ. Res. **25** (1969), 451
106. SLAVEN, B. J.: Pharm. Pharmacol. **27** (10) (1975), 782
107. SMOOKLER, H. H., W. B. SEVERS, W. J. KINNARD and J. P. BUCKLEY: J. Pharmacol. exp. Ther. **153** (1966), 485
108. STARKE, K.: Europ. J. Pharmacol. **14** (1971), 112
109. STARKE, K.: Klin. Wschr. **50** (1972), 1069
110. SUDAKOW, K. W.: Emotionelle Spannung und ihre Rolle bei der Entstehung einer arteriellen Hypertonie. Thesen der Referate auf der Tagung des wissenschaftlichen Rates des I. Medizinischen Instituts des Ministeriums für Gesundheitswesen der UdSSR: Der emotionelle Stress und die arterielle Hypertonie, Moskau 1973
111. UEDA, H.: Proc. 5th Europ. Congr. Cardiol. **249** (1968)
112. WADA, J. A., und E. D. MCLEER: Arch. neurol. **14** (1966), 129
113. WATANABE, A. M., T. N. CHASE and P. V. CARDON: Clin. Pharmacol. Ther. **22** (1970), 553
114. WEISSMAN, A. J.: Exp. Analysis Behav. 1959, 2, 271

115. WERNING, C.: Das Renin-Angiotensin-Aldosteron-System. Thieme Stuttgart, 1972.
116. WESSELS, F. und A. WAGNER: Erhebliche spontane Hypertonie im Tierexperiment. In: Aktuelle Hypertonieprobleme. Volhard-Gedächtnistagung Bad Salzuflen 1972, Thieme-Verlag 1973, S. 26–43
117. WHITTAKER, V. P.: In: Handbook of Neurochemistry, 2, New York, Pergamon Press, 1969
118. ZETLER, G., J. E. HUMPL und H. IVEN: Naunyn Schmiedebergs Arch. Pharmak. **270** (1971), 65
119. ZUBER, H.: Purification of Substanc P. In: Hypotensive peptides. Berlin–Heidelberg–New York 1966, S. 584

Die Bedeutung des Elektrolytstoffwechsels für die Regulation und Dysregulation des arteriellen Druckes

von

D. Wallrabe

Die homöostatische Kopplung zwischen intravasalem Blutvolumen, Elektrolythaushalt und Blutdruck einerseits sowie die Bedeutung der transmembranalen Kationenverteilung zwischen Extra- und Intrazellulärraum für die Reaktivität der arteriellen Strombahn auf pressorische Reize auf der anderen Seite legen den Gedanken nahe, daß es einen gemeinsamen Nenner einer nicht geringen Anzahl von Erkrankungen mit Störung der Fluß-Widerstandsbeziehung und resultierendem Hochdruck gibt. Die vorliegende Arbeit beschäftigt sich mit dem Kationenstoffwechsel, speziell mit der Rolle des Natriums, welches bis zu einem gewissen Grad einer vertretbaren Abstraktion das entscheidende Bindeglied für viele zu einem Hochdruck führenden Bedingungen darstellt, wobei besonders die genetisch determinierte Hochdruckdisposition, welche sich offenbar besonders in einer Störung des Kationenhaushaltes zu manifestieren scheint, betont werden soll.

Die Bedeutung des Renin-Angiotensin-Aldosteron-Systems, nicht zuletzt für die Natriumdynamik von entscheidender Bedeutung, wird hier, um unnötige Wiederholungen zu vermeiden, bewußt ausgeklammert. Diesem System ist in dieser Monographie ein eigenes Kapitel vorbehalten.

Die Volumenhypothese

Änderungen der Zufuhr oder Ausscheidung von Natrium und Wasser des EZF-Raumes haben wegen der dominierenden Rolle des Natriums unter den osmotisch wirksamen Substanzen nachhaltige Auswirkungen auf das extrazelluläre Flüssigkeitsvolumen.

Es ist das unbestreitbare Verdienst von Guyton u. Mitarb. [51, 53] durch systemanalytische Methoden den Zusammenhang zwischen der Dynamik des EZF-Raumes und dem Blutdruckniveau nachgewiesen zu haben. In diesem Konzept kommt der Niere insofern eine zentrale Bedeutung zu, indem sie durch Regelung der Natrium- und Wasserhomöostase die Größe des EZF-Volumens konstant zu halten vermag. Dieses Organ wird dadurch zur Determinante des arteriellen Blutdruckes. Seine Operatoren der Blutdruckregulation sind das EZF-Volumen (damit also Wasser und NaCl), HMV, Blutvolumen und der TPW. Diese hämodynamischen Parameter haben, genau wie das RAAS, lediglich permissive Bedeutung bei der Druckregulation.

Wird der Blutdruck gesenkt, retiniert die Niere solange Wasser und Natrium, bis sich der Blutdruck wieder normalisiert hat.

Steigt hingegen der Blutdruck an, so tritt nach Tagen oder Wochen durch verstärkte Druckdiurese eine Normalisierung des EZF-Volumens ein, bis der Blutdruck zur Norm zurückgekehrt ist (Abb. 1).

Die Niere vermöge ihrer Funktion zur Kontrolle des Körperflüssigkeitsbestandes erweist sich unter verschiedenen anderen Regelsystemen als wichtiger Moderator der Langzeitregulation des arteriellen Druckes. Normalerweise vermag sie auf einem bestimmten Äquilibrierungspunkt des arteriellen Mitteldruckes, der beim Normotonen

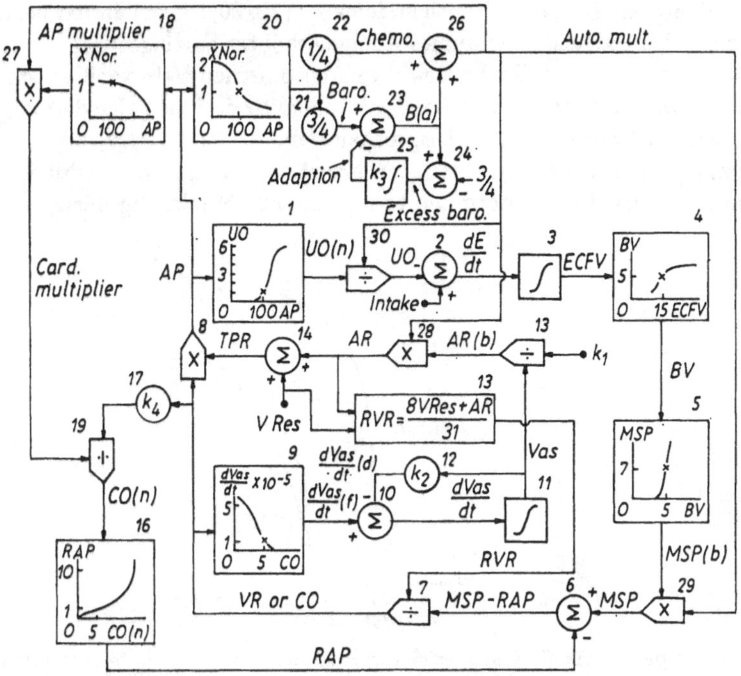

Abb. 1. Der renale Körper-Flüssigkeitsmechanismus der Blutdruckkontrolle. (A. C. GUYTON et al. In: Hypertension: Mechanisms and Management. The Twenty-sixth Hahnemann Symposium. Edited by: G. ONESTI, K. E. KIM, J. H. MOYER, Grune and Stratton, New York and London, 1973, S. 25–36)

zwischen 85 und 95 mmHg liegt, den Gleichgewichtszustand zwischen Aufnahme und renaler Ausscheidung von Salz und Wasser, d. h. die Wasser-Salzbalance ohne weiteres aufrechtzuerhalten.

Bestehen jedoch organische oder funktionelle Störungen der Niere, d. h. ist die Kapazität zur Ausscheidung von Wasser und Salz eingeschränkt, wird die Niere veranlaßt, durch Erhöhung des TPW ihre Funktion zur Regelung der Volumen- und Natriumhomöostase auf einem erhöhten Blutdruckniveau auszuführen; der Äquilibrierungspunkt verschiebt sich in einen höheren Druckbereich.

Eine verringerte Ausscheidungskapazität der Niere besteht bei folgenden Situationen:

1. Verminderte arterielle Perfusion der Niere durch
   a) renovaskuläre Erkrankungen (z. B. Ein-Nieren-Goldblatt-Modell)
   b) nervale Stimulation der Nierenarterie (psychogen und neurogen)
   c) hormonale Vasokonstriktion der Nierenarterie durch Angiotensin II (z. B. auch bei reninsezernierenden Tumoren) oder Noradrenalin (Phäochromozytom).
2. Verminderte glomeruläre Filtration infolge
   a) strukturell veränderter glomerulärer Kapillarwände (z. B. bei Schwangerschaftstoxämie)
   b) verminderter Anzahl glomerulärer Kapillaren (glomeruläre Erkrankungen).

3. Gesteigerte tubuläre Reabsorption von Salz z. B. durch Aldosteronexzeß bei primärem Hyperaldosteronismus. Übersicht nach GUYTON [55].

Mit der Volumentheorie sind Vorstellungen verträglich, bei denen eine Expansion des EZF-Raumes durch Störungen im Mineralokortikoidstoffwechsel auftreten, z. B. im Zusammenhang mit adrenalen Synthesedefekten [12, 26, 91, 96], ferner bei Zuständen mit Überladung des Extrazellulärraumes infolge erhöhter Salzingestion.

Ob jedoch ein dauerhafter Hochdruck durch chronischen Salzexzeß entstehen kann, d. h., ob allein durch Einfuhr von NaCl bei „gesunden" Individuen eine derartige Störung zu erwarten ist, wird noch näher zu besprechen sein.

Bei bestimmten Formen der sogenannten essentiellen Hypertonie wird von GUYTON und COLEMAN eine genetisch determinierte funktionelle Minderung der Ausscheidungs-

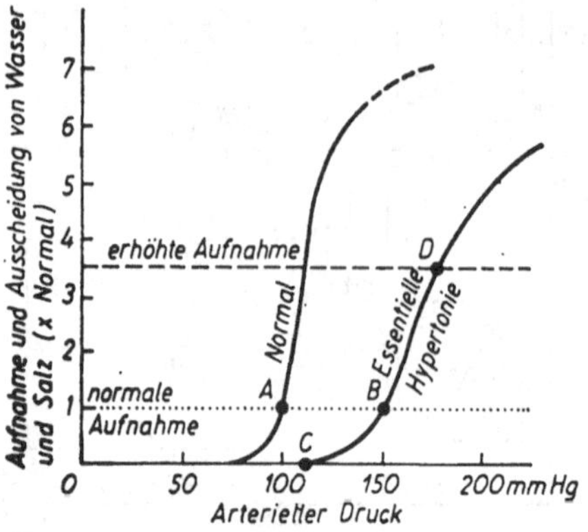

Abb. 2. Die Kurve der Druck-Volumenbeziehung bei Normotonen sowie bei essentiellen Hypertonikern. Nach GUYTON und COLEMAN [52]

funktion der Niere für Salz und Wasser postuliert [16, 52], eine Vorstellung, die keineswegs unbestritten ist (Abb. 2).

Die renal oder extrarenal (z. B. adrenal) bedingte Störung der Langzeitregulation wird ausgewiesen durch ein in Abhängigkeit von der Dauer der Erkrankung charakteristisches hämodynamisches Muster. Im Initialstadium infolge von Na- und Wasserretention mit Steigerung des Plasma- und Blutvolumens imponiert ein übernormales HMV. Der chronische Hochdruck wird gekennzeichnet durch einen gesteigerten TPW bei normalem oder in manchen Fällen sogar leicht erniedrigtem HMV.

Das EZF-Volumen, welches sich aus dem Plasma- und dem interstitiellen Volumen zusammensetzt, ist bei experimenteller Salzbelastungshypertonie [14, 28, 86], ferner bei renaler Hypertonie auf prätubulärer Ebene vergrößert. Dabei handelt es sich um den renovaskulären Hochdruck, insbesondere um das Ein-Nieren-Goldblattmodell [38, 84].

Eine Ausdehnung des EZF-Raumes fand man zu Beginn eines Hochdruckes infolge Steroidapplikation [8] oder bei Störungen im Mineralokortikoidstoffwechsel durch adrenale Synthesedefekte [12, 90, 96], weiterhin im Zusammenhang mit einem primären Hyperaldosteronismus [6, 107]. Verschiedene Störungen des Plasma- und extrazellulären Flüssigkeitsvolumens speziell in ihrer Beziehung zum arteriellen Druckniveau wurden bei verschiedenen Typen fixierter Hypertonie beobachtet und gaben Anlaß zur Einteilung der sogenannten essentiellen Hypertonie in verschiedene Untergruppierungen [32, 123]. Von GROLLMAN und SHAPIRO [50] wurde zu Beginn der essentiellen Hypertonie eine Vergrößerung des EZF-Raumes nachgewiesen. Laragh [82] analysiert die essentielle Hypertonie unter dem Gesichtspunkt einer volumen- und vasokonstriktorischen Form, die erste vermutlich zufolge gesteigerten Flusses und arterieller Überperfusion. Erwähnenswert in diesem Zusammenhang ist auch die experimentell durch Elektrostimulation der hypothalamischen Abwehrregion bei Ratten evozierte Hyperzirkulation infolge erweiterten Extrazellulärraumes (Folkow 1966).

Die vorgenannten Formen der unbehandelten arteriellen Hypertonie sind somit durch eine anomale intravaskuläre Füllung charakterisiert, die letzten Endes wegen des dadurch erhöhten HMV eine inadäquate Mehrdurchblutung der Gewebe bedingen. Dieser Mehrdurchströmung der Gewebe über den eigentlichen Stoffwechselbedarf hinaus wirkt ein fundamentaler Mechanismus entgegen, die lokale Vasokonstriktion oder lokale Autoregulation.

Dieses Phänomen wurde von Ledingham [83—85] erstmalig für Hirn, die Muskulatur und die Darm- und Nierendurchblutung nachgewiesen. Ursprünglich nahm man an, daß es sich dabei um eine durch Dehnung der Gefäßwand bedingte myogene Reaktion handelte, wobei mechanische Kräfte eine Folge von elektrischer Erregung, Freisetzung von intrazellulär gebundenem Kalzium, Reaktion zwischen Aktin und Myosin der Gefäßmuskulatur mit Spannungszunahme und Erhöhung des Flußwiderstandes auslösen würden (myogener Baylisseffekt). In neuester Zeit wird vielmehr das durch die Mehrdurchblutung erhöhte Sauerstoffangebot sowie die Auswaschung vasodilatatorischer Stoffwechselprodukte (z. B. H-Ionen) als verantwortlich für die Auslösung der Autoregulation gehalten [57, 59].

Im fortgeschrittenen Stadium als Ergebnis aller lokalen autoregulatorischen Vorgänge tritt ein Zustand der Gesamtkörperautoregulation mit dem Resultat eines gesteigerten TPW und konsekutiver Blutdruckerhöhung ein [17, 49]. Das deckt sich mit der Beobachtung, daß im chronischen Stadium der arteriellen Hypertonie das HZV normalisiert ist, die Wasser- und Salzbalance durch Erhöhung des TPW auf einem gesteigerten Blutdruckniveau wieder ausgeglichen wurde (Abb. 3).

Die Vorstellungen von Guyton über den Zusammenhang zwischen Regulation der Körperflüssigkeit und dem arteriellen Druck werden durch zahlreiche hämodynamische Untersuchungen bei verschiedenen Typen experimenteller renaler Hypertonie [5, 14, 28, 38, 83, 84, 85, 86] und durch die Beobachtung von Coleman [15] an nephrektomierten Patienten bestätigt. Eine nicht zu unterschätzende Anzahl experimenteller [18, 37, 88] und klinischer Befunde [35, 36], bei denen die klassische Sequenz von expandiertem EZF-Raum, Hypervolämie, gesteigertem HMV, erhöhtem TPW mit Hochdruck nicht auftritt, schränken den Gültigkeitsbereich dieses Volumenkonzeptes jedoch erheblich ein. Die Theorie von Guyton beruht wie auch andere homöostatische Volumenregelsysteme im wesentlichen auf rein peripheren autoregulatorischen Mechanismen, die ohne zentralen Regler auskommen [116]. Es ist aber der nicht zu unterschätzende Einfluß des ZNS auf das Herz, die arterielle wie auch venöse Strombahn, der durch Möglichkeiten der Umverteilung des Blutes bespielsweise in die kardiopulmonale Zirkulation oder in den interstitiellen Raum ein weites Spektrum von Volumenveränderungen mit dessen hämodynamischen Korrelaten hervorzurufen vermag, so daß sie nicht unter einem einzigen physiologischen Gesichtspunkt zu fassen sind. Luetscher u. a. [92] entwarfen z. B. ein Modell, in dem autonome nervale Einflüsse eine Volumenexpansion ohne Druckerhöhung zu kompensieren vermögen.

Zur Zeit konvergieren viele Befunde in der Meinung, daß erst nach Ausschaltung nervaler Kontrollmechanismen beispielsweise mittels alpha- oder beta-adrenolytischer Maßnahmen der Druck direkt volumenabhängig wird, wie Dustan und Tarazi [31] sowie FRYE [46] bei essentieller und renaler Hypertonie nachweisen konnten. Das gleiche gilt sowohl für Natriumentzug wie auch Natriumbelastung bei Patienten mit essentieller Hypertonie oder mit einem primären Hyperaldosteronismus [30]. Veränderte Natriumkonzentrationen sind nicht ohne Einwirkung auf den Noradrenalinstoffwechsel,

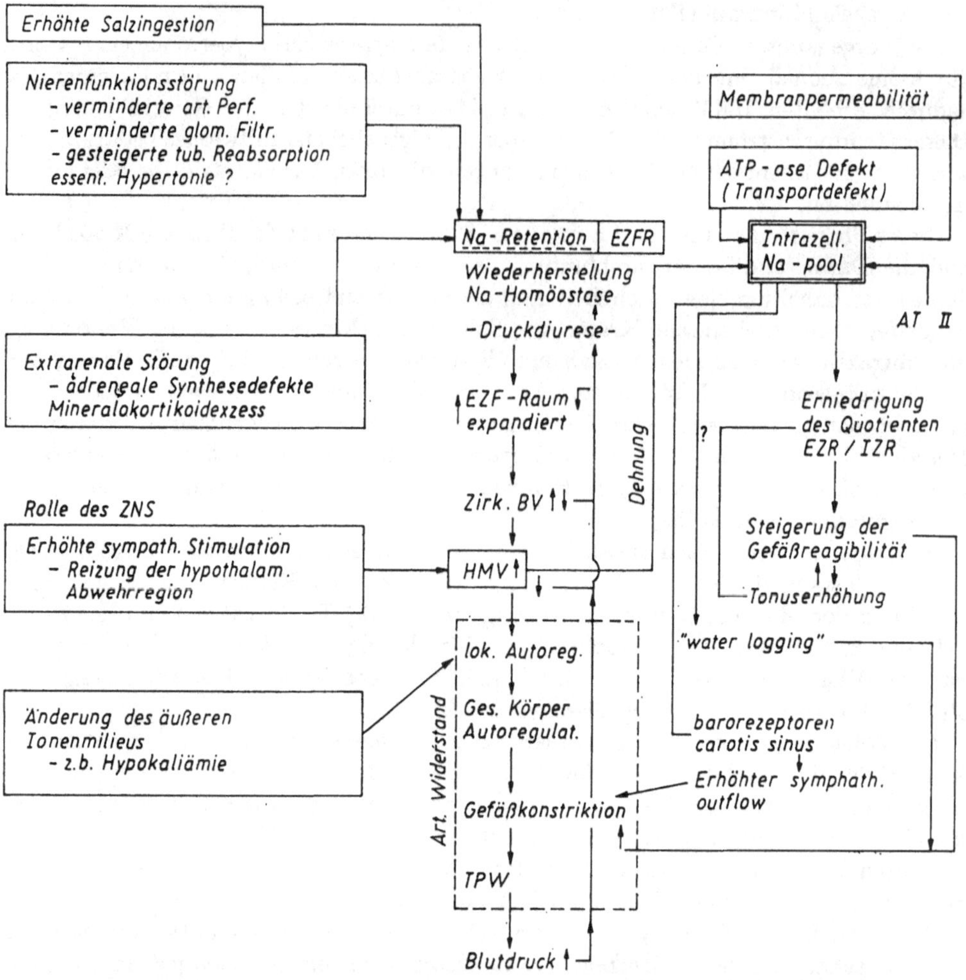

Abb. 3. (Patho-)Mechanismen, die über den Natriumstoffwechsel des EZFR und IZFR Einfluß auf die Einstellung des Blutdruckniveaus nehmen können. Über zahlreiche Einzelschritte informieren Abb. 6 bis 8

dessen Kinetik im Bereich der Synapse und somit auf die Neurotransmission [10, 11]. Störungen der peripheren nervalen Aktivität scheinen bei vielen urämischen Patienten mit renal parenchymaler Erkrankung vorzuliegen [33]. Ähnliche Beobachtungen machten HENNESSY u. a. [61] sowie GOLDBERGER [48]. Durch Minderung oder Ausschaltung der nervalen Kontrolle wird zumindest teilweise die direkte Druck-Volumenbeziehung bei gewissen renopriven urämischen Patienten mit Hypertonie infolge eines erweiterten EZF-Raumes erklärbar.

Chronische Salzbelastung

Unter Berücksichtigung dieser neurogenen Faktoren beschränkt sich die Anwendbarkeit des GUYTONschen Konzeptes auf einige distinkte pathologische Zustände, bei denen eine Störung natriumhomöostatischer Regelungsvorgänge direkt hochdruckwirksam werden kann.

Die Tatsache, daß sich die Hypertonie nicht zwangsläufig aus einem expandierten EZF-Raum entwickeln muß, verweist auf die Interferenz noch anderer Faktoren, welche an der Hochdruckpathogenese aus einer Hypervolämie beteiligt sind. Neben den erwähnten neurogenen kommen vor allem genetische Faktoren in Betracht.

Die genetisch determinierte Hochdruckdisposition scheint besonders charakteristisch für gewisse Formen volumenempfindlicher Hypertonie zu sein. Unzweifelhaft besteht eine hohe Inzidenz zur Hypertonie bei Vorliegen eines gesteigerten effektiven Blutvolumens infolge Natriumbelastung und gleichzeitigem Bestehen einer eingeschränkten Nierenfunktion, wie es durch das Modell von COLEMAN und GUYTON repräsentiert wird [14]. Hierbei wurden Hunde, deren Nierenmasse um 70% vermindert worden war, mit 2 Litern einer NaCl-Lösung belastet. Nach initialer Na- und Wasserretention und Vergrößerung des EZF-Raumes entwickeln diese Tiere sehr bald einen Hochdruck, der erst nach Absetzen der NaCl-Belastung wieder abklingt. Ein analoger Pathomechanismus liegt wahrscheinlich den renal parenchymalen Erkrankungen beim Menschen zugrunde, wenn größere Mengen Salz zugeführt werden. Ähnliche Verhältnisse bestehen bei urämischen Patienten, deren Nieren nahezu funktionslos sind. Diese Patienten haben in der Regel einen Hochdruck, solange ihr EZ-Volumen durch Salz- und Wasserzufuhr vergrößert ist. Der begleitende Hochdruck wird für gewöhnlich erst dann reduziert, wenn mittels Dialyse das EZ-Volumen normalisiert wird.

Bei den erwähnten Zuständen, genau wie auch bei der akuten Glomerulonephritis, wo die GUYTONsche Sequenz gültig ist, entsteht der Hochdruck durch eine erworbene renale Disposition. Hierbei ist die Kapazität der Niere, normal Wasser und Salz auszuscheiden, empfindlich eingeschränkt.

Die Hochdruckentstehung aus einem erweiterten Extrazellulärraum zu erklären, erfordert wegen einiger bedeutsamer Befunde, die sich nicht ohne weiteres in diesen Pathomechanismus einordnen lassen, neben der erworbenen Disposition jedoch auch eine genetisch angelegte Störung, auf Volumenvergrößerung mit einer Drucksteigerung zu reagieren. BARTTER (zit. bei TOBIAN [127]) verabreichte an freiwillige Versuchspersonen 20 mg Desoxykortikosteronazetat pro Tag in einem Zeitraum von 3 Wochen. Erwartungsgemäß stieg am Ende der ersten Woche das EZF-Volumen auf maximale Werte an, ein Hochdruck entwickelte sich bei dieser Personengruppe jedoch nicht, sie erwiesen sich als offenbar hypertonieresistent gegenüber einer Volumenbelastung. Einen ähnlichen tierexperimentellen Befund erhob DAHL [23]. Er injizierte bei zwei Rattenstämmen, die sich auf Kochsalzbelastung hinsichtlich einer Hypertonieentwicklung als empfindlich oder resistent erwiesen hatten, Desoxykortikosteronazetat.

Die Salzempfindlichen entwickelten prompt einen Hochdruck, während bei den resistenten Ratten keine Hpyertonie eintrat. Bei beiden Rattenstämmen war durch DOCA eine Volumenerweiterung eingetreten. Ein auffälliger Gegensatz im hämodynamischen Verhalten anephrischer Patienten auf Salzbelastung wurde von ONESTI [108] beobachtet. Die Patienten reagierten wohl mit einem Anstieg des extrazellulären Natriums und Hypervolämie, jedoch nicht mit Hypertonie. Ähnliche Erfahrungen machten MERRILL [99] und DUCROT [29].

Diese Befunde machen deutlich, daß eine Hochdruckentwicklung aus dem Extrazellulärräum in diesen Fällen am ehesten vor dem Hintergrund einer genetisch determinierten Hochdruckdisposition erklärbar ist.

Ebenso wie für vorbestehende pathologische Zustände muß die Annahme von genetisch wirksamen Faktoren sehr wahrscheinlich auch für „gesunde" Individuen gemacht werden, die auf chronische Salzbelastung mit der Entwicklung eines Hochdruckes reagieren.

Die Berufung auf eine genetisch angelegte Salzsensitivität erklärt wahrscheinlich die sich widersprechenden epidemiologischen Untersuchungen hinsichtlich der Bedeutung einer stark erhöhten Kochsalzingestion für die Hochdruckpathogenese.

Epidemiologische Untersuchungen in den USA und in Japan [19, 20, 24, 74, 94] ergaben eine enge Korrelation zwischen diätetischer Salzaufnahme und Hypertonieprävalenz. In den nördlichen Gebieten Japans liegt die Hypertoniehäufigkeit um 40% bei einer jugendlichen Population, deren täglicher Salzkonsum 26 g betrug.

Andere epidemiologische Untersuchungen bestätigen derartige positive Korrelationen nicht [35, 77, 122].

Immerhin ist bei menschlichen Primitivkulturen, die einem offensichtlichen Salzmangel ausgesetzt sind, der Hochdruck praktisch unbekannt [20, 75].

Salzfütterungsexperimente bei Ratten und Schafen, deren Ergebnisse nur unter Vorbehalt auf den Menschen übertragbar sind, führten zu durchaus unterschiedlichen Ergebnissen.

Während Meneely [98] eine chronische Salzbelastung bei Ratten allein für hochdruckwirksam hält, gelang es Denton [24] bei Schafen, die seit ihrer Geburt drei Jahre lang einer erhöhten Salzbelastung ausgesetzt waren, nicht, einen Hochdruck auszulösen. Dahl [21] konnte nur bei einem von zwei von ihm gezüchteten Rattenstämmen einen Hochdruck unter langanhaltendem Salzexzess hervorrufen. Dieser Rattenstamm erwies sich als salzsensibel, während der andere hinsichtlich einer Hochdruckentwicklung durch Kochsalz resistent erschien.

Normotensive weiße männliche Versuchspersonen reagieren auf geringe Salzbelastung wie Hypertoniker [27]. Auf stark erhöhte Salzzufuhr (410 mEq/d, 4 Wochen lang) tritt nach einem Monat ein neues höheres Blutdruckniveau auf [75].

Ob sich jedoch daraus tatsächlich eine arterielle Hypertonie entwickelt, ob diese weiterhin unter den Bedingungen eines expandierten EZF-Raumes durch Salzbelastung entsteht, wie es Norman [106], Coleman [14], Guyton und Douglas [28] für wahrscheinlich halten, hängt sehr wahrscheinlich von einer als Voraussetzung nahezu allgemein anerkannten individuellen Disposition ab, genau wie auch vom zeitlichen Verlauf sowie von neurogenen oder humoralen Stimuli.

In hochzivilisierten Ländern mit stark erhöhtem Kochsalzkonsum vermag innerhalb einer untersuchten Population eine experimentelle Salzbelastung offenbar einen latenten, genetisch angelegten Defekt, wo auch immer er lokalisiert sein mag, zu demaskieren und einen hypertensiven Zustand auszulösen.

Tobian [127, 128] lokalisiert die Disposition, auf einen expandierten EZF-Raum mit Hochdruck zu reagieren, in die Niere. Hier sei es u. a. ein genetisch determinierter Defekt in der antihypertensiven Nierenfunktion, welcher für die Übersetzung einer Hypervolämie in einen hypertensiven Zustand verantwortlich ist.

Offenbar ist für obengenannte Fälle ein Versagen der Niere, antihypertensive humorale Substanzen (z. B. PGE_2 und Kallikrein) abzugeben, eine unter anderen mögliche Hochdruckursache. Dieser Pathomechanismus ist wahrscheinlich auch im Falle der salzsensitiven Ratten von Dahl wirksam [22, 67, 76]. In anderen Fällen, bei denen ein experimenteller oder auch klinischer renaler Hochdruck ohne Volumenanomalität auftritt, dürfte wahrscheinlich das pressorische Renin-Angiotensin-System der Niere ursächlich sein [vgl. entsprechende Kapitel dieser Monographie].

Das Problem der salzinduzierten Hypertonie vor dem Hintergrund einer renal bedingten erworbenen oder genetischen Disposition stellt sich dar als ein Prozeß, bei dem eine lebenslang erhöhte Salzzufuhr die latent gestörte Nierenfunktion (dazu gehört auch die Fähigkeit der Niere zur normalen Wasser- und Salzausscheidung) manifestiert,

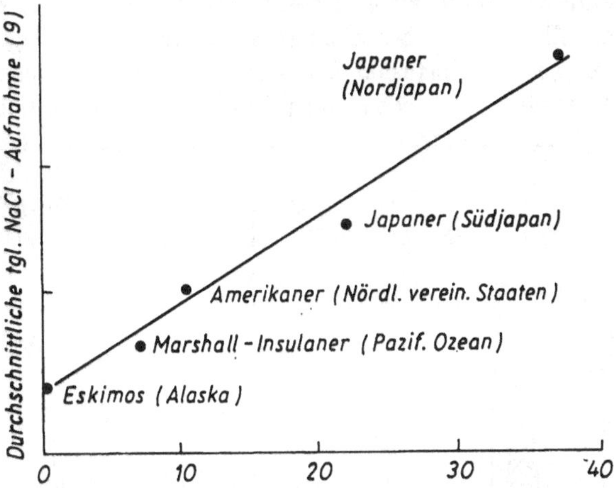

Abb. 4. Beziehung zwischen durchschnittlicher täglicher NaCl-Aufnahme und Häufigkeit des Hochdruckes in verschiedenen geographischen Bezirken und bei verschiedenen Rassen (Dahl, L. K. [20]).

woraus sich ein Hochdruck entwickelt, der nun seinerseits zur weiteren Verschlechterung der Nierenfunktion in der Art eines circulus vitiosus beiträgt.

Die hämodynamische Bedeutung des Natriums für die Blutdruckregulation und die zur Hypertonie führende Dysregulation beschränkt sich keineswegs nur auf dessen Rolle als Operator in volumenhomöostatischen Vorgängen.

Neben seiner Volumenwirksamkeit durch Auslösung der arteriolären Autoregulation hat Natrium unbestritten auch direkte Wirkungen auf lokale Kontrollmechanismen des Gefäßwiderstandes sowie auf die nerval vermittelte Gefäßkontrolle.

Natrium vermag außerdem den Angiotensin- und Aldosteronspiegel zu modifizieren und dadurch direkt oder indirekt über die autonome adrenerge Reaktion den Gefäßwiderstand zu verändern [letztere Möglichkeiten sollen in diesem Rahmen nicht abgehandelt werden — vgl. entspr. Kapitel dieser Monographie].

Tobian und Redleaf [125] sowie Friedman und Friedman [42] konnten nachweisen, daß Einflüsse, die eine gesteigerte Penetration des Na-Ions in die glattmuskulären Zellen der arteriolären Gefäße fördern, deren Kontraktionsmodus in charakteristischer Weise zu modifizieren vermögen. Die lokale Widerstandskontrolle, welche durch die Verteilung von Wasser und Kationen an der Einstellung eines bestimmten Blutdruckniveaus entscheidenden Anteil hat, kann unter den Bedingungen einer Natriumbelastung in der Art überfordert werden, daß ein Zustand erhöhter Reaktivität und eines gesteigerten Tonus der Widerstandsgefäße auftritt. Die Funktion der Arteriolen sind insofern nicht unabhängig vom jeweiligen Ionenmilieu [58, 117].

Eine chronische Salzbelastung steigert die Kaliumausscheidung und mindert insofern dessen Konzentration im strömenden Blut. Hypokaliämie wiederum hemmt die ouabainsensitive elektrogene Na-K-Pumpe mit dem Resultat eines veränderten Kationenverteilungsmusters. Intrazellulär steigt die Na-Konzentration an, was sich hinsichtlich einer partiellen Depolarisation der glattmuskulären Zellmembran mit erhöhter Spikefrequenz auswirkt [2, 81]. Ferner wird durch diesen Prozeß infolge intrazellulärer Na-Akkumulation vermehrt Ca aus seiner Bindung im sarkoplasmatischen Retikulum der Zelle freigesetzt und der elektromechanischen Kopplung zur Verfügung gestellt [7, 13]. Das Ergebnis ist Steigerung des Widerstandes durch Gefäßkonstriktion [1, 13, 56].

Ein erhöhter Gefäßwiderstand an isolierten Gefäßabschnitten bei Hypokaliämie [58] sowie Kreislaufumstellungen im Sinne einer Widerstandserhöhung durch Hemmung des Barorezeptorreflexes bei Perfusion des isolierten Sinus caroticus mit kaliumarmer Lösung [132] sind gesicherte Beobachtungen hinsichtlich von Änderungen des Ionen-

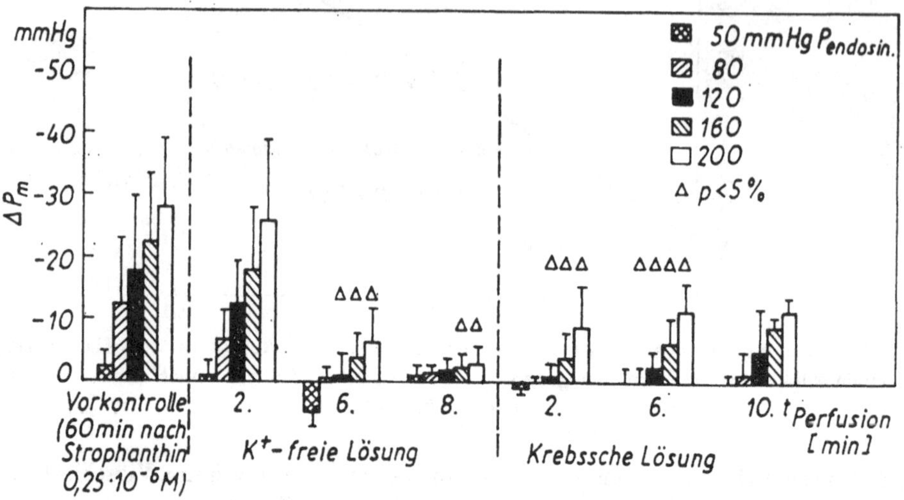

Abb. 5. Änderung des Systemblutdruckes im kaliumfreien Milieu nach vorhergehender Glykosidperfusion ($0{,}25 \cdot 10^{-6}$ M)

milieus mit Auswirkung auf die arterielle Strombahn und im Falle des Carotis sinus auch auf dessen Barorezeptoren.

Neben dieser aktiven oder direkten Wirkung auf die elektrogene Na-K-Pumpe wird bei Salzbelastung auch ein passiver Mechanismus mit Auswirkung auf den Widerstand wirksam.

Eine erhöhte Salzaufnahme steigert zwar merklich den Natrium- und Wassergehalt der Aorta [78, 114], doch korreliert diese Veränderung nicht notwendig mit einer Blutdruckwirkung. Untersuchungen von Tobian [126], die beim Drosselungshochdruck in der Nierenarterie die gleichen Elektrolytverschiebungen wie in der Aorta ergaben, lassen vermuten, daß ähnliche Verhältnisse auch in den Widerstandsgefäßen vorliegen. In diese Richtung weist auch das kochsalzbedingte, „water logging"-Phänomen, d. h. die mechanisch-elastische Veränderung der Arteriole durch Wassereinlagerung, wobei, wie noch erwähnt werden wird, die extrazelluläre Wasseransammlung wahrscheinlich außerdem von einer intrazellulären Na-Vermehrung begleitet wird.

Das Phänomen des „water logging" fand Tobian [126] in Zusammenhang mit renaler Hypertonie, doch scheint dieses auch für den Hochdruck anderer Genese sowie für die Widerstandserhöhung durch Kochsalzbelastung [79] charakteristisch zu sein.

Die durch vermehrte Wassereinlagerung veränderte Arteriolenwandung zeigt anfänglich eine verminderte Dehnbarkeit, später wird dann deren Lumen erheblich eingeengt, woraus sich zwangsläufig eine Widerstandserhöhung ergibt.

Erhöhte Rigidität und Lumeneinengung des Gefäßes sind sowohl durch extra- als auch intrazelluläres "water logging" erklärbar. Es gibt Gründe, die eher für eine intrazelluläre Wasser- und auch Natriumeinlagerung sprechen [78, 126].

Theoretisch kann eine intrazelluläre Na-Akkumulation durch 1. einen gesteigerten Influx infolge größerer passiver Diffusion entlang dem Konzentrationsgradienten bei erhöhter Permeabilität der Zellmembran für Natrium erfolgen und 2. infolge eines verminderten Efflux durch Minderung des aktiven Kationentransportes durch die elektrogene Na-K-Pumpe.

Beide Bedingungen scheinen bei erhöhter Salzbelastung im Bereich der Arteriole auf Zellmembranebene gegeben zu sein.

Salzbelastung steigert einerseits den Na-Gradienten durch erhöhte extrazelluläre Na-Konzentration, andererseits vergrößert sie die Membrandurchlässigkeit für Natrium.

Für die Veränderung der Permeabilitätseigenschaften der Zellmembran durch NaCl-Belastung werden zwei Mechanismen verantwortlich gemacht. Eine vermehrte Dehnung der Wand von Widerstandsgefäßen steigert die Anzahl der Spikepotentiale glattmuskulärer Zellen und damit den Depolarisationsgrad der Zellmembran, was wiederum deren Permeabilität für Natrium erhöht. So ist beispielsweise bei Coarctation der Aorta infolge der Erhöhung des intraluminalen Druckes im proximalen Segment eine Zunahme des intramuralen Natrium- und Wassergehaltes feststellbar, wobei der Ort der Einlagerung intrazellulär liegt [65, 131]. Auf diese Weise erklärt sich das „water logging" bei Salzbelastung bis zu einem gewissen Grade als Ergebnis von Dehnung der Wand in Gegenwart eines erhöhten Na-Gradienten. Zum anderen könnte der water logging-Effekt aus vermindertem Efflux aus der Zelle resultieren. Salzbelastung, darauf wurde schon hingewiesen, mindert infolge der konsekutiven Hypokaliämie den aktiven Kationentransport der Na-K-Pumpe. Verschiedene Befunde zeigen, daß dieser Mechanismus für die intrazelluläre Na-Akkumulation von Bedeutung sein kann. So kann z. B. der Anstieg des totalen austauschbaren Natriums, des Gesamtkörperbestandes von Na, der Skelettmuskelgehalt sowie der Natriumgehalt des Herzmuskels, welche bei NaCl-Belastung angestiegen waren, durch gleichzeitige Gabe von KCl verhindert werden [97]. Dadurch können hypertone Zustände durchaus verbessert werden.

Das Ergebnis einer chronischen Salzbelastung, und das gilt auch für gleichzeitige Verabreichung von NaCl und DOCA [25, 78], scheint, abgesehen von der extrazellulären Wassereinlagerung mit verminderter Gefäßelastizität, immer auch eine transmembranale Kationenverschiebung infolge Beeinflussung membranal lokalisierter Kontrollmechanismen (Membranpermeabilität, elektrogene Na-K-Pumpe) zu sein. Eine derartige Beeinflussung wiederum ändert in entscheidendem Maße den Gefäßmuskeltonus und möglicherweise die Reagibilität des Gefäßes.

Extrazellulär bedingte Veränderungen des Natriumstoffwechsels durch NaCl-Belastung teilen sich somit auch dem Zellinneren mit und bewirken eindeutig hämodynamische Veränderungen im Sinne einer Steigerung des arteriellen Druckes. Es ist nicht gesichert, ob eine chronische Salzbelastung allein einen dauerhaften Hochdruck bedingt. Wahrscheinlich ist eine erhöhte Kochsalzingestion nur ein fakultativ hochdruckerzeugender Faktor, der erst bei vorbestehender genetischer Disposition krankheitsrealisierend wird, was sicher für den Fall einer hereditären Natriumstoffwechselstörung zutreffen dürfte.

Die transmembranale Elektrolytverteilung und die Reaktivität der Widerstandsgefäße

Die schon seit langem gesicherte Beobachtung, daß einerseits bei klinischem und experimentellem Hochdruck der arterielle Gefäßwiderstand nicht nur im chronischen Stadium erhöht ist [9, 60, 66, 90, 95, 101, 113, 136], andererseits eine verstärkte Reaktivität gegenüber pressorischen Stimuli auffällt, lenkt zwingend die Aufmerksamkeit auf die Funktion der glattmuskulären Elemente der Widerstandsgefäße.

Die Veränderung der Reaktivität der glatten Gefäßmuskelzelle ist sicher für den erhöhten totalen und/oder lokalen peripheren Widerstand und damit für die arterielle Hypertonie von entscheidender pathogenetischer Relevanz.

Als mögliche Ursache für eine verstärkte vaskuläre Reaktion kann die durch Mediahypertrophie verdickte Gefäßwand gelten. Derartige strukturelle Umbauten der Widerstandsgefäße wurden von Folkow u. a. [39] bei chronisch intermittierender Elektrostimulation der hypothalamischen Abwehrregion bei Ratten und auch für viele Fälle der chronischen arteriellen Hypertonie, insbesondere auch bei spontan hypertonen Ratten nachgewiesen. Die in diesem Zusammenhang auftretende Verschiebung des Verhältnisses zwischen Wanddicke und Gefäßlumen zugunsten des Wanddurchmessers mit Abnahme des Lumenradius bewirkt entsprechend dem Hagen-Poiseuilleschem Gesetz eine scheinbar verstärkte vasokonstriktorische Antwort auf nervale oder humorale Stimuli [41]. Die veränderte Reaktionsweise des arteriellen Systems ist somit sekundär durch druckbedingte Änderung der Gefäßgeometrie bedingt und damit ohne Bedeutung für die Hochdruckgenese.

In neuester Zeit häufen sich Hinweise darauf, daß die bei der arteriellen, insbesondere der essentiellen Hypertonie auftretende Steigerung des arteriolären Strömungswiderstandes in einer primär erhöhten Reaktivität der glattmuskulären Zellen von Widerstandsgefäßen auf nervale oder humorale pressorische Reize begründet ist [60, 64, 66, 93, 101, 136]. Die gefäßinhärente primäre Störung der Reaktivität der Widerstandsgefäße ist mit großer Wahrscheinlichkeit vor dem Hintergrund gestörter transmembranaler Elektrolytverteilung erklärbar.

Nach Untersuchungen der Gruppe um Friedman ist der Natriumgradient zwischen EZ-Raum und der glatten Gefäßmuskelzelle entscheidend für deren Tonus und seine Reagibilität [44, 43].

Danach steigert eine Erhöhung der intrazellulären Natriumkonzentration mit entsprechender Verringerung des Gradienten die Reaktivität isolierter Arterien [95]. Die intrazelluläre Na-Akkumulation geht dabei mit einer Verminderung des Ruhemembranpotentials einher. Eine partielle Depolarisation der Zellmembran bewirkt über eine Steigerung der Spontanaktivität der Muskelzelle eine Zunahme des glattmuskulären Tonus [115]. Außerdem hat eine intrazelluläre Natriumanreicherung eine Hemmung der Calciumaufnahme und Stimulation der Calciumfreisetzung in bzw. aus Zellmikrosomen und dadurch eine verstärkte Kontraktion zur Folge [118].

Damit finden die Beziehungen zwischen Blutdruckniveau und intrazellulärer Natriumkonzentration mit einer gewissen elektrophysiologischen Vereinfachung eine zureichende Erklärung.

Mit der Wirkung des Natriums aus dem Intrazellulärraum gewinnt dieses Kation eine weitere entscheidende Bedeutung für die Blutdruckregulation (vgl. Abb. 3).

Die Ursache der einer Reaktivitätssteigerung zugrunde liegenden Ionenverteilungsstörung wird gegenwärtig mit großer Wahrscheinlichkeit in Mechanismen vermutet, die an der Aufrechterhaltung der Ionengradienten beteiligt sind. So werden sowohl veränderte Membraneigenschaften der glatten Gefäßmuskelzellen mit erhöhtem Na-Influx in die Zelle sowie Veränderungen des Kationentransportsystems als ursächlich für die gefäßinhärente Störung der Reaktivität als pathogenetisch bedeutsam herausgestellt.

Membrantheorie

Ausgehend von der schon von MERTZ [100] und anderen Autoren geäußerten Vorstellung, daß weniger der Gesamtbestand des Organismus an Natrium bedeutsam für die Blutdruckregulation sei, sondern vielmehr dessen korrekte Verteilung zwischen Extra- und Intrazellulärraum, waren deshalb die intrazellulären Elektrolytverhältnisse von weitaus größerem Interesse.

Erste Befunde über intrazelluläre Elektrolytanomalien wurden bereits 1960 von LOSSE u. a. [89] an Erythrozyten erhoben, die sich wegen ihrer guten Zugänglichkeit als besonders geeignet für diese Untersuchungen erwiesen. Es fiel auf, daß die Natriumkonzentration in roten Blutzellen bei essentiellen Hypertonikern erhöht war, während bei sekundärer Hypertonie, insbesondere bei renalen Hochdruckformen ohne Niereninsuffizienz der intraerythrozytäre Na-Gehalt normal war. Dieser Befund wurde inzwischen von verschiedenen Untersuchern mehrfach bestätigt (Übersicht bei [137]).

Im Hinblick auf die ausgesprochene familiäre Häufung der essentiellen Hypertonie zogen MERTZ [103] und WESSELS [133, 137] die Möglichkeit in Betracht, daß es sich um eine angeborene Natriumstoffwechselstörung handeln könne, die mit Zunahme der intrazellulären Natriumkonzentration einhergeht. Unterstützt wurde diese Vermutung dadurch, daß bereits normotensive Individuen mit ein- oder doppelseitiger familiärer Hochdruckbelastung in unterschiedlichem Maße ebenfalls eine Erhöhung des Natriumgehaltes der Erythrozyten aufwiesen [133, 135]. Die Natriumanreicherung in den Erythrozyten ist dabei das Ergebnis einer erhöhten Membranpermeabilität.

Die andere Möglichkeit für eine intrazelluläre Natriumakkumulation, welche durch passiven Kationentransport längs des elektrochemischen Gradienten gegeben wäre, kann mit dem Hinweis darauf, daß infolge Erhöhung der intrazellulären Natriumkonzentration das Konzentrationsgefälle zwischen Extra- und Intrazellulärraum bei familiärer Hochdruckbelastung eher vermindert ist, weitgehend ausgeschlossen werden. Die erhöhte intrazelluläre Natriumkonzentration ist keineswegs auf die Erythrozyten beschränkt, sondern konnte auch in Speichel- und Schweißdrüsen nachgewiesen werden [91].

Sollte die Natriumstoffwechselstörung zufolge erhöhter Membrandurchlässigkeit eine generalisierte Erscheinung sein, müßte sie auch die glatte Gefäßmuskulatur miterfassen, was sich durch erhöhten Gefäßtonus und gesteigerte vaskuläre Reaktivität gegenüber pressorischen Substanzen ausweisen müßte.

Tatsächlich trat auch eine erhöhte Gefäßreagibilität gegenüber Noradrenalin und Angiotensin II ein [91]. Diese Befunde stimmen weitgehend mit denen anderer Autoren überein, welche bereits früher bei essentiellen Hypertonikern eine gesteigerte Gefäßreagibilität festgestellt hatten [134]. Die Reaktivität der Gefäße zeigt somit eine deutliche positive Korrelation zum Natriumgehalt der Erythrozyten.

Die Ursache der erhöhten Durchlässigkeit für Natriumionen wird in einem humoralen Faktor vermutet, über den sich mit Sicherheit nichts aussagen läßt. Möglicherweise spielen Mineralokortikoide mit erhöhter biologischer Wirksamkeit eine Rolle. Vielleicht ist auch ein renal humoraler Faktor, der bei positiver Natriumbilanz vermehrt abgegeben wird, die Ursache der generalisierten Natriumstoffwechselstörung [137]. Die Permeabilitätssteigerung hat in dem Konzept von WESSELS [137] die Bedeutung einer genetischen Disposition. Ein Hochdruck wird erst im Zusammenwirken von genetischer Disposition und dem Einfluß endogener oder exogener, fakultativ eine Hypertonie auslösender Faktoren, wozu vor allem neben vermehrten Umweltreizen eine ständig erhöhte Kochsalzzufuhr gehört, manifest.

Auch HOLLOWAY [66] konzidierte eine anomale Membraneigenschaft als Ursache für die erhöhte Reaktivität der glatten Gefäßmuskulatur. Streifenpräparate der Art.

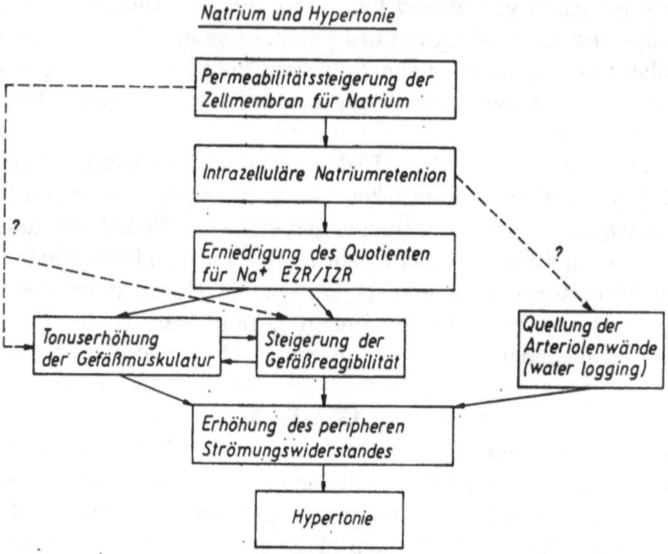

Abb. 6. Schematische Darstellung der Zusammenhänge zwischen Natrium und Hypertonie (aus [91])

femoralis von renal- und DOCA-hypertensiven Ratten zeigten eine gesteigerte Reaktivität gegenüber KCl und Noradrenalin. Die Autoren beziehen Reaktivitätsänderungen auf eine Labilität der glattmuskulären Zellmembranen.

JONES und HART [72] fanden in Aorten der gleichen Hypertoniemodelle ein gesteigertes ^{42}K turnover, wobei im Falle der DOCA-Gruppe außerdem auch ein erhöhter ^{36}Cl Flux auffiel. Die veränderte ionale Beweglichkeit trat bereits vor Manifestation der Hypertonie auf. Auch bei spontan hypertonen Ratten (Okamotostamm) war ein im Vergleich zu normalen Kontrolltieren bemerkenswerter Anstieg im K^+ und Cl^- turnover registrierbar, der mit einer exzessiven intrazellulären Na-Anhäufung in den Arterien einherging [69].

Diese Befunde zeigen, daß eine erhöhte Permeabilität für alle drei Ionen vorliegen muß.

Auf der Basis des Ionenfluxes errechnete JONES [70], daß unter der Bedingung einer Zunahme der Permeabilität für jedes Ion das Membranpotential der glatten Gefäßmuskelzelle bei genetisch hypertonen Ratten um ca. 10 mV weniger negativ sein müsse als das der normotensiven Kontrolltiere.

Tatsächlich ist das aber erst dann der Fall, wenn durch Temperaturerniedrigung der aktive, elektrogene Kationentransport unterdrückt wird [62]. Offenbar wird das definitiv geringere Membranpotential resp. die stärkere Depolarisation bei spontan hypertensiven Ratten durch einen kompensatorisch gesteigerten aktiven Kationentransport maskiert. Die Induktion einer Hypertonie durch DOCA und NaCl ist verbunden mit einem erhöhten turnover von Zellkalium und -chlorid, woraus eine vermehrte Depolarisation der Zellmembran resultiert [70]. Ähnlich liegen, wie bereits erwähnt, die Verhältnisse bei genetisch hypertensiven Ratten.

Ein niedrigeres Ruhemembranpotential liegt der gesteigerten vaskulären Reaktion von glatten Gefäßmuskelzellen zugrunde, was durch eine erhöhte Druckantwort auf Noradrenalin [62] oder KCl bei den erwähnten Hypertonieformen und bei genetisch hypertonen Ratten [63] ausgewiesen wird. Die Kontrolle der normalen Erregbarkeit der Gefäßmuskelzelle und der Reaktivität gegenüber Hormonen und Neurotransmittern ist zweifelsohne von der Aufrechterhaltung stabiler Membranpermeabilitätscharakteristika abhängig.

Ursache für eine erhöhte Zellmembranpermeabilität und damit eines gesteigerten Ionenflusses kann nach JONES [69, 73] in einer Ca^{++}-abhängigen veränderten Membraneigenschaft liegen.

Das K-turnover von Gefäßzellen wird vom extrazellulären Ca^{++}-Gehalt bestimmt, wobei der K-Fluß in einem Ca^{++}-freien Medium maximal ist, wie unlängst nachgewiesen werden konnte [68, 71].

Zur Reduktion des erhöhten K-Flusses bei DOCA-induziertem Hochdruck ist eine höhere Ca^{++}-Konzentration nötig als es normalerweise erforderlich ist.

Diese Beobachtung stützt die Hypothese, daß ein gesteigerter Ionenflux bei Hypertonie in Beziehung zu einer verminderten Fähigkeit des Calciums, die Membran zu stabilisieren, gesetzt werden kann. Eine gefäßinhärente primäre Störung der Gefäßreaktivität, welche die Ursache des erhöhten peripheren Widerstandes bei essentieller Hypertonie sein kann, wurde schon von vielen Autoren nachgewiesen [60, 64, 66, 91, 95, 101, 135, 136]. Vor dem Hintergrund einer Störung der Ionendynamik durch veränderte Zellmembraneigenschaften mit verändertem Ruhemembranpotential erfährt dieser hämodynamische Befund eine Erklärung durch pathologische Prozesse an der Membranebene.

Störungen des aktiven Kationentransportes

Das aktuelle Membranpotential einer Zelle ist jeweils immer Ergebnis von passiven Ionenflüssen in Abhängigkeit von der Größe der Zellmembranpermeabilität und aktivem, elektrogenen Kationentransport durch die Zellmembran.

Störungen der Membranpermeabilität mit Auswirkung auf das Ruhemembranpotential glattmuskulärer Gefäßzellen und daraus resultierender erhöhter vaskulärer Reaktivität wurden im vorangegangenen Abschnitt durch Hinweise auf zahlreiche klinische und experimentelle Befunde belegt.

In neuester Zeit konnten OVERBECK u. Mitarb. [111] auch einen anomalen elektrogenen Na/K-Transport nachweisen.

Normalerweise wird durch erhöhte extrazelluläre K-Konzentration die Na^+/K^+-aktivierbare ouabainsensitive Membran-ATPase aktiviert und dadurch die Wirkung der elektrogenen Na^+/K^+-Pumpe erhöht. Die Kaliumaktivierung ist verbunden mit einer Hyperpolarisierung der Zellmembran und konsekutiver Vasodilatation.

Bei hypertonen Hunden mit Ein-Nieren-Perinephritis sowie bei Ratten mit chronischer Zwei-Nieren-Goldblatthypertonie und bei essentieller Hypertonie fiel bei intraarterieller K^+-Infusion eine deutliche Verminderung der kaliuminduzierten Vasodilatation auf.

Als Ursache dieser anomalen Reaktion auf K^+ bei den verschiedenen Hypertonieformen wurde von den Autoren eine Funktionsminderung der Na^+/K^+-aktivierbaren ouabainsensitiven Membran-ATPase nachgewiesen. Als Indikator für die Leistung der zellulären Na^+/K^+-Pumpe kann die zelluläre ^{86}Rubidiumaufnahme gelten [4, 80]. Tatsächlich war die Rb-Aufnahme bei kleinen Mesenterialarterien- und -venen von Hunden mit chronischer unkomplizierter Ein-Nieren-Perinephritis im Vergleich zu normotonen Kontrolltieren um 40 bis 50% vermindert.

Vermutlich ist es ein zirkulierender Plasmafaktor bei dieser Hypertonieform, der die verminderte ^{86}Rb-Aufnahme durch Depression des aktiven Kationentransportes bewirkt.

Eine eingeschränkte Pumpleistung hat infolge der Elektrogenität des Kationentransportmechanismus genau wie die erhöhte Zellpermeabilität eine größere Depolarisation der Gefäßzellmembran zur Folge. In beiden Fällen resultiert daraus erhöhter peripherer Widerstand durch Vasokonstriktion.

Unter der Vorstellung, daß die an mesenterialen Arterien und Venen hypertoner Hunde gefundene Vasokonstriktion auch auf deren Widerstandsgefäße in vivo nachweisbar wäre, könnte der erhöhte periphere Widerstand am ehesten durch aktive Vasokonstriktion erklärt werden. Das verminderte Membranpotential bewirkt obendrein eine Schwellenerniedrigung für die Wirksamkeit vasoaktiver pressorischer Substanzen und ist dadurch ursächlich für die immer wieder postulierte „echte" Überempfindlichkeit der Widerstandsgefäße („true hyperresponsiveness"). Eine weitere Annahme besteht in dem möglichen Zusammenhang zwischen dem „waterlogging" Effekt von Arterien und Venen in Fällen experimenteller akuter und chronischer renaler Hypertonie [36, 119] und einer verminderten Aktivität der ouabainsensitiven Na^+/K^+-Pumpe. Im positiven Falle wäre auch ein derartiger Mechanismus hochdruckfördernd.

Eine zusätzliche, experimentell jedoch nicht gesicherte Hochdruckwirkung besteht in der gesteigerten myokardialen Kontraktilität durch Minderung der membranalen Pumpleistung mit Erniedrigung des Membranpotentials. Diese Möglichkeit würde hinsichtlich eines erhöhten HMV den Befund einer erniedrigten venösen Compliance infolge „waterlogging" ergänzen.

Gesichert scheint lediglich die gesteigerte myokardiale Kontraktilität bei akuter Urämie von Ratten [105]. Urämische Zustände mit Hypertonie (s. v.) können auftreten infolge Methylguanidinhemmung der Zellmembran-ATPase [104].

Der Befund einer reduzierten Na^+/K^+-ATPase-Wirkung bei chronischen Ein-Nierenperinephritisch hypertonen Hunden kann wegen der eingangs erwähnten verminderten Wirkung einer K-Infusion, bei chronischen Zwei-Nieren-Goldblatt-Hypertoniemodellen sowie bei einem Teil der essentiellen Hypertonie [110] eine Vasodilatation auszulösen, auch auf die beiden letztgenannten Formen übertragen werden. Im Falle der unkomplizierten essentiellen Hypertonie geschieht das um so mehr berechtigt, als gerade hierbei die Rate des total austauschbaren Natriums und Wassers bei Leukozyten supprimiert ist [34]. Dieser Effekt wird begleitet von einer signifikanten Zunahme des intrazellulären Natriums und Wassers und steht wahrscheinlich mit einem genetisch determinierten ATP-ase-Defekt in ursächlichem Zusammenhang.

Auf eine genetische Störung im Kationentransport bei spontan hypertonen Ratten deutet die Tatsache einer verminderten Fähigkeit der Gefäßzelle, Kalium zu akkumulieren bzw. Natrium auszuscheiden, noch bevor meßbare Veränderungen des Gehaltes an Wasser, Na und K der Gefäßwand auftreten [71]. Eine Verminderung des Membranpotentials von Gefäßzellen spontan hypertensiver Ratten könnte auf einer Störung des aktiven Kationentransportes beruhen, doch wird hierfür ebenso eine Membranpermeabilitätsstörung verantwortlich gemacht [62, 63, 68, 69, 70, 71, 72, 73, 137]. Vereinfachend läßt sich also darstellen, daß die verminderte Aktivität der ouabainsensitiven Na/K-Pumpe bei sekundärer Hypertonie wie der renalen oder Salzbelastungshypertonie auf den Einfluß eines Plasmafaktors zurückführbar ist, während die essentielle Hypertonie und der spontane Hochdruck bei Ratten möglicherweise auf einem Defekt des ATP-ase-Enyzms beruht, wie früher schon MERTZ [102] vermutet hatte. Am Beispiel des gefäßisolierten Kaninchenohres konnte von GNÜCHTEL u. a. [47] modellmäßig durch Perfusion einer Krebs-Henseleit-Lösung, welche Ouabain in einer Konzentration von 10^{-5} M enthielt, eine Änderung der vaskulären Reaktion auf Noradrenalin erreicht werden. Durch strophanthinbedingte Hemmung der ouabainsensitiven Na^+/K^+-ATP-ase mit Auswirkung auf die transmembranale Natriumverteilung fiel die Vasokonstriktion auf 0,1 bzw. 0,5µg Noradrenalin, gemessen am gesteigerten Per-

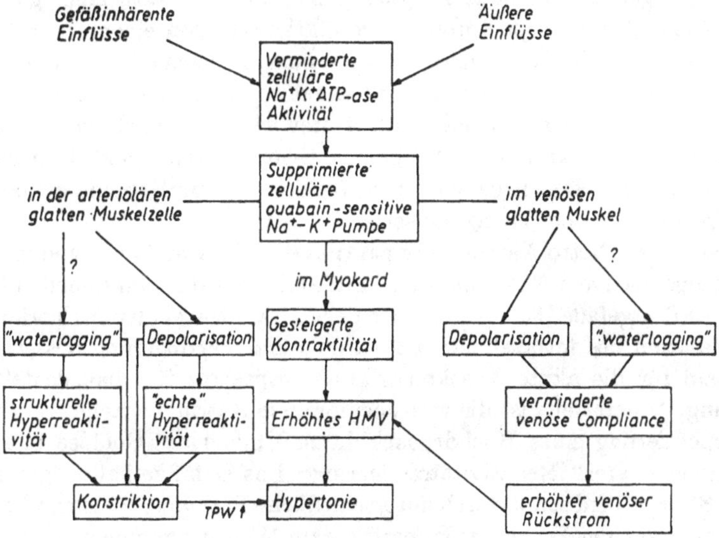

Abb. 7. Schematische Darstellung der Kreislaufeffekte bei verminderter zellulärer Wirkung der ouabainsensitiven Na-K-Pumpe (nach W. OVERBECK [111])

fusionsdruck, um ca. 40 bis 50% stärker aus im Vergleich zu einer nur mit Krebsscher Lösung perfundierten Kontrolle.

Die Erkenntnisse, welche bei chronischer Ein-Nieren perinephritischer Hypertonie bei Hunden gewonnen wurden, in der Weise zu schematisieren, wie es in Abbildung 7 geschieht, bedeutet eine von Teilerkenntnissen bei diesem Modell vorgenommene Extrapolation auf das Verhalten des gesamten peripheren Kreislaufsystems. Wahrscheinlich ist ein solches Vorgehen zulässig, wenn man bedenkt, daß Störungen auf Membranebene, welche derart elementare Störungen darstellen, nicht ohne Auswirkung auf das gesamte Kreislaufsystem bleiben können. Verschiedene Teilmechanismen bedürfen jedoch noch unbedingt der experimentellen Verifizierung.

Erhöhte Membranpermeabilität für Natrium oder Hemmung des aktiven Natriumtransportes führt letztlich zum gleichen Resultat, einem erhöhten intrazellulären Natriumpool.

Im Falle der glatten Muskulatur der Widerstandsgefäße hat das eine ganz entscheidende Konsequenz für das zentrale Problem der Hypertoniegenese durch gesteigerte vaskuläre Reaktivität.

Vermehrter Zellnatriumgehalt bewirkt über erhöhte Depolarisation mit entsprechend vermindertem Ruhemembranpotential eine gesteigerte Reagibilität des Gefäßes gegenüber Bioregulantien mit depolarisierender Wirkung [120, 121]. Intrazelluläre Natriumakkumulation beschleunigt andererseits den aktiven Natriumauswärtstransport. Dieser schon seit längerer Zeit gesicherte Befund (Übers. b. [124]) erfährt durch neuere Arbeiten von Friedman u. Mitarb. insofern einen neuen Aspekt, als es ihnen gelungen ist, im Falle der salzabhängigen DOCA-induzierten Hypertonieform und der spontanen Hypertonie des Okamoto-Rattenstammes einen Zusammenhang zwischen erhöhtem Zellnatrium und einer gesteigerten Proteinsynthese nachzuweisen. Dem erhöhten Natriumeinstrom in die Zellen wirkt bereits in einem sehr frühen Stadium dieser Hypertonieformen ein Kompensationsmechanismus in Form eines stark aktivierten Natriumauswärtstransportes entgegen [45]. Die zunehmende Kapazität der Zelle zur Austreibung des vermehrt eingelagerten Natriums ist jedoch nur auf der Basis einer gleichzeitig erhöhten Synthese der Transportproteine gewährleistet. Von einem bestimmten Zeitpunkt ab scheint sich der Kompensationsmechanismus erschöpft zu haben, das Zellnatrium wird übernormal mit daraus resultierender gesteigerter Vasokonstriktion.

Anhaltende Konstriktion des Gefäßes bedeutet wiederum auch dauerhaft aktivierte Eiweißsynthese mit Produktion von kontraktilem Substrat und Bestandteilen der parazellulären Matrix. Das Ergebnis ist schließlich eine umfassende strukturelle Umwandlung des Gefäßes mit Einengung seines Lumens.

Somit steht die „Netto-Natriumpumpaktivität“ als Resultante von passivem Natriuminflux und aktivem Natriumefflux im Mittelpunkt der funktionellen Verhältnisse hypertensiver Blutgefäße. Eine Imbalance der extra/intrazellulären Natriumverteilung mit Akkumulation des intrazellulären Natriums und Verringerung dessen Gradienten ist bedeutsam für die akute Vasokonstriktion respektive für die „echte“ Reagibilitätssteigerung. Andererseits ist die transmembranale Natriumverteilungsstörung Anlaß für die Perpetuierung eines Hochdruckes durch Umbau des Gefäßes mit strukturell bedingter „scheinbarer“ Reaktivitätssteigerung. Das Gefäßverhalten gegenüber exzitatorischen Stimuli wird somit durch unterschiedliche Pathomechanismen bestimmt, die in Abhängigkeit von der Dauer der Hypertonie zur Wirkung kommen und deren gemeinsamer Ausgangspunkt in einem anomalen Elektrolytstoffwechsel liegt.

In diesem Zusammenhang ist es notwendig zu bemerken, daß Substanzen, welche indirekt über eine Veränderung der transzellulären Elektrolytverteilung die Proteinsynthese zu aktivieren vermögen, auch in dieser Hinsicht direkt wirksam sein können. So steigert z. B. eine länger anhaltende Angiotensin II-Infusion eindeutig die Proteinsynthese [130]. Todd und Friedman [129] konnten bereits vier Tage nach DOCA oder Aldosterongabe einen erhöhten Protein-Polysaccharidgehalt der parazellulären Matrix feststellen. Ein Hochdruck war während dieses Zeitraumes noch nicht eingetreten.

Selbst eine mechanische Belastung in Form einer Dehnung des Gefäßes wirkt direkt proteinbildend. So fand Hollander [65] bei Aortencoarctation proximal der Einschnürung eine gesteigerte Proteinbildung. Ein quantitativer Nachweis zwischen der Bildung mesenchymalen Materials und mechanischer Belastung isolierter Mediazellen auf künstlichen Membranen konnte durch Leung u. Mitarb. erbracht werden [87].

Nach Friedman und Friedman [45] liegen der renovaskulären Hypertonie sowohl vasokonstriktorische als auch strukturverändernde Prozesse zugrunde. Bei der spontanen sowie der mineralokortikoidinduzierten Hypertonie fanden sie eine Dominanz der gesteigerten Proteinsynthese mit vorwiegend strukturellen Veränderungen der Gefäßwand, während hierbei der zelluläre Einstrom von Natrium zu gering war, um vasokonstriktorisch wirksam werden zu können.

Eine genetische Disposition, welche in Zusammenhang mit einer funktionellen, gefäßinhärenten Hyperreaktivität diskutiert wurde, scheint somit auch im Falle struktureller Veränderungen der Gefäßwand infolge gesteigerter Proteinsynthese bei genetisch hypertensiven Ratten vorzuliegen. Dieser neuere Befund von FRIEDMAN stützt in gewisser Weise die schon vor Jahren von FOLKOW [39, 40] geäußerte Vermutung, daß für Individuen mit „mesomorpher Konstitution" ein gesteigerter Gefäßumbau bei Adaptation

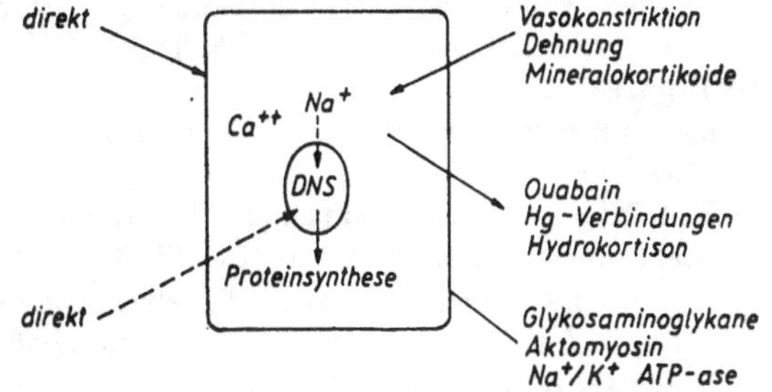

Abb. 8. Schematische Darstellung der Verknüpfung von Elektrolyt- und Proteinstoffwechsel in Abhängigkeit von äußeren Faktoren, welche den Zellnatriumgehalt steigern (nach FRIEDMAN [45])

an ein hyperzirkulatorisches Geschehen respektive an eine Druckbelastung charakteristisch sei.

Eine erworbene und vor allem ererbte Disposition in Form einer Elektrolytstoffwechselstörung ist möglicherweise die Voraussetzung für die Entstehung eines nicht geringen Teils der primären Hypertonie. Insbesondere scheint eine Störung der transmembralen Verteilung des Natriums einschließlich ihrer hypothetischen und erwiesenen Ursachen entscheidenden Anteil an der Genese der sogenannten essentiellen Hypertonie zu haben.

Eine deratige Imbalance der Elektrolytverteilung zwischen extra- und intrazellulärem Flüssigkeitsraum wird sicherlich nicht allein, sondern erst in Kombination mit erworbenen exogenen und/oder endogenen fakultativ einen Hochdruck erzeugenden Faktoren hochdruckwirksam. Zu den exogenen, erworbenen potentiellen Hochdrucknoxen gehört neben den Umweltreizen, auf die in diesem Rahmen nicht eingegangen wurde, vor allem eine übermäßige Kochsalzzufuhr. Die endogenen erworbenen Faktoren sind teils renaler, adrenaler oder neurogener Art. Ob sie einen dauerhaften Hochdruck hervorrufen, hängt einerseits von der Intensität und dem zeitlichen Einfluß der verschiedenen Faktoren ab, andererseits von der Stärke der genetischen Disposition.

Literatur

1. ANDERSON, D. K.: Effect of hypokalemia and hypomagnesemia produced by hemodialysis on vascular resistance in canine skeletal muscle. Role of potassium in active hyperemia. Circ. Res. **31** (1972), 165
2. AXELSON, J.: Influence of the ionic environment on Spontaneous electrical and mechanical activity of the rat portal vein. Circ. Res. **21** (1967), 609
3. BAUMANN, R. und Ch. GRAFF: Die Vergesellschaftung des Frühstadiums der essentiellen Hypertonie mit latenten und asymptomatischen diabetischen Kohlehydratstoffwechseldefekten. Dt. Ges.wes. **23** (1968), 1633
4. BERNSTEIN, J., and Y. ISRAEL: Active transport of Rb^{86} in human red cells and rat brain slices. J. Pharmacol. Exp. Ther. **174** (1970), 323

5. Bianchi, G., E. Balddi, R. Luca and P. Barbin: Pathogenesis in arterial hypertension after constriction of the renal artery leaving the opposite Kidney intact both in anaesthetized and in the Conscious dog. Clin. Sci. **42** (1972), 651
6. Biglieri, E. G., and P. H. Forsham: Studies on the expanded extracellular fluid and the responses to various stimuli in primary aldosteronism. Am. J. Med. **330** (1961), 564
7. Brace, R. A., and D. K. Anderson: Predicting transient and steady state changes in resting membranepotential. J. Appl. Physiol. **35** (1973), 90
8. Braun-Menendez, E.: Blood volume and extracellular fluid volume in experimental hypertension. In: Hypertension: A Symposium, edited by E. T. Bill. Minneapolis, University of Minnesota Press, 1951, pp. 98—115.
9. Brod, J.: Hämodynamik bei essentieller Hypertonie und beim emotionellen Streß. Therapiewoche **16**, (1974), 1737
10. de Champlain, J., R. A. Mueller and J. Axelrod: Turnover and Synthesis of norepinephrine in experimental hypertension in Rats. Circ. Res. **25** (1969), 285
11. de Champlain, J., L. Krakoff and J. Axelrod: Interrelationship of Sodium intake, hypertension and norepinephrine Storage in the rat. Circ. Res. **24/25** (Suppl. I) (1969), 75
12. Carey, R. M., J. G. Douglas, R. Schweickert, G. W. Lidelle: The Syndrom of essential hypertension and suppressed renin activity. Arch. int. Med. **130** (1972), 849
13. Chen, W. T.: The mechanism of the vasodilator action of potassium. Proc. Soc. Exp. Biol. Med. **140** (1972), 820
14. Coleman, T. G., and A. C. Guyton: Hypertension caused by salt loading in the dog. III Onset transients of cardiac output and other circulatory. Circ. Res. **25** (1969), 153
15. Coleman, T. G., J. D. Bower, H. G. Langford and A. C. Guyton: Regulation of arterial pressure in the anephric state. Circulation **42**, (1970), 509
16. Coleman, T. G., H. J. Granger and A. C. Guyton: Whole-body circulatory Autoregulation and Hypertension. Circ. Res. **28** and **29**, Suppl. **2**, (1971), II—83
17. Conway, J.: Hemodynamic consequences of induced changes in blood volume. Circ. Res. **18** (1966), 190
18. Conway, J.: Changes in sodium balance and hemodynamics during development of experimental renal hypertension in dogs. Circ. Res. **22** (1968), 763
19. Dahl, L. K., and R. A. Love: Evidence for relationship between Sodium (chloride) intake and human essential hypertension. Arch. intern. Med. **94** (1954), 525
20. Dahl, L. K.: Der mögliche Einfluß der Salzzufuhr auf die Entwicklung der essentiellen Hypertonie. In: Essentielle Hypertonie. Hrsg. K. D. Bock. Springer-Verlag Berlin—Göttingen—Heidelberg. 1960 pp. 61—75
21. Dahl, L. K., M. Heine and L. Tassinari: Effects of chronic excess salt ingestion. Evidence that genetic factores play a role in susceptibility to experimental hypertension. J. exp. Med. **115** (1962), 1173
22. Dahl, L. K., K. D. Knudsen, M. Heine and G. Leitl: Effects of chronic excess salt ingestion. Genetic influence on the development of salt hypertension in parabiotic rats. Evidence for a humoral factor. J. Exp. Med. **126** (1967), 687
23. Dahl, L. K., M. Heine and L. Tassinari: Effects of chronic excess salt ingestion. Role of genetic factors in both DOCA-salt and renal hypertension. J. Exp. Med. **217** (1969), 458
24. Denton, D. A.: Sodium and Hypertension. In: Mechanisms of hypertension. Proc. of an Int. Workshop Conference. Los Angeles, 7.—9. March, 1973 Ed. M. P. Sambhi Excerpta Medica Amsterdam. American Elsevier Publishing Co., Inc. New York, pp. 46—54
25. Desaulles, E., J. Velly, J. L. Fontaine, R. Blach and J. Schwartz: Therapie **22** (1967), 1349
26. Distler, A., H. J. Just und Th. Philipp: Untersuchungen zur Pathogenese des Hochdrucks bei primärem Aldosteronismus. Dt. med. Wschr. **98** (1973), 100
27. Dole, V. P., L. K. Dahl, G. C. Cotzias, D. D. Dziewiatkowski and C. Harris: Dietary treatment of hypertension. II. Sodium depletion as related to the therapeutic effect. J. clin. Invest. **30** (1951), 584

28. Douglas, B. H., A. C. Guyton, J. B. Langston and V. S. Bishop: Hypertension caused by salt loading. II. Fluid volume and tissue pressure changes. Am. J. Physiol. **207** (1964), 669
29. Ducrot, H., D. Kleinknecht, P. Jungers, J. Vantelon, J. Auvert, J. Zingraff and J. H. Funck-Bretano: Blood pressure, hemodynamics, renin and body fluid in reno prival man. In: Prof. of the 4th Int. Congr. on Nephrology (Stockholm) 1969, Vol. II. Basel, Karger, 1970, pp. 65–78
30. Dustan, H. P., E. L. Bravo and R. C. Tarazi: Volume-dependent essential and steroid hypertension. J. Lab. Clin. Med. **78** (1971), 798
31. Dustan, D. P., R. C. Tarazi and E. L. Bravo: Dependance of arterial pressure on intravascular volume in treated hypertensive patients. New Engl. J. Med. **286** (1972), 861
32. Dustan, H. P., R. C. Tarazi, E. L. Bravo and R. A. Dart: Plasma and extracellular fluid volumes in hypertension. Circ. Res. **32/33** (Suppl. 1) (1973), 73
33. Dustan, H. P., R. C. Tarazi and E. L. Bravo: Physiologic characteristic of hypertension. In: Hypertension Manual. Ed. J. H. Laragh. Dun-Donnelly Publishing Corporation, New York 1973, pp. 227–256
34. Edmondson, R. P. S., R. D. Thomas, P. J. Hilton, J. Patrick and N. F. Jones: Abnormal leucocyte composition and sodium transport in essential hypertension. Lancet **1** (1975), 1003
35. Evans, J. G., and G. Rose: Hypertension. Brit. Med. Bull. **27** (1971), 37
36. Feigel, E. O., L. H. Peterson, A. W. Jones: Mechanical and chemical properties of arteries in experimental hypertension. J. clin. Invest. **42** (1963), 1640
37. Ferrario, C. M., I. H. Page, J. W. McCubbin: Increased cardiac output as a contributory factor in experimental renal hypertension in dogs. Circ. Res. **27** (1970), 799
38. Ferrario, C. M.: Contribution of cardiac output and peripheral resistance to experimental renal hypertension. Am. J. Physiol. **226** (1976), 711
39. Folkow, B., and E. H. Rubinstein: Cardiovascular Effects of acute and chronic stimulations of the hypothalamic defense area in the rat. Acta physiol. Scand. **68** (1966), 48
40. Folkow, B.: Circulation. Oxford University press. 1971, p. 572.
41. Folkow, B., M. Hallbäck, Y. Lundgren, R. Sivertsson and L. Weiss. Importance of adaptive changes in vascular design for establishment of primary hypertension, studied in man and in spontaneously hypertensive rats. Circ. Res. **32/33** (Suppl. I) (1973), I–2
42. Friedman, S. M., and C. L. Friedman: Effects of ions on vascular smooth muscle. In: Handbook of Physiology. Circulation. Washington, D. C.: Am. Physiol. Soc., 1963, sect. 2, Vol. II, chapt. 33, p. 1135–1166
43. Friedman, S. M., and C. L. Friedman: The ionic matrix of vasoconstriction. Circ. Res. 21 (Suppl. II) (1967), 147
44. Friedman, S. M., and C. L. Friedman: Electrolytes in the regulation of vascular reactivity. In: Pulmonary circulation and Interstitial Space. Ed. A. P. Fishman, Chicago 1969, p. 173–186
45. Friedman, S. M., and C. L. Friedman: Cell permeability, sodium transport, and the hypertensive Process in the rat. Circ. Res. **39** (1976), 433
46. Frye, R. L., and E. Braunwald: Studies on Starlings law of the heart. I. The circulator response to acute hypervolemia and its modification by ganglionic blockade. J. Clin. Invest. **39** (1960), 1043
47. Gnüchtel, U. und D. Wallrabe: Zur Veränderung der Noradrenalin-bedingten Vasokonstriktion durch experimentelle Störung der transmembranalen Elektrolytverteilung. — Cor et vasa **20** (1978), 409
48. Goldberger, S., A. Thompson, A. Guha, N. Kramer and A. Parrish: Autonomic nervous dysfunction in chronic renal failure. Clin. Res. **19** (1971), 531
49. Granger, H. J., and A. C. Guyton: Autoregulation of the totalsystemic circulation following destruction of the central nervous system in the dog. Circ. Res. **25** (1969), 379
50. Grollman, A., A. P. Shapiro: Volume of the extracellular fluid in experimental and human hypertension. J. clin. Invest. **32** (1953), 312

51. Guyton, A. C., and T. G. Coleman: Quantitative analysis of the pathophysiology of hypertension. Circ. Res. **24/25**, Suppl. 1, (1969), I–20
52. Guyton, A. C., T. G. Coleman, A. W. Cowley, K. W. Scheel, R. D. Manning and R. A. Norman: Arterial pressure Regulation. Am. J. Med. **52** (1972), 584
53. Guyton, A. C., T. G. Coleman, H. J. Granger: Circulation: overall regulation. Ann. Rev. Physiol. **34** (1972), 13–46
53a. Guyton, A. C., T. G. Coleman, A. W. Cowley, R. A. Norman, D. Manning and J. F. Liard: Relationship of Fluid and Electrolytes to arterial pressure Control and Hypertension: Quantitative Analysis of an Infinite Gain Feedback system. In: Hypertension: Mechanism and Management. The Twenty-sixth Hahnemann Symposium. Edited by: G. Onesti, K. E. Kim, J. H. Moyer. Grune and Stratton, New York and London, 1973, S. 25–36
54. Guyton, A. C., T. G. Coleman, A. W. Cowley, R. D. Manning, R. A. Norman and J. Ferguson: A systems analysis approach to understanding long-range arterial blood pressure control and hypotension. Circ. Res. **35** (1974), 159
55. Guyton, A. C., D. B. Young, J. W. De Clue, N. Trippoolo and J. E. Hall: Fluid balance, renal function and blood pressure. Clinical nephrology **4** (1975), 122
56. Haddy, F. J.: Local vascular effects of hypokalemia, alkalosis, hypercalcemia and hypomagnesemia. Am. J. Physiol. **204** (1963), 202
57. Haddy, F. J., and J. B. Scott: Effects of flow rate, venous pressure, Metabolites and oxygen upon resistance to blood flow through the dog forelimb. Circ. Res. **14/15** (Suppl. 1) (1964), I–49
58. Haddy, F. J., and J. B. Scott: Effects of electrolytes and water upon resistance to blood flow through intact vascular beds. In: Electrolytes and Cardiovascular Diseases. Edited by E. Bajus. S. Karger, Basel. pp. 383–400. 1965
59. Haddy, F. J., and J. B. Scott: Metabolically linked vasoactive chemicals in local regulation of blood flow. Physiol. Rev. **48** (1968), 688
60. Haesler, G., and L. Finch: Vascular reactivity to 5-hydroxy-tryptamine and hypertension in the rats. Arch. Pharmakol. **272** (1972), 101
61. Hennessy, W. J., and A. Siemsen: Autonomic neuropathie in chronic renal failure. Clin. Res. **16** (1968), 385
62. Hermsmeyer, K.: Electrogenesis of increased norepinephrine Sensitivity of arterial vascular muscle in hypertension. Circ. Res. **38** (1976), 362
63. Hermsmeyer, K.: Cellular Basis for increased sensitivity of vascular smooth muscle in spontaneously hypertensive rats. Circ. Res. **38** (Suppl. II) (1976), II–53
64. Hinke, J.: Effect of Ca upon contractility of small arterioles from DCA hypertensive rats. Circ. Res. **18** (Suppl. I) (1966), I–23
65. Hollander, W., D. M. Kramsch, M. Farmelant and I. M. Madoff: Arterial wall metabolsm in experimental hypertension of coarctation of the aorta of short duration. J. Clin. Invest. **47** (1968), 1221
66. Holloway, E. T., and D. F. Bohr: Reactivity of vascular smooth muscle in hypertensive rats. Circ. Res., **33** (1973), 678
67. Iwai, J.: Genetik influence on the development of renal hypertension in parabiotic rats: Evidence for a humoral factor. J. Exp. Med. **129** (1969), 507
68. Jobes, A. W.: Control of cooperative K accumulation in smooth muscle by divalent ions Ann. N. Y. Acad. Sci. **204** (1973), 379
69. Jones, A. W.: Altered ion transport in vascular smooth muslce from Spontaneously hypertensive rats: influences of aldosterone, norepinephrine and angiotensin. Circ. Res. **33** (1973), 563
70. Jones, A. W.: Reactivity of ion fluxes in rat aorta during hypertension and circulatory control. Fed. Proc. **33** (1974), 133
71. Jones, A. W.: Altered ion transport in large and small arteries from spontaneously hypertensive rats and the influence of calcium. Circ. Res. **34** (Suppl. I) (1974), I–117

72. JONES, A. W., and R. G. HART: Altered Ion Transport in Aortic smooth muscle during Deoxycorticosterone Acetate Hypertension in the rat. Circ. Res. **37** (1975), 333

73. JONES, A. W., and R. G. HART: Altered ion transport and reactivity in vascular smooth muscle during experimental hypertension in the rat. Blood Vessels **12** (1975), 366

74. KANETA, S., K. ISHIGURO, S. KOBAYASHI and E. TAKAHASHI: An epidemiological study on nutrition and cerebro vascular lesion in Tohôku area of Japan. Tohôku J. exp. Med. **83** (1964), 398

75. KIRKENDALL, W. M., W. E. CONNOR, F. ABBOUD, S. P. RASTOGI, TH. A. ANDERSON and M. FRY: The Effect of Dietary Sodium on the Blood Pressure of normotensive Man. In: Hypertension — 1972. Edited by J. GENEST and E. KOIW. Springer-Verlag Berlin—Heidelberg—New York 1972, pp. 360—373

76. KNUDSEN, K. D.: Genetik influence on the development of renoprival hypertension in parabiostic rats: Evidence that a humoral hypertensinogenic factor is produced in Kidney tissue of hypertension-prone rats. J. Exp. Med. **130** (1969), 1353

77. KOBAYASHI, T.: Tohôku J. Exp. Med. **74** (1969), 88 zit. b. I. SCHNEIDER u. M. TAEUSCHER: Epidemiologie der Hypertonie und ihre Einflußfaktoren. In: Weltstandsanalyse zum Stand der Herz-Kreislauf-Regulationsforschung sowie der Prävention, Diagnostik und Therapie der Herz-Kreislauf-Krankheiten. BAUMANN, R., K. HECHT, H.-D. FAULHABER u. A. WOLLENBERGER (Hrsg.), Berlin 1975, S. 1—19

78. KOLETSKY, S.: Pathogenesis of experimental hypertension induced by salt. Am. J. Cardiol. 8, (1961), 576

79. KOLETSKY, S., and J. M. RIVERA-VELEZ: Factors in the Pathogenesis of Salt Hypertension. In: Electrolytes and Cardiovascular Diseases. Edited by E. BAJUS, S. Karger, Basel 1965, pp. 363—382

80. KU, D., T. AKERA, C. L. PEW and T. M. BRODY: Cardiac glycosides: correlations among Na^+, K^+-ATP-ase, Sodium pump and contractility in the guinea pig heart. Naunyn Schmiedebergs Arch. Pharmacol. **285** (1974), 185

81. KURIYAMA, H., K. OHSHIMA and Y. SAKAMOTO: The membrane properties of the smooth muscle of the guinea-pig portal vein in isotonic and hypertonic solutions. J. Physiol. **217** (1971), 179

82. LARAGH, J.: Vasoconstriction volume analysis for understanding and treating hypertension: The use of renin and aldosterone profiles. Am. J. Med. **55** (1973), 261

83. LEDINGHAM, J. M., and R. D. COHEN: Role of the heart in the pathogenesis of renal hypertension. Lancet **2** (1963), 979

84. LEDINGHAM, J. M., and R. D. COHEN: Changes in the extrazellular fluid volume and cardiac output during development of experimental renal hypertension. Canad. Med. Assoc. J. **90** (1964), 292

85. LEDINGHAM, J. M., and D. PELLING: Cardiac output and peripheral resistance in experimental renal hypertension in rats. Circ. Res. **21** (Suppl. II) (1967), 187

86. LEDINGHAM, J. M.: Blood-pressure regulation in real failure. J. R. Coll. Physicians Lond. **5** (1971), 103

87. LEUNG, D. Y. M., S. GLAGOV and M. B. MATHEWS: Cyclic stretching Stimulates Synthesis of matrix components by arterial smooth muscle Cells in vitro. Science **191** (1976), 475

88. LIARD, J. F., R. C. TARAZI, C. M. FERRARIO, W. M. MANGER: Hemodynamic and humoral characteristics of hypertension induced by prolonged stellate ganglion stimulation in conscious dogs. Circ. Res. **36** (1975), 455

89. LOSSE, H., H. WEHMEYER, F. WESSELS: Der Wasser- und Elektrolytgehalt von Erythrozyten bei arterieller Hypertonie. Klin. Wschr. **38** (1960), 393

90. GUYTON, A. C., Th. G. COLEMAN, A. W. COWLEY, R. A. NORMAN, D. MANNING and J. F. LIARD: Relationship of Fluid and Eelctrolytes to arterial pressure Control and Hypertension: Quantitative Analysis of an infinite Gain Feedback System. In: Hypertension: Mechanisms and Management. The Twenty-sixth Hahnemann Symposium. Edited by: G. ONESTI, K. E. KIM, J. H. MOYER, Grune and Stratton, New York and London 1973, S. 25—36

91. LOSSE, H. und F. WESSELS: Essentielle Hypertonie und Natriumhaushalt. In: Aktuelle Hypertonieprobleme. Bad Salzuflen 1972. Hrsg. H. LOSSE u. R. HEINTZ, Thieme-Verlag Stuttgart, 1973, S. 62–73.
92. LUETSCHER, J. A., D. G. BOYERS, J. G. CUTHBERTSON and D. F. MCMAHON: A Model of the Human Circulation. Regulation by autonomic nervous system and Renin-Angiotensin System, and Influence of Blood volume on cardiac output and Blood Pressure. Circ. Res. **32/33** (Suppl. I) (1973), I–84
93. MC GREGOR, D. D., and F. H. SMIRK: Vascular responses of 5-hydroxytryptamin in genetic and renal hypertensive rats. Am. J. Physiol. **219** (1970), 687
94. MADDOCKS, F.: Possible absence of essential hypertension in two Pacific island populations. Lancet II (1961), 396
95. MALLOV, S.: Effects of hypertension and Sodium chlorid on vascular reactivity in vitro. J. of. Cardiol. **8** (1961), 542
96. MELBY, J. C., S. L. DALE, T. E. WILSON: 18-hydroxy-deoxycorticosterone in human hypertension Circ. Res. **28** u. **29** Suppl. 2 (1971), 143
97. MENEELY, G. R., J. LEMLY-STONE and W. J. DATLEY: Changes in blood pressure and body sodium of rats fed Sodium and potassium chloride. Am. J. Cardiol. **8** (1961), 527
98. MENEELY, G. R., and L. K. DAHL: Electrolytes in hypertension. Effects of sodium; evidence from animal and human studies. Med. Clin. N. Amer. **45** (1961), 271
99. MERRILL, J. P., C. GIORDANO and D. R. HEETDERKS: The role of kidney in human hypertension. I. Failure of hypertension to develop in the renoprival subject. Am. J. Med. **31** (1961), 931
100. MERTZ, D. P.: Beziehungen zwischen extrazellulärem Flüssigkeitsvolumen und renaler Natriumausscheidung bei diätetischem Natriumentzug. Verh. Dtsch. Ges. Kreislaufforsch. **26** (1960), 285
101. MERTZ, D. P. und H. SARRE: Bedeutung des Mineralhaushalts beim Hochdruck. In: Hochdruckforschung, Fortschritte auf dem Gebiet der Inneren Medizin. II. Symposium in Freiburg i. Br. 18.–19. 7. 64, L. HEILMEYER u. H. J. HOFFMEIER (Hrsg.) Thieme, Stuttgart 1965, S. 152
102. MERTZ, D. P.: Wasser- und Mineralhaushalt bei essentieller und renaler Hypertonie. In: Hypertonie, Pathogenese, Klinik u. Therapie. 3. Rothenburger Gespräch 28. u. 29. Juni 1968. Hrsg. H. SARRE, F. K. SCHATTAUER, Stuttgart–New York, S. 29–60
103. MERTZ, D. P.: Elektrolytstoffwechsel und arterielle Hypertension. Schattauer, Stuttgart, 1971
104. MINKOFF, L., G. GAERTNER, M. DARAB, C. MERCIER and M. L. LEVIN: Inhibition of brain sodium-potassium ATP-ase in uremic rats. J. Lab. Clin. Med. **80** (1972), 71
105. NIVATPUMIN, T., J. SCHEUER, A. K. BHAN, and S. PENPARGKUL: Effects of acute uremia on myocardial function in the rat. Clin. Res. **21** (1973), 952
106. NORMAN, R. A., Th. G. COLEMAN, Th. L. WILEY, R. D. MANNING and A. C. GUYTON: Separate roles of sodium ion concentration and fluid volumes in salt-loading hypertension in sheep. Amer. J. Physiol. **229** (1975), 1068
107. NOVAK, L. P., STRONG, C. G., HUNT, J. C.: Body composition in primary and secondary hypertension. In Hypertension 1972 edited by J. GENEST, E. KOIW. Springer-Verlag, Berlin–Heidelberg–New York 1972, pp. 444–459
108. ONESTI, G., K. E. KIM, J. S. GRECO, E. T. DEL GUERCIO, M. FERNANDES and C. SWARTZ: Blood pressure regulation in end-stage renal disease and anephric man. Circ. Res. **36/37** (Suppl. I) (1975), 145
109. ONESTI, G., K. E. KIM, M. FERNANDES, J. GRECO, E. T. DEL GUERCIO and C. SWARTZ: Hypertension of renal parenchymal disease; hemodynamic patterns and mechanisms. Florence, International Congress of Nephrology, 1975
110. OVERBECK, H. W., R. S. DERIFIELD, M. B. PAMNANI and T. SÖZEN: Attenuated vasodilator responses to K^+ in essential hypertensive men. J. clin. Invest. **53** (1974), 678
111. OVERBECK, H. W., M. B. PAMNANI, T. AKERA, Th. M. BRODY and F. J. HADDY: Depressed function of a ouabain-sensitive Sodium-potassium pump in blood vessels from renal hypertensive dogs. Circ. Res. **38** (Suppl. II) (1976), II–48

112. Page, I. H.: Die Mosaik-Theorie der Hypertonie. In: Essentielle Hypertonie. Hrsg. K. D. Bock u. P. Cottier, Springer-Verlag Berlin—Göttingen—Heidelberg, 1960, S. 1—33
113. Pfeffer, A., and E. D. Frohlich: Hemodynamic and myocardial function in young and old normotensive and spontaneously hypertensive rats. Circ. Res. **32/33** (Suppl. I), (1973), I—28
114. Redleaf, P. D., and L. Tobian: Sodium restriction and reserpine administration in experimental renal hypertension. Circ. Res. **6** (1958), 343
115. Reichel, H.: Muskelphysiologie. Springer Berlin—Göttingen—Heidelberg 1960
116. Schmidt, D.: Blutvolumen. Joh. Ambros. Barth, Leipzig, 1974, S. 76
117. Scott, J. B.: Vascular effect of ions. Fed. Proc. **27** (1968), 1403
118. Shibala, N., J. Rosenthal and W. Hollander: The role of cations, ATP and vasoactive Substances on the activity of contractile proteins of arteries. In: Hypertension — 1972. Edited by J. Genest and E. Koiw. Springer-Verlag Berlin—Heidelberg—New York, pp. 184—196
119. Simon, G., M. B. Pamnani, J. F. Dunkel and H. W. Overbeck: Mesenteric hemodynamics in carly experimental renal hypertension in dogs. Circ. Res. **36** (1975), 791
120. Somlyo, A. P., and A. V. Somlyo: Vascular smooth muscle. II. Pharmacology of normal and hypertensive vessels. Pharmacol. Rev. **22** (1970), 249
121. Somlyo, A. P., and A. V. Somlyo: Electrophysiological correlates of the linequality of maximal vascular smooth muscle contractions elicited by drugs. In: Vascular Neuroeffector Systems. Edited by J. A. Bevan, R. F. Furchgott, R. A. Maxwell and A. P. Somlyo. Basel: Karger 1971, pp. 216—228
122. Stamler, J.: Lectures on Preventive Cardiology. Grune and Stratton Inc., New York, 1967.
123. Tarazi, R. C., H. P. Dustan, E. D. Frohlich, R. W. Gifford jr. and G. L. Hoffman: Plasma volume and chronic hypertension; relationship to arterial pressure levels in different hypertensive diseases. Arch. Intern. Med. **125** (1970), 835
124. Thomas, R. C.: Electrogenic Sodium pump in nerve and muscle cells. Physiol. Rev. **52** (1972), 563—594
125. Tobian, L., and P. D. Redleaf: Ionic composition of the aorta in renal and adrenal hypertension. Am. J. Physiol. **192** (1958), 325
126. Tobian, L., J. Janecek, A. Tomboulian and D. Ferreira: Sodium and potassium in the walls of arterioles in experimental renal Hypertension. J. clin. Invest. **40** (1961), 1922
127. Tobian, L.: Hypertension and the Kidney. Arch. Intern. Med. **133** (1974), p. 960
128. Tobian, L.: How sodium and the Kidney relate to the hypertensive arteriole. Fed. Proc. **33** (1974), 138
129. Todd, M. E., and S. M. Friedman: The ultrastructure of peripheral arteries during the development of DOCA hypertension in the rat. Z. Zellforsch. Mikrosk. Anat. **128** (1972), 538
130. Villamil, M. F., P. Nachev and C. R. Kleeman: Effect of prolonged infusion of angiotensin II on ionic composition of the arterial wall. Am. J. Physiol. **218** (1970), 1281
131. Villamil, M. F., and J. Matloff: Changes in vascular ionic content and distribution across aortic coarctation in the dog. Am. J. Physiol. **228** (1975), 1087
132. Wallrabe, D. und U. Gnüchtel: Beeinflussung der Druckrezeption des Sinus caroticus durch experimentelle Veränderung der Elektrolytverteilung. Acta. biol. med. germ. **35** (1976), 745
133. Wessels, F. H. Losse und H. Zumkley: Untersuchungen über den Natriumgehalt der Erythrozyten bei Normo- und Hypertonikern mit familiärer Hochdruckbelastung. Verh. dtsch. Ges. Kreislaufforsch. **23** (1966), 309
134. Wessels, F. und H. Losse: Beziehung zwischen Natriumstoffwechsel der Erythrozyten und Gefäßreagibilität bei Normotonikern mit familiärer Hochdruckbelastung. Klin. Wschr. **45** (1967), 850

135. WESSELS, F., G. JUNGE-HÜLSING und H. LOSSE: Untersuchungen zur Natriumpermeabilität der Erythrozyten bei Hypertonikern und Normtonikern mit familiärer Hochdruckbelastung. Z. Kreislaufforsch. 56 (1967), 374
136. WESSELS, F. und H. LOSSE: Elektrolytstoffwechsel von Erythrozyten, Aorta und Herz- und Skelettmuskulatur bei Ratten mit erblicher spontaner Hypertonie und DOCA-Hochdruck. In: Vascular smooth muscle. E. BETZ (Hrsg.). Springer, Berlin—Heidelberg—New York 1972, S. 147—150
137. WESSELS, F.: Essentielle Hypertonie. Untersuchungen zur Ätiologie und Pathogenese. Urban u. Schwarzenberg München—Berlin—Wien, 1975.

Pathomorphologische Befunde bei Hypertoniemodellen

von

D. Matthias

Bei dem kaum noch zu übersehenden Schrifttum über die experimentelle Hypertonieforschung fällt auf, daß Angaben über morphologische Untersuchungsbefunde verhältnismäßig selten sind, sich oft sogar nur auf einzelne Organe beschränken und zuweilen, besonders bei Anwendung spezieller Untersuchungsmethoden (z. B. Elektronenmikroskopie, Histochemie, Autoradiographie), nur sehr begrenzt in ihren Angaben sind. Erschwerend kommt ferner hinzu, daß die zahlreichen verwendeten Modelle und Methoden und die hierbei benutzten Tierarten trotz ihrer z. T. nicht übereinstimmenden Reaktionsweise eine recht unterschiedliche Bearbeitung erfahren haben. Es ist daher nicht möglich, in allen Fällen ein vollständiges Bild über die bei den verschiedenen Modellen und Tierarten auftretenden pathologischen Vorgänge zu geben. Bei einer Darstellung dieser Vorgänge, die in diesem Rahmen nur allgemeiner Art sein kann, verdient das arterielle Gefäßsystem wegen seiner bei fast allen Modellen bestehenden Beteiligung am Hypertoniegeschehen besondere Beachtung unter bevorzugter Berücksichtigung des Verhaltens der arteriellen terminalen Strombahn, d. h. der kleinen Arterien und Arteriolen als Ort des erhöhten peripheren Widerstandes. Bei den hierbei auftretenden pathologischen Prozessen muß jedoch berücksichtigt werden, daß die Gefäße, die im übrigen bei Mensch und Tier einen prinzipiellen Unterschied in ihrem anatomischen Bau nicht zeigen, über bestimmte Reaktionsweisen verfügen, die bei den verschiedenen Versuchstierarten auch bei unterschiedlicher kausaler Genese in ganz ähnlicher Weise vorkommen. Bei der experimentellen Hypertonie, und zwar besonders bei der Ratte als der am häufigsten verwendeten Tierart, lassen sich die hierbei auftretenden Gefäßalterationen unter den beiden Begriffen der plasmatischen Vaskulose und der hyperplastischen Arteriolopathie zusammenfassen [115].

Bei der *plasmatischen Vaskulose* kommt es initial, wie mit Hilfe der Tracertechnik fluoreszenz- und vitalmikroskopisch nachgewiesen werden konnte, zu einer Permeabilitätsstörung der Intima, verbunden mit einem pathologischen Mesenchymstoffwechsel der Gefäßwand sowie zu einer Insudation von Plasmabestandteilen, die vor allem auf dem Weg der Endothelfugen und -poren in die Wand eindringen. Diese Einlagerung tritt in der Wand der Arteriolen, die segmentweise dilatierte und kontrahierte Abschnitte aufweisen, überwiegend in den dilatierten Zonen auf. Ödembildungen an den Endothelzellen, Unterbrechung der endothelialen Basalmembran und Erweiterung des subendothelialen Raumes sind die weiteren Folgen. Häufig wird auch die Elastikaschranke und luminale Basalmembran der Mediazellen durchbrochen, so daß es zu einer Plasmainsudation der ganzen Gefäßwand und dadurch zu einer zunehmenden Schädigung der glatten Muskelzellen der Media und wahrscheinlich im Zusammenhang damit zu einer Dilatation dieser Gefäßabschnitte kommt. Dabei entsteht eine homogene, eosinophile Substanz, die, da sie hauptsächlich aus Fibrin besteht und sich färberisch daher wie dieses verhält, als Fibrinoid bezeichnet wird, das außerdem noch andere Plasmaproteine, Bindegewebsfasern und nekrotische Zellen enthält, wobei zwischen subendothelialem und Media-Fibrinoid unterschieden werden kann [200]. Aus einer derartigen fibrinoiden Verquellung und Degeneration der Arteriolarwand kann sich bei immer stärker werdender Ausbreitung dieser Vorgänge eine fibrinoide Wandnekrose und damit das Bild der Arteriolonekrose entwickeln (Abb. 1). In der Adventitia entsteht hierbei nicht selten ein aus Histiozyten, Fibroblasten und Lymphozyten bestehendes Granulationsgewebe, das zu einer perivaskulären Granulombildung führen kann (Abb. 2), so daß diese Ver-

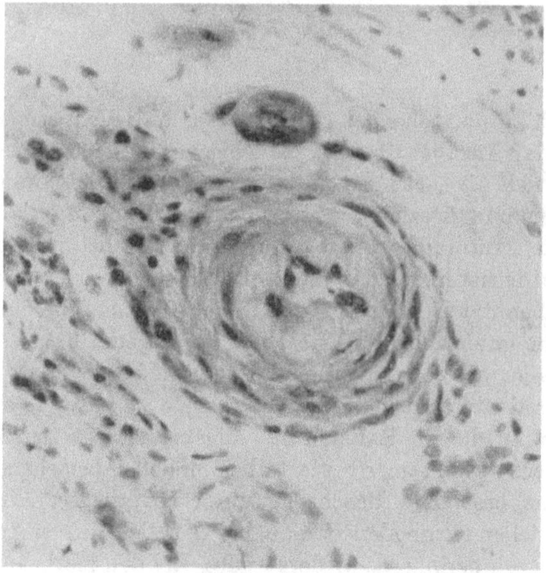

Abb. 1. Fibrinoide Wandnekrose einer Arteriole (Arteriolonekrose). Magen. Ratte mit Angiotensin-bedingter Hypertonie. HE-Färbg.

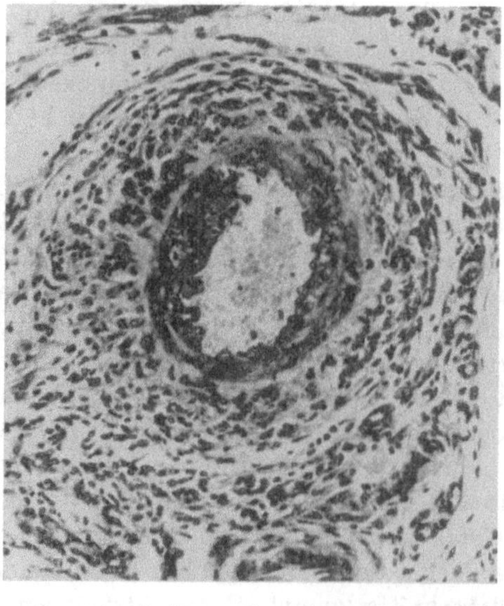

Abb. 2. Arteriolonekrose mit perivaskulärer Granulombildung. Darm. Ratte mit spontaner Hypertonie. PAS-Reaktion

änderungen weitgehend der Panarteriitis ähneln. Diesen Gefäßveränderungen geht ein Anstieg der Glukose-6-Phosphatase und alkalischen Phosphatase-Aktivität der Arterienwand voraus [84]. Unabhängig hiervon kann allerdings auch eine fokale Muskelzellnekrose im Bereich der äußeren Media, wahrscheinlich durch Vasospasmus bedingt, der fibrinoiden Nekrose vorausgehen [84].

Einen weiteren Vorgang der plasmatischen Vaskulose stellt die arterioläre Hyalinose dar, die gleichfalls mit einer Plasmainsudation der Gefäßwand beginnt und mit einer Ablagerung von Hyalin einhergeht. Dieses Hyalin unterscheidet sich infolge eines unterschiedlichen Polymerisationsgrades färberisch vom Fibrinoid, die beide jedoch Varianten der gleichen Substanz sind. Das Hyalin wird primär in der Intima abgelagert, ohne daß hierbei eine Tendenz zu seiner Abräumung besteht. Die zunächst noch unbeteiligte Media wird später druckatropisch. Bei diesen als Arteriolosklerose bezeichneten Vorgängen wird das Gefäßlumen immer enger und kann schließlich obliterieren.

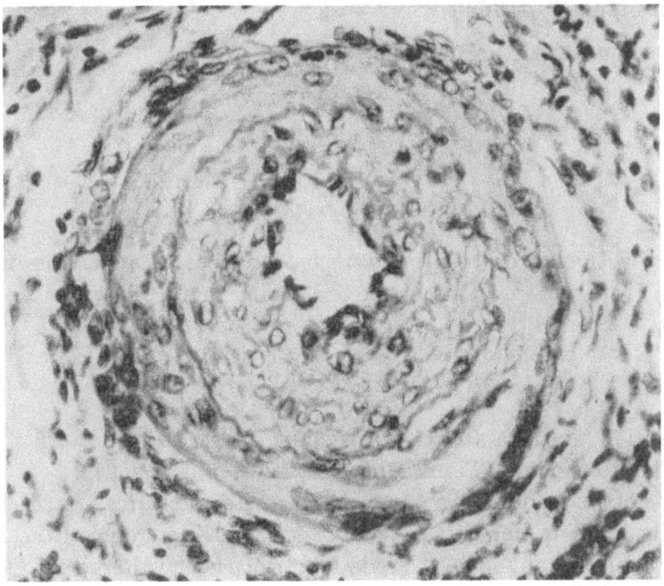

Abb. 3. Hyperplastische Arteriolopathie. Niere. Ratte mit spontaner Hypertonie. PAS-Reaktion

Diese verschiedenen Angiopathien treten in den einzelnen Organen und Geweben unterschiedlich häufig auf. So sind bei der Ratte in erster Linie Magen-Darmtraktus, Mesenterium und Pankreas betroffen, während Nieren, Herzmuskulatur und Leber nur selten, die Lungen fast gar nicht Gefäßalterationen zeigen. Diese Gefäßveränderungen sind keineswegs generalisiert vorhanden, sondern vielmehr derart anzutreffen, daß Gebiete mit ausgedehnten schweren Angiopathien mit solchen abwechseln, die nur geringgradige oder gar keine Veränderungen zeigen.

Unter dem Begriff der *hyperplastischen Arteriolopathie* werden alle an den Arteriolen und kleinen Arterien auftretenden hyperplastischen Vorgänge zusammengefaßt, wobei eine Verdickung der Media im Vordergrund des Geschehens steht (Abb. 3).

Außer diesen Gefäßveränderungen treten bei der experimentellen Hypertonie meist noch Organalterationen, insbesondere an Nieren, Herzmuskulatur, Gehirn und Nebennieren auf, von denen in diesem Zusammenhang nur die wesentlichsten Erscheinungsbilder dargestellt werden können.

Geht man von den verschiedenen pathologisch-anatomischen Befunden aus, wie sie bei der Ratte als der am häufigsten verwendeten Tierart erhoben werden können, so lassen sich die zahlreichen Hypertoniemodelle in folgende 5 Gruppen einteilen:

Gruppe I 1. Renale Hypertonie
einschl. mikroembolische renale Hypertonie
2. Angiotensin-bedingte Hypertonie
3. DOCA-bedingte Hypertonie
(Mineralkortikoid-Hypertonie) einschl. Metakortikoid-Hypertonie
4. Nebennierenregenerations-Hypertonie

Gruppe II Noradrenalin-bedingte Hypertonie einschl. Methoxamin-Hypertonie

Gruppe III 1. Neurogen-interorezeptiver Hochdruck
2. Neurotische Blutdruckdysregulation

Gruppe IV Spontane Hypertonie

Gruppe V Sonstige Hypertonieformen

Gruppe I

1. Renale Hypertonie

a) Durch Konstriktion beider Nierenarterien oder einer Nierenarterie mit oder ohne kontralaterale Nephrektomie oder durch Drosselung der Aorta zwischen dem Abgang beider Nierenarterien.

A. Ratten

Makroskopisch sind besonders nach Drosselung beider Nierenarterien Hydrothorax und Ascites, Pankreasödem z. T. mit Blutungen sowie Lungenödem beobachtet worden [43], ferner Knötchenbildung an Arterien des Mesenteriums, Hirnschwellung mit petechialen Blutungen in der Cortex [93] sowie Herzhypertrophie [52]. An den Hirnhäuten sind vitalmikroskopisch segmentale Arterienspasmen alternierend mit dilatierten Abschnitten festgestellt worden [17].

Histologisch läßt sich an den *Gefäßen* nach 6 Std. vereinzelt, nach 18 Std. häufiger eine fibrinoide Nekrose [47, 97] der bereits 1 Std. nach Hypertoniebeginn verdickt gefundenen Arteriolen des Splanchnicusgebietes nachweisen. Diese im weiteren Verlauf noch zunehmenden Veränderungen der plasmatischen Vaskulose (Abb. 4) gehen vom 20. Tage ab in proliferative Vorgänge mit Ausbildung einer Sklerose und Hyalinose über [143]. Betroffen sind die Arteriolen von Magen, Darm, Mesenterium, Pankreas und Nieren, nicht so häufig von Herz und Gehirn [202], wobei geschlechtsgebundene Unterschiede insofern bestehen sollen, als männliche Tiere stärkere Veränderungen aufweisen [46]. Auch an Gefäßen der Retina sind fokale Arteriolonekrosen nachgewiesen worden [18]. An den Arteriolen der intakten Niere finden sich Hyalinisierung und fibrinoide Degeneration [147, 177, 193], deren Ausbildung stärker als in der geklammerten Niere sein kann. In der Wand der Aorta ist der Gehalt an sauren Mukopolysacchariden (s. MPS) vermehrt [49], später kommt es zu einer zunehmenden Ansammlung von Elastin und Kollagen mit einer bei männlichen Tieren fortschreitenden Zunahme der Wanddicke [86, 197, 198] und Hypertrophie der glatten Muskelzellen, die eine gegenüber den elastischen Membranen radiale Verschiebung erfahren können [86]. Eine Erhöhung des Gehaltes an Na, K und Ca sowie eine Aktivitätszunahme einer ganzen Reihe von Enzymen sind in der Wand nachgewiesen worden [131, 143, 195]. *Nieren* ohne Drosselung der zuführenden Arterie weisen Verdickungen der Bowmanschen Kapsel mit partiellen Adhäsionen an den Glomerula [147, 188], Hypertrophie der interstitiellen Zellen [147] sowie eine herabgesetzte Na-K-ATPase-Aktivität der äußeren Markschicht [144a]

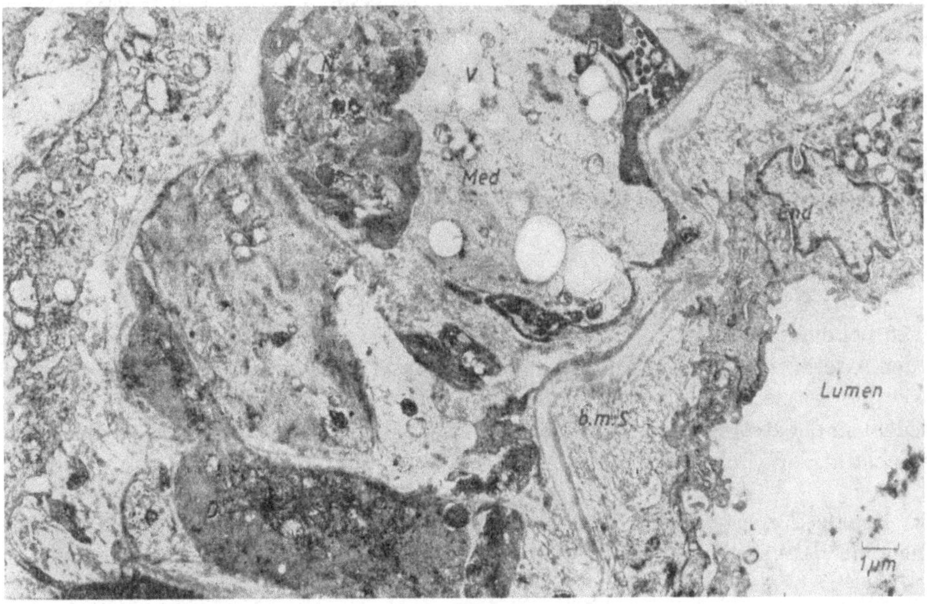

Abb. 4. Fortgeschrittene Degeneration (D) von Endothel(End)- und Media(Med)-Zellen mit starker Vesikelbildung (V) in den Mediazellen, die nekrotische Bezirke (N) enthalten. Erweiterung des subendothelialen Raumes mit Anreicherung von basalmembranoiden Substanzen (b.m.S.). Arteriole, Kolon. Ratte mit renaler Hypertonie

auf. Nieren mit gedrosselter Arterie zeigen neben einer Atrophie [29, 93] Parenchymnekrosen, die je nach dem Grad der Lumeneinengung gebietsweise ausgebildet sind [29] oder bis zur vollständigen Infarzierung des Organs reichen [44]. Außerdem besteht neben einer allgemeinen tubulären Schädigung eine Zunahme des juxtaglomerulären Granulationsindex [157]. Im *Gehirn* können Infarkte auftreten [17] oder infolge Gefäßruptur Blutungen entstehen [41, 46, 73, 94, 95, 177]. Die *Nebennieren* zeigen eine Hyperplasie der Z. glomerulosa und ihrer Zellen [87a] sowie nicht selten Rindenknötchen [87].

B. Kaninchen

Nach Konstriktion einer Nierenarterie und kontralateraler Nephrektomie treten an den kleinen Arterien und Arteriolen des Magen-Darmtraktes Veränderungen der plasmatischen Vaskulose einschließlich einer hyperplastischen Arteriolosklerose auf, die sich nach Entfernung der Klammer und Normalisierung des Blutdruckes wieder zurückbilden [4, 46, 78].

C. Hunde

mit Goldblatt-Hypertonie weisen an den kleinen Arterien und Arteriolen Veränderungen der plasmatischen Vaskulose, an der Aorta Hyalinisierung und Fibrose auf [78]. Nach mehreren Jahren sind lediglich geringe Media-Verdickungen nachweisbar [46]. Die kleineren Gefäße der intakten kollateralen Niere lassen neben fibrinoider Medianekrose und Desorganisation der Elastika eine hyaline Degeneration der afferenten Arteriolen, Fibrose der Glomerulaschlingen sowie an den größeren Arterien eine Myelastofibrose erkennen. An den geklammerten Nieren kommt es zu Schrumpfungserscheinungen [28].

D. Schafe

Nach beiderseitiger Nierenarteriendrosselung weisen die Arteriolen ganz ähnliche Veränderungen wie die anderen Tierarten auf [78, 141].

E. Affen

zeigen bei einer derartigen Versuchsanordnung Vorgänge der plasmatischen Vaskulose an den Arteriolen des Darmes, der Nebennierenkapsel, des Kortex [15] und der Meningen sowie der Retina, ferner nekrotische Herde im Kortex und Myokard, sero-fibrinöses Exsudat in der Retina sowie geschwollene Axome in der Nervenfaserschicht der Retina als Substrat der klinisch beobachteten Wollflocken [36].

b) Renale Hypertonie durch Kapselung beider Nieren oder einer Niere mit oder ohne kontralaterale Nephrektomie.

A. Ratten

Die *makroskopischen* Befunde ähneln weitgehend denen nach Nierenarterienkonstriktion.

Histologisch weisen die *Arteriolen* und kleinen *Arterien* die gleichen Veränderungen bei ganz ähnlicher Organlokalisation wie nach Nierenarterienkonstriktion auf [26, 43, 89, 97, 102], wobei es schon sehr frühzeitig zu einem Zusammenbruch der Elastika-Schranke kommt und sich das Fibrinoid der Media von Gefäßen mit plasmatischer Vaskulose nach 30 Tagen in Hyalin umwandelt [89]. Auch die Arteriolen der Leptomeninx können ausgedehnte fibrinoide Verquellungen zeigen [166]. Die *Aorta* läßt eine Wanddickenzunahme unter vermehrter Kollagen-Produktion [80], Zunahme der sulfatierten MPS [26] und Proliferation der Wandzellen [9, 126] erkennen. Die *Herzmuskulatur* weist eine lokale proliferative Myokarditis auf [102]. Am *Gehirn* sind bei 65% der Fälle anämische Nekrosen des Nervengewebes sowie regelmäßig neuronale Degenerationserscheinungen mit oder ohne Gliaproliferation in den basalen und lateralen Abschnitten des Kortex nachgewiesen worden [200]. An den Inselzellen des *Pankreas* tritt nach anfänglicher Hypergranulierung eine Degranulierung der B-Zellen ein [122]. Die *Nebennieren* zeigen eine Verbreiterung der Z. glomerulosa.

B. Kaninchen

Nach einseitiger Nierenkapselung und unilateraler Nephrektomie sind *makroskopisch* Herzvergrößerung und bei Herzinsuffizienz Ergüsse, Ödeme und Stauungen in den Organen gefunden worden.

Histologisch lassen die *Arteriolen* und kleine *Arterien* Veränderungen der plasmatischen Vaskulose [46, 155], das Myokard eine beträchtliche Bindegewebszunahme mit Ausbildung einer deletären Gefügedilatation erkennen [63]. Nach lediglich einseitiger Nierenkapselung zeigen die glatten Muskelzellen der *Aorta* Zeichen einer gesteigerten Syntheseaktivität und Stoffaufnahme [7] sowie eine Verstärkung des Initialödems und sklerotischer Herde [199]. Ähnliche Veränderungen lassen auch die Koronararterien erkennen [6].

c) Mikroembolische renale Hypertonie

Die Injektion von Mikrosphären aus Kunststoff mit einem Durchmesser von 37—74 μm in die Aorta in unmittelbarer Nähe der Abgangsstelle der linken A. renalis ruft bei Ratten nach 1—2 Std. subkapsuläre Rindeninfarkte in den Nieren sowie fibrinoide Nekrose der interlobulären Arterien, nach 2 Tagen Wandverdickung der Arteriolen mit Lumeneinengung sowie 1—2 Wochen danach Intimafibrose der verstopften Arterien in den fibrösen Infarkten hervor [99]. Die von den Mikrosphären nicht betroffenen Arteriolen der Nieren zeigen Veränderungen der plasmatischen Vaskulose. Nach einigen Wochen entwickelt sich eine Nephrosklerose. Am Myokard treten Fasernekrosen mit reaktiver Fibrose, an den Gefäßen, vor allem des Splanchnicusgebietes, Veränderungen der plasmatischen Vaskulose auf [99].

2. *Angiotensin-bedingte Hypertonie*

A. Ratten

Vitalmikroskopisch gelang der Nachweis kontrahierter und dilatierter Abschnitte an den Arterien und Arteriolen des Darmes während der Angiotensin-(A II)-Infusion, wobei sich als Tracer i.v. verabreichte kolloidale Kohle nur in der Wand der dilatierten Gefäßsegmente ablagerte [45, 47, 50, 186].

Histologisch läßt sich bereits einige Stunden nach A II-Applikation die Einlagerung von PAS-positiven Substanzen in die Wand von *Arteriolen* vor allem des Splanchnicusgebietes und die damit verbundene gesteigerte Permeabilität der Gefäßwände mit Hilfe von Plasmaproteinen fluoreszenz- und vitalmikroskopisch nachweisen [42, 51, 115, 137, 139, 150], wobei verabreichte Tracersubstanzen sich fast nur in der Wand der dilatierten Arteriolenabschnitte ablagern [45, 51, 90, 91, 138, 179, 194]. Entzündliche mononukleäre Zellreaktionen können sich hierbei schon sehr frühzeitig einstellen [140]. Infolge einer immer stärker werdenden Ausbreitung dieser insudativen Vorgänge treten an einem Teil der Arteriolen und kleinen *Arterien* vom 3. Tag ab fibrinoide Wandverquellungen mit beginnender perivaskulärer Zellproliferation, vom 4. Tag ab fibrinoide Wandnekrosen mit granulomartigen Zellproliferationen in der Adventitia auf [115] (Abb. 5). Abheilungsvorgänge dieser plasmatischen Vaskulose lassen sich bei Fortsetzung der A II-Applikation und einer dadurch bestehenden Blutdruckerhöhung 14 Tage vom Versuchsbeginn an nachweisen [144]. Zu ähnlichen Abheilungsvorgängen kommt es nach dem Absetzen der A II-Gaben auch dann, wenn der Blutdruck nach anfänglicher Rückkehr zur Norm wieder ansteigt [98, 114, 115]. In derartigen Fällen wurden mehrfach eine Wandverdickung der meisten Arteriolen und Mediahypertrophie (Abb. 6) sowie Fibrose der Adventitia, arteriitische Vorgänge dagegen nur sehr selten beobachtet [98]. In der *Aorta* tritt schon 30 min nach A II-Gaben eine Steigerung des ^{35}S-Einbaues in die s. MPS der Wand und bei längerer Dauer der Hypertonie eine vermehrte Ablagerung von MPS, Kollagen und Elastin ein [26, 195].

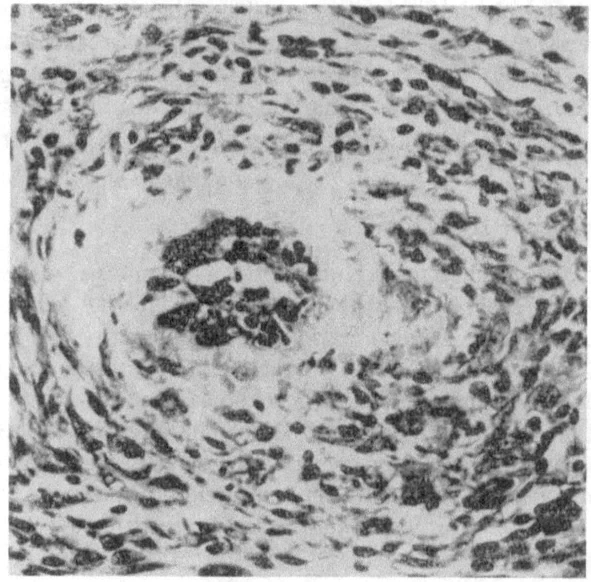

Abb. 5. Arteriolonekrose mit granulomartiger Zellproliferation in der Adventitia. Darm. Ratte mit Angiotensin-bedingter Hypertonie. HE-Färbg.

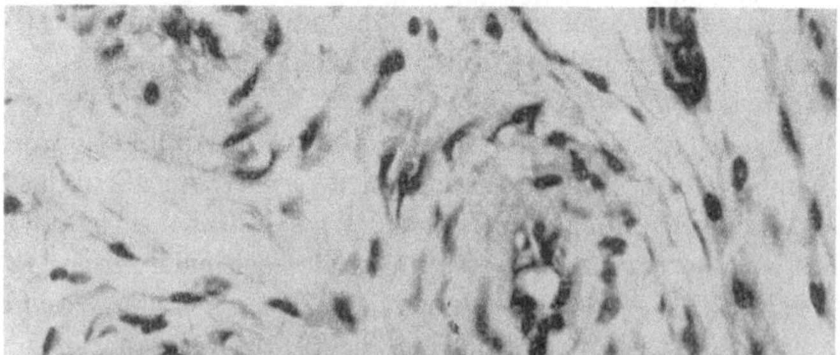

Abb. 6. Hyperplastische Arteriolopathie. Magen. Ratte. 10 Wochen nach Absetzen der Angiotensininjektionen. HE-Färbg.

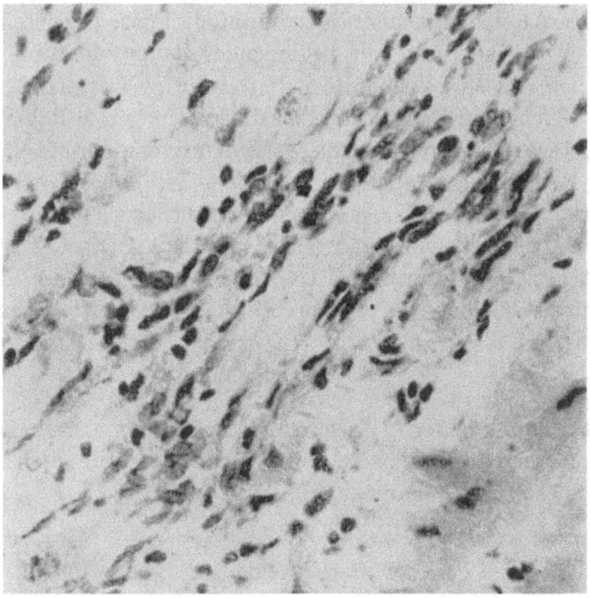

Abb. 7. Fasernekrose mit beginnender mesenchymaler Zellproliferation. Herzmuskulatur. Ratte mit Angiotensin-bedingter Hypertonie. HE-Färbg.

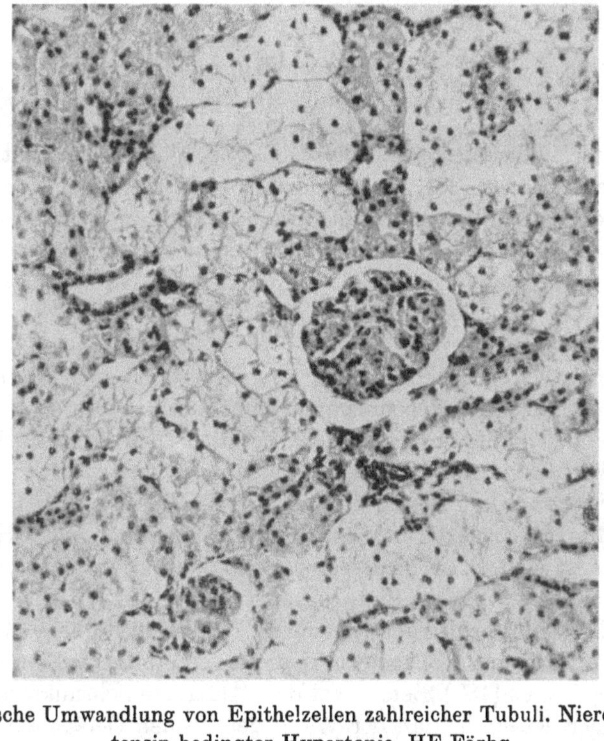

Abb. 8. Hydropische Umwandlung von Epithelzellen zahlreicher Tubuli. Niere. Ratte mit Angiotensin-bedingter Hypertonie. HE-Färbg.

Die *Herzmuskulatur* weist bereits 9 Std. nach Verabreichung von Depot-A II Degeneration einzelner Fasern mit beginnender Nekrose auf, die am 2. Tag bereits zu disseminierten herdförmigen Muskelnekrosen mit beginnender Zellproliferation führen (Abb. 7). Vom 4. Tag ab beherrscht ein teils herdförmig, teils diffus auftretendes mesenchymales Gewebe das Bild. Auch infarktähnliche Muskelnekrosen treten dabei auf [115]. Nach 14 Tage langer A II-Applikation sind diese Myokardveränderungen weitgehend verschwunden [114]. Reversibel ist auch die bei einem Teil der *Nieren*tubuli schon frühzeitig nachweisbare hydropische Umwandlung der Epithelzellen [115] (Abb. 8). An den *Nebennieren* ist die Rinde aktiviert und die Z. glomerulosa nach längerer A II-Applikation verbreitert [107]. Herdförmige Parenchymnekrosen in der *Leber* können bei solchen Ratten auftreten, die ohne Vorbereitung in den Versuch genommen werden [115a].

B. Kaninchen

weisen nach Verabreichung hoher A II-Dosen herdförmige infarktähnliche Herzmuskelnekrosen sowie Nekrosen der proximalen und distalen Nierentubuli ohne Veränderungen an den Arteriolen dieser beiden Parenchyme auf [14, 37, 39].

C. Schweine

Nach täglicher Verabreichung von Depot-Angiotensin kommt es vom 8. Versuchstag ab bei einem Teil der Arteriolen zu einer Wanddickenzunahme sowie an den Nebennieren zu einer Aktivierung der Z. arcuata, die im weiteren Versuchsablauf hypertrophisch wird [117].

3. DOCA-bedingte Hypertonie (Mineralkortikoid-Hypertonie)

DOCA allein führt bei kochsalzfreiem Futter i. d. R. weder zu einer Blutdruckerhöhung noch zu vaskulären Schäden [38]. Ein gleichzeitiger zunehmender Kochsalzgehalt des Futters bewirkt dagegen Hypertonie und die Ausbildung von Gewebealterationen, die durch zusätzliche unilaterale Nephrektomie noch verstärkt werden.

A. Ratten

Makroskopisch treten hierbei Herzhypertrophie, gelegentlich auch Nierenvergrößerung [52], ferner Pankreasödem und Nebennierenatrophie in Erscheinung.

Histologische Befunde: Ein derart ausgelöster Mineralkortikoid-Hochdruck geht an den *Gefäßen* mit Veränderungen der plasmatischen Vaskulose einher [54, 68, 160, 163], wobei vor allem die Gefäße von Nieren [52, 61, 74, 160], Mesenterium [60, 61], Pankreas [60, 61, 160] und Milz [61] sowie die intramuralen Koronararterien [26, 61] und Schwanzarterien [76] betroffen sind. Auch Media-Hypertrophie ist beobachtet worden [32]. Als früheste Veränderung noch vor dem Blutdruckanstieg läßt sich eine Dilatation afferenter Gefäße einzelner Nierenglomerula nachweisen. Die *Aorta* thoracica zeigt Mediaverdickung und Zunahme von Elastin und Kollagen [196], die A. femoralis eine Zunahme der glatten Muskelzellen in der Intima [183]. Bereits vor dem Auftreten lichtmikroskopisch erkennbarer Veränderungen lassen sich an der Wand der kleinen Gefäße eine Zunahme der Aktivität der alkalischen Phosphatase [35] und Glukose-6-Phosphat-Dehydrogenase [35], der ATP- und AMPase [130] und bei veränderten Gefäßen der sauren Phosphatase

[130] feststellen. Massive Nekrosen und durch deren Konfluenz infarktoide Veränderungen mit anschließenden myokarditischen Erscheinungen [26, 60, 153] entstehen an der *Herzmuskulatur* nur bei zusätzlicher Elektrolytbehandlung [162]. An den *Nieren* führen die schweren Gefäßveränderungen zur Nephrosklerose [56, 60, 61, 153, 160] mit Sklerosierung der eingeengten glomerulären Kapillaren, deren Lumen zuweilen durch Thrombozyten-Fibrin-Thromben verschlossen sind und bei denen Infiltrate mononukleärer Zellen zwischen Endothel und Basalmembran nachgewiesen werden können [169]. Das Epithel der Tubuli ist hierbei geschädigt und ihre Lumina enthalten hyaline Zylinder [56, 61, 160]. Bei weiterer Progression führen diese Vorgänge zur Sklerosierung der Glomerula [169] sowie zur Proliferation der interstitiellen Zellen. Am *Pankreas* bewirkt die Proliferation des perivaskulären Gewebes der veränderten Gefäße Sklerose sowie Degeneration von Inselzellen [160]. Am *Gehirn* kommen Enzephalopathien vor [163]. Die *Nebennieren* zeigen Atrophie und Fett-Verarmung der Z. glomerulosa [21]. Bei mit DOCA vorbehandelten Ratten führen Angiotensin oder Renin schon in minimalen Dosen zur Ausbildung schwerer nekrotischer Gefäßveränderungen [109].

B. Kaninchen

Obwohl es bei dieser Tierart nicht zum Blutdruckanstieg kommt, treten *makroskopisch* Ergüsse in den serösen Höhlen [54, 56, 110] als Folge einer stark gesteigerten Kapillarpermeabilität auf, ferner nekrotische Herde im Leberparenchym oft verbunden mit subkapsulären den rechten Lappen bevorzugenden Blutungen [110], Lungenödem [54], subendokardiale Blutungen [110], Darmmeteorismus und abnorm starke Blasenfüllung [54].

Histologisch lassen sich Nekrosen in der *Leber*, besonders in der Läppchenmitte [110], sowie in der *Nieren*rinde nachweisen, deren dilatierte Tubuli nicht selten hyaline Zylinder und die Kapselräume der Glomerula ein granuläres Präzipitat enthalten [110]. Im *Herz*muskel finden sich vorwiegend subendokardial myokarditische Herde. Der Ersatz der degenerierten Muskelfasern erfolgt durch Fibroblasten, Anitschkow-Monozyten und mononukleäre Zellen. Gefäßveränderungen treten nicht auf.

C. Mäuse

Makroskopisch lassen sich häufig Herzhypertrophie, Nekrosen in Leber und Nieren, Leberverfettung sowie Pneumonien [20] nachweisen, ohne daß es zu einer Blutdruckerhöhung kommt.

Histologische Befunde sind *Myokard*nekrosen, die bereits 24 Std. p.inj. entstehen, sowie an den *Koronararterien* Veränderungen der plasmatischen Vaskulose mit perivaskulärer Zell- und Faserbildung und in der *Niere* Fibrinoid- und Hyalinablagerungen in den Glomerula [20].

D. Hunde

lassen sowohl eine Hypertonie als auch substantielle Veränderungen vermissen [110].

E. Affen

Nach unilateraler Nephrektomie sowie Adrenalektomie wurden bei Rhesusaffen Veränderungen der plasmatischen Vaskulose an den Gefäßen von Pankreas, Niere, Harnblase, Gallenblase und an den oft Thromben enthaltenden Ästen der Koronararterien sowie hyaline Ablagerungen in der Arterienwand der atrophischen weißen Milzpulpa gefunden [161].

F. Hühner

Hier gelang es, durch DOCA eine typische Nephrosklerose mit Hyalinisierung der Kapillaren der Glomerula sowie hypertensive kardiovaskuläre Veränderungen zu erzeugen.

Metakortikoid-Hypertonie

entwickelt sich bei Ratten mit DOCA-Hypertonie nach Absetzen der Hormonimplantate [163] oder wenn NaCl nicht mehr zugeführt wird [56], vermutlich infolge irreversibler Nieren- [163] oder Gefäßveränderungen [68]. Dabei sind in der Aorta Herde von nekrotischen Muskelzellen beobachtet worden [154]. Ferner treten Nierenhypertrophie, Herzvergrößerungen und eine generalisierte, vorwiegend die Muskularis betreffende Arteriolenverdickung auf.

4. Nebennierenregenerations-Hypertonie

A. Ratten

Makroskopisch sind eine parallel zum Blutdruckanstieg ausgebildete Herzhypertrophie, ein Anstieg des Nierengewichtes vom 11. Tage ab nach der Enukleation [40] sowie im Gehirn bis 2 mm große Kortexnekrosen [148] nachgewiesen worden.

Histologisch zeigen die Arteriolen von Herz, Niere, Gehirn und Mesenterium Veränderungen der plasmatischen Vaskulose, die besonders ausgeprägt bei jungen und weiblichen Tieren ist [15, 163, 177], sowie Wandhypertrophie und Mediaproliferation [62]. Die *Nieren* lassen Hyalinisierung und Nekrose der Glomerula, hyaline Zylinder im Lumen der Tubuli, deren Epithel gebietsweise degeneriert ist, sowie eine chronisch interstitielle Nephritis [15, 62] erkennen. Im *Herzen* sind herdförmige Myokarditis und im *Gehirn* Rindenödem sowie Degeneration des Hirngewebes [40] nicht selten anzutreffen. An den *Nebennierenresten* zeigen die Mitochondrien der Z. glomerulosa eine Transformation tubulärer Cristae in vesikuläre Cristae als Zeichen einer vermehrten Hormonproduktion, während die Reste der Z. fasciculata eine Verminderung der Anzahl vesikulärer Cristae, ein erweitertes vesikuläres endoplasmatisches Retikulum, abnorm vergrößerte Mitochondrien sowie Kernunregelmäßigkeiten [126] aufweisen.

Gruppe II

Noradrenalin-bedingte Hypertonie

A. Ratten

Makroskopisch läßt sich nach entsprechend langer Noradrenalin(NA)-Verabreichung Herzhypertrophie feststellen. In vivo tritt nach NA-Infusion an den Mesenterialarteriolen zuerst eine Konstriktion, danach eine Dilatation auf [50].

Histologisch wurden nach 7 Tage langer Behandlung mit NA an den *Arteriolen* von Herz, Milz und Nieren Muskelnekrosen ohne Erscheinungen einer erhöhten Permeabilität der Gefäßwand festgestellt, so daß ursächlich auf eine Insuffizienz der glatten Muskelzellen infolge Überanstrengung geschlossen worden ist [92]. An den juxtaglomerulären

Zellen der *Nieren* wurden auch nach einer bis zu 14 Tagen währenden NA-Verabreichung keine besonderen Veränderungen nachgewiesen [88]. Am *Herzen* treten disseminierte Myokardnekrosen auf.

Bei bilateral nephrektomierten Ratten bewirkt NA bereits nach 22 Std. an den Arterien des Mesenteriums eine Plasma-Insudation mit Fibrin-Ablagerung [44] sowie herdförmige Wandnekrosen.

B. Kaninchen

Histologisch lassen sich nach länger dauernder NA-Behandlung in der *Aorta* und *A. pulmonalis* nekrotische Herde in der Media mit peripherer Zellproliferation [19] sowie arteriosklerotische Plaques [78] nachweisen. Mesenterial- und Nierenarterien sowie die basalen zerebralen *Arterien* lassen [78] Wandverdickungen erkennen. Die kleinen Organarterien sind gewöhnlich unverändert. Der *Herz*muskel weist multifokale, häufig konfluierende Nekrosen auf [39].

C. Hunde

Histologisch sind bereits nach einer 40—45 min währenden NA-Infusion an den kleinen *Gefäßen* einschl. der kleinen Koronararterien Vakuolen in den Endothelzellen und Plasmainsudation der Wand [82, 83] nachgewiesen worden. Niedrigere NA-Dosen bewirken bei einigen Gefäßen des Myokards vereinzelt Muskelzellnekrosen, deren Zahl und Umfang mit der Höhe der verabreichten NA-Menge zunimmt [84]. Bei sehr hoher NA-Dosierung kommt es zu Muskelnekrosen und fibrinoider Nekrose der Gefäßwand [81]. Allerdings wurden in einem Fall nach wiederholten i.v. Injektionen sehr hoher NA-Dosen Gefäßveränderungen nicht gesehen [78]. Erst nach Fortsetzung der NA-Gaben über Monate bis zu 2 Jahren kam es zu regressiven Media-Veränderungen und Intima-Verdickungen an der *Aorta.* Das *Herz* zeigt bereits 48 Std. nach einer 45 min langen NA-Infusion Nekrosen der Myokardfasern, die nach 8 Wochen abgeheilt sind [81].

Methoxamin ruft bei Ratten ähnliche Veränderungen an den Arterien und Arteriolen hervor, insbesondere Nekrose der glatten Muskelzellen bei intakter Elastika interna [34] sowie bei den Arterien des ödematösen Mesenteriums Einlagerungen von PAS-positiven Substanzen in die Wand [44].

Gruppe III

1. *Neurogen-interorezeptiver Hochdruck*

Obwohl der sogenannte Entzügelungshochdruck, insbesondere nach Durchtrennung der Carotissinus- und Depressornerven bei verschiedenen Tierarten zur Untersuchung gekommen ist, konnten nach den verhältnismäßig spärlichen Angaben des Schrifttums Gefäßveränderungen, insbesondere schwereren Grades nicht nachgewiesen werden [13, 46, 52].

2. *Neurotische Blutdruckdysregulation*

Durch emotionelle Spannungszustände und Konfliktsituationen der verschiedensten Art (Immobilisation, Aggression, Aversion, Aggregation, Konfrontation, Isolierung, Reizüberflutung u. a.) konnte bei verschiedenen Tierarten eine hypertone Blutdruckdysregulation ausgelöst werden. Über die hierbei auftretenden morphologischen Gewebereaktionen liegen jedoch verhältnismäßig nur wenige Angaben vor.

A. Ratten

Makroskopisch sind Hypertrophie des linken Herzens [165] sowie eine Erhöhung des Nebennierengewichtes [128] nachgewiesen worden.

Histologisch lassen sich trotz der verschiedenartigen Einflüsse, die zur Auslösung einer hypertonen Blutdruckdysregulation verwendet wurden, wesentliche Unterschiede bei der Gewebereaktion der *Gefäße* nicht erkennen. An den Arteriolen des Splanchnicusgebietes sind elektronenmikroskopisch eine vermehrte Pinocytosetätigkeit und Vesikelbildung (Abb. 9) sowie eine Ödematisierung von Endothelzellen gefunden worden. In

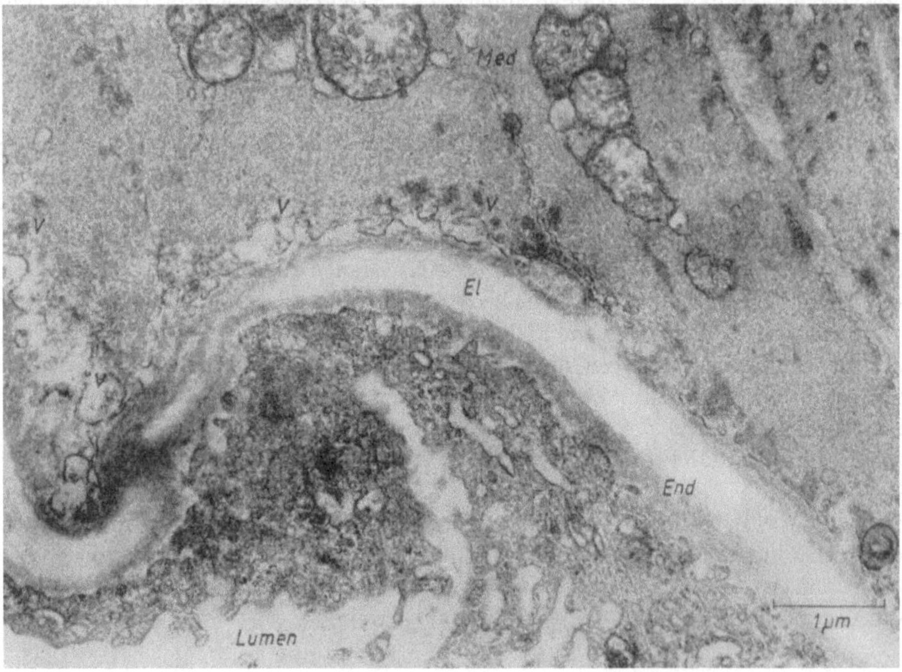

Abb. 9. Ansammlung von Vesikeln (V) an der mediaseitigen unveränderten L. elastica interna (El). Arteriole, Kolon. Ratte mit neurotischer Blutdruckdysregulation ($4^1/_2$ Monate)

der Media kommt es vor allem unmittelbar unter der unveränderten L. elastica interna als Zeichen eines gesteigerten Flüssigkeitsaustausches zu einer Vesikulierung [10, 11] sowie infolge einer Steigerung der Stoffwechselaktivität zu einer Vermehrung insbesondere der sulfatierten Glykosaminoglykane [27]. Außerdem bestehen eine Ausbreitung zuvor weniger stoffwechselaktiver Gefäße in der Kreislaufperipherie [72] sowie eine Hypertrophie der Muskularis der Arteriolen [106]. Lediglich von einem Untersucher wird über das Auftreten von Veränderungen der plasmatischen Vaskulose an den Arteriolen zahlreicher Organe berichtet [8]. An der *Aorta* sind herdförmige Intima-Verdickungen durch umschriebene Zellvermehrung zwischen Endothel und L. elastica interna [57], eine Erhöhung des Hexosamingehaltes [25] und der sulfatierten MPS [26] nachgewiesen worden. Am *Gehirn* sind nach akustischen Reizen schon frühzeitig morphologische Veränderungen in kortikalen, später in subkortikalen Arealen in Form irreversibler degenerativer Veränderungen gefunden worden, wobei auch eine Kapillarisation mit Intimaverdickung und Thrombosierung beobachtet werden konnten [127, 128, 171]. Von einem Untersucher wird über schwere degenerative *Nieren*veränderungen berichtet, die an vielen Stellen in Nekrose übergingen [59]. Am *Pankreas* wurden eine starke B-Zell-Degranulierung [120, 121], an den *Nebennieren* Zeichen einer Rinden-Überfunktion ermittelt [165].

B. Mäuse

die 6 Monate lang einer sozialen Konfrontation ausgesetzt waren, zeigten histologisch eine akute und chronische interstitielle Nephritis, Myokardfibrose und eine arteriosklerotische Degeneration der intramuralen Koronargefäße und Aorta [69 70, 71].

C. Katzen

bei denen durch tägliche Konfrontation mit Hunden eine „Angsthypertonie" erzeugt worden war, zeigten Herzhypertrophie, Veränderungen an den Nieren im Sinne einer tubulären Insuffizienz sowie qualitative und quantitative Hypophysen- und Nebennieren-Veränderungen [129, 158].

D. Schweine

Durch monatelange abwechselnde Fütterungs- und Hungerperioden konnten Herzhypertrophie vorwiegend linksseitig, lokale Myokarditis mit degenerativen Muskelveränderungen sowie Infarktbildung hervorgerufen werden. Vereinzelt wurden Plaquebildungen in Lungengefäßen sowie Mediaverdickungen der Arteriolen mit perivaskulären Reaktionen in zahlreichen Organen angetroffen [164]. Durch wochenlange haltungsbedingte Konfliktsituation konnte eine Arteriosklerose der Koronarien erzeugt werden [164], während bei Schweinen, die nach Verabreichung von Muskelrelaxantien mehrmals an einem Tage an der Haut mit elektrischem Strom gereizt worden waren, Herzmuskelveränderungen wie nach Katecholamin-Verabreichung entstanden [85].

E. Hühner

Nach sozialem Stress wurden gehäuft Todesfälle infolge Myokard-Nekrosen wahrscheinlich durch Stenose der intramuralen Koronararterien beobachtet [145].

Gruppe IV

Spontane Hypertonie

A. Ratten

Makroskopische Befunde in Form perlschnurartig angeordneter knötchenartiger Verdickungen von Arterien des Mesenteriums und des Pankreas mit Veränderungen der Periarteriitis nodosa sowie Nephrosklerose sind bei einem Blutdruck über 200 mm Hg bei 45 bzw. 26%, unter 200 mm Hg nur bei 5 bzw. 2% der Tiere erhoben worden [124, 132]. Bei Tieren mit einer über 10 Monate währenden Hypertonie sind diese Veränderungen bei 35 bzw. 16%, bei kürzerer Dauer bei 15 bzw. 6% nachgewiesen worden [132]. Bei noch älteren Tieren können diese Veränderungen bis zu 94 bzw. 95% betragen [125, 133]. Eine konzentrische Hypertrophie des Herzen mit einer relativen Gewichtszunahme tritt bei allen länger lebenden SH-Ratten auf [125, 132, 133, 176]. Auch bis 19% der Fälle können Myokardinfarkte [53] sowie Narben in Form weißer Flecken in der Herzmuskulatur [132] zeigen. Das häufig geschwollene und anämische Gehirn weist intrazerebrale, subarachnoideale Blutungen und Infarkte [124, 135, 175] auf, deren Häufigkeit bei den verschiedenen Stämmen unterschiedlich ist. Bei bestehender Nephrosklerose hat die Nierenoberfläche ein feingranuliertes Aussehen [67]. Auffallend ist der hohe Anteil von Pneumonien mit 84% [134]. Generalisierte Ödeme (68%) [125, 133], intraperitoneale oder intrathorakale Blutungen [125, 133], Hydrothorax und Ascites [124], Thrombose der V. hepatica und des linken Atriums [125] sind weitere Befunde.

Histologische Befunde: Die Häufigkeit und die Ausdehnung der morphologischen Alterationen an den Gefäßen und Organen ist bei den verschiedenen Unterstämmen der SH-Ratten unterschiedlich. Auch zeigen männliche Tiere stärkere Gefäßalterationen als weibliche.

Von den *Gefäßen* weisen die kleinen Arterien und Arteriolen des Darmes, Mesenteriums, Pankreas, Hodens, der Nieren und Nebennieren Veränderungen der plasmatischen Vaskulose auf [132] (Ablagerungen von Fibrinoid in der Gefäßwand, Wandnekrose und -blutungen, granulomartige perivaskuläre Zellbildung, Fragmentation der L. elastica, Endothelzell-Degeneration) (Abb. 10 u. 11), wobei es im Stadium der Abheilung zu einem Ersatz der geschädigten Wandabschnitte durch proliferierte Fibroblasten z. T. verbunden mit Hyalinablagerungen oder Verkalkung kommt [132, 185]. Die Arteriolen der Nieren zeigen häufig zwiebelschalenartige Fibroblastenproliferation mit Lumeneinengung und die Glomerula schwere Gefäßschäden mit Fibrinoideinlagerungen und Ödembildung [132]. Außerdem weist ein Teil der Arteriolen und Arterien der betroffenen Organe einschließlich der Nieren Wandverdickungen mit Lumeneinengung infolge von Vorgängen der hyperplastischen Arterio- und Arteriolopathie auf (Abb. 12), die auch neben den Veränderungen der plasmatischen Vaskulose an Pia- und intrazerebralen

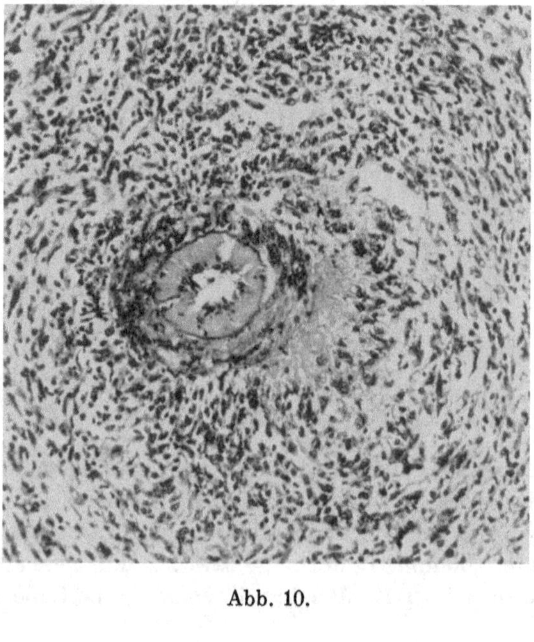

Abb. 10.

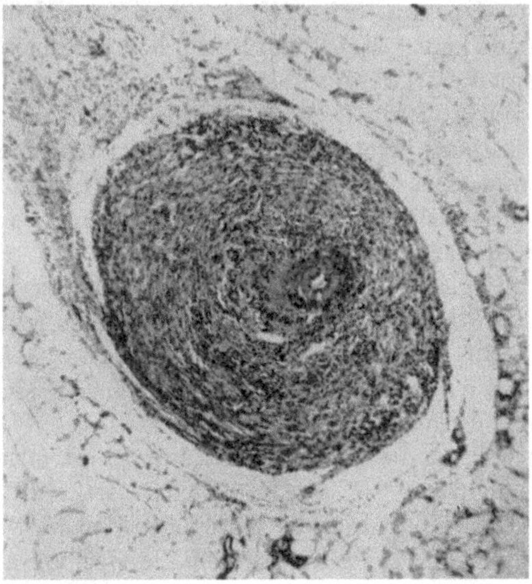

Abb. 10 u. Abb. 11. Arteriolonekrose mit mächtiger perivaskulärer Granulombildung. Darm. Ratte mit spontaner Hypertonie. PAS-Reaktion

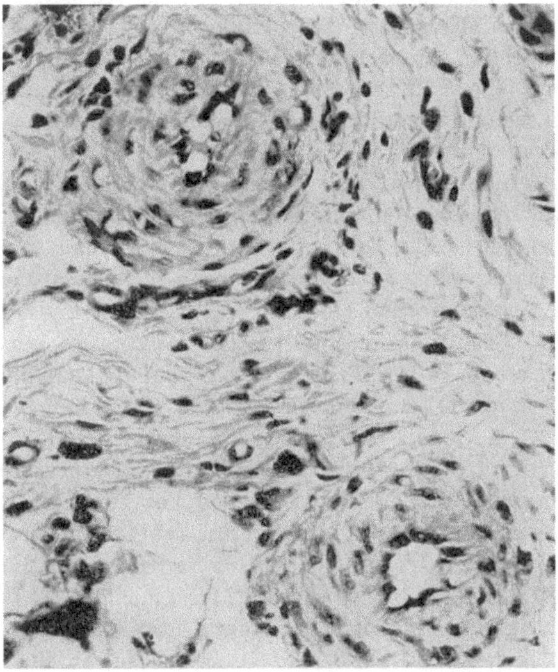

Abb. 12. Hyperplastische Arteriolopathie. Magen. Ratte mit spontaner Hypertonie. HE-Färbg.

Arterien beobachtet worden sind, bei denen es durch Thrombenbildung häufiger zur Lumenverlegung kommen kann [65, 66, 67]. Eine erhöhte Permeabilität der zerebralen Gefäße konnte auch ohne Parenchymveränderungen nachgewiesen werden [65, 66, 201]. Durch Verabreichung von Kochsalz (1%) im Trinkwasser lassen sich diese Veränderungen, und zwar bereits in einem jugendlichen Alter, qualitativ und quantitativ erheblich verstärken [64, 185], wobei der hohe Anteil (bis 79%) von Gehirnblutungen mit Kortexinfarkten auffällt [135]. Histochemisch zeigen die SH-Ratten nach Auftreten der Hypertonie eine gesteigerte ATPase-Aktivität der intestinalen und renalen intertubulären Arterien [53, 173] und eine geringe Aktivität der Dopa-Dekarboxylase bei den Kapillaren des Gehirns [178] sowie Anzeichen eines erhöhten Noradrenalingehaltes der Gefäße der Kreislaufperipherie [53]. Bei einem Drittel der SH-Ratten bestehen Veränderungen an den Arteriolen der Retina in Form von Neubildung glatter Muskelzellen und Basalmembranen im subendothelialen Raum sowie Wandödem [175, 187], ferner Wandverdickung mit Lumeneinengung sowie in das Lumen ragende Protuberanzen der Wand [158a]. Am M. cremaster hat ein Untersucher eine stärkere Schlängelung der Gefäße, eine Zunahme des Durchmessers der kleinen Arteriolen, deren Gesamtzahl um 50% verringert befunden wurde, sowie eine Verdoppelung der Anzahl der Venen nachgewiesen, deren Durchmesser vergrößert war [80].

Aus den Ergebnissen verschiedenartiger Messungen ist mehrfach auf eine Zunahme der Wanddicke der Widerstandsgefäße bei SH-Ratten geschlossen und daraus gefolgert worden, daß hierbei eine Kontraktion der Gefäßmuskulatur zu einer wesentlich stärkeren Einengung des Gefäßlumens und damit der Erhöhung des peripheren Widerstandes führt als bei normotonen Tieren mit einer dünnen Wand und damit weiten Lichtung der Gefäße. Einer morphometrisch festgestellten Mediahypertrophie von Aortenbogen und A. carotis in der Nähe des Karotissinus wird Bedeutung für eine Verschiebung der Pressorrezeptor-Steuerung und damit für eine veränderte Blutdruckregulation bei den hypertonen Ratten zugeschrieben.

Die *Herz*muskelzellen des linken Ventrikels weisen von der 13. Lebenswoche ab eine Zunahme ihres Durchmessers, der Myofibrillen, der Anzahl der Mitochondrien sowie eine Vermehrung des nicht selten dilatierten endoplasmatischen Retikulums auf [176]. An den makroskopisch als weiße Flecken erscheinenden Gebieten sind die Muskelfasern durch Bindegewebe ersetzt worden (Fibrose) [132]. Laktat(LDH)- und Succinat-Dehydrogenase (SDH) sowie β-hydroxy-butyrat-Dehydrogenase sind anfangs, Monoaminooxydase später erhöht [173, 176], die Ca-abhängige ATPase-Aktivität der Muskelfibrillen ist etwas verringert, im sarkoplasmatischen Retikulum bei niedriger Ca-Bindungskapazität jedoch hoch [5]. Der Katecholamingehalt des Myokards ist niedriger als bei normotonen Ratten [178]. An den *Nieren* treten außer den beschriebenen Gefäßveränderungen Hyalinzylinder, interstitielle lymphozytäre Infiltrationen, Fibrose, vereinzelt Infarkte sowie eine leichte Pyelonephritis auf [132]. Es besteht ein signifikant geringerer juxtaglomerulärer Index [53, 100] sowie eine verminderte Aktivität von Na-K-ATPase, SDH und LDH in der äußeren Markschicht [144a]. Die am *Hirn* auftretenden intrazerebralen Blutungen, die meist im Kortex und der subkortikalen weißen Substanz lokalisiert sind, sowie Infarkte können bei hierfür anfälligen Rattenstämmen („stroke-prone-SHR“) bei männlichen Tieren in fast 50%, bei NaCl-Verabreichung sogar in über 80% der Fälle vorkommen, wobei sich in der Nähe der Infarkte nicht selten Arterien nachweisen lassen, deren Lumen durch Thromben verschlossen sind [66, 67]. Außerdem sind histochemisch eine gesteigerte enzymatische Aktivität in zahlreichen Kernen des Hirnstammes [53] sowie eine gesteigerte Stoffwechselaktivität der vergrößerten Nervenzellen des Ggl. cervicale sup., das ein höheres Gewicht und Volumen als bei normotonen Tieren aufweist [53, 113], bei unverändert befundenen Barorezeptoren festgestellt worden. An den *endokrinen Organen* kommt es zu einem Anstieg der Glukokortikoid-Synthese in der Nebennierenrinde, zu einer Zunahme der Synthese oder Speicherung von Noradrenalin im Nebennierenrindenmark, zu einer erhöhten sekretorischen Aktivität der Thyreoidea, Zunahme der Aldosteron-Synthese in der Z. glomerulosa [173, 184], zu einer erhöhten Aktivität der TSH produzierenden basophilen Zellen der Adenohypophyse mit einer verstärkten ACTH-Sekretion sowie einer erhöhten sekretorischen Aktivität der Neurohypophyse [174]. Aus diesen Befunden wird auf eine Überfunktion des adenohypophysären-adrenokortikalen und adenohypophysär-thyreoidalen Systems, auf eine Hypersekretion von Vasopressin sowie auf eine sympathische Überaktivität bei den SH-Ratten geschlossen [174]. Durch den zu hohen Sympathicotonus sollen die Gefäßveränderungen ausgelöst werden, seine Reduktion soll bei jungen Tieren die Entwicklung der Gefäßalterationen und der Blutdruckerhöhung vermindern [189]. Andererseits spricht die Blutdrucksenkung, die bei SH-Ratten durch Transplantation von Nieren normotoner Ratten erzielt werden kann, für einen intrarenalen Defekt als Ursache der Hypertonie bei diesen Rattenstämmen [12].

Bei einem neuen Rattenstamm, bei dem eine genetisch bedingte Hypertonie mit Obesitas und Hyperlipidämie verbunden ist, lassen sich bei über 10 Monate alten Tieren makroskopisch Schrumpfnieren mit einer granulierten Oberfläche, Nierensteine, Herzerweiterung, weiße Flecken im Myokard sowie knötchenförmige Verdickungen an den Arterien von Pankreas, Mesenterium und Leber feststellen [101]. Histologisch zeigen die Nieren destruktive Glomerulaveränderungen, Atrophie der Tubuli, interstitielle Fibrose sowie Hyperplasie oder plasmatische Vaskulose der renalen Arterien, der Herzmuskel herdförmige Nekrosen mit reaktiver Fibrose. An den Arterien vor allem vom Pankreas, Mesenterium, Darm und Leber treten neben einer Muskelhyperplasie fetthaltige Intima-Plaques auf [101].

B. Affen

Bei spontan hypertonen wilden Rhesusaffen sind eine linksventrikuläre Herzhypertrophie, fleckförmige Myokarddegeneration mit Fibrose, fibröse Intima-Verdickung der großen Arterien sowie in einigen Fällen eine fortgeschrittene Pyelonephritis mit Hyalinablagerungen in den Glomerula festgestellt worden [119]. Die maligne Form der Hypertonie soll bei Affen sehr selten sein. So wurde bei nur einem Tier eine zerebrale Blutung infolge Arterienwandnekrose nachgewiesen [119].

C. Puten

Bei bestimmten Putenstämmen mit spontaner Hypertonie treten gehäuft Aortenrupturen infolge des hohen Blutdrucks auf.

D.

Bei anderen Tierarten mit spontaner Hypertonie, insbesondere bei Kaninchen und Hunden, liegen Angaben über pathologisch-anatomische Veränderungen u. W. nicht vor.

Gruppe V

Sonstige Hypertonieformen

Bei Hypertonie durch *Coarctatio aortae* wurden bei Ratten an den Aortenabschnitten oberhalb der Unterbindung lokale Intima-Veränderungen mit Lückenbildungen in der Elastica interna und Zellansammlung, Erweiterung des subendothelialen Raumes sowie Vesikelbildung in den Endothelzellen festgestellt [168]. In den poststenotischen Gebieten finden sich bei Kaninchen herdförmige Intimaproliferationen ohne wesentliche Faservermehrung und ohne Mediaveränderungen [58]. Nach *Ligation beider Aa. carotis* beim Kaninchen traten neben Hypertonie Nierenvergrößerung, am Gehirn substantielle Zunahme des Nucl. supraopticus, Hypophysen- und Nebennierenrindenvergrößerung auf [144]. Mit Blutdruckerhöhung einhergehende *bilaterale Nephrektomie* war bei Hunden, die bis zu 10 Tagen überlebten, an den kleinen Arterien und Arteriolen mit zur Hyalinisierung neigenden Medianekrosen sowie am Herzen mit Blutungen und Myokardnekrosen verbunden [123]. Bei Ratten, bei denen durch monatelange *Kochsalzgaben* Hypertonie erzeugt wurde, entwickelten sich an den kleinen arteriellen Gefäßen Veränderungen der plasmatischen Vaskulose [74, 96], wobei schon sehr frühzeitig Enzym-Änderungen nachweisbar waren [130], ferner Nekrosen vor allem in den Nieren und in der Herzmuskulatur sowie Nephrosklerose-ähnliche Veränderungen mit progressiver Glomerulitis [96]. *Aldosteron-Gaben* allein führen im Tierexperiment nicht zu wesentlichen Gefäßänderungen [55, 68, 105, 111, 118], jedoch beim Kaninchen zu Peritoneal- und Pleuraergüssen [56]. Dagegen kommt es bei zusätzlicher Verabreichung von Kochsalz oder Renin an den kleinen arteriellen Gefäßen zu Veränderungen der plasmatischen Vaskulose und zu Myokardnekrosen [105, 111, 118]. *Renin,* das bei Ratten nur einen mäßigen Blutdruckanstieg bedingt, ruft bei dieser Tierart außer einer Verbreiterung der Z. glomerulosa der Nebennierenrinde [21] nur geringe oder gar keine Gefäßveränderungen hervor [48, 112]. Bei nephrektomierten Ratten [48, 77, 112] oder nach Vorbehandlung mit DOCA, Cortison oder Aldosteron [48] treten ähnlich schwere Gefäßveränderungen nach Renin-Applikation wie bei der renalen Hypertonie auf. Nach *Cortison*-Gaben bilden sich nur geringe Gefäßveränderungen aus [118]. Sie wurden bei Mäusen in Form von Hyalinisierung an den Koronararterien neben Myokard- und Nebennierenrindennekrosen gefunden [20]. Bei der durch *Androgene* induzierten Hypertonie lassen sich bei Ratten nach unilateraler Nephrektomie und Kochsalzverabreichung Veränderungen der Gefäßhyalinose erzeugen [163, 177]. Schließlich konnten bei Hunden, bei denen durch i.v. Injektionen von Streptokokken eine Blutdruckerhöhung ausgelöst wurde, an den Nieren eine Hyalinisierung der Glomerula und Fibrose der Glomerulakapsel sowie Verdickungen der arteriellen Gefäße nachgewiesen werden [24].

Literatur

1. Aikawa, M., and S. Koletzky: Arteriosclerosis of the mesenteric arteries of rats with renal hypertension. Electron microscopic observations. Am. J. Path., **61** (1971), 293—304
2. Alexander, N., L. B. Hinshaw and D. R. Drury: Development of a strain of spontaneously hypertensive rabbits. Proc. Soc. Exp. Biol. Med., **86** (1954), 855—858
3. Alexander, N., L. B. Hinshaw and D. R. Drury: Further observations on development of a colony of spontaneously hypertensive rabbits. Proc. Soc. Exp. Biol. Med., **92** (1956), 249—253
4. Allison, P. R., N. Bleehan, W. Brown, G. W. Pickering, A. H. T. Robb-Smith and R. R. Russell: The production and resolution of hypertensive vascular lesion in the rabbit. Clin. Sci., **33** (1967), 39—51
5. Aoki, K., N. Ikedo and K. Hotta: Cardiac myofibrillar adenosine triphosphatase activity and calcium binding of microsome in the spontaneously hypertensive rat. S. 173—175 in: Okamoto, K., Nr. 133

6. Backwinkel, K.-P., G. Schmitt, H. Themann und W. H. Hauss: Elektronenmikroskopische Untersuchungen über Frühveränderungen der Koronararterien bei experimenteller Hypertonie. Beitr. Path., **141** (1970), 374–391
7. Backwinkel, K.-P., H. Themann, G. Schmitt und W. H. Hauss: Elektronenmikroskopische Untersuchungen über das Verhalten glatter Muskelzellen in der Arterienwand unter verschiedenen experimentellen Bedingungen. Virchows Arch. Abt. A, Path. Anat. **359** (1973), 171–184
8. Balogh, J.: Frühe vaskuläre Veränderungen bei experimenteller neurogener Hypertonie. Zbl. allg. Path. path. Anat., **101** (1969), 371–379
9. Bandick, N., and H. Sparks: Viscoelastic properties of the aorta of hypertensive rats. Proc. Soc. Exp. Biol. Med., **134** (1970), 56–60
10. Becker, C. H., D. Matthias, H.-J. Herrmann, E. Engler und K. Hecht: Das ultrastrukturelle Verhalten des peripheren Gefäßsystems von Ratten mit neurotisch induzierter Blutdruckdysregulation. In: Deutsch-sowjetisches Symposium über Probleme der kardiovaskulären Regulation, Berlin 1973, Abhandl. Akad. Wiss. DDR, S. 40–56, Akademie-Verlag, Berlin 1975
11. Becker, C. H., D. Matthias, E. Engler, H.-J. Herrmann, K. Hecht und Chr. Kreher: Ultrastrukturelle Befunde an der Lamina elastica interna und ihrer Umgebung in Arteriolen von Ratten mit verschiedenen experimentellen Hypertonieformen. Exp. Pathol., **10** (1975), 44–56
12. Bianchi, G., M. Fox, D. Pagetti and A. M. Giovanetti: The role of the kidney in the pathogenesis of the hypertension in spontaneously hypertensive rats. In: Distler, A., and H. P. Wolff: Hypertension. S. 34–46, Goerg Thieme Verlag, Stuttgart 1974
13. Biscoe, T. J., A. Lall and S. R. Sampson: Electron microscopic and electrophysiological studies on the carotid body following intracranial section of the glossopharyngeal nerve. J. Physiol. (London) **208** (1970), 133–152
14. Brown, J. J., G. Chapius and S. Robertson: The effect of prolonged intravenous infusion of angiotensin in the rabbit. Clin. Sci., **26** (1964), 165–175
15. Brownie, A. C., L. L. Bernardis, D. Phil, T. Niwa, S. Kamura and F. R. Skelton: The influence of age and sex on the development of adrenal regeneration hypertension. Lab. Invest., **15** (1966), 1342–1356
16. Burnstock, G., B. Gannon and T. Iweyama: Sympathetic innervation of vascular smooth muscle in normal and hypertensive animals. Suppl. II to Circ. Res. **26** a. **27** (1970), 5–24
17. Byrom, F. B.: The pathogenesis of hypertensive encephalopathy and its relation to the malignant phase of hypertension. Lancet 1954/II S. 200–211
18. Byrom, F. B.: The nature of malignancy in hypertensive disease. Lancet, 1963/I, S. 516 to 520
19. Cavallero, C., U. di Tondo, H. N. Pericoli and P. Sarti: Effect of prednisone on the noradrenaline-induced cell proliferation in the arterial wall. Experientia, **29** (1973), 703–704
20. Clarke, Th. D., A. D. Ashburn and W. L. Williams: Cortisone induced hypertension and cardiovascular lesions in mice. Am. J. Anat., **123** (1968), 429–440
21. Deane, H. W., and G. M. C. Masson: Adrenal cortical changes in rats with various types of experimental hypertension. J. Clin. Endocr., **11/I** (1951), 193–208
22. Detweiler, D. K.: Genetic aspects of cardiovascular diseases in animals. Circulation **30** (1964), 114–127
23. Dévényi, I., G. Dauda and J. Szabó: Juxtaglomerular index and activity of the renin-angiotensin-system. Path. europ. (Brüssel), **6** (1971), 19–33
24. Dick, G. F.: Experimental hypertension. Arch. Path., **39** (1945), 81–88
25. Eckert, H., H. Braselmann, J. Kunz, E. Scheer und M. Poppei: Über den Einfluß unterschiedlich erzeugter Hypertonieformen auf Struktur und MPS-Stoffwechsel von Blutgefäßen. Dtsch. Ges.wesen, **64** (1970), 1483
26. Eckert, H., H. Braselmann, J. Kunz, M. Poppei und E. Scheer: Einfluß unterschiedlich erzeugter Hypertonieformen auf MPS-Stoffwechsel und Struktur von Aorta und großen Organarterien. Exp. Path., **5** (1971), 88–97

27. Engler, E., D. Matthias, H.-J. Herrmann, C. H. Becker, M. Poppei, S. Choinowski und K. Hecht: Autoradiographische Untersuchungen zum Mesenchymstoffwechsel peripherer Gefäße bei Ratten mit neurotisch-induzierter Blutdruckdysregulation sowie anderer belastender Faktoren. In: Deutsch-Sowjetisches Symposium über Probleme der kardiovaskulären Regulation, Berlin 1973, Abhandlg. Akad. Wiss. DDR, S. 137–141, Akademie-Verlag Berlin 1975

28. Fekete, A.: Permanent hypertension induced by ligation of one renal artery in the dog. Acta med. Acad. Sci. hung., **27** (1970), 191–204

29. Fekete. A., E. Tarján and E. Konyár: Renal function and morphology in hypertension induced by ligation of one renal artery in the rat. Acta. med. Acad. Sci. hung., **31** (1974), 59–67

30. Folkow, B.: The hämodynamic consequences of adaptive structural changes of the resistance vessel in hypertension. Clin. Sci., **41** (1971), 1–12

31. Freis, E. D.: Modification of hypertension in the spontaneously hypertensive rat. In: Sambhi, M. P.: Mechanisms of hypertension. Excerpta Medica Amsterdam 1973, American Elsevier Publishing Co., Inc. New York

32. Friedman, S. M., H. S. Gordon and M. Nakashima: Vascular morphology in hypertensive states in the rat. Anat. Rec., **171** (1971), 529–544

33. Gardner, D. L.: The influence of intermittent bretyliumtosylate (Darenthin) on the development of vascular disease in rats with hypertension caused by sodium retention. Brit. J. exp. Path., **43** (1962), 88–92

34. Gardner, D. L.: Arterial necrosis caused by mehoxamine: a comparison between acute experimental hypertensive arterial disease in the rat and lesions caused by a sympathomimetic amine. Brit. J. exp. Path., **43** (1962), 213–220

35. Gardner, D. L., and M. A. Matthews: Ultrastructure of the wall of small arteries in early experimental rat hypertension. J. Path., **97** (1969), 51–62

36. Garner, A., N. Ashton, R. Tripathi, E. M. Kohner, C. J. Bulpitt and C. T. Dollery: Pathogenesis of hypertensive retinopathy. Brit. J. Ophthal., **59** (1975), 3–44

37. Gavras, H., A. F. Lever, J. J. Brown and R. F. Macadan: Acute renal failure tubular necrosis and myocardial infarction induced in the rabbit by intravenous angiotensin II. Lancet 1971/II, S. 19–22

38. Gavras, H. und H. R. Brunner: Renin und Natrium und die Entstehung vaskulärer Läsionen bei Hypertonie. Schweiz. med. Wschr., **104** (1974), 13, 1301–1310

39. Garvas, H., D. Kremer, J. J. Brown, B. Gray, A. F. Lever, R. F. MacAdam, A. Medina, J. J. Morton and J. I. S. Robertson: Angiotensin- and norepinephrine-induced myocardial lesions: experimental studies in rabbits and man. Am. Heart J., **89** (1975), 321–332

40. Geer, J. C., H. C. McGill, I. Nishimori and F. R. Skelton: A developmental study of adrenal-regeneration-hypertension. Lab. Invest., **10** (1961), 51–75

41. Giacomelli, F., J. Wiener and D. Spiro: The cellular pathology of experimental hypertension. V. Increased permeability of cerebral arterial vessels. Am. J. Path., **59** (1970), 133 to 142

42. Giese, J.: Deposition of serum proteins in vascular walls during acute hypertension. Acta path. microbiol. scand., **53** (1961), 167–172

43. Giese, J.: Acute vascular disease caused by severe renal ischaemia. Acta path. microbiol. scand., **56** (1962), 399–408

44. Giese, J.: Acute hypertensive vascular disease. 1. Relation between blood pressure changes and vascular lesions in different forms of acute hypertension. Acta path. microbiol. scand., **62** (1969), 481–496

45. Giese, J.: Acute hypertensive vascular disease. 2. Studies on vascular reaction pattern and permeability changes by means of vital microscopy and colloidal tracer technique. Acta path. microbiol. scand., **62** (1964), 497–515

46. Giese, J.: The pathogenesis of hypertensive vascular disease. Munksgaard, Copenhagen 1966

47. Giese, J.: The pathogenesis of hypertensive disease. Dan. med. Bull., **14** (1967), 259–268
48. Giese, J.: Renin, Angiotensin and hypertensive vascular damage: a review. Am. J. Med., **55** (1973), 315–332
49. Gliech, V., H. Braselmann und J. Kunz: Stoffwechselveränderungen der sauren Mukopolysaccharide von Aorta und Koronararterien der Ratte in der Initialphase der renalen Hypertonie. Exp. Path. (Jena), **6** (1972), 151–157
50. Goldby, F. S., and L. J. Beilin: Relationship between arterial pressure and the permeability of arterioles to carbon particles in acute hypertension in the rat. Cardiovascular Res., **6** (1972), 384–390
51. Goldby, F. S., and L. J. Beilin: How an acute rise in arterial pressure damages arterioles. Cardiovascular Res., **6** (1972), 569–584
52. Green, D. M.: Experimental hypertension. Ann. intern. Med., **39** (1953), 333–344
53. Grieger, F.: Die spontane Hypertonie bei Tieren. Dtsch. Ges.wesen, **26** (1971), 1529–1535
54. Gross, F. und H. Schmidt: Überdosierung von Cortexon (DOC) und Kochsalz beim Kaninchen. Arch. exp. Path. (D), **232** (1958), 408–418
55. Gross, F., and H. Schmidt: Aldosterone overdosage in the rabbit. Acta endocr. (Kbh.), **28** (1958), 467–478
56. Gross, F.: Der erhöhte Blutdruck. In: Heintz, R., und H. Losse: Die arterielle Hypertonie. S. 63–89, Georg Thieme-Verlag, Stuttgart 1969
57. Guski, H., R. Schmidt, H. Eckert und K. Hecht: Vergleichende Wanddickenbestimmung der Aorta bei der experimentellen Hypertonie der Ratte. Exp. Path., **5** (1971), 59–70
58. Guski, H., L.-H. Kettler und J. Götze: Der Einfluß der experimentellen Hypertonie auf die Ausbildung von Wandveränderungen der Aorta beim normo- und hypercholesterinämischen Kaninchen. Exp. Path., **5** (1971), 308–326
59. Händel, M., P. Kertai, J. Sós, K. Weisz und I. Balkányi: Beeinflussung der experimentellen neurogenen Hypertonie durch Medikamente und Diät bei Ratten. Acta physiol Acad. Sci. hung., **4** (1953), 315–322
60. Hall, C. E., and O. Hall: Hypentensive disease produced by Desoxycorticosterone Acetate in parabiotic rats. Arch. Path., **51** (1951), 249–259
61. Hall, C. E., O. Hall and E. G. Rennels: Mineralcorticoid hypertensive cardiovascular disease induced in hypophysectomized rats. Circ. Res., **8** (1960), 336–343
62. Hall, C. E., S. Ayachi and O. Hall: Hypertensive vascular disease produced in rats by compression of the adrenal gland and its relationship to adrenal-regeneration hypertension. Endocrinology, **94** (1974), 355–362
63. Hauss, W. H., G. Schmitt und G. Junge-Hülsing: Zur Pathogenese der Herzinsuffizienz. Z. Kreisl.-Forsch., **57**, (1968), 201–212
64. Hazama, F., T. Tanaka, A. Ooshima, H. Haebara, S. Amano, J. Yamazak and K. Okamoto: Dietary effects on cardiovascular lesions in spontaneously hypertensive rat. S. 134–141. In: Okamoto, K., Nr. 133
65. Hazama, F., S. Amano, H. Haebara and K. Okamoto: Changes in vascular permeability in the brain of stroke-prone spontaneously hypertensive rats studied with peroxydase as a tracer. Acta Path. jap., **25** (5) (1975), 565–574
66. Hazama, F., H. Haebara, S. Amano and K. Okamoto: Pathology of cerebrovascular diseases in spontaneously hypertensive rats. (7. Internationaler Kongreß der Neuropathologie, Budapest, 1.–3. 9. 1974), Excerpta Medica, Amsterdam, 517–520 (1975)
67. Hazama, F., A. Ooshima, T. Tanaka, K. Tomimoto and K. Okamoto: Vascular lesions in the various substrains of spontaneously hypertensive rats and the effects of chronic salt ingestion. Jap. Circ. J., **39** (1975), 7–22
68. Heintz, R. und H. Losse: Arterielle Hypertonie. Georg Thieme-Verlag, Stuttgart 1969
69. Henry, J. P., D. L. Ely, Patricia M. Stephens, H. L. Ratcliffe, G. A. Santisteban and A. P. Shapiro: The role of psychosocial factors in the development of arteriosclerosis in mice. Atherosclerosis, **14** (1971), 203–218

70. Henry, J. P., D. L. Ely and Patricia M. Stephens: The role of psychological stimulation in the pathogenesis of hypertension. (Referat), Verhdlg. Dtsch. Ges. f. innere Medizin, 80. Kongreß, Wiesbaden 21.—25. 4. 1974, S. 1724—1740, J. F. Bergmann-Verlag, München 1974
71. Henry, J. P., Patricia, M. Stephens and G. A. Santisteban: A model of psychosocial hypertension showing reversibility and progression of cardiovascular complications. Circ. Res., **36**, 156—164 (1975)
72. Herrmann, H. J., D. Matthias, E. Engler, C. H. Becker, K. Hecht, P. Mühlig und Chr. Kühne: Ergebnisse morphometrischer und histochemischer Untersuchungen an der Kreislaufperipherie von Ratten mit neurotisch-induzierter Blutdruckdysregulation. In: Deutsch-Sowjetisches Symposium über Probleme der kardiovaskulären Regulation. Berlin 1973, Abhandlg. Akad. Wiss. DDR. S. 133—135, Akademie-Verlag, Berlin 1975
73. Hill, G. S., and R. H. Heptinstall: Steroid induced hypertension in the rat. Am. J. Path., **52** (1968), 1—39
74. Hill, G. S.: Studies on the pathogenesis of hypertensive vascular disease. Circ. Res., **27** (1970), 657—668
75. Hilse, H.: Untersuchungen zur Pathogenese und Therapie einer experimentellen Hypertonie bei Ratten. Acta biol. med. germ., **17** (1966), 464—477
76. Hinke, J. A. M.: In vitro demonstration of vascular hyperresponsiveness in experimental hypertension. Circ. Res., **27** (1965), 359—371
77. Hirano, J., and G. M. C. Masson: Reproduction of chronic renal hypertension with renin. Lab. Invest., **19** (1968), 163—168
78. Hueper, W. C.: Arteriosclerosis. Arch. Path., **38** (1944), 245—285 u. 350—364 •
79. Hüttner, I., R. H. More and G. Rona: Fine structural evidence of specific mechanism for increased endothelial permeability in experimental hypertension. Am. J. Path., **61** (1970), 395—405
80. Hutchins, P. M., and A. E. Darnell: Observation of a decreased number of small arterioles in spontaneously hypertensive rats. Suppl. I to Circ. Res., **34** (1974), 161—165
81. Jellinek, H., I. Hüttner, T. Kerényi, Gy. Gábor and G. Pogátsa: Fibrinoid necrosic of the vascular wall induced by noradrenaline. Acta morph. Acad. Sci. hung., **14** (1966), 183—186
82. Jellinek, H., Gy. Gabor, F. Solti and B. Veress: The problem of the coronary changes due to disturbance of vascular wall permeability. Angiology, **18** (1967), 179—187
83. Jellinek, H., I. Hüttner, T. Kerényi, B. Veress, A. Kosce, Z. Nagy und A. Bálint: Die Gefäßwandpermeabilität beeinflussende Faktoren und einige geeignete Untersuchungsverfahren. Gefäßwand und Blutplasma, III. Symposium, VEB Gustav Fischer Verlag, Jena 1970, S. 141—145
84. Jellinek, H.: Arterial lesions and arteriosclerosis. Akadémiai Kiadó, Budapest 1974
85. Jönsson, L., and G. Johansson: Cardiac muscle cell damage induced by restraint stress. Virchows Arch. B, Cell Path. **17** (1974), 1—2
86. Jurnkova, Z., and D. Kiprov: A morphometric and electron microscopic study of the aortic wall in experimental hypertension. Cor vasa, **14** (1972), 126—134
87. Kadlec, O., M. Grigel, M. Niks und I. Hulin: Morphologische Veränderungen in der Nebennierenrinde bei Ratten mit experimenteller renovaskulären Hypertonie. Bratisl. lek. Listy, **54/2** (1970), 137—151
87a. Kasemsri, S., and P. A. Nickerson: Quantitative ultrastructural study of the rat adrenal cortex in renal encapsulation-induced hypertension. Am. J. Path., **82** (1976), 143—156
88. Katz, Y. J., P. R. Patek and S. Bernick: Effect of angiotensin on juxtaglomerular cells and vessels of the kidney. Circ. Res., **11** (1962), 955—960
89. Kerényi, T., H. Jellinek, I. Hüttner, G. Gorácz and E. Konyar: Fibrinoid necrosis of the vascular wall in experimental malignant hypertension. Acta morph. Acad. Sci. hung., **14** (1966), 175—182
90. Kincaid-Smith, P., J. B. Hobbs, A. Friedman and D. C. Mathews: Structural and ultrastructural alterations in mesenteric and renal arterioles following infusion. In: Hypertension 1972, S. 97—108, Springer-Verlag, Berlin—Heidelberg—New York

91. KINCAID-SMITH, P., A. FRIEDMAN and J. B. HOBBS: Morphological effects of angiotensin in arteries. In: Handb. d. exper. Pharmakologie, **37**: PAGE, I. H., and F. M. BUMPUS: Angiotensin, S. 490—499, Springer-Verlag, Berlin—Heidelberg—New York 1974
92. KÓCZÉ, A., A. BÁLINT, Z. NAGY, A. HINTALAN and H. JELLINEK: The role and significance of vasodilatation in the development of small arterial lesions in the rat. Angiological, **7** (1970), 374—380
93. KOJIMAHARA, M.: Healing and exacerbation of arterial lesions in rats with experimental hypertension, with special reference to effects of antihypertensive drugs on arterial lesions. Gunma J. med. Sci., **15** (1967), 1—42
94. KOJIMAHARA, M., and G. OONEDA: Electron microscopic study on the middle cerebral artery lesions in hypertensive rats. Acta path. jap., **20** (1970), 399—408
95. KOJIMAHARA, M., K. SEKIYA, T. FUKUSHIMA and OONEDA: On the morphogenesis of massive cerebral hemorrhage in experimental hypertensive rats. Acta path. jap., **22** (1972), 99—105
96. KOLETZKY, S.: Hypertensive vascular disease produced by salt. Lab. Invest., **7** (1958), 377 to 386
97. KOLETZKY, S., and W. H. PRITCHARD: Experimental renal hypertension. Arch. Path., **78** (1964), 24—30
98. KOLETZKY, S., J. M. RIVERA-VELEZ and W. H. PRITCHARD: Production of hypertension and vascular disease by angiotensin. Arch. Path., **82** (1966), 99—106
99. KOLETZKY, S.: Renin-angiotensin-system in microembolic renal hypertension. Arch. Path., **85** (1968), 1—9
100. KOLETZKY, S., P. SHOOK and J. RIVERA-VELEZ: Absence of hyperactive renal humoral pressor system in spontaneously hypertensive rats. S. 199—202. In: OKAMOTO, K., Nr. 133
101. KOLETZKY, S.: Pathologic findings and laboratory data in a new strain of obese hypertensive rats. Am. J. Path., **80** (1975), 129—140
102. KUNZ, J., U. KEIM, H. BRASELMANN, Ch. KREHER und St. NITSCHKOFF: Intramurale und perivasale Ablagerungen von Plasmaproteinen bei der experimentellen Hypertonie. Exp. Path., **8** (1973), 294—302
103. KUNZ, J.: Stoffwechselveränderungen der Arterienwand bei Hypertonie. Ergebn. exp. Med., **16** (1974), 153—162
104. KYOGOKU, M., H. HAEBARA, A. OOSHIMA, J. YAMOTI, S. IKEBARA, T. OHTA, T. OKUDA and K. OKAMOTO: Further studies on the cardiovascular system in spontaneously hypertensive rats. S. 155—160. In OKAMOTO, K., Nr. 133
105. LARAGH, J. H.: Biochemical profiling and the natural history of hypertensive diseases: low-serum essential hypertension, a benign condition. Circulation, **44** (1971), 971—978
106. MARWOOD, J. F., and M. F. LOCKETT: Sound-withdrawal hypertension in rats — a new form of experimental hypertension. J. Pharm. Pharmacol., **25** (1973), 42—48
107. MARX, A. J., H. W. DEANE, Th. F. MOWLES and H. SHEPPARD: Chronic administration of angiotensin in rats: Changes in bloodpressure, renal and adrenal histophysiology and aldosterone production. Endocrinology, **73** (1963), 329—337
108. MASSON, G. M. C., A. C. CORCORAN and I. H. PAGE: Renal and vascular lesions elicited by "Renin" in rats with desoxycorticosterone hypertension. Arch. Path., **53** (1952), 217—225
109. MASSON, G. M. C., A. C. CORCORAN, I. H. PAGE and F. DEL GRECO: Angiotensin induction of vascular lesions in desoxycorticosterone treated rats. Proc. Soc. exp. Biol. Med., **84** (1953), 284—287
110. MASSON, G. M. C., Lena LEWIS, H. C. CORCORAN and I. H. PAGE: Desoxycorticosterone in rabbits: simulation of rabbit „toxemia of pregnancy". J. clin. Endocr., **13** (1953), 300—315
111. MASSON, G. M. C., A. MIKASA and H. YASUDA: Experimental vascular disease elicited by aldosterone and renin. Endocrinology, **71** (1962), 505—512
112. MASSON, G. M. C., Ch. KASHII, M. MATSUNAGA and I. V. PAGE: Hypertensive vascular disease produced by homologous renin. Science, **145** (1964), 178—180
113. MATSUMOTO, M.: Morphological studies on the anatomic nervous system of hypertensive rats. I. Histometrical study on the superior cervical sympathetic ganglions of spontaneously hypertensive rats. Jap. Circ. J., **30** (1966), 743—753

114. MATTHIAS, D., E. ENGLER, C. H. BECKER und H.-J. HERRMANN: Morphologische Erscheinungen von Adaptationsvorgängen bei Ratten mit einem durch Depot-Angiotensin erzeugten Widerstandshochdruck. In: Deutsch-Sowjetisches Symposium über Probleme der kardiovaskulären Regulation, Berlin 1973, Abhandlg. Akad. Wiss. DDR, S. 223–225, Akademie-Verlag, Berlin 1975

115. MATTHIAS, D., E. ENGLER, H.-J. HERRMANN und C. H. BECKER: Histophathologische Untersuchungen an Ratten mit einem durch Depot-Angiotensin erzeugten Hochdruck. Arch. exp. Vet. Med., 28 (1974), 417–443

115a. MATTHIAS, D., E. ENGLER, H.-J. HERRMANN und C. H. BECKER: Blutdruckverhalten und Pathomorphologie bei der Ratte nach Applikation hoher Dosen Depot-Angiotensin. Acta biol. med. germ., 34 (1975), 625–633

116. MATTHIAS, D.: Hypertensive Arteriolopathien unter besonderer Berücksichtigung des Plasmaeinflusses bei verschiedenen Hypertoniemodellen. Symposium Gefäßwand und Blutplasma IV, Leipzig 1972, S. 61–62, Gustav Fischer-Verlag, Jena 1974

117. MATTHIAS, D., W. WACHTEL, I. WOLF, C. H. BECKER, E. ENGLER und H.-J. HERRMANN: Erste Untersuchungen an Schweinen mit Angiotensin-bedingter Blutdruckerhöhung. Acta biol. med. germ., 35 (1976), 491–499

118. MEIER, R. und P. LICHTLEN: Allgemeine Probleme der experimentellen Hypertension. Arch. exp. Path. (D.), 232 (1958), 137–161

119. MODI, K. K., and R. N. CHAKRAVARTI: Spontaneously occuring hypertension in wild rhesus monkeys. Klin. Wschr., 53 (1975), 363–367

120. MORITZ, V., H. BAUMANN, M. POPPEI und St. NITSCHKOFF: Zur Morphologie der Pankreas-Inselzellen bei der experimentell hypertondysregulierten Ratte. Acta biol. med. germ., 27 (1971), 961–970

121. MORITZ, V., R. BAUMANN, K. HECHT, M. POPPEI und K. TREPTOW: Relationen zwischen neurotisch induzierter Blutdruckregulation und Granulagehalt der Pankreas-B-Zellen bei der Albinoratte. Acta biol. med. germ., 30 (1973), 231–240

122. MORITZ, V., R. BAUMANN, St. NITSCHKOFF und J. LÄUTER: Vergleichende histologische Untersuchungen des Inselapparates und des Kohlenhydrat-Fettstoffwechsels bei renaler Hypertonie der Ratte. Dtsch. Ges.wesen., 28 (1973), 1948–1953.

123. MUIRHEAD, E. E., L. B. TURNER and A. GROLLMAN: Hypertensive cardiovascular disease. Arch. Path. 51 (1951), 575–592

124. NAGAOKA, A., H. KAWAJI, Y. IMAI and H. FUKUI: Systemic edema, Thrombosis and other hypertensive lesions observed in the spontaneously hypertensive rat at advanced age. Jap. J. Pharmacol., 20 (1970), 509–516

125. NAGAOKA, A., K. KIKUCHI, H. KAWAJI, T. MATSUO and J. ARAMAKI: Life-span, hematological abnormalities, thrombosis and other macroscopical lesions in the spontaneously hypertensive rat. S. 149–154. In: OKAMOTO, K., Nr. 133

126. NICKERSON, P. A., A. C. BROWNIE and F. R. SKELTON: An electron microscopic study of the regenerating adrenal gland during the development of adrenal regeneration hypertension. Am. J. Path., 57 (1969), 335–364

127. NITSCHKOFF, St. und G. N. KRIVICKAJA: Beobachtungen bei der Applikation akustischer Reize an weißen Laboratoriumsratten unter besonderer Berücksichtigung der Hämatopoese und Histomorphologie des Hypothalamus. Abhandlg. Dtsch. Akad. Wiss. Berlin, Klasse Med. Wiss. 1960, Nr. 2, S. 73–76, Akademie-Verlag, Berlin 1966

128. NITSCHKOFF, St., G. N. KRIVICKAJA und U. GNÜCHTEL: Über neurovegetative Schäden und histomorphologische Veränderungen im Gehirn der Ratte bei Einwirkung akustischer Reize. Acta biol. med. germ., 19 (1967), 33–45

129. NITSCHKOFF, St., M. GRÜNER, R. BAUMANN, U. GNÜCHTEL und Ch. KREHER: Über arteriell hypertone Dysregulationen auf der Grundlage experimenteller Neurosen am Tier. Dtsch. Ges.wesen., 25 (1970), 1876–1885

130. OKA, M., and A. ANGRIST: Histoenzymatic studies of arteries in high salt hypertension. Lab. Invest., 14 (1965), 1604–1615

131. OKA, M., and A. ANGRIST: Histoenzymatic studies of vessels in hypertensive rats. Lab. Invest., **16**/1 (1967), 25–35
132. OKAMOTO, K., K. AOKI, S. NOSAKA and M. FUKUSHIMA: Cardiovascular diseases in the spontaneously hypertensive rat. Jap. Circ. J., **28**, 943–952 (1964)
133. OKAMOTO, K.: Spontaneous hypertension. Its pathogenesis and complications. Tokyo: Igaku Shoin, Springer-Verlag, Berlin–Heidelberg–New York 1972
134. OKAMOTO, K., Y. YAMORI, A. OOSHIMA, C. PARK, H. HAEBARA, M. MATSUMOTO, T. TANAKA, T. OKUDA, F. HAZAMA and M. KYOGOKU: Establishment of the inbred strain of the spontaneously hypertensive rat and genetic factors involved in hypertension. S. 1–8. In: OKAMOTO, K., Nr. 133
135. OKAMOTO, K., F. HAZAMA, H. HAEBARA, S. AMANO, T. TANAKA and A. OOSHIMA: Pathology of dietary induced cerebrovascular diseases in spontaneously hypertensive rats. S. 129–133. In: OKAMOTO, K., Nr. 133
136. OKITA, S.: The ultrastructure of the renal glomerulus in experimental hypertension. Arch. histol. jap., **33** (1971), 209–223
137. OLSEN, F.: Penetration of circulating fluorescent proteins into walls of arterioles and venules in rats with intermittent acute angiotensin-hypertension. Acta path. microbiol. scand., **74** (1968), 325–332
138. OLSEN, F.: Rate and ways of resolution of hypertensive vasculare disease. Acta path. microbiol. scand., **77** (1969), 39–48
139. OLSEN, F.: Arteriolar permeability and destruction of elastic membrane in hypertension. Acta path. microbiol. scand., **75** (1969), 527–536
140. OLSEN, F.: Type and course of the inflammatory cellular reaction in acute angiotensin-hypertensive vascular disease in rats. Acta path. microbiol. scand., A **78** (1970), 143–150
141. PARKER, H. R., D. L. DUNGWORTH and S. J. GALLIGAN: Renal hypertension in sheep. Am. J. Vet. Res., **27** (1966) 430–443
142. PESSINA, A. C., B. HULME and W. S. PEART: Renin induced proteinuria and the effects of adrenalectomy. II. Morphology in relation to function. Proc. roy. Soc. B., **180** (1972), 61–71
143. POSTNOV, YU. V.: Das Verhalten einiger Fermente und Elektrolyte der Gefäßwand bei der experimentellen Hypertonie der Ratte. Virchows Arch. path. Anat., **341** (1966), 237–244
144. POSTNOV, YU. V., and S. I. GORKOVA: The functional morphology of the kidneys and the hypothalamic neurosecretory system in rabbits with ischemic cerebral hypertension. Virchows Arch. path. Anat., **357** (1972), 99–112
144a. POSTNOV, YU. V., M. REZNIKOWA and G. BORISKINA: Na-K-Adenosine Triphosphatase in the kidney of rats with renal hypertension and spontaneously hypertensive rats. Pflügers Arch. ges. Physiol., **362** (1976), 9–99
145. RATCLIFF, H. L., and R. L. SNYDER: Arteriosclerotic stenosis of the intramural coronary arteries of chickens. Brit. J. exp. Path., **48** (1967), 357–365
146. RATCLIFF, H. L., H. LUGINBÜHL, W. R. SCHNARR and K. CHACKO: Coronary arteriosclerosis in swine: Evidence of a relation to behaviour. J. comp. Physiol. Psychol., **68** (1969), 385–396
147. RIFKIN, R. J.: Uptake of Ferritin in rat kidney stimulated by renal and DOCA-induced hypertension. Am. J. Path., **62** (1971), 429–437
148. ROBERTSON, D. M., H. B. DINSDALE, T. HAYASHI and J. TU: Cerebral lesions in adrenal regeneration hypertension. Am. J. Path., **59** (1970), 115–131
149. ROBERTSON, A. L., and P. A. KHAIRALLAH: Angiotensin II: rapid localisation in nuclei of smooth and cardiac muscle. Science, **172** (1971), 1138–1139
150. ROBERTSON, A. L., and P. A. KHAIRALLAH: Effects of angiotensin II on the permeability of the vascular wall. In: Handb. exp. Pharmakol., **37**: PAGE, I. H., and F. M. BUMPUS: Angiotensin, S. 500–509, Springer-Verlag, Berlin–Heidelberg–New York 1974
151. RODDA, R., and D. DENNY-BROWN: The cerebral arterioles in experimental hypertension. II. The Development of arteriolonecrosis. Am. J. Path., **49** (1966), 365–381
152. RODRIGUEZ, S.: Experimentelle Untersuchungen am juxtaglomerulären Apparat (JGA) beider Nieren nach vorübergehender Unterbindung einer Arteria renalis. Verh. Anat. Ges. (Jena) 1973, S. 159–160

153. Salgado, E., and H. Selye: Protection by hypophysectomy against some of the toxic effects of corticoid hormone overdosage. J. Endocr., **12** (1952), 974
154. Salgado, E.: Medial aortic lesions in rats with metacorticoid hypertension. Am. J. Path., **58** (1970), 305–327
155. Santos-Buch, Ch. A., G. E. Murphy, C. G. Becker, B. G. Miscall and W. G. Campbell: Evidence of a causative role of adrenocortical activity in the genesis of disseminated arterial lesions induced in rabbits by renal alterations. Lab. Invest., **15** (1966), 1327–1341
156. Schmitt, G., H. Knoche, G. Junge-Hülsing, R. Koch und W. H. Hauss: Über die Reduplikation von Aortenwandzellen bei arterieller Hypertonie. Z. Kreisl.-Forsch., **59** (1970), 481 bis 487
157. Schneider, U. und W. Thoenes: Macula densa und granulierte Zellen des juxtaglomerulären Apparates bei experimentellem Drosselungshochdruck. Morphometrische Untersuchungen. Virchows Arch. path. Anat., **353** (1971), 221–223
158. Schunk, J.: Emotionale Faktoren in der Pathogenese des essentiellen Hypertonie. Z. klin. Med., **152** (1954), 251–280
158a. Sekino, T.: Scanning electron microscopic studies on the retinal arterioles in spontaneously hypertensive rats (SHR) (Japanese). Folia Opthal. Jap., **25** (1974), 1207–1220
159. Selye, H., and C. H. Hall: Pathologic changes induced in various species by overdosage with desoxycorticosterone. Arch. Path., **36** (1943), 19–31
160. Selye, H., C. E. Hall and E. M. Rowley: Malignant hypertension produced by treatment with desoxycorticosterone acetate and sodium chloride. Canad. med. Ass. J., **49** (1943), 88–92
161. Selye, H., and P. Bois: The hormonal production of nephrosclerosis and periarteriitis nodosa in the primate. Brit. med. J., **1** (1957), 183–186
162. Selye, H.: Elektrolyte, Stress und Herznekrose. Benno Schwabe u. Co.-Verlag, Basel, Stuttgart 1960
163. Selye, H.: The evolution of the stress concept. Am. J. Cardiol., **26** (1970), 289–299
164. Smith, G. S., J. L. Smith, M. S. Mameesh, J. Simon and B. C. Johnson: Hypertension and cardiovascular abnormalities in starved-refed swine. J. Nutr., **82** (1964), 173–182
165. Smookler, H. H., and J. P. Buckley: Effect of drugs on animals exposed to chronic environmental stress. Fed. Proc., **29** (1970), 1980–1984
166. Sommer, H., J. Quandt und J. Maaz: Zur Morphologie der leptomeningealen Arteriolen bei labilem nephrogenem Hochdruck der Ratte. Dtsch. Ges.wesen., **25** (1970), 1194
167. Spiro, D., R. G. Lattes and J. Wiener: The cellular pathology of experimental hypertension. I. Hyperplastic arteriolarsclerosis. Am. J. Path., **47** (1965), 19–49
168. Still, W. J. S.: The early effect of hypertension on the aortic intima of the rat. Am. J. Path., **51** (1967), 721–734
169. Still, W. J. S., and S. M. Dennison: The pathogenesis of the glomerular changes in steroid-induced hypertension in the rat. Lab. Invest., **20** (1969), 249–260
170. Still, W. J. S.: The arterial endothelium of the hypertensive rat. Arch. Path., **97** (1974), 337–342
171. Strachov u. Mit,: Morphologische Hirnveränderungen nach Lärmeinwirkungen. Bjull. eksp. Biol. Med., **69** (1970), 95–97
172. Suzuki, K., S. Ookawera and G. Ooneda: Increased permeability of the arteries in hypertensive rats: an electron microscopic study. Exp. Molec. Path., **15**/2 (1971), 198–208
173. Tabei, R.: On histochemical studies of the various organs of spontaneously hypertensive rats. Jap. Circ. J., **30** (1966), 717–742
174. Tabei, R., T. Manajama, M. Kumada and K. Okamoto: Morphological studies on endocrine organs in spontaneously hypertensive rats. S. 185–193. In: Okamoto, K., Nr. 133
175. Takahashi, S.: On the fundus of spontaneously hypertensive rats. S. 160–165. In: Okamoto, K, Nr. 133
176. Takatsu, T., and C. Kashii: Cardiac hypertrophy in spontaneously hypertensive rats. S. 166–172. In: Okamoto, K., Nr. 133
177. Takebayashi, Sh.: Ultrastructural studies on arteriolar lesions in experimental hypertension. J. Electronmicrosc., **19** (1970), 17–31

178. Tanaka, C.: Low activity of DOPA decarboxylase in cerebral vessels of spontaneously hypertensive rats. S. 62–63. In: Okamoto, K., Nr. 133
179. Thorball, N., and F. Olsen: The permeability pathways in the wall of intestinal submucosal arterioles in acute angiotensin-induced hypertension in rats. Acta path. microbiol. scand. Sect. A., 82 (1974), 683–689
180. Thorball, N., and F. Olsen: Ultrastructural pathological changes in intestinal submucosal arterioles in angiotensin-induced acute hypertension in rats. Acta path. microbiol. scand. Sect. A., 82 (1974), 703–713
181. Thurau, K.: Aspekte zur Pathophysiologie der Hypertonie. Münch. med. Wschr., **116** (1974), 595–602
182. Tobian, L.: A viewpoint concerning the enigma of hypertension. Am. J. Med., **52** (1972), 595–609
183. Todd, M. E., and S. M. Friedman: The ultrastructure of peripheral arteries during the development of DOCA hypertension in the rat. Z. Zellforsch., **128** (1972), 538–554
184. Tsuchiyama, H., H. Sugihara and K. Kawai: Pathology of the adrenal cortex in spontaneously hypertensive rats. S. 177–184. In: Okamoto, K., Nr. 133
185. Umehara, Y., A. Sasaki, Y. Kudo and T. Mori: Histopathological study of lesions in the cerebrovascular walls of the spontaneously hypertensive rat. S. 142–148. In: Okamoto, K., Nr. 133
186. Vacek, L.: Reaktivität der mikroskopischen Gefäße bei experimenteller Hypertonie. Gefäßwand und Blutplasma, IV. Symposium, S. 67–69, VEB Gustav Fischer-Verlag, Jena 1972
187. Watanabe, J.: Ultrastructure of the retinal arterioles in spontaneously hypertensive rats. Acta Soc. opthal. Jap., **74** (1970), 999–1011
188. Webber, W. A.: The parietal layer of Bowmans Capsule in experimental hypertension. Z. Zellforsch., **147** (1974), 183–190
189. Weiss, L.: Aspects of the relation between functional and structural cardiovascular factors in primary hypertension. Experimental studies in spontaneously hypertensive rats. Acta physiol. scand. Suppl. 409 (1974)
190. Wellens, D., A. Verheyen and M. Borgers: Blood pressure regulation in spontaneously hypertensive rats. Experientia (Basel), **31** (1975), 810–812
191. Wessels, F. und H. Wagner: Erbliche spontane Hypertonie im Tierexperiment. In: Losse, H., und R. Heintz: Hypertonieprobleme, Bad Salzuflen 1972, S. 26–43, Georg Thieme-Verlag, Stuttgart 1973
192. Wiener, J., D. Spiro and R. G. Lattes: The cellular pathology of experimental hypertension. II. Arteriolar hyalinosis and fibrinoid change. Am. J. Path., **47** (1965), 457–485
193. Wiener, J., R. G. Lattes, B. G. Meltzer and D. Spiro: The cellular pathology of experimental hypertension. IV. Evidence for increased vascular permeability. Am. J. Path., **54** (1969), 187–207
194. Wiener, J., and F. Giacomelli: The cellular pathology of experimental hypertension. VII. Structure and permeability of the mesenteric vasculature in angiotensin-induced hypertension. Am. J. Path., **72** (1973), 221–231
195. Wohlrab, F.: Enzymhistochemische Befunde an der Arterienwand unter besonderer Berücksichtigung der Hypertonie. Erg. Exp. Med., **16** (1974), 163–174
196. Wolinsky, H.: Response of the rat aortic media to hypertension. Circ. Res., **26** (1970), 507–522
197. Wolinsky, H.: Effects of hypertension and its reversal on the thoracic aorta of male and female rats. Circ. Res., **28** (1971), 622–637
198. Wolinsky, H.: Long-term effects of hypertension on the rat aortic wall and their relation to concurrent aging changes. Circ. Res., **30** (1972), 301–309
199. Woossmann, H. und St. Nitschkoff: Histochemische Untersuchungen an Aortenläsionen nach experimenteller Hypertonie. Acta biol med. germ., **16** (1966), 70–78
200. Woossmann, H., St. Nitschkoff und R. Gürke: Histomorphologische Untersuchungen am Gehirn beim nephrogenen Hypertoniemodell unter besonderer Berücksichtigung der kreislaufaktiven Strukturen. In: Deutsch-Sowjetisches Symposium über Probleme der kardio-

vaskulären Regulation, Berlin 1973, Abhandlg. Akad. Wiss. DDR, S. 129–132, Akademie-Verlag, Berlin 1975

201. Yamori, Y., R. Horie, M. Sato, S. Sasgawa and K. Okamoto: Experimental studies on the pathogenesis and prophylaxis of stroke in stroke-prone spontaneously hypertensive rats (SHR). (1) Quantitative Estimation of cerebrovascular permeability. Jap. Circ. Res., **39** (1975), 611–615

202. Zollinger, H. U.: Die hypertensive Arteriolopathie. Schweiz. Z. Path. Bakt., **22** (1959), 262–285

Die pathologische Anatomie der Arterien bei Hypertonie

von

J. Kunz

Übersichten der letzten Jahre haben gezeigt, daß nicht nur die Theorie der Genese der arteriellen Hypertonie drastischen Wandlungen unterliegt [34, 78], sondern daß auch die Rolle des Hochdruckes bei der Ausbildung von Krankheiten des Gefäßsystems heute in neuem Licht zu sehen ist [6, 18, 38, 52]. Die neuen Aspekte ergeben sich für den Pathologen aus den Fortschritten der Arterioskleroseforschung, insbesondere aus der engen Verflechtung der pathologisch-anatomischen Befunde mit den Ergebnissen moderner morphologischer und chemischer Untersuchungen. Auf sie soll in diesem Beitrag vorrangig eingegangen und zugleich versucht werden, unter Berücksichtigung experimenteller Befunde eine Antwort auf folgende noch immer aktuelle Fragen zu finden, deren Klärung auch für die Therapie bedeutsam ist:

1. Auf welche Weise wirkt der erhöhte Blutdruck Arteriosklerose-fördernd?
2. Lassen sich Merkmale einer von der Arteriosklerose unabhängigen hypertensiven Angiopathie nachweisen?
3. Wodurch sind die Hypertonie-bedingten Veränderungen der Koronararterien, Hirnarterien, Nierenarterien und Pulmonalarterien charakterisiert?
4. In welchem Stadium der Hypertonie-induzierten Arteriosklerose kann bei konsequenter blutdrucksenkender Therapie mit einer Rückbildung der Gefäßveränderungen gerechnet werden?

Bei der Erörterung des engen Zusammenhanges zwischen Hypertonie und Arterio-

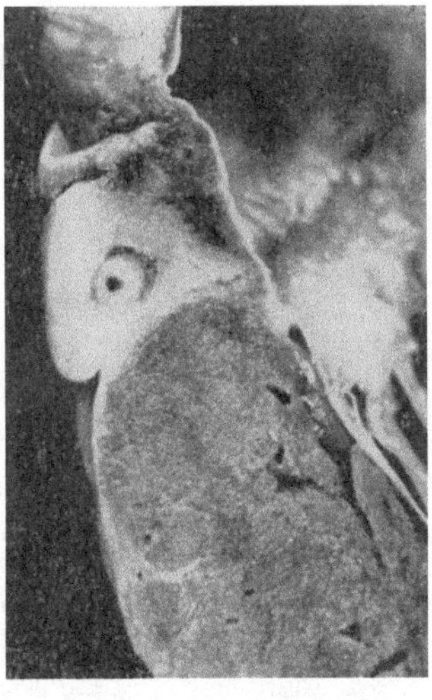

Abb. 1. Stenosierende Sklerose des Ramus circumflexus der linken Kranzarterie bei Hypertonie

sklerose (Abb. 1, 2) müssen folgende Faktoren beachtet werden: Art, Entwicklungstempo und Dauer der Hypertonie, das Manifestationsalter, die Sensibilität bestimmter Gefäße, genetische Faktoren und das Vorhandensein von zusätzlichen schädigenden Einflüssen; sie sind für die pathologisch-anatomischen Folgen am kardiovaskulären System ausschlaggebend. Um neue pathogenetische Aufschlüsse zu erlangen, ist eine isolierte Betrachtung der einzelnen Strukturkomponenten erforderlich (s. Abschnitt 1). Daraus ergeben sich wesentliche Argumente für die Diskussion der Beziehungen zwischen

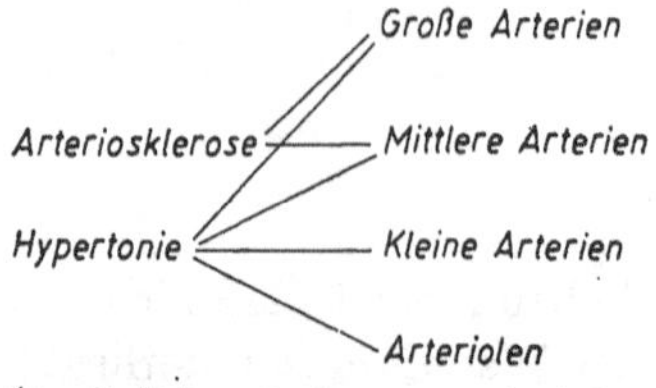

Abb. 2. Verteilungsmuster der Gefäßveränderungen bei Arteriosklerose und Hypertonie

Hypertonie und Arteriosklerose (s. Abschnitt 2). Die klinisch bedeutenden Angiopathien werden im Abschnitt 3 über hypertoniebedingte Organarterienerkrankungen behandelt. Nur durch experimentelle Untersuchungen können wichtige Teilaspekte (Permeabilitätsänderungen und andere Frühveränderungen) geklärt werden, jedoch ist zu berücksichtigen, daß die Hypertonie allein im Tierversuch nicht zur Arteriensklerose führt [96]. Das schränkt die Aussagefähigkeit experimenteller Resultate hinsichtlich der umstrittenen Frage einer möglichen Regression der Arteriosklerose des Menschen ein.

1. Der Einfluß des Hochdruckes auf die Strukturkomponenten der Gefäßwand

1.1. Hypertonie-bedingte Endothelveränderungen

Am Endothel großer Gefäße der Ratte wurden nach kurzzeitiger Hypertonie folgende Befunde erhoben: Zunahme von Pinozytosevesikeln, grübchenförmigen Einsenkungen und tentakelartigen Fortsätzen sowie Verbreiterung der interendothelialen Spalträume [18, 44, 45, 95]. Sie sind Hinweise für einen gesteigerten transendothelialen und interendothelialen Stoffeinstrom (Abb. 3). Bei einer länger dauernden schweren Hypertonie

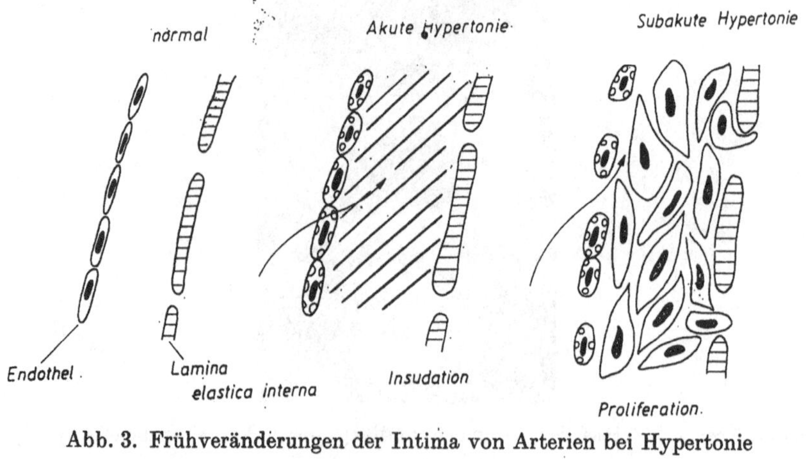

Abb. 3. Frühveränderungen der Intima von Arterien bei Hypertonie

soll es in den Endothelzellen zu einer Proliferation kontraktiler Mikrofilamente, zur Endothelkontraktion und zur Eröffnung der interendothelialen Verbindungsstellen kommen [19, 35]. Solche Befunde treten auch nach Einwirkung vasoaktiver Amine und in geringerer Intensität bei alimentär induzierter Arteriosklerose [69] auf. Zahlreiche experimentelle Arbeiten weisen auf die bei Hypertonie erhöhte Endothelpermeabilität hin; entsprechende Beweise hierfür liegen u. a. in Untersuchungen mit kolloidaler Kohle [25, 26] und fluoreszierenden Proteinen [73] vor. HÜTTNER u. Mitarb. [40] wiesen im Subendothelium der Aorta von Ratten mit renaler Hypertonie Fibrinablagerungen elektronenmikroskopisch nach. Bei diesen Versuchen fand sich auch ein gesteigerter trans- und interendothelialer Transport von Ferritin, kolloidaler Kohle und Meerrettich-

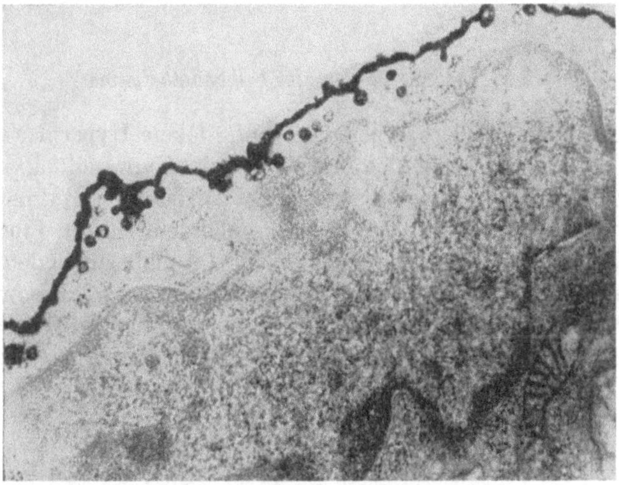

Abb. 4. Glykoprotein-haltige Endotheldeckschicht der Rattenaorta, nachgewiesen mit der Concanavalin-A-Peroxidase-Reaktion

peroxidase. Widersprüchlich sind die Angaben über Strukturschäden an der der Endothelzellmembran außen anliegenden Glykoprotein-haltigen Deckschicht bei Angiopathien [51, 101]. In dieser Deckschicht (Abb. 4) sollen Rezeptoren für Angiotensin, Neurotransmitter, Hormone und Lipoproteine vorkommen [62]. Eine länger dauernde Hypertonie kann zu herdförmigen Endotheldefekten führen, denen große pathogenetische Bedeutung zukommt (s. S. 502). Endothelzellen produzieren in Abhängigkeit von ihrer

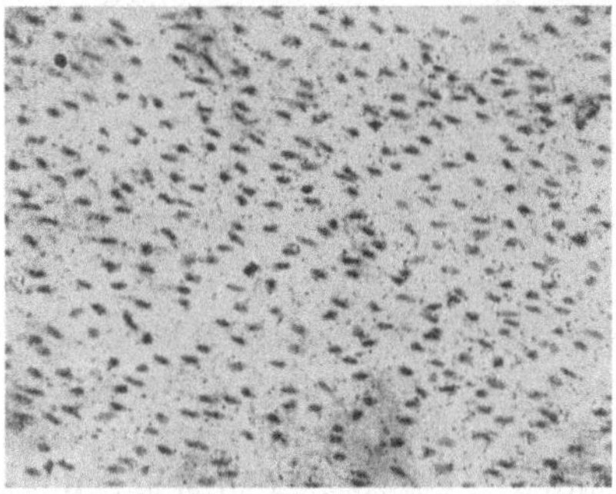

Abb. 5. Endothelflächenpräparat der Kaninchenaorta. Autoradiogramm nach intravitaler Applikation von ^{35}S-Sulfat

Herkunft Heparin (Abb. 5), Plasminogenaktivatoren und Prostaglandine; sie können vasoaktive Amine und Lipoproteine abbauen [62]; ob die Hypertonie diese Vorgänge beeinflußt, ist nicht bekannt, aber wahrscheinlich. Hingegen ist sicher, daß der Hochdruck wie andere endothelschädigende Einflüsse, z. B. bakterielle Toxine [20], die Neubildungsrate des Endothels erheblich steigert [87]. Bei langdauernder Einwirkung erschöpft sich die proliferative Kapazität des Endothels, und es kommt zu persistierenden Defekten mit Freilegung des intimalen Bindegewebes. Bei diesen Änderungen der proliferativen Aktivität, die an Flächenpräparaten mit ^{3}H-Thymidin untersucht wurden (Abb. 6), ist nicht völlig klar, welchen Anteil Zellzyklusänderungen daran haben oder ob sie hauptsächlich auf Variationen der Größe des Pools der proliferierenden Zellen zurückzuführen sind [55].

1.2. Veränderungen des Subendotheliums

Im Intimagewebe finden sich bei Hypertonie häufig fokale Hyperplasie, Zunahme von Glykosaminoglykanen mit Oedembildung, fibrinoide Umwandlung und Intimazellproliferation [44, 45]. Letztere geht teils von präexistenten Intimazellen aus, teils handelt es sich um transformierte Mediazellen; außerdem sind in Fibroblasten umgewandelte hämatogene Monozyten beteiligt. Solche Intimabeete finden sich bevorzugt in Bereichen verstärkter strömungsmechanischer Belastung, also an Astabgängen, Gabelungen und Krümmungen [27, 68, 98]. Die metabolische Aktivierung der proliferierten Intimazellen läßt sich an der gesteigerten ^{35}S-Sulfat-Aufnahme erkennen (Abb. 7).

1.3. Veränderungen elastischer Fasern und Membranen

Die „Elastose" genannte Reduplikation der inneren elastischen Grenzmembran ist ein häufig an muskulären Arterien, besonders an der Niere, zu erhebender Befund (Abb. 8). Unsere Untersuchungen zeigten, daß solche neugebildeten elastischen Fasern

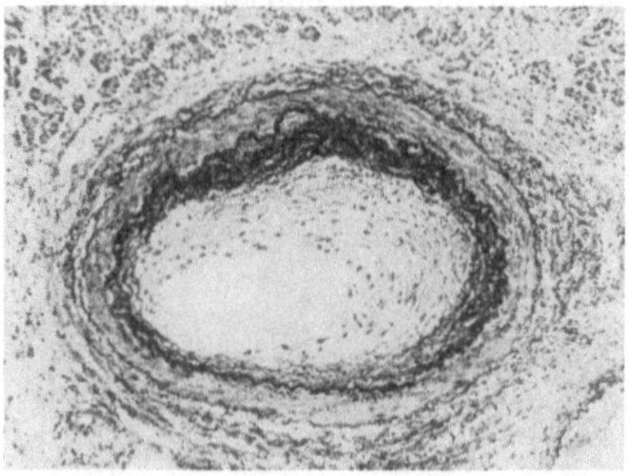

Abb. 8. Elastose und exzentrische Stenose eines Astes der Arteria pankreatica bei Hypertonie

eine höhere Elastaseresistenz und eine veränderte Akridin-Orange-Bindung im Vergleich mit den präexistenten elastischen Strukturen aufweisen [52]. Anestesiadi [1] fand ein auf Änderungen der Aminosäurezusammensetzung zurückzuführendes abnormes Fluoreszenzverhalten der inneren elastischen Grenzmembran in Arterien von Hypertonikern. Die elastischen Medialamellen der Aorta hypertoner Kaninchen nehmen an Breite zu, ohne daß sich ihre Zahl ändert [30].

1.4. Veränderungen der Mediazellen

Regelmäßig kommt es zur Hyperplasie und zur metabolischen Aktivierung der Mediazellen in frühen Stadien der hypertonischen Angiopathie. Die Anzahl ^{3}H-Thymidin-markierter Mediazellen ist dabei deutlich erhöht [9, 10, 95]. Im Zytoplasma findet sich eine markante Zunahme von Ribosomen, Polysomen und endoplasmatischem Retikulum. Derart transformierte Zellen können durch Fenster der inneren elastischen Grenzmembran in die Intima einwandern. Dabei nimmt ihr Gehalt an Myofilamenten ab. Die Mediazellen sind auch für die erhöhte Produktion von Glykosaminoglykanen (s. 1.5.) und Kollagen (s. 1.6.) verantwortlich.

1.5. Veränderungen der Glykosaminoglykane

Bei Ratten mit spontaner Hypertonie findet sich in der Aorta eine deutliche Zunahme von Dermatansulfat und Heparansulfat [49]. Wir fanden eine parallel mit dem Blutdruckanstieg einhergehende Vermehrung von Heparansulfat bei Zunahme des Gesamtgehaltes an Glykosaminoglykanen in der Aorta von Ratten mit renaler Hypertonie [28]. Da der ^{35}S-Sulfateinbau in der Initialphase der Hypertonie regelmäßig erhöht ist, kann die Mengenzunahme der Glykosaminoglykane auf eine Synthesesteigerung zurückgeführt werden. Grundsubstanzzunahme, Vermehrung des Wassergehaltes und verstärkte Kollagenisierung bedingen die morphometrisch nachgewiesene Verbreiterung der Interlamellärräume der Aorta hypertoner Ratten (Abb. 9). Neben der vermehrten Bildung sind auch gesteigerte Abbauvorgänge der Glykosaminoglykane gefunden worden. Der Nachweis von Lyosomen in den Extrazellulärräumen der Media der Rattenaorta [108] steht damit wahrscheinlich im Zusammenhang; man kann annehmen, daß die hydrolytischen Enzyme dieser Zellorganellen die Abbauprozesse im Extrazellulärraum einleiten. Extrazellulär verlagerte Lysosomen wurden kürzlich auch bei anderen Angiopathien nachgewiesen [94]. Die wahrscheinlich aus einer Gefäßwanddehnung resultierenden Stoffwechselstörungen der Grundsubstanz (Steigerung der Umsatzrate, Mengenzunahme) bei Hypertonie sind für Permeabilitätsveränderungen, Erhöhung des Wassergehaltes und Sklerosierung der Gefäßwand von Bedeutung [52]. Wie in Modellexperimenten gezeigt werden konnte [70], fördern sulfatierte Glykosaminoglykane die Aggregation von Kollagenmolekülen, indem sie aggregationshemmende Ionen binden. Auch die Aorta des Menschen weist bei Hypertonie eine Änderung der Grundsubstanzzusammensetzung (Anstieg des Chondroitinsulfat-Hyaluronsäure-Quotienten) auf [61].

1.6. Veränderungen des Kollagens

In der Gefäßwand hypertoner Versuchstiere wurden eine beschleunigte Kollagensynthese [54, 72, 76], eine Zunahme des unlöslichen Kollagens [105, 106] und eine dichtere Packung von Kollagenfibrillen nachgewiesen (Abb. 10, 11). Die Kollagensynthese ist bei Hypertonie in der Aorta stärker als in den Koronararterien stimuliert (Abb. 12). In geringerem Grade nimmt auch das Nichtkollageneiweiß (Elastin und kontraktile Proteine) zu [109].

Histologische Untersuchungen der großen und mittleren Gefäße von hypertonen Patienten ergaben ebenfalls eine starke Kollagenfaserzunahme in Intima und Media [66, 83]. Wie Modelluntersuchungen zeigten, lösen wahrscheinlich nicht humorale Faktoren, sondern die verstärkte Wanddehnung die Steigerung der Kollagensynthese aus [52, 57].

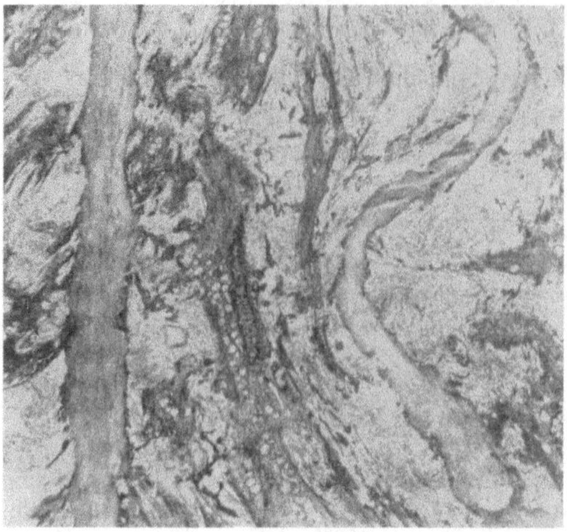
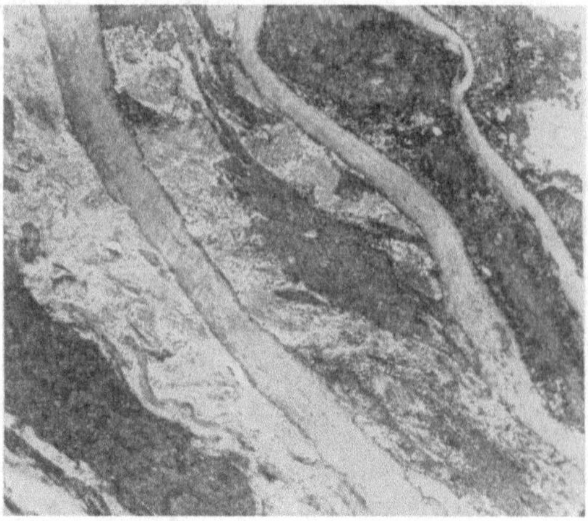

a b

Abb. 10. Verbreiterter Interlamellärraum mit Kollagenfaserzunahme in der Aorta einer Ratte nach 3wöchiger renaler Hypertonie (a), Vergr.: 4000× ; Aorta eines normotonen Kontrolltieres (b), Vergr.: 6000×

Autoradiographisch kann nach Gabe von ^{3}H-Prolin die Beteiligung aller Mediazellen an der Kollagenbildung nachgewiesen werden [54]. Die gleiche Technik läßt erkennen, daß in Gefäßabschnitten mit fokaler Intimahyperplasie eine gegenüber der Media stark gesteigerte Kollagensynthese abläuft (Abb. 13). Da das vermehrt gebildete Kollagen die erhöhte Wandstarre und die verminderte Dehnbarkeit der Gefäßwand des Hypertonikers bedingt, wären Daten über den Vernetzungsgrad des Kollagens, über die Verteilung der Kollagenfraktionen und über das Verhältnis der Kollagentypen im Verlaufe der Genese der hypertonischen Gefäßsklerose von Interesse. Die Verdopplung des Aortengewichtes bei Ratten nach 3wöchiger renaler Hypertonie [53] ist jedenfalls nicht

a c

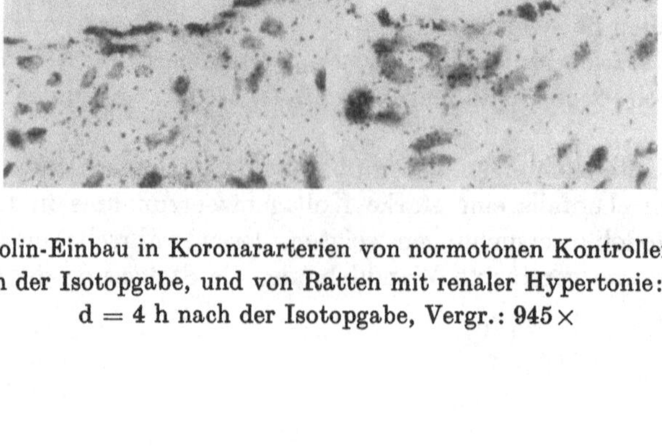

b d

Abb. 11. ^{3}H-Prolin-Einbau in Koronararterien von normotonen Kontrollen: a = 30 min; b = 4 h nach der Isotopgabe, und von Ratten mit renaler Hypertonie: c = 30 min; d = 4 h nach der Isotopgabe, Vergr.: 945×

nur auf eine elastisch-muskulöse Hyperplasie, sondern auch auf eine starke Kollagenfaservermehrung zurückzuführen. Allerdings bleibt noch zu klären, ob auch der relative Kollagenanteil dabei erhöht ist; die Resultate unserer bisherigen Bestimmungen des Hydroxyprolingehaltes sprechen gegen diese Annahme.

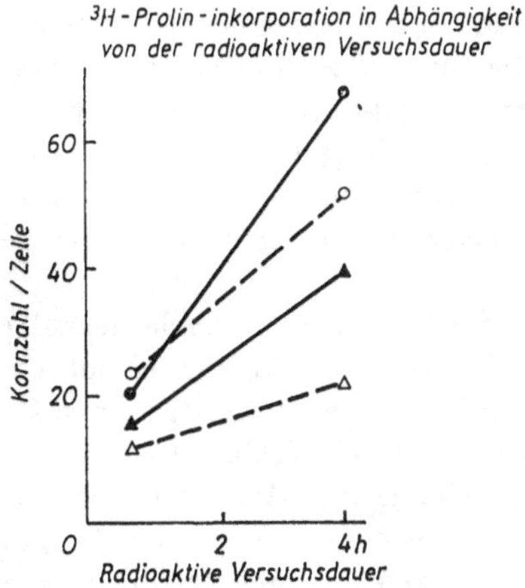

Abb. 12. Steilerer Anstieg der Korndichte pro Zellkern von Aorta (●—●) und Koronararterien (▲—▲) der Tiere mit Hochdruck im Vergleich zu Aorta (○---○) und Koronararterien (△---△) der Kontrolltiere

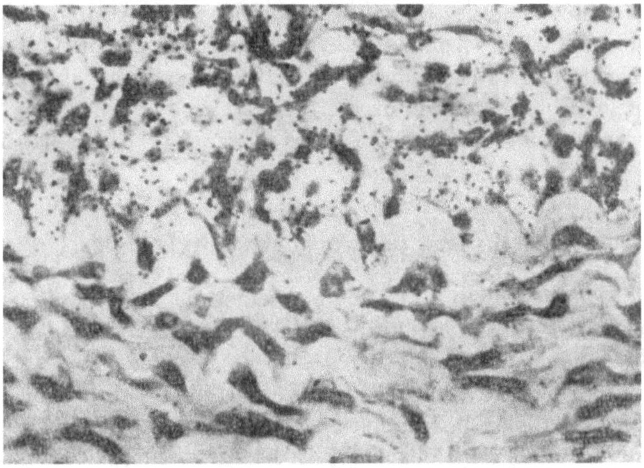

Abb. 13. Intimazellproliferation der Rattenaorta mit deutlich höherer ^{3}H-Prolin-Inkorporation (obere Bildhälfte) als in der Media (untere Bildhälfte)

2. Die Pathogenese der hypertonischen Angiopathie

2.1. *Entwicklungsstadien*

Aus den vorangegangenen Ausführungen und weiteren Befunden läßt sich folgender pathogenetischer Ablauf der hochdruckbedingten Gefäßveränderungen ableiten:

Im *Initialstadium* ist die transendotheliale, später auch die interendotheliale Permeabilität für Plasmabestandteile (Albumin, Fibrinogen, Lipoproteine) erhöht. Gleichzeitig ist die Umsatzrate der Glykosaminoglykane, besonders der Heparansulfat- und Dermatansulfatfraktion, gesteigert. Es kommt dabei zur Zunahme der sulfatierten Glykosaminoglykane. Die Konzentration von K^+, Na^+ und Ca^{2+} steigt an, und zahlreiche Enzyme (alkalische Phosphatase, AMPase, ADPase und ATPase) zeigen eine erhöhte Aktivität [71, 72, 81, 84]. Die Reaktivität der Gefäßmuskulatur gegenüber vasoaktiven Substanzen ist in diesem Stadium meist gesteigert. Wahrscheinlich sind bei der Auslösung dieser Vorgänge Prostaglandine beteiligt; diese von den Gefäßwandzellen synthetisierten Gewebehormone sollen den Tonus der Blutgefäße regulieren. Ob Veränderungen der Prostaglandinsynthese und -wirkung bei Hypertonie vorliegen, ist noch ungenügend geklärt [7]. Hingegen steht fest, daß an der Speicherung und plötzlichen Freisetzung anderer vasoaktiver Hormone (Histamin, Serotonin) die periarteriellen Mastzellen beteiligt sind.

Im *Adaptationsstadium* (Stadium der elastisch-muskulären Hyperplasie und der Ausbildung einer diffusen Wandsklerose) kommt es zur Wanddickenzunahme infolge einer zellulären Hyperplasie mit gesteigerter Kollagen- und Elastinsynthese; das Aortengewicht nimmt dadurch stark zu. Das Gefäßlumen erweitert sich. Kommt es bei länger anhaltendem schweren Hypertonus zum Auftreten von nicht abheilenden Endotheldefekten, so können an diesen Stellen Aggregate von Blutplättchen abgelagert werden. Der von den Thrombozyten freigesetzte proliferationsfördernde Faktor [82] führt zur Transformation eines bestimmten Anteils der glatten Mediamuskelzellen in fibroblastenähnliche Zellen und zu ihrer Proliferation in die Intima [5]; an den herdförmigen Intimaproliferaten sind auch subendotheliale Fibroblasten und hämatogene Monozyten beteiligt. Zwischen diesen Zellen gibt es Übergangsformen [46].

Im Stadium der *strukturellen Dekompensation* finden sich Atrophie der Mediamuskulatur, Destruktion der elastischen Lamellen und eine fortgeschrittene diffuse Mediasklerose sowie herdförmige Intimafibrosen. Letztere sind nicht eindeutig von arteriosklerotischen Intimafibrosen normotoner Patienten zu unterscheiden. Die in diesem Stadium herabgesetzte Esteraseaktivität [21] begünstigt Lipidablagerungen in der Intima.

2.2. Befunde in Abhängigkeit vom Gefäßtyp

Die im Punkt 2.1. dargestellten Entwicklungsstadien der hypertonischen Angiopathie gelten streng genommen nur für die großen Gefäße vom elastischen Typ.

An den Arterien vom muskulären Typ treten die proliferativen Veränderungen im Adaptationsstadium meist stärker hervor. Permeabilitätsstörungen des Endothels, fibrinoide Intimaverquellungen, Stimulierung der Synthese von Glykosaminoglykanen und Kollagen sind ebenfalls zu beobachten, die letztgenannten metabolischen Veränderungen jedoch in geringerer Intensität als in der Aorta. Ein Teil der proliferierenden Intimazellen wandelt sich in lipidspeichernde Schaumzellen um. Andere vom Endothel abstammende proliferierende Intimazellen sollen sich an der Phagozytose fibrinoider Ablagerungen beteiligen. Die teils beetförmige, teils diffuse stenosierende Sklerose stellt das Endstadium dar.

An den kleinen muskulären Arterien und Arteriolen manifestieren sich die hypertonischen Gefäßwandschäden in markanter Weise. An diesen Gefäßen finden sich besonders bei malignen Hypertonieformen frühzeitig schwere Veränderungen: PAS-positive Plasmainsudate, sektorförmige oder zirkuläre Wandnekrosen, Ablagerungen fibrinoider Massen im Subendothelium oder in der Media und mitunter geringfügige Lipidosen sind die hervorstechendsten Befunde. Im Tierexperiment läßt sich die bei

Hypertonie veränderte Permeabilität dieser Arterien und Arteriolen mit ^{125}J-Fibrinogen gut demonstrieren (Abb. 14, 15). Bei protrahiertem Verlauf können an den kleinen Arterien auch ausgedehnte Intimazellproliferate mit stark erhöhter Metachromotropie auftreten (Abb. 16). Die Nekrosen gleichen den im Experiment durch Gabe toxischer

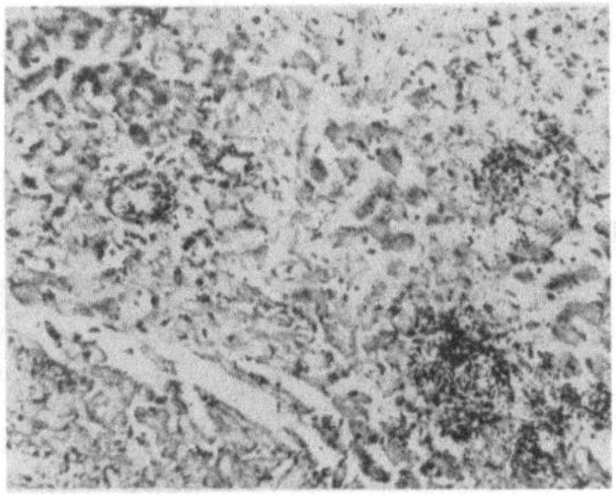

Abb. 14. Intramurale und perivasale ^{125}J-Fibrinogenablagerung im Myokard einer Ratte nach 4wöchiger renaler Hypertonie

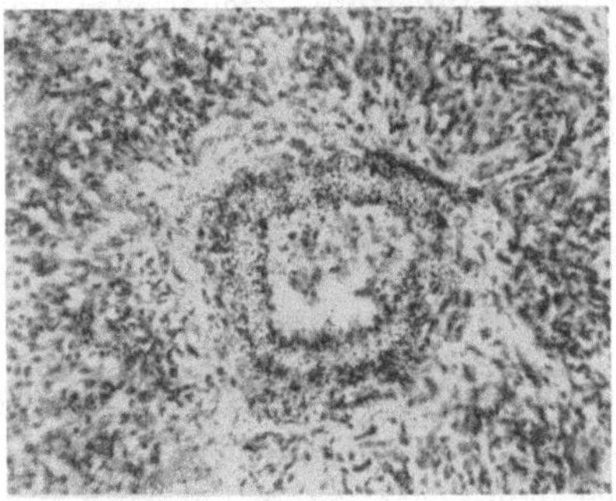

Abb. 15. Starke proliferative Entzündung einer Mesenterialarterie der Ratte nach 4wöchiger renaler Hypertonie mit Eindringen von ^{125}J-Fibrinogen in eine schmale subendotheliale Zone

Dosen von vasoaktiven Substanzen (Angiotensin II, Noradrenalin, Adrenalin) auslösbaren Veränderungen.

In fortgeschrittenen Stadien lassen sich häufig ausgeprägte Wandhyalinosen kleiner Arterien, besonders in Niere, Milz und Gehirn, feststellen. Im Gegensatz zu den großen und mittleren Arterien sind sekundäre Veränderungen, wie beetförmige Lipidablagerungen, Atherome und Kalzinosen an den kleinen und kleinsten arteriellen Gefäßen sehr selten.

Die dargestellten gefäßtypabhängigen Unterschiede haben ihre Ursache zum einen in den erheblichen Strukturdifferenzen, zum anderen in der stark differierenden Druckbelastung der verschiedenen Abschnitte des Gefäßsystems bei Hypertonie. Giese [25, 26] fand bei Ratten mit renaler Hypertonie im Mesenterium alternierend teils dilatierte, teils stark kontrahierte kleine Arterien. Nur die dilatierten Bereiche wiesen erhöhte Durchlässigkeit und bis zur Ausbildung von Nekrosen reichende Strukturveränderungen auf. Da in der Initialphase der Hypertonie eine starke generelle Arteriolenkonstriktion vorliegen soll, wäre es denkbar, daß die schweren Veränderungen der kleinen Arterien mit einer verstärkten prästenotischen Druckbelastung im Zusammenhang stehen. Als weitere Ursache für den bevorzugten Befall der kleinen Arterien und Arteriolen sind auch

Unterschiede in der Ausstattung der Gefäßwandzellen mit Rezeptoren für vasoaktive Substanzen zu diskutieren.

2.3. Befunde in Abhängigkeit von der Hypertonieform

Vergleichende experimentelle Untersuchungen haben gezeigt, daß für das Auftreten pathologischer Befunde am kardiovaskulären System weniger die Art der Hypertonieauslösung als vielmehr Blutdruckhöhe, Hochdruckdauer und die Geschwindigkeit der Hypertonieentwicklung maßgeblich sind [64, 97]. Dieser Auffassung schließen wir uns auf Grund unserer Resultate an. Wir sahen bei sich schnell entwickelnder schwerer renaler Hypertonie die stärksten histologischen Veränderungen und eine erhebliche Steigerung in der spezifischen ^{35}S-Sulfataktivität der vaskulären Glykosaminoglykane, während bei anderen Hypertonieformen (Angiotensin- und DOCA-induzierte sowie durch Immobilisation erzeugte neurotische Hypertonie) mit nur gering erhöhten Blutdruckwerten solche Abweichungen nicht feststellbar waren [14]. Takebayashi [97] fand elektronenmikroskopisch ebenfalls keinen Unterschied in der Morphogenese der Gefäßschädigung durch vier verschiedene experimentelle Hypertonieformen. Hinsichtlich des Lipidgehaltes liegen unterschiedliche Befunde vor. So ist der Lipidgehalt der Aorten von Ratten mit renaler Hypertonie erhöht [11], bei genetischem Hochdruck unverändert und bei DOCA-Hypertonus um 20% vermindert [49]. Jedoch ist die Vergleichbarkeit der Befunde mehrerer Autoren wegen meist differenter Versuchsbedingungen häufig nicht möglich.

2.4. Unterschiede zwischen der experimentell induzierten und der hypertonischen Angiopathie des Menschen

Den Vorteilen des Tierexperimentes (Möglichkeiten zur Analyse der Frühveränderungen und zum Studium der Morphogenese durch Verlaufsuntersuchungen) steht das in zahlreichen Punkten abweichende Verhalten im Vergleich zu den Hypertonie-bedingten Gefäßveränderungen des Menschen gegenüber. Folgende grundlegende Unterschiede lassen sich anführen: In der Regel entwickeln sich experimentelle Hypertonieformen innerhalb von Tagen bis Wochen, während die Hochdruckkrankheit des Menschen einen Monate bis Jahre währenden Zeitraum für ihre Ausbildung benötigt. Das kardiovaskuläre System der gebräuchlichsten Versuchstiere weist gegenüber dem des Menschen weitreichende anatomische und funktionelle Unterschiede auf [56, 80, 89]. Die experimentellen hypertensiven Läsionen sind im Gegensatz zu den Befunden beim Menschen häufig mit enzündlichen Periarteriitis-ähnlichen Veränderungen gekoppelt. Im Herzen liegen — wie aus der Literatur und eigenen Untersuchungen hervorgeht — die schwersten ischämischen Schäden bei Ratten mit renaler Hypertonie im rechten Ventrikel, bei der Hochdruckkrankheit des Menschen im linken Ventrikel. Die Mortalität hypertoner Versuchstiere beruht meist auf toxischen Zuständen und Begleitinfektionen, nur selten sind bei ihnen zerebrale Blutungen, kardiale Insuffizienz oder Urämie als Todesursache festzustellen. Weniger stark differieren jedoch die Befunde, die bei der genetisch bedingten spontanen Hypertonie der Ratte festgestellt werden können.

2.5. Hypertonie und Arteriosklerose

Ebensowenig wie es möglich ist, im Tierexperiment allein durch Hypertonie eine Arteriosklerose zu erzeugen [96], lassen sich bei der Hypertonie des Menschen in den meisten

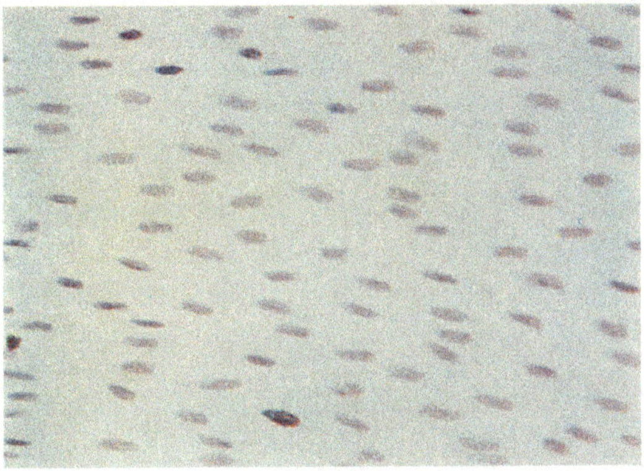

Abb. 6. Endothelflächenpräparat der Kaninchenaorta. Autoradiogramm nach intravitaler Gabe von ^{3}H-Thymidin. Einzelne DNS-synthetisierende Endothelzellen.

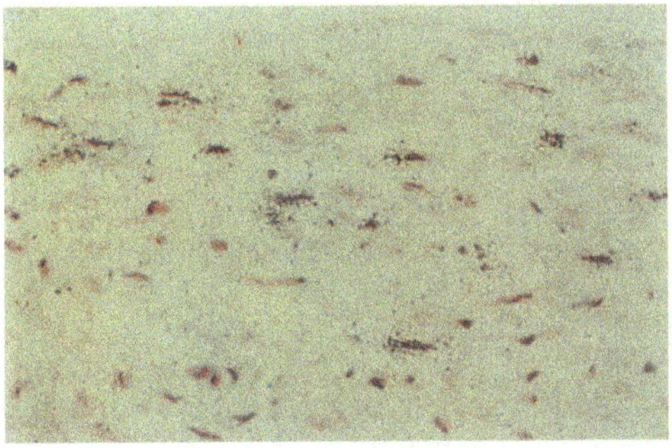

Abb. 7. Intimazellen mit deutlichem ^{35}S;Sulfat-Einbau (nach In-vitro-Markierung) als Zeichen der Synthese von Glykosaminoglykanen in einem beginnenden arteriosklerotischen Beet der Aorta abdominalis eines 52jährigen Mannes.

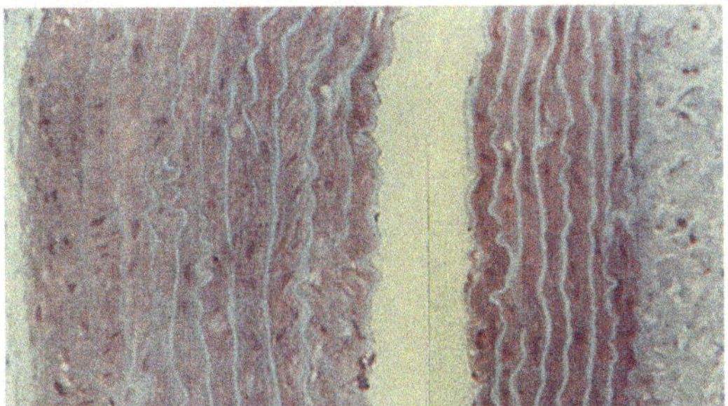

a b

Abb. 9. Deutliche Wanddickenzunahme der Aorta einer Ratte nach 3wöchiger renaler Hypertonie (a); Aorta eines normotonen Kontrolltieres (b). Semidünnschnittechnik. Toluidinblaufärbung. Vergrößerung bei a und b: 640×

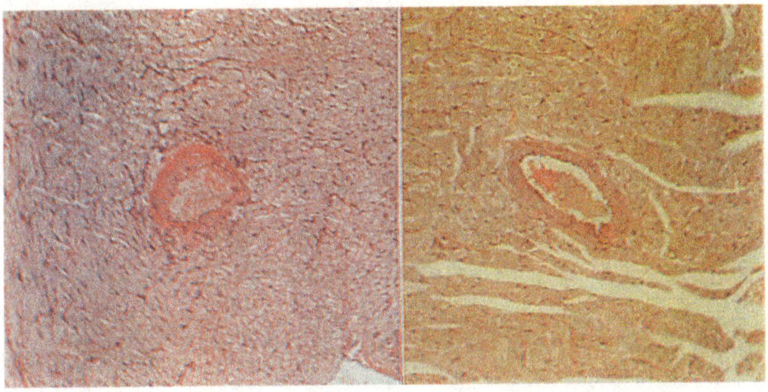

a b

Abb. 16. a: Plasmainsudation in die Wand einer intramuralen Koronararterie der Ratte nach 7wöchiger renaler Hypertonie. PAS

b: normotone Kontrolle, PAS

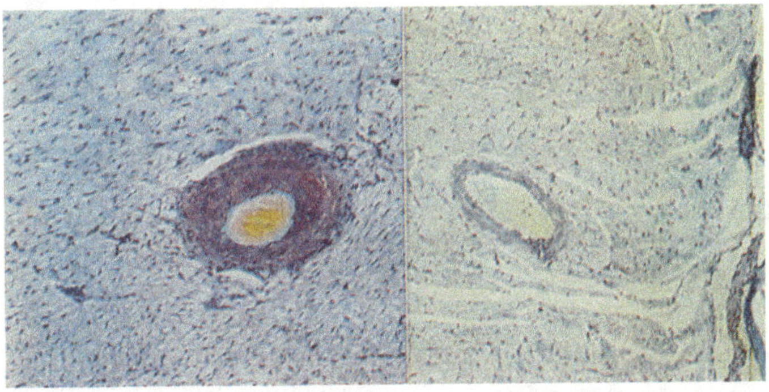

c d

c: starke Wandverdickung durch Intima- und Mediazellproliferation sowie verstärkte Metachromotropie einer intramuralen Koronararterie der Ratte nach 7wöchiger renaler Hypertonie, Toluidinblau

d: normotone Kontrolle, Toluidinblau

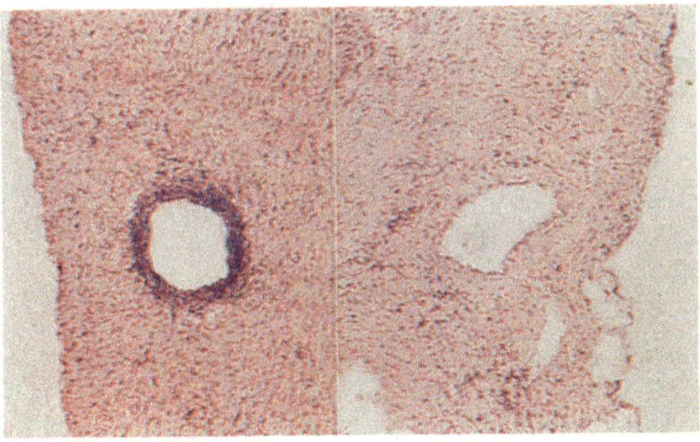

e f

e: hochgradig gesteigerter ^{35}S-Sulfateinbau in die Koronararterie einer Ratte nach 4wöchiger renaler Hypertonie

f: normotone Kontrolle

Vergr.: a—f: 288×

Fällen die hypertensiven Läsionen von arteriosklerotischen Veränderungen eindeutig abgrenzen. Dabei ist die Arteriosklerose-fördernde Rolle der Hypertonie nicht erst seit den Erhebungen des Internationalen Arterioskleroseprojektes klar erwiesen. Pathologisch-anatomische Untersuchungen [3, 15, 58, 59, 83, 93] belegen diesen Tatbestand seit langem. Sie haben ergeben, daß die Arteriosklerose des Hypertonikers frühzeitiger und in stärkerer Intensität auftritt als beim Normotoniker. Vor allem sind bei der Hypertonie nicht nur die proximalen Abschnitte der Organarterien, sondern besonders ihre distalen Anteile (bei den Koronararterien z. B. die peripheren Astabschnitte und gelegentlich sogar die kleinen intramuralen Arterien) von stenosierenden arteriosklerotischen Veränderungen befallen. Überzeugend wird der arterioskleroseföordernde Effekt der Hypertonie durch folgende Beispiele demonstriert: Bei der Aortenisthmusstenose zeigt häufig nur der stärkeren Durchlastungen unterworfene und daher ektatische prästenotische Gefäßabschnitt schwere arteriosklerotische Veränderungen. Bei chronischer Hypertonie im kleinen Kreislauf bildet sich regelmäßig eine sekundäre fleckförmige oder diffuse Sklerose der Pulmonalarterien aus. Das Bland-White-Garland-Syndrom, eine seltene Mißbildung mit abnormem Ursprung der linken Koronararterie aus der Arteria pulmonalis, läßt arteriosklerotische Veränderungen lediglich an der regulär aus der Aorta entspringenden Arteria coronaria dextra erkennen; die weniger stark druckbelastete linke Kranzarterie bleibt meist arteriosklerosefrei.

Um den Mechanismus der Arteriosklerose-begünstigenden Wirkung der Hypertonie aufzuklären, wurden zahlreiche experimentelle Untersuchungen durchgeführt, bei denen Kombinationsschäden gesetzt wurden [17, 63]. Matthes u. Mitarb. [63] fanden bei hypertonen Tieren mit alimentärer Hyperlipidämie zunächst eine Stimulierung des Stoffwechsels der sulfatierten Glykosaminoglykane. Erst nach Abklingen der Hypertensin-induzierten Blutdruckerhöhung kam es zu einer signifikanten Steigerung der Lipidkonzentration in der Aorta. Daraus schließen die Autoren, daß nicht die Hypertonie die Ursache der Lipidanhäufung darstellt, sondern die mit einer Transitstörung gekoppelte Stoffwechseländerung der Gefäßgrundsubstanz. Frith u. Mitarb. [17] berichteten über ausgeprägte arteriosklerotische Veränderungen mit Lipidablagerungen der

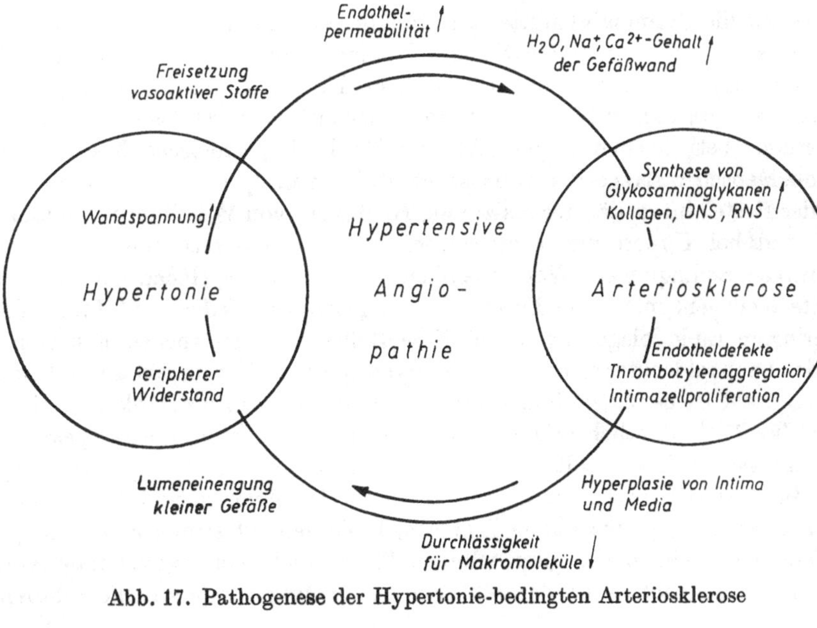

Abb. 17. Pathogenese der Hypertonie-bedingten Arteriosklerose

Pulmonalarterien von Miniaturschweinen, bei denen sich im Verlaufe einer 4wöchigen Höhenhypoxie eine schwere pulmonale Hypertonie entwickelt hatte. Durch enzymhistochemische (herabgesetzte Aktivität oxidativer Enzyme) und ultrastrukturelle Befunde (Mitochondrienschwellung, fokale Zytoplasmanekrosen der Myozyten) konnte der hypoxämische Gefäßwandschaden belegt werden. Diese und andere Untersuchungsergebnisse [96] bestätigen die bekannte Tatsache, daß die Hypertonie im Tierexperiment erst beim Vorliegen andersartiger Gefäßwandschäden eine Arteriosklerose auslöst. Dies dürfte auch in der Pathologie des Menschen der Regelfall sein. In Abbildung 17 haben wir unsere Auffassung über den Mechanismus der Arteriosklerose-fördernden Wirkung der Hypertonie zusammenfassend dargestellt.

Im fortgeschrittenen Lebensalter können arteriosklerotisch veränderte Arterien zum Anstieg des systolischen Blutdruckes führen. Die Gefäßwandkalzinose soll für diese arteriosklerotisch bedingte Hypertonie hauptsächlich verantwortlich sein. Die Kalziumsalze können sich nach neueren Befunden [38] um elastische Fasern, kollagene Fasern, nekrotisches Material, Glykosaminoglykane und um lipidhaltige Vesikel der interzellulären Substanz ablagern.

3. Die pathologische Anatomie der Organarterien bei Hypertonie

3.1. Koronararterien

Epidemiologische [47] und pathologisch-anatomische Untersuchungen [31, 58] haben überzeugend nachgewiesen, daß der Hochdruck zu den wichtigsten ursächlichen Faktoren für die Zunahme der Koronararteriensklerose in den letzten Jahrzehnten gehört. Die Hypertonie ist auch Hauptursache für die Entstehung der chronisch-ischämischen Herzkrankheit. Dabei spielt mit Sicherheit die Tatsache eine große Rolle, daß es bei Hypertonie an allen extramuralen Koronararterienästen zu ausgeprägten arteriosklerotischen Veränderungen mit multiplen Stenosen kommt, während bei Normotonikern meist eine auf die Stammabschnitte beschränkte zentrale Koronararteriensklerose zu registrieren ist. Akute Koronarinsuffizienz, Koronarthrombosen und Myokardinfarkte sind daher bei Hypertonikern viel häufiger als bei Normotonikern. Es muß jedoch hervorgehoben werden, daß es keinen einzigen die Qualität der histologischen oder chemischen Befunde betreffenden Punkt gibt, der für die hypertonische Koronararteriensklerose des Menschen als spezifisch anzusehen ist. Intimazellproliferate, Lipidzusammensetzung der Beete, Intensität der Kalzinose, Häufigkeit von Wandblutungen und Ulzerationen sind bei Hypertonie nicht verschieden von entsprechenden Befunden bei normotensiven Bedingungen. Wahrscheinlich liegen aber bei Hochdruck eine stärker stimulierte Kollagensynthese in Form einer ausgeprägten Media- und Intimasklerose sowie geringere Lipidablagerungen vor. Eine Reihe von zusätzlichen Faktoren trägt entscheidend zur schlechteren Prognose der hypertensiven Koronararteriensklerose bei: Das Herzgewicht ist bei einem hohen Prozentsatz der Hochdruckkranken (nach HAARHOFF [31] bei 77%) deutlich erhöht. Periphere Ostiumstenosen, die für pektanginöse Anfälle verantwortlich sein sollen, kommen bei Hypertonikern häufiger vor [58]. Das gilt auch für Veränderungen der kleinen, intramuralen Arterien und Arteriolen (fibrinoide Wandnekrosen, perivaskuläre Fibrosen, Lipidosen, Plasmainsudate und proliferative Veränderungen), die in ganz seltenen Fällen auch ohne extramurale Koronararteriensklerose beobachtet werden [43]. Schließlich tragen interstitielle Fibrosen des

Myokards, die zur Verbreiterung der Transitstrecke zwischen Kapillare und Muskelzelle führen [32], zu den Durchblutungsstörungen bei. Besonders ungünstig sind stärkere netzförmige Fibrosen, die die Immobilisierung von Muskelfasern bewirken können.

Im einzelnen finden sich in der Frühphase der hypertonischen Koronararteriensklerose gesteigerte Endothelpermeabilität, erhöhter ^{35}S-Sulfateinbau, Ablagerungen von Thrombozytenaggregaten, Plasmainsudate in der Intima und fokale Zytoplasmanekrosen der Wandzellen von Intima und Media [2, 24, 28, 39, 97, 103]. Fibrinoide Wandnekrosen lassen sich besonders bei schnell entstehender schwerer Hypertonie renaler Genese [50] oder durch Noradrenalingaben [40] feststellen. Sie können sich aber auch ohne Blutdruckerhöhung, z. B. durch hochdosierte Folsäureapplikation [112], ausbilden. Geringere subendotheliale Plasmaanhäufungen bilden sich bei Abklingen des Hochdruckes meist wieder zurück [40]. Herdförmige proliferative Intimaveränderungen [88] mit Transformation eines Teils dieser Zellen in Lipophagen [90], intra- und extrazelluläre Ablagerungen von freiem und verestertem Cholesterin, Triglyzeriden und Phospholipiden [88] sowie fibröse Veränderungen durch deutlich erhöhte Kollagensynthese [53] und Deckplattenbildung sind die entscheidenden Vorgänge bei der Entwicklung des koronarsklerotischen Beetes. Durch rezidivierende Ödeme, Beetnekrosen oder Deckplattenrisse

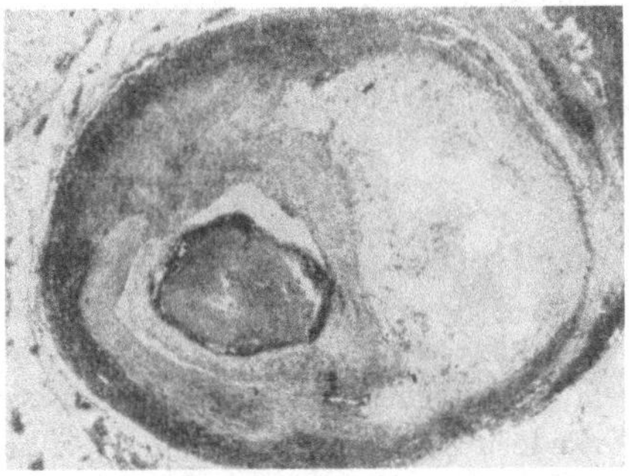

Abb. 18. Stark einengende Koronararteriensklerose mit sekundärem thrombotischen Verschluß

mit Intimablutungen kann es zur akuten Koronarstenose kommen. Die wichtigste zum Koronarverschluß führende Komplikation ist die Koronarthrombose (Abb. 18). Sie ist fast immer im Bereich von ulzerös veränderten koronarsklerotischen Herden lokalisiert. In diesen Herden ist der Gehalt an antikoagulierend [48] und fibrinolytisch wirkenden Substanzen [8] herabgesetzt, so daß angenommen werden muß, daß dadurch die thrombotischen Komplikationen begünstigt werden. Hochgradige Stenosen und Verschlüsse können auch durch schollige Kalzinosen der hyalin-fibrös verdickten Intima in den Spätstadien auftreten; dabei ist die Media meist druckatrophisch. Diese sich schubweise über Jahrzehnte entwickelnden koronarsklerotischen Veränderungen sind nicht hypertoniespezifisch, werden jedoch durch den Hochdruck beschleunigt und intensiviert. Deshalb sind auch 2- und 3-Gefäß-Erkrankungen der Koronararterien bei Hypertonie viel häufiger als bei Normotonikern. Neben dem Hochdruck sind Hypercholesterinämie, Zigarettenrauchen und Diabetes mellitus die wichtigsten Risikofaktoren [39]. Sie sind aber nicht allein entscheidend. Liegen bereits fortgeschrittene koronarsklerotische Läsionen vor, kann sich der Prozeß durch die so veränderte Strömungsmechanik des Blutes (Turbulenzen, Druck- und Sogwirkungen) selbst unterhalten; die Krankheit schreitet dann auch bei Ausschaltung der Risikofaktoren weiter fort.

3.2. *Hirnarterien*

Auch an den kleinen Hirnarterien lassen sich in der Initialphase der Hypertonie gesteigerte inter- und transendotheliale Transportvorgänge nachweisen [4, 104]. Obwohl frühzeitig auch proliferative Veränderungen der Endothel- und Adventitiazellen (erhöhte Anzahl ^{3}H-Thymidin-markierter Zellen) nachweisbar sind [33], sind diese insgesamt deutlich geringer als bei der Koronarsklerose ausgeprägt [88]. Die bei Hypertonie in den Zerebralarterien festgestellte Aktivitätssteigerung der Prolylhydroxylase [77] deutet auf eine Stimulierung der Kollagensynthese hin. Die Lipidzusammensetzung ist bei Hirnbasisgefäßsklerose gegenüber der bei Koronarsklerose geringfügig verändert [88]. In systematischen histologischen Untersuchungen der extrazerebralen Hirnarterien von 19 Hypertoniefällen wurden regelmäßig zahlreiche arteriosklerotische Stenosen nachgewiesen; sie betrafen vor allem die Arteria cerebri media, aber auch die mittleren, kleinen und kleinsten extrazerebralen Arterienäste [58]. Die sogenannte plasmatische Arterionekrose der kleinen arteriellen Gefäße ist für die Genese von zerebralen Komplikationen bei Hypertonie besonders bedeutsam. Solche Wandnekrosen entstehen durch fokale Zytoplasmanekrosen oder totalen örtlichen Mediazellschwund, Plasmainsudate und Histolyse der Lamina elastica interna und der kollagen Fasern [75]. Aus ihnen gehen intrazerebrale Mikroaneurysmen hervor, die rupturieren und zur hypertonischen Massenblutung führen können. Demgegenüber entsteht der anämische Hirninfarkt meist durch intra- oder extrakranielle Gefäßsklerose oder durch Thrombose bzw. Embolie von Hirnarterien.

3.3. *Pulmonalarterien*

Obwohl die Pulmonalarteriensklerose nicht zum Krankheitsbild der arteriellen Hypertonie im engeren Sinne gehört, soll sie hier kurz erwähnt werden, weil an den Lungenarterien druckbedingte Veränderungen meist in reiner Form beobachtet werden können. Die Befunde sind davon abhängig, ob eine isolierte arterielle pulmonale Hypertonie vorliegt (z. B. bei Ventrikelseptumdefekt oder offenem Ductus arteriosus) oder ob es sich um die venöse Form der pulmonalen Hypertonie (z. B. bei chronischem Linksherzversagen) handelt [41]. Im ersteren Falle finden sich stenosierende Intimazellproliferate der Arteriolen und kleinen Arterien, die aus transformierten Mediazellen bestehen, wie experimentell überzeugend nachgewiesen werden konnte [16]; sekundär entwickelt sich eine Fibroelastose der Intima an den größeren Pulmonalarterien. Bei der venösen Form der pulmonalen Hypertonie finden sich mit Elastose verbundene fibröse Intimaveränderungen an Lungenarterien und -venen; proliferative Prozesse an den Arteriolen und kleinen Arterien kommen hierbei nicht vor.

3.4. *Nierenarterien*

Die chronische essentielle Hypertonie führt fast regelmäßig zur Arterio-arteriolosklerose der Nierengefäße. An den Arterien steht die hyaline Intimafibrose und die Vermehrung elastischer Lamellen im Vordergrund, während die Lichtung der kleinen Arterien zunächst durch subendotheliale Lipid- und Fibrinablagerungen eingeengt wird und später durch hyaline Umwandlung aller Wandschichten (Abb. 19) vollständig verschlossen werden kann. Daraus können sich vaskuläre Schrumpfnieren entwickeln. Die im Verlaufe dieses Prozesses entstehende relative Ischämie der Niere kann über das Renin-Angiotensinsystem eine nephrogene Fixierung der Hypertonie bewirken. Dieser benignen Nephrosklerose ist das seltene, aber pathogenetisch besonders interessante Krankheitsbild der malignen Nephrosklerose gegenüberzustellen. Es betrifft meist Menschen jüngeren oder mittleren Alters, bei denen neben der Arteriolosklerose schwere fibrinoide Wandnekrosen, besonders der Vasa afferentia und interstitielle lymphozytäre Infiltrate festgestellt werden können. In den eosinophilen Nekrosen finden sich geringe Lipidablagerungen und einzelne Leukozyten.

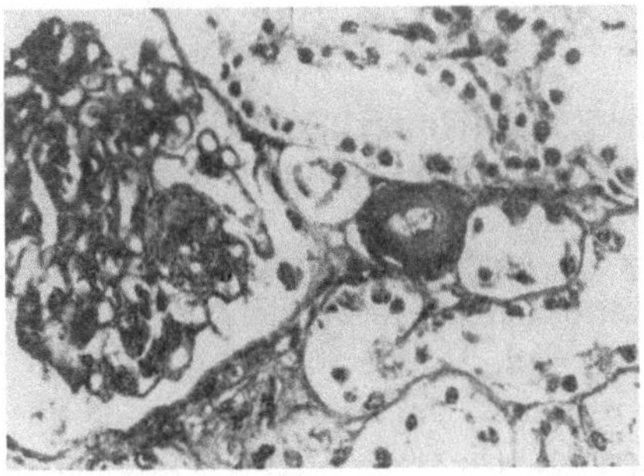

Abb. 19. Hochgradige Arteriolosklerose der Niere bei Hypertonie

Paronetto [79] fand bei 11 von 14 Fällen dieser tödlichen Krankheit in den fibrinoiden Gefäßwandnekrosen mit der Immunfluoreszenztechnik neben Fibrinogen und Albumin Ablagerungen von Gammaglobulinen und Komplement. Obwohl bei den meisten Patienten mit maligner Nephrosklerose systolische Blutdruckwerte zwischen 200 und 300 mm Hg bestehen, wird heute dieser „malignen“ Hypertonie nur eine auslösende Rolle bei der Entstehung der Arteriolonekrosen eingeräumt und die Hypothese vertreten, daß Immunkomplexe aus antigenen Gefäßwandbestandteilen und komplementbindenden Antikörpern dafür hauptverantwortlich sind [79]. Solche zytotoxischen Immunreaktionen sollen auch durch Anoxie, infektiös-toxische Prozesse und Gefäßspasmen in Gang gesetzt werden können, ohne daß eine Hypertonie primär vorliegt. Gegen die alleinige ursächliche Bedeutung der Hypertonie spricht auch die Tatsache, daß bei Fällen von Phäochromozytom nur selten maligne Nephrosklerosen gefunden wurden [29]. Im Herzmuskel, in Milz, Nebennieren, Pankreas und im Magen-Darm-Kanal werden bei maligner Nephrosklerose ebenfalls fibrinoide Wandnekrosen der Arteriolen angetroffen.

3.5. Arterien des Auges, des Abdomens und der Extremitäten

Die hypertonische Arteriosklerose ist in der Aderhaut stärker ausgeprägt als in der Retina [58, 60]; diese Veränderungen bestehen hauptsächlich in fleckförmigen Lipidablagerungen, zirkulären fibrösen Wandverdickungen, Hyalinosen und subendothelialen Plasmainsudaten mit Lichtungseinengung. Die Kapillaren der Retina sind bei schwerer renaler Hypertonie für Tracersubstanzen (Meerrettichperoxydase, Mikroperoxidase) vermehrt durchlässig [23]. Zusammen mit einer Arteriosklerose der kleinen und mittleren Arterien sowie subretinalen Oedemen und Blutungen ergeben diese Veränderungen das Bild der Retinopathie hypertonica. — Pankreas, Nebennieren, Submukosa des Dünndarmes und Milz zeigen bei Hypertonie meist eine deutliche Arteriolosklerose, während die Arteriolosklerose der Leber häufiger bei Diabetes mellitus vorkommt [37, 74, 99]. Die Follikelarterien der Milz weisen häufig — ebenso wie die kleinen intrazerebralen und Nierenarterien — bei Hypertonie hyaline Wandveränderungen auf. Von 84 Hypertonikern zeigten 82 eine Arterio-arteriolosklerose des Pankreas [58]; davon waren 13 Patienten klinisch als Diabetiker bekannt.

Die peripheren Extremitätenarterien wie die Arteria tibialis posterior und die Arteria dorsalis pedis erkranken besonders bei länger bestehender Hypertonie an schwerer stenosierender Arteriosklerose [58]. Ein arterioskleroseverstärkender Effekt des Hochdruckes läßt sich morphometrisch auch an der Arteria femoralis nachweisen [66].

4. Über die Rückbildungsfähigkeit hypertoniebedingter Arterienveränderungen

Die Reversibilität hypertonieinduzierter Gefäßveränderungen ist eng mit der Rückbildungsfähigkeit der Arteriosklerose verbunden. Hierzu liegen jetzt zahlreiche neue Untersuchungsergebnisse vor [12, 76, 77, 86, 100, 102, 107]. Daraus geht hervor, daß der Erfolg antiarteriosklerotischer Maßnahmen von der Spezies, dem Gefäßtyp und der Art der Läsion abhängig ist. Die Schwierigkeiten der Beweisführung einer erfolgten Rückbildung beim Menschen liegen in der Tatsache begründet, daß sich die Arteriosklerose über Jahrzehnte entwickelt und daß entsprechende Gegenmaßnahmen (Beseitigung von Risikofaktoren, Applikation von D-Penizillamin, Streptokinase-Injektionen, intraarterielle ATP-Infusionen, Chondroitinsulfat-Applikation u. a.) meist erst nach Jahren wirksam werden. Die experimentellen Ergebnisse zeigen, daß nicht nur Endotheldefekte abheilen und Lipidbeete an Größe abnehmen, sondern daß bei Ausschaltung der atherogenen Noxe über einen längeren Zeitraum hinweg selbst fibröse Plaques und örtliche Kalzinosen hinsichtlich Zahl und Größe reduziert werden können [12, 100, 102]. Die hypertoniebedingte Stimulierung der Kollagensynthese in Aorta, Herz und Hirnarterien kann durch medikamentöse Herabsetzung des Hochdruckes, z. B. mit Reserpin, verhindert oder stark abgeschwächt werden [76, 77].

Die Abnahme eines erhöhten Kollagengehaltes der Aorta beim Rückgang der hypertonen auf normotone Blutdruckwerte, z. B. im Anschluß an eine temporäre Nierenischämie, ist jedoch nicht oder nur in begrenztem Umfang möglich [107]. Hingegen kann die gesteigerte proliferative Aktivität der Gefäßwand, meßbar an der Anzahl ^{3}H-Thymidin-markierter Zellen, nach Gaben von Cinnarizin bei Ratten mit renaler Hypertonie signifikant gesenkt werden [86]. Nach diesen und weiteren Befunden [52] haben wir den Eindruck, daß langfristige antihypertensive und andere antiarteriosklerotische Maßnahmen im Adaptationsstadium der Hypertonie und sogar im Stadium der beginnenden strukturellen Dekompensation eine zumindest partielle Rückbildung der eingetretenen Gefäßveränderungen bewirken können. Schwere stenosierende Läsionen bleiben davon unbeeinflußt, weil die bei diesen Fällen gestörte Strömungsmechanik des Blutes zur Selbstunterhaltung des arteriosklerotischen Prozesses führt.

5. Schlußbemerkungen

Die dargestellten Ergebnisse erlauben, die eingangs aufgeworfenen Fragen zu beantworten:

1. Die Arteriosklerose-fördernde Wirkung der Hypertonie kommt in erster Linie durch Permeabilitätsänderungen der Gefäßwandschichten für makromolekulare Plasmabestandteile (erhöhte Durchlässigkeit des Endothels, verminderte Durchlässigkeit

der übrigen Wandschichten) und durch Stimulierung von Syntheseleistungen und/ oder proliferativer Aktivität der Media- und Intimazellen zustande. Die erhöhte zelluläre Produktion von Glykosaminoglykanen und Kollagen ist ein Frühzeichen der hypertensiven Angiopathie und begünstigt die Präzipitation insudierter Lipoproteine und anderer Plasmabestandteile.

2. Die bei Hypertonie bevorzugt geschädigten Gefäße sind die Arteriolen und kleinen Arterien. Fibrinoide Wandnekrosen (besonders im Mesenterium, im Gehirn und im Myokard), die Lipidose (besonders in der Niere) und die Hyalinose dieser Gefäße (besonders in der Milz, im Gehirn und im Pankreas) sind neben proliferativen Läsionen charakteristische aber keine spezifischen Merkmale der hypertensiven Angiopathie. Sie umfaßt auch einen verstärkenden Effekt (Beschleunigung, Intensivierung) auf die Arteriosklerose der Gefäße vom elastischen und muskulären Typ. Hervorstechendstes Merkmal der Arteriosklerose bei Hypertonie ist der Befall distaler Organarterienabschnitte.

3. Die hypertonische Koronararteriensklerose ist meist eine 2- oder 3-Gefäßkrankheit; sie betrifft nicht nur den Stamm, sondern auch die peripheren Anteile der extramuralen Koronararterien, wobei diffus oder herdförmig sklerosierende Formen mit Ostiumstenosen der Seitenarterien häufig anzutreffen sind. Eine Intensivierung und beschleunigte Entstehung der Arteriosklerose zeigen auch die Hirn- und Nierenarterien, deren kleine und mittlere Äste bevorzugt erkranken.

4. Die initialen Störungen der Endothelstruktur, der Elektrolyte, der Enzymaktivitäten und der Glykosaminoglykane sind voll reversibel. Fraglich bleibt, ob die hypertoniebedingte oder andersartig ausgelöste Kollagenfaservermehrung in der Gefäßwand rückbildungsfähig ist. Wahrscheinlich sind eine erhöhte proliferative Aktivität der Gefäßwandzellen, die möglicherweise durch einen Thrombozytenfaktor in Gang gesetzt wird, und deren gesteigerte Kollagenbildung diejenigen Vorgänge, die den irreversiblen Teil des hypertensiven Gefäßwandschadens einleiten. Eine konsequente antihypertensive Therapie sollte auch deshalb frühzeitig beginnen, weil in den atheromatös-ulzerösen Stadien die Ausschaltung der Risikofaktoren das weitere Fortschreiten der Arteriosklerose nicht aufhalten kann.

Literatur

1. Anestiadi, V. Kh., and E. G. Zota: Elastin of arteries in arteriosclerosis and hypertensive disease. Arch. Pathol. (Moskau) **37** (1975), 12–18
2. Backwinkel, K. P., G. Schmitt, H. Themann und W. H. Hauss: Elektronenmikroskopische Untersuchungen über Frühveränderungen der Koronararterien bei experimenteller Hypertonie. Beitr. Path. **141** (1970), 374–391
3. Bäurle, W.: Die Coronarsklerose bei Hypertonie. Beitr. path. Anat. **111** (1950), 108–124
4. Becker, C. H., D. Matthias, E. Engler and J. Herrmann: Ultrastructural investigation of peripheral arterial vessels in the cortex of rats with experimental hypertension. Exp. Path. **12** (1976), 183–193
5. Benditt, E. P.: Implications of the monoclonal character of human atherosclerotic plaques. Am. J. Pathol. **86** (1977), 693–702
6. Björkerud, S.: Injury and Repair in Arterial Tissue: Experimental Models: Types and Relevance to Human Vascular Diseases — A Survey. Angiology **25** (1974), 636–648
7. Bruch, H.-P., E. Schmidt und R. Laven: Mögliche Bedeutung der Prostaglandine für die menschliche Gefäßmotilität und Hypertonie. Vasa **6** (1977), 347–352

8. CONSTANTINI, R., G. HILBE, F. SPÖTTL und F. HOLZKNECHT: The Plasminogen Activator Content of the Arterial Wall in Occlusive Arterial Diseases. Thrombos. Diathes. haemorrh. **27** (1972), 649–654
9. CRANE, W. A. J., and L. P. DUTTA: Utilisation of tritiated thymidine for deoxyribonucleic acid synthesis by lesion of experimental hypertension in rats. J. Path. Bact. **86** (1963), 83–97
10. CRANE, W. A. J., and D. J. INGLE: Tritiated thymidine uptake in rat hypertension. Arch. Path. **78** (1964), 209–221
11. DALY, M. M., Q. B. DEMING, V. M. RAEFF and L. M. BRUN: Cholesterol Concentration and Cholesterol-Synthesis in Aortas of Rats with Renal Hypertension. J. Clin. Invest. **42** (1963), 1606–1612
12. DAOUD, A. S., J. JARMOLYCH, J. M. AUGUSTYN, K. E. FRITZ, J. K. SINGH and K. T. LEE: Regression of Advanced Atherosclerosis in Swine. Arch. Pathol. Lab. Med. **100** (1976), 372–379
13. DOERR, W.: Pathologie der Koronargefäße. Wiener Klin. Wschr. **84** (1972), 513–517
14. ECKERT, H., H. BRASELMANN, J. KUNZ, M. POPPEI und E. SCHEER: Einfluß unterschiedlich erzeugter Hypertonieformen auf MPS-Stoffwechsel und Struktur von Aorta und großen Organarterien. Exp. Path. **5** (1971), 88–97
15. ESSBACH, E.: Die Pathomorphose der kleinen Organarterien bei Arteriosklerose und Hochdruckleiden. In: Gefäßwand und Blutplasma, II. Symposion, VEB Gustav Fischer Verlag, Jena, 1965, S. 3–16
16. ESTERLY, J. A., S. GLAGOV and D. J. FERGUSON: Morphogenesis of Intimal Obliterative Hyperplasia of Small Arteries in Experimental Pulmonary Hypertension. Am. J. Pathol. **52** (1968), 325–347
17. FRITH, C. H., J. F. MCMURTRY, A. F. ALEXANDER and D. H. WILL: Influence of Hypertension and Hypoxemia on Arterial Biochemistry and Morphology in Swine. Atherosclerosis **20** (1974), 189–206
18. FUCHS, U.: Submicroscopy of the Arterial Vascular Wall. Observations in the State of Hypertension and Arteriosclerosis. Exp. Path. Spl. 2, VEB Gustav Fischer Verlag, Jena, 1977
19. GABBIANI, G., M. BADONNEL and G. RONA: Cytoplasmic Contractile Apparatus in Aortic Endothelial Cells of Hypertensive Rats. Lab. Invest. **32** (1975), 227–234
20. GAINOR, E.: Increased Mitotic Activity in Rabbit Endothelium after Endotoxin. An autoradiographic Study. Lab. Invest. **24** (1971), 318–320
21. GATON, E., D. BEN-ISHAY and M. WOLMAN: Experimentally Produced Hypertension and Aortic Acid Esterase. Arch. Pathol. Lab. Med. **100** (1976), 527–530
22. GERRITY, R. G., E. P. ADAMS and W. J. CLIFF: The Aortic Tunica Media of the Developing Rat. II. Incoration by Medial Cells of ^{3}H-Proline into Collagen and Elastin: Autoradiographic and Chemical Studies. Lab. Invest. **32** (1975), 601–609
23. GIACOMELLI, F., K. B. JUECHTER and J. WIENER: The cellular pathology of experimental hypertension. IV. Alterations in retinal vasculature. Am. J. Pathol. **68** (1972), 81–96
24. GIACOMELLI, F., P. ANVERSA and J. WIENER: Effect of Angiotensin-Induced Hypertension on Rat Coronary Arteries and Myocardium. Am. J. Path. **84** (1976), 111–138
25. GIESE, J.: Acute hypertensive vascular disease. Acta path. microbiol. scand. **62** (1964), 497–515
26. GIESE, J.: Renin, Angiotensin and Hypertensive Vascular Damage: A Review. In: J. H. Laragh (Ed.): Hypertension Manual. Mechanisms, Methods, Management. York Medical Books, Dun-Donnelley Publishing Corporation, New York 1973, 371–403
27. GLAGOV, S.: Mechanical stresses on vessels and the non-uniform distribution of atherosclerosis. Med. clin. of North America **57** (1973), 63–77
28. GLIECH, V., H. BRASELMANN und J. KUNZ: Stoffwechseländerungen der sauren Mukopolysaccharide von Aorta und Koronararterien der Ratte in der Initialphase der renalen Hypertonie. Exp. Path. **6** (1972), 151–157
29. GREEN, D. M.: Pheochromozytoma and chronic hypertension. J. A. M. A. **131** (1946), 1260–1265
30. GUSKI, H., R. SCHMIDT und H. ECKERT: Morphometrische Untersuchungen der Aorta und Koronararterien bei experimenteller Hypertonie. Exp. Path. **8** (1973), 168–181

31. Haarhoff, K.: Koronarsklerose, Hypertonie, Myocardinfarkt (statistische Untersuchungen der Jahre 1935 und 1964). Beitr. Path. Anat. **139** (1969), 170–186
32. Hauss, W. H., G. Schmitt, G. Junge-Hülsing, H. Themann und B. Kienecker: Zur Pathogenese der hypertoniebedingten Gefäßsklerose. Z. Kreislaufforsch. **58** (1969), 61–79
33. Hazama, F., H. Hachara, S. Amano and T. Ozaki: Autoradiographic Investigation of Cell Proliferation in the Brain of Spontaneously Hypertensive Rats. Acta neuropath. **37** (1977), 231–236
34. Hecht, K., R. Baumann, St. Nitschkoff, H. Baumann und M. Poppei: Der Einfluß von Stressfaktoren auf zerebro-viszerale Regulationsmechanismen als pathogenetische Konstellation bei der Entstehung der arteriellen Hypertonie, Ergebnisse der experimentellen Medizin. VEB Verlag Volk und Gesundheit Berlin, Bd. 21 (1976), 109–146
35. Herrmann, W. und J. Massmann: Ursachen und Bedeutung der gesteigerten Endothelpermeabilität für die Entstehung der Arteriosklerose. Z. ges. inn. Med. **31** (1976), 721–727
36. Hieronymi, G.: Über den alternsbedingten Formwandel elastischer und muskulärer Arterien. Sitzungsbericht der Heidelberger Akademie der Wissenschaften 1955, 221–352
37. Höpker, W. W., E. Nüssel und G. Grühn: Bündelungsmuster der arteriellen Hypertonie. Virchows Arch. A Path. Anat. Histol. **374** (1977), 105–129
38. Hollander, W.: Role of Hypertension in Atherosclerosis and Cardiovascular Disease. Am. J. Cardiol. **38** (1976), 786–800
39. Hort, W.: Die coronare Herzkrankheit. Pathologische Anatomie. Langenbecks Arch. Chir. **339** (1975), 527–538
40. Hüttner, I., R. H. More and G. Rona: Fine structural evidence of specific mechanism for increased endothelial permeability in experimental hypertension. Am. J. Path. **61** (1970), 395–405
41. Hutchins, G. M., and P. T. Ostrow: The pathogenesis of the two forms of hypertensive pulmonary vascular disease. Am. Heart J. **92** (1976), 797–803
42. Iritani, N., E. Fukuda, Y. Nara and J. Jamori: Lipid metabolism in spontaneously hypertensive rats (SHR). Atherosclerosis **28** (1977), 217–222
43. James, T. N.: Small Arteries of the Heart. Circulation 56 (1977), 2–14
44. Jellinek, H.: Vascular changes in small and large arteries in rapid hypertension as an atherosclerosis provoking factor. Acta Morph. Acad. Sci. Hung. 19 (1971), 187–201
45. Jellinek, H., Z. Nagy, I. Hüttner, A. Balint, A. Kocze and T. Kerenyi: Investigations of the permeability changes of the vascular wall in experimental malignant hypertension by means of a colloidal iron preparation. Brit. J. exp. Path. **50** (1969), 13
46. Kádár, A.: Smooth Muscle Cells and elastic Fibers in connection with the Development of the morphological lesions of Arteriosclerosis. Atherogenese **1** (1976), 61–75
47. Keys, A.: Coronary Heart Disease — The Global Picture. Atherosclerosis **22** (1975), 149 to 192
48. Klynstra, F. B., C. J. F. Böttcher, J. A. van Melsen and J. E. van der Laan: Distribution and composition of acid mucopolysaccharides in normal and atherosclerotic human aortas. J. Atheroscler, Res. **7** (1967), 301–309
49. Kresse, H., I. Filipovic, F. Wessels, G. Wessels und E. Buddecke: Selektive Zunahme der Syntheserate von Dermatansulfat und Heparansulfat des Arteriengewebes bei genetischem bzw. experimentellem Hypertonus der Ratte. Z. klin. Chem. klin. Biochem. **9** (1971), 21–24
50. Kunz, J., U. Keim, H. Brasselmann, Ch. Kreher und St. Nitschkoff: Intramurale und perivasale Ablagerungen von Plasmaproteinen bei der experimentellen Hypertonie. Exp. Path. **8** (1973), 294–302
51. Kunz, J., I. Uerlings, U. Keim und I. Marx: Zur Bildung von Glykosaminoglykanen durch Gefäßwandzellen. Acta histochem. Suppl.-Bd. XV (1975), 187–196
52. Kunz, J.: Pathologie der Arterienwand mit besonderer Berücksichtigung der Glykosaminoglykane. VEB Verlag Volk und Gesundheit 1975
53. Kunz, J., I. Uerlings, Ch. Kreher, U. Keim und H. David: Experimenteller Beitrag zur Genese der hypertoniebedingten Gefäßsklerose. Z. mikroskop.-anat. Forsch. **89** (1976), 1166–1176

54. KUNZ, J.: Zur Dynamik des Kollagenstoffwechsels der Gefäßwandzellen. Acta histochem. Suppl. XIX (1977), 361—366
55. KUNZ, J., B. SCHREITER, B. SCHUBERT, K. VOSS und K. KRIEG: Experimentelle Untersuchungen über die Regeneration der Aortenendothelzellen. Acta histochem. **61** (1978), 53—63
56. LANG, J.: Feinstruktur der Arterienwand. Verh. Dtsch. Ges. Kreislaufforschg. **40** (1974), 1—14
57. LEUNG, D. Y. M., S. GLAGOV and M. B. MATHEWS: A new in vitro system for studying cell response to mechanical stimulation. Exp. Cell Res. **109** (1977), 285—298
58. LIEBEGOTT, G.: Hochdruck und periphere Arteriosklerose. Dtsch. Med. Wschr. 84. Jg., 1959, 1697—1703
59. LINZBACH, J.: Die Bedeutung der Gefäßwandfaktoren für die Entstehung der Arteriosklerose. Verhandlg. dtsch. Ges. Path. 41. Tagg., 1957, 24—41
60. LUND, O. E.: Über den Wert retinaler Gefäßveränderungen in der Diagnostik der Arteriosklerose. S. Karger-Verlag, Basel—New York 1964
61. MANLEY, G.: Changes in vascular mucopolysaccharides with age and blood pressure. Brit. J. exp. Path. **46** (1965), 125—134
62. MASON, R. G., D. SHARP, H. Y. K. CHUANG and F. MOHAMMED: The Endothelium. Roles in Thrombosis and Hemostasis. Arch. Pathol. Lab. Med. **101** (1977), 61—54
63. MATTHES, K. J., G. JUNGE-HÜLSING, G. SCHMITT, H. WAGNER, W. OBERWITLER und W. H. HAUSS: Über die Beziehung zwischen gestörtem Mesenchymstoffwechsel und Veränderungen der Lipidkonzentration in der Gefäßwand bei arterieller Hypertension. J. Atheroscler. Res. **9** (1969), 305—318
64. MATTHIAS, D., E. ENGLER, H.-J. HERRMANN und C.-H. BECKER: Histopathologische Untersuchungen an Ratten mit einem durch Depotangiotensin erzeugten Hochdruck. Arch. exp. Vet. med. 28 (1974), 417—443
65. MCCULLAGH, K., and G. BALIAN: Collagen characterisation and cell transformation in human atherosclerosis. Nature **258** (1975), 73—75
66. MIESSNER, M., H. FISCHER und J. KUNZ: Vergleichende morphometrische Untersuchungen zur Bestimmung des Stenosegrades der Arteria femoralis. Zbl. allg. Path. **120** (1976), 224—241
67. MOORE, S., R. J. FRIEDMAN, D. P. SINGAL, J. GAULDIE and M. BLAJCHMAN: Inhibition of injury induced thrombatherosclerotic lesions by antiplatelet serum in rabbits. Thromb. Diath. Haemorrh. **35** (1976), 70—91
68. MÜLLER-MOHNSSON, H.: Pathogenese der Koronarsklerose und Strömungsmechanik. Münchn. Med. Wschr. **113** (1971), 604—616
69. NAGORNEV, V. A., T. A. SINITSYNA and P. V. PIGAREVSKY: The ultrastructural changes in aortas of rabbits in early stages of experimental atherosclerosis. Arch. Pathol. (Moskau) **39** (1977), 62—71
70. NÉMETH-CSÓKA, M.: The influence of inorganic phosphate and citrate anions on the effect of glycosaminoglycans during collagen fibrilformation. Exp. Path. **14** (1977), 40—54
71. OKA, M., S. S. BRODIE and A. A. ANGRIST: Sex-dependent vascular changes in young, adult, aged, and hypertensive rats. Am. J. Path. **53** (1968), 127—147
72. OKA, M., R. BASHEY and A. ANGRIST: Collagen and sulfated mucopolysaccharide synthesis and nucleotidase reactions in aortas of hypertensive rats. Lab. Invest. **22** (1970), 507
73. OLSEN, F.: Arteriolar permeability and destruction of elastic membrane in hypertension. Acta Path. microbiol. scand. **75** (1969), 527—536
74. OONEDA, G., Y. OOYAMA, K. MATSUYAMA, M. TAKATAMA, Y. YOSHIDA, M. SEKIGUCHI and I. ARAI: Electron microscopic studies on the morphogenesis of fibrinoid degeneration in the mesenteric arteries of hypertensive rats. Angiology **16** (1965), 8—17
75. OONEDA, G., Y. YOSHIDA, K. SUZUKI and T. SEKIGUCHI: Morphogenesis of Plasmatic Arterionecrosis as the Cause of Hypertensive Intracerebral Hemorrhage. Virchows Arch. Abt. A Path. Anat. **361** (1973), 31—38
76. OOSHIMA, A., G. C. FULLER, G. J. CARDINALE, S. SPECTOR and S. UDENFRIEND: Increased Collagen Synthesis in Blood Vessels of Hypertensive Rats and Its Reversal by Antihypertensive Agents. Proc. Nat. Acad. Sci. USA **71** (1974), 3019—3023

77. Ooshima, A., G. Fuller, G. Cardinale, S. Spector and S. Udenfriend: Collagen biosynthesis in blood vessels of brain and other tissues of the hypertensive rat. Science **190** (1975), 898–900
78. Page, I. H.: Arterial Hypertension in Retrospect. Circ. Res. **34** (1974), 133–142
79. Paronetto, F.: Immunocytochemical observations on the vascular necrosis and renal glomerular lesions of malignant nephrosclerosis. Am. J. Pathol. **46** (1965), 901–915
80. Pease, D. C., and W. P. Paule: Electron Microscopy of Elastic Arteries; the thoracic Aorta of the Rat. J. Ultrastr. Res. **3** (1960), 469–483
81. Postnov, Ju. W.: Das Verhalten einiger Fermente und Elektrolyte der Gefäßwand bei der experimentellen Hypertonie der Ratte. Virchows Arch. path. Anat. **341** (1966), 237–244
82. Ross, R., J. Glomset and L. Harker: Response to Injury and Atherogenesis. Am. J. Pathol. **86** (1977,) 675–684
83. Rotter, W.: Morphologie von Herz und Gefäßsystem bei Hypertonie. In: R. Heintz u. H. Losse: Arterielle Hypertonie, Pathogenese, Klinik, Therapie. Georg Thieme Verlag, Stuttgart 1969
84. Salch, M. und R. Heintz: Permanente Hypertonie und Veränderung des Natrium-Kalium-Gehaltes der Aortenwand nach Angiotensin II-Infusionen bei der Ratte. Z. ges. exp. Med. **152** (1970), 306–312
85. Schmitt, G., H. Knoche, G. Junge-Hülsing, R. Koch und W. H. Hauss: Über die Reduplikation von Aortenwandzellen bei arterieller Hypertonie. Z. Kreislaufforsch. **59** (1970), 481–487
86. Schmitt, G., R. Skrobek und W. H. Hauss: Über die Hemmung der Zellproliferation in der Aortenwand und im Herzen durch Cinnarizin bei experimenteller renaler Hypertonie im Tierexperiment. Verh. Dtsch. Ges. Kreislaufforsch. **40** (1974), 191–195
87. Schwartz, St., M. and E. P. Benditt: Aortic Endothelial Cell Replication. I. Effects of Age and Hypertension in the Rat. Circ. Res. **41** (1977), 248–255
88. Scott, R. F., A. S. Avud, B. Wortmann, E. S. Morrison and J. Jarmolych: Proliferation and necrosis in coronary and cerebral arteries. J. Atheroscler. Res. **6** (1966), 499–509
89. Seifert, K.: Elektronenmikroskopische Untersuchungen der Aorta des Hausschweines. Z. Zellforsch. 58 (1962), 331–368
90. Sinapius, D.: Die Entstehung subendothelialer Lipophagenherde bei Coronarsklerose. Virchows Arch. Abtl. A Path. Anat. **345** (1968), 169–175
91. Smith, E. B., K. M. Alexander and I. B. Massie: Insoluble "Fibrin" in Human Aortic Intima. Quantitative Studies on the Relationship between insoluble "Fibrin", soluble Fibrinogen and low density Lipoprotein. Atherosclerosis **23** (1976), 19–39
92 Smith, E. B.: Molecular interactions in human atherosclerotic plaques. Am. J. Pathol. **86** (1977), 665–674
93. Staemmler, M.: Pathologische Anatomie der Gefäße bei Hochdruck. In: W. H. Hauss u. H. Losse. Hypertonie, III. Symposion an der Medizinischen Universität Münster (Westf.). Stuttgart, Thieme 1962
94. J. Staubesand: Intra -und extrazelluläre Lysosomen bei myozytären Reaktionen der Arterienwand. Med. Welt 28 (1977), 1470–1474
95. Still, W. J. S.: The Arterial Endothelium of the Hypertensive Rat. Arch. Path. **97** (1974), 337–342
96. Studer, A., und K. Reber: Der Tierversuch in der Arterioskleroseforschung. Erg. allg. Path. path. Anat. **43** (1963), 1–87
97. Takebayashi, S.: Ultrastructural studies on arteriolar lesions in experimental hypertension. J. Electron Microscopy **19** (1970), 17–31
98. Texon, M.: Role of vascular dynamics in the development of atherosclerosis. In Atherosclerosis and its Origin, edited by M. Sandler and G. H. Bourne. New York, Academic Press 1963, 167–195
99. Thorhall, N., and F. Olsen: Ultrastructural Pathological Changes in intestinal submucosal Arterioles in Angiotensin-induced acute Hypertension in Rats. Acta path. microbiol. scand. Sect. A, **82** (1974), 703–713

100. Tucker, C. F., C. Catsulis, J. P. Strong and D. A. Eggen: Regression of Early Cholesterol-Induced Aortic Lesion in Rhesus Monkeys. Am. J. Path. **65** (1971), 493–514
101. Weber, G., P. Fabbrini and L. Resi: On the Presence of a Concanavalin-A Reactive Coat over the Endothelial Aortic Surface and its Modifications during Early Experimental Cholesterol Atherogenesis in Rabbits. Virchows Arch. Abt. A Path. Anat. 359 (1973), 299–307
102. Weber, G. P. Fabbrini, L. Resi, R. Jones, D. Vesselinovitch and R. W. Wissler: Regression of Arteriosclerotic lesions in Rhesus Monkey Aortas after Regression Diet. Atherosclerosis **26** (1977), 535–547
103. Wegener, K.: Koronarverschluß. Histogenese der sklerotischen Plaque und regressive Veränderungen. Arch. Kreislaufforsch. **58** (1969), 102–187
104. Westergaard, E.: The Blood-Brain Barrier to Horseradish Peroxidase under Normal and Experimental Conditions. Acta neuropath. (Berl.) 39 (1977), 181–187
105. Wolinsky, H.: Response of the rat aortic media to hypertension. Morphological and chemical studies. Circ. Res. **24** (1970), 507–522
106. Wolinsky, H.: Response of the rat aortic wall to hypertension: Importance of comparing absolute amounts of wall components. Atherosclerosis **11** (1970), 251–255
107. Wolinsky, H.: Effects of hypertension and its reversal on the thoracic aorta of male and female rats. Morphologic and chemical studies. Circ. Res. **28** (1971), 622–637
108. Wolinsky, H., S. Goldfischer, M. D. Daly, L. E. Kasak and B. Coltoff-Schiller: Arterial Lysosomes and Connective Tissue in Primate Arteriosclerosis and Hypertension. Circ. Res. **36** (1975), 553–561
109. Yamabe, H., and W. Lovenberg: Increased Incorporation of ^{14}C-Lysine into vascular proteins of the spontaneously hypertensive rat. Europ. J. Pharmacol. **29** (1974), 109–116
110. Zemplényi, T.: Vascular Enzymes and the Relevance of their Study to Problems of Atherogenesis. Med. Clin. North Amer. **58** (1974), 293–321
111. Zemplényi, T.: Metabolic intermediates, Enzymes and lysosomal activity in aortas of spontaneously hypertensive rats. Atherosclerosis **28** (1977), 233–246
112. Zimmermann, H.-D., B. Maykemper and P. Dieker: Intra- and Extrarenal Vascular Changes in the Acute Renal Failure of the Rat Caused by High-Dose Folic Acid Injection. Virchows Arch. A Path. Anat. and Histol. **376** (1977), 47–73

Hypertonie und Arteriosklerose

von

H. HEINE und L. HEINEMANN

Die These, daß die Hypertonie ein Hauptrisikofaktor für Entstehen, Lokalisation und Manifestation der Arteriosklerose ist und damit Ursache von organisch-arteriellen Durchblutungsstörungen (passagere Ischämie bis Infarkt) wird ebensowenig bestritten (HILD, 1969, ROBERTS, 1975), wie deren Bedeutung für die Prognose quoad vitam (ROBERTS, 1975). Dabei ist zu berücksichtigen, daß zwischen arteriellem Blutdruck und relativem Körpergewicht, Herzfrequenz und Blutzuckerspiegel unabhängig eine enge multivariate Beziehung besteht (STAMLER, 1975).

Rund 40% der unerwarteten und plötzlichen Todesfälle haben eine arterielle Hypertonie in der Vorgeschichte (KULLER, 1973), in rund 50% findet sich bei Patienten mit Angina pectoris eine Hypertonie, in 60% und mehr bei transmuralem Herzinfarkt. Dort bestimmt die Hypertonie entscheidend die Prognose mit. Ebenso findet sich bei Aortensklerose und peripheren Gefäßverschlüssen und Aneurysmen in über 30% ein Hochdruck, bei ischämischem Schlaganfall sogar in 60–80%. Internationale Studien zeigen, daß eine Hypertoniebekämpfung zu einer Verminderung der Arterioskleroseprogredienz in Form von Senkung lebensbedrohlicher kardiovaskulärer Komplikationen führt (ROBERTS, 1975).

Über den Entstehungsmechanismus der Arteriosklerose bei Hypertonie gibt es verschiedene Vorstellungen, ohne daß bislang eine endgültige Klärung herbeigeführt werden konnte. So meinen einige Autoren, die erhöhte mechanische Belastung der Gefäßwand sei der auslösende Faktor für die Arterioskleroseentstehung sowie deren Verlauf. Als Mechanismus wird angenommen, daß dadurch der sklerotische Wandumbau gefördert wird. Als Hinweise für die Richtigkeit einer solchen Hypothese wird die häufige Lokalisation arteriosklerotischer Gefäßwandveränderungen an Gefäßverzweigungen, -abgängen und -schlängelungen angeführt (Aortenbogen und abgehende Äste, Konvexarterien des Gehirns, Koronarien und periphere Gefäße: LIEBEGOTT 1961, 1964, ZOLLINGER 1959, NOBBE 1967).

Bekannt sind auch klinische Beobachtungen, daß sich bei Patienten mit Aortenisthmusstenose proximal der Stenose eine ausgeprägte Arteriosklerose entwickelt, während der Bereich distal der Arterienstenose frei bleibt (FREIS 1969). Entsprechende Beobachtungen hat BURCH (1964) bei Patienten mit anormalem Abgang der linken Koronararterie aus der A. pulmonalis beschrieben. Hierbei herrscht in der rechten Koronararterie ein höherer Druck als in der linken. Bei der Sektion fand sich eine ausgeprägte Arteriosklerose der rechten Koronararterie bei fehlender Sklerose links. Auf einen gleichen Zusammenhang weist eine Sklerose und Atheromatose der Lungenarterien bei pulmonalem Hochdruck hin, wie auch Zusammenhänge von Myokardinfarktinzidenz und linksventrikulärer Hypertrophie. Ebenso kann man auf schwere atheromatöse Gefäßveränderungen bei nephrogenem Hochdruck im Kindesalter hinweisen.

Tierexperimentell konnte HEPTINSTALL (1958) an Kaninchen zeigen, daß hoher Blutdruck eine Zunahme cholesterininduzierter Atherome bewirkt. Die Korrelation zwischen der Höhe des Blutdrucks und dem Ausmaß der Arteriosklerose war deutlicher als zwischen Cholesterinspiegel und Sklerose.

SNYDER (1958) erzeugte an Kaninchen experimentell eine Stenose der Aorta abdominalis. Ähnliche Versuche führte SAKO (1962) durch, der bei Hunden eine artefizielle Koarktation der Aorta anlegte. In beiden Serien entwickelte sich bei ausreichendem Druckgradienten im proximalen Gefäßabschnitt eine Arteriosklerose, während der distale Bereich frei blieb.

CREECH (1957) beschreibt nach der operativen Korrektur von Gefäßverschlüssen im Bereich der Aortenbifurkation ein schnelles Fortschreiten der Arteriosklerose in den Beinarterien, die vor dem Eingriff nur in geringem Maße befallen waren. Diese Progredienz soll bei älteren Patienten schneller erfolgen als bei jüngeren mit vergleichbaren Blutdruck- und Lipidwerten. Die Anwesenheit eines zusätzlichen Gefäßfaktors, der mit der Alterung in Beziehung steht, läßt sich aufgrund der genannten Beobachtungen vermuten.

BURCH (1960) spricht sich dafür aus, daß der erhöhte Blutdruck als lokalisierender Faktor der Arteriosklerose wirksam ist. Obwohl das Blut mit gleicher Lipidkonzentration durch alle Gefäße (Arterien, Kapillaren und Venen) fließt, ist das Ausmaß der Arteriosklerose regional unterschiedlich und zeigt an Stellen höchster Druckbelastung, wie an der Außenseite des Aortenbogens, an der distalen Aorta im Bereich der Bifurkation, im proximalen Teil einer Stenose wie z. B. einer Koarktation usw. einen bevorzugten Befall.

Die A. pulmonalis, die mit niedrigerem Druck durchströmt wird als die Aorta, ist meist frei von arteriosklerotischen Veränderungen solange keine pulmonale Hypertonie auftritt (FREIS, 1969). Entsprechend konnte HEATH (1960) bei Patienten mit lange Zeit bestehender pulmonaler Hypertonie eine Arteriosklerose der A. pulmonalis beobachten.

ROSENTHAL (1961) und DEMING (1961) gelang es durch Erzeugung einer Hypertonie bei cholesterinreich ernährten Kaninchen bzw. Ratten eine schwere Arteriosklerose auszulösen, die in einigen Fällen sogar zum Herzinfarkt führte. Wenn bei entsprechend vorbehandelten Kontrolltieren der Hypertonus durch antihypertensive Präparate gesenkt wurde, war die Arteriosklerose weniger stark ausgeprägt als bei hypertonen Tieren.

Nach der Ansicht von WATTS (1971), DUNCAN (1962) u. a. gelangen die Serumlipide einschließlich Cholesterin durch Ultrafiltration durch die Intima in die Gefäßwand. Ein erhöhter hydrostatischer Druck würde somit zu einer verstärkten Fettablagerung führen. Im Modellversuch konnte WILENS nachweisen, daß sich die Menge der in der Gefäßwand abgelagerten Lipide proportional zum Perfusionsdruck verhält.

Andere Autoren vermuten, daß es bei der Hypertonie zu einer Vorschädigung der Gefäßwand kommt, die dann später zur Arteriosklerose führt. So fanden HAUSS und Mitarb. (1969) bei erhöhter Druckbelastung der Gefäßwand eine unspezifische Mesenchymreaktion, wobei eine Störung des Mesenchymstoffwechsels nach ihrer Meinung am Beginn der Arterioskleroseentstehung steht. HOLLANDER (1964) beobachtete bei erhöhtem Druck eine Zunahme der Mucopolysaccharide in der Gefäßwand noch vor der Lipideinlagerung. FISCHER (1960) beschreibt bei in-vitro-Versuchen am Aortengewebe hypertoner Kaninchen eine erhöhte Sauerstoffaufnahme.

Von DALY (1963) wurde eine Zunahme der Cholesterinsynthese in der Gefäßwand bei Hypertonie gefunden. Bei in-vitro-Versuchen am Aortengewebe hypertoner Tiere betrug die Cholesterinzunahme das 20fache im Vergleich zu normalen Tieren. Untersuchungen am lebenden Tier sprechen ebenfalls für eine gesteigerte Cholesterinsynthese in der Gefäßwand bei Hypertonie und gegen eine Ultrafiltration durch die Intima (DALY 1963).

Hypertonie und zerebrovaskuläre Krankheiten

Der arteriellen Hypertonie wird eine entscheidende Rolle in der Ätiopathogenese zerebraler Durchblutungsstörungen beigemessen (ANDERS 1940, ATANOV 1970, BAKER 1941, BÄURLE 1950, BERNSMEIER 1954, BIELECKI 1958, Björk VON BAHR 1964, BURDOW 1969, BÜCHNER 1936, BYROM 1954, DECKER 1959, FRIEDMAN 1968, KANAREIKIN 1969, MEYER 1966, PICKERING 1968, ROBERTS 1954, SCHIMKAT 1959, SCHMIDT 1975, SCHNEIDER 1960).

Das betrifft sowohl die entscheidende Förderung des zugrunde liegenden arteriosklerotischen Gefäßprozesses als auch darüber hinaus die direkte Gefährdung durch Entstehung einer zerebralen Ischämie. Große epidemiologische Studien konnten zeigen, daß mit steigendem Blutdruck kontinuierlich das Entstehungsrisiko einer zerebralen Ischämie (Schlaganfall) steigt, und zwar strenger korreliert als mit dem Herzinfarkt und mit peripherer Arteriosklerose (KANNEL 1966, HEYMAN 1971, McDONOUGH 1963).

In der Framingham-Studie (KANNEL 1966) hatten nur 15% der Schlaganfälle einen völlig normalen Blutdruck. Das Risiko der Schlaganfallentwicklung bei Hypertonikern ist über 5mal höher als bei Normotonikern (KANNEL 1966). Auch in anderen großen epidemiologischen Studien, wie der Hiroshima-Studie (JOHNSON 1967), Los Angeles-Studie (CHAPMAN 1966), der Evans-County-Studie (HEYMAN, 1971), der Nationwide-CVD-Study (KULLER 1970) wurden die engen Häufigkeitsbeziehungen von Hypertonie und Inzidenz an Apoplexie immer wieder bestätigt. Das heißt, ein steigender Blutdruck geht mit einer steigenden Prävalenz und Inzidenz an zerebrovaskulärer Krankheit einher (CHAPMAN 1966, DINSDALE 1972, HEYMAN 1971, KANNEL 1965, 1966, PFAFFENBERGER 1971 Veterans-Administration-Study 1966).

Im WHO-Apoplexregisterprogramm, an dem sich 12 Registerzentren der Welt beteiligt hatten, fand sich in der Vorgeschichte der Apoplektiker in über 52% eine bekannte arterielle Hypertonie und in rund 80% wurde bei der Erstuntersuchung des Insultkranken eine systolische oder diastolische arterielle Hypertonie gefunden.

Die Häufigkeitsangaben einer begleitenden Hypertonie bei CVD insgesamt schwanken zwischen 30 und 80% (Abb. 1), die Angaben bei extrakranieller CVD liegen meist um 50%.

Wir fanden bei Patienten mit Arteriosklerose der extrakraniellen hirnzuführenden Gefäße zu Beginn des Beobachtungszeitraumes von rund 8 Jahren einen arteriellen Hypertonus in 38%, bei der Nachuntersuchung einen signifikanten Anstieg auf 59%.

Welche Bedeutung bei der kardiovaskulären Komplikationsgefährdung (Apoplexie, Herzinfarkt) durch die Hypertonie ein erhöhter Plasma-Reninspiegel hat, läßt sich noch nicht abschließend entscheiden. Nach Hinweisen durch BRUNNER et al. (1972) scheint ein mittelbarer oder unmittelbarer Zusammenhang von hohem Reninspiegel und größerer kardiovaskulärer Komplikationshäufigkeit zu bestehen.

Arterielle Hypertonie führt in fast allen Gefäßgebieten, so auch im Gehirn, zu einer besonderen Beeinträchtigung der kleinen Gefäße (HARRISON 1975, CARTER 1970). Aus klinischer Sicht besteht der Eindruck, daß zerebrale Insulte bei arterieller Hypertonie und ohne dieselbe sich in klinischen wie morphologischen Nuancen unterscheiden (HARRISON 1975). PRINEAS und MARSHALL (1966) fanden durch klinische und EEG-Beobachtung Anhaltspunkte dafür, daß bei diastolischen Blutdruckwerten über

110 Torr, d. h. bei schwerer Hypertonie, weniger ausgeprägte sowie fortdauernde neurologische Ausfallerscheinungen auftreten und sich im EEG Hinweise für kleine, tiefsitzende, d. h. periphere Herde zeigen. Im Gegensatz dazu fanden sie bei Hypertonikern unter 110 Torr diastolischem Blutdruck klinische und EEG-Befunde, die auf größere, kortikale Ausfälle hindeuten. Harrison (1975) verglich intra- und extrakranielle arterielle

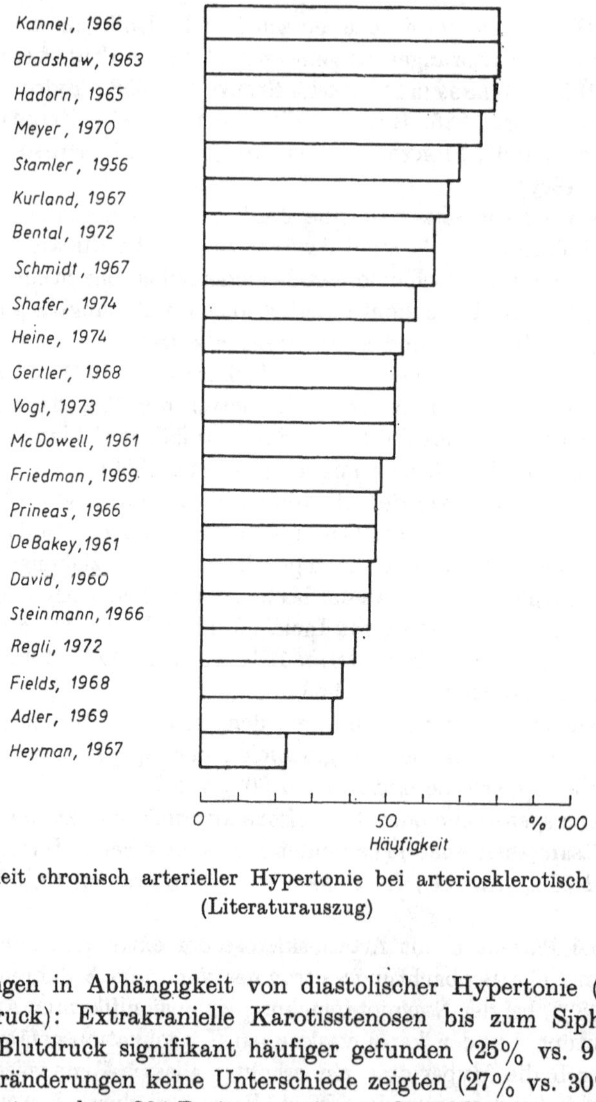

Abb. 1. Häufigkeit chronisch arterieller Hypertonie bei arteriosklerotisch bedingter CVD (Literaturauszug)

Gefäßveränderungen in Abhängigkeit von diastolischer Hypertonie (über und unter 110 Torr Blutdruck): Extrakranielle Karotisstenosen bis zum Siphon wurden bei unter 110 Torr Blutdruck signifikant häufiger gefunden (25% vs. 9%), wohingegen atheromatöse Veränderungen keine Unterschiede zeigten (27% vs. 30%). Bei unseren angiographisch untersuchten 331 Patienten mit extrakranieller CVD konnten wir solche Unterschiede statistisch nicht sichern, wobei wir auch eine andere Gruppentrennung der Hypertoniker benutzten und nach WHO-Kriterien als Hypertoniker alle Patienten mit einem Blutdruck über 160/95 Torr bezeichneten.

Wenn man insgesamt berücksichtigt, daß auch bei ischämischen Insulten die Prävalenz von extrakraniellen Gefäßverschlüssen zwischen 10—40%, die der Carotis zwischen 1,5 und 6% liegen und die Hypertonie eine wesentliche Komponente für das Auftreten der Arteriosklerose ist, so kann man auf die wesentlich größere Bedeutung peripherer Gefäßverschlüsse für die Genese des ischämischen Insults bei Hypertonie schließen.

Wir würden aber aufgrund eigener Ergebnisse keinesfalls die ebenfalls große Wirkung extrakranieller Gefäßveränderungen in der Genese des ischämischen Insults vernachlässigen wollen.

Auch aus umfangreichen pathologisch-anatomischen Untersuchungen ist seit langem bekannt, daß die Hypertonie an den Arterien des Gehirns sowie an den Koronarien

Blutdruck	n	A. carot. int.	A. carot. ext.	A. carot. comm	Truncus	A. subcl.	A. vert.
$< 160/95$	127	66	19	28	15	65	28
$> 159/94$	204	54	13	30	18	61	24

z. B. arteriosklerotische Veränderungen in der ganzen Ausdehnung der Gefäße bis hinein in die Peripherie entstehen läßt (LIEBEGOTT 1964, HEILMEIER 1965, BIELECKI 1958). Mittlere und größere Gefäße werden im Vollbild arteriosklerotisch verändert, kleinere und kleinste Abschnitte zeigen nur Hyalinose sowie Nekrobiose. Angaben vieler Autoren weisen auf die Bedeutung von Mikroaneurysmen der kleinen Gefäße hin. Diese Autoren fanden in den Gehirnen von Patienten mit arterieller Hypertonie, die im Alter von über 50 Jahren verstorben waren, in fast allen Fällen solche Mikroaneurysmen (CHARCOT et al. 1868, ROSS RUSSELL 1963, COLE 1967). Zusätzlich fanden sie noch längere Gefäßthrombosen, Hämorrhagien und vereinzelte sowie multilokuläre infarzierte Gebiete. Nach unserer Auffassung wird hierdurch aber nicht die Bedeutung von arteriosklerotischen Veränderungen größerer extrakranieller Gefäße in Frage gestellt. Im Vergleich zu Normotonikern werden bei Hypertonie auch vermehrt arteriosklerotische Veränderungen der extrakraniellen Gefäße gefunden (MITSCHEL 1964, ROSS RUSSELL 1963, FARIS 1963, HARRISON 1975).

Hypertonie und Prognose der CVD

Die arterielle Hypertonie kann für eine zerebrovaskuläre Krankheit je nach Auftrittzeitpunkt sowohl Ursache als auch stärkster Förderer der Progredienz sein. Bei den Langzeitbeobachtungen von Patienten mit extrakranieller Arteriosklerose fiel uns auf, daß die Prognose dieser Gruppe günstiger ist als die der Patienten mit peripherer Arteriosklerosemanifestation. In beiden Fällen wird die Prognose durch die Koinzidenz mit der Hypertonie geprägt.

Der arteriellen Hypertonie kommt nicht nur als Risikofaktor, sondern auch bei manifester Arteriosklerose ein wesentlicher prognostischer Einfluß zu. Quoad vitam ist die Hypertonie als Begleiterkrankung extrakranieller Arteriosklerose ebenso bedeutsam, wie die ischämische Herzkrankheit. Die Entwicklung kardiovaskulärer Komplikationen bei extrakraniell bedingter CVD zeigt enge Beziehungen zur Hypertonie. Ohne begleitenden Hypertonus war die Zunahme von Herzinfarkt, Apoplexie aber auch Invalidität nach einer Verlaufsbeobachtung von 8 Jahren deutlich geringer.

Die Letalität von CVD-Patienten ohne Hypertonie liegt nach dieser Beobachtungszeit bei 12%, mit begleitender Hypertonie signifikant höher bei 30%. Besteht begleitend ein Angina-pectoris-Syndrom, so beeinflußt die Hypertonie die 8-Jahres-Prognose gleichfalls signifikant (30% gegenüber 15% ohne Hypertonie), bei Herzinfarkt 82% gegenüber 57% ohne Hypertonie (Abb. 8).

Betrachten wir die Rate Überlebender in Abhängigkeit von der Nachbeobachtungszeit, so finden wir besonders bei begleitender Hypertonie eine deutlich verschlechterte Überlebenschance (Abb. 2), die in den stärker abfallenden Kurven zum Ausdruck kommt.

Uns fielen bei Analysen Unterschiede in der Wirkung der Hypertonie auf die Langzeitprognose auf: Spätes Manifestationsalter einer Hypertonie, niedrigeres Stadium und kurze Laufzeiten waren in unserem Material mit einem geringeren Schweregrad der CVD korreliert. Je geringer das Manifestationsalter und je geringer das Hypertoniestadium,

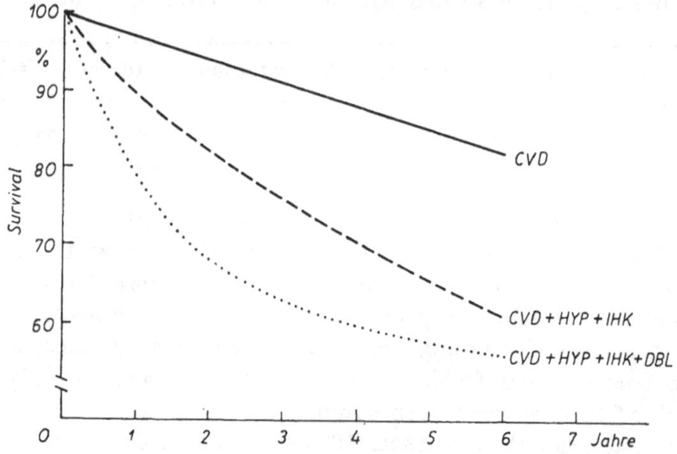

Abb. 2. Überlebensraten und Begleiterkrankung (bei CVD)

desto weniger begleitende Herzkreislauferkrankungen fanden wir. Ein geringeres Hypertonieschweregradsstadium (WHO) hatte bei unseren univariaten Analysen ein höheres Sterberisiko, höhere Stadien und längere Laufzeit ein signifikant größeres Risiko für Apoplexie und Progredienz des Arterioskleroseprozesses.

Die Hypertonie hat bei der Langzeitvoraussage des Verlaufs extrakranieller zerebrovaskulärer Krankheiten eine große Bedeutung: Wir analysierten zu diesem Zweck retrospektiv die Erstuntersuchungsdaten von 331 CVD-Patienten, um zu prüfen, welche prognostische Rolle die Hypertonie multivariat neben allen anderen Faktoren spielt.

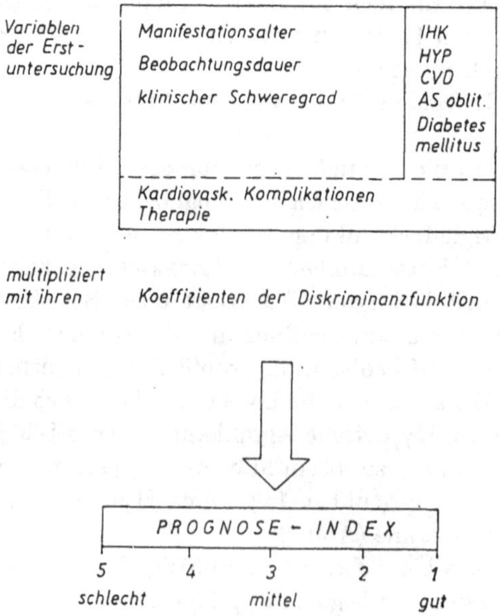

Abb. 3. Modell einer computergestützten Langzeitprognose der Arteriosklerosekrankheit

Als Kriterien für die Prognose bis zum Ende des Beobachtungszeitraumes wurde das Überleben bzw. Ableben benutzt. Zur prognostischen Bewichtung der verschiedenen Einflußgrößen wurde die diskriminanzanalytische Methodik in mehreren Varianten benutzt (Abb. 3). Dabei zeigte sich, daß sich unter den 10 wichtigsten prognostischen Merkmalen in allen Varianten immer die arterielle Hypertonie befindet — mit Schweregradsstadium, Manifestationsalter und Laufzeit (Abb. 4).

	(Man. alter)
Diabetes mell.	" "
Hypertonie-Stad.	(WHO)
Art der HK-Therapie	
Hypertonie	(Man. alter)
Apoplex	" "
Herzinsuff.	" "
Herzinfarkt	" "

Abb. 4. Merkmale mit höchstem Beitrag zur Prognosevoraussage

Je höher das Manifestationsalter *und* je länger die Laufzeit der Hypertonie bis zur Erstuntersuchung, desto negativer wird die Bedeutung für die Prognosevoraussage. Manifestationsalter und Laufzeit der Hypertonie beeinflussen die Prognose ungünstiger als die gleichen Angaben zur ischämischen Herzkrankheit und peripheren Arteriosklerose. Noch negativer als die rechnerischen Prognosegewichte der Hypertonie fallen nur die der akuten kardiovaskulären Komplikationen aus: Herzinfarkt, Herzinsuffizienz und Apoplexie. Das heißt, die arterielle Hypertonie hat bei manifester Arteriosklerose einen großen Einfluß. Der große prognostische Einfluß der arteriellen Hypertonie läßt sich quantitativ festlegen und im Zusammenhang mit anderen Merkmalen betrachtet, sind gute Voraussagen der Prognose über längere Zeiträume möglich (Abb. 3).

Die große prognostische Bedeutung der arteriellen Hypertonie kommt auch im Ablauf zerebraler Insulte zum Ausdruck: Von den in unserer Langzeitbeobachtungsperiode aufgetretenen 72 Insulten (70% Hypertonie) waren nach im Mittel 4,7 Jahren mit Hypertonie rund 54% und ohne Blutdruckerhöhung 40% verstorben. Baker et al. (1968) berichten bei Hypertonikern mit Insult über 43% Verstorbene nach im Mittel 44,5 Monaten Beobachtungszeit, im Gegensatz zu Normotonikern mit 32% Todesfällen. Gleichzeitig traten bei ihren Hypertonikern in 28% neue zerebrale ischämische Insulte auf im Vergleich zu 21% bei Normotonikern. Keine Unterschiede zwischen Hyper- und Normotonikern fanden diese Autoren bei insgesamt 430 ischämischen Insulten hinsichtlich des Neuauftretens transitorischer Ischämien während der fast 4jährigen Beobachtung. Insgesamt kommen auch sie zu dem Schluß, daß die Prognose hypertensiver Patienten mit ischämischem zerebralen Insult schlechter ist, wobei sie allerdings keine Zusammenhänge mit dem Schweregradstadium der Hypertonie sahen.

Adäquate antihypertensive Therapie führt nicht nur zur Abnahme der Inzidenz an Schlaganfällen (Brewers 1975, Aurell 1964, Gottstein 1965, Kannel 1965), sondern verbessert auch bei bestehendem Insult deutlich die Langzeitprognose.

Nachdem schon Hodge et al. (1961) die Effektivität antihypertensiver Maßnahmen bezüglich Mortalität bei höheren Hypertonieschweregraden nachgewiesen hatte, fanden auch Lee et al. 1963, Mathisen et al. 1969, Breckenridge et al. 1970, Hamilton et al. 1964 den Rückgang von Apoplexie und zerebrovaskulären Todesursachen bei antihypertensiv Behandelten. Insbesondere Hood et al. (1963) konnten in Analysen in Schweden die seit 1950 andauernde sukzessive populationsweite Senkung von Inzidenz und Mortalität an CVD in Korrelation zu zunehmender Verbesserung der antihypertensiven Behandlung nachweisen.

Durch die bedeutende antihypertensive kooperative Einfachblindstudie (Veterans Administration-Cooperation-study, 1966, 1967, 1970) konnte in der behandelten Gruppe eine deutlich geringere Inzidenz der Komplikationen und eine bessere Prognose gesichert werden. Das traf besonders für die Gruppe mit diastolischen Blutdruckwerten über 105 Torr zu.

Zu ähnlicher Einschätzung kommen KATZ et al. (1966), MARSHALL (1959), FORD et al. (1966) sowie DAVID et al. (1960). Verlaufsuntersuchungen durch MARSHALL und KAESER (1961) zeigten nach 2 Jahren bei Normotonikern 96% Überlebende und 75% bei Hypertonikern, nach 5 Jahren fand CARTER (1964) 25% (Männer) bzw. 60% (Frauen) hypertone Überlebende und 92% (Männer) bzw. 88% (Frauen) normotoner Überlebender eines Schlaganfalls sowie LUNDGREN (1958) nach der gleichen Zeit 37% Überlebende bei Hypertonikern und 55% bei Normotonikern. MARQUARDSEN (1969) beobachtete eine 6-Jahre-Überlebensrate von 28% bei Hypertonikern und 54% bei Normotonikern. Dieser Eindruck wird weiter erhärtet durch die Ergebnisse einer 4jährigen, randomisierten antihypertensiven Langzeittherapie-Studie bei 99 Apoplexieüberlebenden (CARTER 1970). 27% der Behandelten und 46% der Unbehandelten waren verstorben, aber 66% der schlecht Behandelten. Ein Reinsult fand sich in 44% bei Unbehandelten gegenüber 20% bei Behandelten. Es bestehen Hinweise, daß bei älteren Hypertonikern mit Apoplexie die Prognose ähnlicher der von Normotonikern ist (ADAMS 1965) und eine antihypertensive Therapie nicht mehr dieselbe prognostisch günstige Wirkung hat (CARTER 1970). Es erscheint damit die Feststellung gerechtfertigt, daß eine arterielle Hypertonie das Auftreten eines Schlaganfalls entscheidend fördert und eine prognostisch ungünstige Wirkung quoad vitam bei abgelaufenem Insult hat, die durch adäquate antihypertensive Führung deutlich verbessert werden kann.

Hypertonie und zerebrale Funktionsstörungen

Im Zusammenhang mit arterieller Hypertonie wird in der Literatur ohne Bezugnahme auf arteriosklerotische zerebrale Komplikationen häufig von zerebralen passageren Funktionsstörungen berichtet, die ihren Gipfelpunkt in der sog. hypertonischen Enzephalopathie finden.

Wir sind dieser Frage einer gesonderten Untersuchung unter Belastungsbedingungen nachgegangen und haben zerebrale Funktionsstörungen bei extrakranieller Arteriosklerose mit und ohne begleitende Hypertonie sowie bei einer Modellgruppe von Hypertonikern ohne Arteriosklerose untersucht. Wir fanden, daß

— die relative Häufigkeit zerebralbezogener subjektiver Beschwerdeträger bei Hypertonikern größer als bei Normalpersonen ist (Tab. 1),
— die erreichte psychische Leistungsfähigkeit, besonders in ihrer produktivitätsabhängigen Komponente, am größten bei Normalpersonen, gefolgt von Hypertonikern, reinen Arteriosklerotikern und Arteriosklerotikern mit Hypertonie ist (Tab. 2),
— mit steigendem klinischen Schweregrad der Hypertonie (WHO) fanden wir auch einen höheren Prozentsatz von Patienten mit gestörter zerebraler Funktion (I = 11%, II = 24%, III = 36%),
— der systolische, nicht aber der diastolische Blutdruck, korreliert mit subjektiven und objektiven zerebralen Funktionsstörungen und auch
— multivariat war zur Erklärung zerebralbezogener Beschwerden und Testleistungsergebnisse ein gesonderter Hypertoniefaktor notwendig (neben Bildungs-, Persönlichkeits-, Arteriosklerose- und durchblutungsabhängigen Faktoren).

Tabelle 1

Mittlerer Prozentsatz subjektiver Beschwerdeträger in den Vergleichsgruppen (HYP = Hypertonie [+ = mit, – = ohne] NP = Normalpersonen)

Merkmal	HYP	+ HYP	– HYP	NP
Beschwerdeträger	44	59	48	48
Beschwerdefreiheit	21	10[1])	18	29

[1]) sign. i. Vergl. zu „NP“

Tabelle 2

Ergebnisse der objektiven Leistungsprüfung

Merkmalsbeschreibung	HYP	+ HYP^AZ	– HYP	NP
Informations-verarbeitung (bit) IMA	60,7* ± 26,1	55,6* ± 24,8	60,9* ± 21,2	78,2 ± 20,9
Produktivität: logisches Denken (UT 1)	5,5 ± 2,9	4,9* ± 1,9	5,2 ± 2,2	5,7 ± 2,7
geometrisches Denken (UT 3)	5,8* ± 4,1	7,5* ± 3,9	8,4 ± 3,7	10,0 ± 5,4
Kombinationsfähigkeit: logisches Denken	3,2 ± 2,3	2,9* ± 1,5	3,1 ± 1,7	3,5 ± 1,5
geometrisches Denken	11,9* ± 5,7	6,2* ± 5,0	7,8* ± 4,5	9,7 ± 6,9
Denkabbau (Z)	106,3 ± 27,8	92,7* ± 24,3	95,8 ± 21,3	99,9 ± 24,9

Beachtlich war für uns die bei genauen Befragungen gewonnene große Beschwerdehäufigkeit selbst unter jungen Hypertonikern. Hierauf wurde auch schon in der Literatur hingewiesen (Lemaitre 1975, Linss 1975) und ausgeführt, daß bei Hypertonikern jenseits des 40. Lebensjahres auch objektiv passagere neurologisch-psychiatrische Auffälligkeiten nachweisbar sind (Gierke 1959, Orlova 1968, Spiegelberg 1964).

Wahrscheinlich ist es die labilisierte zerebrovaskuläre Autoregulation, die in der Genese neurologisch-psychiatrischer Auffälligkeiten bei Hypertonikern eine größere Rolle spielt. Zum Beispiel können Hypertoniker eine Verminderung des Blutdrucks viel schwerer kompensieren als Normotoniker (Strandgaard 1973). In experimentellen Studien haben Strandgaard et al. (1973) gezeigt, daß bereits bei einem Anheben des arteriellen Mitteldrucks auf 140 bis 160 Torr die zerebrale Gefäßautoregulation zusammenbrechen kann. Hinzu kommen bei längerem Bestehen des Hochdrucks hypertrophische und degenerative Veränderungen der Arterien und Arteriolen (Dinsdale 1972).

Auch die Einflüsse der chronischen Hypertonie auf die Blut-Hirn-Schranke können ätiologisch nicht außer acht gelassen werden: Nach 8wöchiger experimenteller Blutdrucksteigerung wurden ohne nachweisbare Gefäßveränderungen Extravasationen und Mikroinfarkt in verschiedenen Cortexbereichen gefunden (Dinsdale 1972, 1974).

Es scheint sicher, daß viele Beschwerden noch keine Ursache in morphologisch faßbaren Änderungen der Struktur haben, sondern in veränderter zerebraler Funktion. Hier gewinnen besonders Untersuchungen von Baumann und Mitarb. (Baumann 1974a, b, Nitschkoff, 1968) Bedeutung, die darauf hinweisen, daß die Hypertonie schon in ihrer Pathogenese eine zerebrale Funktionsstörung im Sinne einer Organneurose ist. Es ist einleuchtend, daß funktionelle Störungen eher Ausdruck in subjektiven Beschwerden finden als im objektiven Leistungsabfall, zumal wenn die experimentelle Leistungsprüfung nur über eine begrenzte Zeit geht und damit nicht die reale Situation (z. B. einer kontinuierlichen Arbeitsbelastung im Beruf) simulieren kann. Eine bei dieser Prüfungsmethodik nachweisbare Leistungseinschränkung setzt erheblich eingeschränkte Kompensationsmechanismen voraus, die bereits bei Kurzzeitbelastung dekompensieren. So konnten wir auch in unseren Untersuchungsergebnissen keine blutdruckabhängig veränderten gruppenstatistischen Unterschiede in der zerebralen Leistungsfähigkeit nachweisen.

Die Bedeutung des Hypertonus in der Pathogenese ischämischer Attacken (transitorische Ischämien und Apoplexie) hat man oft mit der Neigung zu intermittierenden hypotonen Episoden bei labiler Autoregulation in Zusammenhang gebracht (Kendell 1963, Marshall 1968). Für die im Rahmen akuter Blutdruckanstiege entstehenden Hirnschäden, die bei langsamer Blutdrucksteigerung nicht auftreten, gibt es aus der Sicht der Literatur einige Erklärungen (Dinsdale 1972, 1974, Johannson 1974):

1. Die Arterien kontrahieren sich als Gegengewicht zur Blutdruckerhöhung nicht genügend und es kommt über die Arteriolendilatation zum Zusammenbruch der Autoregulation (Lassen 1972). Der erhöhte Kapillardruck bewirkt einen Flüssigkeitsaustritt ins Gewebe (Lassen 1972).
2. Die Gefäßreagibilität wird so verändert, daß bei Blutdruckkrisen fokale Spasmen entstehen (Byrom 1954, Rosenberg 1940) und damit ischämische Veränderungen. Messungen an Piagefäßen bei Krisen zeigten Ischämie ohne Gefäßverschluß. Diese Erscheinungen traten um so stärker auf, desto länger eine Hypertonie bestand, je stärker der Blutdruckanstieg war (Dinsdale 1972, Rodda 1966). Hiermit könnten fokale Ödeme, Nekrosen und Ischämien größeren Ausmaßes erklärt werden. Dieser These wurde aber auch energisch widersprochen (Pickering 1968). Untersuchungen von Oleson (1971) zeigten bei Normotonikern nicht diese Reaktionsweise der zerebralen Gefäße.

Es scheint sicher zu sein, daß es neben der arteriosklerotischen Wirkung auf den zerebralen Stoffwechsel, auf die Durchblutung und letztlich die Funktion eine eigenständige hypertoniebedingte Wirkung gibt (Reimuth 1966). Der Begriff der „hypertonen Enzephalopathie“ als Einheit von neurologisch-psychiatrischen, akuten Symptomen der fortgeschrittenen Hypertoniekrankheit, sollte jedoch nur bei Ausschluß aller anderen Möglichkeiten, z. B. bei akzelerierter Hypertonie, angewendet werden. Analysen haben gezeigt, daß bei Patienten mit dieser Diagnose bei genauerer Untersuchung der geklagten Beschwerden eine große Zahl anderweitiger Ursachen zur Erklärung herangezogen werden mußte.

Zusammenfassend können wir auf Grund der eigenen Untersuchungen und Literaturmeinungen feststellen, daß die chronische arterielle Hypertonie auf Gefäß- und Stoffwechselbasis eigenständig, d. h. neben der Arteriosklerose sowohl zeitweilige Störungen der zerebralen Organfunktion als auch der psychisch-neurologischen Funktion verursacht wie auch morphologische Veränderungen nach sich ziehen kann.

Hypertonie und ischämische Herzkrankheit (IHK)

Das Vorhandensein einer Hypertonie stellt nach der internationalen Literatur und den WHO-Berichten einen wesentlichen Risikofaktor für die Entwicklung der Arteriosklerose bzw. speziell der Koronarsklerose dar (Kannel 1965, Agnese 1967, Cady 1967, Epstein 1968, Francis 1967, Frank 1968, Goldbourt 1975, Hauss 1969, Havenstein 1974, Johnson 1968, Liebegott 1968, Norris 1974, Oliver 1966, Rosenmann 1967, Schettler 1974, 1975, Schtanischwili 1963, Spain 1963, Stanler 1974, Truett 1967, WHO 1966, Epstein 1965). Sie erhöht das Risiko der klinischen Manifestation einer ischämischen Herzkrankheit gegenüber gleichaltrigen Normotonikern deutlich (Frank 1968, Kannel 1965, Preimate 1972, Epstein 1968, Schtanischwili 1963, Stamler 1974, Johnson 1968, Ostrander 1976, Deming 1968, Kannel 1971, Paul 1971). Das betrifft in besonderem Maß die IHK-Inzidenz, aber auch Prävalenz (Epstein 1965) von jüngeren hypertensiven Probanden mit höherem Fettkonsum und Serumcholesterin (Kannel 1964, Johnson 1968, Medalie 1968). Wenngleich auch damit die kausale Beziehung zwischen Hochdruck und Entstehung der IHK nicht bewiesen ist, so häufen sich doch die diesbezüglichen klinischen und experimentellen Hinweise.

Die Framingham-Studie (Kannel 1969) ergab bei einer Nachbeobachtung über 14 Jahre, daß Männer unter 50 Jahren, die zu Beginn eine Hypertonie hatten, $2^1/_2$mal häufiger eine ischämische Herzkrankheit bekamen als eine Vergleichsgruppe mit normalem Blutdruck. Bei Blutdruckwerten zwischen 140/90 bis zu 160/95 Torr kam es noch doppelt so häufig zur koronaren Herzkrankheit. Viermal häufiger erkrankten Probanden, die bei der Erstuntersuchung systolisch über 180 Torr hatten im Vergleich zu solchen mit Druckwerten unter 120 Torr. Zu entsprechenden Ergebnissen führten auch Untersuchungen von Tyroler et al. (1971) in Evans-County. Es wurde eine direkte Korrelation zwischen der Höhe des arteriellen Druckes und dem Auftreten einer ischämischen Herzkrankheit gefunden; d. h. je höher der Blutdruck, desto höher ist multivariat auch das IHK-Risiko (Truett 1967). Dabei fand sich aber eine nicht so strenge Beziehung wie zum ischämischen Hirninfarkt (Kannel 1965). Rosenman (1970) zeigt im Beobachtungsverlauf für Probanden mit diastolischem Druck über 95 Torr ein 3mal größeres Risiko für IHK als bei Werten unter 95 Torr. Die enge Beziehung von Hochdruck und Infarktinzidenz zeigte sich auch in einer Beziehung zur Linksherzhypertrophie im EKG (Kannel 1965).

Nach Ansicht von Deming (1968) nimmt das Risiko der Entstehung einer koronaren Herzkrankheit sogar bei mäßiger Erhöhung des systolischen Druckes bis auf das $3^1/_2$-fache zu. Spain (1963) beschreibt bei Hypertonikern ein auf das Doppelte erhöhtes Herzinfarktrisiko, das sich bei Patienten unter 50 Jahren sogar auf das Dreifache erhöht.

Andere Autoren untersuchten die Häufigkeit des Vorhandenseins einer Hypertonie bei Patienten mit ischämischer Herzkrankheit. Schimmler (1968) fand unter 503 Patienten mit durchgemachtem Herzinfarkt in 57,4% eine Hypertonie, bei einer entsprechenden Vergleichsgruppe waren es nur 33,1%. Besonders bedeutsam ist nach seiner Ansicht der Hochdruck vor Erreichen des 50. Lebensjahres. Von den 30 bis 39jährigen Herzinfarktpatienten hatten 54% einen Hypertonus im Vergleich zu nur 15% in der Kontrollgruppe. Andere Untersuchungen von Gorbatow (1961), Sievers (1963) u. a.

beobachteten eine Hypertonie bei 30 bis 70% der Patienten mit durchgemachtem Herzinfarkt. In unserem eigenen Material hatten 30% der Patienten nach Herzinfarkt eine Hypertonie (HEINE 1972).

CHAPMAN und Mitarb. (1971) berichteten, daß sowohl der Herzinfarkt als auch die Angina pectoris in ihrer Untersuchung bei Hypertonikern häufiger vorkam als bei Normotonikern, wobei die Häufigkeit mit der Höhe des Blutdruckes korreliert.

FODOR (1964) berichtet auch aus Jameica ein häufiges Zusammentreffen von Hypertonie und IHK (44%).

Eine medikamentöse Senkung des diastolischen Druckes auf 115 bis 129 Torr kann bereits das Risiko hypertensiver und arteriosklerotischer kardiovaskulärer Komplikationen von 38% auf 2,6% senken (FREIS 1970). Gleiche Ergebnisse waren bei Behandlung von Hypertonikern mit diastolischen Druckwerten zwischen 115 und 129 Torr, aber auch zwischen 90 und 114 Torr berichtet worden (VA-Study 1970).

Hypertonie und Prognose der IHK

Erfahrungen zeigen, daß ein Zusammentreffen von IHK und Hypertonie die Entwicklung der Koronararteriensklerose beschleunigt und in peripherere Anteile fortschreiten läßt. Die Hypertonie hat bei manifester IHK und abgelaufenem Herzinfarkt einen wichtigen Einfluß auf die fernere Prognose.

FRANK (1968) und WEINBLATT (1968) beobachteten in einer Populationsuntersuchung an 55000 Personen 881 Männer nach überstandenem Herzinfarkt über $4^1/_2$ Jahre: Rund 36% war innerhalb eines Monats verstorben. Bei den Überlebenden kam es im Laufe von $4^1/_2$ Jahren bei 19,1% der Patienten mit normalem Blutdruck, bei 20,1% der Border-line-Gruppe und bei 44,2% der Hypertoniker zu einem Reinfarkt. WEINBLATT beschreibt nach Herzinfarkt innerhalb des ersten Monats eine Mortalität von 42,5% bei Patienten mit Hypertonie im Vergleich zu 20,7% bei Patienten mit normalem Blutdruck. In der Border-line-Gruppe betrug die Mortalität 35,5%. Das heißt, Herzinfarkt-Patienten mit Hypertonie sterben zweimal so häufig als Normotoniker. Wenn sie überleben, haben sie ein zweimal höheres Reinfarktrisiko und ein fünfmal höheres Risiko eines akuten Herztodes (WEINBLATT 1968, HARTMANN 1972). Zu vergleichbaren Ergebnissen kamen auch PELL (1964) und FRANK (1968), während in der Framinghamstudie eine Beziehung von Blutdruck und Frühsterblichkeit nach Herzinfarkt nicht statistisch zu sichern war.

In unserer eigenen klinischen Verlaufsbeobachtung von 257 Personen mit Zustand nach Herzinfarkt über im Mittel 5 Jahre fanden wir eine Letalität von 57%: Mit präexistenter Hypertonie war die Letalität im Beobachtungszeitraum höher als ohne dieselbe (70% vs. 60%). Der Vergleich der Überlebensraten unterstreicht diese Aussage (Abb. 5).

FRANK (1968) wies in verschiedenen Nachbeobachtungsintervallen gleichfalls signifikant höhere jährliche Sterberaten bei Hypertonikern mit Zustand nach Herzinfarkt nach. Bei dem Versuch der Voraussage des Ablaufs der IHK aus Sicht der Ergebnisse der Erstuntersuchung fanden sie weder für die Häufigkeit, noch Intensität oder Lokalisation der pectanginösen Beschwerden, noch für Adipositas oder Hypercholesterinämie bei manifester Arteriosklerose eine sichere prognostische Bedeutung. Das entspricht den Ergebnissen des von uns erarbeiteten Langzeitprognosemodells der Arteriosklerose (s. Seite 523). Von den untersuchten Risikofaktoren konnten nur Hypertonie und elektrokardiographischen Veränderungen eine prognostische Bedeutung zugeordnet werden: Während Infarkt und Herztod bei erhöhtem Blutdruck und gleichzeitig vorhandenen EKG-Veränderungen in 33% gefunden wurden, war das ohne diese Bedingungen nur in 6% der Fall (Frank 1968). Die Häufigkeit kardiovaskulärer Komplikationen bei den von uns langzeitbeobachteten Herzinfarktpatienten, wie Reinfarkt und Apoplexie, hängt wie bei anderen Arterioskleroseemanifestationen schon beschrieben, vom Vorliegen einer Hypertonie ab.

Damit scheint auch für dieses Manifestationsgebiet der Arteriosklerose die eingangs gemachte Feststellung berechtigt, daß eine Hypertonie die Entwicklung einer vorzeitigen

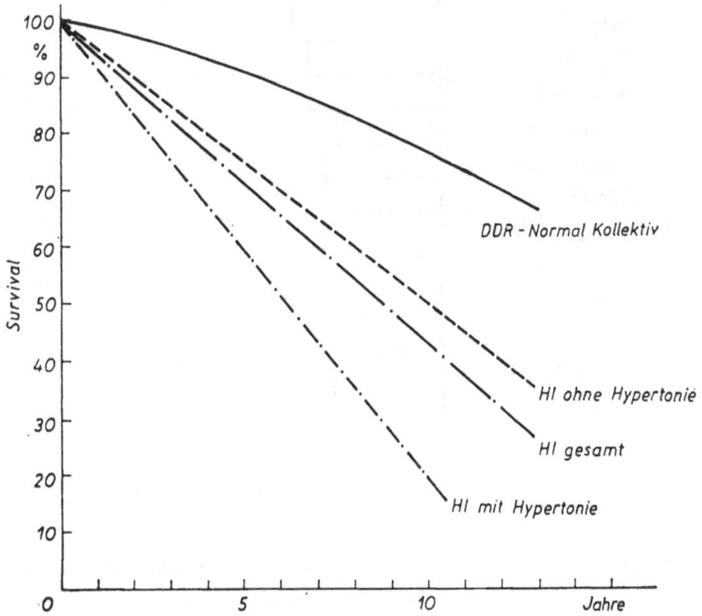

Abb. 5. Überlebensraten bei Überlebenden eines Myokardinfarktes in Abhängigkeit vom Bestehen arterieller Hypertonie

und schweren Koronarsklerose wie auch die klinische Manifestation fördert und auch die Prognose quoad vitam sowie bezüglich des Fortschreitens des Herzkreislaufprozesses verschlechtert.

Hypertonie und Arteriosklerose peripherer Gefäße

Die periphere Arteriosklerose tritt nur selten isoliert auf. Die arterielle Hypertonie ist bei Arteriosklerosis obliterans eine der häufigsten Begleiterkrankungen. Nach einer Sammelstatistik, in der Angaben von 45 Autoren über 13834 Patienten mit peripherer Arteriosklerosis obliterans verwendet wurden (Schmidt 1975), findet sich am häufigsten eine arterielle Hypertonie (30,2%), gefolgt von 18,1% koronarer Herzkrankheit (IHK) und 12,8% zerebraler Arteriosklerose (Abb. 6).

Von vielen Autoren wird die Bedeutung der Hypertonie für die frühzeitige Entstehung der Arteriosklerosis obliterans beschrieben (Gottstein 1974, Brüschke 1969, Quandt 1973, Schmidtke 1972, Schreiber 1973).

Hypertonie und Prognose der Arteriosklerosis obliterans

Viele Untersuchungen weisen darauf hin, daß die Hypertonie signifikant die Lebenserwartung verkürzt. Eigene, über 8jährige Nachbeobachtungen an 954 Patienten mit

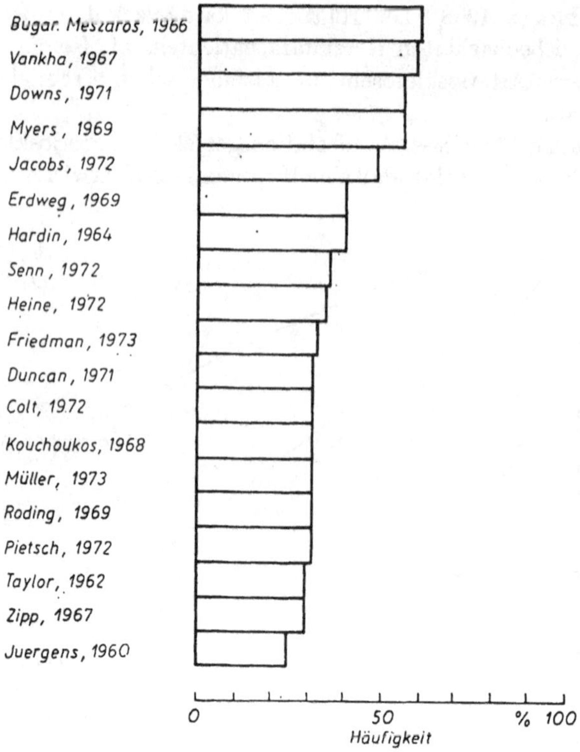

Abb. 6. Häufigkeit chronisch arterieller Hypertonie bei Arteriosklerosis obliterans (Literaturauszug)

organisch-arteriellen Durchblutungsstörungen unterstreichen diese Aussage: Eine zu Anfang bestehende Hypertonie hat im Verlauf bei manifester Arteriosklerose eine deutlich ungünstige Wirkung auf die Letalität, während z. B. Rauchen und Hypercholesterinämie in diesem Stadium keine lebensverkürzende Wirkung mehr haben (Abb. 7).

	↑ %
Zigarettenrauchen	+ 8,9
Hypercholesterinämie	+ 1,0
Übergewicht	+ 10,0
Diabetes mellitus	+ 21,2 *
Arter. Hypertonie	+ 13,1 *

Abb. 7. Einfluß von Risikofaktoren auf die Zunahme der Letalität (* = $p < 5\%$)

Bei der Nachuntersuchung leben von den Patienten mit Arteriosklerosis obliterans ohne Hypertonie 52,6%, von denen mit Hypertonie 43,9%. Die Prognose einer isolierten Arteriosklerosis obliterans zeigt wie bei Kombination mit Angina pectoris oder Herzinfarkt gleichermaßen eine weitere Verschlechterung, wenn ein Hypertonus hinzukommt (Abb. 8). Die Überlebenskurven (Abb. 9) unterstreichen die ungünstige Langzeitwirkung der Hypertonie auf die Prognose.

Das Neuauftreten von Herzinfarkten im Beobachtungszeitraum zeigte keinen sicheren Zusammenhang mit der Hypertonie (13,7% vs. 14,4%), dagegen traten, wie auch aus Abbildung 8 zu ersehen, apoplektische Insulte signifikant häufiger auf (5,6% vs. 16,5%).

Die Patienten mit Arteriosklerosis obliterans und Hypertonie haben um 13,1% häufiger Herz-Kreislauftodesursachen als Patienten ohne Hypertonie (72,8% vs. 85,9%).

Von den bei der Nachuntersuchung nach Lebenden arbeiteten in der Gruppe ohne Hypertonie 44,4%, mit Hypertonie aber nur 32,8%. Etwa $^2/_3$ aller Patienten beider Gruppen sind bis zur Nachuntersuchung tot oder berentet.

Die Progredienz der eigentlichen Durchblutungsstörungen bezüglich Stadienwandel und Amputation ist unabhängig von einer zusätzlich bestehenden Hypertonie.

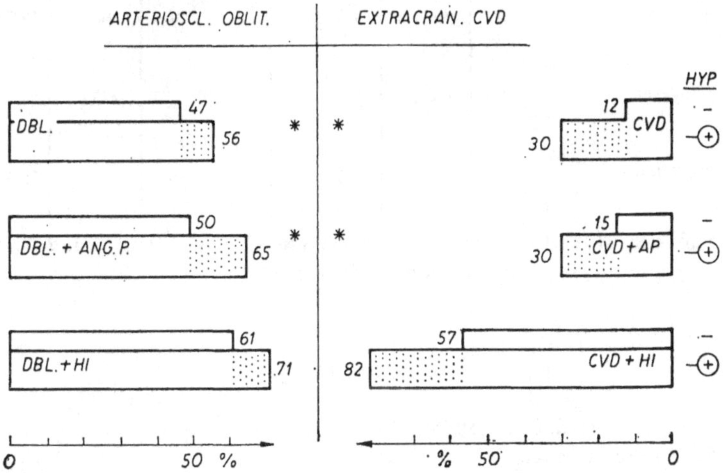

Abb. 8. Letalität in Abhängigkeit von begleitender Hypertonie (* = p < 5%)

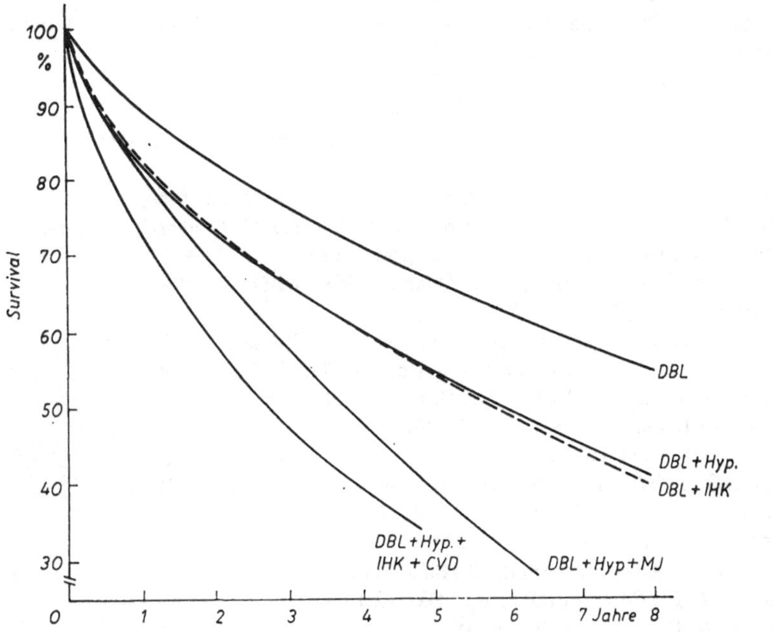

Abb. 9. Überlebensraten und Begleiterkrankungen bei Arteriosklerosis obliterans

Zusammenfassend ergibt sich, daß die Hypertonie die Prognose der Patienten mit organisch-arteriellen peripheren Durchblutungsstörungen deutlich verschlechtert, wie es bereits für die anderen Arteriosklerosemanifestationsgebiete ausführlich beschrieben wurde.

	AS. OBLIT.			EXTRACR. CVD		
Häufigkeit (%)	ohne ⊖	HYP	mit ⊕	ohne ⊖	HYP	mit ⊕
Herzinfarkt	13,7	+0,7	14,4	14,2	+4,7	18,9
Apoplexie	5,6	+10,9*	16,5	15,2	+19,6*	34,8
Invalidität	49,5	+0,5	50,0	54,8	+4,4	58,8

Abb. 10. Einfluß der Hypertonie auf kardiovaskuläre Komplikationen und Invalidität bei Arteriosklerose (* = $p < 5\%$)

Literatur

1. Adams, G. F.: Brit. med. J. **11** (1965), 253
2. Adler, E.: Stroke in Israel. Jerusalem, 1969
3. Anders, H. E., and W. J. Eicke: Arch. Psychiat. **112** (1940), 1
4. Agnese, G.: Path. Microbiol. **30** (1967), 610
5. Atanov, D. J., and I. A. Belichenko: Klin. Med. **48** (1970), 53
6. Aurell, M., and B. Hood: Acta med. scand. **176** (1964), 377
7. Baker, A. B.: Amer. J. Path. **17** (1941), 39
8. Baker, R. N., W. S. Schwartz und J. C. Ramseyer: Neurology **18** (1968), 933
9. Baumann, R.: Dt. Ges.wesen **29** (1974), 673
10. Baumann, R.: Dt. Ges.wesen **29** (1974), 721
11. Bäurle, W.: Beitr. path. Anat. **111** (1950), 108
12. Beckenbridge, A., C. T. Dollery and E. H. O. Parry: Quart. J. Med. N. S. **39** (1970), 411
13. Bental, E., and T. Pillar: Geriatrics **27** (1972), 142
14. Bernsmeier, A., W. Sack und K. Siemon: Klin. Wschr. **32** (1954), 971
15. Bielecki, G.: Hypertonie Pathogenese und Therapie. G. Fischer-Verlag, Jena 1958
16. Björk von Bahr, St.: Nord. Med. **72** (1964), 941
17. Bradshaw, P., and P. Mc Quaid: Quart. J. Med. **32** (1963), 273
18. Brewers, D. G., et al.: i. (1973), 1407
19. Brunner, H. R., J. H. Larach, L. Baer, M. A. Newton, F. T. Goodwin, L. R. Krakoff, R. H. Bard und F. R. Bühler: New Engl. J. Med. **286** (1972), 441
20. Brüschke, G., and D. Voigt: Dt. Ges.wesen **24** (1969), 2453
21. Büchner: Dtsch. med. Wschr. **1** (1936), 369
22. Burch, G. E., and J. H. Phillips: Amer. Heart J. **60** (1960), 163
23. Burch, G. E., and N. P. De Pasquale: Amer. J. Med. **37** (1964), 159
24. Burdow, A. A.: Vraceb. Delo **10** (1969), 57
25. Byrom, F. B.: Lancet. II (1954), 201
26. Cady, L. D.: Amer. J. Cardiol. **20** (1967), 692
27. Carter, A. B.: Cerebral infarction. Oxford 1964
28. Carter, A. B.: Lancet **1** (1970), 485
29. Chapman, J. M., L. G. Reeder and E. R. Borun: Amer. J. Public. Health **56** (1966), 191

30. Chapman, J. M., A. H. Coulson, V. A. Clark und E. R. Borun: J. chron. Dis. **23** (1971), 631
31. Charcot, J. M., and C. Bouchard: Arch. physiol. norm. path. **110** (1968), 643
32. Cole, F. M., and P. O. Yates: J. Path. Bact. **93** (1967), 393
33. Creech, O.: Amer. Heart J. **54** (1957), 641
34. Daly, M. M., Q. B. Deming, V. M. Raeff and L. M. Brun: J. Clin. Invest. **42** (1963), 1606
35. David, N. J., and A. Heyman: J. chronic. Dis. **11** (1960), 394
36. David, N. J., and A. Heyman: J. chronic Dis. **11** (1960), 394
37. De Bakey, M. E., E. S. Crawford, G. C. Mooris and D. A. Colley: Ann. Surg. **154** (1961), 698
38. De Bakey, M. E., E. S. Crawford and W. S. Fields: Ann. intern. Med. **51** (1959), 436
39. Decker, H., and A. D. Thomson: Lancet II (1959), 46
40. Deming, R. B.: Bull. N. Y. Acad. Med. **44** (1968), 96[illegible]
41. Deming, R. B., L. M. Brun, R. Kaplan, M. M. Daly, J. Bloom und M. Schechter: Hypertension, Recent Advances p. 160. A. N. Brest, J. H. Moyer (Hrsg.) Philadelphia 1961
42. Dinsdale, H. B., et al.: Eur. Neurol. **6** (1972), 29
43. Dinsdale, H. B., D. M. Robertson and R. A. Haas: Arch. Neurol. **31** (1974), 80
44. Duncan, L. E., J. Cornfield and K. Buck: J. Clin. Invest. **41** (1962), 1537
45. Elhence, G. P., K. S. Mathur, O. P. Trehon und G. Krishna: J. Assoc. Physicans India **17** (1969), 475
46. Epstein, F. H., L. D. Ostrander, B. C. Johnson, M. W. Payne, N. S. Hayner, J. B. Keller and T. Jr. Francis: Ann. Intern. Med. **62** (1965), 1170
47. Epstein, F. H.: Bull. N. Y. Acad. Med. **44** (1968), 968
48. Faris, A. A., C. M. Poser, D. W. Wilmore und C. H. Agnew: Neurology (Mineap.) **13** (1963), 386
49. Fields, W. S.: J. Amer. Ass. **203** (1968), 955
50. Fisher, E. R., and J. H. Geller: Circ. Res. 8 (1960), 820
51. Fodor, J., W. E. Miall, K. L. Standard, Z. Fejfar und K. L. Stuart: Bull. World Health Org. **31** (1964), 321–335
52. Ford, A. B., and S. Katz: Medicine (Baltimore) **45** (1966), 223
53. Francis, T.: Path. Microbiol. **30** (1967), 752
54. Frank, C. W.: Bull. N. Y. Acad. Sci. **44** (1968), 900
55. Frank, C. W., E. Weinblatt, S. Shapiro and R. V. Sager: Circulation **38** (1968), 432
56. Freis, E. D.: Atherosclerosis: Proc. Ind. Internat. Symposium (ed. R. J. Jones), Springer Verlag, New York–Heidelberg–Berlin 1970, p. 595
57. Freis, E. D.: Amer. J. Med. **46** (1969), 735
58. Friedman, G. D., D. B. Loveland and S. P. Ehrlich: Circulation **38** (1968), 533
59. Frithz, G., B. Hood, L. Hansson and S. Björk: Acta med. Scand. **196** (1974), 35
60. Friedman, G. D., W. St. Wilson, J. M. Mosier, M. A. Colandra und M. Z. Nichaman: J. Amer. Med. Ass. **210** (1969), 1428
61. Gertler, M. M., H. A. Rusk and H. H. Whiter: Geriatrics **23** (1968), 135
62. Gierke, K.: Psychiat. Neurol. u. med. Psychol. **21** (1959), 376
63. Goldbourt, U., J. H. Medalie und H. N. Neunfeld: J. chron. Dis. **28** (1975), 217
64. Gorbatow, O.: Acta med. scand. Suppl. **364** (1961)
65. Gottstein, U.: Med. Welt **15** (1965), 715
66. Gottstein, U.: Therapiewoche **24** (1974), 3083
67. Hadorn, W.: Praxis **54** (1965), 1238
68. Hamilton, M., E. N. Thompson, T. K. M. Wisniewski: Lancet **1** (1964), 235
69. Havenstein, N.: Nutrition (London) **28** (1974), 255
70. Harrison, M. J. G., and J. Marshall: J. Neurol. Sci. **24** (1975), 243
71. Hartmann, G.: In: Widmer, L. K., P. Waibel (Hrsg.): Arterielle Durchblutungsstörungen in der Praxis. Huber Bern, 1972
72. Hauss, W. H., G. Schmitt, G. Junge-Hülsing, H. Themann und B. Kienecker: Z. Kreisl.Forsch. **58** (1969), 61

73. HEATH, D., E. H. WOOD und J. W. DUSHANE: Lab. Invest. **9** (1960), 259
74. HEINE, H., H. SCHMIDT, L. HEINEMANN, E. JAHN und M. KORNOTZKI: Dt. Ges.wesen **29** (1974), 73
75. HEINEMANN, L., G. LINSS, A. MERTIN, V. GERLACH, H. HEINE und G. HEINEMANN: Dt. Ges.wesen **31** (1976), 1039
76. HEPTINSTALL, R. H., H. BARKLEY and K. A. PORTER: Angiology **9** (1958), 84
77. HEYMAN, A., W. G. YOUNG, J. W. BROWN and K. S. GRIMSON: Circulation **36** (1967), 212 to 221
78. HEYMAN, A., H. P. KARP, S. HEYDEN, A. BARTEL, J. C. CASSEL, H. A. TYROLER and C. G. HAMES: Arch. Intern. Med. **128** (1971), 949
79. HILD, R.: Med. Welt Nosi (1969), 1
80. HODGE, J. V., E. G. MCQUEEN und H. SMIRK: Brit. med. J. **1** (1961), 1
81. HOLLANDER, W., I. M. MADOFF, D. M. KRAMSCH and S. YAGI: Circulation **30** (1964), 15, Suppl. 3
82. HOOD, B., et al.: Acta med. Scand. **174** (1963), 393
83. JOHANNSON, B.: Acta neurol. scand. **50** (1974), 366
84. JOHNSON, K. G., K. YANO und H. KATO: Amer. J. publ. Health **58** (1968), 1355
85. JOHNSON, K. G., K. YAMO und H. KATO: J. Chron. Dis. **20** (1967), 545
86. KANAREIKIN, K. F., and S. V. BABEMKOVA: Ž. Nervopat. Psichiat. i. S. S. Korsakov **69** (1969), 1294
87. KANNEL, W. B., T. R. DAWBER und P. M. MCNAMARA: Amer. J. Public. Health **55** (1965), 1355
88. KANNEL, W. B.: An epidemiologic study of cerebrovascular disease. In: C. H. MILLIKAN, R. G. SIEKERT, J. P. WHISNAUT (Eds.): Cerebrovascular diseases, pp. 53—56, Grune et Stratton, New York & London, 1966
89. KANNEL, W. B.: Dis. Chest **56** (1969), 43
90. KANNEL, W. B., W. P. CASTELLI, T. GORDON und P. M. MCWAMARA: Ann. Intern. Med. **74** (1971), 1
91. KANNEL, W. B., T. GORDON und M. J. SCHWARTZ: Am. J. Cardiol. **27** (1971), 335
92. KATZ, S., A. B. FORD, A. B. CHINN und V. A. NEWILL: Medicine (Baltimore) **45** (1966), 236
93. KENDELL, R. E., and J. MARSHALL: Brit. Med. J. **2** (1963), 344
94. KULLER, L., A. BOLKER and M. S. SASLAW: Stroke **1** (1970), 86
95. KURLAND, L. T., N. N. CHOI and G. P. SAYRE: Current status of epidemiology of cerebrovascular diseases. In: Fields, W. S., W. A. S Spencer (Eds.): Stroke rehabilitation: Basic concepts and research trends, pp. 3—22, St. Louis: W. H. Grenn, Inc. 1967
96. LASSEN, N. A., and A. AGNOLI: Scand. J. clin. & Labor Invest **30** (1972), 113
97. LEE, R. E., et al.: Amer. J. Cardiol. **11** (1963), 738
98. LEMAITRE, I., L. HEINEMANN, H. HEINE und H. SCHMIDT: Dt. Ges.wesen **30** (1975), 1894
99. LIEBEGOTT, G.: Ther. Ber. **36** (1964), 5
100. LIEBEGOTT, G.: Lebensversicher. Med. **18** (1966), 59
101. LIEBEGOTT, in: L. HEILMEYER, J. HOLTMEIER: Hochdruckforschung. Thieme-Verlag, Stuttgart 1965
102. LINDGREN, S. O.: Acta psychiat. scand. **33** (1958), 343
103. MARQUARDSEN, J.: Natural history of acute cerebrovascular Disease. Copenhagen 1969, 118
104. MARSHALL, J.: The management of cerebral vascular disease. Ed. 2, J. d. A. Churchill. Ltd. Verlag, London 1968, 132
105. MARSHALL, J., and A. C. KAESER: Brit. med. J. **11** (1961), 73
106. MARSHALL, J., and D. A. SHAW: Brit. med. J. **1** (1959), 1614
107. MATHISEN, H. S., et al.: Acta med. scand. **185** (1969), 253
108. MCDOWELL, F., S. LOUIS, A. HEYMAN und M. ARONS: Nonembolic cerebral infarction in young adults. In: J. F. TOOLE, R. G. SIEKERT, J. P. WHISNANT (Eds.): Cerebral vascular diseases, pp. 23—40. Grune & Stratton, New York und London 1961
109. MC DONOUGH, J. R., C. G. HAMES, S. C. STILB et al.: Publ. Health Rep. **78** (1973), 1051

110. Medalie, J. H., H. A. Kahn, J. J. Groen, H. N. Neufeld und E. Piss: Israel J. Med. Sci. 4 (1968), 789
111. Meyer, J. S., A. G. Waltz, J. W. Hess and B. Zak: Arch. Neurol. (Chir.) 1 (1959), 303
112. Meyer, J. S.: Med. Clin. N. Amer. 54 (1970), 349
113. Meyer, J. S.. In: De Forest, R. E. (Eds.): Proceedings of the National stroke Congress Rehabilitation – Management – Prevention. Springfiled, Ill.: Charles C. Thomas 1966
114. Mitschel, J. R. A, C. J. Schwartz and A. Zinger: Brit. med. J. 1 (1964), 205
115. Nitschkoff, St., und R. Baumann: Dt. Ges.wesen 23 (1968), 49
116. Nobbe, F.: Dt. med. J. 18 (1967), 285
117. Norris, R. M., D. E. Langhey, C. J. Mercer und P. J. Scott: Brit. Heart J. 36 (1974), 786
118. Oleson, J.: The effect of intracarotid infusion of adrenalin and nordadrenaline and Angiotensine on the cerebral blood flowin man. In: Russel, R. W. (Eds.): Brain and blood flow. Pitman Medical Publishing, London 1971, 265
119. Oliver, M. F.: Proc. roy. Soc. Med. 59 (1966), 1180
120. Orlova, J. M.: Ž. Neuropatol. i Psichiat. In: S. S. Korsakova 68 (1968), 697
121. Ostrander, L. D., and D. E. Lamphiear: Circulation 53 (1976), 152
122. Paul, O.: Brit. Heart J. 33 (1971), 116, Suppl. VI
123. Pell, S., and C. A. D'Alonzo: New Engl. J. Med. 270 (1964), 915
124. Pfaffenberger, R. S., and A. L. Wing: Am. J. Epidem. 94 (1971), 524
125. Pickering, G. W.: High blood pressure. J. d. A. Churchill. Ltd. Verlag, London 1968, 326
126. Preimate, E. Y.: Kardiologia (Moskwa), No 8 (1972), 48
127. Prineas, J., and J. Marshall: Brit. med. J. 1 (1966), 14
128. Quant, J., G. Sommer und S. Glass: Z. Ges. Inn. Med. 28 (1973), 201
129. Regli, F., E. Reinle, H. Keller und M. Egli: Dt. med. Wschr. 97 (1972), 1079
130. Reinmuth, O. M., E. Betesta and P. Scheinberg: Neurology 16 (1966), 815
131. Roberts, J. A., and M. Walker: Electroenceph. clin. Neurophysiol. 6 (1954), 461
132. Roberts, W. C.: Amer. J. Med. 59 (1975), 523
133. Rodda, R., and D. Denny-Brown: Amer. J. Pathol. 49 (1966), 365
134. Rosenberg, E. F.: Arch. intern. Med. 65 (1940), 545
135. Rosenman, R. H., N. Friedman, R. Strauss, C. D. Jenkins, S. J. Zyzanki und M. Wurm: J. chron. Dis. 23 (1970), 173
136. Rosenmann, R. H., M. Friedman, C. D. Jenkins, R. Strauss, M. Wurm and R. Kositchek: Amer. J. Cardiol. 19 (1967), 771
137. Rosenthal, R. E., and R. M. O'Neal: Arch. Path. 71 (1961), 554
138. Ross Russel, R. W.: Brain 86 (1963), 425
139. Sako, Y.: J. Amer. Med. Ass. 179 (1962), 36
140. Schettler, G.: Med. Welt 25 (1974), 1171
141. Schettler, G. und E. Nüssel: Arbeitsmed. Sozialmed. Präventivemed. 10 (1975), 25
142. Schimkat, E. und N. Kathke: Beitr. path. Anat. 120 (1959), 1
143. Schimmler, N., C. Neff und G. Schimert: Münch. Med. Wschr. 110 (1968), 1585
144. Schmidt, H.: Die Bedeutung von Alter, Geschlecht, Risikofaktoren und Schweregrad der Arteriosklerose für Klinik und Prognose von Patienten mit organisch-arteriellen Durchblutungsstörungen, ischämische Herzkrankheit und Aortenbogensyndrom. Promotion-B-Schrift, Berlin, Humboldt-Universität 1975
145. Schmidt, H., H. Heine und M. Raskovic: Münch. med. Wschr. 109 (1967), 777
146. Schmidtke, J., and W. Schoop: Z. Cerontol. 5 (1972), 336
147. Schneider, H. G., J. Bürkmann und H. Bettzieche: Zschr. Kreisl.Forsch. 49 (1960), 365
148. Schreiber, H.: Med. Welt 24 (1973), 645
149. Schtanischwili, W. B.: Trudi VII. Inst. Kardiol. Tbilissi 1961, Akad. Nauk, GSSR, Tbilissi 1963

150. SHAFER, S. Q., B. BRUNN and R. W. RICHTER: J. Chron. Dis. **27** (1974), 127
151. SIEVERS, J.: Acta med. Scand. **175** (1963), Suppl. 406
152. SNYDER, D. D., and G. S. CAMPBELL: Proc. Soc. Exp. Biol. Med. **99** (1958), 563
153. SPAIN, D. M., D. J. NATHAN and M. GELLIS: Amer. J. med. Sci. **245** (1963), 63
154. SPIEGELBERG, U., V. HEIMSOTH und K. KOHLMEYER: Med. Welt (1964), 1938
155. STAMLER, J.; In: DEFOREST, R. E., (Eds.) Proceeding of the national stroke congress. Rehabilitation – management – Prevention. Springfield, Ill.: Charles S. Thomas 1966
156. STAMLER, J.: Acta Cardiologica, Suppl. **20** (1974), 119
157. STAMLER, J., P. RHOMBERG, J. A. SCHOENBERGER, R. B. SHEHELLE, A. DYER, S. SHEHELLE, T. STAMLER and J. WANNAMAKER: J. Chron. Dis. **28** (1975), 527
158. STEINMANN, B.: Schweiz. med. Wschr. **96** (1966), 1733
159. STRANDGAARD, 1973
160. TYROLER, H. A., S. HEYDEN, A. BARTEL, J. CASSEL, J. C. CORNONI, C. G. HAMES und D. KLEINBAUM: Arch. Intern. Med. **128** (1971), 907
161. TRUETT, J., J. CORNFIELD and W. KANNEL: J. chron. Dis. **20** (1967), 511
162. Veterans Administration Cooperative Study Group on Antihypertensive Agents. Circulation **2** (1966), 3
163. Veterans Administration Cooperative Study Group on Antihypertensive Agents. J. Amer. med. Ass. **202** (1967), 1028
164. Veterans Administration Cooperative Study Group on Antihypertensive Agents. J. Amer. med. Ass. **213** (1970), 1143
165. VOGT, Y.: Zur Bedeutung obturierender Prozesse in zuführenden Hirngefäßen. Thieme, Stuttgart, 1973
166. WAIBEL, P. und L. K. WIDMER: Epidemiologie kardiovaskulärer Krankheiten. Verlag Haus Huber Bern–Stuttgart–Wien 1970
167. WATTS, H. F.: Human Pathol. **2** (1971), 31
168. WEINBLATT, E., S. SHAPIRO, C. W. FRANK und R. V. SAGER: Amer. J. Publ. Hlth. **58** (1968), 1329
169. WHO-working group on studies on the prevention of ischemic heart disease, Copenhagen 1965; Ref. office for Europe, WHO-Copenhagen 1966, Euro 179, 3
170. WITTE, S. (Hrsg.): Ätiologie und Pathogenese peripherer arterieller Verschlußkrankheiten. Schattauer Verlag, Stuttgart, New York 1970
171. ZOLLINGER, H. U.: Schweiz. Zschr. allg. Path. **22** (1959), 262

FSC
www.fsc.org
MIX
Papier | Fördert gute Waldnutzung
FSC® C083411

Kolibri 360 GmbH
Ferdinand-Jühlke-Straße 7
99095 Erfurt, Deutschland
produktsicherheit@kolibri360.de